DIE ERKRANKUNGEN DER BLUTDRÜSEN

VON

PROFESSOR DR. **WILHELM FALTA**

WIEN

ZWEITE VOLLKOMMEN UMGEARBEITETE AUFLAGE

MIT 107 ABBILDUNGEN

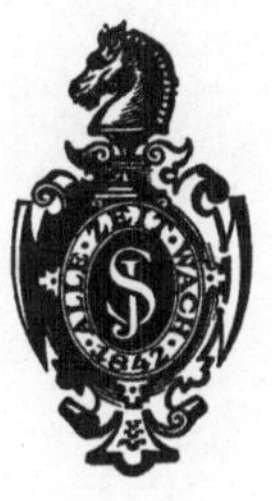

WIEN UND BERLIN

VERLAG VON JULIUS SPRINGER

1928

ISBN-13: 978-3-642-89667-5   e-ISBN-13: 978-3-642-91524-6
DOI: 10.1007/978-3-642-91524-6

Vorwort zur ersten Auflage.

Der bedeutende Aufschwung, den die Lehre von der inneren Sekretion in den beiden letzten Dezennien genommen hat, rechtfertigt wohl den Versuch, die Erkrankungen der Blutdrüsen im Zusammenhang darzustellen. Die experimentelle Physiologie und Pathologie ist in dem ausgezeichneten Werk A. Biedls in erschöpfender Weise bearbeitet worden.

Das vorliegende Buch befaßt sich mit der Klinik der Blutdrüsenerkrankungen. Von den Ergebnissen der experimentellen Pathologie habe ich nur soviel herangezogen, als mir zur Erklärung der klinischen Erscheinungen notwendig erschien. Im übrigen kann ich wohl auf das Biedlsche Werk verweisen.

In den meisten Kapiteln habe ich versucht, die klinische Symptomatologie an der Hand eigener Beobachtungen darzustellen, die ich größtenteils in der I. medizinischen Klinik in Wien zu machen Gelegenheit hatte. Herrn Professor Dr. L. von Frankl - Hochwart und Herrn Privatdozent Dr. R. Stern danke ich herzlichst für die Revision des neurologischen, Herrn Professor Dr. Stoerk für die des pathologisch-anatomischen Teils, letzterem auch für zahlreiche mikroskopische Präparate. Die Röntgenuntersuchungen wurden, wo dies nicht besonders vermerkt ist, von Herrn Dr. G. Schwarz, Vorstand der Röntgenabteilung der I. medizinischen Klinik durchgeführt, Herrn Assistenten Dr. S. Bernstein danke ich für die Unterstützung bei der Durcharbeitung zahlreicher experimenteller Fragen; endlich bin ich der Verlagsbuchhandlung Julius Springer für ihr Entgegenkommen in der Ausstattung des Buches zu großem Dank verpflichtet.

Wien, im März 1913.

W. Falta.

Vorwort zur zweiten Auflage.

Obwohl die erste Auflage dieses Buches bereits seit 7 Jahren vergriffen ist, konnte die zweite erst jetzt, 15 Jahre nach dem Erscheinen der ersten, fertiggestellt werden, weil nach dem Kriege große Schwierigkeiten in der Literaturbeschaffung bestanden und die enormen Fortschritte, die gerade in den letzten Jahren auf dem Gebiete der Blutdrüsenerkrankungen gemacht wurden, immer wieder eine Umgestaltung des Stoffes notwendig machten. Trotz der weitgehenden Umarbeitung konnte aber der der ersten Auflage zugrundeliegende Plan unverändert beibehalten werden. Ebenso konnte der in der ersten Auflage eingenommene Standpunkt, der eine scharfe Abgrenzung der Blutdrüsenkrankheiten von den vegetativen Neurosen und anderen Krankheiten, deren Symptomenbild häufig endokrine Züge beigemischt sind, fordert, aufrecht erhalten werden. Dieser auch von Julius Bauer in seinem vor kurzem erschienenen Buche vertretene Standpunkt ist also nicht neu. Auch in der zweiten Auflage habe ich mich bemüht, eine Klinik der Blutdrüsenerkrankungen zu geben; die Ergebnisse der experimentellen Pathologie wurden daher nur soweit herangezogen, als es zum Verständnis der Klinik unbedingt notwendig erschien. Um ein rascheres Erscheinen des Buches zu ermöglichen, wurde der Stoff in zwei Abschnitte gegliedert, von denen der erste, hier vorliegende, alle Blutdrüsenerkrankungen mit Ausnahme des Diabetes mellitus umfaßt. Der zweite den Diabetes mellitus behandelnde Abschnitt wird selbständig erscheinen. Der spezielle Teil des ersten Abschnittes wurde zum großen Teil unverändert aus meiner Darstellung der Blutdrüsenerkrankungen im Bergmann-Staehelinschen Handbuch der inneren Medizin übernommen.

Die erste Auflage wurde in die italienische, englische und russische Sprache übersetzt. Ich möchte nicht unterlassen, den Herren Übersetzern Dottore G. Hannau und Dr. Milton K. Meyers an dieser Stelle meinen besten Dank auszusprechen. Ganz besonders aber bin ich Sir Archibald E. Garrod für das Vorwort zur englischen Übersetzung verpflichtet.

Wien, Februar 1928.

W. Falta.

Inhaltsverzeichnis.

I. Allgemeiner Teil.

Historische Entwicklung und Definition.

Die klinische Abgrenzung jener Krankheitsbilder, die wir heute als Blut-drüsenerkrankungen oder endokrine Erkrankungen bezeichnen, ist zum Teile viel älter als die Konzeption des Begriffes der inneren Sekretion durch die Experimentalpathologie. Die tiefgreifenden Veränderungen, die in der Ent-wicklung des menschlichen Organismus nach Entfernung der Keimdrüsen im jugendlichen Alter Platz greifen, sind zu auffallend, als daß sie nicht schon im Altertum das Interesse der Ärzte und Laien erweckt hätten. Die Tierzüchter hatten sich schon lange Zeit empirische Erfahrungen zunutze gemacht, bevor die Frage erörtert wurde, auf welchem Wege die Keimdrüsen die Dimensionierung des Körpers und die Fettverteilung beeinflussen. Als den Begründer der Experi-mentalpathologie der inneren Sekretion kann man wohl mit Recht den Göttinger Physiologen A. Berthold bezeichnen, der 1849 zum ersten Male eine Auto-transplantation der Hoden bei Hähnen vornahm und beobachtete, daß dadurch die männlichen Eigenschaften erhalten blieben. Hingegen ist die Entwicklung der Klinik der Blutdrüsenerkrankungen unlöslich an den Namen Thomas Addison geknüpft. Addison hat 1855 das nach ihm benannte Krankheitsbild beschrieben und dasselbe auf Grund pathologisch-anatomischer Befunde auf eine Zerstörung beider Nebennieren zurückgeführt. Die ersten Untersuchungen über den Einfluß der Schilddrüsenexstirpation auf den tierischen Organismus stammen von Schiff, die ersten klinischen Beschreibungen des Myxödems von Gull, Ord und Charcot. Schon Ord vermutete die ursächliche Beziehung der Schilddrüse zu dieser Krankheit. 1882 und 1883 haben dann Th. Kocher und Reverdin den Nachweis erbracht, daß dieses Krankheitsbild durch den Ausfall der Schilddrüsenfunktion zustande kommt. Das Jahr 1886 ist als ein weiterer Markstein in der Geschichte der Blutdrüsenerkrankungen zu betrachten. Nachdem schon im Jahre 1840 v. Basedow eine ausführliche Beschreibung der nach ihm benannten Krankheit gegeben hatte (Graves hatte schon 1835 analoge Fälle beschrieben, die er zur Hysterie in nahe Beziehung brachte), hat 1886 Möbius zum ersten Male den Gedanken ausgesprochen, daß dieses Symptomenbild auf einer krankhaft gesteigerten Tätigkeit der Schilddrüse beruhe, und auf den Gegensatz zwischen dieser Krankheit und dem Myxödem hingewiesen. Erst im Jahre 1889 berichtete Brown-Séquard in der Pariser biologischen Gesellschaft über Versuche, die es wahrscheinlich machten, daß von den Blutdrüsen Stoffe an das Blut abgegeben würden, die fernabliegenden Organen durch das Blut zugetragen diese in weitgehender Weise beeinflussen. Brown-Séquard hatte sich selbst Hodensaft subkutan injiziert und eine Steige-rung seiner körperlichen und geistigen Leistungsfähigkeit beobachtet, die er auf den Einfluß dieser Injektion zurückführte. Zwar hatte Brown-Séquard in Johannes Müller, Ruysch u. a. Vorläufer gehabt, es ist aber das Verdienst Brown-Séquards, diesen Gedanken zuerst klar formuliert, durch Experimente gestützt und dadurch das allgemeine Interesse der ärztlichen Welt darauf gelenkt zu haben. Mit dem Ausbau der experimentellen Pathologie wurden dann in rascher Folge Krankheitsbilder, die bisher den Nervenkrankheiten

oder Konstitutionskrankheiten oder Stoffwechselkrankheiten zugezählt worden
waren, in die neue Krankheitsfamilie eingereiht. Die Entdeckung des Pankreasdiabetes durch v. Mering und Minkowski stellte das Pankreas in den
Mittelpunkt der Pathogenese des Diabetes mellitus. Dazu kamen später die
Studien von Schulze und Ssobolew über die physiologische und pathologische Selbständigkeit des Inselapparates und die Arbeiten von Opie, Saltykow, Weichselbaum u. a. über die histologischen Veränderungen des Inselapparates beim Diabetes mellitus. Die Entdeckung der glykosurischen Wirkung
der Nebennierenextrakte durch Blum und die Erkenntnis, daß der Zuckerstich durch eine auf sympathischen Bahnen zum chromaffinen Gewebe geleitete
Entladung dieses Organes wirkt, haben allerdings dem von Claude Bernard
vertretenen neurogenen Ursprung des Diabetes wieder eine gewisse Bedeutung
verschafft. Für die Klinik hat das chromaffine Gewebe später auch durch die
vermuteten Beziehungen zur vaskulären Hypertonie (Wiesel) und zum Status
lymphaticus (Wiesel und Hedinger) an Interesse gewonnen. Die „Schilddrüsentetanie“ wurde experimentell durch Schiff gefunden, die ersten klinischen Beschreibungen stammen von N. Weiss aus der Nothnagelschen
Klinik. Die Entdeckung der parathyreopriven Tetanie durch Gley und Vasalle
und Generali gestattete später die Symptome der Tetanie von denen des Schilddrüsenausfalles loszulösen und den Epithelkörperchen die entscheidende Rolle
in der Pathogenese der einzelnen Tetanieformen zuzuweisen (Jeandelize,
Biedl, Pineles, Escherich, Erdheim, Chvostek). Nachdem schon Pierre
Marie das Krankheitsbild der Akromegalie beschrieben und mit der Hypophyse in Beziehung gebracht hatte, drang allmählich die Erkenntnis durch,
daß nicht — wie ursprünglich vermutet wurde — eine Herabsetzung, sondern
eine Steigerung der Funktion der Hypophyse diese Krankheit hervorrufe.
1901 hat A. Fröhlich den Krankheitstypus der Dystrophia adiposogenitalis
gezeichnet und ebenfalls mit einer Erkrankung der Hypophyse in Beziehung
gebracht. Dazu kam später die Erkenntnis, daß gewisse Formen des Zwergwuchses auf einer in früher Jugend einsetzenden Erkrankung der Hypophyse
beruhen. Die pathologische Anatomie der Hypophyse ist besonders durch
Benda, der den Adenomcharakter der Hypophysengeschwulst bei der Akromegalie feststellte, und durch die Studien Erdheims über den Plattenepithel-
krebs bei der hypophysären Dystrophie gefördert worden. Die Histologie der
Basedowstruma war schon früher eingehend studiert worden. Die pathogenetische Stellung der Schilddrüse hat dann weiter durch die operative Behandlung
der Basedowkrankheit (Rehn, Th. Kocher u. a.) und durch das Studium ihrer
Beziehung zum sporadischen Kretinismus (Thyreoaplasie von Pineles), zum
endemischen Kretinismus (v. Wagner, H. und E. Bircher, Ewald, Scholz)
und zum Kropfherzen (Friedrich Kraus) an Bedeutung gewonnen. Auch die
pathogenetische Stellung der Keimdrüsen in der Klinik der Blutdrüsenerkrankungen wurde schärfer erfaßt. Das Bild des Eunuchoidismus (Griffith) wurde
von Tandler und Groß, das des Späteunuchoidismus von mir gezeichnet.
Ferner wurden die Beziehungen der prämaturen Entwicklung zu Tumoren der
Keimdrüsen oder der Epiphyse (Marburg, v. Frankl-Hochwart) oder der
Nebennierenrinde (Apert) erkannt. Endlich ist aus den von Claude und
Gougerot beschriebenen vielgestaltigen Syndromen der „insuffisance pluriglandulaire“ das Krankheitsbild der multiplen Blutdrüsensklerose von mir
losgelöst worden. Nur die Thymusdrüse hat sich in der Klinik der Blutdrüsen-
erkrankungen bisher noch keine feste Stellung erringen können.

Ich habe diese Darstellung der Entwicklung, welche die Lehre von den Blutdrüsenerkrankungen bis zum Jahre 1913 genommen hat, ziemlich wörtlich
aus der ersten Auflage dieses Buches übernommen. Die physiologische Chemie

der Inkrete war bis dorthin nur wenig entwickelt. Nur aus dem Nebennierenmark war es gelungen, eine Substanz, das Adrenalin, zu gewinnen, die chemisch
definiert und auch synthetisch dargestellt werden konnte (Aldrich, Takamine). Auch aus dem Hinterlappen der Hypophyse war ein Extrakt von
bemerkenswerter Wirkung gewonnen worden. Seither hat gerade die physiologische Chemie — wie später ausführlich beschrieben werden soll — enorme
Fortschritte gemacht. In die Klinik der Blutdrüsenerkrankungen war aber seither ein Moment der Unsicherheit gekommen, welches hauptsächlich die Stellung
der Hypophyse zur Klinik des Blutdrüsensystems betraf. Wohl war ein wesentlicher Fortschritt gerade in dieser Hinsicht durch die Erkenntnis erzielt worden,
daß durch den Ausfall der glandulären Hypophyse ein ganz charakteristisches
Krankheitsbild entsteht, welches von A. Simmonds als hypophysäre Kachexie
bezeichnet wurde. Für diese Auffassung spricht vor allem eine gewisse Gegensätzlichkeit im Symptomenbild der Akromegalie und demjenigen der hypophysären Kachexie. Andererseits hatte die experimentelle Forschung der letzten
Jahre Ergebnisse gebracht, welche geeignet schienen, die bisher als sicher
angenommene Zugehörigkeit gewisser Krankheitsbilder zu den Blutdrüsenerkrankungen in Frage zu stellen. Wenn zwar bis vor wenigen Jahren angenommen wurde, daß, wie ich dies in der ersten Auflage dieses Buches aus-
drückte, die Blutdrüsen als vegetative Organe ihre „zentralen Projektionsfelder" haben müssen und daß ihre Funktion unter dem regulierenden Einfluß
des Zentralnervensystems steht, so war doch die Auffassung herrschend, daß
Stoffwechsel, Wachstum und Trophik der Gewebe hauptsächlich durch die
Blutdrüsen reguliert werden. Nun lassen es aber die Forschungen der letzten
Jahre immer wahrscheinlicher erscheinen, daß sich in dem ursprünglichsten
von Edinger als Archithalamus bezeichneten Teil des Zwischenhirns eine
ungefähr dem Zwischenhirnboden (Hypothalamus) entsprechende Region
befindet, in welcher sich eine ganze Reihe wichtiger Zentren befindet, die für
die vegetativen Funktionen und für die Regulation des Stoffwechsels, des
Wasser- und Wärmehaushaltes, für die Trophik des Fettgewebes und endlich
für die Entwicklung und Erhaltung der sekundären Geschlechtscharaktere
von größter Bedeutung sind. Diese Befunde waren zwar an und für sich nicht
geeignet, in der Lehre von der inneren Sekretion so revolutionär zu wirken, als
es zuerst den Anschein hatte, da auch früher die Vorstellung von einer nervösen
Regulierung neben der hormonalen als chemischen gang und gäbe war. Für
die Klinik verwirrend wirkte aber die sich aus diesen Befunden ergebende Unsicherheit in der Pathogenese mancher Syndrome, ja mancher geschlossener
Krankheitsbilder, die man früher ohne Bedenken auf eine Erkrankung des Hypophysenapparates zurückgeführt hatte, da man jetzt auch mit der Möglichkeit
einer zentral nervösen Genese rechnen mußte. Zu diesen Syndromen bzw.
Krankheitseinheiten gehören manche Formen der Fettsucht, ferner die Genitaldystrophie und der Diabetes insipidus. Ganz besonders ist es die Kombination
von Genitaldystrophie und Fettsucht, die sog. Dystrophia adiposogenitalis,
deren Zugehörigkeit zu den Blutdrüsenerkrankungen bestritten wird.

Andererseits verleiteten die innigen Beziehungen, welche zwischen Blutdrüsensystem und vegetativem Nervensystem bestehen, dazu, manche Krankheitsbilder zu den Bluterkrankungen zu zählen, wenn sie irgendwelche Blut-
drüsenstigmata aufweisen. Es gibt keine vegetative Neurose oder Trophoneurose, die nicht schon zu den Blutdrüsenerkrankungen gezählt worden wäre.
Auch manche Psychosen und Avitaminosen sind diesem Schicksal verfallen.

Bei diesem Stand der Dinge ist es vor allem notwendig, zu einer klaren
Definition dessen, was wir unter einer Blutdrüse bzw. einer Blutdrüsenerkrankung zu verstehen haben, zu gelangen. Der Name Blutdrüse wurde

zuerst von A. Ecker im Jahre 1852 gebraucht. Ecker bezeichnete damit Organe von drüsigem Charakter, welche aber zum Unterschied von anderen Drüsen keinen Ausführungsgang besitzen, so daß die Annahme nahe lag, daß ihr spezifisches Sekret direkt an die Blut- bzw. Lymphgefäße abgegeben würde. Man bezeichnete später diesen Vorgang als innere Sekretion und spricht in neuerer Zeit mit Abderhalden von Inkreten bzw. von inkretorischen Organen oder auch von endokrinen Organen. Das ganze Forschungsgebiet bezeichnet man als Lehre von der inneren Sekretion oder als Endokrinologie. Im weiteren Sinne des Wortes kommt nun jedem Gewebe des Körpers — wie schon v. Krehl betonte — eine innere Sekretion zu, insoferne als von jedem Gewebe Substanzen an die Blutbahn abgegeben werden, welche durch Fernwirkung regulierend in die komplizierten, das Leben erhaltenden Vorgänge eingreifen. So ist es — um nur ein Beispiel zu nennen — bekanntlich Claude Bernard gelungen, zu zeigen, daß von den Leberzellen Traubenzucker an das Blut sezerniert wird, eine Entdeckung, welche für die Physiologie des Kohlenhydratstoffwechsels von grundlegender Bedeutung wurde. Viele Physiologen fassen den Begriff der inneren Sekretion tatsächlich auch in diesem erweiterten Sinne auf. 1905 hat Starling den Begriff Hormon ($\delta\varrho\mu\acute{\alpha}\omega$ ich rufe) geprägt. Er bezeichnete darunter Reizstoffe, die nicht assimilierbar sind und auch keine nachweisbaren Energiemengen liefern, deren Bedeutung in ihrem dynamischen Einfluß auf die lebende Zelle läge. Bayliss und Starling hatten gefunden, daß unter dem Einfluß des sauren Magensaftes auf die Epithelzellen der Darmschleimhaut von diesen ein Stoff abgesondert wird, der auf dem Wege der Zirkulation die Sekretion von Pankreassaft hervorruft. Auch dieser von ihnen als Sekretin bezeichnete Stoff wurde unter die Hormone eingereiht. In neuester Zeit hat O. Loewi gezeigt, daß nach Vagus- bzw. Akzelleransreizung am isolierten Kaltblüterherzen der Inhalt des Herzens Vagus- bzw. Akzelleranswirkung ausübt. Auch diesen Vagus- bzw. Sympathikusstoff könnte man als Hormon bezeichnen. Manche Physiologen gehen in der Auffassung des Begriffs der inneren Sekretion noch viel weiter. So unterscheidet E. Gley:

1. Innere Sekrete, die als Nährstoffe dienen, z. B. Zucker, Fett.

2. Die Hormazone, das sind Substanzen, die beim Aufbau der Gewebe eine Rolle spielen, z. B. das innere Sekret der Schilddrüse oder das der Keimdrüsen.

3. Die eigentlichen Hormone, d. h. funktionelle Reizstoffe, z. B. das Adrenalin.

4. Die Parhormone, das sind Abbaustoffe, die als Reizstoffe dienen, z. B. die Kohlensäure, der Harnstoff usw. Ja sogar das Blut sei als ein Produkt der inneren Sekretion anzusehen; auch die Lungen werden von Gley zu den Organen mit innerer Sekretion gerechnet, weil in ihnen das Blut mit Sauerstoff versorgt wird.

Vom klinischen Standpunkt können wir aber mit einer derartig weiten, letzten Endes alle biochemischen Vorgänge in sich einschließenden Auffassung des Begriffes der inneren Sekretion nichts anfangen. Von größter klinischer Bedeutung ist hingegen das Vorkommen von Organen von mehr oder weniger ausgesprochen drüsigem Aufbau, als deren eigentliche Funktion wir die Produktion besonders wichtiger, mit mächtigen physiologischen Wirkungen begabter Stoffe ansehen müssen, die nicht durch ein spezielles Gangsystem dem Blute zugeführt, sondern direkt an die die Zellen umgebenden Blut- und Lymphgefäße abgegeben werden. In manchen Fällen, wie dies z. B. beim Hinterlappen der Hypophyse der Fall zu sein scheint, kann das Inkret seinen Weg auch zuerst in den Liquor cerebrospinalis nehmen. Man rechnet zu diesen Organen: die Schilddrüse, die Glandulae parathyreoideae (Epithelkörperchen), die Thymusdrüse, die Hypophyse, welche zu mindest aus zwei Blutdrüsen, nämlich der Adenohypophyse und dem Infundibularorgan (Pars intermedia plus Hinterlappen) besteht, die Epiphyse, die Nebennieren, welche ebenfalls aus zwei Organen, nämlich der Nebennierenrinde und dem Nebennierenmark (chromaffines Organ) zusammengesetzt sind, das Inselorgan, das aus Zellgruppen besteht, die zwischen die den Bauchspeichel liefernden Drüsenläppchen des Pankreas eingeschaltet sind, und endlich die Keimdrüsen. Eine morphologische Definition der Blutdrüsen ist — wie schon Biedl hervorgehoben hat — nicht möglich, denn ihr histologischer Aufbau und ihre Genese aus den einzelnen Keimblättern sind wesentlich verschieden. Sehr deutlich tritt aber ihre Zugehörigkeit zu einem System durch die Erfahrungen der Klinik zutage. Die Klinik lehrt uns, daß, wenn sich ein Krankheitsprozeß in einem dieser Organe festsetzt, durch den seine Funktion erlischt, charakteristische Ausfallserscheinungen auftreten und daß es, wenn auch bisher nicht überall, gelingt, diese Ausfallserscheinungen durch Einverleibung der betreffenden Drüsensubstanz zu mildern oder zu beseitigen. Das Verfahren, den Ausfall durch Implantation eines gleichen Organes zu decken, ist leider noch sehr unvollkommen. Ferner lehrt uns die Klinik, daß es Krankheitsbilder gibt, deren Symptome auf eine Steigerung jener spezifischen Funktion hindeuten, wobei manchmal morphologische Veränderungen in den betreffenden Blutdrüsen (Adenombildung) gefunden werden, die eine Funktionssteigerung durchaus möglich erscheinen lassen. Die letzterwähnten Krankheitsbilder lassen sich auch manchmal durch Einverleibung sehr großer Mengen von Drüsensubstanz, wenn auch in unvollkommener Weise, erzeugen, ferner lassen sie sich häufig durch operative Verkleinerung des Parenchymwertes der betreffenden Drüse günstig beeinflussen. Die Annahme, daß diese Krankheiten auf einer Funktionssteigerung der betreffenden Blutdrüse beruhen, findet endlich auch darin eine Stütze, daß ihr Symptomenbild in den typischen Fällen nahezu das Gegenstück bildet zu dem Symptomenbild jener Krankheiten, die bei einem destruktiven Prozeß in der betreffenden Blutdrüse auftreten bzw. sich experimentell durch operative Entfernung der betreffenden Blutdrüse erzeugen lassen. Es lassen sich allerdings gegen diese Gegenüberstellung von Funktionssteigerung und Funktionsausfall auch in der Klinik mancherlei Einwände erheben, auf die im Laufe der Darstellung noch eingegangen werden soll.

Dieser Standpunkt der Klinik, der sich auf der Annahme einer strengen Spezifität der Blutdrüsenfunktion aufbaut, ist durch die Ergebnisse der physiologisch-chemischen Forschung gerade in den letzten Jahren wesentlich gestützt worden. Zur Entdeckung des Inkrets des Nebennierenmarks (des Adrenalins) und des Inkrets des Infundibularorgans (gewöhnlich als Pituitrin besser als Infundibulin bezeichnet), hat sich diejenige des Schilddrüseninkrets (des Thyroxins, Kendall), ferner diejenige des Inkrets des Inselorganes (des Insulins, Banting und Best) und endlich die Entdeckung des Epithelkörpercheninkrets (des Parathyrins, Collip) hinzugesellt. Auch aus den weiblichen Keimdrüsen sind bereits Substanzen von großer physiologischer Bedeutung gewonnen worden (Fellner, Herrmann, Allen und Doisy, B. Zondek und S. Aschheim u. a.). Vom Adrenalin ist die chemische Konstitution vollständig aufgeklärt, auch gelang die synthetische Darstellung desselben: auch für das Thyroxin wurde von Kendall eine chemische Formel angegeben. Diese wurde von Harington modifiziert. Auch hier gelang bereits die synthetische Darstellung. Das sehr wirksame Extrakt des Infundibularorganes hat verschiedene physiologische Wirkungen, von denen die diuresehemmende für die Pathogenese des Diabetes insipidus von besonderem Interesse ist. Die Aufklärung der chemischen Konstitution des Insulins scheint nur eine Frage der Zeit zu sein, da seine Darstellung in kristallinischer Form bereits gelang.

Von besonderer Wichtigkeit war die Entdeckung des Insulins nicht nur
wegen seines großen therapeutischen Wertes, sondern auch deshalb, weil
unsere bisher noch sehr mangelhaften Kenntnisse von der Wirkungsweise der
Inkrete dadurch besonders bereichert wurden. Auch die Entdeckung des Parathyrins dürfte in dieser Hinsicht nicht minder wertvoll sein. Nach dem bisherigen Stand unserer Kenntnisse kann man von den Inkreten sagen, daß
sie alle wahrscheinlich nicht eiweißartige Körper sind[1], daß sie
keinen fermentativen Charakter haben, daß sie nicht auf das
tote Substrat, sondern nur auf die lebenden Zellen ihre Wirkung
entfalten und endlich, daß zwischen Menge des Inkrets und physiologischer Wirkung eine quantitative Beziehung besteht.

Wenn ich in der ersten Auflage dieses Buches sagen mußte, daß die Lehre
von den Blutdrüsenerkrankungen darin ihre besondere Schwäche hat, daß die
physiologische Chemie der Inkrete noch in den Kinderschuhen steckt, so können
wir heute gerade in den Ergebnissen der physiologischen Chemie eine besondere
Stütze dieser Lehre sehen. Allerdings gibt es auch hier noch — wie wir gleich
sehen werden — große Lücken.

Die Darstellung wirksamer Extrakte oder gar chemisch definierbarer Körper
von entsprechender Wirksamkeit ist bisher gerade bei jenen Blutdrüsen, denen
nach den klinischen Beobachtungen ein formativer Einfluß auf den Organismus zugeschrieben werden muß, auf besondere Schwierigkeiten gestoßen.
Die klinische Beobachtung rechtfertigt die Annahme, daß vom Vorderlappen
der Hypophyse ein Stoff produziert wird, welcher das Wachstum fördert und
wahrscheinlich auch für die normale Entwicklung der Keimdrüsen und der
sekundären Geschlechtscharaktere notwendig ist. Die Angabe, daß die verschiedenen in den Handel gebrachten, aus dem Hypophysenvorderlappen gewonnenen Präparate diese Wirkung besitzen, scheint noch unsicher. Eine
Reindarstellung dieses Stoffes gelang bisher nicht[2]. Ebenso fehlt noch die
Darstellung des Zirbelinkrets, das, nach den klinischen Beobachtungen zu
schließen, ebenfalls einen trophischen Einfluß auf die Körperentwicklung besitzt. Ebensowenig ist es bisher gelungen, aus den Keimdrüsen einen Stoff
zu gewinnen, welcher imstande wäre, alle Ausfallserscheinungen, die beim
Ausfall der Keimdrüsenfunktion im Entwicklungsalter zutage treten, wie die
Entwicklungshemmung der sekundären Geschlechtscharaktere, die Verspätung
im Schluß der Epiphysenfugen und die abnorme Fettverteilung zu beseitigen.
Im Tierexperiment gelang es allerdings bereits, die Brunst bei infantilen bzw.
kastrierten Tieren durch das „Follikulin" in Gang zu bringen. Ebenso negativ
sind bisher die Versuche geblieben, aus den Nebennierenrinden ein spezifisches Inkret zu gewinnen. Von der Nebennierenrinde wissen wir nur, daß
in ihr Cholin, eine auch sonst im Körper verbreitete Substanz von bedeutender
physiologischer Wirksamkeit vorkommt. Mit der abnormen Körperentwicklung
und der abnormen Behaarung, die wir bei Tumoren der Nebennierenrinde
auftreten sehen, hat aber das Cholin sicher nichts zu tun. Endlich fehlt noch
die Darstellung entsprechend wirksamer Substanzen aus der Thymusdrüse,
deren Stellung im Blutdrüsensystem überhaupt unsicher ist.

---

[1] Bei jenen Inkreten, die sich chemisch wie Peptone verhalten, dürfte es sich um
Begleitsubstanzen handeln. Auch der Lipoidcharakter der aus Ovarium und Plazenta
gewonnenen Inkrete steht noch nicht fest, da sie je nach der Darstellungsmethode lipoid-
oder wasserlöslich sind (Guggenheim). Sehr bemerkenswert sind die Beziehungen der
Inkrete zu gewissen Mineralstoffen, so des Thyroxins zum Jod, oder des Insulins zum
Schwefel.

[2] Auf die Versuche von B. Zondek und S. Aschheim, denen es gelang, durch Implantation von Hypophysenvorderlappen bei der infantilen weißen Maus die Follikelbildung zu
antezipieren, wird später eingegangen werden.

Wir wollen nun nochmals im Zusammenhang erörtern, welchen Bedingungen ein Organ entsprechen muß, damit wir es als dem Blutdrüsensystem zugehörig bezeichnen können. Diese Bedingungen wären folgende:

1. Das betreffende Organ muß eine Substanz von spezifischer Wirkung absondern, welche in den abführenden Blut- oder Lymphwegen bzw. im Liquor nachzuweisen ist.

2. Nach experimenteller Entfernung oder schwerer destruktiver Erkrankung der betreffenden Blutdrüse müssen Ausfallserscheinungen auftreten, die durch Implantation der betreffenden Blutdrüse bzw. durch Einverleibung des betreffenden Inkrets beseitigt werden.

3. Durch Funktionssteigerung der betreffenden Blutdrüse, die meist mit einer Hyperplasie der Blutdrüse einhergeht, soll es zu einem Symptomenkomplex kommen, welcher dem beim Ausfall der betreffenden Blutdrüse auftretenden entgegengesetzt ist, durch übermäßige Einverleibung des betreffenden spezifischen Inkrets soll sich dieser Symptomenkomplex experimentell erzeugen lassen, oder es soll durch operative Verkleinerung des Parenchymwertes der betreffenden Blutdrüse dieser Symptomenkomplex zum Verschwinden gebracht werden.

Diese Bedingungen sind für die meisten Blutdrüsen bisher in einwandfreier Weise nicht erfüllt. Betrachten wir zuerst den ersten Punkt! Der Nachweis des Inkrets in den abführenden Blut- bzw. Lymphgefäßen ist bisher auf chemischem Wege nur für das Adrenalin erbracht. Beim Thyroxin stützt sich dieser Nachweis nur auf die physiologische Wirksamkeit des das Organ verlassenden Blutes. Was das Infundibulin (Pituitrin) anbelangt, so ist der Nachweis erbracht, daß dem Liquor des dritten Ventrikels physiologische, dem des Infundibulins gleich gerichtete Eigenschaften zukommen, welche nach vorheriger Entfernung der Hypophyse fehlen. In neuester Zeit gelang auch der physiologische Nachweis des weiblichen Sexualinkrets im Blute. Bei den anderen Blutdrüsen, besonders bei denen mit formativer Wirkung, scheinen wir von der Erfüllung dieser Bedingung noch weit entfernt zu sein.

Was den zweiten Punkt anbelangt, können wir sagen, daß bei einigen Blutdrüsen die Ergebnisse der Experimentalpathologie mit den Beobachtungen der Klinik in weitgehender Weise übereinstimmen. Die Entfernung der Schilddrüse führt bei Mensch und Tier zu Erscheinungen, welche denen beim typischen spontanen Myxödem analog sind. Die Entfernung der Epithelkörperchen führt bei Mensch und Tier zum Krankheitsbild der Tetanie, wie wir es auch unter Umständen spontan beim Menschen auftreten sehen. Die Entfernung der Bauchspeicheldrüse führt — wie von Mering und Minkowski zuerst gezeigt haben — beim Tier zum Diabetes mellitus, der weitgehende Übereinstimmung mit dem menschlichen genuinen Diabetes zeigt. Die Entfernung der Keimdrüsen im jugendlichen Organismus führt bei Mensch und Tier zu Erscheinungen, die denen des Eunuchoidismus außerordentlich gleichen. Bei der Hypophyse stoßen wir aber schon auf Schwierigkeiten. Allerdings führt die Entfernung der Adenohypophyse bei jugendlichen Tieren zu ausgeprägter Wachstumsstörung und zu einer Störung in der Entwicklung der Keimdrüsen, wie wir sie beim menschlichen hypophysären Zwergwuchs finden. Hingegen zeigen die Angaben über experimentelle Erzeugung einer hypophysären Kachexie noch keine Übereinstimmung. Den positiven Versuchen bei Ratten (Ph. E. Smith) stehen negative bei Hunden gegenüber. Kontrovers sind die Angaben in bezug auf die Erzeugung eines Diabetes insipidus, da behauptet wird, daß die Entfernung von Pars intermedia plus Hypophysenhinterlappen nicht regelmäßig das Auftreten eines Diabetes insipidus zur Folge hat und daß dort, wo er auftritt, dieses auf einer Verletzung gewisser Zentren in der Regio subthalamica zurückzuführen sei. Ebenso divergent sind heute noch die Anschauungen über die Entstehung der „hypophysären" Fettsucht. Bei jungen Ratten führt die Entfernung des Hypophysenvorderlappens, wie oben erwähnt, zur Genitaldystrophia und Kachexie, bei jungen Hunden aber zur Dystrophia adiposogenitalis. Für die Entstehung der Fettsucht wird daher von manchen Autoren nicht die Entfernung der Hypophyse, sondern die eventuell dabei erfolgende Verletzung des Infundibulums als entscheidend angesehen. Auch die Folgen der experimentellen Entfernung der Nebennieren sind noch nicht völlig geklärt. Zwar treten bei zweizeitiger Entfernung derselben Symptome auf (Adynamie, Hypoglykämie usw.), welche als Ausfallssymptome gedeutet und denen entsprechende Symptome bei der Addisonschen Krankheit gleichgestellt werden können. Die Frage, inwieweit sich an den Ausfallssymptomen des Addison das Nebennierenmark bzw. die Nebennierenrinde beteiligen, ist heute aber noch ungeklärt. Auch hat sich die klinische Beobachtung, die auf eine Beeinflussung der Behaarung durch die Nebennierenrinde hindeutet, noch nicht einer experimentellen Bearbeitung zugänglich erwiesen. Was endlich Zirbel- und Thymusdrüse anbelangt, so divergieren hier die Angaben über die Erzeugung einer Ausfallserkrankung noch so sehr, daß sie zur Diskussion über die Grundlagen der Lehre von der inneren Sekretion nicht herangezogen werden können.

Von großer Bedeutung ist der Umstand, daß die Erfahrungen, die man mit der Substitutionstherapie der Ausfallserkrankungen durch das spezifische Inkret bisher gemacht hat, in vieler Hinsicht zu den Ergebnissen der Exstirpationsversuche passen. Die Erscheinungen, die durch Exstirpation der Schilddrüse im wachsenden wie im erwachsenen Organismus auftreten, können durch Einverleibung von Schilddrüsensubstanz bzw. von Thyroxin beseitigt werden, wenn die Behandlung zeitig genug einsetzt. Genau dasselbe trifft für die typischen Fälle von spontanem menschlichem Myxödem zu. Auch die Versuche mit Homoiotransplantation zeitigten einen, wenn auch nur vorübergehenden Erfolg. Die neuesten Versuche von Collip zeigen, daß auch die Erscheinungen der parathyreopriven Tetanie beim Tier durch Einverleibung von Parathyrin beseitigt werden können. Genügend zahlreiche Erfahrungen über die Beeinflussung der spontanen menschlichen Tetanie liegen noch nicht vor, um ein Urteil zu erlauben. Als einen wahren Triumph der Wissenschaft kann man die Erfolge der Substitutionsbehandlung beim Diabetes mellitus durch Insulin bezeichnen. Es gelingt nicht nur beim pankreasdiabetischen Hund die Störung des Zuckerstoffwechsels zu beseitigen, es gelingt auch in der ungeheuren Mehrzahl der Fälle von genuinem menschlichem Diabetes die diabetische Stoffwechselstörung mit allen ihren Folgeerscheinungen zu beheben. Schwer abgemagerte Individuen mit hochgradiger Muskelatrophie und mit den Erscheinungen schwerer Vergiftung durch die Azidose, deren Lebensuhr infolge der weit vorgeschrittenen Degeneration des Inselapparates abgelaufen erscheint, können durch eine der Degeneration des Inselorgans und dem Zuckerwert der Nahrung entsprechend angepaßte Insulinzufuhr physisch und psychisch zu völlig leistungsfähigen Individuen gemacht werden.

Bei den durch Ausfall der Keimdrüsen bedingten Erscheinungen war der Erfolg der Inkrettherapie bis vor kurzem noch sehr unsicher; in neuester Zeit ist es aber gelungen, durch Extrakte aus den Follikeln bzw. der Plazenta bei weiblichen kastrierten Tieren den östralen Zyklus wieder hervorzurufen; ja selbst die Entwicklung des genitellen Hilfsapparates wird bei jugendlichen kastrierten Tieren dadurch ermöglicht. Überdies haben auch die Implantationsversuche bei männlichen kastrierten Individuen recht bemerkenswerte Erfolge gezeitigt.

Was die Hypophyse anbelangt, so können wir — wie bereits erwähnt — die Ersatztherapie durch Hypophysenvorderlappensubstanz noch nicht als gesichert betrachten, wenn auch bereits einzelne Angaben über günstige Erfolge bei der hypophysären Kachexie und beim hypophysären Zwergwuchs vorliegen. Auch ist es neuestens Ph. E. Smith gelungen, die bei Ratten nach Exstirpation der Hypophyse auftretende Kachexie durch Homoiotransplantation[1] zu beheben. Ferner hat die Behandlung des Diabetes insipidus durch Infundibulin (Pituitrin) vollkommen den Charakter einer Ersatztherapie, da es gelingt, bei diesen Kranken durch geeignete Dosierung eine normale Konzentration des Harns zu erzielen und damit auch das wichtigste Symptom dieser Krankheit, nämlich den Durst, zu beseitigen. Pituitrin wirkt also beim Diabetes insipidus ganz analog wie Insulin beim Diabetes mellitus, ein Umstand, der die Bedeutung des Infundibularorgans für die Pathogenese des Diabetes insipidus vorderhand mehr hervortreten läßt als die Exstirpationsversuche dies tun. Auch beim Morbus Addisonii wird der Ersatztherapie durch Adrenalin bzw. Verfütterung ganzer Nebennieren heute das Wort geredet, doch reichen hier die Erfolge bei weitem nicht an die bei den bereits erwähnten Blutdrüsenerkrankungen heran. Was speziell die Nebennierenrinde anbelangt, so ist hier die Natur der Ausfallserscheinungen bisher — wie bereits erwähnt — noch unsicher. Versuche über die Beeinflussung der Behaarung durch Nebennierenrindextrakte scheinen in den Rahmen der früher erwähnten Anschauungen zu passen (Ferreira de Mira, Hewer, L. Castaldi u. a.). Ganz unsicher sind die Erfolge der Ersatztherapie bei destruktiven Erkrankungen der Epiphyse oder der Thymusdrüse.

Was endlich den dritten Punkt anbelangt, so liegt auch hier bereits ein großes Beobachtungsmaterial vor, wenngleich zugegeben werden muß, daß gerade dieser Punkt bisher am wenigsten gestützt ist. Daß das Symptomenbild des Morbus Basedowii in weitgehender Weise demjenigen des Myxödems entgegengesetzt ist, unterliegt wohl keinem Zweifel. Das histologische Bild der Basedowstruma ist durch Neubildung sezernierenden Parenchyms charakterisiert. Bei Verkleinerung des Parenchyms durch Operation oder Bestrahlung kann sich der Morbus Basedowii zurückbilden, ja er kann sogar in Myxödem übergehen. Durch Einverleibung von Schilddrüsensubstanz kann man unter Umständen Symptome erzeugen (Tachykardie, Steigerung des Grundumsatzes, Schweiße usw.), welche zu den Kardinalsymptomen des Morbus Basedowii gehören. Welche von diesen Symptomen sich stärker entwickeln, hängt von dem konstitutionellen Boden ab, auf welchen der künstlich gesetzte Hyperthyreoidismus trifft (Falta, Newburgh und Nobel). Daß das Symptomenbild der Akromegalie demjenigen der hypophysären Kachexie in vieler Hinsicht entgegengesetzt ist (z. B. Splanchnomegalie bzw. Splanchnomikrie) wurde bereits früher erwähnt. Auch das histologische Bild der Akromegaliehypophyse zeigt den Adenomcharakter. Die experimentelle Erzeugung einer Akromegalie durch Einverleibung von Hypophysen-Vorderlappensubstanz gelang bisher nicht, doch liegen einwandfreie Beobachtungen vor, daß sich durch Teilexzision des Hypophysenadenoms die akromegalen Erscheinungen teilweise zurückbildeten. Einen Krankheitszustand, den man als Folge einer Funktionssteigerung des Infundibularorgans betrachten könnte, kennen wir noch nicht mit Sicherheit.

---

[1] Die Implantation frischer Rattenhypophysen mußte täglich erfolgen, wenn sie wirksam sein sollte!

Man hat einerseits Fälle von Oligurie damit in Zusammenhang gebracht (W. H. Veil u. a.) und andererseits vermutet, daß eine übermäßige Produktion dieses Inkrets zu permanenter Hypertonie führe (Leimdörfer). Ebensowenig gibt es bisher ein Krankheitsbild, das man mit Sicherheit auf eine Funktionssteigerung der Epithelkörperchen zurückführen könnte. Bei verschiedenen Knochenerkrankungen findet man adenomartige Tumoren der Epithelkörperchen, doch dürfte es sich — wofern überhaupt ein Zusammenhang besteht — mit Wahrscheinlichkeit um eine kompensatorische Hypertrophie handeln. Im Tierexperiment gelang die Erzeugung eines morbiden Zustandes durch Einverleibung von Parathyrin, der im Gegensatz zur Tetanie mit einer Vermehrung des Blutkalkes einhergeht; doch fehlt hier noch der Zusammenhang mit der Klinik. Durch die Entdeckung des Insulins ist man in der Lage, den Zustand des Hyperinsulinismus zu studieren. Er ist charakterisiert durch Absinken des Blutzuckers, durch Auftreten von Hungergefühl, durch Tremor, Schweiße und im weiteren Verlauf durch schwere Störungen von seiten des Nervensystems. Zustände von leichtem Hyperinsulinismus mögen bisweilen bei neurasthenischen Individuen (plötzlich auftretender Heißhunger mit Schwächegefühl) vorkommen. Svenström beschrieb einen Zustand von Koma mit Hypoglykämie, den er als akuten Hyperinsulinismus auffaßt. Viel wichtiger erscheint mir die Beziehung des Inselorgans zur endogenen Magersucht bzw. Fettsucht. Durch Einverleibung von Insulin gelang es mir, magere Individuen aufzumästen, ja sogar Fettsucht zu erzeugen. Da jede Zufuhr von Zuckerbildnern zu einer Mehrproduktion von Insulin führt, könnte in einer stärkeren oder geringeren Ansprechbarkeit des Inselorgans auf das Ansteigen des Blutzuckers ein pathogenetisches Moment für die Entstehung mancher Formen von Fettsucht bzw. Magersucht vermutet werden.

Was die Nebennieren anbelangt, so hat Wiesel die Anschauung vertreten, daß die vaskuläre Hypertonie auf eine Funktionssteigerung des Nebennierenmarks beruhe, doch ist diese Anschauung vorderhand nicht genügend experimentell gestützt. Ebenso sind die Versuche, durch Bestrahlung der Nebennieren die Hypertonie zu bessern, nicht von genügender Beweiskraft. Daß Adenombildung der Nebennierenrinden im jugendlichen Organismus mit vorzeitiger Körper- und Genitalentwicklung, im erwachsenen weiblichen Organismus mit Hemmung der Keimdrüsenfunktion und Erscheinungen von Geschlechtsumstimmung einhergeht, wurde bereits erwähnt. Operative Entfernung des Tumors hat in einzelnen Fällen zu einer Rückbildung dieser Erscheinungen geführt. Eine experimentelle Erzeugung dieses Krankheitsbildes gelang bisher nicht. Auch das Auftreten von Tumoren in den Keimdrüsen führt bei jugendlichen Individuen zu prämaturer Entwicklung. Auch hier tritt durch operative Entfernung in manchen Fällen eine Rückbildung der Erscheinungen auf.

Wenn wir nun die bisherigen Ausführungen überblicken, so kann man sagen, daß die Grundlagen, auf welchen sich die Lehre von den Blutdrüsenerkrankungen aufbaut, im Laufe der letzten Jahre wesentlich an Stabilität gewonnen haben. Bei manchen Blutdrüsen kann man die Ergebnisse der Exstirpationsversuche und der Ersatzbehandlung als festgefügte Grundpfeiler dieser Lehre bezeichnen. Bei anderen sind diese Grundpfeiler sehr locker oder fehlen noch ganz. Wenn daher auch noch vieles lückenhaft und manches zweifelhaft ist, so kann man doch die Lehre von den Ausfallserkrankungen im allgemeinen als einen gesicherten klinischen Besitz ansehen. Viel weniger fest sind die Grundlagen der Lehre von den auf Funktionssteigerung der Blutdrüsen beruhenden Krankheiten. Wir werden später, wenn wir über die Pathogenese und Ätiologie dieser Erkrankungen sprechen, dies einigermaßen verständlich finden. Sehr erschwert wird die klare Einsicht in diese Krankheitsformen auch dadurch, daß zwischen den einzelnen Blutdrüsen mannigfaltige Wechselbeziehungen bestehen, nicht nur dadurch, daß sie sich in ihren Funktionen gegenseitig beeinflussen. Denn die Zugehörigkeit zu einem System ist auch dadurch gekennzeichnet, daß viele der hier in Betracht kommenden Krankheitsprozesse sehr häufig mehrere Blutdrüsen gleichzeitig oder nacheinander ergreifen, wodurch die mannigfaltigsten und von den Typen weit abweichenden Krankheitsbilder entstehen können. Diese Mannigfaltigkeit wird noch dadurch gesteigert, daß nicht nur Zustände mit gleichzeitigen Ausfallserscheinungen von seiten mehrerer Blutdrüsen oder Zustände mit gleichzeitiger Funktionssteigerung mehrerer Blutdrüsen, sondern auch Zustände vorkommen können, bei denen sich Funktionsverminderung in den einen und Funktionssteigerung in den anderen Blutdrüsen vermischen. Wenn dadurch die klinische Analyse mancher Krankheitsbilder oft außerordentlich erschwert wird, so gewinnt andererseits die Definition dessen, was wir unter einer Blutdrüse zu verstehen haben, an Sicherheit. Es scheint mir der Standpunkt der Physiologen gerechtfertigt, den Begriff der inneren Sekretion nicht ausschließlich mit den Blutdrüsen zu verknüpfen, da vielen Zellkomplexen des tierischen Organismus eine innere Sekretion zukommt. In ihrer Gesamtheit kann man die inneren Sekrete vielleicht zweckmäßig als Hormone bezeichnen. **Der Standpunkt der Klinik wäre aber so zu formulieren, daß es eine Anzahl von Organen gibt, deren eigentliche Funktion in der Produktion von mit mächtigen physiologischen Eigenschaften begabten Stoffen besteht, die für die Regulation des Stoffwechsels und für die Trophik der Gewebe besonders wichtig sind. Diesen Organen ist gemeinsam, daß sie ihr spezifisches Sekret direkt in die sie umspinnenden Blut- und Lymphgefäße bzw. in den Liquor absondern. Man nennt sie daher Blutdrüsen oder Inkretdrüsen, die Gesamtheit derselben Blutdrüsensystem.** Die Zugehörigkeit zu einem System wird auch durch die mannigfaltigen physiologischen und pathologischen Wechselbeziehungen gekennzeichnet.

Wechselwirkung der Blutdrüsen.

Wie oben erwähnt, kommt die Zugehörigkeit der Blutdrüsen zu einem System dadurch zum Ausdruck, daß zwischen ihnen mannigfache Beziehungen bestehen. Einerseits handelt es sich um physiologische Wechselwirkungen, und zwar entweder in rein funktionellem Sinne, indem die aus irgendwelchen Gründen eintretende Funktionsänderung (Minderung oder Steigerung) der einen Blutdrüse auch eine Funktionsänderung in anderen Blutdrüsen hervorruft oder im Sinne einer trophischen Beeinflussung, welche erst sekundär eine Änderung der Funktion herbeiführt. Andererseits treten diese innigen Beziehungen unter pathologischen Verhältnissen hervor, indem bei Erkrankungen der einen Blutdrüse auch oft die anderen Blutdrüsen mitergriffen werden, wodurch das Symptomenbild oft wesentliche Änderungen erfährt. Ich habe daher seinerzeit zwischen physiologischen und pathologischen Korrelationen unterschieden.

Die erste Arbeit auf diesem Gebiete wurde von mir gemeinsam mit Eppinger und Rudinger ausgeführt; sie bezog sich auf die Wechselwirkung zwischen Schilddrüse, Pankreasinselapparat und chromaffinem Organ. Da sich an diese Arbeit zahlreiche andere Arbeiten anschlossen und da diese Frage auch heute noch in der Literatur vielfach diskutiert wird, so möchte ich das Ergebnis unserer Untersuchungen bzw. die Schlüsse, die wir daraus gezogen haben, hier in Kürze wiederholen. Die Totalexstirpation der Schilddrüse bei sorgfältiger Schonung der Epithelkörperchen — die elektrische Erregbarkeit darf dadurch keine Steigerung erfahren — ruft eine Herabsetzung der gesamten Stoffwechselvorgänge hervor. Was speziell den Kohlenhydratstoffwechsel anbelangt, so findet sich das Assimilationsvermögen für Kohlenhydrate beim thyreopriven Tier gesteigert. Da nun die Assimilationsgröße von der Funktionsbreite des Pankreasinselapparates abhängt, so haben wir daraus auf eine relative oder absolute Funktionssteigerung des Pankreasinselapparates geschlossen. Die Exstirpation der Schilddrüse setzt aber auch die Erregbarkeit der vegetativen Nerven herab. So ist z. B. die glykosurische Wirkung des Adrenalins beim schilddrüsenlosen Tier vermindert. Daraus wurde geschlossen, daß entweder die Produktion von Adrenalin beim thyreopriven Tier vermindert oder daß die Wirkung des Adrenalins in den Erfolgsorganen irgendwie gehemmt ist. Es gibt auch analoge klinische Beobachtungen. So ist bei typischen Fällen von Myxödem die Assimilationsgrenze für Kohlenhydrat erhöht und fehlt die glykosurische Wirkung des Adrenalins. Nach Zufuhr von Thyreoidin stellen sich wieder normale Verhältnisse ein. Andererseits ist bei der Basedowschen Krankheit die Assimilationsgrenze für Kohlenhydrat sehr häufig herabgesetzt und die Wirkung des Adrenalins gesteigert.

Nach der Totalexstirpation des Pankreas findet sich beim Tier vor allem anderen hochgradigste Herabsetzung der Assimilationsgrenze für Zucker, ferner bestehen Anzeichen einer erhöhten Erregbarkeit sympathischer Nerven (positive Löwische Reaktion). Daraus schlossen wir auf eine gesteigerte Funktion des chromaffinen Organs oder evtl. auf eine stärkere Wirkung des zirkulierenden Adrenalins.

Bei der Addisonschen Krankheit, bei welcher die Funktion des chromaffinen Organs Schaden gelitten hat, fanden wir Erhöhung der Assimilationsgrenze für Zucker. Wir deuteten dies durch Wegfall einer Hemmung vom chromaffinen Organ nach dem Inselorgan und als sekundäre Funktionssteigerung des letzteren.

Aus diesen und ähnlichen experimentellen Befunden und klinischen Beobachtungen wurde auf eine Wechselwirkung zwischen Thyreoidea, Pankreasinselapparat und chromaffinem Gewebe geschlossen, die in dem folgenden Schema veranschaulicht wurde.

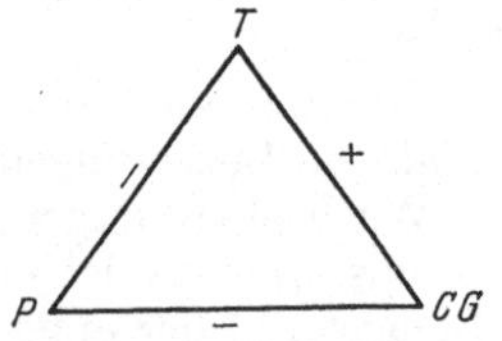

Abb. 1. P Pankreasinselapparat, T Thyreoidea, CG chromaffines Gewebe, — Hemmung (Antergismus), +Förderung (Synergismus).

Dieses Schema ist vielfach auch noch in neuester Zeit diskutiert worden; von manchen z. B. von Gr. Lusk wurde es abgelehnt, von anderen modifiziert. Ich erwähne aus neuester Zeit besonders Br. Mendel, R. Priesel und R. Wagner. Ich glaube, daß die experimentelle und klinische Bearbeitung dieses Problems viel ersprießlicher gewesen wäre, wenn man berücksichtigt hätte, daß ich die seinerzeit von uns gemachten Beobachtungen später anders deutete. „Wir haben seinerzeit angenommen, daß vermehrte Tätigkeit des Inselapparates die Funktion des chromaffinen Gewebes oder der Thyreoidea hemmt und umgekehrt. Eine andere Möglichkeit ist die, daß sich Adrenalin und Pankreashormon in der Leber gegenseitig beeinflussen; das eine wirkt akzelleratisch, das andere retardierend auf den diastatischen Prozeß, oder das eine wirkt glykogenmobilisierend, das andere glykogenaufbauend. Verstärkte Tätigkeit des einen würde so die Balance zwischen beiden Blutdrüsen stören" [1].

Auch die Beziehungen zwischen Thyreoidea und Pankreas wurden von mir später anders gedeutet.

„Verstärkte Tätigkeit der Thyreoidea stellt größere Anforderungen an die Funktion des Inselapparates; kommt der Inselapparat nicht nach, so wird

---

[1] In dieser Richtung bewegten sich auch Versuche von Zültzer und von Balint und Molnar.

die Balance zwischen beiden gestört. Für diese Anschauung sprechen eine Reihe klinischer Beobachtungen". Nach dieser Deutung bedeutet also das Minuszeichen einen gewissen Antergismus, das Pluszeichen einen gewissen Synergismus. Immer aber wurde (auch schon in der ersten Arbeit) betont, daß jeder dieser Blutdrüsen eine spezifische Funktion zukommt, daß es sich also nur um einen relativen Synergismus oder Antergismus handeln könne.

Ich glaube nun im folgenden zeigen zu können, daß diese Anschauung durch spätere Untersuchungen und insbesondere durch die Untersuchungen der jüngsten Zeit (Insulin) eine wesentliche Stütze erfahren hat.

Betrachten wir zuerst die Wechselwirkung zwischen Inselorgan und chromaffinem Organ! Von den zahlreichen Wirkungen des Insulins und des Adrenalins erwähne ich hier nur die folgenden: Insulin erhöht, wie bei Besprechung der Regulation des Kohlenhydratstoffwechsels später des näheren ausgeführt werden wird, die Zuckeravidität aller Zellen. In der Leber wird dadurch eine stärkere Glykogenfestigkeit erzeugt, dadurch die Abgabe von Zucker aus der Leber vermindert. Von den peripheren Organen wird dadurch mehr Zucker aus dem vorbeiströmenden Blute abgeschöpft. Beide Momente führen zur Hypoglykämie. Insulin erhöht auch die Quellbarkeit der Gewebe, Insulin befördert die Speicherung von Fett, wie wir später sehen werden, wahrscheinlich auf dem Umweg über die Förderung der Kohlenhydratassimilation. Eine deutliche Dämpfung der Oxydationsprozesse findet durch Insulin nicht statt, (Feyertag u. v. a.) auch wirkt Insulin auf den Blutdruck nur wenig ein.

Adrenalin setzt wahrscheinlich indirekt die Zuckeravidität aller Zellen herab und steigert dadurch die Zuckerabgabe in der Leber, wahrscheinlich geht dies mit einer Entquellung einher. Adrenalin steigert den Grundumsatz und den respiratorischen Quotienten, doch scheint die Wirkung auf den Fettstoffwechsel im Sinne einer Mehrverbrennung von Fett nur gering zu sein. Adrenalin steigert außerdem bekanntlich den Blutdruck.

Der Antergismus zwischen Insulin und Adrenalin bezieht sich also hauptsächlich auf den Zuckerstoffwechsel. In dieser Hinsicht haben wir einen ausgesprochenen Antergismus vor uns: Steigerung der Zuckeravidität bzw. Glykogenfestigung auf der einen, Herabsetzung der Zuckeravidität bzw. Glykogenmobilisierung auf der anderen Seite. Sehr schön tritt der Antergismus im Kohlenhydratstoffwechsel zwischen Insulin und Adrenalin bei gleichzeitiger Zufuhr von Insulin und Adrenalin zutage, da die blutzuckersenkende Wirkung des Insulins durch Adrenalin vermindert bzw. aufgehoben, ja unter Umständen überkompensiert wird. Die anderen Wirkungen dieser Inkrete zeigen dagegen einen geringeren Antergismus. So die Wirkung auf den Fettstoffwechsel; durch Insulin können wir leicht mästen, durch Adrenalin aber nicht entfetten. Adrenalin wirkt außerordentlich blutdrucksteigernd, Insulin — wenn überhaupt — nur wenig blutdruckherabsetzend.

Es liegen nun aus jüngster Zeit zahlreiche experimentelle Ergebnisse und klinische Beobachtungen vor, welche zeigen, daß zwischen dem Inselorgan und dem chromaffinen Organ tatsächlich eine Wechselbeziehung in dem oben angedeuteten Sinne besteht, daß der normale Organismus bestrebt ist, die Balance zwischen der Tätigkeit dieser Organe aufrechtzuerhalten. Radoslav konnte in meinem Laboratorium zeigen, daß bei Zufuhr einer gewissen Menge von Insulin im nüchternen Zustand das Absinken der Blutzuckerkurve immer nur bis zu einem gewissen Punkt erfolgt. Es ist dabei fast gleichgültig, ob der Ausgangsblutzuckerwert normal oder — wie beim Diabetes — wesentlich erhöht war (Abb. 2, vgl. Kurven a und b).

Es macht den Eindruck, als ob sich in dieser Höhe sozusagen ein „federnder Widerstand" geltend machte, der erst bei größeren Insulingaben überwunden wird, und es ist bemerkenswert, daß dieser Punkt gerade bei einem Blutzuckerniveau liegt, bei dessen Unterschreitung hypoglykämische Zustände auftreten. Wir haben seinerzeit daraus geschlossen, daß bei diesem Niveau eine Gegenregulation einsetzen müsse, durch die das Auftreten der Unterzuckerung und der damit verbundenen toxischen Erscheinungen verhindert würde, und vermuteten, daß das Absinken des Blutzuckerspiegels zu diesem Niveau eine Mehrproduktion von Adrenalin auslöse, durch welche vor allem die durch das Insulin erhöhte Zuckeravidität aller Zellen und insbesondere die Glykogenfestigkeit in der Leber gemindert und dadurch wieder eine Mehrabgabe von Zucker aus der Leber ermöglicht wird. Sehr bemerkenswert sind ferner die Beobachtungen über Insulinüberempfindlichkeit. Bei drei Fällen von Bronzezirrhose bzw. von Bronzediabetes konnte ich eine außerordentliche Überempfindlichkeit gegen Insulin nachweisen, indem im Radoslavschen Versuch ein rapides Abstürzen der Blutzuckerkurve auftrat (Kurve d_1), welche Erscheinung durch gleichzeitige Injektion von Adrenalin vermieden werden konnte (Kurve d_2). Später haben Marañon und Umber ähnliche Beobachtungen bei Fällen von Addison gemacht. Es ist sehr wahrscheinlich, daß die Überempfindlichkeit gegen Adrenalin bei diesen Fällen darauf beruht, daß infolge der Insuffizienz der Nebennieren die Gegenregulation ausbleibt bzw. ungenügend ist. Andererseits scheint bei den seltenen Fällen von insulinrefraktärem Diabetes die Gegenregulation besonders stark entwickelt zu sein, da wir bei einem solchen Fall beobachteten, daß der Radoslavsche Versuch bei subkutaner Injektion vollkommen negativ ausfiel (Kurve e_1), während bei intravenöser Injektion von Insulin

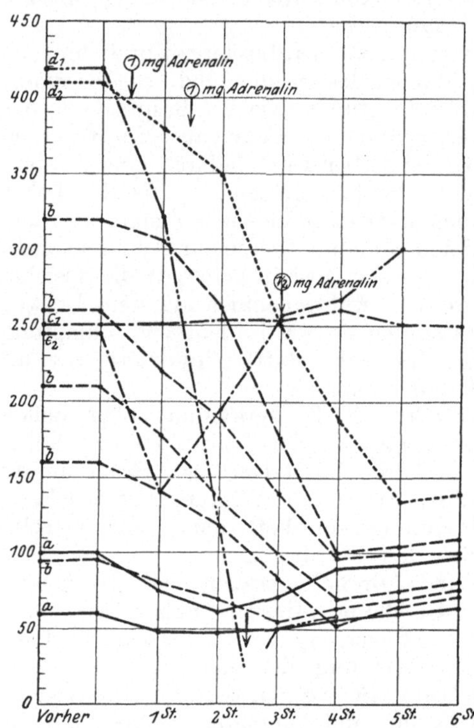

Abb. 2. a Kurven von normalen Individuen, a_1 bei einer Vorperiode mit gewöhnlicher Kost, a_2 bei einer Vorperiode mit ausschließlicher Gemüsefettkost, b Kurven bei Fällen von typischem Diabetes, c Kurven bei einem insulin-refraktären Fall, c_1 20 (alte) klinische Einheiten subkutan, c_2 20 (alte) klinische Einheiten intravenös, d Kurven bei einem insulin-überempfindlichen Fall. (Aus W. Falta, Regulation des Kohlenhydratstoffwechsels und Aviditätstheorie. Klin. Wochenschr. 1927, Nr. 18.)

zuerst ein rasches, geringes Absinken der Blutzuckerkurve, später aber ein Emporschießen über das Ausgangsniveau eintrat (Kurve e_2). Die ersterwähnten Beobachtungen über Insulinüberempfindlichkeit sind durch experimentelle Untersuchungen gestützt worden. Sundberg fand bei Tauben nach Entfernung der Nebennieren eine stärkere Herabsetzung des Blutzuckers durch Insulin als vor der Operation. Ferner beobachtete er, daß nach großen Dosen von Insulin eine Vergrößerung des Nebennierengewebes auftrat. Riddle, Honeywell und Fischer beobachteten, daß dann allmählich das Insulin die Fähigkeit verliert, den Blutzucker stark herabzusetzen. Endlich haben Cannon, Mac Iver und Bliss, Abe Yukujiro und Trendelenburg in ihren Experimenten gefunden, daß die Insulinzufuhr zu einer Mehrproduktion von Adrenalin führt.

Ferner wären hier die Untersuchungen von B. A. Houssay, J. T. Lewis und E. A. Molinelli zu erwähnen. Sie bedienten sich des von A. Tournade und M. Chabrol ausgearbeiteten Verfahrens der Nebennierenvenenjugularisanastomose zweier Hunde. Nach intravenöser Zufuhr von Insulin beim Geber kam es bei diesem zu Hypoglykämie, beim Empfänger zu Hyperglykämie, ein Zeichen dafür, daß die Nebennieren des Gebers auf die Insulininjektion mit einer Ausschüttung von Adrenalin reagierten.

Andererseits zeigten Untersuchungen von B. A. Houssay, daß Tiere, deren Nebennieren entfernt oder entnervt oder ihres Markes beraubt worden waren, wesentlich empfindlicher gegen Insulin sind.

Endlich haben die Untersuchungen mit der Loewischen Methode eine weitere Bestätigung der Anschauung über die Wechselwirkung zwischen Insulin- und Adrenalinorgan gebracht. Darauf soll später bei Besprechung des Kohlenhydratstoffwechsels noch eingegangen werden.

Auch zwischen dem Inselorgan und der Schilddrüse besteht ein gewisser Antergismus.

Insulin erhöht die Zuckeravidität der Zellen und wirkt glykogenfestigend. Thyreoidin setzt die Assimilationsfähigkeit für Kohlenhydrat herab, es wirkt glykogenmobilisierend (Tonio Fukui). Insulin wirkt quellend, Thyreoidin ausgesprochen entquellend (H. Eppinger). Hingegen wirkt Thyreoidin exquisit steigernd auf die Oxydationsenergie des Protoplasmas, während Insulin dieselbe nicht deutlich dämpft. Die Wirkung des Thyreoidins auf den Fettstoffwechsel ist daher unmittelbar, es wirkt entfettend, während die Förderung der Fettspeicherung durch Insulin wahrscheinlich auf dem Umweg über den Zuckerstoffwechsel erfolgen dürfte. Ich habe — wie bereits früher erwähnt — schon in der ersten Auflage dieses Buches die Vermutung ausgesprochen, daß die Steigerung der Schilddrüsenfunktion zu einer Störung der Balance zwischen Schilddrüse und Inselorgan führen kann, wenn das Inselorgan den gesteigerten Anforderungen nicht nachzukommen vermag. Dann finden wir alimentäre, unter Umständen sogar spontane Glykosurie, die nach einer erfolgreichen Behandlung des Hyperthyreoidismus wieder verschwindet. Wir finden in solchen Fällen auch starke Abmagerung und Entwässerung. Es kann aber auch vorkommen, daß beim Basedow auf dieses erste Stadium ein zweites folgt, in welchem trotz Weiterbestehens des Hyperthyreoidismus das Körpergewicht des Kranken wieder ansteigt, der Turgor der Gewebe wieder zunimmt und die Störung im Kohlenhydratstoffwechsel verschwindet, ja es kann sogar zu einer Fettsucht kommen. In solchen Fällen habe ich angenommen, daß ein besonders leistungsfähiges Inselorgan vorliegt, welches allmählich zu bedeutenden Mehrleistungen erzogen wurde.

Auch der Antergismus zwischen Inselorgan und Schilddrüse wurde in neuester Zeit vielfach bestätigt. Friedmann und Gottesmann zeigten, daß bei partiell pankreasektomierten Hunden, die eine leichte Glykosurie hatten, die Zuckerausscheidung verschwand und der Blutzucker wieder normal wurde, nachdem auch die Schilddrüse entfernt worden war. J. H. Burn und H. P. Marks fanden nach Exstirpation der Thyreoidea Steigerung der Insulinhypoglykämie und Herabsetzung der Adrenalinhyperglykämie; nach Schilddrüsenfütterung konnte das gegenteilige Verhalten konstatiert werden. Schon früher hatte A. Bodansky gezeigt, daß bei gleichzeitiger Injektion von Thyreoidin und Insulin die Hypoglykämie ausbleibt. Eine besonders wichtige Bestätigung brachten aber die Untersuchungen von Depisch und Hasenöhrl. Sie fanden, daß Basedowkranke im Stadium fortschreitender Abmagerung auf Zufuhr einer Zuckerlösung mit einer abnorm hohen und langdauernden hypoglykämischen Phase reagieren und daß die hypoglykämische Phase ganz wegfällt, während diese Kranken später im Stadium der Gewichtszunahme (bei noch erhöhtem Grundumsatz) in typischer Weise mit einer hyperglykämischen und einer deutlichen hypoglykämischen Phase antworten (vgl. die Abbildungen im XIII. Kapitel).

Vielleicht beruht der hypoglykämische Anfall zum Teile auf einer Wechselwirkung zwischen Insulin und Thyreoidin, denn bei der Insulinvergiftung treten Symptome auf, welche wir als thyreotoxische Symptome zu betrachten gewohnt sind (Tremor, profuse Schweiße, manchmal Tachykardie). Aber auch die Wechselwirkung zwischen Inselorgan und chromaffinem Organ dürfte bei der Insulinvergiftung zur Geltung kommen, denn es ist auffallend, daß in vielen Fällen der Blutzucker nach rascher Senkung ebenso rasch wieder emporschnellt und daß, wenn wir nicht den richtigen Zeitpunkt treffen, der Blutzucker im Anfall normal oder nur leicht subnormal gefunden wird.

Wir kommen nun endlich zur Wechselwirkung zwischen Schilddrüse und chromaffinem Organ. Hier besteht ein deutlicher Synergismus. Thyreoidin erhöht den Gaswechsel, ebenso Adrenalin, wenn auch in viel schwächerem Maße. Thyreoidin und Adrenalin wirken beide glykogenmobilisierend, wenn auch Adrenalin in viel stärkerem Maße. Thyreoidin wirkt entquellend, wahrscheinlich auch Adrenalin aber in viel geringerem Ausmaße. Beide machen Tremor usw. Wenn also beim Thyreoidin als spezifische Wirkung die stoffwechselsteigernde und entquellende, beim Adrenalin die glykogenmobilisierende und blutdrucksteigernde anzusehen ist, so können wir doch bei keiner dieser Wirkungen einen Antergismus finden. Dieser Synergismus führt zu einer gegenseitigen Verstärkung ihrer Wirkungen. Die „Aktivierung" der Adrenalinwirkung durch Thyreoidin konnte durch Asher und Flack und durch Ossokin nachgewiesen werden.

Ich möchte daher meine bisherigen Ausführungen dahin zusammenfassen, daß ich die Deutung, die ich den seinerzeitigen Versuchen später gegeben habe, aufrecht erhalten kann und daß auch das obige Schema den beobachteten Tatsachen gerecht wird, wenn man unter — Antergismus und unter + Synergismus versteht.

Aus den bisherigen Ausführungen geht hervor, daß die Wechselwirkung zwischen Thyreoidea, chromaffinem Gewebe und Inselorgan für die Regulation des Stoffwechsels von größter Bedeutung ist. Über analoge Beziehungen zwischen diesen drei Blutdrüsen und anderen Blutdrüsen bzw. zwischen den anderen Blutdrüsen untereinander gibt es in der Literatur eine große Anzahl von Angaben, die aber zum Teile noch wenig Übereinstimmung zeigen und auch da, wo sie übereinstimmen, bisher nicht geeignet sind, uns ein anschauliches Bild dieser Wechselwirkungen zu geben. Bei dem bedeutenden Einfluß, welchen das Infundibulin auf den Wasserhaushalt und das Parathyrin auf Kalkstoffwechsel und Nervensystem ausüben, wären derartige Wechselbeziehungen am ehesten von diesen beiden Inkreten zu erwarten. Infundibulin soll die Wirkung des Insulins auf den Blutzucker verändern. In Versuchen an Menschen haben wir uns aber davon nicht überzeugen können. Wenn in seltenen Fällen von Diabetes insipidus auch Zuckerausscheidung beobachtet wurde, so scheint mir dies — wie wir später sehen werden — ausschließlich in das Gebiet der pathologischen Korrelationen zu gehören. Ähnliche Verhältnisse dürften auch für die Epithelkörperchen Geltung haben. Bei gleichzeitiger Exstirpation von Pankreas und Epithelkörperchen haben Eppinger, Rudinger und ich bei Hunden einen höheren Quotienten, D : N, beobachtet als bei Herausnahme des Pankreas allein. Eine befriedigende Erklärung dieser Tatsache steht auch heute noch aus. Da jetzt aus den Epithelkörperchen durch Collip äußerst wirksame Extrakte gewonnen wurden, so wird vielleicht die nächste Zeit Aufschlüsse über etwaige Wechselwirkungen bringen.

Es ist überhaupt die Frage, ob es sich bei vielen derartigen gegenseitigen Beeinflussungen um eine reine funktionelle Wechselwirkung handelt oder vielmehr um Änderungen der Funktion, die durch gegenseitige trophische Beeinflussungen bei Erkrankung der einen oder der anderen Blutdrüse zustandekommen.

Bei den geschilderten Wechselwirkungen zwischen Inselorgan und Adrenalinorgan handelt es sich um rein physiologische Beziehungen, die bei der Erkrankung des einen oder des anderen Organes in der Balancestörung zum Ausdruck kommen. Auch die Beziehung dieser beiden Organe zur Schilddrüse dürfte von derselben Natur sein. Hingegen dürfte es sich bei den Wechselwirkungen zwischen den Blutdrüsen von hauptsächlich formativem Charakter mehr um trophische Beziehungen handeln. In dieser Hinsicht existieren in der Literatur eine geradezu enorme Anzahl von experimentellen Untersuchungen und klinischen Beobachtungen, die meist sehr schwer zu deuten sind. Betrachten wir zuerst einmal die Beziehungen zwischen Hypophysenvorderlappen und Keimdrüsen. Bei der Akromegalie findet sich bekanntlich sehr frühzeitiges Erlöschen der generativen Funktion der Keimdrüsen. Es gibt aber auch Fälle mit initialer Steigerung dieser Funktion oder Fälle, bei denen die Funktion sich jahre- und jahrzehntelang normal erhält. Auch bei jenen Fällen, bei denen die Funktion zeitig erlischt, finden wir keinerlei Anzeichen von Eunuchoidismus oder Späteunuchoidismus, welche sonst bei Ausfall der Keimdrüsen aufzutreten pflegen. Andererseits entwickelt sich bei der hypophysären Kachexie oder beim hypophysären Zwergwuchs eine schwere Entwicklungsstörung bzw. Rückbildung der Keimdrüsen, welche auch mit einer entsprechenden Veränderung der sekundären Geschlechtscharaktere einhergeht. Dasselbe findet sich auch bei Exstirpation des Hypophysenvorderlappens im jugendlichen Alter. Die Deutung dieser Beobachtung stößt gerade deshalb auf besondere Schwierigkeiten, weil auch bei Verletzung der Regio subthalamica analoge Störungen beobachtet wurden und daher von vielen Autoren die Veränderungen der Keimdrüsen überhaupt nicht auf den Hypophysenvorderlappen, sondern auf eine gleichzeitige, durch die Hypophysenerkrankung bedingte Läsion der Regio subthalamica bezogen wurden. Nun zeigen uns aber die Beobachtungen bei der hypophysären Kachexie, daß diese Deutung nicht allgemeine Geltung haben kann, weil sich hier manchmal der pathologische Prozeß ganz ausschließlich auf den Hypophysenvorderlappen beschränkt und für eine Mitbeteiligung der Regio subthalamica gar kein Anhaltspunkt vorliegt. Neuere Untersuchungen von B. Zondek und S. Aschheim scheinen eine Klärung dieser Verhältnisse anzubahnen. Zondek und Aschheim konnten nämlich zeigen, daß bei infantilen Mäusen Implantation von Hypophysenvorderlappen, gleichgültig ob sie von weiblichen oder männlichen Tieren stammen, die Ovarialfunktion in Gang setzt. Die Ovarien vergrößern sich dabei und zeigen starke Follikelbildung. Wir wissen noch nicht, ob dieser trophische Einfluß des Hypophysenvorderlappens auf die Keimdrüsen direkt erfolgt oder ob er durch Beeinflussung der Zentren in der Regio subthalamica zustande kommt. Jedenfalls handelt es sich um einen elektivformativen Einfluß auf die Keimdrüsen, der uns auch die vorhin geschilderten Beobachtungen bei der hypophysären Kachexie bzw. dem hypophysären Zwergwuchs zu erklären vermag. Auch die Beobachtungen bei der Akromegalie scheinen mir von diesem Gesichtspunkt aus nicht unverständlich. Denn bei der Akromegalie finden wir Vergrößerung der Keimdrüsen, wie schon erwähnt manchmal mit initialer Steigerung ihrer Funktion einhergehend. Wenn in anderen Fällen die Funktion frühzeitig erlischt, so beruht dies vielleicht darauf, daß das hyperplastische Gewebe nach kürzerer oder längerer Zeit funktionsuntüchtig wird. In ähnlicher Weise möchte ich auch das häufige Auftreten von Diabetes bei der Akromegalie erklären; denn auch hier finden wir bedeutende Vergrößerung des Pankreas (als Teilerscheinung der allgemeinen Splanchnomegalie) und dabei Störung der inneren Sekretion.

Viel schwieriger zu beantworten ist die Frage, ob umgekehrt Änderung der Keimdrüsenfunktion die Hypophyse trophisch und funktionell beeinflußt. Nach den Untersuchungen von Fichera, Kolde u. a. führt Exstirpation der Keimdrüsen bei jugendlichen Tieren zu Vergrößerung der Adenohypophyse. In manchen solchen Fällen fand sich auch eine Vermehrung der eosinophilen Zellen (Trautmann), man hat daraus auf eine Funktionssteigerung der Adenohypophyse geschlossen und den Hochwuchs der früh kastrierten Tiere darauf zurückgeführt. Auch beim Menschen hat man analoge Beobachtungen gemacht, so fanden Tandler und Groß bei Eunuchen eine auffallend große Sella turcica. Rössle und Intaka Kon fanden sogar bei Erwachsenen, die längere Zeit vorher kastriert worden waren, die Hypophyse vergrößert. Diese Beziehungen sind sicherlich nicht konstant, da man bei hochwüchsigen Eunuchoiden nicht selten eine auffallend kleine Sella turcica findet. In welcher Weise die Hypophysenfunktion durch den Ausfall der Keimdrüsen beeinflußt wird, läßt sich daher schwer sagen. Ebenso scheint es mir zweifelhaft, ob es berechtigt ist, den Umstand, daß in der Schwangerschaft sehr häufig ganz unzweifelhafte Erscheinungen einer gesteigerten Hypophysenfunktion auftreten, auf den Ausfall der Keimdrüsenfunktion zurückzuführen[1].

Eine Vergrößerung der Hypophyse wurde ferner auch beobachtet, wenn die Schilddrüse bei sehr jungen Tieren exstirpiert worden war. Auch beim Myxoedema adultorum wurde in einzelnen Fällen Vergrößerung der Hypophyse beobachtet. Dieser Befund ist jedenfalls nicht konstant. Sehr häufig ergibt überdies die histologische Untersuchung solcher Hypophysen degenerative Veränderungen. Von einem vikariierenden Eintreten der Hypophyse für die Schilddrüse (Comte) kann also keine Rede sein.

Wichtiger erscheinen mir die Beziehungen zwischen Hypophyse und Nebennierenrinde. Bei der Akromegalie findet man sehr häufig die Nebennierenrinden hyperplastisch. Wahrscheinlich sind dies jene Fälle, bei denen sich eine abnorm starke maskuline Behaarung findet bzw. bei Frauen eine maskuline Behaarung auftritt. Ebenso finden sich Beziehungen zwischen Nebennierenrinde und Keimdrüsen. Beim Eunuchoidismus scheint die Nebennierenrinde hypoplastisch zu sein. Andererseits fand man Hyperplasie der Nebennierenrinden bei der Brunst der Tiere und in der Schwangerschaft.

Auf die Beziehungen zwischen Keimdrüsen und Epiphyse und zwischen Keimdrüsen und Thymusdrüse gehe ich nicht näher ein, weil die einschlägigen experimentellen Untersuchungen sehr widersprechend sind.

Die pathologische Korrelation ist durch die Zugehörigkeit der Blutdrüsen zu einem System gegeben. Krankheiten, welche sich in einer Blutdrüse festsetzen, greifen sehr häufig auch auf andere Blutdrüsen über; oder es kann vorkommen, daß ein Krankheitsprozeß gleichzeitig mehrere Blutdrüsen oder evtl. das ganze Blutdrüsensystem ergreift. Dadurch kann der Fall eintreten, daß Symptome, die durch die Funktionsänderung einer Blutdrüse erzeugt werden, durch die gleichzeitige Erkrankung einer anderen verdeckt, verstärkt oder irgendwie modifiziert werden. Dies läßt sich auch experimentell nachahmen. Ich gebe dafür nur ein Beispiel: Exstirpation der Schilddrüse erhöht

---

[1] Diese Annahme wird dadurch völlig widerlegt, daß es in neuester Zeit gelang, während der Schwangerschaft eine Zunahme von Ovarialinkret im Blute nachzuweisen.

die Assimilationsgrenze für Kohlenhydrate und setzt den Hungereiweißumsatz herab. Exstirpation des Pankreas vermindert die Assimilationsgrenze hochgradig und steigert den Hungereiweißumsatz. Gleichzeitige Exstirpation von Schilddrüse und Pankreas erzeugt zwar einen Diabetes, derselbe verläuft aber insoferne milder, als die Steigerung der Eiweißzersetzung nicht so hochgradig ist und die Gewichtsabnahme nicht so rapid vor sich geht. Es tritt also durch die gleichzeitige Exstirpation der Schilddrüse eine Abschwächung der pankreatopriven Stoffwechselstörung ein. Ein mit Myxödem kombinierter insulärer Diabetes müßte demnach einen verhältnismäßig milden Verlauf zeigen.

In der menschlichen Pathologie ist die Zahl der hierher gehörigen Fälle enorm groß. Der Diabetes mellitus kann z. B. durch alle möglichen anderen Blutdrüsenerkrankungen kompliziert sein. Man beobachtete Diabetes mellitus beim Diabetes insipidus, beim Myxödem ebenso wie beim Morbus Basedowii, bei der Akromegalie ebenso wie bei der Dystrophia adiposo-genitalis usw. Es gibt Fälle von Akromegalie kombiniert mit basedowischen Erscheinungen, aber auch solche, bei denen — wie Pineles zuerst beschrieben hat — in den späteren Stadien myxödematöse Erscheinungen hervortreten. Bei der kretinischen Degeneration findet sich, neben der kropfigen Entartung der Schilddrüse, nicht selten auch eine solche der glandulären Hypophyse. Tetanie kann gleichzeitig mit Hyperthyreoidismus auftreten. Besonders kommt die Zugehörigkeit der Blutdrüsen zu einem System bei der multiplen Blutdrüsensklerose zum Ausdruck. Hier handelt es sich um eine Ausfallserkrankung, die fast das ganze Blutdrüsensystem betreffen kann. Andererseits gibt es Blutdrüsenerkrankungen, bei denen mehrere Blutdrüsen sich in einem Zustand gesteigerter Funktion befinden. Wie schon erwähnt, geht die Akromegalie nicht selten mit Erscheinungen von Hyperthyreoidismus einher, in anderen Fällen von Akromegalie kommt es — wie bereits erwähnt — zu gesteigerter Keimdrüsentätigkeit und in vielen Fällen zu Erscheinungen (Hypertrichosis), die auf eine gesteigerte Tätigkeit der Nebennierenrinden hinweisen. Wir werden auf diese Frage bei Besprechung der polyglandulären Erkrankungen nochmals zurückkommen. Hier sei nur betont, daß aus diesem Nebeneinandervorkommen von Erkrankungen in verschiedenen Blutdrüsen Schlüsse auf physiologische Wechselwirkungen zwischen diesen Blutdrüsen nur mit größter Vorsicht gezogen werden dürfen.

Endlich sei noch eine Frage von prinzipieller Bedeutung hier besprochen. Man hat mehrfach die Ansicht geäußert, daß eine Blutdrüse für eine andere kompensatorisch eintreten kann. Ich habe diese Annahme, die auf einer ganz oberflächlichen Beobachtung beruht, schon in der ersten Auflage dieses Buches energisch abgelehnt. Jede Blutdrüse hat ihre spezifische Funktion, und wenn auch unter Umständen in der Gesamtwirkung ähnliche Züge auftreten, so kann die Funktion einer Blutdrüse nie voll durch die einer anderen ersetzt werden. Das was ich über die physiologischen und pathologischen Korrelationen eben ausgeführt habe, zeigt dies mit voller Klarheit. Schilddrüseninkret und Adrenalin wirken — wie ich oben gezeigt habe — synergisch, die spezifische Wirkung des Adrenalins auf Blutdruck und Kohlenhydratstoffwechsel läßt sich aber durch Thyreoidin ebensowenig ersetzen, wie die spezifische Wirkung des Schilddrüseninkrets auf die Wärmeproduktion durch das Adrenalin. Ebensowenig kann auch der Ausfall einer Blutdrüse den Ausfall einer antergistischen Blutdrüse kompensieren. Exstirpation der Thyreoidea kann den Diabetes pankreatopriver Tiere abschwächen, aber nicht verhindern. Ebensowenig kann endlich die Funktionssteigerung einer Blutdrüse den Funktionsausfall einer anderen ersetzen. Daß die Schilddrüse und die Epithelkörperchen im entgegengesetzten Sinne auf den Tonus vegetativer Nerven wirken, wurde bereits erwähnt. Das Schilddrüseninkret erhöht ihn, das Epithelkörpercheninkret setzt ihn herab. Durch gleichzeitige Herausnahme von Schilddrüse und Epithelkörperchen läßt sich aber der Ausbruch der Tetanie nicht verhindern. Die Spezifität der Inkretwirkung ist ein Grundgesetz. Wir werden später bei Besprechung der polyglandulären Erkrankungen sehen, daß man in uferlose Spekulationen gerät, wenn man sich dieses Gesetz nicht immer vor Augen hält.

Frage der Dysfunktion.

Das Studium der physiologischen und pathologischen Korrelationen ist von großer Bedeutung für die Frage, ob wir berechtigt sind, in der Pathogenese der Blutdrüsenerkrankungen neben der Funktionssteigerung bzw. Funktionsminderung der Blutdrüsen auch eine qualitativ veränderte Funktion derselben, eine Dysfunktion, anzunehmen. Ich habe in der ersten Auflage dieses Buches die Dysfunktion abgelehnt und versucht, die Symptomatologie der einzelnen Blutdrüsenerkrankungen ausschließlich durch quantitative Veränderungen in der Funktion der Blutdrüsen zu erklären. Ich möchte auch heute an diesem Standpunkte durchaus festhalten, wenngleich er von vielen nicht geteilt wird.

Wir müssen uns zuerst einmal klar darüber werden, was wir unter Dysfunktion verstehen wollen. Als Dysfunktion wird eine qualitativ (nicht quantitativ) geänderte Funktion bezeichnet. Bei Funktionsminderung oder Funktionssteigerung einer Blutdrüse sind wir berechtigt, von einer Dysfunktion des gesamten Blutdrüsensystems zu sprechen, da dadurch die Gesamtwirkung desselben eine qualitative Änderung erfährt. In diesem Sinne wird aber der Ausdruck Dysfunktion nur selten gebraucht, man spricht vielmehr von der Dysfunktion einer Blutdrüse. Dann bedeutet aber Dysfunktion die Produktion eines qualitativ veränderten fehlerhaften Inkrets. Was sagen nun in dieser Hinsicht die Ergebnisse der physiologisch-chemischen Forschung? Wie bereits früher ausgeführt wurde, gelang es bisher, die spezifisch wirksame Substanz des Nebennierenmarks, des Infundibularorganes, der Thyreoidea, des Inselorganes und der Epithelkörperchen zu gewinnen. Auch aus den Keimdrüsen sind wirksame Extrakte hergestellt worden. Von allen diesen Inkreten ist das Adrenalin in einwandfreier Weise chemisch definiert und synthetisch dargestellt. In jüngster Zeit gelang auch die synthetische Darstellung des Thyroxins. Was nun das Adrenalin anbelangt, so würde Dysfunktion des Nebennierenmarkes bedeuten, daß ein qualitativ verändertes Adrenalin von den Nebennieren an die Blutbahn abgegeben wird. Ein solcher Nachweis existiert bisher nicht. Noch wichtiger aber erscheint mir die Tatsache, daß es bisher nie vorgekommen ist, daß bei der Herstellung von Adrenalinlösungen aus Nebennierenmark eine adrenalinartige Substanz gewonnen wurde, die sich sowohl in der chemischen Zusammensetzung wie in ihren physiologischen Wirkungen vom Adrenalin unterscheidet. Es scheint mir sehr wahrscheinlich zu sein, daß dies auch für andere bisher gewonnene Inkrete zutrifft. Insulin wird heutzutage aus den Bauchspeicheldrüsen verschiedener Tiere nach sehr verschiedenen Methoden gewonnen. Das in den Handel kommende Insulin unterscheidet sich zwar oft in seinen auf Verunreinigungen beruhenden Nebenwirkungen, die spezifische Wirkung kommt aber allen Präparaten in qualitativ gleicher Weise zu. Soweit mir bekannt, trifft dies auch für die geringen Mengen wirksamer Substanz, die sich aus dem Inselorgan Diabetischer gewinnen lassen, zu. Die in den Handel gebrachten Pituitrine (Infundibuline) unterscheiden sich oft recht beträchtlich in ihren physiologischen Wirkungen. Bekanntlich hat Fühner gezeigt, daß bei Fraktionierung der gewöhnlichen Handelsware in den einzelnen Fraktionen einmal die Wirkung auf den Uterus, ein anderes Mal die Wirkung auf das Gefäß-system stärker hervortritt. Abel hat aber gezeigt, daß mit der zunehmenden Reinheit der Substanz die Wirkung derselben immer einheitlicher wird. Die in den Handel gebrachten Thyreoidinpräparate zeigen nach den Angaben mehrerer Autoren ebenfalls eine verschiedene Wirkung. Bei einigen tritt die stoffwechselsteigernde nach diesen Angaben viel reiner hervor als bei anderen, bei denen es verhältnismäßig leicht zu toxischen Erscheinungen, besonders von seiten des Herzens kommen soll. Da es sich bei diesen Präparaten ja meist nur um getrocknete Schilddrüsen handelt, so sind diese Angaben für unsere Fragestellung ganz unbrauchbar. Dasselbe gilt auch von den Angaben, die sich auf die Wirkung von Extrakten aus Basedowschilddrüsen gewinnen läßt. Was endlich das Kendallsche Thyroxin anbelangt, so ist mir nicht bekannt, daß sich die in den Handel gebrachten Präparate in ihrer Wirkung irgendwie unter-scheiden. Dasselbe gilt auch vom synthetisch dargestellten Thyroxin. Daß durch chemische Eingriffe die Konstitution und damit auch die physiologische Wirkung des Thyroxins künstlich verändert werden kann, ist durchaus ver-ständlich. Für unsere Frage wäre nur von Bedeutung, ob aus gesunden und insbesondere aus pathologisch veränderten Schilddrüsen eine thyroxinähnliche Substanz an das Blut abgegeben wird, welche sich in ihrer chemischen Kon-stitution und ihren physiologischen Wirkungen vom Thyroxin unterscheidet. Auch ein verschiedenes Verhalten der Epithelkörperchenextrakte ist bisher nicht beobachtet worden. Die übrigen Blutdrüsenpräparate (aus der Adenohypophyse, aus den Nebennierenrinden und auch aus den Keimdrüsen) sind noch viel zu wenig chemisch durchforscht, so daß sie für die Diskussion dieser Frage noch nicht herangezogen werden können. Wir können die bisherigen Ausführungen dahin zusammenfassen, daß bisher keine Anhaltspunkte für die Annahme vor-liegen, daß die im kranken Organismus erzeugten Inkrete sich durch ihre chemische Konstitution und durch ihre physiologische Wirkung von den im normalen Organismus produzierten Inkreten unterscheiden.

Eine Dysfunktion könnte noch auf eine andere Weise zustandekommen; wenn wir nämlich annehmen, daß von einer Blutdrüse mehrere Inkrete erzeugt werden, so könnte durch eine Verschiebung in dem quantitativen Verhältnis dieser Inkrete zueinander ebenfalls eine qualitative Änderung der Gesamt-wirkung hervorgerufen werden. Wir haben bisher keinen Anhaltspunkt für die Annahme, daß vom Nebennierenmark ein anderes Inkret als das Adrenalin, daß vom Inselorgan ein anderes Inkret als das Insulin, vom Infundibularorgan ein anderes Inkret als das Infundibulin, von der Schilddrüse ein anderes Inkret als das Thyroxin usw. erzeugt wird. Es gibt allerdings Organe im Körper, welche zu mindestens aus zwei Blutdrüsen bestehen, so z. B. die Nebennieren aus der Nebennierenrinde und dem Nebennierenmark, das einen Teil des gesamten chromaffinen Gewebes ausmacht. Das gleiche gilt von der Hypophyse, die aus der glandulären Hypophyse und dem Infundibularorgan besteht. Im Hypo-physenapparat gibt es sogar noch eine Gewebspartie (Pars tuberalis), von deren physiologischer Bedeutung wir noch nichts Sicheres wissen. Wenn nun auch die Zusammenlagerung zweier Blutdrüsen, wie Nebennierenrinde und Nebennieren-mark oder wie Hypophysenvorderlappen und Hypophysenhinterlappen, einen gewissen Zweck haben muß und eine uns allerdings noch nicht verständliche Kollaboration erwarten läßt, so ist doch andererseits die spezifische Wirkung der Inkrete der Paarlinge nicht zu bezweifeln, was auch schon daraus hervor-geht, daß in der niederen Tierreihe eine Zusammenlagerung noch nicht statt-gefunden hat.

Die experimentelle Physiologie hat uns daher — meiner Ansicht nach — bisher keinen sicheren Beweis für eine Dysfunktion der Blutdrüsen gebracht.

In der Klinik der Blutdrüsenerkrankungen stützt sich die Annahme der Dysfunktion hauptsächlich auf zwei Momente: 1. auf die Verschiedenheit der klinischen Bilder, die bei der Erkrankung einer bestimmten Blutdrüse auftreten können und 2. auf das angebliche Nebeneinandervorkommen von Symptomen des Funktionsausfalles und der Funktionssteigerung von seiten ein und derselben Blutdrüse. Was nun den ersten Punkt anbelangt, so haben wir eben bei Besprechung der pathologischen Korrelationen gesehen, daß das reine Bild einer Funktionssteigerung oder Funktionsminderung mannigfach entstellt und verdeckt werden kann, wenn gleichzeitig andere Blutdrüsen miterkrankt sind. Aber auch dann, wenn wir von der Mitbeteiligung anderer Blutdrüsen absehen, kommen noch konstitutionelle Momente in Betracht, welche das klinische Bild oft atypisch gestalten. Besonders gilt dies von den mit Funktionssteigerung einhergehenden Blutdrüsenerkrankungen. Gemeinsam mit Newbourgh und Nobel habe ich schon vor längerer Zeit zu zeigen versucht, daß die große Mannigfaltigkeit der Syndrome bei Zuständen der Funktionssteigerung einer bestimmten Blutdrüse großenteils durch Verschiedenheiten der Konstitution erklärt werden kann. Nehmen wir als Beispiel die Einverleibung von Schilddrüsensubstanz. Bei peroraler Zufuhr größerer Mengen von Schilddrüsensubstanz kann man folgende Symptome auftreten sehen:

<table>
<tr><td>1. Tachykardie,</td><td>7. Schweiße,</td></tr>
<tr><td>2. Aktionspulse,</td><td>8. Mononukleose,</td></tr>
<tr><td>3. Steigerung des Grundumsatzes,</td><td>9. Tremor,</td></tr>
<tr><td>4. Steigerung des Eiweißumsatzes,</td><td>10. Diarrhöen,</td></tr>
<tr><td>5. Entwässerung,</td><td>11. psychische Erregungen usw.</td></tr>
<tr><td>6. Herabsetzung der Assimilationsgrenze für Kohlenhydrate evtl. spontane Glykosurie,</td><td></td></tr>
</table>

Es lassen sich somit fast alle Symptome der Basedowschen Krankheit erzeugen. Man erhält aber bei einem Individuum fast nie alle Symptome gleichzeitig. Als Kardinalsymptom erhielten wir vielmehr regelmäßig die Tachykardie; inwieweit sie mit der Erhöhung des Grundumsatzes parallel geht, wurde damals nicht untersucht. Eine Ergänzung der Versuche in dieser Richtung wäre sehr wünschenswert. Jedenfalls aber sahen wir, daß sich an die Tachykardie andere Symptome zu bestimmten Syndromen zusammenschlossen, z. B. Tachykardie + Schweiße und Mononukleose, oder Tachykardie + Mononukleose und Tremor usw. Man erhält also sozusagen en miniature fast alle Syndrome, die wir bei Fällen von Basedow vorfinden. Da die verwendete Schilddrüsensubstanz immer dieselbe war, so kann die Ursache dieser Dissoziation nur in der verschiedenen Konstitution der Versuchspersonen gelegen sein. Die Frage, warum dies im einzelnen Fall so ist, ist natürlich sehr schwer zu beantworten, da die Summe der Teilkonstitutionen, die — um einen Ausdruck von Martius zu gebrauchen — die gesamte Konstitution ausmachen, enorm ist. Zum Teile dürfte die Ursache dieser Dissoziation wohl in der verschiedenen Reaktionsfähigkeit der anderen Blutdrüsen auf dem künstlichen Hyperthyreoidismus zu suchen sein. Wenn wir z. B. finden, daß Zufuhr von Schilddrüsensubstanz bei einem Individuum Glykosurie erzeugt, bei dem anderen die Regulation des Zuckerstoffwechsels nicht stört, so ist es naheliegend, die Ursache hierfür in einer Verschiedenheit der Reaktion des Inselorganes zu sehen. Ich verweise auf die obigen Ausführungen über die Wechselwirkung zwischen Schilddrüse und Inselorgan. In anderen Fällen treten ganz andersartige konstitutionelle Momente stärker hervor; bei neuropathischer Veranlagung machen sich z. B. die Symptome von seiten des Nervensystems und der Psyche stärker geltend und haben ein anderes Gepräge oder es kommt, worauf M. Serejski, J. Frumkin und M. Keplinsky vor kurzem hingewiesen haben, zur stärkeren Ausbildung der Symptome auf der einen Seite, z. B. einseitiger Exophthalmus bei der Basedowschen Krankheit, oder einseitige Krämpfe bei der Tetanie, Anisokorie usw. Solche Unterschiede können nur autochthon im Gewebe oder zerebral bedingt sein.

Viel wichtiger für die Annahme einer Dysfunktion ist das zweite Moment, nämlich das angebliche Nebeneinandervorkommen von Symptomen der Funktionssteigerung und der Funktionsminderung von seiten ein und derselben Blutdrüse. Einschlägige Beobachtungen beziehen sich hauptsächlich auf die Schilddrüse. Es soll Fälle von Basedow geben, bei denen nach Teilexzision der Struma sich ein Myxödem entwickelt, während gleichzeitig noch Erscheinungen von Hyperthyreoidismus bestehen. Ich werde auf diese Fälle im Kapitel Basedow noch ausführlich zu sprechen kommen und möchte hier nur darauf hinweisen, daß bei vielen dieser Fälle die Diagnose Myxödem durchaus nicht sicher steht, sondern daß es sich vielfach um ganz andere Zustände (Trophödem usw.) gehandelt hat. Abgesehen davon, müßte in solchen Fällen der Nachweis einer Herabsetzung des Grundumsatzes verlangt werden, der — meines Wissens nach — noch nicht erbracht worden ist. Hingegen wäre es durchaus denkbar, daß solche operativ verkleinerte Basedowstrumen beträchtliche Schwankungen in ihrer Funktion zeigen und daß Zustände ungenügender Funktion und wieder gesteigerter Funktion miteinander abwechseln. Serienuntersuchungen des Grundumsatzes könnten hier Klarheit bringen.

Der Standpunkt, den man gegenüber der Dysfunktion einnimmt, ist nicht nur theoretisch, sondern auch praktisch wichtig. Stellt man sich auf den Standpunkt ausschließlicher Funktionsminderung bzw. Funktionssteigerung, so ist der therapeutische Weg viel klarer vorgezeichnet. Die Erfolge der Ersatztherapie werden so leicht verständlich, die operative Behandlung bzw. die Strahlenbehandlung von Überfunktionskrankheiten erhält nur so volle Berechtigung. Das Vorkommen therapeutischer Mißerfolge spricht durchaus nicht gegen diesen Standpunkt; solche Mißerfolge finden ihre Erklärung in den pathologischen Korrelationen. Bei den Ausfallserkrankungen z. B. ist von der Ersatztherapie ein voller Erfolg nicht zu erwarten, wenn andere Teile des Blutdrüsensystems miterkrankt sind. In solchen Fällen wird daher eine kombinierte Organtherapie unter Umständen einen Erfolg bringen. Damit möchte ich allerdings den zahlreichen im Handel befindlichen kombinierten Organpräparaten nicht das Wort reden, die oft ganz kritiklos zusammengestellt und angewandt werden.

Nun noch einige Worte über die Intoxikationstheorie, die in der Lehre von der inneren Sekretion eine so große Rolle spielt. Den Ausdruck Vergiftung kann man meines Erachtens bei manchen Überfunktionskrankheiten gut anwenden, z. B. beim Morbus Basedowii. Deshalb braucht man keine Dysfunktion anzunehmen, da auch ein ganz normales Sekret im Überschuß dem Körper zugeführt, diesen vergiften kann. Treffliche Beispiele bieten die Adrenalin- und Insulinvergiftung. Hingegen möchte ich annehmen, daß für die sog. Entgiftungstheorie der Ausfallserkrankungen, d. h. für die Annahme, daß im Organismus normalerweise gebildete Gifte durch die Blutdrüsen entgiftet werden und bei Insuffizienz derselben den Körper vergiften (Albanèse) keine ausreichenden experimentellen Beweise vorliegen. Auch das Zustandekommen der Tetanie kann man sich, wie im betreffenden Kapitel ausgeführt werden soll, ohne Entgiftungstheorie vorstellen.

Entwicklungsgeschichte des Blutdrüsensystems.

Das chromaffine Gewebe ist ektodermalen Ursprungs (aus dem Nervensystem).

Die Hypophyse entwickelt sich aus einer Ausstülpung der dorsalen Wand der ektodermalen, primären Mundbucht, kurz bevor sie in die entodermale Kopfdarmhöhle übergeht. Diese Ausstülpung bildet später ein Bläschen, aus dessen vorderer Wand die Adenohypophyse sich entwickelt. An die hintere Wand, aus der sich die Pars intermedia entwickelt, wächst schon sehr früh ein vom Dienzephalon kommender Zapfen — das Infundibulum — an und verwächst fest mit demselben. (Genauere Angaben im Kapitel Hypophyse.)

Die Schilddrüse entsteht aus dem Entoderm von derjenigen Stelle aus, an der wir später das Foramen coecum finden.

Die Epithelkörperchen entstehen von Ausbuchtungen der vorderen Wand des blinden Endes der 3. und 4. Schlundtasche.

Die Thymusdrüse entsteht von Ausbuchtungen der ventralen Wand des Endes der 3. und 4. Schlundtasche.

Das Pankreas (drüsiger Teil und Inseln) entsteht aus einer Ausstülpung der entodermalen Wand des Duodenums.

Die Nebennierenrinde geht vom Zölomepithel aus und ist mesodermalen Ursprungs.

Bei den Keimdrüsen ist zwischen den Geschlechtszellen und dem Keimdrüsengewebe zu unterscheiden.

Das Keimdrüsengewebe entsteht aus dem Mesoderm und zwar von einer benachbarten Stelle des Zölomepithels; aus diesem mesodermalen Anteil der Keimdrüsen entwickeln sich sowohl die Sertolischen Zellen bzw. Follikelzellen als auch die Zwischenzellen. Das Epithel wird oft mit Unrecht Keimepithel genannt. Mit Unrecht deshalb, weil die Geschlechtszellen sich dort nicht entwickeln.

Die Urgeschlechtszellen differenzieren sich außerordentlich frühzeitig schon im Furchungsstadium, gelangen dann in die dorsale Wand des Darmes und wandern endlich in den vom Mesoderm entstehenden Anteil der Keimdrüsen ein.

An der Entwicklung des Blutdrüsensystems beteiligen sich daher alle drei Keimblätter. Inwieweit sich aus den bisher feststehenden Ergebnissen der embryologischen Forschung Anhaltspunkte für eine Gruppierung der Blutdrüsen ergeben, soll im nächsten Abschnitt besprochen werden.

Gruppierung der Blutdrüsen.

Man hat von den verschiedensten Gesichtspunkten aus eine Gruppierung der Blutdrüsen versucht. So unterschied.Weil drei Gruppen:

1. Einen epithelialen Typ: Schilddrüse, Epithelkörperchen, Nebennieren, Hypophyse, Epiphyse;

2. Drüsen mit gleichzeitiger innerer und äußerer Sekretion: Pankreas, Keimdrüsen;

3. Organe, deren innere Sekretion an die Produktion von geformten Elementen, die ins Blut abgegeben werden, gebunden ist: Thymusdrüse, Milz.

Diese Einteilung basiert also auf rein morphologisch-anatomischem Gesichtspunkten. Abgesehen davon, daß die Zugehörigkeit der Thymusdrüse und besonders der Milz zu den Blutdrüsen noch sehr unsicher ist, scheint mir mit dieser Gruppierung nicht viel gewonnen zu sein, hauptsächlich deshalb, weil — wie schon Biedl hervorhebt — die histologische Struktur eine Gliederung vorderhand nicht zuläßt.

Auch eine Gruppierung auf entwicklungsgeschichtlicher Basis scheint mir bisher weder für die Physiologie noch für die Klinik gewinnbringend zu sein.

Nach den obigen Ausführungen läßt sich folgende Gruppierung vornehmen:

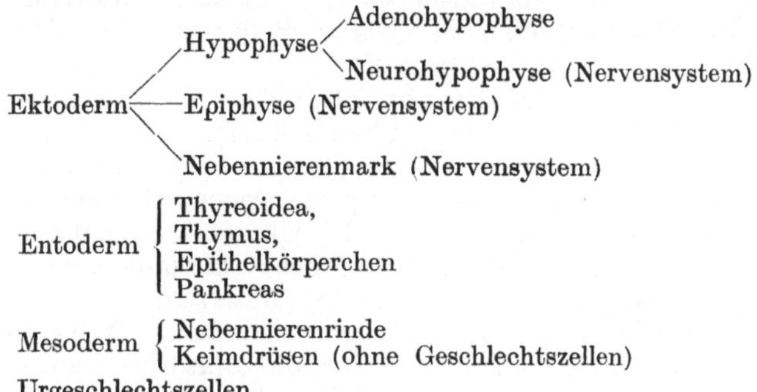

Wir sehen aus dieser Zusammenstellung, daß die Blutdrüsen vom „epithelialen“ Typ Weils sowohl aus dem Ektoderm wie aus dem Entoderm, wie auch aus dem Mesoderm abstammen. In klinischer Hinsicht ist vielleicht nur das eine von Interesse, daß sowohl die Nebennierenrinde wie die Keimdrüsen (ohne Geschlechtszellen), die beide auf die Ausbildung gewisser Sexusmerkmale einen großen Einfluß ausüben (vorzeitige Entwicklung der Sexuszeichen bei tumoröser Entartung im jugendlichen Alter bzw. Ausbleiben der Ausbildung derselben beim Eunuchoidismus, bei dem nicht nur Hypoplasie der Keimdrüsen, sondern auch der Nebennierenrinden beobachtet wurde), aus dem Mesoderm stammen.

Eine andere Gruppierung richtet sich nach funktionellen Gesichtspunkten: Marañon unterschied zwischen Blutdrüsen mit spezifischen und solchen mit mehr oder weniger unspezifischen Hormonen. Zu den ersteren rechnet er die Schilddrüse, die Nebennieren, die Keimdrüsen, die Hypophyse, das Pankreas und die Epithelkörperchen. Vielleicht gehöre auch die Thymusdrüse und die Hypophyse hierher. Zu den letzteren rechnet Marañon den Darm, die Plazenta, die Brustdrüsen, die Niere, die Leber und die Speicheldrüsen. Zu diesen seien vielleicht auch die Milz, Prostata und Lymphdrüsen zu zählen.

Gegen diese Einteilung läßt sich vor allem einwenden, daß (insbesondere nach den neueren Untersuchungen) kein Anhaltspunkt dafür vorliegt, die innere Sekretion der Plazenta von derjenigen der weiblichen Keimdrüsen abzutrennen. Im übrigen möchte ich nochmals darauf hinweisen, daß mir eine derartige weite Fassung des Begriffes der inneren Sekretion für die Klinik nicht vorteilhaft erscheint. Dasselbe gilt von der Gleyschen Gruppierung, die ich eingangs ausführlich wiedergegeben habe.

Eine auf den physiologischen Wirkungen basierende Einteilung könnte die Blutdrüsen in zwei Gruppen teilen, je nachdem sie einen formativen Einfluß auf den Körper ausüben oder nur den Stoffwechsel regulieren. Zu der formativen Gruppe würden nach dieser Auffassung gehören: die Schilddrüse, die Keimdrüsen, die Epiphyse, die Nebennierenrinde, die Adenohypophyse. Zu der rein metabolischen Gruppe: das Inselorgan, das chromaffine Gewebe, der Hypophysenhinterlappen und die Epithelkörperchen. Von der Thymusdrüse möchte ich bei dieser Gruppierung infolge ihrer unsicheren Stellung im Blutdrüsensystem absehen. Auch diese Gruppierung ist zum Teile unsicher und hat ihre schwachen Seiten. So wird von vielen angenommen, daß der Hypophysen-hinterlappen auch die Fettverteilung im Körper beeinflußt (bei Ausfall seiner Funktion Dystrophia adiposogenitalis). Dies scheint mir allerdings bisher nicht bewiesen zu sein. Was die Schilddrüse anbelangt, so ist ein formativer Einfluß in der Entwicklungsperiode unzweifelhaft, andererseits besitzt aber das Schilddrüseninkret eine ausgesprochen metabolische Wirkung, die für die Regulation des Stoffwechsels von größter Bedeutung ist. Die Kreise über-schneiden sich also!

Eine andere, ebenfalls auf den physiologischen Wirkungen basierende Grup-pierung habe ich 1909 versucht, indem ich akzelleratorische (katabolische) und retardative (anabolische) Inkrete unterschied. Diese Unterscheidung gründet sich auf die in vieler Beziehung entgegengesetzt gerichtete Beeinflus-sung der Stoffwechselvorgänge und der Erregbarkeit vegetativer Nerven durch die Inkrete. Biedl hat später die Ausdrücke: dissimilatorisch und assimila-torisch dafür gebraucht. E. A. Schafer unterschied zwischen Hormonen mit erregender Wirkung und Chalonen mit hemmender Wirkung.

Auch diese Einteilung trifft nicht für alle Blutdrüsen zu, für einige der-selben scheint sie aber berechtigt zu sein. So können wir z. B. das Schilddrüsen-inkret mit vollem Recht als akzelleratorisch oder dissimilatorisch bezeichnen. Soweit wir seine Wirkungen kennen, sind sie stoffwechselbeschleunigend und erregbarkeitssteigernd. Im jugendlichen Organismus wirkt das Schild-drüseninkret allerdings auch wachstumsfördernd, es wäre jedoch möglich, daß diese „assimilatorische" Wirkung durch die Beeinflussung anderer Blutdrüsen (z. B. Adenohypophyse) zustandekommt. Auch das Inkret des Nebennieren-markes hat eine ausgesprochen akzelleratorische oder katabolische Wirkung. Es wirkt tonisierend auf die sympathischen Nerven, es wirkt der zucker-fixierenden Wirkung des Insulins entgegen und steigert die Verbrennung im Körper. Auch das Pit. inf. gehört vielleicht zu dieser Gruppe. Es erhöht ebenfalls den respiratorischen Stoffwechsel, es wirkt tonisierend auf das diurese-hemmende Zentrum in der Regio subthalamica, es wirkt nach Krogh und Rehberg tonisierend auf die Kapillaren, vielleicht erklärt sich daraus auch, daß es auf die Nieren direkt diuresehemmend einwirkt.

Dieser Gruppe können wir eine Gruppe der Blutdrüsen mit retardativer oder assimilatorischer Wirkung gegenüberstellen. Zu ihr gehört das Inselorgan, dessen Inkret die Zellen zuckeravid macht und dadurch die Assimilation des Zuckers ermöglicht. Auch der Fettansatz wird dadurch begünstigt (Insulin-mastkur); bei Wegfall des Inselorganes kommt es zu einer Erregbarkeitssteige-rung des Sympathikus (O. Loewi). Auch das Parathyrin dürfte in diese Gruppe gehören (Erhöhung des Kalkspiegels bei Injektion von Parathyrin, Herab-setzung desselben bei der Tetanie, mit dieser einhergehend Erregbarkeits-steigerung des Nervensystems, bei Störung der Kalkassimilation kompensato-rische Hypertrophie der Epithelkörperchen). Beide Inkrete wirken daher assi-milatorisch und erregbarkeitshemmend, jedes aber in spezifischer Weise; beide Blutdrüsen haben ferner das gemeinsam, daß es beim Ausfall ihrer Funktion bisweilen zur Kataraktbildung kommt.

Ob sich die anderen Blutdrüsen von hauptsächlich formativem Charakter in diese Gruppe einreihen lassen, muß ich dahingestellt sein lassen, da ihre Stoffwechselwirkungen noch viel zu wenig untersucht sind.

Es scheint mir nicht uninteressant, daß unter den Blutdrüsen, die als Paar-linge auftreten, sowohl die formative wie die metabolische Gruppe vertreten ist. So gehören die Schilddrüse, die Adenohypophyse und die Nebennieren-rinde der formativen, die Epithelkörperchen, das Infundibularorgan und das chromaffine Gewebe der matabolischen Gruppe an. Sollte sich die Wirkung der Adenohypophyse und der Nebennierenrinde hauptsächlich als assimilatorisch erweisen, was bisher noch nicht feststeht, so würden die Paarlinge sich jedesmal aus einer Blutdrüse mit dissimilatorischer und assimilatorischer Wirkung zusammensetzen.

Anatomie und Physiologie des vegetativen Nervensystems.

Zwischen Blutdrüsensystem und Nervensystem bestehen die innigsten Beziehungen, wodurch nahezu alle somatischen und vegetativen Funktionen, ja sogar die Psyche in die Beeinflussungszone des Blutdrüsensystems einbezogen werden. Besonders wichtig sind die Beziehungen des Blutdrüsensystems zum vegetativen Nervensystem, weil die Blutdrüsen selbst vegetative Organe sind, von vegetativen Nerven versorgt werden, und wie alle anderen vegetativen Organe (ektokrine Drüsen, Herz, Magen-Darm usw.) ihre zentralen Projektionsfelder haben. Sie gehören daher dem „vegetativen System" an, unter welchem Namen Fr. Kraus vegetatives Nervensystem und vegetative Organe zusammengefaßt hat.

Es mögen daher erst einige Bemerkungen über die Anatomie und Physiologie des vegetativen Nervensystems vorausgeschickt werden.

Das vegetative Nervensystem versorgt die glattmuskulären Organe, die endokrinen und die ektokrinen Drüsen. Während die somatischen oder animalischen Nerven vom Zentralnervensystem ununterbrochen zu ihren Erfolgsorganen ziehen, erfahren die vegetativen Nerven immer eine Unterbrechung in den vegetativen Ganglien. Man unterscheidet daher präganglionäre und postganglionäre vegetative Neurone. Nach dem anatomischen Verhalten teilte Langley das vegetative Nervensystem in zwei Gruppen, in die kranial-sakrale Gruppe und in die sympathische Gruppe. Langley bezeichnete das ganze vegetative Nervensystem als autonom und die Gruppe der kranial-sakral-autonomen Nerven als parasympathisch, die andere Gruppe als sympathisch. Die Wiener Autoren, die sich viel mit dieser Frage beschäftigten, haben früher die kranial-sakral-autonomen Nerven schlechtweg als autonom bezeichnet und unterschieden also zwischen autonomen und sympathischen Nerven. Gegenwärtig hat sich aber auch in der deutschen Literatur die Bezeichnung parasympathisch und sympathisch eingebürgert. Außer diesen beiden Gruppen wird noch eine dritte, die enterale (Langley) oder intramurale Gruppe (R. L. Müller) unterschieden. Diese umfaßt die Ganglienzellen im Herz, Magen-Darm, Blase usw., die diesen Organen auch bei der Loslösung vom Zentralnervensystem eine gewisse Selbständigkeit verleihen. Die Unterscheidung in die sympathische und parasympathische Gruppe beruht auf einem weitgehenden Unterschied nicht nur in ihrem anatomischen, sondern auch im physiologischen Verhalten. Die Wirkung der beiden Gruppen auf die Erfolgsorgane ist großenteils antagonistisch. Während z. B. der sympathische Nervus accelerans die Herzaktion beschleunigt, wird diese durch den parasympathischen Nervus vagus verlangsamt. Während die sympathischen Nervi splanchnici die Peristaltik des Darmes hemmen, wird diese durch Reizung des parasympathischen Vagus gefördert. Das folgende Schema, das der experimentellen Pharmakologie von H. H. Meyer und R. Gottlieb entnommen ist, bringt die Verhältnisse in übersichtlicher Weise zum Ausdruck. Die beiden Gruppen unterscheiden sich auch in bemerkenswerter Weise in ihrem Verhalten gegenüber gewissen pharmakologischen Mitteln. Darauf soll später im Zusammenhang eingegangen werden.

Wie aus dem Schema hervorgeht, haben die präganglionären Fasern dieser beiden Nervengruppen ihr Zentrum teilweise im Rückenmark, teilweise im Bulbus und im Mittelhirn. Die Frage, ob auch in der Hirnrinde vegetative Zentren

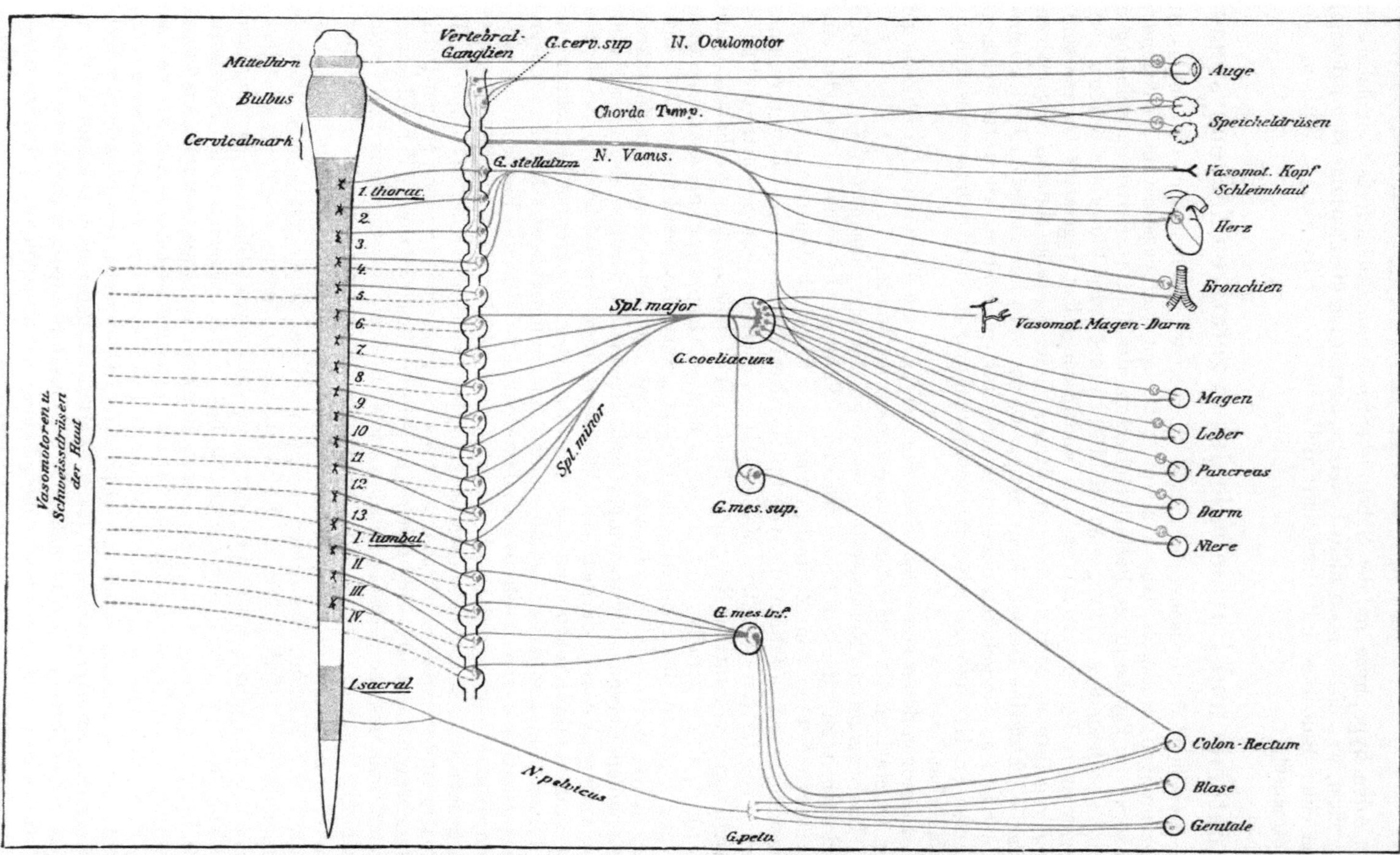

Abb. 3. Schema des vegetativen Nervensystems. (Nach H. H. Meyer und R. Gottlieb.) Sympathische Innervation rot, parasympathische grün.

vorkommen, ist noch strittig, es liegen aber so viele physiologische und klinische Beobachtungen über die Beeinflussung der vegetativen Funktionen durch das Großhirn vor, daß man kaum ohne die Annahme eines anatomischen Substrats auskommt. So wurde, um nur ein Beispiel zu nennen, bei Jacksonscher Epilepsie neben vasomotorischen Erscheinungen umschriebene Hyperhidrosis beobachtet. Es scheint also die Funktion der Schweißdrüsen und der Gefäße auch von in der motorischen Region gelegenen Zentren aus beeinflußt zu werden. Ich verweise auf die ausführliche Darstellung dieses Gegenstandes durch E. Billigheimer. Es gibt aber auch Anhaltspunkte dafür, daß die Blutdrüsen selbst von so hochgelegenen Zentren aus eine direkte oder indirekte Beeinflussung erfahren können. So sollen nach C. Ceni nach der Enthirnung von Vögeln oder Hunden Strumen auftreten. E. Molitor und E. Pick fanden, daß die Ausschaltung des Großhirns durch Paraldehydnarkose die Diuresehemmung durch Pit. inf. aufhebt und schlossen daraus, daß die hypothalamischen Zentren auch von diesen Zentren höherer Ordnung her beeinflußt werden. In derselben Richtung sprechen Beobachtungen von Marx über psychische Beeinflussung der Diurese in der Hypnose, von Heilig und Hoff über Beeinflussung der Drüsen durch Lust- bzw. Unlustaffekte und von Hoff und Werner, daß die diuresehemmende Wirkung des Pit. inf. im Schlaf und in der Narkose ausbleibt. In derselben Richtung spricht die von alters her bekannte Erscheinung, daß nervöse Erregungen bei Diabetikern die Zuckerausscheidung unter Umständen enorm zu steigern vermögen. De la Paz konnte andererseits zeigen, daß das im Hirnstamm gelegene Zuckerzentrum Hemmungen von seiten des Großhirns unterworfen ist. Gigon gelang es bei schweren Fällen von Diabetes mellitus im tiefen hypnotischen Schlaf durch suggestive Beeinflussung den Blutzucker und die Glykosurie herabzusetzen. Es ist ja eine banale Erfahrung, daß psychische Affekte die Funktion der vegetativen Organe beeinflussen. Daß von höheren Zentren aus auch eine trophische Beeinflussung möglich ist, zeigen die eben erwähnten Untersuchungen von Ceni. Für einen trophischen Zusammenhang sprechen vielleicht auch die Beobachtungen, daß bei Anenzephalie auch die Nebennierenrinde fehlt usw.

Als nächsthöherer Sitz kommt das Corpus striatum in Betracht. Im Corpus striatum wurde schon von Richet und später von Aronsohn und Sachs ein Zentrum für die Wärmebildung nachgewiesen. Da bei der Paralysis agitans neben dem Tremor häufig auch Schweiße, Speichelfluß und Pulsverlangsamung beobachtet werden, so glaubt E. Frank auch für diese Funktionen Zentren im Linsenkern annehmen zu müssen.

Der für die Regulation des Stoffwechsels wichtigste Abschnitt scheint das Zwischenhirn zu sein. Nach den Untersuchungen von Edinger ist der Archithalamus als der ursprünglichste Teil des Zwischenhirns anzusehen, dem sich bei höheren Vertebraten noch weitere Ganglienzellenmassen (Neothalamus) hinzugesellen. Bei den anderen Vertebraten ist nur der Archithalamus vorhanden, er ist der Sitz der Stoffwechselzentren.

Die Ganglien des Zwischenhirns sind um den 3. Ventrikel angeordnet. Die wichtigste Partie ist der Zwischenhirnboden, die sog. Regio hypothalamica oder der Hypothalamus. Von den Arbeiten, die uns mit der Histologie dieser Kerne und ihren Faserverbindungen bekannt gemacht haben, sind besonders diejenigen von Spiegel und Zweig und von Greving zu nennen.

Die ersten Untersuchungen über die Physiologie der Regio hypothalamica stammen von Karplus und Kreidl. Durch elektrische Reizung einer lateral vom Infundibulum gelegenen Stelle der Hirnbasis gelang es ihnen, bei Katzen und Hunden maximale Pupillenerweiterung, Aufreißen der Lidspalte und Zurückziehen des inneren Lides zu erzielen. Lichtenstern konnte später im

Hypothalamus ein Zentrum für Blasenkontraktionen nachweisen. B. Aschner fand bei Reizung des Bodens des dritten Ventrikels Kontraktionen des schwangeren Uterus und des Mastdarmes. Nach Untersuchungen von Karplus und Kreidl und von Schrottenbach befindet sich im Hypothalamus auch ein Zentrum für die Vasomotoren, nach Karplus und Kreidl auch für die Schweißsekretion. Ebenso findet sich hier ein Zentrum für Tränen- und Speichelsekretion. Nachdem schon Aronson und Sachs durch einen Stich in das Corpus striatum Hyperthermie erzeugt hatten, ergaben dann die Untersuchungen von Ott, Krehl und Isenschmid, Schnitzler, Citron und Leschke, Barbour, daß im Tuber cinereum sich ein Wärmezentrum befindet. Nach Verletzung einer gewissen Partie im Zwischenhirn (Grenze von Zwischenhirn und Mittelhirn), aber auch nach einem Schnitt kaudalwärts vom Zwischenhirn werden die Tiere poikilotherm. Sie verlieren ihr Wärmeregulierungsvermögen und bekommen auch bei Einverleibung von Fiebermitteln kein Fieber mehr. Nach H. H. Meyer besteht das Temperaturzentrum aus zwei Zentren, einem Wärme- und einem Kühlzentrum. Dafür spreche der Umstand, daß die Sympathikusgifte temperatursteigernd, die Parasympathikusgifte temperaturherabsetzend wirken. Für diese Ansicht spreche ferner, daß die sympathische Innervation zu Steigerung des Stoffwechsels und Verringerung der Wärmeabgabe (Konstriktion der Hautgefäße), die parasympathische Innervation zur Verminderung des Stoffwechsels und Vermehrung der Wärmeabgabe (bessere Durchblutung der Haut, Schweißbildung) führe. Ferner gelang es schon Eckhardt durch Verletzung der Corpora mamillaria Polyurie hervorzurufen, und B. Aschner erzeugte durch eine experimentell gesetzte Läsion des Hypothalamus Polyurie und Glykosurie. Nach Brugsch, Dresel und Levy soll sich dicht am dritten Ventrikel beiderseits ein dem Claude Bernardschen Zuckerzentrum übergeordnetes Zuckerzentrum befinden (Nucleus periventricularis). Besonders eingehend haben sich J. Camus und G. Roussy, ferner Bailey und Bremer mit der Frage der Hypothalamuspolyurie beschäftigt. Sie fanden bei Hunden, daß Läsion einer kleinen, ganz bestimmten Stelle der Parinfundibulargegend des Hypothalamus Polyurie erzeuge. Houssay und Rubio bestätigten diese Befunde. Die Polyurie trat auch nach vorheriger Entnervung der Nieren auf. Nach Camus und Gournay beruht die Zwischenhirnstichdiurese auf einer Störung des Purinstoffwechsels. Auf die Beziehung dieser Polyurie zur Hypophyse komme ich später noch zu sprechen. Schon B. Aschner hatte ferner gezeigt, daß durch Läsion der Regio hypothalamica Fettsucht und Genitaldystrophie auftreten könne. Bailey und Bremer fanden nach Einschnitt in den Hypothalamus zwischen dem Processus infundibularis und den Corpora mamillaria folgendes Syndrom: Adipositas, Genitaldystrophie, Diabetes insipidus und Glykosurie. Die Tiere gingen später unter schwerer Kachexie ein. Auch P. E. Smith erzeugte bei Ratten durch Verletzung des Gehirns in der Gegend der Hypophyse Fettsucht und sexuellen Infantilismus. Garrelon und Langlois fanden ferner bei Verletzung der Regio hypothalamica Polypnoe.

Mit der Funktion des Wärmezentrums scheint auch der Eiweißumsatz in Beziehung zu stehen, da nach Ausschaltung der zentralen Wärmeregulation durch Halsmarkdurchtrennung der Eiweißumsatz eine wesentliche Steigerung erfährt (Freund und Grafe). Der Eiweißumsatz wird also vom Zwischenhirn gehemmt. Ferner sei noch erwähnt, daß nach Leschke Stichverletzung in die Zwischenhirnbasis zu Hyperchlorämie führt.

Über die Lokalisation dieser Zentren orientiert die beigegebene Abbildung, welche der Arbeit von Greving in dem Buch über die Lebensnerven von L. R. Müller entnommen ist.

Nach Greving dürfte in der Zellgruppe des Corpus hypothalamicum (Corpus Luysii) die Zentralstelle für die Innervation der glatten Muskulatur des Auges und der Blase und für die Regulation des Blutdruckes und der Schweißsekretion liegen, während die Ganglienzellenanhäufungen des Tuber cinereum eine Zentralstelle für die Regulierung des Stoffwechsels bilden.

Wenn auch die genaue Lokalisation dieser Zentren heute noch nicht völlig geklärt ist, so kann man doch mit Sicherheit sagen, daß das Zwischenhirn der Sitz wichtiger vegetativer Zentren und daher für die Regulation des Stoffwechsels von größter Bedeutung ist. Die Untersuchungen der letzten Jahre haben diese Erkenntnis befestigt und viel neues Material beigebracht.

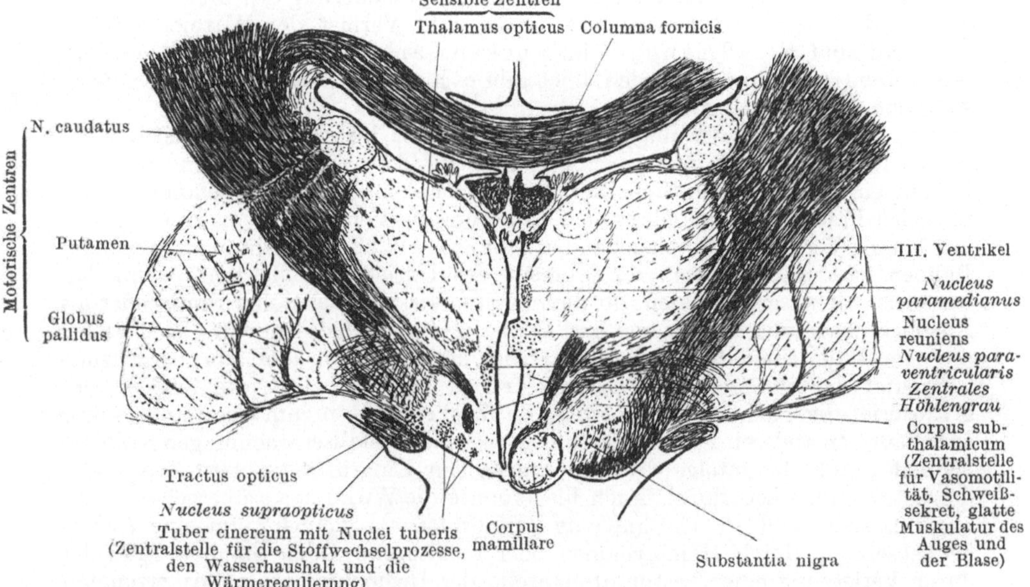

Abb. 4. Schematische Darstellung der um den III. Ventrikel gelagerten Zentren unter Berücksichtigung der Funktion. Die l. Seite zeigt einen oral, die r. Seite einen mehr kaudal gelegenen Frontalschnitt. In Schrägdruck sind die Kerne angegeben, die auf Grund der anatomischen Gestaltung ihrer Zellen als vegetativ zu bezeichnen sind.

In den kaudalwärts von der Regio hypothalamica befindlichen Abschnitten des Zentralnervensystems liegen ebenfalls sehr wichtige Stoffwechselzentren. In der Medulla oblongata am Boden des vierten Ventrikels liegt das Claude Bernardsche Zuckerzentrum, bei dessen Verletzung eine vorübergehende Hyperglykämie und Glykosurie auftritt. Der Reiz geht, wie spätere Untersuchungen gezeigt haben, durch die Nervi splanchnici zum chromaffinen Gewebe, erzeugt dort eine Ausschüttung von Adrenalin und dadurch eine Mobilisierung von Zucker in der Leber. Bei schilddrüsenlosen Tieren bleibt der Zuckerstich aus (Eppinger, Falta und Rudinger). Auch der Eiweißumsatz wird durch den Zuckerstich gesteigert. Der Zuckerstich führt beim Kaninchen auch zu einer Vermehrung der Allantoinausscheidung (Michaelis), wahrscheinlich ebenfalls eine Folge der Ausschüttung von Adrenalin. Die Piqûre geht meist auch mit Polyurie einher. Splanchnikusdurchschneidung hebt die Wirkung des Zuckerstichs auf (Jarisch, Kahn und Starkenstein). Nahe dem Zuckerzentrum liegt eine Stelle, durch deren Verletzung eine Steigerung der Kochsalzausscheidung erzielt wird (Salzstich von Jungmann und Meyer). In der Medulla oblongata fanden ferner Brugsch, Dresel und Levy eine Stelle, bei deren Verletzung die Zuckerabgabe von der Leber gehemmt wird und Unterzuckerung des Blutes auftritt. Der Gedanke liegt nahe, daß dieser Effekt über das Inselorgan geht, d. h. daß der Reiz auf nervösen, und zwar parasympathischen Bahnen zum Inselorgan geleitet wird und dort eine Mehrabgabe von Insulin veranlaßt. Es muß allerdings mit der Möglichkeit gerechnet werden, daß bei manchen dieser Experimente nicht die eigentlichen Zentren, sondern nur Bahnen getroffen wurden, die von höher gelegenen Zentren herabziehen.

Daß zahlreiche, für die Regulation des Stoffwechsels wichtige Bahnen durch das Halsmark verlaufen, geht aus den Durchschneidungsversuchen hervor. Durchschneidung des Halsmarkes führt zur Unterzuckerung des Blutes (Claude Bernard, Falta und Priestley), ferner zum Verlust der Wärmeregulation (Freund und Straßmann). Im Rückenmark scheinen sich keine Stoffwechselzentren mehr zu befinden, doch gibt es hier noch Zentren für die Schweißsekretion (Luchsinger).

Die Lokalisation der angeführten Zentren ist bisher teilweise noch recht unsicher. Sie gründet sich ja größtenteils auf die Wirkung, welche die Verletzung einer bestimmten Stelle hervorruft. Es bleibt daher, wie schon erwähnt, in vielen Fällen unsicher, ob es sich dabei um die Verletzung von Zentren oder nur um die Verletzung durchziehender, von Stellen höherer Ordnung kommender Bahnen handelt. Ein weiteres Moment der Unsicherheit besteht darin, daß wir meist nicht sicher wissen, ob die erzielte Wirkung als Reizwirkung oder als Ausfallserscheinung aufzufassen ist. Besser gestützt scheint mir in vielen Fällen die Annahme einer Reizwirkung. Dafür spricht schon der vorübergehende Charakter der erzielten Stoffwechselstörung. So wird z. B. die Zuckerstichglykosurie allgemein als Folge eines im Zuckerstichzentrum gesetzten Reizes aufgefaßt. In anderen Fällen mag es sich aber um Ausfallserscheinungen handeln, bedingt durch die infolge des experimentellen Eingriffes gesetzte Zerstörung des betreffenden Zentrums. Auch hier könnte die Wirkung vorübergehend sein, wenn es sich nicht so sehr um eine Zerstörung, als vielmehr um eine Außerbetriebsetzung durch Hämorrhagien oder kollaterales Ödem handelt. Bei der durch Verletzung einer bestimmten Stelle der Regio hypothalamica erzeugten Polyurie scheint mir die Frage, ob Reizwirkung oder Ausfallserscheinung, noch nicht endgültig entschieden zu sein. Immerhin zeigen die oben angeführten Ergebnisse, bei deren Aufzählung ich mich nur auf die wichtigsten beschränkt habe, daß die vegetativen Zentren eine dominierende Stellung in der Regulation der Funktion aller vegetativen Organe und auch des Stoffwechsels einnehmen. Zum Teile decken sich diese regulatorischen Funktionen der vegetativen Zentren mit denen, die die Blutdrüsen ausüben und es ist daher oft noch sehr schwer zu unterscheiden, was den vegetativen Zentren und was den Blutdrüsen zukommt. Ganz besonders gilt dies — wie schon eingangs erwähnt wurde — von der Hypophyse; nur der wachstumsfördernde Einfluß wird heute allgemein der Hypophyse, und zwar dem glandulären Anteil derselben zuerkannt. Der Einfluß auf die Diurese, auf die Trophik der Keimdrüsen, auf den Fettansatz wird heute von vielen Autoren ausschließlich den benachbarten vegetativen Zentren in der Regio subthalamica zugeschrieben und dem Hinterlappen der Hypophyse höchstens ein tonisierender Einfluß auf diese Zentren zugebilligt. Ich will diese wichtigen Fragen später ausführlich behandeln und mich jetzt der Besprechung der Beziehungen zwischen Blutdrüsensystem und Nervensystem zuwenden.

Beziehungen zwischen Blutdrüsen- und Nervensystem.

Die Beziehungen zwischen dem Blutdrüsensystem und dem gesamten Nervensystem erstrecken sich auf das vegetative Nervensystem, auf das zerebrospinale (somatische) Nervensystem und auf die Psyche. Die Beziehungen sind zweifacher Art:

1. Die Funktion der Blutdrüsen wird vom vegetativen Nervensystem reguliert,
2. das Blutdrüsensystem beeinflußt durch die von ihm an die Zirkulation bzw. den Liquor abgegebenen Inkrete das Nervensystem.

Zuerst wollen wir uns mit der Frage beschäftigen, inwieweit die Funktion der Blutdrüsen vom Nervensystem aus beeinflußt wird.

A. Regulation der Blutdrüsenfunktion durch das Nervensystem.

Wie schon mehrfach erwähnt, sind die Blutdrüsen selbst vegetative Organe, sie sind von vegetativen Nerven versorgt und haben zentrale Projektionsfelder. Es ist anzunehmen, daß nicht nur die Funktion der Blutdrüsen, sondern auch die Trophik ihres Gewebes von diesen in hohem Grade beeinflußt werden. Über die Innervation der Blutdrüsen ist allerdings noch sehr wenig bekannt. Am besten studiert ist in dieser Hinsicht das chromaffine Gewebe. Wie bereits früher erwähnt, wird der durch den Zuckerstich in der Medulla oblongata gesetzte Reiz durch die Splanchnici zum chromaffinen Gewebe geleitet und veranlaßt daselbst eine Ausschüttung von Adrenalin. Es ist daher die Annahme sehr naheliegend, daß auch unter normalen Verhältnissen auf diesem Wege vom zentralen Nervensystem Impulse zum chromaffinen Gewebe gehen und dessen Funktion regulieren. Daß ein analoges Zentrum in der Medulla oblongata oder weiter zentral auch für den Inselapparat existiert, haben die bereits erwähnten Untersuchungen von Brugsch, Dresel und Levy wahrscheinlich gemacht. Bei der Besprechung der Wechselwirkung der Blutdrüsen habe ich ausgeführt, daß im normalen Organismus ein Regulationsmechanismus besteht, durch den die Balance zwischen der Tätigkeit des Inselorganes und derjenigen des chromaffinen Gewebes aufrecht erhalten wird. Es ist daher mit der Möglichkeit zu rechnen, daß in diesem Regulationsmechanismus die erwähnten Zentren eine wesentliche Rolle spielen. Man könnte sich vorstellen, daß die erwähnten Zentren auf einen gewissen Zuckergehalt des Blutes eingestellt sind und daß bei einer Überzuckerung oder Unterzuckerung des Blutes diese Zentren in Tätigkeit treten (vgl. Regulation des Kohlenhydratstoffwechsels).

Wie Aschner zuerst gezeigt hat, gibt es aber auch in der Regio hypothalamica ein Zentrum für den Zuckerstoffwechsel. Endlich zeigen uns die bereits erwähnten Erfahrungen beim Diabetes mellitus, daß der Zuckerstoffwechsel auch vom Großhirn beeinflußt wird. Über die Verknüpfung dieser Zentren und die Bedingungen, unter denen sie in Funktion treten, wissen wir noch nichts Sicheres.

Auch über eine trophische Beeinflussung des Inselorganes und des chromaffinen Gewebes ist noch nichts Sicheres bekannt. Der genuine Diabetes mellitus beruht auf einer meist progressiven Degeneration des Inselorganes. Brugsch, Dresel und Levy fanden in mehreren Fällen von Diabetes mellitus Zeichen von Degeneration in den erwähnten medullären Zentren. Ob diese Befunde beim Diabetes mellitus regelmäßig sind und ob ein Zusammenhang zwischen ihnen und der Degeneration des Inselorganes besteht, muß ich vorderhand dahingestellt sein lassen.

Es gibt ferner seltene Fälle von Morbus Addisonii, bei denen die Autopsie nicht die sonst typische tuberkulöse Verkäsung, sondern nur eine einfache Atrophie des Nebennierenmarkes ergab. Schon v. Neusser hat die Vermutung ausgesprochen, daß die Ursache dieser Atrophie in Läsionen der zuführenden Nervenbahnen gelegen sein könnte.

Auch die Tätigkeit der Schilddrüse wird, wie zuerst Asher und Flack gezeigt haben, von vegetativen Nerven beeinflußt. Genaueres über die Lokalisation der zugehörigen Zentren ist meines Wissens nicht bekannt. Die früher geschilderten Wechselbeziehungen zwischen Schilddrüse und Inselorgan weisen ja ebenfalls auf eine nervöse Regulation der Schilddrüsentätigkeit hin. Daß diese Zentren irgendwie mit der Großhirnrinde verknüpft sind, zeigen die Erfahrungen beim perakuten Morbus Basedowii. Wenn ein psychisches Trauma in wenigen Stunden zu den Erscheinungen eines floriden Hyperthyreoidismus führen kann, so läßt sich dies nur verstehen, wenn wir annehmen, daß es durch einen nervösen Einfluß zu einer Ausschüttung von Schilddrüseninkret gekommen ist. Vieles scheint dafür zu sprechen, daß die Ursache der Überfunktionskrankheiten und vielleicht auch der dabei sich findenden hyperplastischen Veränderungen nicht so sehr in der betreffenden Blutdrüse selbst, als in den diese Blutdrüsen beeinflussenden Zentren zu suchen seien. Ich verweise nochmals auf die vorher erwähnten Untersuchungen von Ceni.

In analoger Weise mag vielleicht auch die Hyperplasie der glandulären Hypophyse bei der Akromegalie entstehen. Wir wissen zwar noch gar nichts Sicheres über die zentrale Projektion der glandulären Hypophyse, es wird aber bei der Besprechung der Akromegalie dargetan werden, daß diese Krankheit zwar nicht immer, aber sehr häufig, mit einer Hyperplasie anderer Blutdrüsen einhergeht. Es ist daher mit der Möglichkeit zu rechnen, daß diese Erscheinungen zum Teil koordiniert sind und die gemeinsame Ursache im Nervensystem gelegen ist.

Vom Infundibularorgan wissen wir in dieser Hinsicht nur, daß nach Ramon y Cayal und Spiegel Nervenfasern vom Kern hinter dem Chiasma in die Hypophyse ziehen und daß nach Cl. Kary nach experimenteller Zerstörung der Hypophyse regelmäßig degenerative Veränderungen an gewissen Stellen der Regio hypothalamica auftreten. Wie wir später sehen werden, wird die diuresehemmende Wirkung des Pit. inf. durch das Zentralnervensystem beeinflußt. Es ist aber durchaus wahrscheinlich, daß auch die Sekretion des Pit. inf. vom Zentralnervensystem aus reguliert wird.

Von den anderen Blutdrüsen möchte ich hier nur noch die Keimdrüsen erwähnen. Daß die Tätigkeit der Keimdrüsen durch die Psyche beeinflußt wird, unterliegt keinem Zweifel. Neben dieser rein funktionellen gibt es auch eine nervös-trophische Beeinflussung. Ich verweise auf das von Aschner, Roussy, Ph. E. Smith u. a. nachgewiesene Zentrum in der Regio hypothalamica, bei dessen Läsion eine schwere Dystrophie der Keimdrüsen auftritt. Aber auch viel weiter peripher gelegene Läsionen der zu den Keimdrüsen ziehenden Bahnen dürften dieselbe Wirkung haben.

Die Annahme einer trophischen Beeinflussung der Blutdrüsen durch das Nervensystem führt zu der Frage, ob die Blutdrüsen bei Unterbrechung der Verbindung mit ihren nervösen Zentren überhaupt auf die Dauer zu funktionieren imstande sind.

Die Transplantationsversuche scheinen mir bisher in dieser Hinsicht kein eindeutiges Resultat zu geben. Sicher ist, daß die meisten Blutdrüsen nach erfolgter Auto- bzw. Homoiotransplantation eine Zeitlang zu funktionieren vermögen; dies ist von der Schilddrüse, von den Epithelkörperchen und insbesondere von den Keimdrüsen bekannt. Die besten Resultate wurden bisher bei der Transplantation der Keimdrüsen beobachtet. Eine begrenzte Autonomie muß also den Blutdrüsen zuerkannt werden; vielleicht ist diese Autonomie bei den Keimdrüsen am größten, denn diese stammen nach der Ansicht mancher Autoren von den Urzellen ab; die durch Teilung derselben hervorgehenden Zellen, das Ei und das Spermatozoon, sind Organismen für sich und führen ein selbständiges Leben. Die Frage aber, ob selbst die Keimdrüsen bei Lostrennung von ihren vegetativen Zentren auf die Dauer zu funktionieren vermögen, scheint mir noch nicht spruchreif zu sein.

B. Beeinflussung des Nervensystems durch die Blutdrüsen.

1. Beeinflussung der psychischen und geistigen Funktionen.

Sehr bedeutungsvoll ist der Einfluß des Blutdrüsensystems auf die psychischen und geistigen Funktionen. Im Zusammenhang ist dieser Gegenstand mehrfach dargestellt worden, so von Laignel-Lavastine, von J. Bauer, Marburg, Münzer, v. Frankl-Hochwart, C. M. Campbell, Klienenberger u. a. Ich verweise auf die Veränderung im Charakter, die fast regelmäßig mit der Entwicklung der Basedowschen Krankheit einhergeht, auf die psychische Erregbarkeit, die Neigung zu Jähzorn, die maniakalisch-euphorische Stimmung dieser Kranken, andererseits auf die Apathie und Interesselosigkeit der Myxödemkranken, auf die eigentümliche ruhige Gemütsstimmung bei der zerebralen Dystrophia adiposo-genitalis, auf das Gefühl geistiger Kraftlosigkeit bei den Addisonkranken, auf die depressive Stimmung der Tetaniker und endlich auf den tiefgreifenden Einfluß, den die Reifung der Keimdrüsen in der Pubertätszeit oder der Ausfall der Keimdrüsenfunktion bei den Kastraten auf die Psyche nimmt.

Über die Art und Weise, wie die Beeinflussung der Psyche erfolgt, ob es sich hier um eine Störung der Regulation des Stoffwechsels in den Ganglienzellen des Großhirns selbst handelt oder ob noch anderweitige Momente in Frage kommen, ist nichts Sicheres bekannt.

2. Beeinflussung der somatischen Nerven.

Besonders eindrucksvoll ist die Beeinflussung der somatischen Nerven bei der Tetanie, bei welcher unter der Wirkung des Inkretausfalles hochgradige Übererregbarkeit der somatischen Nerven I. und II. Ordnung, bei höheren Graden der Erkrankung auch in höheren Zentren auftritt. Der Einfluß der Schilddrüse äußert sich in der schlechten Regenerierbarkeit der somatischen Nerven bei thyreopriven Zuständen und in der Beschleunigung der Regeneration durch Schilddrüsenzufuhr. Als ein weiteres Beispiel führe ich die neuralgiformen Schmerzen bei Diabetes an, die durch Zufuhr von Insulin wieder zum Verschwinden gebracht werden können.

3. Beeinflussung der vegetativen Zentren und Nerven.

Es ist wohl sehr wahrscheinlich, daß alle Blutdrüsen einen gewissen Einfluß auf die Tätigkeit der vegetativen Zentren ausüben. Beim Myxödem liegen alle vegetativen Funktionen danieder, beim Morbus Basedowii sind sie gesteigert. Es ist sehr wahrscheinlich, daß dieses seinen Grund nicht nur in einer Beeinflussung der vegetativen Organe selbst, sondern auch in einer direkten Beeinflussung ihrer vegetativen Zentren hat. Wir werden später sehen, daß bei Insuffizienz der Epithelkörperchen die Erregbarkeitssteigerung vor allem die Nervenendigungen in den peripheren Organen ergreift, daß aber in schwereren Fällen aus der Art der Krämpfe auch auf eine Beteiligung der Zentren im Rückenmark und Hirnstamm, ja sogar auf eine Beteiligung der Großhirnrinde geschlossen werden muß. Inwieweit beim Morbus Addisonii der Adrenalinmangel an den in manchen Fällen auftretenden Erscheinungen von seiten des Zentralnervensystems Schuld hat, entzieht sich noch einer sicheren Beurteilung. Manche dieser Erscheinungen, besonders die akut auftretenden, dürften weniger auf dem Ausfall des Adrenalins als auf dem dadurch bedingten relativen Überwiegen des Insulins beruhen. Ferner verweise ich auf die bei künstlich erzeugter Hyperinsulinämie auftretenden schwersten Erscheinungen von seiten des Zentralnervensystems, die wohl hauptsächlich in der Zuckerverarmung des Blutes ihre Ursache haben. Daß das Zentralnervensystem durch die Tätigkeit der Keimdrüsen beeinflußt wird (Erotisierung), kann man mit Sicherheit annehmen.

Eine besonders innige Beziehung dürfte aber zwischen dem Infundibularorgan und den in der Regio hypothalamica gelegenen Stoffwechselzentren bestehen. Herring und Biedl haben zuerst die Ansicht vertreten, daß das Infundibularinkret, das durch den Infundibularstiel in den Liquor cerebrospinalis gelangt, den Tonus der hypothalamischen Zentren aufrecht erhalte. Ohne auf die Einzelheiten näher einzugehen, die im Kapitel Hypophyse besprochen werden sollen, möchte ich hier nur bemerken, daß eine solche Tonisierung für das Wärmezentrum (Hashimoto, W. Raab), für das Diuresezentrum (Molitor und Pick), für ein den Blutdruck regulierendes Zentrum (A. Leimdörfer), vielleicht auch für ein den Fettstoffwechsel regulierendes Zentrum (W. Raab) wahrscheinlich gemacht worden ist.

4. Beeinflussung der peripheren Nerven durch die Blutdrüsen.

Im allgemeinen kann man sagen, daß alle peripheren Organe durch die Inkrete beeinflußt werden, wie in einem späteren Abschnitte besprochen werden soll. Inwieweit diese Beeinflussung über das Nervensystem geht, ist noch wenig erforscht. Hier soll nur die Beeinflussung der peripheren Nerven bzw. der rezeptiven Substanz besprochen werden. Es handelt sich hier also um physiologische Wirkungen der Inkrete, welche auch am überlebenden Organ nach Lostrennung vom Zentralnervensystem eintreten. Diese Frage ist in den letzten zwei Dezennien so innig mit der Frage der pharmakodynamischen Funktionsprüfung und mit der Frage der Sympathiko- bzw. Parasympathikotonie verquickt worden, daß ich in diesem Zusammenhang darauf eingehen muß.

Die sympathische und die parasympathische Nervengruppe unterscheidet sich nicht nur durch einen gewissen Antagonismus ihrer Wirkung, sondern auch durch ihr Verhalten gegenüber gewissen Pharmazis.

Man hat darauf eine pharmakodynamische Funktionsprüfung gegründet, die über den Erregungszustand der vegetativen Nerven bzw. der von ihnen versorgten Erfolgsorgane Aufschluß geben soll. Da sie auch bei den Blutdrüsenerkrankungen Anwendung gefunden hat, so will ich hier kurz die wichtigsten Tatsachen anführen.

Nikotin zeigt eine spezifische Affinität zu allen präganglionären Fasern, indem es die Leitung in denselben unterbricht.

Adrenalin wirkt erregend auf die „Myoneuraljunktion" der sympathischen Nerven in allen ihren Erfolgsorganen, und zwar fördernd oder hemmend, je nachdem die Tätigkeit der Erfolgsorgane durch elektrische Reizung des betreffenden sympathischen Nerven gefördert oder gehemmt wird.

Die Wirkung des Adrenalin ist jedoch nicht so spezifisch, wie man ursprünglich gemeint hat. So werden die sympathisch innervierten Schweißdrüsen bei nicht allzugroßen Dosen durch Adrenalin nicht beeinflußt. Hier und da sieht man aber auch nach Adrenalin Schweißbildung, die nach Dieden nur nach der Ausschaltung bzw. dem Ausfall hemmender Impulse auftreten soll. Von anderen Autoren wird sowohl eine sympathische wie parasympathische Innervation der Schweißdrüsen angenommen. Vollkommen geklärt sind diese Verhältnisse noch nicht, jedenfalls zeigen neuere Untersuchungen von Pick und Kolm, daß das Adrenalin bei einem bestimmten Kationenmilieu auch auf parasympathische Nerven wirken kann.

Das Ergotoxin zeigt eine spezifische Affinität nur zu den fördernden sympathischen Fasern, während die hemmenden Fasern unbeeinflußt bleiben.

Pilokarpin, Muskarin, Physostigmin und Cholin wirken hingegen erregend auf alle parasympathischen Nerven; die Schweißdrüsen werden durch diese Substanzen energisch angeregt. Pikrotoxin wirkt in ähnlicher Weise, doch mit zentralem Angriffspunkt. Hingegen wirkt Atropin lähmend auf die parasympathischen Nerven und hemmt die Tätigkeit der Schweißdrüsen. Auch Insulin wirkt erregend auf parasympathische Nerven (z. B. Erregung der Sekretionsnerven des Magens, Bradykardie usw.).

Die Tatsache, daß sich unter den angeführten Substanzen echte Inkrete wie Adrenalin und Insulin finden, läßt schon erwarten, daß diese Forschungsrichtung für die Lehre von der inneren Sekretion bedeutungsvoll ist.

Zum Verständnis dieser Frage ist es notwendig, uns zuerst darüber klar zu werden, welche Schlüsse wir aus dem Ausfall der pharmakodynamischen Funktionsprüfung in der Klinik und speziell in der Klinik der Blutdrüsenerkrankungen zu ziehen berechtigt sind. O. Löwi hatte zuerst gezeigt, daß bei pankreaslosen Hunden Instillation von Adrenalin ins Auge zu einer Erweiterung der Pupille führt, die bei normalen Tieren ausbleibt. Er schloß daraus auf eine Übererregbarkeit des sympathisch innervierten Dilatator pupillae, welche durch den Wegfall hemmender Impulse zustande käme. Eppinger, Rudinger und ich konnten nachher zeigen, daß nach Exstirpation der Thyreoidea die glykosurische Wirkung des Adrenalins aufgehoben oder zum mindesten stark abgeschwächt ist. Wir haben als erste neben Adrenalin auch Pilokarpin und Atropin zur pharmakodynamischen Funktionsprüfung herangezogen. Eppinger und Hess haben dann später je nach dem Ausfall der Funktionsprüfung zwei Typen von Individuen unterschieden, bei welchen sich entweder die sympathischen oder die parasympathischen (autonomen) Nerven in einem erhöhten Erregungszustand befinden sollen: Sympathikotoniker bzw. „Vagotoniker". Beim Morbus Basedowii unterschieden sie je nach dem Ausfall dieser Proben bzw. nach dem Vorhandensein von sympathiko- bzw. parasympathikotonischen Symptomen zwischen einer sympathikotonischen und „vagotonischen" Form. Der anregende Wert, den diese Arbeiten hatten, geht schon daraus hervor, daß seit dieser Zeit Ströme von Tinte über die Frage der Vago- bzw. Sympathikotonie vergossen worden sind.

In einer kurz darauffolgenden Arbeit mit Newburgh und Nobel kam ich auf Grund der Beobachtung, daß die mannigfaltigen Wirkungen ein und desselben Pharmakons je nach der konstitutionellen Beschaffenheit des untersuchten Individuums weitgehend dissoziieren können, zu dem Schlusse, daß sich aus dem Ausfall der pharmakodynamischen Funktionsprüfung ein allgemeiner Sympathiko- bzw. Vagotonus nicht erschließen lasse. Gleichzeitig haben auch J. Bauer, Petrén und Thorling, später R. Schmidt, G. v. Bergmann und viele andere diesen Standpunkt eingenommen. Schon in der ersten Auflage dieses Buches wurde dieser ablehnende Standpunkt ausführlich vertreten. Da in jüngster Zeit Csepai, Dresel und andere wieder versuchten, diese Lehre zu stützen, so seien die Gründe, welche gegen diese Lehre sprechen, hier kurz zusammengefaßt:

1. Wie bereits erwähnt, können die einzelnen Wirkungen, welche z. B. nach Injektion von Adrenalin auftreten, in weitgehender Weise dissoziieren, so kann z. B. Adrenalin bei manchen Individuen hochgradig blutdrucksteigernd wirken, ohne Glykosurie zu erzeugen, ja noch mehr, es kann, wie Bernstein und ich zeigen konnten, der respiratorische Quotient unter Adrenalin ansteigen und doch

die Glykosurie ausbleiben. Billigheimer zeigte, daß die Steigerung der Blutzuckerkurve nach Adrenalin bei ein und demselben Individuum, je nach der vorausgehenden Ernährung (kohlenhydratreich oder eiweißreich) verschieden verlaufen kann. Csepai wies selbst darauf hin, daß bei der Wirkung des Adrenalins auch die Schnelligkeit der Resorption vom subkutanen Gewebe aus eine Rolle spiele.

Um diesen Faktor auszuschalten, bediente er sich ausschließlich der intravenösen Injektion sehr kleiner Mengen. Csepai wie Dresel glauben nun aus dem Verlauf der Blutdruckkurve einen Schluß auf den bestehenden Vagustonus ziehen zu können. Die nach Adrenalin auftretende Blutdrucksteigerung hat nämlich meist eine Erhöhung des Vagustonus zur Folge, wodurch die Blutdruckkurve in der ersten Phase herabgedrückt wird. Je nach der Intensität dieser Reaktion wird zwischen sympathikotonischen und parasympathikotonischen Individuen unterschieden. Es ist einleuchtend, daß, woferne diese Erklärung der depressiven Phase zutrifft, damit nur die vermehrte Ansprechbarkeit eines kleinen Teiles der vegetativen Nerven erwiesen würde. Es liegt gar kein Anhaltspunkt vor, der gestatten würde, diesen Befund zu verallgemeinern und daraus auf eine erhöhte Ansprechbarkeit des ganzen sympathischen bzw. parasympathischen Systems zu schließen. Größere Versuchsreihen haben überhaupt gelehrt, daß es kaum Individuen gibt, die nur auf die sympathikotropen bzw. parasympathikotropen Pharmaka ansprechen. Dies gilt auch von den Basedowkranken, ja es kann bei ein und demselben Individuum die Ansprechbarkeit zu verschiedenen Seiten verschieden sein.

2. Aus dem eben Gesagten geht schon hervor, daß es überhaupt sehr schwierig ist, aus dem Ausfall der pharmakodynamischen Funktionsprüfung auf die Ansprechbarkeit des betreffenden vegetativen Organs zu schließen. Wenn der Blutdruck nach Adrenalin besonders stark steigt, so kann dies seinen Grund entweder in der besonderen Ansprechbarkeit der sympathisch innervierten glatten Gefäßmuskulatur oder in einer mangelhaften Reaktion des Depressors auf die Blutdruckerhöhung haben. Steigt der Blutdruck abnorm wenig an, so kann dies seinen Grund entweder in einer abnorm geringen Ansprechbarkeit der Gefäßkonstriktoren oder in einer abnorm starken Antwort des Depressorsystems haben. Ob man dies jedesmal aus dem Verlauf der Blutdruckkurve erschließen kann, scheint mir doch sehr zweifelhaft. Wir begegnen hier — was Billigheimer mit Recht betont — derselben Erscheinung, wie wir sie bei der Wechselwirkung antergistischer Hormone kennen gelernt haben, nämlich einem Regulationssystem, durch welches der Organismus die Balance zwischen sympathischer und parasympathischer Innervation aufrecht zu erhalten sucht.

3. Ansprechbarkeit auf einen pharmakodynamischen Reiz und Tonus der vegetativen Organe verlaufen durchaus nicht parallel. Es war besonders R. Schmidt, der betonte, daß eine erhöhte Ansprechbarkeit gerade bei niedrigem Tonus vorhanden sein kann.

4. Was nun den Tonus der verschiedenen vegetativ versorgten Organe anbelangt, so sprechen alle Erfahrungen dagegen, daß er in allen Organen gleichsinnig nach der einen oder der anderen Richtung verschoben sein kann. Nicht einmal die paarig angelegten vegetativen Organe müssen, wie Knauer und Billigheimer betonten, den gleichen Tonus aufweisen. Unter normalen Verhältnissen ist dies zwar durch einen von A. v. Tschermak studierten Reflexmechanismus der Fall. Bei Neurosen sieht man aber häufig Ausnahmen. Das Studium der Neurosen des vegetativen Nervensystems zeigt jedenfalls, daß hier von einer einseitigen Erhöhung im Sinne eines Sympathiko- bzw. Parasympathikotonus nicht die Rede sein kann. Wir finden hier eine ungeheure Mannigfaltigkeit von Erscheinungen, Zustände von Erregbarkeitssteigerung

und Zustände von Erregbarkeitsminderung, Zustände von Tonuserhöhung und Zustände von Tonusherabsetzung, meist in bunter Weise miteinander kombiniert. Inwieweit einmal eine weiter vorgeschrittene Histologie des Nervensystems für diese Zustände ein pathologisch-anatomisches Korrelat schaffen wird, läßt sich heute noch gar nicht sagen. Über die Lokalisation der den Tonus der vegetativen Organe regulierenden Zentren haben uns besonders die Beobachtungen bei der Encephalitis lethargica manche Aufklärung gebracht. Gegenwärtig besteht die Aufgabe des Klinikers noch in der Feststellung der funktionellen Änderungen. Die pharmakodynamische Funktionsprüfung gibt uns dabei mancherlei wertvolle Aufschlüsse, doch möchte ich v. Bergmann darin beistimmen, daß das Studium der Funktionsänderungen der einzelnen Organe für die Erfassung dieser Krankheitsbilder viel wichtiger ist. In vielen Fällen sind die Zusammenhänge mit psychischen und seelischen Leiden unverkennbar. In anderen Fällen bestehen Beziehungen zu den Blutdrüsenerkrankungen, nicht in dem Sinne, daß als die Grundlage einer uns in ihrer Genese unklaren Neurose eine uns noch viel unklarere polyglanduläre Insuffizienz angenommen werden darf, sondern in dem Sinne, daß sich dem Krankheitsbild der Neurose manchmal Symptome von Blutdrüsenerkrankungen beimischen. Für die richtige Einschätzung solcher Symptome ist es wichtig, daß wir uns vor Augen halten, welche vegetativen Symptome bei den typischen Blutdrüsenerkrankungen auftreten. Zu diesem Zwecke kehren wir nun wieder zur Frage der Beeinflussung des vegetativen Nervensystems durch die Blutdrüsen zurück.

Vom Adrenalin, dem inneren Sekret des chromaffinen Gewebes, wurde bereits erwähnt, daß es für die Erregbarkeit der Myoneuraljunktion (rezeptiven Substanz) in den sympathisch innervierten Organen von größter Bedeutung ist. Da das chromaffine Gewebe in genetischer Beziehung zum sympathischen System gehört, so hat dieses einen eigenen Regulator seiner Erregbarkeit in sich (Bayliss und Starling). Für die physiologische Bedeutung des chromaffinen Gewebes muß ferner noch berücksichtigt werden, daß durch die perennierende Funktion desselben auch eine gewisse Blutverteilung aufrecht erhalten wird. Die sympathische Innervation der einzelnen Gefäßbezirke ist eine verschieden reichliche. So z. B. sind die Muskel- und Hautgefäße oder die Darmgefäße sehr reichlich innerviert, während die Lungengefäße, die Koronargefäße und Hirngefäße nur eine schwache sympathische Innervation besitzen. Priestley und ich haben darauf hingewiesen, daß das den reichlich innervierten Organen entströmende venöse Blut adrenalinfrei oder wesentlich adrenalinärmer sein muß als das ihnen zuströmende arterielle Blut. Der Leber wird nur durch die Leberarterien adrenalinreiches Blut zugeführt, während die viel größere Menge des ihr durch die Pfortader zuströmenden Blutes adrenalinfrei oder wenigstens sehr adrenalinarm sein muß, da dieses Blut schon das Kapillarsystem des Darmes passiert hat. Dadurch kommt es im nüchternen ruhenden Organismus zu einer bestimmten Blutverteilung, die als sehr zweckmäßig bezeichnet werden kann. Die ruhenden Organe (Muskel, Haut, Darm usw.), die reichlich sympathisch innerviert sind, erhalten so verhältnismäßig wenig Blut, während jene Organe, deren ungestörte Tätigkeit zur Erhaltung des Lebens notwendig ist (Herz, Zentralnervensystem, Lungen, Leber usw.), verhältnismäßig blutreich bleiben. Ersteren wird erst dann, wenn sie funktionell stärker in Anspruch genommen werden, gleichzeitig mit der steigenden Herztätigkeit durch die regulatorische Tätigkeit des vegetativen Nervensystems reichlicher Blut zugeführt.

Inwieweit das chromaffine Organ den Tonus anderer vegetativer Organe beeinflußt, wird im Kapitel Nebennieren weiter ausgeführt werden. Hier interessiert uns nur die Frage, ob wir in der Klinik einen Zustand kennen, bei welchem durch Insuffizienz des Adrenalinsystems ein verminderter oder durch Funktionssteigerung desselben ein vermehrter Tonus bzw. eine verminderte oder vermehrte Ansprechbarkeit vegetativer Organe gegenüber sympathiko-tropen Reizen vorhanden ist. Denn vom theoretischen Standpunkt wäre gerade bei den Erkrankungen des chromaffinen Organs ein Sympathiko- bzw. relativer Parasympathikotonus zu erwarten. Selbst diese Frage läßt sich, wie ich glauben möchte, nicht mit Sicherheit bejahen. Bei der Addisonschen Krankheit kennen wir allerdings eine Reihe von Symptomen, die wir mit Wahrscheinlich-keit auf einen abnorm geringen Tonus der sympathischen Nerven zurück-führen können, z. B. die vaskuläre Hypotonie. Andererseits finden wir beim Addison ein Heer von Symptomen von seiten der vegetativen Organe, die wir sicher nicht alle auf einen relativ gesteigerten Parasympathikotonus zurückführen können. Inwieweit diese auf den Ausfall der Nebennierenrinde bezogen werden können, ist heute noch ganz unsicher. Wahrscheinlich gibt es auch Zustände einer leichten Insuffizienz des chromaffinen Organes, die auf einer kongenital minderwertigen Anlage oder vielleicht auf einer toxischen Schädigung des Nebennierensystems beruhen. Aber auch bei solchen Individuen ist viel eher anzunehmen, daß sich der übrige Organismus auf diesen Zustand abnorm geringer Adrenalinsekretion einstellt, als daß es zu einem ausgesprochenen Vagotonus kommt. Ob es in der Klinik einen Zustand von permanentem Hyper-adrenalinismus gibt, wissen wir noch nicht sicher. Von manchen wird die perma-nente vaskuläre Hypertonie als ein solcher Zustand aufgefaßt. Aber selbst wenn dies zutrifft, so würde daraus nur hervorgehen, daß eine dauernde Mehr-produktion von Adrenalin nicht zur allgemeinen Sympathikotonie führt, daß hier zwar infolge der spezifischen, blutdrucksteigernden Wirkung des Adrenalins eine dauernde Blutdrucksteigerung einträte, daß aber in anderen vegetativen Organen ein Ausgleich erfolgt.

Eine große Ähnlichkeit mit dem Nebennierenapparat hat der Hypophysen-apparat. Auch hier ist ein nervenreiches Gewebe, welches ein mit starken Affinitäten zu den vegetativen Nerven ausgestattetes Inkret produziert, an ein Organ von adenoidem Aufbau angelagert. Das Pituitrinum infundibulare wirkt diuresehemmend, es wirkt blutdrucksteigernd und pulsverlangsamend, es wirkt erregbarkeitssteigernd auf den Nervus pelvicus, ferner erregbarkeit-steigernd auf den Uterus usw. Es finden sich hier also Affinitäten zu den vegetativen Organen, und zwar sowohl zur sympathischen, wie parasympathi-schen Innervation.

Die Analogie zum Nebennierenapparat geht aber noch weiter, denn ebenso wie durch das Adrenalin ein regulierender Einfluß auf die Erregbarkeit der sympathischen Nerven ausgeübt wird, ebenso werden durch das Pituitrinum inf. anscheinend gewisse, in der Regio subthalamica gelegene, für den Wasser-stoffwechsel, für die Wärmeregulation (Hashimoto) und vielleicht für den Fettstoffwechsel (Raab) sehr wichtige Zentren tonisiert. Untersuchungen von Leimdörfer lassen sogar mit der Möglichkeit rechnen, daß diese Tonisierung sich auch auf die den Blutdruck regulierenden Zentren erstreckt.

Ebenso wie das Adrenalin scheint sich auch das Pituitrin inf. als Mittel zur Funktionsprüfung verwenden zu lassen. Hoff und Werner berichten in neuester Zeit, daß in der Narkose, ferner im Schlaf, in der Hypnose und bei gewissen Nervenerkrankungen (progressive Paralyse) die diuresehemmende Wirkung des Pituitrins wesentlich herabgesetzt ist. Bei manchen Blutdrüsen-erkrankungen kann uns der Pituitrinversuch vielleicht einen Aufschluß über die Ansprechbarkeit vegetativer Organe geben. So haben wir z. B. in einem Fall von Myxödem beim Pituitrinwasserversuch beobachtet, daß bei stark diurese-hemmender Wirkung die sonst auftretende Verwässerung des Blutes ausblieb.

Über den Einfluß des Hypophysenvorderlappens auf das periphere vegetative Nervensystem ist bisher wenig Sicheres bekannt. Bei der Akromegalie finden sich nicht selten profuse Schweiße, auch wenn keine Komplikation mit Hyperthyreoidismus besteht. Bei jungen hypophyseopriven Hunden findet sich eine geringere Ansprechbarkeit gegenüber sympathiko- bzw. parasympathikotropen Mitteln. Inwieweit dabei eine Verletzung des Infundibulums eine Rolle spielt, ist noch unsicher. Bei der hypophysären Kachexie sind diese Verhältnisse noch wenig studiert. Hier kommt es sub finem vitae manchmal zu schweren Reizerscheinungen von seiten des Zentralnervensystems, deren Genese noch unklar ist.

Sehr ausgesprochen sind die Beziehungen zwischen Schilddrüse und vegetativem Nervensystem. Bei der Basedowschen Krankheit findet sich eine Fülle von Symptomen, die auf einem gesteigerten Tonus sowohl parasympathischer wie sympathischer vegetativer Nerven beruhen: z. B. die Tachykardie, die Augensymptome, die Schweiße usw. Da sich alle diese Symptome beim künstlichen Thyreoidismus in mehr oder weniger ausgesprochener Weise finden, so ist der Schluß berechtigt, daß sie auch bei der Basedowschen Krankheit durch eine Mehrproduktion von Schilddrüsensekret erzeugt werden. Umgekehrt finden sich beim typischen Myxödem die vegetativen Funktionen verlangsamt, träge; die Erregbarkeit sympathisch und parasympathisch versorgter Erfolgsorgane ist herabgesetzt. (Langsamer Puls, Trägheit des Darms usw. bzw. Herabsetzung der glykosurischen Wirkung des Adrenalins, fehlende oder geringe Hyperglobulie nach Adrenalininjektion, verringerte Wirkung des Pilokarpins usw.)

Andererseits kommt der Zufuhr von Thyreoidin eine gewisse Bedeutung als Funktionsprüfung zu. Ich habe schon früher erwähnt, daß es auf die Konstitution des Individuums ankommt, welche von den Wirkungen des Thyreoidins besonders deutlich hervortreten. Man kann also daraus sozusagen auf die Stärke der Gegenregulation schließen. Es scheint in dieser Hinsicht nicht unwichtig, daß man bei Zuständen des Hypothyreoidismus verhältnismäßig kleine Dosen von Thyreoidin braucht, um die Ausfallserscheinungen zu beseitigen.

Auch die Epithelkörperchen beeinflussen die Erregung resp. Erregbarkeit der vegetativen Nerven. Im akuten Stadium der Tetanie finden sich Krampfzustände des Magens und Darms, der Blase, der Ziliarmuskeln, des Herzens usw. Die verschiedenen Wirkungen sympathikotroper resp. parasympathikotroper Mittel wie des Adrenalins oder Pilokarpins sind wesentlich verstärkt.

Auch die Keimdrüsen scheinen einen Einfluß auf den Tonus vegetativer Organe auszuüben. Beim Eunuchoidismus besteht vielleicht eine gewisse Trägheit mancher vegetativer Funktionen, die aber an diejenigen beim Myxödem bei weitem nicht heranreicht.

Beim weiblichen Geschlecht kommt der Einfluß der Keimdrüsen in der bekannten Wellenbewegung zum Ausdruck. Mit dem Heranreifen des Follikels (resp. des befruchteten Eies in der Schwangerschaft) findet sich eine gesteigerte Vitalität des ganzen Organismus, eine Steigerung der vegetativen Funktionen, die wohl zum Teil durch eine indirekt erhöhte Tätigkeit des ganzen Blutdrüsensystems zustande kommt. Im Klimakterium, wenn die Keimdrüsen ihre Funktion einstellen, kommt es ferner beim Weibe zu der bekannten Labilität im vegetativen Nervensystem besonders in der Funktion der Vasomotoren, zu einer Art vasomotorischer Ataxie, die erst mit dem völligen Erlöschen der Ovulation wieder verschwindet. Auch beim Mann kommt es, nur sehr viel seltener, zu klimakterischen Beschwerden.

Besonders deutlich tritt die Steigerung der vegetativen Funktionen bei der mächtigen Entwicklung der Keimdrüse in der Pubertätszeit hervor, meist wieder stärker beim Weib als beim Mann, oft in inkoordinierter Weise, die mancherlei Störungen veranlaßt.

Auch bei den durch Insulininjektion hervorgerufenen „hypoglykämischen Anfall" kommt es zu einer gewaltigen Beeinflussung der vegetativen Funktionen (Schweißausbruch, Zittern, Herzklopfen, Bradykardie, manchmal auch Tachykardie usw.). Svenström hat einen Zustand von anfallsweise auftretender Hypoglykämie beschrieben, den er als Hyperinsulinismus auffaßt. Solche Anfälle lassen sich auch durch das „Zuckerfrühstück" erzeugen (Depisch und Hasenöhrl).

Bei den anderen Blutdrüsenerkrankungen ist das Verhalten des vegetativen Nervensystems noch wenig geklärt. Bei der prämaturen Entwicklung durch Epiphysen-, Nebennierenrinden- und Keimdrüsentumoren ist die in der Pubertät auftretende Steigerung der vegetativen Funktionen wahrscheinlich antizipiert. Über den Einfluß der Thymusdrüse auf das vegetative Nervensystem läßt sich noch nichts Sicheres aussagen.

Diese gedrängte Übersicht genügt wohl, um zu zeigen, in welch bedeutendem Umfang die Tätigkeit der vegetativen Organe und die Erregbarkeit des vegetativen Nervensystems von den Blutdrüsen beeinflußt wird. Diese Forschungsrichtung wurde eben erst erschlossen. Von dem weiteren Ausbau derselben, besonders wenn die physiologische Chemie uns noch weitere Inkrete dargestellt haben wird, ist eine Vertiefung unserer Kenntnisse von der Symptomatologie der Blutdrüsenerkrankungen zu erwarten.

Einfluß der Blutdrüsen auf die Regulation des Stoffwechsels.

Einen ebenso bedeutenden Einfluß nehmen die Blutdrüsen auf die Regulation des Stoffwechsels. Betrachten wir zuerst den Kohlenhydratstoffwechsel.

A. Kohlenhydratstoffwechsel. Obwohl der Kohlenhydratstoffwechsel erst im zweiten Teil dieses Buches bei der Darstellung des Diabetes mellitus ausführlich abgehandelt werden soll, so scheint es doch zweckmäßig, schon hier eine kurze Besprechung seiner Regulation vorauszuschicken, weil neben dem Inselorgan auch andere Blutdrüsen an derselben beteiligt sind.

Seit den Untersuchungen von v. Mering und Minkowski ist uns bekannt, daß das Inselorgan einen überragenden Einfluß auf die Regulation des Kohlenhydratstoffwechsels nimmt. Exstirpation des Pankreas führt bei Tieren zu einem dauernden schweren Diabetes. Wird aber durch Unterbindung des Pankreasausführungsganges das azinöse Gewebe des Pankreas zur Atrophie gebracht, wobei die Inseln erhalten bleiben, so tritt kein Diabetes ein. Durch parenterale Zufuhr von Insulin können die Symptome des Diabetes und seine Folgeerscheinungen beseitigt werden. In der Frage, wie das Pankreashormon in den Kohlenhydratstoffwechsel eingreift, standen sich (und stehen sich zum Teil noch heute) zwei Ansichten gegenüber. Nach der Ansicht der einen ermöglicht das Pankreashormon den Abbau des Zuckermoleküls zu Kohlensäure und Wasser in den Geweben, nach der Ansicht der anderen dämpft es die Zuckerbildung in der Leber. Nach der Ansicht der einen liegt daher die Ursache der diabetischen Stoffwechselstörung in einer gestörten Zuckeroxydation in den Geweben (Minkowski), nach der Ansicht der anderen in einer gesteigerten Zuckerproduktion in der Leber (Claude Bernard bis von v. Noorden, Lesser u. a.). Auf Grund von gemeinsam mit S. Bernstein veröffentlichten Experimenten habe ich eine andere Theorie aufgestellt. Das Pankreasinkret soll in der Weise in die Regulation des Zuckerstoffwechsels eingreifen, daß es allen Zellen des Körpers eine gewisse Zuckeravidität verleihe, wodurch diese in den Stand gesetzt würden, den ihnen im vorbeiströmenden Blute angebotenen Zucker in sich aufzunehmen. Die unter dem Einfluß des Pankreasinkretes stehende Zuckeravidität käme in den peripheren Organen durch das Vermögen, ständig Zucker aus dem vorbeiströmenden Blute abzuschöpfen, in der Leber, die das Pankreasinkret durch das Pfortaderblut sozusagen aus erster Hand erhält, nicht nur durch das Vermögen, Zucker aus dem Blute der Pfortader und Leberarterie abzuschöpfen, sondern auch durch eine Einschränkung der Zuckerabgabe in das Lebervenenblut zur Geltung. Wir haben daher die unter dem Einfluß des Inselorganes stehende Zuckeravidität der Zellen aller Organe als einen sehr wichtigen Regulator des Blutzuckerspiegels bezeichnet. Beim Diabetes mellitus, bei dem diese Zuckeravidität der Zellen fehle bzw. herabgesetzt sei, käme es daher bei Zufuhr von Zuckerbildnern zu Hyperglykämie, weil einerseits in der Leber weniger Zucker zurückgehalten und andererseits von den peripheren Organen weniger Zucker abgeschöpft würde.

Diese Theorie ist in der letzten Zeit durch zahlreiche Untersuchungen gestützt worden. Daß in den peripheren Organen die Zuckeravidität der Zellen durch Insulin gesteigert wird, geht daraus hervor, daß nach Injektion von Insulin die Differenz im Zuckergehalt zwischen dem arteriellen und venösen Blut zunimmt (Cori, Frank u. a.). Insbesonders sind es aber die grundlegenden Untersuchungen von O. Loewi und seinen Mitarbeitern, welche meine Anschauung bestätigten. O. Loewi und seine Mitarbeiter benützten die Blutkörperchen als Modell für ihre Versuche über das Zuckerfixationsvermögen der Körperzellen. Durch Zusatz von Fluornatrium wurde eine Weiteroxydation des an die Körperchen fixierten Zuckers verhindert. Sie konnten mit dieser Methode zeigen, daß die zuckerfixationsfördernde Kraft des Plasmas nach Insulininjektion zunimmt. Auch Zusatz von Insulin zu der Mischung von Körperchen und Plasma in vitro steigerte die Zuckeravidität der ersteren.

Wenn wir nun auch, wie bereits früher erwähnt, in der unter dem Einfluß des Pankreashormons stehenden Zuckeravidität der Zellen einen wichtigen Regulator des Kohlenhydratstoffwechsels zu erblicken haben, so kann andererseits die Regulation des Kohlenhydratstoffwechsels nicht allein auf der Tätigkeit des Inselorgans beruhen. Im normalen tierischen Organismus kommt die Regulation des Kohlenhydratstoffwechsels am sinnfälligsten in der „Konstanz" des Blutzuckerspiegels zum Ausdruck. Allerdings ist der Blutzuckerspiegel auch im normalen tierischen Organismus nicht wirklich konstant. Schon der Nüchternblutzuckerspiegel zeigt nicht unbeträchtliche Verschiedenheiten, welche eine gewisse Abhängigkeit von dem Zuckerwert (Kohlenhydrat und Eiweißzucker[1]) der am Vortage gereichten Kost besitzen (Radoslav). Auch die Tagesblutzuckerkurven zeigen bei normalen Individuen eine Abhängigkeit von der Menge der in der Kost enthaltenen Zuckerbildner, insoferne als sich bei hohem Zuckerwert der Nahrung größere Ausschläge nach oben finden als bei niedrigem Zuckerwert. Hingegen üben Abstufungen der Fettmenge in der Kost keinen wesentlichen Einfluß auf die Tagesblutzuckerkurve aus. Noch größere Schwankungen des Blutzuckerspiegels nach oben und unmittelbar nachher nach unten finden wir nach einmaliger Zufuhr größerer Zuckermengen im Nüchternzustand. Wir können daher nur in dem Sinne von einer Konstanz des Blutzuckerspiegels sprechen, daß im normalen tierischen Organismus unter den verschiedenen Einflüssen der Nahrungszufuhr, der Muskelarbeit usw. die Schwankungen des Blutzuckerspiegels innerhalb gewisser Grenzen liegen und daß auch bei ziemlich großer Belastung mit zuckerbildendem Material der

---

[1] Etwa 80 % der in der Kost enthaltenen Eiweißsubstanzen.

Blutzuckerspiegel nie über den Zuckerschwellenwert der Niere steigt, wodurch ein Verlust von Zucker durch die Nieren vermieden wird.

Es ist nun sehr wahrscheinlich, daß es die Schwankungen des Blutzuckerspiegels selbst sind, welche durch Auslösung von Gegenregulationen die Einstellung innerhalb gewisser Grenzen gewährleisten. Schon L. Pollak hatte die Anschauung vertreten, daß in der Höhe des Blutzuckerspiegels der adäquate Reiz gesehen werden kann, welcher die Größe der Zuckerabgabe in der Leber bestimmt. Den Hauptangriffspunkt dieses Reizes sah L. Pollak in der Leber selbst, doch wies dieser Autor selbst darauf hin, daß die Durchströmungsversuche an der überlebenden Leber mit zuckerarmen und zuckerreichen Flüssigkeiten keine befriedigenden Resultate ergeben haben [1]. Die früher ausführlich geschilderte Wechselwirkung zwischen Inselorgan und Adrenalinorgan führte mich zu einer anderen Anschauung, welche sich auch in die Aviditätstheorie zwanglos einfügen läßt. Im Sinne der letzteren war zu erwarten, daß der Grad der Zuckeravidität der Zellen Schwankungen unterliegen müsse, die dem jeweiligen Bedarf angepaßt sind. Die Erfahrungen beim Diabetes lehren uns ja, daß bei schweren Fällen um so mehr Insulin zur Entzuckerung notwendig ist, je größer der Zuckerwert der Kost ist. Es ist daher die Annahme naheliegend, daß auch im normalen Organismus um so mehr Insulin produziert wird, je mehr Zuckerbildner in der Kost enthalten sind. Da nun im normalen Organismus bei Zufuhr von Zuckerbildnern der Blutzuckerspiegel regelmäßig, wenn auch im Vergleich zum Diabetiker in geringem Grad, ansteigt, so ist anzunehmen, daß ein höheres Ansteigen dadurch vermieden wird, daß das Inselorgan auf jede Steigerung des Blutzuckers automatisch mit einer Mehrproduktion von Insulin antwortet.

Diese Auffassung ermöglichte schon früher die Deutung der bekannten Untersuchungen von Traugott, Staub u. a. Staub hatte gezeigt, daß die alimentäre Glykämie um so stärker ausfällt, je länger das Individuum vorher gehungert hat. Je länger der Organismus hungert, desto weniger wird das Inselorgan in Anspruch genommen, desto weniger Insulin wird produziert. Wird jetzt Zucker gereicht, so findet dieser den Organismus sozusagen nicht vorbereitet; die Zellen sind weniger zuckeravid. Staub selbst hat später seine Ergebnisse in dieser Weise gedeutet und experimentelle Belege dafür erbracht. Bei normal ernährten Individuen antwortet das Inselorgan auf die Zufuhr von Zucker mit einer überschießenden Insulinproduktion. Dies zeigen die Untersuchungen von Depisch und Hasenöhrl über die posthyperglykämische Hypoglykämie. In der Phase der Unterzuckerung tritt regelmäßig intensives Hungergefühl auf, ja es kommt evtl. sogar zu anderen leichten Erscheinungen von Hypoglykämie (Schweiße, Zittern usw.). Dafür, daß durch länger dauernde Verabreichung von Zuckerbildnern das Inselorgan zu einer Mehrarbeit erzogen wird, sprechen auch die späteren Untersuchungen von F. Depisch über die Mästung mittels des Zuckerfrühstückes. In diesen Versuchen konnte mehrfach beobachtet werden, daß bei unterernährten Individuen die hungererzeugende Wirkung des Zuckerfrühstückes erst nach mehreren Tagen auftrat. Es muß also das Inselorgan erst trainiert werden, um auf den Reiz der alimentären Glykämie mit einer überschießenden Insulinproduktion zu reagieren.

Andererseits weisen die schon früher besprochenen Untersuchungen von Radoslav und die geschilderten Beobachtungen bei insulinrefraktären und insulinüberempfindlichen Fällen darauf hin, daß jede Unterzuckerung

---

[1] Hingegen haben spätere Untersuchungen von De la Paz die Existenz eines Blutzuckerregulationszentrums im Hirnstamm wahrscheinlich gemacht, welches bei Sinken der Blutzuckerkonzentration unter die Norm die Zuckerproduktion anregt, bei Hyperglykämie die Zuckerproduktion hemmt.

des Blutes automatisch zu einer Gegenregulation führe, welche, indem sie die Zuckeravidität der Zellen herabsetzt und die Zuckerabgabe in der Leber steigert, ein weiteres Absinken des Blutzuckers verhindert. Es war von vornherein wahrscheinlich, daß diese Gegenregulation durch das Adrenalinorgan besorgt würde.

Bei Besprechung der Wechselwirkung von Inselorgan und Adrenalinorgan wurden bereits zahlreiche tierexperimentelle Untersuchungen angeführt, welche diese Annahme zu stützen geeignet sind. Hier möchte ich kurz noch auf die Untersuchungen Loewis und seiner Mitarbeiter und auf unsere eigenen, mit der Loewischen Methode durchgeführten Untersuchungen eingehen. O. Loewi und seine Mitarbeiter konnten zeigen, daß nach Injektion von Adrenalin ein Hemmungsstoff im Plasma auftritt, welcher die Zuckeravidität der Erythrozyten herabsetzt. Dieser Hemmungsstoff (von Loewi Glykämin genannt) ist dialysierbar. Da Zusatz von Adrenalin in vitro nicht wirkte, so schlossen sie, daß das Adrenalin nicht selbst der Gegenstoff sei, sondern daß der Gegenstoff erst durch das Adrenalin im Körper (wahrscheinlich in der Leber) gebildet würde.

Besonders interessant gestaltete sich ferner die Untersuchung mit der Loewischen Methode beim Radoslavschen Versuch. Ich erinnere nochmals an die in der Kurventafel dargestellten Ergebnisse desselben. Es hatte sich gezeigt, daß bei Injektion einer gewissen Menge von Insulin bei normalen Individuen und bei Diabetikern die Blutzuckerkurve fast unabhängig von der Höhe des Ausgangsblutzuckerwertes bis zu einem gewissen Niveau absinkt, welches ungefähr bei einem Punkt liegt, bei dessen Unterschreitung hypoglykämische Erscheinungen einsetzen, woraus auf das Einsetzen einer Gegenregulation geschlossen wurde. Es zeigte sich nun, daß bei normalen Individuen nach Injektion von Insulin sehr rasch der Hemmungsstoff im Plasma auftritt, während bei Diabetikern die zuckeravidogene Kraft des Plasmas viel stärker zunimmt. Der Ausfall dieser Untersuchungen spricht daher für die Richtigkeit der ursprünglichen Deutung des Radoslavschen Versuchs.

Auch die Untersuchungen an typischen Diabetikern bzw. an einem insulinrefraktären Fall von Diabetes können als eine Bestätigung der Aviditätstheorie bzw. der Anschauung über die Natur der Insulinresistenz bei manchen Fällen von Diabetes angesehen werden. O. Loewi und seine Mitarbeiter hatten gezeigt, daß bei typischen Fällen von Diabetes die Zuckeravidität der Blutkörperchen herabgesetzt ist und daß sie durch Zusatz insulinisierten Plasmas oder von Insulin in vitro gesteigert werden kann. Bei einem insulinrefraktären Fall meiner Abteilung konnten Häusler und Högler eine normale Zuckeravidität der roten Blutkörperchen in dem früh nüchtern entnommenen Blute feststellen. Bei Zusatz von Insulin oder von insulinisiertem Plasma erwiesen sich diese Körperchen aber als insulinrefraktär. Da nun dieser Fall ebenso wie ein früher untersuchter Fall meiner Abteilung durch eine an Zuckerbildnern sehr knappe Kost entzuckert und nach längerer Zeit der Entzuckerung wieder insulinempfindlich wurde, so war die Annahme naheliegend, daß es unter dem Einfluß einer an Zuckerbildnern relativ reichen Nahrung zu einer übermächtigen Gegenregulation und dadurch zur Insulinresistenz komme. Högler, Thomann und Überrack konnten nun tatsächlich feststellen, daß bei dem von Häusler und Högler untersuchten Fall nach der Entzuckerung die aus dem Nüchternblut gewonnenen Körperchen wieder insulinempfindlich geworden waren und daß bei Zufuhr von Zuckerbildnern enorme Mengen von dialysierbarem Hemmungsstoff im Plasma auftraten, während bei normalen Individuen oder bei typischen Diabetikern unter den gleichen Verhältnissen keine oder nur eine geringe Vermehrung des Hemmungsstoffes im Plasma nachweisbar war.

Es ist daher sehr wahrscheinlich, daß gewisse Formen der Insulinresistenz auf einer abnormen Reaktion des Adrenalinorgans auf den Reiz zuckerbildenden Materials beruhen.

Wir können daher die bisherigen Ausführungen nochmals dahin zusammenfassen, daß jede Überzuckerung des Blutes automatisch zu einer Mehrproduktion von Insulin, jede Unterzuckerung automatisch zu einer Mehrproduktion von Adrenalin führt.

Es ist nun sehr wahrscheinlich, daß diese Selbststeuerung des Blutzuckerspiegels mit Hilfe des Zentralnervensystems zustande kommt. Inselorgan und Adrenalinorgan sind vegetative Organe und haben als solche zentralnervöse Projektionsfelder, von denen aus ihre Tätigkeit reguliert wird. Eine sehr wichtige Stelle für die Beeinflussung des Adrenalinorganes befindet sich bekanntlich am Boden des 4. Ventrikels; denn bei Erregung dieser Stelle durch die Claude Bernardsche Piquure kommt es zu einer Ausschüttung von Adrenalin und dadurch zur Hyperglykämie und Glykosurie. Brugsch, Dresel und Levy haben ferner gezeigt, daß sich in der Medulla oblongata eine Stelle findet, bei deren Verletzung durch Stich eine Unterzuckerung des Blutes eintritt. Es wäre möglich, wenn es auch noch nicht bewiesen ist, daß diese Unterzuckerung durch eine Ausschüttung von Insulin zustandekommt und daß wir es hier mit einem analogen vegetativen Zentrum für das Inselorgan zu tun haben. Es wäre aber auch möglich, daß beide Zentren, das Adrenalin- und das Insulinzentrum, weiter zentral im Hirnstamm gelegen sind (Aschner, Roussy u. a.) und daß beim Hyperglykämie- bzw. Hypoglykämiestich nur die herabziehenden Bahnen getroffen werden. Sehr bemerkenswert sind ferner die Ergebnisse der Versuche von R. H. Kahn, daß die bei Insulinzufuhr auftretende Mehrsekretion von Adrenalin durch zentrale Reizung zustandekommt. Ältere Untersuchungen von Corral, neuere von S. W. Britton u. a. weisen ferner darauf hin, daß die Insulinsekretion vom Parasympathikus kontrolliert wird, wie es seinerzeit von Eppinger, Rudinger und mir angenommen wurde.

Man könnte sich also die Selbststeuerung des Blutzuckers in der Weise denken, daß jede Überzuckerung des Blutes zu einer Reizung des insulären Zentrums, jede Unterzuckerung zu einer Reizung des Adrenalinzentrums führe, in analoger Weise wie nach den Anschauungen von H. H. Meyer die Wärmeregulation durch den wechselnden Grad der Blutwärme in den Wärme- und Kühlzentren des Hirnstammes erfolgt oder wie die Steuerung der Atmung durch die Beeinflussung des Atemzentrums in der Medulla oblongata infolge des wechselnden Kohlensäuregehaltes des Blutes zustandekommt oder wie künstlich erhöhter Blutdruck die Adrenalinsekretion einschränkt, künstlich verminderter Blutdruck sie erhöht (A. Tournade und M. Chabrol). Es ist natürlich anzunehmen, daß das Blutzuckerzentrum noch durch vielerlei andere Faktoren (Dyspnoe usw.) beeinflußt wird. Ferner, daß diesem Zentrum auf efferenten und afferenten Bahnen Impulse zufließen, so von der Hirnrinde (Steigerung der Glykosurie durch psychische Erregungen, Adrenalinausschüttung durch elektrische Reizung motorischer Rindengebiete und anderer Hirnzonen, Houssay und Molinelli) oder vom Vagus her (stärkste Adrenalinausschüttung durch elektrische Reizung des zentralen Vagusendes) oder durch sensible Bahnen (Steigerung der Glykosurie durch Schmerz) oder vom Darm her usw.

Ich möchte mich auf diese wenigen Bemerkungen beschränken; sie zeigen zur Genüge, daß Inselorgan und chromaffines Organ die Steuerung des Blutzuckers und damit die Regulation des Kohlenhydratstoffwechsels beherrschen. Der Einfluß der anderen Blutdrüsen ist in dieser Hinsicht viel geringer. Auf den Einfluß der Schilddrüse bin ich schon bei der Besprechung der Wechselwirkung der Blutdrüsen eingegangen. Was die Hypophyse anbelangt, so wird, wie ich glauben möchte, der Einfluß derselben auf den Kohlenhydratstoffwechsel weit überschätzt. Das Pituitrin inf. beeinflußt beim Menschen nach vielen eigenen Untersuchungen den normalen Blutzucker überhaupt nicht; ebensowenig wird der Ablauf der Blutzuckerkurven nach Insulin bzw. Adrenalin durch Pituitrin wesentlich geändert. Ich habe auch niemals eine Beeinflussung der diabetischen Glykosurie durch Pituitrin gesehen. Was den Hypophysenvorderlappen anbelangt, so findet sich ja allerdings häufig die Kombination von Akromegalie mit Diabetes. Ich möchte es aber, wie ich bereits früher ausgeführt habe, für wahrscheinlich halten, daß es sich hier viel weniger um eine direkte Beeinflussung der Blutzuckerregulation als um eine trophische Beeinflussung des Inselorgans handelt, denn es gibt Fälle von Akromegalie oder von akromegalem Riesenwuchs, welche auf der Höhe der Erkrankung trotz ausgesprochener Funktionssteigerung der Hypophyse keine Störung des Kohlenhydratstoffes aufweisen. Die Versuche mit Extrakten aus der Adenohypophyse haben bisher ebenfalls noch zu keinen eindeutigen Resultaten geführt. Bernstein und ich fanden zwar in früheren Versuchen nach Injektion von Adenohypophysenextrakt regelmäßig Ansteigen des respiratorischen Quotienten bei gleichzeitigem Absinken des Grundumsatzes, doch wissen wir noch nichts Genaueres darüber, wie dieses Ansteigen des respiratorischen Quotienten zustande kommt. Es scheint mir daher vorderhand viel wahrscheinlicher, daß die häufige Kombination von Akromegalie bzw. akromegalem Riesenwuchs mit Diabetes auf einer gleichzeitigen Erkrankung des Inselorgans beruht.

B. Eiweißstoffwechsel. Was den Eiweißstoffwechsel anbelangt, so ist seit langem bekannt, daß die Schilddrüse denselben in mächtiger Weise beeinflußt. Bei der Basedowschen Krankheit ist die Eiweißzersetzung gesteigert, Basedowkranke verlieren im akuten Stadium der Krankheit rasch von ihrem Eiweißbestand. Allerdings hat schon Rudinger gezeigt, daß durch sehr reichliche Zugabe von stickstofffreien Energieträgern, von denen ein Teil durch Kohlenhydrat vertreten sein muß, die Eiweißzersetzung auf ebenso niedrige Werte herabgedrückt werden kann wie bei normalen Individuen. S. Lauter und E. Kraus haben dies bestätigt. Auch die Ergebnisse der Untersuchungen von Boothby und Sandifort liegen in der gleichen Richtung. Andererseits ist beim Myxödem der Eiweißbedarf erniedrigt. Myxödemkranke können sich ceteris paribus mit viel geringeren Eiweißmengen ins Gleichgewicht setzen wie Basedowkranke. Bei letzteren kann in späteren Stadien trotz Weiterbestehens des Hyperthyreoidismus der Eiweißbestand sich wieder bessern, vielleicht dadurch, daß das Inselorgan jetzt stärker funktioniert. Daß das Inselorgan einen Einfluß auf den Eiweißstoffwechsel und insbesondere auf den Eiweißansatz ausübt, muß schon daraus gefolgert werden, daß ein Eiweißansatz nicht denkbar ist, wenn der beim Abbau des Eiweißes entstehende Zucker ausfällt und daß bekanntlich die Kohlenhydrate exquisit eiweißsparend wirken. Dies ist allerdings beim Diabetes mellitus nicht immer leicht zu ersehen und es bedarf besonderer Versuchsanordnung, um es festzustellen. Tritt ein Diabetes akut auf und wird er nicht rationell behandelt, so sehen wir mit der Zuckervergeudung auch einen Verlust an Eiweißsubstanz und einen raschen Muskelschwund auftreten. Bei rationeller Behandlung, d. h. bei starker Einschränkung der Zuckerbildner in der Kost, sinkt der Eiweißbedarf genau so wie bei chronischer Inanition ab. In solchen Fällen besteht oft lange Zeit hindurch trotz sehr spärlicher Eiweißzufuhr und einigem Zuckerverlust Eiweißgleichgewicht, bis mit zunehmender Insuffizienz des Inselorgans auch unter diesen Verhältnissen der Eiweißverlust nicht mehr aufzuhalten ist. Durch Insulin gelingt es sehr rasch, den Eiweißbestand wieder auf normale Höhe zu bringen. Dabei nimmt die Muskelsubstanz insbesondere bei rationellem Training rasch an Volumen und Leistungsfähigkeit zu. Bei den Hypophysen- und Nebennierenerkrankungen treten Störungen im Eiweißhaushalt nicht deutlich hervor, doch finden sich bei manchen Blutdrüsenerkrankungen qualitative Veränderungen des Eiweißstoffwechsels. So wurde bei der Akromegalie und im akuten Stadium der Tetanie Erhöhung der Ammoniak-Aminosäuren- und Polypeptidfraktion des Harnstickstoffes gefunden. Auch der Purinstoffwechsel wird durch manche Blutdrüsen beeinflußt. Bei schweren Fällen von Diabetes mellitus findet sich regelmäßig eine Erhöhung der endogenen Harnsäureausscheidung (v. Noorden, Falta). Viel ausgesprochener sind die Störungen im Purinstoffwechsel bei der Akromegalie. Nowaczynski und ich fanden bei purinfreier Kost Werte bis 1 g Harnsäure pro die. In einem Falle habe ich diese Störung durch über 15 Jahre immer wieder konstatieren können. Dieser Befund konnte auch von anderer Seite, so in neuester Zeit von Thannhauser, erhoben werden. Vielleicht hat diese Erhöhung des endogenen Purinumsatzes bei der Akromegalie ihren Grund in der Hyperplasie kernreichen Gewebes (Splanchnomegalie, insbesondere Lebervergrößerung). Bei der hypophysären Kachexie stehen noch Untersuchungen aus. Bei der Basedowschen Krankheit scheint der exogene Faktor des Purinstoffwechsels verändert zu sein, da ich in den einzelnen Fällen bei Zufuhr purinreicher Nahrung ein deutliches Ansteigen der Harnsäureausscheidung vermißte.

Auch der Kreatininstoffwechsel wird nach den Untersuchungen von S. Ch. Roux und Thaillanvier, von Marañon und von Takahasi Yosizo durch die Blutdrüsen beeinflußt.

C. Kalkstoffwechsel. Von ganz besonderer Bedeutung ist das Blutdrüsensystem für die Regulation des Kalkstoffwechsels. Wir haben schon früher erwähnt, daß die Ausbildung der Knochenkerne und der Schluß der Epiphysenfugen unter dem Einfluß verschiedener Blutdrüsen steht und daß auch die Festigkeit des gebildeten Knochens durch gewisse Blutdrüsen eine Änderung erfahren kann. Eine ganz besondere Wichtigkeit kommt aber den Epithelkörperchen zu. Ebenso charakteristisch wie für den Diabetes mellitus die Hyperglykämie ist für die Tetanie die Hypokalzämie. Unterschreitet der Kalkgehalt im Blute eine gewisse Grenze, so kommt es zu tetanischen Krämpfen; durch Injektion von Parathyrin kann die Hypokalzämie und damit auch der tetanische Zustand beseitigt werden, ja es läßt sich durch entsprechende Mengen von Parathyrin eine Hyperkalzämie erzeugen (Collip). Auch durch Massenangebot von Kalk lassen sich die tetanischen Symptome günstig beeinflussen. Aber nicht nur der Gesamtkalkgehalt des Blutes, sondern auch der Grad der Ionisation steht unter der Kontrolle der Epithelkörperchen. Damit wird die Epithelkörperchenfunktion zu dem beherrschenden Faktor für die Nervenerregbarkeit. In zweiter Linie wird aber anscheinend auch die Knochenbildung dadurch beeinflußt, da einerseits bei Epithelkörpercheninsuffizienz die Knochen im Röntgenbild eine eigentümliche Rarefizierung der Bälkchen und hochgradige Atrophie zeigen und die Heilung der Frakturen verzögert ist und da andererseits die Epithelkörperchen bei auf anderen Ursachen beruhenden Störungen der Kalkapposition (Rachitis, Osteomalazie usw.) kompensatorisch hypertrophieren.

Die Bedeutung der Thymusdrüse für den Kalkstoffwechsel ist noch nicht geklärt, da die Angaben einiger Autoren, daß rachitisähnliche Störungen im Knochenwachstum nach Exstirpation der Thymusdrüse im jugendlichen Alter auftreten, von anderen bestritten werden.

D. Respiratorischer Stoffwechsel. Einen tiefen Einblick in die Regulation des Stoffwechsels hat insbesondere das Studium des respiratorischen Stoffwechsels bei den Blutdrüsenerkrankungen ergeben. Diese Frage soll im Kapitel endogene Fettsucht bzw. endogene Magersucht ausführlich besprochen werden. Ich möchte mich daher hier nur auf einige Bemerkungen beschränken. Die Untersuchung des respiratorischen Stoffwechsels gibt uns Aufschluß: über den Grundumsatz, über die spezifisch-dynamische Nahrungswirkung, über die Beteiligung von Eiweiß, Fett und Kohlenhydrat am Umsatz, über den Nutzeffekt und das Maß der Muskelarbeit und endlich über den Gesamtkalorienbedarf. Unter Grundumsatz verstehen wir bekanntlich die Wärmeproduktion bei Ausschaltung der Nahrungszufuhr und der Muskelarbeit. Die Beurteilung, ob der bei einem Individuum gefundene Wert normal ist oder von der Norm abweicht, stößt aber bei Individuen, deren körperliche Konstitution von der normaler Individuen wesentlich verschieden ist, also insbesondere bei Fettsüchtigen und extrem Magersüchtigen auf große Schwierigkeiten. Man wird daher nur auf große Ausschläge etwas geben dürfen. Bei voller Berücksichtigung dieses Standpunktes kann man sagen, daß unter den Blutdrüsen die Schilddrüse eine Sonderstellung einnimmt, indem sie den Grundumsatz besonders stark beeinflußt. Bei schweren Fällen von Morbus Basedowii finden wir Steigerung des Grundumsatzes manchmal weit über 100%, bei schweren Fällen von Myxödem Verminderung des Grundumsatzes um $30-40\%$. Durch die operative oder die Strahlenbehandlung des M. Basedowii kann der Grundumsatz manchmal wieder bis auf die Norm gebracht werden, ja bei zu intensiver Behandlung kann ein Ausschlag nach der negativen Seite erfolgen. Andererseits genügen kleine Mengen von Schilddrüsensubstanz, um den abnorm tief eingestellten Grundumsatz bei Myxödem wieder normal zu gestalten, bei größeren Mengen kann eine Steigerung des Grundumsatzes über die Norm erzielt werden. Auch bei Individuen mit nicht erniedrigtem Grundumsatz kann durch Zufuhr von Schilddrüsensubstanz der Grundumsatz erhöht werden, doch scheint das Maß dieser Erhöhung von individuellen Faktoren abhängig zu sein, von einer Art Gegenregulation, die bei einzelnen Individuen verschieden stark in Erscheinung tritt. Außer bei Myxödem scheint eine deutliche Erniedrigung des Grundumsatzes bei der hypophysären Kachexie bzw. bei der multiplen Blutdrüsensklerose die Regel zu sein. Auch hypophyseoprive Tiere zeigen diese Herabsetzung des Grundumsatzes. Wie diese zustande kommt, ist vorderhand noch nicht klargestellt (Atrophie bzw. Sklerose der Schilddrüse?). Bei der Akromegalie findet man bisweilen eine deutliche Erhöhung des Grundumsatzes. Es gibt aber auch Fälle von typischer Akromegalie mit normalem Grundumsatz. Es dürfte sich daher bei den ersteren meist um eine gleichzeitige Funktionssteigerung der Schilddrüse handeln. Beim Diabetes mellitus wurde eine Steigerung des Grundumsatzes von Benedict und Joslin angenommen, ich konnte aber zeigen, daß auch bei schweren Fällen von Diabetes der Grundumsatz normal sein kann, wenn man zum Vergleiche gleichgroße und gleichmagere nichtdiabetische Individuen heranzieht. Überdies haben die neueren Untersuchungen ergeben (Feyertag u. a.), daß man schwere Diabetiker mit Insulin entzuckern kann, ohne daß der Grundumsatz sich ändert. Bei Ausfall der Keimdrüsen findet sich meist der Grundumsatz etwas erniedrigt. Untersuchungen des Grundumsatzes bei der prämaturen Entwicklung infolge Keimdrüsen-, Zirbel- und Nebennierenrindentumoren stehen noch aus. Ein sehr deutlicher Einfluß auf den Grundumsatz kommt also, wie bereits erwähnt, hauptsächlich der Schilddrüse zu. Zwar läßt sich experimentell zeigen, daß auch Adrenalin und Pituitr. inf. den Grundumsatz erhöhen, ersteres mit, letzteres ohne Erhöhung des respiratorischen Quotienten (Bernstein und Falta), doch scheinen

Änderungen in der Produktion dieser Inkrete keinen sehr merkbaren Einfluß auf den Grundumsatz zu haben. Daß an der Steigerung des Grundumsatzes durch Schilddrüsensubstanz die erhöhte Tätigkeit vegetativer Organe (insbesondere Herz, Lungen, Haut usw.) Anteil haben, ist ohne weiteres verständlich. Ob daneben auch eine Erhöhung der Oxydationsenergie der Zellen ruhender Organe in Betracht kommt, muß ich dahin gestellt sein lassen.

Über die Beeinflussung der spezifisch-dynamischen Nahrungswirkung durch die Blutdrüsen sind in letzterer Zeit viele Untersuchungen angestellt worden. Kestner, Plaut u. a. haben die Behauptung aufgestellt, daß bei Zuständen mit Funktionsminderung der Hypophyse die spezifisch-dynamische Nahrungswirkung herabgesetzt ist und daß sie durch Zufuhr von Adenohypophysensubstanz wieder normal wird. Es liegen aber auch Beobachtungen vor, daß bei Schilddrüsen- (Grafe u. a.) und Keimdrüseninsuffizienz (Liebesny u. a.) und auch bei Zuständen, die mit dem Blutdrüsensystem nichts zu tun haben, z. B. bei manchen Trophoneurosen (Liebesny), die spezifische Nahrungswirkung herabgesetzt ist. Sicher liegt in der Herabsetzung der spezifischen Nahrungswirkung eine Tendenz zur Ersparnis. Für die Entstehung der Fettsucht kommt diesem Moment aber keine generelle Bedeutung zu, da es viele Fälle von Fettsucht mit sicher normaler spezifisch-dynamischer Nahrungswirkung gibt.

Die Untersuchungen über den Anteil, den Eiweiß, Fett und Kohlenhydrat am Umsatz nehmen, sind insbesondere beim Diabetes mellitus von Bedeutung. Bei schweren Fällen von Diabetes findet sich der respiratorische Quotient sehr tief eingestellt, als Folge davon, daß der im Körper entstehende Zucker nicht verwertet wird. Der R. Q. kann sogar bei schwer azidotischen Fällen ziemlich weit unter den für reine Fettverbrennung geltenden R. Q. absinken, als Folge davon, daß die aus den Fettsäuren bzw. aus den Aminosäuren des Eiweißes entstehenden, relativ sauerstoffreichen Ketonkörper unverbrannt ausgeschieden werden. Durch entsprechende Zufuhr von Insulin können diese Störungen vollkommen behoben werden. Der R. Q. steigt bekanntlich nicht nur dann, wenn relativ mehr Zucker in die Verbrennung einbezogen wird, sondern auch bei Fettbildung aus Zucker an. In letzterem Falle kann er den für ausschließliche Zuckerverbrennung typischen Wert von 1,0 überschreiten. Der Umstand, daß Insulin bei reichlichem Vorrat von Kohlenhydrat den R. Q. erhöht und die Gesamtwärmeproduktion dabei eher dämpft, während Adrenalin zugleich mit der Steigerung des R. Q. auch die Gesamtwärmeproduktion steigert, läßt sich vielleicht in der Weise deuten, daß Insulin mehr die Fettbildung aus Zucker, Adrenalin mehr die Zuckerverbrennung anregt; eine eigenartige Beobachtung haben seinerzeit Bernstein und ich gemacht. Wir fanden, daß bei Injektion eines von uns Parke Davis zur Verfügung gestellten Hypophysenvorderlappenextraktes der Grundumsatz absank und dabei der R. Q. stieg. Bei schweren Fällen von Diabetes sank nur der Grundumsatz ab, der R. Q. blieb unverändert. Wir vermuteten, daß hier eine Fettbildung aus Zucker vorliege. Da diese Versuche bisher nicht nachgeprüft worden sind, möchte ich nicht weiter darauf eingehen.

Die Bestimmung des R. Q. ist auch von großer Bedeutung für die Frage des Stoffumsatzes bei der Muskelarbeit. Der isolierte überlebende Muskel scheint nur Zucker zu verbrennen (Hill, Meyerhof), man darf aber meines Erachtens daraus nicht den Schluß ziehen, daß dies auch in dem im Körper befindlichen Muskel, der im Stoffaustausch mit dem ganzen Organismus steht, der Fall ist. Dagegen spricht schon die Beobachtung, daß enorme körperliche Leistungen bei einer Kost mit reichlich Fett und wenig Eiweiß für lange Zeit möglich sind. Ein einfacher Überschlag ergibt, daß der Eiweißzucker unmöglich allein das Material für die enorme Leistung der Muskeln unter diesen

Umständen abgeben kann. Systematische Untersuchungen, die G e r l und H o f - m a n n auf meine Veranlassung an schweren Fällen von Diabetes durchführten, haben ferner zu der gleichen Schlußfolgerung geführt, nämlich daß unter gewissen Umständen das Fett in hohem Grade zur Bestreitung der Muskelarbeit herangezogen werden kann. Diese Diabetiker wurden durch Wochen hindurch auf eine Kost von bestimmtem Zuckerwert (160) und reichlich Fett gesetzt und durch eine entsprechende Menge von Insulin zuckerfrei gehalten. Auch die Tagesblutzuckerkurven zeigten dabei annähernd normale Verhältnisse. Die Diabetiker setzten dabei reichlich Fett an, die Muskel blieben dürftig; sie mußten nun zweimal im Tage erschöpfende Muskelarbeit leisten. Der Insulinbedarf nahm dabei nicht zu, sondern meist sogar etwas ab. Die Patienten büßten dabei an Fett ein, hingegen entwickelte sich in verhältnismäßig kurzer Zeit eine äußerst kräftige Muskulatur. Wäre die Muskelarbeit ausschließlich durch einen Mehrverbrauch von Zucker geleistet worden, so hätte der Insulinbedarf ebenfalls ansteigen müssen, um die Fixation des Plus an Zucker in den arbeitenden Muskelzellen zu ermöglichen. Auch die Untersuchungen von K. F u r u s a w a an normalen Individuen (bei kurzer Muskeltätigkeit Anstieg des R. Q. bis 1,0, bei längerer Tätigkeit, insbesondere bei fettreicher, kohlenhydratarmer Nahrung Absinken des R. Q.) zeigen, daß im Organismus die Muskeltätigkeit nicht ausschließlich vom Zucker bestritten wird.

Die Frage, ob der Nutzeffekt der Arbeit durch die Blutdrüsen irgendwie geändert wird, ist schwer zu entscheiden. Früher hat man angenommen, daß bei gewissen Formen der Fettsucht der Nutzeffekt erhöht und daß darin ein Moment der Ersparnis gelegen sei. Das wird heute allgemein abgelehnt, häufig ist das Gegenteil der Fall, indem der Fettballast, das mangelnde Training und die Behinderung des Herzens, des Zwerchfelles usw. durch die Fettmassen einen unverhältnismäßig großen Kraftaufwand fordern, um eine bestimmte Arbeit zu leisten. Bei Basedowkranken ist nach den Untersuchungen von B o o t h b y und S a n d i f o r d, E p p i n g e r u. a. der Sauerstoffverbrauch bei der Muskelarbeit unverhältnismäßig groß.

Von großer Bedeutung ist der Einfluß der Blutdrüsen auf den Kalorienbedarf eines Individuums, d. h. auf jene Menge von Kalorien, die zugeführt werden müssen, damit der Körperbestand erhalten bleibt. Der Kalorienbedarf ist vom Grundumsatz und vom Leistungszuwachs, das ist von der spezifischdynamischen Nahrungswirkung und vom Maß der Muskelarbeit abhängig. Es ist daher ohne weiteres einleuchtend, daß bei gleicher Muskelarbeit der Kalorienbedarf eines Myxödemkranken abnorm gering und eines Basedowkranken abnorm hoch ist. Für die Regulation des Körperbestandes kommt es aber auf den Kalorienbedarf allein nicht an, denn der Körperbestand wird erhalten bleiben, wenn bei erniedrigtem Kalorienbedarf die Nahrungszufuhr entsprechend eingeschränkt und bei erhöhtem Kalorienbedarf entsprechend vermehrt wird. Der Grund, weshalb ein normaler, erwachsener Organismus oft durch Jahre hindurch trotz bedeutender Änderung der Zufuhr bzw. des Verbrauchs seinen Körperbestand konstant erhält, liegt in einem feinen Regulierungsmechanismus, durch welchen Einnahmen und Ausgaben aufeinander abgestimmt werden. Bei vermehrtem Verbrauch setzt ein erhöhter Nahrungstrieb ein, bei vermehrter Zufuhr ein gesteigerter Bewegungstrieb. Wenn wir also von jenen Fällen von Basedowkranken absehen, bei denen die Steigerung der Oxydationsenergie ganz exzessiv ist oder bei denen die durch die Vergiftung mit dem Schilddrüseninkret bedingten Störungen der Verdauungsorgane eine entsprechend gesteigerte Nahrungsaufnahme unmöglich machen, so wäre nicht einzusehen, warum die Steigerung der Oxydationsenergie oder ein verminderter Nutzeffekt der Arbeit zur Abmagerung bzw. die Herabsetzung der Oxydationsenergie zum Fettansatz führen sollte. Wie in dem Kapitel Fettsucht und Magersucht ausführlich besprochen werden soll, muß vielmehr der Hauptgrund für die Bilanzstörung bei diesen Zuständen in einer Störung des Trieblebens gesehen werden. Die Erfahrungen bei der Insulinmast zeigen, daß der Nahrungstrieb durch Insulin künstlich gesteigert werden kann. Abnorm geringe Ansprechbarkeit des Inselorganes auf den Nahrungsreiz bedingt verminderten Nahrungstrieb, wobei auch die verlangsamte Resorption (Koref und Mauthner) eine Rolle spielen dürfte (Fälle von primärer Anorexie). Andererseits konnten Depisch und Hasenöhrl bei Fällen, die sich im Zustand der Körpergewichtszunahme befanden (Rekonvaleszenten, Fälle von entstehender Fettsucht usw.) eine abnorme Ansprechbarkeit des Inselorganes auf Zufuhr von Zucker nachweisen, die in einer abnorm starken, mit Heißhunger einhergehenden hypoglykämischen Phase zum Ausdruck kam.

Von ebenso großer Wichtigkeit für die Regulation des Körperbestandes ist der Bewegungstrieb. Er wird im hohen Grade von der Tätigkeit der Schilddrüse beeinflußt. Das zeigt uns die Unrast des Basedowkranken und die Apathie und Trägheit des Myxödemkranken. Auf den Bewegungstrieb haben auch die Keimdrüsen Einfluß, wie dies ja ohne weiteres im Unterschied des Temperaments bei Normalen und Kastrierten zum Ausdruck kommt. Eine wichtige Rolle dürfte endlich auch dem Ermüdungsgefühl zukommen. Man denke an das fehlende Ermüdungsgefühl bei Manischen, das zu einem enormen Körpergewichtssturz Veranlassung geben kann. Inwieweit die Blutdrüsen und besonders die Nebennieren und das Inselorgan auf die Ermüdbarkeit und auf das Ermüdungsgefühl von Einfluß sind, ist bisher noch wenig erforscht. Doch liegen mancherlei klinische Anhaltspunkte hierfür vor (Asthenie der Addisonkranken, Müdigkeit der Diabetiker, körperliche und geistige Ermüdbarkeit bei vorzeitiger Involution der Keimdrüsen, andererseits erneutes Kraftgefühl bei der Insulinbehandlung bzw. bei der Steinachschen oder Voronoffschen Operation und dem Dopplerschen Verfahren).

E. Wärmeregulation. Neben dem Einfluß, den die Blutdrüsen auf die Wärmebildung im Körper ausüben, besteht auch ein solcher auf die Wärmeregulation. Am häufigsten und am stärksten ausgeprägt sind Störungen der Wärmeregulation bei den Schilddrüsenerkrankungen. Bei Myxödem sinkt die Körperwärme oft tief unter die Norm, bei den Basedowkranken ist Hyperthermie nicht selten. Bei Myxödemkranken ebenso wie bei schilddrüsenlosen Tieren wird die Temperatur durch ein kaltes Bad stark herabgesetzt und es dauert relativ sehr lange, bis die Ausgangstemperatur wieder erreicht wird (G. Cori, H. Pfeiffer). Da bei Myxödem alle Funktionen, die der Entwärmung des Körpers dienen, herabgesetzt und bei Basedow gesteigert sind, ist die Anpassung der Wärmeabgabe an die Änderung der Wärmebildung unvollkommen. Daß das Schilddrüseninkret die Eigenwärme des Körpers erhöht, geht auch aus den Untersuchungen von Leo Adler hervor, die zeigen, daß man die Hypothermie winterschlafender Tiere durch Injektion von Schilddrüsensubstanz, allerdings auch durch andere proteogene Amine, rasch beheben kann. Ferner zeigte Leo Adler, daß bei Winterschläfern die Schilddrüse im Herbst einer Degeneration verfällt, die im Frühjahr bei zunehmender Wärme wieder verschwindet. Nach Hart zeigen auch die Schilddrüsen von Warmblütern Zeichen von Degeneration, wenn die Tiere in abnormer Wärme gehalten werden, während bei Kälteeinwirkung die entgegengesetzten Veränderungen eintreten. Ebenso weisen auch die Untersuchungen von Mansfeld und Pap auf eine Beeinflussung der Wärmeregulation durch die Schilddrüse hin, die nach H. H. Meyer durch eine direkte Einwirkung auf das Wärmezentrum erfolgt. Endlich wäre zu erwähnen, daß nach O. Loewi und Weselko, L. Asher und Nyffenegger bei schilddrüsenlosen Tieren der Wärmestich wesentlich weniger wirkt. Auch bei der Dystrophia adiposogenitalis, woferne sie auf krankhaften Prozessen in der Gegend der Hypophyse beruht, findet sich die Eigenwärme des Körpers häufig dauernd erniedrigt. Die Ursache dieser Hypothermie ist noch nicht völlig geklärt, doch zeigen die Tierexperimente von Hashimoto wenigstens so viel, daß die nach Exstirpation der Hypophyse auftretende Hypothermie durch Injektion von Pituitr. inf. wieder behoben werden kann. Es scheint also durch das Pituitr. inf. eine Tonisierung eines in der Regio hypothalamica gelegenen Wärmezentrums zu erfolgen. Neuerdings konnte W. Raab zeigen, daß Antipyretika, welche das Wärmezentrum lähmen, den Pituitrineffekt auf den Fettstoffwechsel (Sturz des Blutfettes) aufheben, und daß beim Wärmestich ein Sturz des Blutfettes (analog dem Pituitrineffekt) auftritt. Auch dem Adrenalsystem dürfte ein Einfluß auf die Wärmeregulation zukommen, da man nach Adrenalininjektion oft eine vorübergehende Steigerung der Körpertemperatur beobachtete. Bei Arteriosklerotikern habe ich sogar des öfteren Schüttelfröste gesehen.

F. Fettstoffwechsel. Wenn auch alle jene Faktoren, welche, wie eben geschildert wurde, die Wärmebildung beeinflussen (Grundumsatz, spezifisch-dynamische Nahrungswirkung, Muskelarbeit, Triebleben usw.) auch auf den Fettstoffwechsel Einfluß nehmen, so darf die Regulation des Fettstoffwechsels nicht ausschließlich vom Standpunkt der Wärmebildung betrachtet werden. Es gibt noch zahlreiche andere Faktoren, welche regulierend in den Fettstoffwechsel eingreifen. Hier wären vor allem anderen solche zu nennen, welche den Fettabbau bzw. den Fettaufbau beeinflussen. Auch in dieser Hinsicht spielen die Blutdrüsen eine große Rolle. Dies sehen wir besonders beim Diabetes mellitus, bei welchem die durch den Insulinmangel bedingte Störung in der Zuckerassimilation eine tiefgreifende Störung im Fettabbau (Ketonkörperbildung) zur Folge hat; unter Umständen kann diese Störung so hochgradig sein, daß abundante Fettzufuhr nicht mehr zum Ansatz von Fett, sondern nur zu einer enormen Steigerung der Ketonkörperbildung führt. Umgekehrt sehen wir bei schweren abgemagerten Fällen von Diabetes mit dem Beginn der Insulinbehandlung den Fettansatz spielend leicht vor sich gehen, ja selbst bei nichtdiabetischen Individuen können wir durch Insulin Fettansatz evtl. bis zur Fettsucht herbeiführen [1].

Für die Regulation des Fettstoffwechsels sind auch trophische Einflüsse auf das Fettgewebe von Wichtigkeit. Auch in dieser Hinsicht kommt dem Blutdrüsensystem eine große Bedeutung zu. So führt Ausfall der Keimdrüsenfunktion bei männlichen Individuen zu einer ganz charakteristischen Fettverteilung, die auch dann noch deutlich erkennbar ist, wenn aus irgendwelchen Gründen das Individuum abmagert und den größten Teil seines Fettbestandes einbüßt. Hierher gehört auch die eigenartige Fettdurchwachsung der Muskeln kastrierter Tiere. Bei Nebennierenrindentumoren sehen wir andererseits oft gewaltige Fettmassen an ganz anderen Körperstellen (Wangen, Gegend zwischen den Schulterblättern usw.) auftreten. Zweifellos spielen bei der Verteilung und Deponierung des Fettes neben den inkretorischen auch zentralnervöse und autochthone Einflüsse mit. Für das Vorhandensein autochthoner Einflüsse hat E. Hoffmann ein glänzendes Beispiel gebracht. Ein Stück Bauchhaut wurde zur Deckung eines Hautdefektes auf einen Handrücken verpflanzt. Als später das Individuum fett wurde, trat eine deutliche Fetteinlagerung in dem transplantierten Hautstück auf, während die Hand sonst mager blieb.

---

[1] Auch hier gilt der Satz, daß ein Zuviel die entgegengesetzte Wirkung hervorbringt (lokaler Fettschwund durch Insulin, Depisch).

Für das Vorhandensein zentralnervöser Einflüsse spricht die so häufig zu beobachtende symmetrische Anordnung der Lipome usw.

Ein wichtiger Faktor für die Regulation des Fettstoffwechsels liegt endlich in der verschiedenen Angreifbarkeit der Fettdepots gegenüber entfettenden Einflüssen. Die Angreifbarkeit der Fettdepots kann bei ein und demselben Individuum regionär verschieden sein. So kann z. B. bei Individuen mit Lipomen durch Thyreoidin starke Abmagerung erzielt werden, ohne daß das Fett der Lipome eingeschmolzen wird (H. Zondek). Diese lipophile Tendenz der Gewebe (v. Bergmann) scheint aber auch das gesamte Fettgewebe des Körpers betreffen zu können. Hierher wären jene Fälle von Fettsucht zu rechnen, welche auch bei stärkster Beschränkung der Kalorienzufuhr an ihrem Fettbestand mit auffallender Zähigkeit festhalten und dabei anscheinend hauptsächlich von ihrem Glykogen- und Eiweißbestand leben. Nach den Anschauungen von H. Zondek und seinen Mitarbeitern soll die Ursache dieser gesteigerten Fettavidität der Zellen in einer Änderung des Kationenmilieus der Zelle gelegen sein.

G. Wasser- und Salzstoffwechsel. Schon bei der Besprechung der Wechselwirkung der Blutdrüsen wurde darauf hingewiesen, daß die Blutdrüsen den Wasser- und Salzbestand des Körpers in sehr verschiedener Weise beeinflussen. Vom Thyreoidin war schon seit langem bekannt, daß es diuretisch wirkt, bzw. daß nach Schilddrüsenexstirpation eine Wasseranreicherung auftritt (Leichtenstern, Tevenot, Tatum). Eine experimentelle Grundlage für die Anschauung, daß die Schilddrüse einen Einfluß auf den Wassergehalt des Organismus habe, wurde insbesondere durch die Arbeiten von H. Eppinger geschaffen. Eppinger zeigte, daß bei schilddrüsenlosen Hunden subkutan injizierte Kochsalzlösung nur außerordentlich langsam weggeschafft und daß diese Verzögerung des Salztransportes bei Zufuhr von Thyreoidin wieder wettgemacht wird. Fujimaki, Hildebrandt u. a. kamen zu dem gleichen Resultat bei Verwendung von Thyroxin. Grafe fand in seinen Experimenten am schilddrüsenlosen Hund ebenfalls eine Neigung zur Wasserretention. Auch in Fällen von Myxödem und Basedow fand Eppinger ein ähnliches Verhalten wie in den Tierexperimenten. R. Meyer-Bisch, W. H. Veil und H. Bohn, Maliva und Nonnenbruch sahen unter Thyreoidin bei Myxödemkranken deutliche Entwässerung eintreten. G. Deutsch hat ferner darauf hingewiesen, daß die Serumkonzentration bei Myxödemfällen sehr bedeutend erhöht zu sein pflegt und unter Thyreoidin rasch wieder zur Norm zurückkehrt. Wie schon erwähnt, nahm H. Eppinger an, daß Thyreoidin den Salztransport im Körper beschleunige, Mangel an Schilddrüseninkret ihn verzögere, doch sind die diesbezüglichen am Menschen gemachten Beobachtungen, insbesondere bei peroraler Zufuhr von Kochsalz nicht ganz eindeutig. Unsere eigenen Untersuchungen (W. Falta und F. Högler) haben ergeben, daß bei Myxödem Natronsalze stark hydropigen Kalium- und Kalziumsalze antihydropigen wirken. Gibt man aber bei unbehandelten Myxödemkranken Kochsalz und Wasser, so findet man eine Steigerung der Wasser- und Chlordiurese, während bei normalen Individuen unter diesen Verhältnissen eine Hemmung eintritt. Unter Thyreoidinzufuhr trat regelmäßig eine Entwässerung auf; die Wasser- und Kochsalzwasserproben verliefen jetzt wie bei normalen Individuen. Besonders bemerkenswert ist, daß bei mit Thyreoidin behandelten Myxödemkranken Kochsalz gegeben werden kann, ohne daß es zu einer wesentlichen Wasseranreicherung kommt. Solche Individuen gewinnen also unter Thyreoidin eine normale Toleranz für Kochsalz; hingegen fanden wir bei Fällen von Morbus Basedowii meist ein entgegengesetztes Verhalten, nämlich nur geringe Zunahme des Körpergewichtes unter Kochsalzzufuhr und starke Hemmung der Diurese im Kochsalzwasserversuch. Bei einmaliger Belastung mit Kochsalz und Wasser fanden wir daher bei

Myxödem eher einen beschleunigten, bei Basedow eher einen verlangsamten Salztransport. Bei längerdauernder Zufuhr findet man hingegen beim Myxödem eine vermehrte Tendenz zur Quellung, beim Basedow im Stadium der Abmagerung eine vermehrte Tendenz zur Entquellung. Gegenüber den Wasser- und Salzwasserproben verhält sich das Myxödem im Zustande vermehrter Quellung ähnlich wie ein normaler Organismus, der lange Zeit auf salzreicher Kost gehalten wurde, der Basedow ähnlich wie ein normaler Organismus, dem lange Zeit das Kochsalz entzogen wurde. Die Versuche zeigen jedenfalls, daß bei Myxödem die Entquellbarkeit, beim Basedow die Quellbarkeit der Kolloide erhalten ist. Es scheint sich daher beim Hypo- bzw. Hyperthyreoidismus weniger um eine Verlangsamung bzw. Beschleunigung des Salztransportes als um eine gesteigerte bzw. verminderte Stabilität des Quellungszustandes der Kolloide zu handeln. In welcher Weise diese Veränderungen im Quellungszustand der Kolloide zustandekommen, scheint mir noch nicht völlig geklärt zu sein. Eppinger leitet aus seinen Experimenten die Ansicht ab, daß das Thyreoidin den Quellungszustand dadurch beeinflußt, daß es eine Ansammlung ungenügend abgebauter Spaltungsprodukte des Eiweißes in den Zwischenräumen der Gewebe und so eine Bindung von Wasser und Salz verhindert. Auch Ellinger nimmt eine Veränderung der Gewebsquellung an. Auf eine Veränderung im Quellungszustand des Blutes bei der Funktionssteigerung bzw. Funktionsminderung der Schilddrüse weisen auch die Untersuchungen von A. Hellwig und S. M. Neuschloß über das Verhältnis des Brechungsindexes zur Viskosität hin. In demselben Sinne lassen sich vielleicht auch die Änderungen in der Refraktionsdifferenz, die Högler und ich fanden, deuten. Es scheint mir aber die Frage noch nicht völlig geklärt, inwieweit diese Änderungen der Kolloidstabilität direkt durch das Thyreoidin hervorgerufen werden, ob sie nicht vielmehr zum Teile sekundär durch die Änderung in der Funktion der Exkretionsorgane (Haut, Darm, Niere) bedingt werden, die bei den Myxödemkranken daniederliegt, während sie bei den Basedowkranken gesteigert ist.

Während durch Thyreoidin der Turgor der Gewebe herabgesetzt wird, wird er durch Insulin erhöht. Die Beobachtungen beim Diabetes mellitus scheinen bei oberflächlicher Betrachtung den letzten Teil dieses Satzes nicht ohne weiteres zu stützen; zwar pflegen schwere Fälle von Diabetes mellitus wasserarm zu sein. Schon ältere Untersuchungen von Rumpf u. a. haben ergeben, daß der Wassergehalt der Organe in solchen Fällen abnorm gering ist. Andererseits besteht bei schwereren Fällen von Diabetes sehr häufig ein gewisser Grad von Ödembereitschaft, der bei reichlicher Zufuhr von Natronsalzen (Kochsalz insbesondere, aber auch Na-bic.) zu manifesten Ödemen führt. Diese Ödembereitschaft beruht aber sicher nicht auf dem Mangel von Insulin, sondern dürfte wohl — wie ich schon vor langer Zeit betonte — auf die Eiweißverarmung zurückzuführen sein. Solche Fälle von diabetischen Ödemen verhalten sich ganz ähnlich wie Myxödemkranke oder wie Fälle von Hungerödem. Natronsalze wirken hydropigen, Kaliumsalze wirken antihydropigen. Amylazeenreiche Kost befördert die Ödembildung, woferne sie nicht salzarm ist. Daß das Insulin den Turgor der Gewebe erhöht, sehen wir sehr deutlich bei der Behandlung der Magersucht mit Insulin (W. Falta) und insbesondere bei der Behandlung atrophischer Säuglinge, denn hier kommt es sprungweise zu einem Anstieg des Körpergewichtes, der sicher anfangs zum großen Teil auf einem vermehrten Ansatz von Wasser und Salz beruht (Married, Priesel und Wagner, F. Butterwieser u. a.). Ödeme treten dabei aber nie auf; hingegen sehen wir bei schweren Fällen von Diabetes mit dem Übergang zur Insulinbehandlung sehr häufig Ödeme auftreten, weil hier eine Ödembereitschaft bereits bestanden hat. Diese Ödembereitschaft pflegt im Laufe der Insulinbehandlung zu verschwinden, offenbar deshalb, weil unter Insulin die Eiweißverarmung der Gewebe aufhört.

Auch die Veränderungen, die im Blute nach Zufuhr von Insulin auftreten, weisen auf eine vermehrte Quellung hin. So fanden H. Vollmer und J. Serebrijski und O. Klein unter Insulin Hydrämie und Ansteigen des Cl. im Blute. Im Wasserversuch trat eine Abschwächung der Diurese durch Insulin auf. Auch die Zunahme der Refraktionsdifferenz, die wir meist unter Insulin auftreten sahen, ist vielleicht als Folge einer Erhöhung des Quellungsdruckes anzusehen. Der quellungsbefördernde Einfluß des Insulins ist schon dadurch verständlich, daß Insulin den Ansatz von Glykogen und damit auch den Ansatz von Wasser fördert. So sah O. Klein bei schweren Diabetikern im Wasserversuch mit Traubenzucker Zwangspolyurie auftreten, während unter gleichzeitiger Zufuhr von Insulin eine Zurückhaltung von Wasser stattfand. Ferner fand O. Klein beim schweren polyurischen Diabetes trockene Retention von Kochsalz; wurde Insulin injiziert, so kam es sofort zum Wasseransatz. Es wäre nicht unmöglich, daß der Schweißausbruch, der auf der Höhe einer hypoglykämischen Reaktion erfolgt, eine Abwehrreaktion des Körpers gegen die vermehrte Quellung der Kolloide ist. In diesem Sinne scheint es von Bedeutung zu sein, daß man durch Adrenalin nicht nur die Insulinhypoglykämie, sondern auch den Schweißausbruch verhindern kann. Es wäre daher anzunehmen, daß Adrenalin der Insulinquellung entgegenwirkt. Vielleicht läßt sich im gleichen Sinne die Tatsache verwerten, daß es uns gelang, die durch Insulin gesteigerte Refraktionsdifferenz im Blute durch Adrenalin herabzudrücken. Im übrigen wissen wir vom Adrenalin nur, daß es, in großen Dosen verabreicht, zu einer Eindickung des Blutes führt (O. Hess, W. Erb, W. Falta, Bertelli und Schweeger), bei kleineren Dosen ist diese Wirkung inkonstant.

Ein wahrscheinlich ganz andersartiger, aber nicht minder bedeutender Einfluß auf den Wasserhaushalt muß dem Pit. inf. zuerkannt werden. Pit. inf. wirkt, wie zuerst van der Velden gezeigt hat, stark diuresehemmend, insbesondere bei gleichzeitiger Zufuhr von Wasser (Modrakowski und Halter u. a.). Die Ausscheidung der Molen wird dabei nicht oder nur wenig beeinflußt. Wie die Untersuchungen von J. Daniel und F. Högler gezeigt haben, kommt die Hemmung der Wasserdiurese durch Pit. inf. auch bei Zusatz diuresefördernder Salze zustande. Im Blute kommt es dabei regelmäßig zu einer starken Verwässerung, in den Geweben unter Umständen zu einer beträchtlichen Wasserabgabe. Über den Angriffspunkt des Pit. inf. sind die Anschauungen derzeit noch geteilt. Nach den Untersuchungen von E. P. Pick und seinen Mitarbeitern (Molitor, Leimdörfer) ist mit Sicherheit anzunehmen, daß das Pit. inf. auf ein diuresehemmendes Zentrum in der Regio hypothalamica tonisierend einwirkt, doch läßt sich andererseits infolge der mit Wasserangabe aus den Geweben einhergehenden Verwässerung des Blutes die Annahme einer direkten Nierenwirkung kaum umgehen. Im Gegensatz zu der beim künstlichen Pituitrinismus eintretenden Hemmung der Wasserdiurese findet sich beim Diabetes insipidus eine enorme Steigerung der Wasserdiurese, die manchmal mit einer erhöhten, manchmal mit einer verminderten Cl-Konzentration im Blute einhergeht. Die Harnruhr geht mehr oder minder auch dann weiter, wenn die Flüssigkeitszufuhr sistiert wird (Zwangspolyurie). Dieser abnorme Zustand läßt sich durch Pit. inf. beseitigen. Die in der Literatur mitgeteilten „pituitrin-resistenten" Fälle halten, wie F. Depisch und F. Högler zeigen konnten, der Kritik nicht stand. Bei Verwendung hochaktiver Präparate und geeigneter Dosierung gelang es ihnen, in allen Fällen auch bei den sogenannten hypochlorämischen Fällen von Diabetes insipidus normale Harnmengen und normale Chlorkonzentration zu erzielen, doch ist der Pituitrinbedarf anscheinend bei verschiedenen

Fällen verschieden groß. Es darf übrigens nicht unberücksichtigt gelassen werden, daß der Pituitrinbedarf um so größer ist, je höher der Molen- und insbesondere der Kochsalzgehalt der Kost ist.

Über die Beeinflussung des Wasserhaushaltes durch andere Blutdrüsen bzw. Inkrete ist noch wenig bekannt. W. H. Veil und Bohn fanden Zeichen einer vermehrten Quellung im Blute bei Zufuhr von Ovarialsubstanz. R. Heilig konnte zeigen, daß während der Menstruation der Wasserversuch viel schlechter ausfällt als im Intervall und daß auch die Kochsalzausscheidung bei Zulage von Kochsalz zur Kost wesentlich verlangsamt ist.

Bei der Bedeutung, welche — wie aus den angeführten Tatsachen erhellt — dem Blutdrüsensystem für die Regulation des Wasser- und Salzbestandes des Körpers zukommt, müssen wir uns nun die Frage vorlegen, inwieweit Änderungen der Funktion der Blutdrüsen für die Genese der verschiedenen Ödemformen in Betracht kommen. Ich möchte glauben, daß man die Bedeutung der Blutdrüsen in dieser Hinsicht weit überschätzt hat. Daß die Ödembereitschaft beim Diabetes mellitus nur indirekt auf dem Mangel an Insulin beruht (Folge der Eiweißverarmung), habe ich bereits erwähnt. Daß man beim Hungerödem die Blutdrüsen mehr oder weniger atrophisch findet, berechtigt keineswegs zu dem Schluß, daß diese Atrophie mit der Genese des Ödems etwas zu tun hat. Was speziell die Atrophie der Schilddrüse anbelangt, so steht sie schon deshalb in keiner pathogenetischen Beziehung zu dieser Ödemform, weil Zufuhr von Thyreoidin das Hungerödem kaum beeinflußt. Auch bei den nephrotischen Ödemen dürfte die Ursache der Ödembildung (wenigstens in der großen Mehrzahl der Fälle) nicht in einer Schilddrüseninsuffizienz gelegen sein. Daß man bei manchen Fällen von Nephrose die entwässernde Wirkung der salzfreien Kost durch Thyreoidin unter Umständen verstärken kann, scheint mir für eine solche Annahme nicht hinreichend zu sein. Ganz besonders wichtig in dieser Hinsicht scheint mir der Umstand, daß man bei Myxödem unter Thyreoidin eine normale Kochsalztoleranz erzielen kann; es wäre daher erst zu untersuchen, ob dies auch bei allen jenen Fällen von Nephrose, bei denen Thyreoidin wirkt, gelingt. Es ist ferner zu bedenken, daß es Fälle von abnormer Quellungsbereitschaft bzw. Ödembereitschaft gibt, bei denen kochsalzreiche Kost zu abnorm starker Körpergewichtszunahme führt, die aber sicher nichts mit der Schilddrüse zu tun hat, da Thyreoidin diesen Zustand nicht beeinflußt. Die Vermutung, daß es sich in solchen Fällen um eine abnorme Tonisierung des diuresehemmenden Zentrums in der Regio hypothalamica handelt, entbehrt bisher jeder experimentellen Grundlage. Auch die Störungen des Wasserstoffwechsels, die man bei manchen Fällen von Fettsucht findet (hybride Fettsucht), sind noch nicht aufgeklärt. H. Zondek teilt eine Anzahl solcher Fälle mit, bei denen der Wasserversuch, besonders im Stehen, „schlecht" ausfiel und bei denen eine Kochsalzzulage verzögert ausgeschieden wurde. Bei Durchsicht der Tabellen zeigt sich aber, daß diese Fälle in der Vorperiode minimale Mengen von Cl ausschieden, also höchstwahrscheinlich auf eine äußerst chlorarme Kost eingestellt waren, so daß der flache Verlauf der Kochsalzkurve nach Kochsalzzufuhr nicht wundernimmt. Ich möchte überhaupt zur Diskussion stellen, ob es sich in den meisten Fällen von „hybrider" Fettsucht, bei welchen Novasurol oder Salyrgan stark entwässernd wirkt [1], nicht um leichte Kompensationsstörungen von seiten des Herzens handelt. Selbstverständlich kann Fettsucht mit einem leichten Grad

---

[1] Eine geringe Entwässerung durch Salyrgan beweist gar nichts für den „hybriden" Charakter der Fettsucht, da man auch bei normalen Individuen, insofern sie auf kochsalzreiche Kost eingestellt sind, nicht unbeträchtliche Entwässerung durch Salyrgan erzielen kann.

von Myxödem oder mit jenem vorher erwähnten eigenartigen Zustand erhöhter
Quellungsbereitschaft verbunden sein. Im ersteren Falle wird sie auf Thyreoidin
und auf Salzentzug, im letzteren Falle nur auf Salzentzug reagieren, doch
möchte ich glauben, daß solche Fälle verhältnismäßig selten sind.

Einfluß der Blutdrüsen auf die verschiedenen Organsysteme.

A. Zirkulationsorgane. Schon die ältere Experimentalphysiologie zeigte,
daß das Schilddrüseninkret einen sehr bedeutenden Einfluß auf die Zirkulationsorgane ausübt. In gleicher Richtung sprechen auch die klinischen Beobachtungen. So findet sich in manchen, aber nicht in allen Fällen von Myxödem
eine Vergrößerung des Transversaldurchmessers des Herzens (H. Zondek,
Assmann u. a.); vor dem Röntgenschirm sieht man oberflächliche, träge, fast
wurmförmige Kontraktionen des Herzens. Auch das Elektrokardiogramm
zeigt ein charakteristisches Verhalten, nämlich Fehlen der Vorhofszacke, während
die Terminalzacke eben nur angedeutet ist (H. Zondek, G. Cori). Ferner ist
für Myxödem die Bradykardie charakteristisch. Ferner sprechen die Gefäße
auf die verschiedensten Reize nicht oder in verminderter Weise an; so fehlt
jede Reaktion im Plethysmogramm bei Kältewirkung; ferner wurde die bei
normalen Hunden, unter dem Einfluß großer Mengen von Adrenalin stets auftretende Erythrozytenvermehrung bei schilddrüsenlosen Hunden vermißt (Bertelli und Falta). Auch bei Verwendung der Lungensaugmaske tritt beim
myxödemkranken Menschen keine Polyglobulie auf. H. Eppinger vermißte
das Auftreten der Aderlaßhypalbuminose des Blutes. Auch die sonst nach
Pituitrinum inf. auftretende Blutverdünnung fehlt beim Myxödem (Falta
und Högler). Alle diese Erscheinungen gehen nach entsprechender Thyreoidinbehandlung zurück.

Umgekehrt finden wir bei der Basedowschen Krankheit Tachykardie, eines
der Kardinalsymptome dieser Erkrankung. Ferner finden sich Aktionspulse und
ein erhöhter Pulsdruck als Zeichen eines abnormen Blutdruckgefälles vom
Zentrum zur Peripherie. Im Elektrokardiogramm finden sich Vorhofszacke
und Nachschwankung von abnormer Höhe, während die R-Zacke relativ niedrig
ist. In schweren langdauernden Fällen leidet der Herzmuskel, es kommt zur
Hypertrophie und Dilatation des Herzens und häufig zur Arhythmia perpetua. Im allgemeinen können wir daher sagen, daß beim Hyperthyreoidismus
die Zirkulation beschleunigt, beim Myxödem verlangsamt, träge ist. Darauf
weisen auch die neueren experimentellen Untersuchungen von H. Eppinger,
v. Papp und Schwarz hin.

Andererseits kommt dem Inkret des chromaffinen Systems, dem Adrenalin,
eine besondere Wirkung auf den Blutdruck zu. Von vielen Seiten wurden Zweifel
ausgesprochen, ob das chromaffine Gewebe sich auch normalerweise an der
Regulation des Blutdruckes beteiligt, da nach beiderseitiger Nebennierenexstirpation der Blutdruck erst verhältnismäßig spät abzusinken beginnt. Die
neueren Untersuchungen, insbesondere diejenigen an Tieren mit Nebennierenvene-Jugularisanastomose (A. Tournade und M. Chabrol) zeigen aber, daß
jede Sperrung des Adrenalinzuflusses zu Blutdrucksenkung führt und daß umgekehrt wechselnder Blutdruck die Adrenalinsekretion beeinflußt. In der Pathologie tritt uns die Bedeutung des chromaffinen Gewebes für die Blutdruckregulation am deutlichsten bei der Addisonschen Krankheit entgegen, bei der wir
als eines der konstantesten Symptome vaskuläre Hypotonie finden. Hingegen ist
die Frage, inwieweit Zustände von vaskulärer Hypertonie auf einer Funktionssteigerung des chromaffinen Gewebes beruhen, noch nicht einwandfrei geklärt.

Ebenso unsicher ist bisher noch die Bedeutung des Infundibularorganes für die Pathogenese der vaskulären Hypertonie. Leimdörfer konnte zeigen, daß bei direkter Einspritzung von Infundibulin in den Lumbalkanal ausgesprochene Blutdrucksteigerung eintritt. Auch die Versuche von Krogh und Rehberg über die Aufrechterhaltung des Kapillartonus durch Pituitrin haben bisher noch keine sichere Beziehung zur Pathologie gefunden.

Die Bedeutung des Insulins für die Regulation des Blutdruckes und der Herztätigkeit scheint gering zu sein. Manchmal setzt das Insulin den Blutdruck herab. Ferner findet man bei künstlichem Hyperinsulinismus Bradykardie, manchmal auch Tachykardie, meist auch Veränderungen des Elektrokardiogrammes. Beim Diabetes mellitus findet sich Hypotonie bei stark azidotischen Fällen, ferner ließ sich statistisch nachweisen, daß bei diabetischen Individuen mit zunehmendem Alter vaskuläre Hypertonie früher und häufiger auftritt als bei nichtdiabetischen (K. Hitzenberger). Endlich wäre die typische Rötung des Gesichtes bei schweren Fällen zu erwähnen, die auf Veränderungen in der Hautzirkulation hinweist.

B. Leber und Gallenblase. Schon bei der Besprechung der Wechselwirkung der Blutdrüsen wurde darauf hingewiesen, daß sich die Wirkung von Insulin und Adrenalin zum großen Teil in der Leber abspielt. Die Leber ist die Zentralstelle des Stoffwechsels. Die Zuckerproduktion der Leberzellen hängt von ihrer Zuckeravidität ab, die die Resultante der Einwirkung der verschiedenen Hormone ist. Die überragende Bedeutung der Leber für den Zuckerstofrwechsel sehen wir auch daraus, daß nach den Untersuchungen von Mann und Magath die kurz nach Leberexstirpation auftretenden Symptome (zunehmende Muskelschwäche, fast vollständiger Verlust des Muskeltonus und Erlöschen der Reflexe) ausschließlich auf Störungen des Kohlenhydratstoffwechsels zurückzuführen sind, da sie durch Zucker behoben werden können. Diese überragende Stelle der Leber geht auch daraus hervor, daß beim pankreaslosen Hund nach Leberexstirpation keine Hyperglykämie auftritt (Mann und Magath). Ebenso läßt Injektion von Adrenalin jede Wirkung auf den Blutzucker vermissen, wie schon von Priestley und mir bei Ausschaltung der Zirkulation unterhalb des Zwerchfelles nachgewiesen worden war. Hingegen erzeugt Insulin nach Leberexstirpation Hypoglykämie durch Steigerung der Zuckeravidität der peripheren Organe.

Auch für den Eiweißstoffwechsel ist die Leber von größter Bedeutung, wie insbesondere aus den Untersuchungen von Mann und Magath hervorgeht. Es ist wohl sehr wahrscheinlich, daß der mächtige Einfluß, den die Schilddrüse auf den Eiweißstoffwechsel ausübt, zum großen Teil durch Beeinflussung der Vorgänge in der Leber zustandekommt. Ähnliches dürfte auch für die Steigerung der Wärmebildung durch die Schilddrüse Geltung haben. Auch die Störungen im Fettabbau sind hauptsächlich in die Leber zu verlegen. Mangel an Insulin beim Diabetes mellitus führt infolge der Störung der Zuckerassimilation zu ungenügender Durchbrennung der Fettsäuren und dadurch zur Ketonkörperbildung, zur Verfettung der Leber und zur Lipoidämie. Mangel an Adrenalin nach Nebennierenexstirpation führt zum Glykogenschwund in der Leber wahrscheinlich durch eine relativ verstärkte Insulinwirkung bei ungenügender Kohlenhydrat-Aufnahme. Endlich ist sehr wahrscheinlich, daß der Einfluß, den manche Blutdrüsen auf den Wasserstoffwechsel ausüben, zum Teil durch Beeinflussung der Leber zustandekommt. So haben E. P. Pick und Mollitor gezeigt, daß Pituitrin durch Inbetriebsetzung der in den Lebervenen vorhandenen Sperrvorrichtungen zu einer bedeutenden Flüssigkeitsansammlung in der Leber führt. Bei Fällen von Myxödem fehlt — wie wir wahrscheinlich machen konnten — diese Wirkung des Pituitrins.

Houssay hat zuerst darauf hingewiesen, daß Pituitrin inf. die Gallenblase zur Kontraktion bringt. Schöndube nimmt an, daß das Pituitrin inf. schon unter normalen Verhältnissen die Entleerung der Gallenblase beeinflußt, und hat die Wirkung des Pituitrins auf die Gallenblase zusammen mit der Röntgenuntersuchung und der Duodenalsondierung als diagnostisches Hilfsmittel verwendet. Nach Langley vermehrt das Adrenalin die Absonderung der Galle und führt bei offenem Ductus cysticus zur Stapelung von Galle in der Gallenblase. Bemerkenswert ist endlich die Tatsache, daß bei Einverleibung größerer Mengen von Thyroxin diese zum Teil mit der Galle ausgeschieden werden.

Endlich wäre die Vergrößerung der Leber (als Teilerscheinung der Splanchnomegalie) bei Akromegalie, die Verkleinerung der Leber (als Teilerscheinung der Splanchnomikrie) bei der hypophysären Kachexie zu erwähnen.

C. Lungen. Bei der Basedowschen Krankheit finden wir die Atmung beschleunigt, die Vitalkapazität ist vermindert, die Atemkurven zeigen oft infolge eines erhöhten Vagustonus periodischen Atemstillstand, beim Myxödem ist die Atmung verlangsamt. Beim Coma diabeticum ist die Atmung enorm vertieft (Kussmaul). Da die Lungen eine sehr geringe sympathische Innervation besitzen, so kommt es bei verstärkter Adrenalinwirkung (wie im Gehirn und in den Koronargefäßen) zu abnormer Blutfülle in denselben. Durch Pituitrin wird die Blutzirkulation in den Lungen verlangsamt (Eppinger, v. Papp und Schwarz).

D. Nieren. Die weitgehenden Störungen des Wasserstoffwechsels, die wir bei den Schilddrüsenerkrankungen finden, scheinen sich fast ausschließlich in den Geweben selbst abzuspielen. Die Änderung der Nierensekretion scheint daher hauptsächlich nur eine Folge davon zu sein, wenn es auch wahrscheinlich ist, daß beim Myxödem die Nierensekretion selbst träger ist als bei normalen Individuen. Dasselbe gilt wohl auch für die Beeinflussung des Wasserstoffwechsels durch das Insulin. Unter Insulin finden wir Zunahme des Turgors der Gewebe; durch die Wasserzurückhaltung kommt es zu Oligurie. Andererseits finden wir beim Diabetes Polyurie und Wasserverarmung des Körpers. Allerdings gibt es beim Diabetes zahlreiche Ausnahmen, z. B. der Diabetes decipiens (hohes Zuckerprozent bei geringen Harnmengen). Die Annahme von Brugsch, daß diese Fälle hypophysärer Genese sind, ist nicht sehr wahrscheinlich und experimentell ungenügend gestützt. Das Diureseproblem ist beim Diabetes mellitus überhaupt noch wenig geklärt. (Neuere Arbeiten von O. Klein und von Meyer-Bich.) Hingegen ist anzunehmen, daß an der Störung des Wasserstoffwechsels beim Diabetes insipidus die Nieren selbst in beträchtlichem Maße beteiligt sind. Beim Diabetes insipidus scheint die Quellbarkeit der Körperkolloide erhalten zu sein, hingegen haben die Nieren die Fähigkeit verloren, einen konzentrierten Harn zu bilden. Diese Störung läßt sich durch Pituitrin beseitigen. Andererseits finden wir beim künstlichen Hyperpituitrinismus eine hochgradige Verdünnung des Blutes, auch dann, wenn unter dem Einfluß entquellender Salze die Gewebe Flüssigkeit an das Blut abgeben. Dies spricht dafür, daß unter Pituitrinum inf. eine Wassersperre in den Nieren erzeugt wird. Die Frage, ob diese ausschließlich oder indirekt durch die bekannte Wirkung des Pituitrin auf das diuresehemmende Zentrum in der Regio subthalamica zustande kommt, scheint mir noch nicht spruchreif zu sein.

Bei der Addisonschen Krankheit kann die Nierensekretion hochgradig danniederliegen. Es dürfte sich hier kaum um eine spezifische Ausfallserscheinung von seiten der Nebennieren handeln, da sich ein solches Darniederliegen der Nierensekretion, wie es im Wasserversuch besonders sinnfällig zum Ausdruck kommt, bei den verschiedensten kachektischen Zuständen findet.

E. Magen-Darmtrakt. Die entgegengesetzte Wirkung, die ein Zuviel und ein Zuwenig an Schilddrüseninkret ausübt, tritt auch am Magen-Darmtrakt sehr deutlich in Erscheinung. Beim Basedow findet sich häufig, wenn auch nicht immer Hyperchlorhydrie, ferner sehr häufig Erbrechen und Diarrhöe; beim Myxödem finden wir Achlorhydrie und Hypochylie (Escudero, Hernando, Boenheim, viele eigene Beobachtungen) und hartnäckige Verstopfung. Die Ursache der eigenartigen Fettstühle, die manchmal bei Basedowscher Krankheit auftreten, ist noch nicht völlig geklärt. Der Umstand, daß in solchen Fällen fast immer auch eine thyreogene Glykosurie vorhanden ist, läßt vermuten, daß die Kombination von Hyperthyreoidismus und Insulinmangel bei ihrer Entstehung mit eine Rolle spielt. Wie bereits mehrfach erwähnt, beschleunigt das Insulin die Resorption. Dies konnte schon aus den Beobachtungen bei den Insulinmastkuren erschlossen werden, bei denen große Mengen von Nahrung in unglaublich kurzer Zeit aufgenommen werden, ohne daß das Gefühl der Überfüllung des Magens auftritt. Koref und Mauthner haben die Beschleunigung der Resorption von Nahrungsstoffen und Giften durch Insulin in exakten Tierversuchen nachgewiesen. Die Polyphagie bei den schwersten Fällen von Diabetes erklärt sich aus dem Gewebehunger, da die Zellen, trotzdem sie reichlich von Zucker umspült werden, den Zucker nicht zu fixieren vermögen. Bei solchen polyphagen und durch Jahre vernachlässigten Diabetikern finden wir oft, wie ich selbst in mehreren Fällen bei der Autopsie konstatieren konnte, einen enorm dilatierten und hypotonischen Magen, dessen Entstehung vielleicht mit einer gewissen Verlangsamung der Magenbewegung durch Insulinmangel zusammenhängt.

Zu den wichtigsten Symptomen bei beginnendem Coma diabeticum gehören die Magen-Darmstörungen, insbesondere Appetitlosigkeit und Erbrechen. Sie sind als erstes Zeichen der Säurevergiftung aufzufassen.

Eine ausgesprochene Wirkung auf den Darm hat ein Zuviel an Pituitrin, es führt zu mit Schmerzen einhergehenden Krämpfen. Im Tierversuch fanden G. Bayer und Peter zuerst Verlangsamung der Kontraktionen und Tonusabnahme, später Vergrößerung der Kontraktionen und Zunahme des Tonus. Eine Bedeutung für die Pathologie hat diese Beobachtung meines Wissens noch nicht erlangt.

Adrenalin hemmt die Magendarmtätigkeit. Auch beim Menschen konnte dies vor dem Röntgenschirm festgestellt werden (Katsch).

Eine große Rolle spielen die Magen-Darmstörungen bei der Addisonschen Krankheit. Hier kommt es zu den verschiedensten Beschwerden; zu Gefühl von Völle, zu Üblichkeiten, zu Erbrechen, zu Diarrhöen oft abwechselnd mit Verstopfung. Eine befriedigende Erklärung für diese Symptome scheint mir bisher nicht gefunden zu sein.

Endlich wäre noch die Tetanie zu erwähnen. Bei ihr werden manchmal spastische Kontraktionen des Magens beobachtet, die oft längere Zeit bestehen (Falta und Kahn, Depisch u. a.). Bei der Tetanie findet sich oft auch eine sekretorische Übererregbarkeit, wie sich aus der abnorm starken Wirkung des Pilokarpins auf die Magensaft- und Speichelsekretion und auf die Sekretion des Darmsaftes (Auftreten von Diarrhöen) schließen läßt. Wir können diese Übererregbarkeit auch an anderen vegetativen Organen bei der Tetanie beobachten.

F. Hämatopoëtischer Apparat. Als sicherstehend kann angenommen werden, daß das Schilddrüseninkret für die normale Entwicklung und Tätigkeit des hämatopoëtischen Apparates notwendig ist. Beim Myxoedema adultorum und noch mehr bei der Schilddrüseninsuffizienz im jugendlichen Alter treten Störungen in der Blutbildung auf. Besonders beim infantilen Myxödem kommt es zu einem oft nicht unbeträchtlichen Grad von Anämie (Herabsetzung der Zahl der Erythrozyten und der Menge des Hämoglobins). Manchmal findet man auch gekörnte Erythrozyten. Perorale Zufuhr kleinster Mengen von Thyreoidin führt nach H. Zondek zu Vermehrung der Erythrozyten im strömenden Blut. Die Involution des lymphatischen Apparates ist beim infantilen Myxödem ungenügend, im Blutbild treten die neutrophilen Leukozyten zurück, die mononukleären und eosinophilen Zellen überwiegen. Durch Zufuhr von Schilddrüsensubstanz lassen sich diese Störungen ganz oder wenigstens zum großen Teil beseitigen.

Einen bemerkenswerten Einfluß auf den hämatopoetischen Apparat übt die Funktionssteigerung der Schilddrüse aus. Th. Kocher hat zuerst darauf hingewiesen, daß beim Morbus Basedowii sich fast regelmäßig eine Leukopenie mit relativer Vermehrung der mononukleären Zellen findet. Diese Veränderung der Leukozyten gehört zu den konstantesten Symptomen der Basedowschen Krankheit. Bei Berücksichtigung der absoluten Zahl findet man, daß es sich meist nicht um eine absolute Vermehrung der mononukleären Zellen, sondern vielmehr um eine wesentliche Verminderung der neutrophilen Zellen, also um eine Neutropenie handelt. Ob diese mehr auf einer verminderten Bildung dieser Zellen oder auf einer abnormen Verteilung derselben im Gefäßbaum beruht, ist noch nicht entschieden. Jedenfalls ist bemerkenswert, daß wir nach Thyreoidinzufuhr bei Hunden eine Anhäufung neutrophiler Zellen im Leberblute beobachteten. Die Veränderungen im Blutbild bei der Basedowschen Krankheit sind denen beim Myxödem durchaus nicht analog. Bei letzterem finden wir hauptsächlich absolute Vermehrung der mononukleären Zellen, bei ersterer hauptsächlich absolute Verminderung der neutrophilen Zellen. Beim Myxödem nähert sich unter Thyreoidinbehandlung das Blutbild der Norm, während es sich bei der Basedowschen Krankheit unter Thyreoidinzufuhr von ihr entfernt (Falta, Newburgh und Nobel).

Auch bei der Addisonschen Krankheit findet sich häufig ein mehr oder minder ausgesprochener Grad von Anämie, ferner relative und absolute Vermehrung der mononukleären und eosinophilen Zellen. Inwieweit Adrenalinmangel an dieser Veränderung des Blutes schuld hat, ist noch nicht entschieden, doch läßt sich wenigstens das Eine für diese Annahme anführen, daß Injektion von Adrenalin bei normalen Individuen zu einer Hyperleukozytose mit Verminderung der eosinophilen Zellen im strömenden Blute führt. Die Veränderung der Leukozytenformel scheint dabei allerdings nicht konstant zu sein, doch haben Schoen und Perchtold gezeigt, daß im Blute der aus dem Knochenmark kommenden Vena nutritia regelmäßig eine neutrophile Leukozytose auftritt. Dadurch ergeben sich Beziehungen des chromaffinen Gewebes zum sog. Status lymphaticus. Die Annahme eines ursächlichen Zusammenhangs zwischen Hypoplasie des chromaffinen Gewebes und Status lymphaticus haben besonders Wiesel, Hedinger und Eppinger und Hess vertreten.

Auch bei anderen Blutdrüsenerkrankungen findet sich sehr häufig eine leichte Mononukleose (zahlreiche Eigenbeobachtungen, Borchardt), ein Befund, der vorderhand noch schwer einer Deutung zugänglich ist.

G. Muskelsystem. Bei der Addisonschen Krankheit finden wir Muskelschwäche und abnorm leichte Ermüdbarkeit. Wahrscheinlich hängt dies mit dem Mangel an Adrenalin zusammen. In diesem Sinne läßt sich vielleicht verwerten, daß wir den ermüdeten Herzmuskel durch Zusatz von Spuren von Adrenalin zur Durchspülungsflüssigkeit wieder zur Aktion bringen können. Untersuchungen von G. Kühl wiesen allerdings auch der Nebennierenrinde in dieser Hinsicht eine Bedeutung zu, da die Adynamie nebennierenloser Meerschweinchen durch Injektion von Nebennierenrindenextrakten behoben werden kann. Auch beim Diabetes mellitus gehört die Müdigkeit zu einem der markantesten Symptome. Unter Insulin verschwindet sie sehr rasch. Die normale Leistungsfähigkeit des Muskels erfordert eine gewisse Menge Zucker, deren Aufnahme bei höhergradigem Insulinmangel unmöglich ist. Auch durch Injektion von Thymusextrakten wird nach Asher das Auftreten von Ermüdungserscheinungen im Muskel hinausgeschoben. Sehr bemerkenswert ist der außerordentliche Muskelschwund bei schweren Fällen von Diabetes mellitus. Werden solche Individuen bei mittlerer Ernährung durch Insulin entzuckert, so werden sie zuerst fett, läßt man sie dann systematische Muskelarbeit leisten, so können sich, wie ich zeigen konnte, binnen wenigen Wochen die atrophischen Muskeln zu wahrhaft athletischen Muskeln entwickeln. Dieses Beispiel zeigt uns in sinnfälliger Weise die Bedeutung des Kohlenhydratstoffwechsels für die Trophik des Muskels.

Auch bei der hypophysären Kachexie kommt es zu enormer Atrophie der Muskeln. Hier — wie beim Diabetes mellitus — tritt sehr häufig beim Beklopfen der Muskeln ein idiomuskulärer Wulst auf. V. Kollert und E. John konnten zeigen, daß die bei manchen Kranken vorkommende idiomuskuläre Übererregbarkeit durch gleichzeitige Zufuhr von Zucker und Insulin aufgehoben werden kann. Sie schließen daraus, daß bei idiomuskulärer Wulstbildung der Kohlenhydratstoffwechsel des Muskels notleidend geworden ist.

Eine ganz andersartige Veränderung der Muskeln finden wir bei Keimdrüseninsuffizienz. Bei kastrierten Tieren finden sich die Muskeln regelmäßig mit Fett durchwachsen. Ferner findet sich bei dem mit prämaturer Entwicklung einhergehendem interrenalem Syndrom manchmal eine ungewöhnliche Ausbildung der Muskulatur (infant hercules child).

Endlich sei noch auf die Muskelkrämpfe bzw. auf die fibrillären Zuckungen der Muskeln bei der Tetanie hingewiesen.

H. Knochensystem (Wachstum). Der Einfluß der Blutdrüsen auf die Entwicklung des Knochensystems und auf das Wachstum bzw. auf die Modellierung des Körpers ist sehr sinnfällig. Die Erfahrungen, die man von alters her bei Eunuchen und bei kastrierten Tieren gemacht hat, hatten die Aufmerksamkeit in dieser Frage schon seit langem auf die Keimdrüsen gelenkt. Die diesbezügliche Bedeutung anderer Blutdrüsen wurde erst in neuerer Zeit erkannt.

Es lassen sich folgende Typen der Wachstumsbeeinflussung bzw. Körpermodellierung unterscheiden.

1. Verlust der Keimdrüsen im jugendlichen Alter oder hochgradige Hypoplasie derselben führt zum Hochwuchs; das Skelett ist grazil gebaut und zeigt eine charakteristische Dimensionierung (große Unterlänge, große Spannweite, kleiner Kopf). Dabei findet sich eine charakteristische Fettverteilung und eine mangelhafte Entwicklung der sekundären Geschlechtscharaktere. Der Schluß der Epiphysenfugen, und zwar besonders jener, deren Schluß unter physiologischen Verhältnissen am spätesten erfolgt, ist hochgradig verzögert. Dies ist der Grund der charakteristischen Dimensionierung und die Ursache des Hochwuchses. Wir können daher annehmen, daß von den Keimdrüsen besonders in der Pubertätszeit ein Einfluß auf die definitive Knochenbildung in der Verknöcherungszone ausgeübt wird.

2. Ausfall oder hochgradige Verminderung der Schilddrüsenfunktion im jugendlichen Alter führt zum Zwergwuchs bzw. zur Wachstumshemmung. Das Skelett behält im allgemeinen die kindlichen Dimensionen bei, der Epiphysenschluß ist hochgradig verzögert, die Fontanellen bleiben abnorm lang offen, die Nasenwurzel ist eingezogen, die Entwicklung der Knochenkerne bleibt hochgradig zurück; der gebildete Knochen zeigt eher einen leichten Grad

von Sklerose. Die Knochen sind plump. Die eunuchoide Fettverteilung fehlt. Das Genitale bleibt in der Entwicklung zurück, aber bei weitem nicht so hochgradig wie beim Eunuchoidismus. Unter dem Einfluß der Schilddrüseninsuffizienz ist daher die enchondrale und periostale Ossifikation gleichmäßig verzögert. Bei jugendlichen Basedowikern findet sich hingegen leicht beschleunigtes Längenwachstum und etwas verfrühter Epiphysenschluß (Holmgren).

3. Ausfall der Adenohypophyse im jugendlichen Alter führt, wie klinische und experimentelle Beobachtungen zeigen, zum ausgesprochenen Zwergwuchs. Epiphysenschluß und Ausbildung der Knochenkerne sind ebenfalls verzögert. Zu der Wachstumsstörung kommt eine hochgradige Dystrophie der Keimdrüsen, die sich evtl. sogar retrograd geltend macht. Damit im Zusammenhang findet sich eunuchoide Fettverteilung und evtl. eine (sekundäre) Beeinflussung der Dimensionierung, die sich mehr oder weniger der eunuchoiden nähert. Kommt es zu einer Zerstörung der Adenohypophyse bei erwachsenen Individuen, so entwickelt sich eine Atrophie der Knochen, welche in einem gewissen Gegensatze zu der bei der Akromegalie zu beobachtenden Verdickung der Knochen steht. Bei den typischen Fällen von jugendlicher Akromegalie finden wir meist stärkere Betonung der Funktion der Keimdrüsen und frühzeitige Verdickung der Knochen mit Exostosenbildung und Verdickung der Weichteile. In anderen Fällen findet sich jedoch Entwicklungshemmung in der Genitalsphäre und damit ein stark eunuchoider Einschlag in der Dimensionierung mit Hochwuchs. Es handelt sich hier nicht mehr um reine Fälle von Akromegalie, sondern um eine Kombination von Akromegalie mit Eunuchoidismus.

4. Bei Überfunktionskrankheiten der Keimdrüsen, der Nebennierenrinde oder der Zirbel im jugendlichen Alter findet sich prämature Entwicklung des ganzen Körpers, beschleunigtes Wachstum mit potenzierten kindlichen Dimensionen, prämature Entwicklung der Genitalien und vorzeitiger Epiphysenschluß, kurz ein passagerer Riesenwuchs.

Über den Einfluß der anderen Blutdrüsen auf Wachstum und Modellierung des Körpers ist noch wenig Zuverlässiges bekannt. Erwähnen will ich nur, daß die Exstirpation der Thymusdrüse zu einer sich später wieder ausgleichenden Wachstumshemmung führen soll, doch wird dies von manchen Autoren nicht anerkannt; im übrigen verweise ich auf die betreffenden Kapitel.

Die Art und Weise, in der die herangezogenen Blutdrüsen das Wachstum beeinflussen, ist nur zum Teil bekannt. Mit Sicherheit läßt sich sagen, daß der Epiphysenschluß und damit ein definitives Sistieren des normalen Wachstums unter dem Einfluß der Keimdrüsen steht, ferner daß die Ausbildung der Knochenkerne und das Längenwachstum der Knochen stark durch Schilddrüse und Hypophyse beeinflußt werden. Die beiden durch die Schilddrüse resp. die Hypophyse erzeugten Formen von Wachstumsstörung zeigen wichtige Unterschiede, besonders möchte ich Gewicht darauf legen, daß bei der thyreogenen Wachstumsstörung die Knochen plump, bei der hypophyseopriven eher grazil sind; das Gegenteil zeigt sich bei der Funktionssteigerung dieser Drüsen im jugendlichen Alter. Beim jugendlichen Basedowkranken sind die Knochen grazil, bei der jugendlichen Akromegalie sind sie plump und mit Exostosen versehen, die Knochenvorsprünge sind verdickt, wofern nicht gleichzeitiger Eunuchoidismus komplizierend wirkt. Was endlich den Riesenwuchs anbelangt, so haben Brissaud und Meige im Riesenwuchs nichts anderes als eine Akromegalie der Jugend gesehen. Daß diese Formel nicht richtig sein kann, zeigen die allerdings seltenen Beobachtungen von jugendlicher Akromegalie ohne Riesenwuchs. Es dürfte sich beim Riesenwuchs vielmehr um eine Potenzierung der Wachstumstendenz des ganzen Körpers handeln, woran allerdings die Hypophyse den wesentlichsten Anteil hat. Auch der Riesenwuchs kann sich mit Eunuchoidismus kombinieren, was zu eunuchoider Dimensionierung dieser Individuen führt.

Wenn auch von der Beeinflussung des Wachstums und der Körpermodellierung durch die Blutdrüsen bisher nur weniges sicher bekannt und in befriedigender Weise aufgeklärt ist, so ist diese Beeinflussung doch so markant, daß daraus geschlossen werden kann, daß eine harmonische Entwicklung des Körpers ohne geordnete Funktion des Blutdrüsensystems nicht möglich ist. Über den näheren Vorgang bei dieser Art der Inkretwirkung wissen wir noch gar nichts. Trophische Beeinflussung des Nervensystems dürfte bei manchen dieser Wirkungen in Frage kommen, darauf deutet schon die Symmetrie bei solchen formativen Einflüssen hin. Ferner ist an spezifische Beeinflussung der Stoffwechselvorgänge z. B. bei der Athyreose zu denken, ferner an einem modellierenden Einfluß auf das Skelett durch Veränderung des Muskeltonus usw. Es wäre aber wohl verfehlt, alle Ablenkungen, Abschwächungen oder Potenzierungen der Wachstumsenergie des Protoplasmas mit dem Blutdrüsensystem in Beziehung zu bringen. Auch Rössle wendet sich gegen die Überschätzung des Einflusses der Blutdrüsen auf das Wachstum. Rössle meint, daß durch chromosomale Verhältnisse allein Riesen- und Zwergwuchs bei Tieren und Pflanzen entstehen können. Auch beim Menschen scheinen mir die Beobachtungen von partiellem Riesenwuchs in diesem Sinne zu sprechen.

Die klinischen Erfahrungen über den Einfluß der Blutdrüsen auf das Wachstum haben in der letzten Zeit eine interessante Bestätigung durch das Experiment erhalten, auf die hier nur kurz hingewiesen sei. Nach den Untersuchungen von Gudernatsch, Romeis u. a. beschleunigt Schilddrüsensubstanz die Metamorphose von Kaulquappen, während Fütterung von Thymussubstanz durch Wachstumssteigerung und durch Verzögerung der Metamorphose Riesenquappen erzeugt. Ferner ist es im Tierexperiment gelungen, durch Implantation von Hypophysen- bzw. durch Einverleibung von Vorderlappenextrakten bei verschiedenen Tierspezies abnorm schnelles Wachstum bzw. Riesenexemplare zu erzeugen (ich verweise besonders auf die Untersuchungen von E. Uhlenhuth). Auch durch intraperitoneale Einverleibung von zerriebener Adenohypophyse wurde bei jungen Ratten Riesenwuchs erzeugt (Evans und Long) (vgl. XI. Kapitel).

I. Zähne. Es sollen hier nur einige Beobachtungen angeführt werden, welche zeigen, wie wichtig der Einfluß ist, welchen das Blutdrüsensystem auf die Dentition und auf die Trophik der Zähne ausübt. Bei Thyreoaplasie bzw. beim infantilen Myxödem bleiben die Milchzähne abnorm lange erhalten. Beim Myxoedema adultorum kommt es zu schweren trophischen Störungen der Zähne, insbesondere werden die Zahnkronen tief abgemahlen. Einen eigenartigen Einfluß auf die Dentition finden wir endlich bei der Tetanie im Kindesalter. Wie Erdheim und Schloßmann in überzeugender Weise zeigten, hinterläßt jede Attacke von Tetanie Schmelzdefekte an den wachsenden Zähnen, die, wenn es sich um bleibende Zähne handelt, bestehen bleiben und Zeugnis von der durchgemachten Tetanie geben.

Während die Dentition bei Insuffizienz der Schilddrüsen- bzw. der Adenohypophyse verzögert ist, findet sich bei der prämaturen Entwicklung infolge von Keimdrüsen-Zirbeldrüsen- oder Nebennierenrindentumoren eine abnorm frühe und abnorm rasche Entwicklung der Zähne.

K. Geniteller Hilfsapparat und sekundäre Geschlechtscharaktere. Den großen Einfluß, den die Blutdrüsen in dieser Beziehung unter normalen Verhältnissen ausüben, ersehen wir am besten aus den Erscheinungen, die bei Minderentwicklung oder Wegfall der Blutdrüsen im jugendlichen Alter auftreten. Bei Eunuchen oder Eunuchoiden finden wir den ganzen genitellen Hilfsapparat mangelhaft entwickelt. Penis, Skrotum, Prostata bleiben klein. Ebenso bleibt auch die Entwicklung des Kehlkopfes zurück, die Stimme mutiert nicht. Auch bei Frauen bleibt die Entwicklung des äußeren und inneren Genitalis hochgradig zurück. Bei beiden Geschlechtern bleibt die Behaarung der Achselhöhlen aus. Die Behaarung am Mons veneris fehlt entweder ganz oder ist äußerst spärlich. Bei Männern schneidet sie überdies, wenn sie vorhanden, in einer horizontalen Linie nach oben ab. Ebenso kommt es bei Männern nicht zur Entwicklung des Bartwuchses. Die Beeinflussung der Dimensionierung des Skelettes und die des Fettansatzes wurde schon im vorhergehenden Abschnitt erwähnt.

Dieselben Erscheinungen finden wir bei Störung in der Entwicklung der Adenohypophyse (hypophysärer Zwergwuchs) oder sogar retrograd auftretend bei der hypophysären Kachexie und der multiplen Blutdrüsensklerose. Andererseits kommt es im Kindesalter gleichzeitig mit der Entwicklung von Keimdrüsen-, Nebennierenrinden- und Zirbeltumoren zu einer frühzeitigen und häufig verstärkten Entwicklung des Genitalapparates und der sekundären Geschlechtscharaktere. Bei den Nebennierenrindentumoren (interrenales Syndrom) kommt es außerdem noch zu einer besonderen Beeinflussung der Behaarung, bei männlichen Individuen zu einer Hypertrichosis mit besonders starker Entwicklung der Behaarung am Mons veneris und längs der Linea alba und zu starker Bartentwicklung, also zu einer potenzierten männlichen Behaarung, bei weiblichen Individuen zu einer Behaarung von männlichem Typ, also zu einem Umschlag in den kontrasexuellen Behaarungstyp. Entwickeln sich die Nebennierenrindentumoren bei bereits erwachsenen Individuen, so kommt es dabei gleichzeitig zu einem Versiegen der Keimdrüsentätigkeit. Endlich sei noch erwähnt, daß wir bei der Akromegalie sehr häufig bei Männern und Frauen diesen Behaarungstypus zugleich mit einer Hyperplasie des äußeren Genitalis auftreten sehen, wobei ebenfalls die Keimdrüsentätigkeit schon im Beginn der Erkrankung erlöschen kann.

Trotz des großen vorliegenden Beobachtungsmaterials sind die Zusammenhänge nicht leicht aufzufinden. Als sicherstehend kann man annehmen, daß dem Keimdrüseninkret ein wesentlicher Einfluß auf die Entwicklung des Genitalapparates und der sekundären Geschlechtscharaktere zukommt, so daß sich der volle männliche oder weibliche Typ nur bei normaler Funktion der Keimdrüsen ausbilden kann. Im gleichen Sinne sprechen die neueren, tierexperimentellen Beobachtungen, welche zeigen, daß man durch Einverleibung von Keimdrüsenextrakten bei kastrierten virginellen Tieren die normale Entwicklung herbeiführen kann. Nicht ganz geklärt scheint mir aber schon die Frage, ob diese Wirkung des Keimdrüseninkretes in jeder Beziehung direkt erfolgt oder auch durch Anregung der Nebennierenrindenentwicklung bzw. Funktion. Viel schwieriger zu deuten ist der Einfluß der Adenohypophyse auf die sekundären Geschlechtscharaktere. Es ist sehr wahrscheinlich, daß dieser Einfluß sekundär durch die im Gefolge der Insuffizienz der Adenohypophyse auftretende Keimdrüsendystrophie zustande kommt. Dabei muß aber berücksichtigt werden, daß dieselbe Keimdrüsendystrophie mit ihren Folgen auf die sekundären Geschlechtscharaktere auch bei Verletzung hypothalamischer Zentren eintritt, so daß mit der Möglichkeit gerechnet werden muß, daß das Inkret der Adenohypophyse die hypothalamischen Zentren tonisiert. Ebenso wäre mit der Möglichkeit zu rechnen, daß beim Eunuchoidismus die Ursache der Keimdrüsenmißbildung in einer Entwicklungsstörung dieser Zentren gelegen sei.

Was die Nebennierenrinden anbelangt, so möchte ich glauben, daß ihnen ein besonderer Einfluß auf die Sexuszeichen durch Erzeugung oder wenigstens durch Förderung des männlichen Behaarungstypus zukommt. Dies scheint mir schon daraus hervorzugehen, daß wir diesen Typus auch bei Individuen auftreten sehen, bei denen die Keimdrüsentätigkeit erloschen ist. Kommt es zu einer sehr bedeutenden Verstärkung der Nebennierenrindenfunktion und außerdem zu dem Erlöschen der Keimdrüsentätigkeit, so kann bei erwachsenen weiblichen Individuen sogar ein Umschlag in den heterosexuellen Behaarungstyp erfolgen. (Hirsutismus.) In diesem Sinne ist es auch sehr bemerkenswert, daß bei erwachsenen Individuen die Entfernung der Keimdrüsen den Behaarungstyp nur verhältnismäßig wenig ändert, während beim Eunuchoidismus neben der dystrophischen Keimdrüse auch die Nebennierenrinden hypoplastisch gefunden wurden und bei der hypophysären Kachexie und multiplen Blutdrüsensklerose, die nicht nur beim Mann, sondern auch beim Weib mit einer hochgradigen Rückbildung der sekundären Geschlechtscharaktere einhergehen, auch die Nebennierenrinden einer schweren Atrophie bzw. Sklerose verfallen.

L. Die Haut und ihre Anhangsgebilde. Der Einfluß der Blutdrüsen auf die Haut und ihre Anhangsgebilde ist ein außerordentlich sinnfälliger. Beim Myxödem gewinnt die Haut eine ganz besondere Beschaffenheit, sie wird trocken, schilfert leicht ab, die Schweißsekretion versiegt, die Haare werden trocken, spröde, sie beginnen auszufallen, der Haarwuchs wird schütter, manchmal bilden sich sogar ganz kahle Stellen am Kopfe aus; alle diese Erscheinungen bilden sich unter der Schilddrüsenbehandlung in verhältnismäßig kurzer Zeit zurück. Umgekehrt finden wir bei Morbus Basedowii die Haut zart und infolge der vermehrten Schweißsekretion abnorm feucht. Auch beim Ausfall der Keimdrüsen zeigen sich, insbesondere beim Mann, typische Veränderungen an der Haut. Beim Eunuchen bzw. beim Eunuchoiden, ebenso beim vorzeitigen Altern ist die Haut welk und zeigt sehr frühzeitig Runzeln. Ähnliche Veränderungen finden wir an der Haut beim hypophysären Zwergwuchs und besonders schwer bei der hypophysären Kachexie. Bei letzterer kommt neben der Wirkung des Keimdrüsenausfalles noch in Betracht, daß alle Organe und daher auch die Haut einer schweren Atrophie verfallen. Ferner sei darauf hingewiesen, daß bei der Akromegalie sich auch die Haut an der Weichteilhyperplasie der gipfelnden Teile beteiligt.

Besonders sinnfällig ist der Einfluß der Blutdrüsen auf die Pigmentierung. Bei der Basedowschen Krankheit findet man sehr häufig abnorme Pigmentierung der Haut, ferner oft auch Pigmentverschiebungen, die dann meist symmetrisch angeordnet sind. Von großer diagnostischer Bedeutung ist das Auftreten abnormer Pigmentierungen bei der Addisonschen Krankheit; sie finden sich besonders an den belichteten Stellen und an den Hautfalten, dazu kommt das Auftreten von blauschwarzen Pigmentflecken in der Mundschleimhaut und evtl. in der Analschleimhaut. Unsere Kenntnisse über den Zusammenhang dieser abnormen Pigmentierungen mit dem Ausfall der Nebennierenfunktion wurden in der letzten Zeit wesentlich vertieft. Nachdem Meirowski gezeigt hatte, daß die überlebende Haut im Brutschrank noch Pigment zu bilden vermag, konnte Königstein den Nachweis liefern, daß diese Fähigkeit bei der Haut nebennierenloser Tiere verstärkt ist, daß aber die Haut nebennierenloser Tiere, die vorher mit Adrenalin behandelt worden waren, diese verstärkte Fähigkeit nicht besitzt. Br. Bloch und seine Mitarbeiter zeigten ferner zum ersten Male, daß die Muttersubstanzen dieser Pigmente in den beim Eiweißabbau freiwerdenden Brenzkatechinderivaten zu suchen seien. Das Pigment der Haut wird nach Bloch in den Basalzellen aus einer farblosen Vorstufe durch ein spezifisches Oxydationsferment (Dopodiastase) gebildet. Nach Bloch und Löffler äußert sich der Nebennierenausfall durch eine vermehrte Bildung der Vorstufen. Dieser Ansicht wird allerdings von Bittorf, Tannhauser und

5*

Moncorps widersprochen, nach denen der Nebennierenausfall sich in einer
Verstärkung der Fermentwirkung in der Haut selbst auswirkt.

Endlich wäre noch der Einfluß mancher Blutdrüsen auf die Nägel zu erwähnen. In dieser Beziehung steht die Schilddrüse an erster Stelle. Beim
Myxödem werden die Nägel rissig und verlieren ihren Glanz. Unter Schilddrüsentherapie bilden sich diese Veränderungen wieder zurück. Aber auch den
Epithelkörperchen kommt ein Einfluß auf die Trophik der Nägel zu. Denn
man hat Fälle von mehrfach rezidivierender Tetanie beobachtet, bei welchen
regelmäßig schwere Veränderungen an den Nägeln auftraten, die zur Abstoßung derselben führten. Bildete sich das akute Stadium zurück, so wuchsen
die Nägel wieder nach.

M. Sinnesorgane. Daß den Blutdrüsen ein wesentlicher Einfluß auf die
Funktion und Trophik der Sinnesorgane zukommt, können wir aus den zahlreichen Störungen ersehen, die bei den Erkrankungen der Blutdrüsen an den
Sinnesorganen sich einstellen. Was das Auge anbelangt, so möchte ich vor
allem auf den Diabetes hinweisen, bei dem sowohl vorzeitige Starbildung als
auch sonstige verschiedenartige Veränderungen, z. B. Veränderungen der Refraktion, Neigung zu Iritis und Konjunktivitis und Hypotonie der Bulbi (beim
Koma) vorkommen. Alle diese Veränderungen bilden sich bei Einleitung einer
Insulinbehandlung zurück (Grafe). Starbildung findet sich aber auch bei der
Tetanie. Ja es wäre möglich, daß auch der Altersstar in einem gewissen Zusammenhang mit dem Erlöschen der Keimdrüsenfunktion steht, da Harms
im Tierexperiment bei Einpflanzung von jugendlichem Keimdrüsengewebe wieder Aufhellung seniler Linsentrübung fand. Nach Hertel soll der Schilddrüse
ein Einfluß auf den Augendruck zukommen. Er fand denselben bei Hyperthyreoidismus erniedrigt, bei Hypothyreoidismus erhöht. Bei Hunden hat man
ferner bei Vergiftung mit Thyreoidea Degeneration der Ganglienzellen der Netzhaut und Faserdegeneration im Optikus beobachtet (W. Löhlein). Unter
Umständen kann eine besondere Empfindlichkeit gegenüber Thyreoidin bestehen. So beobachtete Heinicke einen Fall von Myxödem, bei dem Zufuhr
von Schilddrüsensubstanz regelmäßig zu einer Verschlechterung des Sehvermögens führte.

Auf die sonstigen Augensymptome (Exophthalmus bei der Basedowschen
Krankheit, gesteigerte Ansprechbarkeit des Dilatator pupillae auf Adrenalin
beim Diabetes, Pupillenveränderungen bei der Tetanie usw.) gehe ich hier nicht
näher ein, da sie im Abschnitt vegetatives Nervensystem bereits besprochen wurden.

Was das Gehör anbelangt, so möchte ich nur kurz erwähnen, daß sich bei
Myxödemkranken infolge starker Schwellung der Schleimhaut des Gehörorgans oft beträchtliche Gehörsstörungen finden, ferner weise ich auf die
schweren Störungen in der Entwicklung dieses Sinnesorganes hin, welche bei
Thyreoaplasie beobachtet werden.

Auch die Entwicklung des Geruches, Geschmackes und Tastsinnes
dürfte bei Thyreoaplasie Schaden leiden; was den Geschmack anbelangt, möchte
ich noch auf die Parageusie beim Diabetes verweisen.

Diagnostik der Blutdrüsenerkrankungen.

In den vorhergehenden Abschnitten wurden die Wirkungen, welche die
Blutdrüsen auf die verschiedenen Organe ausüben, geschildert. Diese Wir-
kungen sind von einer geradezu ungeheuren Mannigfaltigkeit. Es gibt kein
Organ oder Organsystem im Körper, das nicht unter dem Einfluß der Blut-
drüsen stünde. Wir haben gesehen, daß alle Stoffwechselvorgänge durch die
Blutdrüsen reguliert werden, daß das Nervensystem, das Knochensystem, die

Haut mit ihren Anhangsgebilden, das Herzgefäßsystem, der hämatopoetische Apparat, die Sinnesorgane, der Magen-Darmkanal, die Nieren, die Entwicklung der genitellen Hilfsorgane und der Sexuszeichen vom Blutdrüsensystem aus beeinflußt werden und daß diese Einflüsse nicht nur funktioneller, sondern auch formativer Natur sein können. Daraus ergibt sich, daß die Symptomatologie der Blutdrüsenerkrankungen von einer ungeheuren Mannigfaltigkeit ist, wie wir sie sonst bei der Erkrankung keines anderen Organsystems, abgesehen vom Zentralnervensystem, finden. Diese Mannigfaltigkeit der Symptome würde an und für sich keinen Grund dafür abgeben, daß die Diagnose der Blutdrüsenerkrankungen besonders schwierig sei, wenn es sich bei allen Blutdrüsenerkrankungen um geschlossene Krankheitseinheiten handeln würde, deren pathogenetische Auffassung durch das Experiment gesichert wäre. Allein dies trifft, wie ich bereits eingangs ausführlich besprochen habe, nur für einzelne Blutdrüsenerkrankungen zu. Beim infantilen und adulten Myxödem, bei der postoperativen Tetanie, bei der überwiegenden Mehrzahl der Diabetesfälle geht klinische Beobachtung und Experiment parallel. Bei anderen Blutdrüsenerkrankungen ist aber dieser Zusammenhang noch nicht in befriedigender Weise geklärt, so z. B. bei manchen Formen der Dystrophia adiposogenitalis, bei denen es noch strittig ist, ob sie ausschließlich auf eine Erkrankung der Regio hypothalamica zurückzuführen sind. Liegt schon darin eine Schwierigkeit für die Diagnostik, so geraten wir auf einen noch viel unsichereren Boden, wenn es sich um die Diagnose von Formes frustes, von verwischten oder unvollkommenen Formen einer Blutdrüsenerkrankung handelt. Und noch größer werden die Schwierigkeiten, wenn es sich darum handelt, zu entscheiden, ob ein bestimmtes Symptom, aus dem Zusammenhang des typischen Krankheitsbildes herausgerissen, als endokrin zu bewerten ist. Ich möchte dies an einzelnen Beispielen erläutern. Das Myxödem geht mit einer Quellungsbereitschaft einher, die bei Zufuhr salzreicher Kost manifest wird, bei Zufuhr salzarmer Kost weniger in Erscheinung tritt. Eine ganz ähnliche Quellungsbereitschaft finden wir auch bei anderen Zuständen, so bei den Nephrosen; in seltenen Fällen tritt sie sogar anscheinend ganz isoliert auf. Für die diagnostische Abgrenzung der Quellungsbereitschaft beim Myxödem gegenüber den anderen Formen von Quellungsbereitschaft ist vor allem von großer Bedeutung, ob sich auch andere Symptome des Myxödems (Haarausfall, geistige Torpidität, Herabsetzung des Grundumsatzes usw.) daneben finden. Einen weiteren Anhaltspunkt bietet der Erfolg der Schilddrüsenbehandlung; denn beim Myxödem können wir durch Zufuhr verhältnismäßig kleiner Mengen von Thyreoidin einen normalen Zustand herbeiführen, nicht nur dadurch, daß die Schwellungen verschwinden, sondern auch dadurch, daß eine normale Toleranz für Kochsalz eintritt. Fällt der therapeutische Versuch negativ aus und fehlen außerdem andere Myxödemsymptome, so können wir wohl mit Sicherheit die hypothyreogene Natur der vorhandenen Quellungsbereitschaft ablehnen. Bei positivem Ausfall können aber immerhin noch Schwierigkeiten bestehen. Manche Kinder vertragen nach den Untersuchungen von Jehle enorme Mengen von Schilddrüsensubstanz, ohne daß Zeichen von Hyperthyreoidismus auftreten. Bei kindlichen Nephrosen kann man unter einer solch forcierten Schilddrüsentherapie oft einen überraschenden Erfolg sehen und trotzdem wird man vorsichtig sein müssen, hier eine thyreogene Komponente anzunehmen, da sich der entwässernde Einfluß größerer Thyreoidindosen auch bei normaler Schilddrüsenfunktion geltend machen kann. Auch scheint mir die Annahme nicht ganz von der Hand zu weisen, daß so große Dosen von Thyreoidin infolge ihrer anregenden Wirkung auf den Stoffwechsel den pathologischen Prozeß in der Niere und in den Geweben direkt günstig beeinflussen.

In solchen Fällen von Nephrose wird ein vorsichtiger Standpunkt dann um so mehr berechtigt sein, wenn andere Symptome des Myxödems fehlen. Diese ganze Frage wird dadurch noch erschwert, daß es Formen von Quellungsbereitschaft gibt, bei denen zweifellos eine thyreogene Komponente mit hineinspielt, ohne daß dadurch die Genese der Quellungsbereitschaft vollkommen geklärt wird.

Dieselben Schwierigkeiten bestehen bei der Frage, ob gewisse Formen der Fettsucht als thyreogen anzusehen sind. Die Fettsucht ist kein typisches Symptom des Myxödems; denn es gibt Fälle von Myxödem, die alle Zeichen dieser Krankheit an sich tragen und doch, insbesondere wenn sie durch salzarme Kost entwässert werden, mager sind. Der therapeutische Erfolg bei ausgiebiger Schilddrüsenzufuhr allein kann als maßgebendes Kriterium für die thyreogene Natur der Fettsucht nicht betrachtet werden, da wir auch bei Formen von Fettsucht, denen alle Kardinalsymptome des Myxödems fehlen, durch Thyreoidin entfetten können.

Auch die hypophyseogene Natur einer Harnruhr darf nicht ohne weiteres aus dem Erfolg der Pituitrinbehandlung gefolgert werden; denn bei Verwendung entsprechend aktiver Pituitrinpräparate und geeigneter Dosierung hat sich in unseren Untersuchungen bisher kein Fall von Harnruhr als völlig pituitrinrefraktär erwiesen. Vielleicht wird eine größere Erfahrung uns später einmal zu dem Schlusse berechtigen, daß da, wo verhältnismäßig kleine Mengen von Pituitrin. inf. die Harnflut beseitigen, diese auf einem Mangel von Pituitrin. inf. im Körper beruht, da die Erfahrung bei anderen Ausfallserkrankungen lehrt, daß die Ausfallserscheinungen durch verhältnismäßig kleine Mengen des betreffenden Inkretes beseitigt werden.

Auch die Schlüsse aus der therapeutischen Wirkung des Insulins sollten mit einer gewissen Vorsicht gezogen werden. Es gibt zweifellos Fälle von thyreogener Glykosurie, die dadurch charakterisiert sind, daß sie bei wirksamer Behandlung des Hyperthyreoidismus spurlos verschwinden. Ja sie können sogar verschwinden, wenn solche Fälle spontan an Körpergewicht zuzunehmen beginnen. Wie früher (Wechselwirkung der Blutdrüsen) ausgeführt wurde, spricht vieles dafür, daß in diesen Fällen das Inselorgan erst allmählich zu einer dem Hyperthyreoidismus entsprechenden Mehrleistung herangezogen wird. Tatsächlich konnten Depisch und Hasenöhrl zeigen, daß in solchen Fällen anfangs die posthyperglykämische Hypoglykämie fehlt und erst später mit der Gewichtszunahme auftritt. Es ist noch nicht untersucht worden, ob diese thyreogene Hyperglykämie und Glykosurie auf Insulin reagiert, es ist dies aber durchaus wahrscheinlich; es wäre daher, wenn dies zutrifft, verfehlt, aus der günstigen Wirkung des Insulins auf eine primäre Erkrankung des Inselorgans zu schließen. Ebenso wird es niemand wundernehmen, daß wir bei der renalen Glykosurie durch entsprechende Dosen von Insulin den normalen Blutzucker unter die Norm herabdrücken können. Daraus kann natürlich nicht auf eine insuläre Genese dieser Stoffwechselanomalie geschlossen werden. Hingegen läßt die fehlende oder hochgradig herabgesetzte Wirkung des Insulins bei den sogenannten insulinrefraktären Fällen von Diabetes mellitus mit großer Wahrscheinlichkeit den Schluß zu, daß es sich in solchen Fällen nicht bzw. nur teilweise um einen insulären Diabetes handelt. In diesem Sinne spricht auch, daß, wie Häusler und Högler bei einem insulinrefraktären Fall meiner Abteilung nachweisen konnten, im insulinrefraktären Stadium die Zuckeravidität der Blutkörperchen durch Zusatz von Insulin nicht gesteigert wird.

Dieses von O. Loewi und seinen Mitarbeitern angegebene Verfahren, die Zuckeravidität der Zellen am Blutkörperchenmodell direkt zu bestimmen, dürfte überhaupt für die Differentialdiagnose der diabetischen Stoffwechselstörungen von Bedeutung werden. Nach diesem Verfahren scheinen sich die

Blutkörperchen beim echten insulären Diabetes als weniger zuckeravid zu erweisen als bei normalen bzw. nichtdiabetischen Individuen.

Die bisherigen Ausführungen scheinen mir darauf hinzuweisen, daß ein sicherer diagnostischer Schluß aus dem Effekt der Behandlung nur dann gestattet ist, wenn dieser Effekt negativ ist. Ist er positiv, so dürfte ein solcher Schluß in vielen Fällen bei Berücksichtigung der gesamten Sachlage möglich, in vielen Fällen aber nicht gestattet sein. Als unterstützendes Merkmal für die Diagnose kann der Erfolg gewertet werden, wenn er mit verhältnismäßig kleinen Dosen zu erzielen ist. Jedenfalls scheint mir bei der Diagnose ex juvantibus Vorsicht geboten.

Ebenso wie bei vielen anderen Organerkrankungen sind auch bei den Blutdrüsenerkrankungen die Funktionsprüfungen, die durch Belastung die Leistungsfähigkeit eines Organs erproben, ein wichtiger diagnostischer Behelf. Die Differentialdiagnose zwischen einem leichten Diabetes und einer renalen Glykosurie können wir z. B. durch die Verfolgung der Blutzuckerkurve nach einem Belastungsfrühstück in vielen Fällen mit Leichtigkeit stellen. In dem ersteren Falle sehen wir den Blutzucker weit über die normale Blutzuckerschwelle ansteigen und viel langsamer absinken; es tritt Zucker im Harn auf,. die Exkretionskurve steigt allmählich an. In dem letzteren Fall verläuft die Blutzuckerkurve normal oder sogar subnormal und es kommt sehr rasch zu einem hohen Zuckerprozent im Harn. Auch der zweite Teil der Zuckerbelastungskurve, die sogenannte posthyperglykämische Hypoglykämie hat nach den Untersuchungen von Depisch und Hasenöhrl diagnostische Bedeutung. Er zeigt uns, ob ein Individuum auf Zuckerbelastung mit einer überschießenden Insulinproduktion antwortet. Der negative Ausfall dieses Versuchs weist auf eine Schwäche des Inselorgans hin, die deshalb noch nicht zu Diabetes führen muß, aber andere Erscheinungen (mangelndes Hungergefühl, Resorptionsverlangsamung) bedingt und dadurch den Ernährungszustand ungünstig beeinflußt (primäre Anorexie). Durch Insulinzufuhr können wir diese Störung beheben (Insulinmast). Es ist allerdings sehr wahrscheinlich, daß diese Schwäche der Funktion in solchen Fällen sich nicht nur auf das Inselorgan erstreckt, sondern auch viele andere Organe betrifft.

Als eine Funktionsprüfung können wir auch die Untersuchung auf die spezifisch-dynamische Nahrungswirkung betrachten, doch scheint dies ein sehr vieldeutiges Symptom zu sein, da die spez. dynamische Wirkung bei den verschiedensten Blutdrüsenerkrankungen (Hypophyse, Schilddrüse, Keimdrüsen), aber auch bei Erkrankungen ganz anderer Natur ausbleiben kann. Auch die Überventilation können wir als eine solche Funktionsprüfung auffassen. Bei Überventilation kommt es zu ausgesprochen tetanischen Symptomen, besonders bei neurotischen Individuen und bei Epilepsie. Es ist durchaus möglich, daß hierdurch eine relative Insuffizienz der Epithelkörperchen gegenüber gesteigerten Anforderungen zum Ausdrucke kommt, ohne daß wir aber berechtigt sind, daraus auf eine Erkrankung der Epithelkörperchen zu schließen. Ferner müssen wir auch die Prüfung der elektrischen und mechanischen Nervenerregbarkeit in diese Gruppe der diagnostischen Behelfe rechnen. Auch hier ist Vorsicht geboten; so dürfen wir z. B. nicht jedes isoliert auftretende Chvosteksche Phänomen als ein Zeichen latenter Tetanie werten. Insbesondere sind es die sog. pharmakodynamischen Funktionsprüfungen, welche zu ganz fehlerhaften Schlüssen in der Blutdrüsenpathologie geführt haben. Nach dem, was früher über diese Proben gesagt wurde, ist es klar, daß man aus dem Ausfall derselben weder auf einen Hypadrenalinismus, noch auf einen Hyperthyreoidismus (Götsch) schließen kann, da die vermehrte oder verminderte Ansprechbarkeit gegenüber diesen Reizen bei den verschiedensten pathologischen Zuständen vorkommt.

Von großer Bedeutung für die Diagnose der Blutdrüsenerkrankungen sind die Untersuchungen des Stoffwechsels und die blutchemischen Untersuchungen. Unter den Untersuchungen des Stoffwechsels steht die des Grundumsatzes an erster Stelle. Veränderungen des Grundumsatzes, die über die Fehlergrenzen der Methode hinausgehen, sind beinahe für Schilddrüsenerkrankungen pathognomonisch, aber auch hiervon gibt es Ausnahmen, auch hier gibt es Fallgruben der Diagnose. Enorme Herabsetzung des Grundumsatzes finden wir z. B. neben dem Myxödem auch bei der hypophysären Kachexie. Infolge der schweren Atrophie, die bei der hypophysären Kachexie in allen Organen auftritt, ist wohl auch die Funktion der Schilddrüse hochgradig herabgesetzt; man könnte also sagen, daß diese Ausnahme die Regel bestätigt. Erhöhung des Grundumsatzes finden wir, abgesehen natürlich von allen fieberhaften infektiösen Prozessen, z. B. bei der Leukämie, ohne daß eine Funktionssteigerung von seiten der Schilddrüse vorliegt. Eine weitere Schwierigkeit besteht darin, daß wir in manchen Fällen unsicher sind, ob wir den gefundenen Wert als normal oder pathologisch bezeichnen sollen, wenn die körperliche Konstitution durch die Grundkrankheit derartig verändert ist, daß es schwer fällt, normale Vergleichsindividuen zu finden. Immerhin kann man doch sagen, daß beträchtliche Erhöhung des Grundumsatzes fast immer auf Hyper-, beträchtliche Herabsetzung fast immer auf Hypothyreoidismus zurückzuführen ist. Insbesondere bei der Differentialdiagnose gegenüber neurotischen Individuen, die viele dem Bild des Basedow eigene Symptome aufweisen können, ist die Bestimmung des Grundumsatzes von großem diagnostischem Wert.

Was die blutchemischen Untersuchungen anbelangt, so möchte ich insbesondere auf die große Bedeutung der Hyperglykämie für die Diagnose des Diabetes und der Hypokalzämie für die Diagnose der Tetanie hinweisen.

Endlich muß ich hier noch kurz des Abderhaldenschen Verfahrens gedenken. Ich muß gestehen, daß ich in Verlegenheit bin, was ich darüber aussagen soll. Die Ansichten der einzelnen Autoren über den Wert dieses Verfahrens gehen weit auseinander. Die Befunde der Anhänger dieser Methode sind sehr eigenartig[1]; auch eigene Untersuchungen (Högler und Serio), bei denen nach dem Preglschen Verfahren das Serum eines Patienten gegen von verschiedenen Individuen stammende Extrakte und diese wieder gegen die Sera verschiedener Individuen geprüft wurden, haben kein durchsichtiges Resultat ergeben, so daß wir uns von der diagnostischen Brauchbarkeit des Verfahrens bei den Blutdrüsenerkrankungen bisher nicht überzeugen konnten. Diese Skepsis ist um so mehr berechtigt, als Kupelwieser und seine Mitarbeiter gegen die technische Seite des Verfahrens schwere Bedenken erhoben haben.

Die bisherigen Ausführungen haben ergeben, daß die therapeutischen Erfolge durch Einverleibung von Inkreten, ferner daß gewisse Funktionsprüfungen und Veränderungen des Stoffwechsels für die Diagnose der Blutdrüsenerkrankungen sehr wichtig sind, daß es aber verfehlt wäre, diese Symptome ohne weiteres als pathognomonisch zu betrachten, sondern daß viele auch vorkommen können, ohne daß wir berechtigt sind, auf die Erkrankung einer Blutdrüse zu schließen. Dies gilt im allgemeinen fast von allen bei Blutdrüsenerkrankungen auftretenden Symptomen, auch solchen, die als Kardinalsymptome einem der typischen Krankheitsbilder angehören, die aber einzeln auftretend und aus dem Zusammenhang herausgerissen, durchaus nicht immer endokriner Genese zu sein

---

[1] Hier sei von vielen nur ein Beispiel angeführt: Grote findet bei Fettsucht Abbau von Thymus in 65,5%, Keimdrüse in 59,1%, Hypophysenhinterlappen in 48,1%, Hypophysenvorderlappen in 46,5%, Pankreas in 46,8%, Schilddrüse in 42% der Fälle.

brauchen. Die Tachykardie z. B. eines der konstantesten Symptome der Basedowschen Krankheit wird zwar immer den Verdacht auf Hyperthyreoidismus erwecken, ohne natürlich für sich allein die Diagnose zu gestatten. Dasselbe gilt von den Schweißen, von den wässerigen Diarrhöen, von der Leukopenie usw. Was die morphologischen Veränderungen des Blutbildes anbelangt, so kommen sie zwar häufig bei Blutdrüsenerkrankungen vor; insbesonders häufig findet sich eine Neutropenie; dies ist aber ein vieldeutiges Symptom und kommt bei vielen anderen Erkrankungen vor. Dasselbe gilt auch von manchen Entwicklungsstörungen, die Folgen der Erkrankung gewisser Blutdrüsen im Kindesalter sein können, aber nicht sein müssen. So gibt es Formen des Zwergwuchses, die mit einer Erkrankung der Hypophyse nichts zu tun haben. Es gibt männliche Individuen mit horizontaler Abgrenzung der Behaarung am Mons veneris, bei denen eine Entwicklungsstörung der Keimdrüsen oder eine nennenswerte Schwäche ihrer Funktion nicht vorliegt. In dieser Hinsicht scheinen nicht nur inkretorische, sondern auch chromosomale Verhältnisse von Bedeutung zu sein. Besondere Vorsicht scheint mir bei den Schlüssen, die aus den röntgenologischen Veränderungen der Sella gezogen werden, geboten zu sein. Es gibt auffallend kleine und auffallend große Sellae, ohne daß sonst die geringsten Zeichen für eine Erkrankung der Hypophyse vorliegen. Insbesondere geben die seitlichen Knochenspangen, die sich manchmal zwischen den Processus clinoidei ant. et post. finden, häufig zu Fehlschlüssen Veranlassung. Ferner können benachbarte Krankheitsprozesse die Sella verändern, ohne daß in jedem Falle die Funktion der Hypophyse dadurch beeinträchtigt werden muß. Es ist nicht nötig, hier alle Schwierigkeiten, die sich bei der Bewertung eines Symptomes ergeben können, erschöpfend zu behandeln, im speziellen Teil wird ausführlich darauf zurückzukommen sein. Es sollte hier nur darauf hingewiesen werden, wie vorsichtig man bei der Beurteilung einzelner aus dem Zusammenhang herausgerissener Symptome sein muß, wie dadurch oft die Diagnose unvollkommener Formen unsicher gemacht und die Abgrenzung der Blutdrüsenkrankheiten gegenüber anderen Krankheiten erschwert wird.

Abgrenzung der Blutdrüsenkrankheiten von anderen Krankheiten.

Es ist in der Pathologie eine weit verbreitete Erscheinung, daß bei der Erkrankung eines Organes andere Organe oder Organsysteme in Mitleidenschaft gezogen werden, wodurch nicht nur ihre Funktion Schaden leidet, sondern sich auch direkt krankhafte Prozesse in ihnen entwickeln können. So führt z. B. die Insuffizienz des Herzens bei einem Herzfehler oder bei einer primären Erkrankung des Herzmuskels zur Stauungsleber und Stauungsniere oder hochgradiges Emphysem der Lungen zur Hypertrophie des rechten Ventrikels usw. Die gleichen Beziehungen bestehen zwischen den Erkrankungen der Blutdrüsen und den verschiedensten anderen Krankheiten. Einerseits finden wir sehr häufig im Gefolge der primären Erkrankung einer Blutdrüse sekundäre Erkrankungen anderer Organe, z. B. Starbildung bei Diabetes mellitus oder Tetanie, frühzeitige Arteriosklerose bei Schilddrüsenmangel usw. Diese krankhaften Prozesse anderer Organe, Folgeerkrankungen primärer Blutdrüsenerkrankungen, gehören zur Symptomatologie der letzteren und sollen hier nicht nochmals besprochen werden. Andererseits finden wir sehr häufig bei den verschiedensten Krankheiten auch die Blutdrüsen in Mitleidenschaft gezogen. Auf dieses häufige Vorkommen möchte ich hier etwas ausführlicher eingehen, weil die Natur dieser Beziehungen — wie ich glauben möchte —

häufig verkannt wird, indem der nur sekundären Beteiligung der Blutdrüsen
fälschlicherweise eine führende Rolle in der Pathogenese dieser Erkrankungen
zugeschrieben wird. Bei den innigen Beziehungen, welche — wie früher erörtert
wurde — zwischen Blutdrüsensystem und Nervensystem bestehen, ist das Auftreten von Blutdrüsensymptomen bei Nervenerkrankungen besonders häufig.
Es sollen daher zuerst die Nervenkrankheiten besprochen werden.

A. Nervenkrankheiten.

Die Erkenntnis, daß die Blutdrüsen als vegetative Organe zwar eine gewisse
Autonomie zeigen, zum Teile aber in ihrer Funktion unter der Kontrolle des
Zentralnervensystems stehen, läßt es von vorneherein als wahrscheinlich erscheinen, daß bei Erkrankungen des Zentralnervensystems häufig Funktionsstörungen der Blutdrüsen auftreten. Derartige Erscheinungen werden besonders
bei den Neurosen des vegetativen Nervensystems zu erwarten sein, doch ist
eine Beteiligung des Blutdrüsensystems auch bei den Psychosen und anderen
Erkrankungen des Zentralnervensystems durchaus nicht unwahrscheinlich.

Was die Psychosen anbelangt, so weisen schon die tiefgehenden Alterationen des Stoffwechsels bei denselben auf Störungen in der Funktion der
Blutdrüsen hin. Auch die häufigen Symptome von seiten des vegetativen
Nervensystems und die oft rasch wechselnden Schwankungen in der Ansprechbarkeit der vegetativen Nerven auf pharmakodynamische Reize können unter
Umständen auf Änderungen in der Funktion der Blutdrüsen beruhen. Ich
möchte hierfür einige Beispiele anführen. Bemerkenswert sind die enormen
Schwankungen im Körpergewicht bei Psychosen. So fand Kaufmann in
der Antonschen Klinik oft, trotz reichlicher zwangsweiser Fütterung, raschen
Sturz des Körpergewichts. Kaufmann führte solche rapide Schwankungen
hauptsächlich auf Störungen im Wasserhaushalt des Organismus infolge nervöser
Einflüsse zurück. Bei der Hysterie fand Kaufmann bedeutende Schwankungen
der Harnmenge und des Körpergewichtes oft auch noch zu einer Zeit, als
die psychischen Störungen sich zum Teile schon zurückgebildet hatten. In
neuerer Zeit wurde im katatonischen Stupor, aber auch bei anderen Stupor-
formen Herabsetzung des Grundumsatzes beobachtet. Was die Ansprechbarkeit
der vegetativen Nerven anbelangt, so verweise ich u. a. auf die Untersuchungen
von Pötzl, Eppinger und Heß, die bei der Melancholie Herabsetzung, bei
der Manie, besonders während des ersten Anfalles, beträchtliche Steigerung
derselben beobachteten. Bekannt sind ferner die Beziehungen vieler Psychosen
zu den sexuellen Vorgängen. L. Fränkel fand unter 176 Fällen von Dementia
praecox 72 % mit infantilen Veränderungen der äußeren und inneren Genitalien.
Auch G. Stertz weist auf das häufige Vorkommen von Infantilismus bei vielen
Psychosen (manisch depressives Irresein, Dementia praecox) hin. Daneben
finden sich nach G. Stertz aber auch andere endokrine Symptome in großer
Häufigkeit; so Proportionsstörungen im Wachstum, abnormer Fettansatz,
Auftreten von myxödematösen Erscheinungen, Entwicklung von Strumen im
Verlaufe der Erkrankung, häufiges Vorkommen des Fazialisphänomens bei
Epilepsie usw. Die Beziehungen zwischen Schilddrüsenerkrankungen und
Psychosen sind sehr mannigfaltig; z. B. beobachtete W. Meyer in einem Falle
von Myxödem partiellen Stupor, der nach Schilddrüsenzufuhr in einen Zustand
heiterer Manie mit katatonieähnlichen Erscheinungen umschlug. Ich möchte
mich auf diese wenigen Beispiele beschränken. Sie genügen, um den ätiologischen Zusammenhang dieser Erscheinungen zu erörtern. Wenn wir bedenken, daß psychische Erregungen den Stoffwechsel in weitgehender Weise
beeinflussen (Steigerung der Glykosurie bei Diabetikern, Erhöhung des Grund-

umsatzes in Erwartung des Unlustreizes, Abfall des Grundumsatzes während des Reizes, Landis Carney) oder, daß dadurch die Ansprechbarkeit vegetativer Nerven auf Adrenalin, Pilokarpin und Atropin abgeschwächt wird (H. Marcus und E. Sahlgren) oder, daß die diuresehemmende Wirkung des Pit. inf. bei hypnotisierten Individuen erlischt (Hoff und Wermer), ferner, daß auch im Schlaf Änderungen im Stoffwechsel und in der Ansprechbarkeit vegetativer Nerven eintreten (R. Heilig und H. Hoff), so ist das Auftreten der geschilderten Erscheinungen nicht wunderbar, doch scheint mir die Annahme durch nichts gestützt, daß der „Verlust des innersekretorischen Gleichgewichtes" (O. Lessing u. a.) der alleinige Grund für das Auftreten der Psychose sei. Auch der Zusammenhang zwischen gewissen endokrinen Störungen und der Narkolepsie (E. Redlich) ist unsicher. Daß Erkrankungen der Blutdrüsen das auslösende Moment für die Psychose sein können, dürfte hingegen allgemein zugegeben werden. Näheres darüber findet sich bei der Besprechung der Basedowschen Krankheit.

Nicht minder häufig sind die Alterationen des Stoffwechsels bei den Neurosen des vegetativen Nervensystems (Störungen der Wärmeregulation bei vasomotorischen Psychoneurosen, Egger, oder alimentärer Galaktosurie bei viszeralen Neurosen, Pollitzer). Bemerkenswert ist ferner, daß die seltenen Fälle von Pentosurie und isolierter Lävulosurie fast immer mit einer vasomotorischen Neurose einhergehen. Ferner sei das häufige Auftreten der Phosphaturie bei Neurasthenie erwähnt. Auf einen Zusammenhang zwischen Psychoneurosen und Blutdrüsensystem deuten die Änderungen im Triebleben z. B. nicht adäquat ausgelöstes Ermüdungsgefühl und Anorexie (G. Bauer). Auch Veränderungen im Blutbild, wie wir sie so häufig bei Blutdrüsenerkrankungen finden, kommen bei den vegetativen Neurosen häufig vor, so z. B. fand ich bei der Vagusneurose fast regelmäßig Mononukleose des Blutes, Eppinger und Heß beobachteten auch Hypereosinophilie. Andere Beobachtungen weisen noch auf einen viel engeren Zusammenhang zwischen gewissen vegetativen Neurosen und dem Blutdrüsensystem hin. So beobachteten Widal, Abrami und Gennes bei einem Fall von Asthma „essentiel" einen eigenartigen Zyklus, der zuerst durch das Ovar dann durch die Schilddrüse beherrscht wurde. Das Asthma begann mit dem Auftreten der Periode im 15. Lebensjahr, verschwand während der Schwangerschaft immer wieder, auch mit der Menopause hörten die Anfälle auf, dann entwickelte sich ein Myxödem, damit trat das Asthma wieder auf, verschwand auf Zufuhr von Thyreoidin und kam beim Weglassen des Thyreoidins wieder. H. Curschmann beobachtete zwei Fälle von Asthma bronchiale bei intermittierendem Basedow, ferner einen Fall bei Tetanie, ferner Fälle, die im Klimakterium oder solche, die während der Menstruation auftraten. Wenn wir bedenken, was alles auf das Entstehen und Vergehen eines Asthma Einfluß hat, so ist es nicht verwunderlich, daß auch den Blutdrüsen ein solcher Einfluß zukommt. Ich möchte den Autoren, welche in dieser Beinflussung mehr als ein auslösendes Moment erblicken, daher nicht folgen.

Von den vasomotorischen, tropischen Neurosen erfordert die Sklerodermie eine genauere Besprechung. Hier liegen eine Reihe von Befunden vor, die auf eine starke Beteiligung des Blutdrüsensystems hindeuten. v. Strümpell hat auf eine gewisse Gegensätzlichkeit im Symptomenbild der Sklerodermie und Akromegalie hingewiesen. Bei letzterer seien Haut und Knochen hyperplastisch, bei ersterer fänden sich in beiden Organen Schrumpfungsprozesse. Die Vermutung, daß der Sklerodermie eine Funktionsstörung der Hypophyse zugrunde liegt, schien durch Roux, in dessen Fällen anscheinend sklerotische Prozesse in der Hypophyse vorhanden waren, Bestätigung zu finden. Dieser

Befund ist aber bisher vereinzelt geblieben. Viel häufiger wurde die Ansicht geäußert, daß die Sklerodermie auf einer Funktionsänderung der Schilddrüse beruhe. Nachdem v. Leube zuerst auf das Vorkommen von Sklerodermie mit Basedowscher Krankheit hingewiesen hat, sind zahlreiche einschlägige Fälle in der Literatur berichtet worden (ältere Literatur bei Sattler). Cassirer betonte aber, daß man mit der Diagnose der Basedowschen Krankheit in solchen Fällen sehr vorsichtig sein müsse, da wichtige Symptome des Basedow, wie Pigmentverschiebungen, Schilddrüsenveränderungen, Irritabilität des Herzens usw., auch der Sklerodermie als solcher zukämen. Selbst der Exophthalmus könne durch die sklerodermische Maske vorgetäuscht werden. Grundumsatzbestimmungen wären in solchen Fällen sehr erwünscht. Andererseits können bei Sklerodermie aber auch myxödemähnliche Symptome auftreten (Grasset, Osler, Déhu u. a.). Auch finden sich in der Schilddrüse Sklerodermiekranker nicht selten sklerotische Veränderungen. Dies veranlaßte Janselme, G. Singer, Hectoen, v. Notthafft, Leredde und Thomas, Martin, Laignel-Lavastine u. a., die Ursache der Sklerodermie in einer Schilddrüseninsuffizienz zu sehen. Dazu kam noch, daß sich in manchen solchen Fällen eine Herabsetzung des Grundumsatzes nachweisen ließ (Lortat-Jacob, Hannay-Rothmann) und endlich schien der therapeutische Erfolg, der sich in manchen Fällen durch Schilddrüsenmedikation erzielen läßt, in diesem Sinne zu sprechen. Auf eine Mitbeteiligung des chromaffinen Gewebes scheint das häufige Vorkommen von Pigmentierungen bei Sklerodermie hinzuweisen (Spillmann, Scholtz u. a.). Diese können denen bei Morbus Addisonii täuschend gleichen. In nicht seltenen Fällen wurden auch typische, rauchgraue Veränderungen der Schleimhaut des Mundes beobachtet. Allein es liegen auch zahlreiche Beobachtungen von Sklerodermie mit typischen, addisonähnlichen Pigmentierungen der Haut und der Schleimhaut vor, bei denen die Autopsie keine Veränderungen der Nebennieren ergab (Lichtwitz, Kren u. a.). Dupré und Guillain beschrieben ferner einen Fall von Sklerodermie mit Basedow und Tetanie. Depisch beschrieb einen Fall von Sklerodaktylie und Tetanie, endlich wurde auch Kombination von Sklerodermie mit Hypophysenerkrankung beobachtet (Orsi, Benard u. a.).

Diese Mannigfaltigkeit der Befunde hat zu verschiedenen Hypothesen über die Pathogenese der Sklerodermie geführt. Wie schon erwähnt, haben manche Autoren die Schilddrüse in den Mittelpunkt der Pathogenese der Sklerodermie gestellt, andere Autoren (Dupré und Kahn, Rasch, Gennerich u. a.) vertreten eine pluriglanduläre Pathogenese der Sklerodermie, von anderen Autoren wird die Sklerodermie ausschließlich auf eine Erkrankung des vegetativen Nervensystems zurückgeführt und endlich gibt es Autoren, welche neben der Störung der Blutdrüsen einen erhöhten Sympathikustonus annehmen; dieser variiere je nach der Hemmung oder Förderung, die von den einzelnen Blutdrüsen ausgeübt werde (H. Mosenthin). Es ist nun zu bedenken, daß sklerotische Prozesse in einzelnen Blutdrüsen bei der Sklerodermie nicht viel beweisen. Der sklerodermische Prozeß greift oft auch auf tieferliegende Gewebe über, er kann sich sogar auf Knochen und Muskeln ausdehnen — es ist daher nicht unwahrscheinlich, daß er hie und da einmal auch einzelne Blutdrüsen mit einbezieht. Ferner finden sich bei der Sklerodermie in der Mehrzahl der Fälle mannigfaltige Symptome von seiten des vegativen Nervensystems, vasomotorische Störungen, Tachykardie, Zittern, Ohnmachten, Blutandrang nach dem Kopfe, Angstgefühl usw. Solche Zustände können, wie Klinger beobachtete, anfallsweise auftreten. Heß und Königstein fanden in einem Fall von diffuser Sklerodermie während solcher Attacken eine besondere Empfindlichkeit gegen Adrenalin und starke Erregung der Herzaktion, verbunden mit Erscheinungen der Akroparästhesie und mit nachträglichem Schweißausbruch. Demgegenüber beobachtete

H. Hoffmann bei 18 Fällen von Sklerodermie auffallend geringe Adrenalin-reaktion, hingegen starke Pilokarpin- und Atropinreaktion. Daneben findet sich in der Mehrzahl der Fälle eine Reihe trophischer Störungen, wie flüchtige Ödeme, Erytheme, Urtikaria usw. Wenn ich daher die Möglichkeit pluri-glandulärer Symptome bei der Sklerodermie zugeben muß, so möchte ich diese Störungen nur als sekundär, teils durch den auf die Blutdrüsen über-greifenden sklerodermischen Prozeß, teils durch funktionelle Beeinflussung des Blutdrüsensystems bedingt, auffassen. Es gibt überdies auch Fälle von Sklero-dermie, bei denen die Erscheinungen von seiten der Blutdrüsen und des vege-tativen Nervensystems viel weniger hervortreten. Die Schwäche der Blutdrüsen-theorie wird insbesondere durch Fälle von halbseitiger Sklerodermie erwiesen, z. B. ein Fall von O. Kalb, bei welchem sich die Sklerodermie auf das Gebiet des 5. Lumbalsegmentes beschränkte. Ich möchte daher Cassirer in der Annahme beistimmen, daß der krankhafte Prozeß bei der Sklerodermie nicht primär im Blutdrüsensystem angreift.

Auch andere der Gruppe der Trophoneurosen zugehörige Krankheitsbilder hat man mit dem Blutdrüsensystem in ätiologischen Zusammenhang zu bringen versucht, so z. B. die Raynaudsche Krankheit, bei der sich ebenfalls häufig die verschiedensten vegetativen Symptome, insbesondere im Anfalle, finden. Br. O. Pribram faßt einen solchen Fall als hypopyhsär auf, weil sich bei ihm die Sella turcica vergrößert fand und weil Injektion von Hypophysenpräparaten den Zustand besserte. P. Castellino und N. Pende fassen hingegen die habi-tuelle Akrozyanosis als hypothyreogen, die chronische Akroasphyxie und die Raynaudsche Krankheit als hypoadrenalinogen auf. V. Thalmann beobachtete hingegen wieder einen Fall von Raynaud und Sklerodermie mit Addisonsym-ptomen.

Andererseits gibt es Fälle von Raynaudscher Krankheit, bei denen Ver-änderungen der Blutdrüsen ganz fehlen. Wie bei allen Trophoneurosen finden sich auch bei der Raynaudschen Krankheit oft vegetative Symptome (deutliche trophische und sekretorische Störungen, im Anfall manchmal leichte Temperatur-steigerungen ohne Erhöhung des Blutdruckes, manchmal Polyurie, in den seltensten Fällen Glykosurie). Inwieweit diese Symptome mit den Blutdrüsen etwas zu tun haben, ist natürlich schwer zu beurteilen, es fehlt aber jede Ver-anlassung, die Raynaudsche Krankheit selbst auf die Erkrankung einer oder mehrerer Blutdrüsen zurückzuführen.

Dasselbe gilt von den akuten umschriebenen Ödemen (Quincke-sches Ödem, Trophödem usw.). Auch da sind neben allen möglichen vegeta-tiven Symptomen hie und da Symptome gefunden worden, die auf eine Be-teiligung von Blutdrüsen hindeuten. Beim Quinckeschen Ödem handelt es sich um akut auftretende, vorübergehende und wandernde ödemartige Schwel-lungen der Haut oder der Schleimhaut, manchmal auch der Gelenke, Sehnen-scheiden oder der Muskeln, die wieder verschwinden. Beim Trophödem Meige handelt es sich um dauernd weiße, harte, sich schmerzlos entwickelnde Ödeme, die meist auf Fingerdruck keine Delle zeigen, häufig segmentär begrenzt sind (Cassirer). Beide Formen zeigen häufig Beziehungen zu den anderen Tropho-neurosen; ferner sind Fälle beschrieben, wo sich ein Trophödem aus einem Quinckeschen Ödem entwickelt haben soll (Valobra). P. Castellino und N. Pende beschrieben einen Fall von Trophödem von myxödemartigem Aus-sehen, G. Garin beschreibt einen Fall, der auf Schilddrüsenzufuhr und Adrenalin-injektionen angeblich gebessert wurde. Ferner wurden Fälle beschrieben, die in den Pubertätsjahren oder im Anschlusse an eine Ovariektomie oder an die Meno-pause auftraten, also eine gewisse Beziehung zur Funktion der Keimdrüsen zu haben scheinen. Ferner wurden Fälle von Trophödem bei Epilepsie, bei

Chorea und bei Psychosen beobachtet. Dieses Zusammentreffen, das bei der nahen Beziehung zwischen Nerven- und Blutdrüsensystem gar nicht zufällig sein muß, berechtigt aber meiner Ansicht durchaus nicht, diese Krankheiten als Folge der Erkrankung einer oder mehrerer Blutdrüsen zu betrachten. Wie unberechtigt diese Annahme ist, zeigt schon der Umstand, daß die einzelnen Deutungen weit auseindergehen. So fassen P. Castellino und N. Pende das Quinckesche Ödem als Folge einer Thyreodystrophie plus Keimdrüsenerkrankung auf. C. J. Parhon und A. L. Stocker nehmen an, daß die Voraussetzung zum Auftreten des Trophödems immer eine Störung im Blutdrüsenapparat, das auslösende Moment eine nervöse Beeinflussung der pathologischen Lymphbildung sei usw.

Es sei hier gleich erwähnt, daß man auch bei der Neurofibromatose bisweilen Symptome findet, die auf eine Erkrankung oder Funktionsstörung mancher Blutdrüsen hindeuten. Man fand die Neurofibromatose kombiniert mit Akromegalie (M. Mann), mit Diabetes insipidus, mit Schilddrüsenaplasie; manche der sich dabei findenden vegetativen Symptome wurden auf eine Erkrankung der Nebennieren zurückgeführt. Zum Teile sind solche Blutdrüsensymptome vielleicht zu erklären durch Lokalisation der Tumoren in den Blutdrüsen — es liegen einzelne derartige autoptische Befunde vor. Die Blutdrüsensymptome wären also hier rein sekundärer Natur. Andererseits ist aber auch hier mit der Möglichkeit zu rechnen, daß bei den nahen Beziehungen zwischen Blutdrüsen- und Nervensystem die Erkrankungen koordiniert sind, auf keinen Fall aber kann die Neurofibromatose als Folge einer mono- oder polyglandulären Erkrankung aufgefaßt werden.

Das häufige Vorkommen von Symptomen von seiten des vegetativen Nervensystems hat auch dazu verleitet, in der Genese anderer Erkrankungen des Nervensystems, so der multiplen Sklerose, der progressiven Paralyse und der Tabes den Blutdrüsen eine gewisse Rolle zuzuschreiben. Bei der multiplen Sklerose findet man häufig Tachykardie und große Labilität des Pulses, meist ausgesprochene Dermographie, ferner Schweiße, Neigung zur Hyperthermie, ferner Erscheinungen von seiten des Magen-Darmkanals, ferner Polyurie, Blasenstörungen usw. Man findet häufig große Ansprechbarkeit gegen Adrenalin und Pilokarpin, manchmal beträchtliche alimentäre Glykosurie und Störungen in der Funktion der Keimdrüsen. Ähnliches gilt auch von der Tabes und der progressiven Paralyse. Kraepelin hat die letztere, Raymond die erstere zu den Stoffwechselkrankheiten gezählt; dies scheint mir übertrieben. Mit demselben Recht könnte man auch die Infektionskrankheiten zur Gruppe der Stoffwechselkrankheiten schlagen. Es ist allerdings richtig, daß bei der Tabes und der Paralyse die Alterationen des Stoffwechsels oft sehr stark hervortreten, daß sie zeitweise das Krankheitsbild fast beherrschen. Ich verweise auf die Gewichtsstürze, auf die hochgradige Kachexie der Tabeskranken, auf die gerade hier oft sehr starke positive Glykosurie. Diese Stoffwechselsymptome finden sich in bunter Mischung mit oft sehr heftigen Symptomen von seiten der vegetativen Nerven (tabische Magenkrisen, Blasen-Mastdarmkrisen, Magensaft-Hypersekretion, vasomotorische Störungen, Tachykardie, Schweiße, Dermographie), dazu kommen noch trophische Störungen, abnorme Pigmentierungen, Mal perforant du pied, Entkalkung der Knochen, die zu Spontanfrakturen Veranlassung geben. Ebenso finden sich auch bei der progressiven Paralyse mannigfaltige Symptome von seiten der vegetativen Nerven und Alterationen des Stoffwechsels. Wenn ich nach pathologisch-anatomisch festgestellten Veränderungen der Blutdrüsen Umschau halte, so bleiben fast nur die degenerativen Veränderungen in den Keimdrüsen, die von Marchand u. a. nachgewiesen wurden, als sicher übrig. Diese können durch die Lues bedingt sein, sie können aber auch auf trophischdegenerativer Basis gedacht werden. Wenn man schon geneigt wäre, einige der anderen Symptome als endokrin aufzufassen, so könnte dies höchstens in dem Sinne sein, daß die Alteration der Blutdrüsen sekundärer Natur ist. R. Stern wollte den Grund, daß nur ein kleiner Prozentsatz der luetisch infizierten Menschen an Metalues erkrankt, in der bereits in der Anlage dieser Individuen vorhandenen Vulnerabilität des Blutdrüsensystems sehen. Die Erkrankung gebe dann den Anstoß zur Entwicklung der Tabes bzw. der Paralyse. Nach den obigen Ausführungen kann ich diesen Standpunkt, der heute wohl aus anderen Gründen überholt ist, nicht anerkennen.

Man hat auch die Myasthenie, die Paralysis agitans und die Myotonie mit den Blutdrüsen in Zusammenhang gebracht, man hat sie auf eine Funktionssteigerung der Epithelkörperchen zurückführen wollen. Für die Myasthenie wurde dieser Standpunkt besonders von Chvostek vertreten, von anderer Seite (Markeloff) wurde die Myasthenie sogar als multiglanduläre Erkrankung bezeichnet, da bei ihr manchmal leichte Basedowsche Erscheinungen oder tetanische Symptome beobachtet wurden (Tobias). Auch der Myotonie wurde eine pluriglanduläre Genese zugeschrieben (Scharnke und Full). Alle diese Theorien sind sehr wenig gestützt.

Ich möchte die bisherigen Ausführungen im folgenden zusammenfassen: Es finden sich bei den Nervenkrankheiten ein Heer von Symptomen von seiten des vegetativen Nervensystems, die häufig auch mit Alterationen des Stoffwechsels einhergehen; zum großen Teil besteht ein Zusammenhang zwischen diesen Symptomen und dem Blutdrüsensystem überhaupt nicht. Da wo ein solcher Zusammenhang besteht oder nicht mit Sicherheit abgelehnt werden kann, ist mit der Möglichkeit zu rechnen, daß es sich entweder um eine funktionelle oder trophischdegenerative Beeinflussung oder um eine koordinierte Erkrankung der Blutdrüsen handelt. Bei den nahen Beziehungen zwischen Blutdrüsensystem und vegetativem Nervensystem (Schreckbasedow, Steigerung der Glykosurie durch psychische Erregungen bei Diabetes usw.) ist eine solche Beziehung durchaus nicht undenkbar. Die Annahme einer primären Erkrankung des Blutdrüsensystems ist weder zwingend noch wahrscheinlich.

B. Stoffwechselkrankheiten.

Die Abgrenzung der Erkrankungen der Blutdrüsen von den Stoffwechselkrankheiten stößt deshalb auf besondere Schwierigkeiten, weil mit der wachsenden Erkenntnis von der Natur der Inkrete immer mehr Krankheitsformen aus dem Gebiet der Stoffwechselkrankheiten in das Gebiet der Blutdrüsenerkrankungen hinüber wandern. Hat man doch bis vor gar nicht so langer Zeit die Zuckerkrankheit unter die Stoffwechselkrankheiten gezählt, während sie doch ohne Zweifel zu den Blutdrüsenerkrankungen gehört. Dies gilt in uneingeschränkter Weise von der insulären Form, zu der die überwiegende Mehrzahl aller Fälle von Diabetes gehört. Alles spricht hier dafür, daß das Kardinalsymptom, nämlich die Hyperglykämie und die konsekutive Glykosurie auf einer Insuffizienz des Inselorgans und infolge davon auf einer mangelnden Zuckeravidität der Zellen beruht. Am Blutkörperchenmodell haben O. Loewi und seine Mitarbeiter diese Annahme in jüngster Zeit experimentell beweisen können. Im gleichen Sinne sprechen auch die pathologisch-anatomischen Untersuchungen, die eine Erkrankung bzw. einen Schwund der Langerhansschen Inseln aufgedeckt haben (Weichselbaum, Opie, Heiberg u. v. a.). In diesem Sinne spricht auch der glänzende Erfolg der Ersatztherapie durch Insulin, durch welche nicht nur das Kardinalsymptom, sondern alle Folgeerscheinungen vollkommen beseitigt werden können. Die Ursache dieser Degeneration des

Inselorgans ist uns noch nicht mit Sicherheit bekannt. Es ist allerdings wahrscheinlich, daß in vielen Fällen die dauernde Überlastung an sich zu einer Insuffizienz desselben führt, doch muß in diesen Fällen zum mindesten eine kongenitale Schwäche in der Anlage desselben angenommen werden, da bei ganz gesunden Menschen mit völlig normaler Konstitution eine solche Überlastung keinen Diabetes erzeugt. Darüber, ob infektiöse oder toxische Schädlichkeiten, ob trophische Einflüsse von seiten gewisser Zentren in der Medulla oblongata (Brugsch, Dresel und Lewy), ob wiederum eine Beeinflussung dieser Zentren durch psychische Erregung, ob ferner Erkrankungen der Gefäße des Pankreas usw. diese Erkrankung bzw. Insuffizienz des Inselorganes herbeiführen können, ist bisher noch wenig Sicheres bekannt. Immerhin sind wir berechtigt, alle diese ätiologisch verschiedenen Formen des Diabetes, ebenso wie die schon früher erwähnte thyreogene Glykosurie zum Gebiet der Blutdrüsenerkrankungen zu schlagen. Woferne sich die Ansicht bestätigen sollte, daß die echten insulinrefraktären Fälle von Diabetes (von den bei septischen Erkrankungen auftretenden Formen von Insulinresistenz sei hier ganz abgesehen) auf einer Funktionssteigerung des Adrenalinsystems beruhen, würde natürlich auch diese Form den Blutdrüsenerkrankungen zuzurechnen sein.

Hingegen sind wir über die Stellung der renalen Glykosurie bisher noch ganz im unklaren.

Ob die alimentäre Lävulosurie und die Pentosurie, ferner die Alkaptonurie und Zystinurie mit Anomalien der inneren Sekretion irgendwie in Zusammenhang stehen, entzieht sich bis heute jeder Beurteilung.

Ebenso ungeklärt ist heute die Frage, ob die echte Stoffwechselgicht irgendwelche Beziehungen zum Blutdrüsensystem hat. Bei manchen Blutdrüsenerkrankungen finden wir zwar Änderungen im Purinstoffwechsel — ich verweise z. B. auf die enorme Steigerung der endogenen Harnsäureausscheidung bei Akromegalie oder auf die starke Verminderung der endogenen und besonders der exogenen Harnsäureausscheidung bei der Basedowschen Krankheit — für die Pathogenese der Gicht hat sich aus diesen Befunden aber bisher kein tragfähiger Gedanke ergeben.

Ebensowenig finden sich endlich Anhaltspunkte dafür, daß die Blutdrüsen in der Pathogenese der Avitaminosen eine nennenswerte Rolle spielen; bei manchen Avitaminosen atrophieren die Blutdrüsen. So fand z. B. K. E. Mason beim Fehlen der Vitamine in der Nahrung eine besonders rasch eintretende Degeneration der Keimdrüsen. Nach Fütterung mit poliertem Reis beobachtete C. Funk und D. Mackenzie Atrophie sämtlicher Blutdrüsen. Bei der Taubenberiberi kommt es zur Atrophie aller Blutdrüsen mit Ausnahme der Nebennierenrinden, die häufig sogar hypertrophieren (Mac Carrisson). Alle diese Erscheinungen sind aber doch mit größter Wahrscheinlichkeit als sekundär aufzufassen. Die gleiche Auffassung trifft wohl auch für die Atrophie mancher Blutdrüsen zu, die bei lange dauernder Inanition beobachtet wurde. Schon R. Paltauf hat auf die hochgradige Atrophie der Schilddrüse beim Hungerödem hingewiesen. Auch O. Weltmann fand Atrophie der Schilddrüse und des Pankreas. P. Saxl und Edelmann beschrieben Fälle von lange dauernder Inanition mit Erscheinungen von Schilddrüseninsuffizienz und Fettstühlen. W. G. Stefko fand bei verhungerten Kindern Atrophie der Schilddrüse, Hemmung des Wachstums, bedeutende Involution der Thymusdrüse, Schwund der eosinophilen Zellen in der Hypophyse, Degeneration der Nebennieren, Schwund der Follikel in den Ovarien bzw. Fehlen der Spermatogenese in den Hoden und Atrophie der Zirbel. Nur die Epithelkörperchen waren vergrößert. Daß die Blutdrüsen bei lange dauernder Inanition an der allgemeinen Atrophie der Organe teilnehmen, ist durchaus verständlich. Das Hungerödem beruht hauptsächlich auf dem Eiweißmangel der Kost. Es zeigt in dieser Hinsicht weitgehende Analogien zum diabetischen Ödem, wie die Untersuchungen von Falta und Quittner gezeigt haben. Auch Schittenhelm und Schlecht und später Jansen haben diese Anschauung durch ihre Untersuchungen gestützt. Daß für die Genese dieser Ödembereitschaft eine Insuffizienz der Schilddrüse nicht in Betracht kommt, beweist schon der mangelnde Erfolg der Schilddrüsentherapie.

Was endlich die Beziehung der Fettsucht zu den Blutdrüsen anbelangt, so haben die vielen interessanten Beobachtungen der neueren Zeit eher Verwirrung gebracht. Man unterschied früher eine thyreogene, eine hypophysäre, eine thymogene, eine epiphysäre, eine genitelle und eine bei Nebennierentumoren auftretende Form der endokrinen Fettsucht. Über die Genese der bei Zirbeltumoren und bei Nebennierentumoren auftretenden Fettsucht, ferner der sogenannten thymogenen Fettsucht scheint mir vorderhand ein Urteil unmöglich. In der ersten Auflage dieses Buches habe ich die Anschauung entwickelt, daß auch das Inselorgan bei der Entstehung der Fettsucht eine Rolle spielen müsse — pankreatogene oder besser insuläre Fettsucht. Im XIII. Kapitel soll diese Frage ausführlich diskutiert werden. Hier möchte ich mich nur auf einige Bemerkungen beschränken. Die Annahme einer insulären Fettsucht konnte durch die Erfolge der Insulinmastkur gestützt werden. Es konnte gezeigt werden, daß bei Magersüchtigen das Inselorgan auf die Zufuhr von Zucker nicht mit der gleichen überschießenden Insulinproduktion antwortet wie bei normalen oder gar bei in Körpergewichtszunahme begriffenen Individuen, daß bei mageren Individuen durch fortgesetzte Zuckerzufuhr diese Ansprechbarkeit allmählich entwickelt werden kann und daß dann solche Individuen Körpersubstanz anzusetzen beginnen (Depisch und Hasenöhrl). Es ist daher wohl denkbar, daß die Überfütterungsfettsucht mit einem solchen Training des Inselorgans einhergeht, ja es wäre möglich, daß es Individuen gibt, bei denen die Disposition zur Fettsucht auf einer von vorneherein erhöhten Ansprechbarkeit des Inselorgans beruht. Daß die Fettsucht nicht zu den typischen Symptomen der Schilddrüseninsuffizienz gehört und daß der Erfolg der Schilddrüsentherapie nichts für eine Genese der Fettsucht durch Schilddrüseninsuffizienz beweist, wurde bereits mehrfach betont. Der Einfluß der Schilddrüse kann sich sogar, wie die folgenden Ausführungen zeigen, in entgegengesetzter Richtung äußern. Beim Basedow fanden Depisch und Hasenöhrl im Zustande der Abmagerung abnorm geringe Ansprechbarkeit des Inselorganes, trat dann unter dem Einfluß der Röntgen- oder Radiumbestrahlung der Schilddrüse ein Umschwung ein und stieg die Körpergewichtskurve an, so konnte gleichzeitig eine Zunahme der Ansprechbarkeit des Inselorgans beobachtet werden (Depisch und Hasenöhrl), die mit einer Steigerung des Turgors der Gewebe einherging (Falta und Högler). Da man diese Erscheinung bei manchen Fällen auch ohne therapeutische Beeinflussung der Schilddrüse trotz Weiterbestehens der Basedowerscheinungen beobachten kann, ja da bei den ersterwähnten Fällen in der ersten Zeit der Zunahme die Erhöhung des Grundumsatzes sich nicht ändern muß, so spricht vieles dafür, daß die Steigerung der Schilddrüsenfunktion selbst zu dieser Mehrleistung des Inselorganes Veranlassung geben kann. Als sicherstehend kann angenommen werden, daß der Ausfall der Keimdrüsenfunktion zur Fettsucht disponiert, welche beim Mann infolge einer eigenartigen Fettverteilung einen besonderen Typus aufweist (Dystrophia adiposogenitalis). Diese Fettverteilung weist darauf hin, daß entweder bestimmte Stellen des Körpers beim Wegfall der tonisierenden Wirkung des Keimdrüseninkretes besonders zum Fettansatz neigen oder daß diese Neigung durch Wegfall der Tonisierung nervöser Zentren hervorgerufen wird. Derselbe Typ findet sich bekanntlich auch bei Erkrankungen in der Gegend der Hypophyse und bei experimentell gesetzter Läsion gewisser Zentren in der Regio subthalamica. Man hat daher zwischen einem hypophysären und subthalamischen Typ unterschieden. Was den ersteren anbelangt, so wird für dessen Zustandekommen von manchen der Ausfall der Adenohypophyse, von anderen der Ausfall des Infundibularorganes angeschuldigt. Für die Bedeutung des Infundibularorganes treten besonders Biedl und Raab ein. Sie nehmen an, daß das Inkret der Pars intermedia tonisierend auf ein Fettstoffwechselzentrum in der Regio subthalamica wirke, bei Wegfall dieser Tonisierung komme es zu Fettsucht. Die an anderer Stelle genauer wiedergegebenen Untersuchungen Raabs sind von großem Interesse. Gegen ihre Deutung spricht vorderhand nur, daß das Pit. inf. bei der Fettsucht therapeutisch versagt, während es doch beim Diabetes insipidus, bei dem ebenfalls der Wegfall der Tonisierung eines (diuresehemmenden) Zentrums durch Pit. inf. angenommen wird, wirksam ist. Die Beobachtung, daß sich die Dystrophia adiposogenitalis sehr häufig bei allen möglichen zerebralen Störungen findet, läßt sich wohl im Sinne einer zerebralen Genese solcher Fettsuchtsformen verwenden. Im gleichen Sinne spricht das Vorkommen von Dystrophia adiposogenitalis zusammen mit anderen Entwicklungsanomalien (Polydaktylie und Retinitis pigmentosa), die wahrscheinlich zerebraler Genese sind. Auf trophische Einflüsse von seiten des Zentralnervensystems weisen ferner die symmetrischen Lipome hin. Es handelt sich hier um eine regionär gesteigerte Fettavidität der Zellen, die der Schilddrüsenbehandlung trotzt. Die Unterscheidung, welche dieser Formen auf rein nervös-trophische Einflüsse zurückzuführen sind und bei welchen inkretorische Einflüsse in Betracht kommen, ist heute kaum möglich. Auch bei der Adipositas dolorosa wäre eine zentralnervöse Genese durchaus denkbar. Die regellosen Veränderungen, die man in einzelnen Blutdrüsen bei der Autopsie beobachtet, lassen sich jedenfalls im Sinne einer einheitlichen inkretorischen Genese dieser Erkrankung nicht verwenden.

Dasselbe gilt auch für die Magersucht; auch hier ist die pathogenetische Bedeutung der Blutdrüsen nicht in allen Fällen durchsichtig. Es gibt zweifellos Fälle von thyreogener Magersucht, das wären die Fälle, bei denen die Steigerung der Schilddrüsenfunktion übergroß ist, oder solche, bei welchen die Reaktion des Inselorganes auf den Hyperthyreoidismus ausbleibt. Daneben gibt es zahlreiche Fälle von Magersucht, bei denen der Grundumsatz normal ist, alle hyperthyreoidalen Symptome fehlen und daher die thyreogene Entstehung ausgeschlossen werden kann. Unter diesen Fällen gibt es eine Gruppe mit Herabsetzung des Nahrungstriebes ohne ernstere Störung der Verdauungsorgane. Ob in solchen Fällen das Inselorgan allein erschlafft ist oder ob es sich — was wahrscheinlicher ist — hier um eine Teilerscheinung einer allgemeinen Asthenie handelt, ist noch nicht völlig geklärt. Eine gewisse Beteiligung des Blutdrüsensystems ist also bei vielen Formen der Magersucht mehr als wahrscheinlich, nur ist es bei vielen Fällen sehr schwierig, zu entscheiden, ob es sich hier um eine primäre Erkrankung oder eine sekundäre Funktionsstörung derselben handelt. Hingegen gibt es eine trophische Beeinflussung des Fettstoffwechsels im Sinne eines Fettschwundes, die wohl mit einer inkretorischen Wirkung nichts zu tun hat. Man bezeichnet dieses Krankheitsbild als Lipodystrophie; es wird ganz mit Unrecht von einigen Autoren als endokrin aufgefaßt.

Hier wären noch einige Bemerkungen über die Bedeutung des Blutdrüsensystems für die Genese der Kachexie und über die Abgrenzung der endokrinen Kachexie von anderen Kachexieformen anzuschließen. Bei manchen Formen von Kachexie steht die Erkrankung einer oder mehrerer Blutdrüsen ganz im Mittelpunkt der Pathogenese. Vor allem gilt dies für die hypophysäre

Kachexie bzw. für die multiple Blutdrüsensklerose. Hier ist die Kachexie das wichtigste und konstanteste Symptom der Krankheit. Fast ebenso regelmäßig begegnen wir einem gewissen Grad von Kachexie beim Morbus Addisonii, in den schweren Fällen tritt sie sogar sehr deutlich im Krankheitsbild hervor. Bei den anderen Blutdrüsenerkrankungen kann die Kachexie völlig fehlen, es gibt aber wohl keine Blutdrüsenerkrankung, die nicht unter Umständen mit Kachexie einhergehen kann oder schließlich zu Kachexie führt. Ob es zur Kachexie kommt, hängt hier von der Intensität, von der Dauer der Erkrankung und wahrscheinlich von einer Menge konstitutioneller Faktoren ab, in die wir noch wenig Einsicht besitzen. Thyreoaplastische Individuen oder Fälle von Myxoedema adultorum haben immer, wenn sie lange Zeit nicht mit Schilddrüsensubstanz behandelt worden sind, ein leicht kachektisches Aussehen. Ebenso kommt es bei lange dauernder Tetanie zur Kachexie. Ich verweise auf die Besprechung der Prognose der Tetanie im speziellen Teil. Fälle von schwerem Diabetes insipidus gehen oft in einem kachektischen Zustand zugrunde. In der Vorinsulinära konnte man häufig schwere Fälle von Diabetes mellitus beobachten, die einen deutlichen Grad von Kachexie darboten, besonders wenn das Koma durch knappe Ernährung hinausgeschoben wurde. Auch der Ausfall der Keimdrüsenfunktion dürfte zur Kachexie prädisponieren. Dies sehen wir beim frühzeitigen Altern, bei welchem eine gelungene Keimdrüsensimplantation oder die Steinachsche Operation manchmal zu einem überraschenden vorübergehenden Wiederaufblühen führt.

Aber auch bei den Überfunktionskrankheiten kommt es zur Kachexie, wenn die Funktionssteigerung sehr hochgradig und von langer Dauer ist. Einem solchen Ausgang in Kachexie begegnen wir manchmal bei der Basedowschen Krankheit, fast regelmäßig bei der Akromegalie, wofern nicht interkurrente Krankheiten vorzeitig zum Tode führen. Bei Zirbeldrüsen-, Nebennierenrinden- und Keimdrüsentumoren ist der Ausgang in Kachexie ebenfalls häufig, doch liegt hier in der Natur des Tumors selbst meist schon ein Moment, das das Auftreten der Kachexie zu erklären vermag. Ob es Zustände von Hyperinsulinismus oder Hyperadrenalinismus oder Hyperparathyrinismus oder von Hyperpituitrinismus gibt, die mit Kachexie einhergehen, ist nicht bekannt, doch scheint es mir sehr wahrscheinlich zu sein, daß jede chronische Inkretvergiftung schließlich zur Kachexie führt. Hier liegt noch ein wenig bearbeitetes Feld experimenteller Forschung vor uns.

Wenn auch bei vielen Fällen dieser inkretorischer Form der Kachexie die Zusammenhänge noch wenig durchsichtig sind — am klarsten sind sie wohl bei der hypophysären Kachexie, bei der wir unter dem Einfluß des Ausfalls des Adenohypophyseninkretes eine hochgradige Atrophie aller parenchymatösen Organe auftreten sehen — so zeigen uns die bisherigen Ausführungen das eine mit Sicherheit, daß jede Erkrankung des Blutdrüsensystems zur Kachexie disponiert. Es ist daher die Frage berechtigt, ob nicht jede Form der Kachexie — die Kachexie bei malignen Tumoren, bei chronischen Infektionen und Intoxikationen, bei chronischer Inanition, bei den Avitaminosen, bei den nichttumorösen Magen- und Darmerkrankungen, bei vorgeschrittener Arteriosklerose usw. — schließlich auf Störungen in der Funktion des Blutdrüsensystems zurückzuführen ist. Diese Frage scheint mir noch nicht spruchreif zu sein. Jedenfalls mahnt der Umstand, daß in vielen Fällen von Kachexie die Blutdrüsen auf dem Sektionstisch völlig unversehrt gefunden werden, zur Vorsicht. Ob wir nun geneigt sind, einer solchen funktionellen Beteiligung des Blutdrüsensystems am Zustandekommen der Kachexie eine mehr oder weniger große Bedeutung zuzuschreiben, in klinischer Hinsicht bleibt von Wichtigkeit, daß bei jedem Fall von Kachexie unklarer Genese zwar an eine Erkrankung des

Blutdrüsensystems zu denken ist, daß man aber nicht jeden solchen Fall ohne
weiteres in den großen Topf der pluriglandulären Insuffizienz werfen und sich
mit dieser „Diagnose" beruhigen darf. Die von mir beschriebenen Fälle von
luetischer Kachexie, auf die im VI. Kapitel näher eingegangen werden soll,
sprechen in dieser Hinsicht eine deutliche Sprache.

C. Herz- und Gefäßkrankheiten.

Die Einflüsse, die von den Blutdrüsen auf den Herzgefäßapparat ausgehen,
wurden im vorhergehenden Abschnitt bereits geschildert. Besonders deutlich
sind die von der Schilddrüse ausgehenden Einflüsse. Ich erinnere an die Bradykardie und an die Hypotonie des Herzmuskels bei Myxödem, an die Tachykardie beim Basedow und an die Störungen des Reizleitungsapparates. Die
Abgrenzung gegenüber primären Erkrankungen des Herzgefäßapparates ist
hier aber meist nicht schwierig, da wir schon im Verhalten des Grundumsatzes
ein wichtiges differentialdiagnostisches Kriterium besitzen. Dies gilt besonders
von den vasomotorischen Neurosen, die oft ein basedowähnliches Symptomenbild bieten. Schwieriger ist die Abgrenzung bezüglich der vaskulären Hypotonie
bzw. Hypertonie. Bei Fällen von Hypotonie werden wir gewiß besonders sorgfältig nach Addisonsymptomen fahnden, es wäre aber wohl nicht richtig, jede
Form von vaskulärer Hypotonie auf eine Insuffizienz des Adrenalinsystems
zurückführen zu wollen. Was die vaskuläre Hypertonie anbelangt, so wurde
schon früher erwähnt, daß man sowohl das Adrenalinorgan wie auch das Infundibularorgan zu derselben in pathogenetischen Zusammenhang gebracht
hat. Es wäre anzunehmen, daß die durch eine Funktionssteigerung dieser Blutdrüsen bedingte permanente Erhöhung des Blutdruckes erst sekundär zu einer
Arteriosklerose führen würde, wodurch dann der Zustand mehr oder weniger
fixiert wird. Solche fixierte Formen lassen sich nach eigenen Erfahrungen schon
dadurch erkennen, daß bei ihnen die Entziehung des Kochsalzes in der Kost
keinen oder einen sehr viel geringeren blutdruckerniedrigenden Effekt hat. Alle
diese Fragen sind bisher aber noch wenig geklärt, so daß mir das Vorkommen
endokriner Formen von vaskulärer Hypertonie noch nicht gesichert erscheint.
Endlich wäre noch zu erwähnen, daß manche Blutdrüsenerkrankungen (Myxödem, Diabetes) das Auftreten von Arteriosklerose begünstigen. Ob aber die in
manchen Fällen von Blutdrüsenerkrankungen (H. Mooser in einem Falle von
multipler Blutdrüsensklerose, v. Reichmann und später Morgenstern bei
je einem Falle von Hypophysenerkrankung) beobachtete Endarteriitis obliterans
endokrin bedingt war, ist sehr unwahrscheinlich.

D. Nierenkrankheiten und Ödembereitschaft.

Auftreten von Eiweiß und ungeformten Bestandteilen im Harn finden wir
bei den typischen Blutdrüsenerkrankungen nicht. v. Monakow hat einen Fall
von hypophysärer Kachexie mitgeteilt, der mit Nephrose kombiniert war.
Dieser Fall ist ganz vereinzelt; es bestand ein tuberkulöses Grundleiden, so daß
es wohl sehr wahrscheinlich ist, daß es sich hier um eine tuberkulöse Nephrose
handelte. Die Annahme, daß manchen Formen von Nephrose ein Hypothyreoidismus zugrunde liegt — eine Annahme, die sich auf der entwässernden Wirkung
des Thyreoidins in solchen Fällen aufbaut, — scheint mir — wie schon früher
ausgeführt wurde — nicht begründet zu sein, da in solchen Fällen der Grundumsatz nicht herabgesetzt ist und da durch Thyreoidinmedikation eventuell
zwar die entwässernde Wirkung kochsalzfreier Kost beschleunigt, aber nicht
wie beim Myxödem eine Toleranz für Kochsalz erzielt wird. Auch in schwereren
Fällen von Diabetes finden wir häufig eine Ödembereitschaft, die derjenigen

bei Inanition sehr ähnlich ist. Beide haben sicher mit einer Funktionsstörung der Schilddrüse nichts zu tun, sondern beruhen höchstwahrscheinlich auf einer endogen bzw. exogen bedingten Verarmung an Eiweiß. Endlich gibt es seltene Fälle von Quellungsbereitschaft, die auf Thyreoidinzufuhr entweder gar nicht oder unvollkommen reagieren. Die Annahme, daß sie hypophysären oder subthalamischen Ursprungs sind, ist vorderhand noch ganz hypothetisch.

E. Leberkrankheiten.

Die Leber kann bei manchen Blutdrüsenerkrankungen sehr verschiedenartige Störungen ihrer Funktion erfahren oder pathologisch-anatomische Veränderungen (Hyperplasie bei Akromegalie, Fettleber bei Diabetes usw.) aufweisen. Daß eine Kombination von Blutdrüsenerkrankungen mit primären Lebererkrankungen das Bild der ersteren sehr kompliziert gestalten kann, zeigt der Fall von Wagner und Parnas (Diabetes mit Lebertumor). Für die Annahme einer endokrinen Genese primärer Lebererkrankungen scheinen mir aber bisher alle Anhaltspunkte zu fehlen. Die Nierenatrophie und die Kleinheit der Schilddrüse bei Leberzirrhose sind wohl sekundärer Natur.

F. Magen-Darmkrankheiten.

Auch am Magen-Darmkanal treten im Verlauf endokriner Krankheiten die verschiedenartigsten Symptome auf (Achylie des Magens und Obstipation beim Myxödem, Hyperazidität und wässerige Diarrhöen bzw. Fettstühle beim Basedow, Magendarmstörungen im Beginn des Coma diabeticum, manchmal Diarrhöen bei Tetanie, die verschiedenartigsten Magendarmstörungen bei Addison usw.). Handelt es sich um eine forme fruste der betreffenden Blutdrüsenerkrankung, so kann die Diagnose auf Schwierigkeiten stoßen. Manchmal wird der Erfolg der gegen die primäre Blutdrüsenerkrankung gerichteten Behandlung die Situation klären (vgl. z. B. die im II. Kapitel angeführten Fälle von hartnäckigen Diarrhöen, die durch Schilddrüsenbestrahlung beseitigt wurden). Im allgemeinen ist aber die Abgrenzung der Magendarmkrankheiten von den Blutdrüsenerkrankungen nicht schwierig.

G. Knochenkrankheiten.

Auch viele Knochenkrankheiten hat man mit dem Blutdrüsensystem in pathogenetischen Zusammenhang gebracht. An erster Stelle stehen hier die Epithelkörperchen wegen ihrer Beziehung zum Kalkstoffwechsel. Man fand bei den verschiedensten Knochenkrankheiten Epithelkörperchenhyperplasie, so bei der senilen Osteoporose, bei der Ostitis fibrosa, bei der Ostitis deformans (Pagetsche Krankheit), bei einem Fall von multiplem Riesenzellsarkom des Knochensystems, ferner bei der Rachitis und Osteomalazie. In einzelnen Fällen hat man Adenome der Epithelkörperchen gefunden, ohne daß irgendwelche Krankheitserscheinungen von seiten des Knochensystems vorhanden waren. Schon diese Zusammenstellung zeigt, daß den gefundenen Veränderungen an den Epithelkörperchen nicht gut eine ursächliche Bedeutung für die Genese dieser Knochenerkrankungen zukommen kann. Der Zusammenhang dürfte vielmehr ein umgekehrter sein in dem Sinne, daß — wie Erdheim betonte — die Epithelkörperchen hyperplasieren, weil sie stärker arbeiten müssen. In diesem Sinne sprechen auch experimentelle Untersuchungen.

Andererseits wurde die Osteoarthropathie hypertrophiante pneumique (toxigene Osteoperiostitis ossificans nach Sternberg, Akropachie nach Högler) mit der Hypophyse in Zusammenhang gebracht (Braun); bei höheren Graden von Trommelschlägelfingern sollen nach diesem Autor immer auch akromegale

Veränderungen vorhanden sein. In einigen Fällen fand er auch Veränderungen in der Hypophyse. F. Högler hat diese Annahme mit Recht zurückgewiesen, da die Veränderungen des Skeletts bei der Akropachie von denen bei Akromegalie vollkommen verschieden und die von Braun gefundenen Veränderungen in der Hypophyse nicht gleichartig und durchaus nicht regelmäßig sind.

Ferner wurde ein eigenartiges Syndrom (Diabetes insipidus, Exophthalmus mit Defekten am Schädeldach, am Keilbeinkörper, am Darmbeinteller, an den Extremitätenknochen usw.) auf eine Erkrankung der Hypophyse zurückgeführt. Es ist wohl mehr als wahrscheinlich, daß in diesen Fällen die Knochenerkrankung das primäre ist und der Exophthalmus und Diabetes insipidus sekundär durch Druck infolge der Schädeldeformität zustandekommt.

Ebenso können wir mit voller Sicherheit annehmen, daß die Chondrodystrophie nicht endokrin bedingt ist.

Auf die Rachitis und Osteomalazie muß ich noch etwas näher eingehen. Bei der Rachitis sind es nicht nur die oben erwähnten Befunde von Hyperplasie der Epithelkörperchen, sondern das häufige Zusammenvorkommen von Rachitis und Tetanie, welche die Rachitis als eine Epithelkörperchenerkrankung erscheinen ließen. Die Untersuchung des Stoffwechsels hat diese Annahme nicht bestätigen können, da bei Rachitis der Blutkalk nicht vermindert ist, sondern das geänderte Verhältnis von Ca/P. auf einer Vermehrung des P beruht. Die Befunde von Hyperplasie der Epithelkörperchen lassen sich viel ungezwungener — wie bereits erwähnt — durch eine Mehrinanspruchnahme der Epithelkörperchen erklären. Die Anschauungen über die Pathogenese der Rachitis sind überdies in den letzten Jahren durch die Vitaminforschung in eine ganz andere Richtung gelenkt worden. Selbst wenn man wie M. Klotz Bedenken trägt, die experimentelle Rattenrachitis mit der menschlichen Rachitis zu identifizieren, so scheint mir die Auffassung der Rachitis als eine Endokrinose nicht gerechtfertigt. Das häufige Zusammenvorkommen von Rachitis und Tetanie könnte in der Annahme seine Erklärung finden, daß in vielen Fällen die Epithelkörperchen nicht imstande sind, den erhöhten Anforderungen zu genügen.

In noch höherem Ausmaße wurde das Blutdrüsensystem zur Erklärung der Genese der Osteomalazie herangezogen. Den in manchen Fällen an den Epithelkörperchen erhobenen pathologisch-anatomischen Befund habe ich bereits erwähnt. Daß in einzelnen Fällen von Osteomalazie tetanische Symptome auftreten, könnte in der gleichen Weise wie bei der Rachitis erklärt werden. Eine Tatsache, die in ihrer Bedeutung nicht gering eingeschätzt werden kann, ist die, daß — wie Fehling zuerst zeigte — viele Fälle von puerperaler Osteomalazie durch Ovariektomie geheilt werden. Man hat daher die Ursache der Osteomalazie in einer Funktionssteigerung der Ovarien gesehen bzw. man hat angenommen, daß in der Gravidität die Ovarien ihre Funktion abnormerweise nicht einstellen. In diesem Sinne soll auch die erhöhte Fruchtbarkeit der an Osteomalazie leidenden Frauen, ferner die Zunahme der osteomalazischen Beschwerden während der Menstruation und eine stärkere Ausbildung der sekundären Geschlechtscharaktere sprechen. Die histologische Untersuchung der exstirpierten Ovarien hat bisher ganz verschiedenartige Veränderungen in diesen aufgedeckt, welche für die Annahme einer Überfunktion keinen sicheren Anhaltspunkt geben. Auch die stärkere Ausbildung der sekundären Geschlechtscharaktere findet sich durchaus nicht in allen Fällen (Louser, Guggisberg). Endlich darf nicht vergessen werden, daß es auch Fälle von (nicht nur seniler) Osteomalazie gibt, welche durch die Kastration nicht geheilt werden.

Von anderer Seite wurde der Thymusdrüse (durch vorzeitige Involution) eine wichtige Rolle für die Entstehung der menschlichen Osteomalazie zugeschrieben. Scipiades verweist auf die Knochenveränderungen, die Klose,

Mati, Ranzi und Tandler u. a. bei thymektomierten Tieren gefunden haben. Diese Befunde werden aber von anderen Autoren auf den Mangel der thymektomierten Tiere an Licht und Luft zurückgeführt (Nordmann, Park und Mc. Clure).

Von Hönnicke wird das häufige Vorkommen von Schilddrüsenerkrankungen bei Osteomalazie für die Annahme eines genetischen Zusammenhanges verwendet, doch findet sich bei der Osteomalazie keine Veränderung des Grundumsatzes.

Die günstigen Erfolge, die man mit Injektionen von Adrenalin bei Osteomalazie gesehen hat (Bossi), ferner günstige Erfolge mit Pituitrinum inf. und das angebliche gegensätzliche Verhalten zwischen Akromegalie und Osteomalazie (Bab) gaben ferner die Veranlassung zur Aufstellung einer Nebennieren- bzw. Hypophysentheorie der Osteomalazie.

Die Verschiedenartigkeit der am Blutdrüsensystem erhobenen Befunde hat endlich zur unausbleiblichen Annahme einer pluriglandulären Störung, bzw. einer Störung im Gleichgewicht des Blutdrüsensystems geführt. Mir persönlich scheint aus dieser Verschiedenheit der Befunde der einzige Schluß gerechtfertigt, daß der osteomalazische Prozeß primär mit dem Blutdrüsensystem nichts zu tun hat, daß er aber von den verschiedensten Blutdrüsen aus sekundär leicht beeinflußbar ist. Auch bei der Osteomalazie weisen ja die experimentellen Untersuchungen und die klinischen Beobachtungen der letzten Zeit auf die Bedeutung der Vitamine hin, insbesondere die Erfahrungen, die man während des Krieges über das Auftreten der Hungerosteomalazie gemacht hat (H. Schlesinger u. a.). Sehr bemerkenswert sind ferner Beobachtungen, deren Kenntnis ich einer persönlichen Mitteilung von W. Latzko verdanke, dahingehend, daß Fälle von Osteomalazie, die durch Phosphortherapie geheilt worden waren, im Kriege wieder an Osteomalazie erkrankten. Ich möchte also glauben, daß bei bestehender Disposition den Blutdrüsen nur eine auslösende Rolle zufällt.

H. Blutkrankheiten.

Unter den Blutkrankheiten sind es Leukämie und Chlorose, deren Pathogenese mit dem Blutdrüsensystem in Beziehung gebracht wurde. Ich will auf die Annahme, daß das Wesen der Leukämie in einer Störung der Beziehung der innersekretorischen Organe untereinander beruht (O. Naegeli) nicht näher eingehen, da weder klinische Beobachtungen noch experimentelle Ergebnisse eine Grundlage für diese Annahme bilden. Hingegen finden sich bei der Chlorose mancherlei Beobachtungen, welche eine gewisse Beziehung zum Blutdrüsensystem möglich erscheinen lassen. Diese Beobachtungen beziehen sich hauptsächlich auf die Genitalsphäre. Schon die älteren Statistiken von Stieda, von W. H. Freund und von v. Noorden ergeben, daß ein relativ großer Prozentsatz von chlorotischen Mädchen Entwicklungshemmungen des Genitales aufweist: mangelhafte Entwicklung des äußeren Genitales, wenig vorspringenden Mons veneris, flache Nates, schmale Labia majora, wodurch Schamlippen und Klitoris freigelassen werden, evtl. enge Scheide, mangelhafte Entwicklung des Uterus, der Brüste usw.; dazu kommt noch, daß die Chlorose ausschließlich beim weiblichen Geschlecht vorkommt und daß der Beginn derselben immer in die Pubertätszeit oder in die ihr folgende Zeit der Ausreifung des weiblichen Organismus fällt. Auf Grund dieser Tatsachen hat v. Noorden zum ersten Male eine Störung der Keimdrüsentätigkeit für das Zustandekommen der Chlorose als wesentlich erklärt.

Nach v. Noorden beruht die Chlorose auf einer teils angeborenen, teils erworbenen Schwäche der blutbildenden Organe, infolge deren es in der Periode der sexuellen Reifung von den weiblichen Sexualorganen her zu Störungen in der Blutbildung kommt. Normalerweise fließen von den weiblichen Keimdrüsen den blutbildenden Organen Erregungen zu. Ausfall oder Abschwächung der inneren Sekretion des Ovariums führe zur Chlorose. Von der Beobachtung ausgehend, daß der sonstige chlorotische Symptomenkomplex mit annähernd normalem Blutbefund einhergehen könne, hat Morawitz die Anschauung vertreten, daß die Blutveränderung bei der Chlorose nur ein Symptom und nicht das Wesen der Krankheit darstellt und die Ursache in einer Störung der Wechselwirkung im Blutdrüsensystem vermutet. Kottmann glaubte, daß durch eine Abschwächung der inneren Ovarialsekretion eine mangelhafte Eisenassimilation stattfindet. Charrin und Villemin nahmen an, daß die Chlorose auf einer menstruellen Autointoxikation beruhe, wobei Villemin dem inneren Sekret des Corpus luteum hämolytische Eigenschaften zuschrieb. Auch O. Naegeli hat sich der Blutdrüsentheorie angeschlossen; er sieht in der Chlorose die Folge einer zu langsamen Entwicklung der interstitiellen Ovarialdrüse, wodurch andere innersekretorische Störungen entstünden. Die Ursache dieser Entwicklungsstörung sei ererbt. Für die Blutdrüsengenese wurde auch herangezogen, daß bei manchen Fällen von Chlorose die Schilddrüse eine Anschwellung zeigt und daß sich manchmal sogar leichte Basedowsche Symptome finden.

In der ersten Auflage dieses Buches habe ich darauf hingewiesen, daß gegen die Annahme einer verminderten Ovarialfunktion als Ursache der Chlorose sich mancherlei gewichtige Einwände vorbringen lassen. Einerseits gibt es unter den Chlorotischen eine beträchtliche Zahl, bei denen das Genitale normal entwickelt ist. Ferner finden sich bei den Chlorotischen meistens die sekundären Geschlechtscharaktere ganz normal entwickelt, der Schluß der Epiphysenfugen ist nicht verspätet, es fehlen eunuchoide Dimensionen des Körpers. Nach Tandler ist der Epiphysenschluß sogar sehr häufig verfrüht, es finde sich daher besondere Kurzbeinigkeit und auch das Verhalten anderer Geschlechtsmerkmale deute auf eine gewisse Frühreife hin. Was das Verhalten der Menstruation anbelangt, so gibt es allerdings sehr zahlreiche Fälle, bei denen die Menstruation vor dem Eintritt der Chlorose noch nicht aufgetreten ist, bzw. mit dem Eintritt der Chlorose aufhört (v. Noorden und v. Jagič). Es gibt aber auch Fälle mit völlig normaler Menstruation, ja sogar Fälle mit abnorm starker Menstruation. Schon Trousseau hat solche Fälle von menorrhagischer Chlorose beschrieben. In solchen Fällen wurden die Ovarien vergrößert gefunden und fiel ein großer Follikelreichtum auf. Ferner sprechen auch die experimentellen Untersuchungen (Monaro, Breuer und v. Seiller) gegen die obige Annahme, da Exstirpation der Ovarien bei jungen in der Entwicklung begriffenen Hunden zwar zu einem vorübergehenden gleichmäßigen Absinken der Hämoglobinmenge und Erythrozytenzahl, niemals aber zu dem für die Chlorose typischen Blutbild führt. Diese Beobachtungen zeigen, daß eine Verminderung der Ovarialfunktion bei der Chlorose nicht gesetzmäßig ist und daher nicht die Ursache der Chlorose sein kann. Auch führt der Eunuchoidismus weder beim weiblichen noch beim männlichen Geschlecht jemals zur Chlorose. Gegenüber dieser Anschauung habe ich die Vermutung ausgesprochen, daß bei der Chlorose gerade das Gegenteil, nämlich eine überstürzte Ovulation vorhanden sei oder daß überhaupt das Einsetzen der Tätigkeit des Follikelapparates, das ja mit gewaltigen Umwälzungen im weiblichen Organismus einhergeht, bei nicht kräftigen Individuen zu einer vorübergehenden oder länger dauernden Erschöpfung des blutbildenden Apparates führe. Der Umstand, daß bei vielen Fällen die Menstruation ausbleibt, wäre nach dieser Anschauung nur als eine Folge der Erschöpfung des Organismus aufzufassen. Ich verwies damals auf einen von Hastings Gilford beobachteten Fall von kindlichem Riesenwuchs mit sexueller Frühreife und Chlorose, der durch diese Anschauung seine Erklärung finden könnte. Auch die häufig beobachtete Steigerung der Schilddrüsentätigkeit lasse sich viel eher auf diese Weise erklären.

Ich habe die auseinandergehenden Anschauungen über die Stellung der Blutdrüsen in der Pathogenese der Chlorose hier nur kurz erwähnt und auf eine ausführliche Darstellung verzichtet, weil keine dieser Anschauungen vorderhand genügend gestützt ist. Schon der Umstand, daß die Chlorose im Laufe des letzten Dezenniums allmählich zu den größten Seltenheiten wurde (ich habe seit dem Erscheinen der ersten Auflage nicht einen einzigen Fall mehr zu Gesicht bekommen), spricht dafür, daß die Blutdrüsentheorien (inklusive meiner eigenen) den Kern der Sache nicht treffen.

J. Hautkrankheiten.

Wie früher geschildert wurde, üben manche Blutdrüsen einen weitgehenden Einfluß auf die Trophik und die Funktion der Haut und ihrer Anhangsgebilde aus. Der Zusammenhang ist hier klar, denn diese Veränderungen sind regelmäßige Symptome der betreffenden Krankheiten und bilden sich wieder zurück, wenn die Krankheiten ausheilen oder eine wirksame Inkretersatztherapie eingeleitet wird.

Daneben gibt es eine Gruppe von Krankheitserscheinungen an der Haut, bei denen der Zusammenhang mit den Erkrankungen der Blutdrüsen schon weniger sicher ist. Es sind dies Krankheiten, die sehr häufig aber nicht regelmäßig bei gewissen Blutdrüsenerkrankungen auftreten. Hierher gehören die Komedonen, die sich sehr häufig in der Zeit der Geschlechtsreife entwickeln. Ebenso häufig finden sie sich bei Nebennierenrindentumoren, bzw. bei Nebennierenrindenhyperplasie, also bei einer gewissen Form der prämaturen Entwicklung bzw. beim Hirsutismus. Hierher gehören ferner die Ekzeme und Dermatitiden, die bei manchen Individuen häufig während der Menstruation auftreten, ferner die Ekzeme, die Furunkulose und die Balanitis bei Zuckerkranken. Auch das Xanthom, das man häufig bei Zuckerkranken antrifft, kann hierher gezählt werden. In allen diesen Fällen handelt es sich nicht um typische Blutdrüsensymptome. Das häufige Auftreten dieser Krankheiten bei gewissen Blutdrüsenerkrankungen weist aber darauf hin, daß diese eine besondere Krankheitbereitschaft herbeiführen, die das Auftreten dieser Erkrankungen begünstigt. Diese Auffassung wird dadurch bestärkt, daß durch eine gegen die betreffende Blutdrüsenerkrankung gerichtete spezifische Therapie diese Krankheiten sehr häufig zur Abheilung gebracht werden. Auch das Xanthoma diabeticum bildet sich unter Insulinbehandlung zurück (Chauffard, Labbé u. a.). Hingegen dürfte die Xanthose mit der Störung im Zuckerstoffwechsel überhaupt nicht zusammenhängen, sondern auf alimentäre Einflüsse zurückzuführen sein, da sie auch bei Nichtdiabetikern bei reichlichem Karotingehalt der Kost vorkommt.

Bei einer dritten Gruppe von Hautkrankheiten ist aber der Zusammenhang mit dem Blutdrüsensystem ganz unsicher. Aus dem Umstand, daß diese Krankheiten manchmal bei Blutdrüsenerkrankungen vorkommen bzw. manchmal Blutdrüsensymptome zeigen oder aus dem Umstand, daß manchmal eine eingeleitete Inkrettherapie einen gewissen Erfolg aufzuweisen hat, haben viele Autoren auf einen Kausalnexus geschlossen und sind manmal so weit gegangen, solche Hautkrankheiten den Blutdrüsenerkrankungen zuzuzählen. Ich möchte mich hier nur auf wenige Beispiele beschränken. So wurde z. B. von Naegeli beim Keratoma palm. et plant. eine Herabsetzung des Grundumsatzes beobachtet und deshalb diese Krankheit auf einen Hypothyreoidismus zurückgeführt. Aber auch bei der Ichthyosis wurde Herabsetzung des Grundumsatzes beobachtet. Die Autopsie ergab in einigen Fällen auch pathologische Veränderungen in der Schilddrüse. Auch für die Ichthyosis wurde daher ein Zusammenhang mit einer Schilddrüsenerkrankung konstruiert. P. Castellano und N. Pende nehmen an, daß bei der idiopathischen Atrophie der Haut Hypoadrenalinismus eine gewisse Rolle spiele. H. Petersen nimmt an, daß die kongenitale, familiäre, hereditäre Alopezie auf der Basis eines Hypothyreoidismus beruhe. Auch G. Nobel führt einen Fall von Alopecia areata auf Störungen der inneren Sekretion zurück. W. Broch führt die Psoriasis auf die Hypofunktion der Thymusdrüse zurück, nachdem Lamberger bei Injektion von Thymuspräparaten über günstige Erfolge berichtet hatte. Impetigo herpetiformis findet sich häufig bei Gravidität, ferner manchmal bei Hypophysenerkrankungen und bei Tetanie; Br. Bloch sah einen Fall von Kalzinosis der Haut mit Tetanie. Von Miescher und Jadassohn wurden je 2 Fälle von Akanthosis nigricans beschrieben, die familiär auftraten. Von dem ersten Paar litt der eine auch gleichzeitig an Imbezillität, Hypertrichosis, Zahndefekten und Diabetes. Von dem anderen Paar litten beide an Fettsucht und Intelligenzdefekten. Für die Auffassung, daß diese Krankheiten den Blutdrüsenerkrankungen zugehören, liegt meines Erachtens kein Anhaltspunkt vor. Ich möchte deshalb die tieferen Zusammenhänge, die in dem zeitweilig kombinierten Auftreten dieser verschiedenen Krankheitstypen bestehen, nicht verkennen. Einerseits kann das Bestehen einer Blutdrüsenerkrankung die Disposition für das Auftreten einer Hautkrankheit erhöhen, wie wir dies für die zweite Gruppe angenommen haben, andererseits spielen trophische Einflüsse bei den Hautkrankheiten eine wichtige Rolle. Wir müssen dann in letzter Linie auf Störungen im vegetativen Nervensystem zurückgreifen, welch letzteres für die Trophik der Blutdrüsen von ebenso großer Bedeutung ist. Wie wenig die Annahme berechtigt ist, diese Krankheiten auf die Erkrankung einer Blutdrüse oder gar auf eine pluriglanduläre Erkrankung zurückzuführen, zeigt schon der Umstand, daß ein und dieselbe Blutdrüse für das Zustandekommen sehr verschiedenartiger Krankheiten angeschuldigt wird und daß bei verschiedenen Fällen ein und derselben Krankheit ganz verschiedene Blutdrüsensymptome verzeichnet werden.

Dasselbe wie für die Haut gilt auch für ihre Anhangsgebilde, insbesondere für die Nägel. Dystrophie derselben wird sehr häufig ohne genügenden Grund als endokrin bedingt angesehen. Der ablehnende Standpunkt J. Hellers scheint mir durchaus richtig.

K. Krankheiten der Sinnesorgane.

Bei der Abgrenzung der Krankheiten der Sinnesorgane gegenüber den Blutdrüsenerkrankungen glaube ich mich kurz fassen zu können. Wir können hier dieselbe Gruppierung wie bei den Hautkrankheiten vornehmen. Auch hier gibt es Krankheitserscheinungen, die als mehr oder weniger regelmäßige Symptome bei gewissen Blutdrüsenerkrankungen auftreten. Was das Auge anbelangt, so gehört hierher der Keratokonus beim Myxödem, die Amblyopie beim schweren Diabetes mellitus. Auch den Star bei Diabetes und bei Tetanie können wir wohl mit Recht hierher rechnen, vielleicht auch den Altersstar (ich verweise auf die früher erwähnten Beobachtungen von Harms). Ferner gehört wohl hierher die Pigmentbildung in der Konjunktiva und in den Augenlidern bei Addisonscher Krankheit.

Was das Ohr anbelangt, so gehört wohl jene Schwerhörigkeit hierher, die bei starker myxödematöser Schleimhautschwellung eintritt.

Alle diese Erscheinungen pflegen, woferne sie nicht zu definitiven Veränderungen geführt haben, unter einer spezifischen Ersatztherapie gewöhnlich zurückzugehen. Selbst eine bereits bestehende Linsentrübung beim Diabetes kann sich unter Insulin zurückbilden (E. Grafe).

Zur zweiten Gruppe können wir z. B. entzündliche Veränderungen an der Konjunktiva, vielleicht auch an der Iris, die man öfter beim Diabetes mellitus beobachtet, rechnen; vielleicht gehört hierher auch das zeitweilige Auftreten von Retinitis, Netzhautabhebung und retro- bzw. endobulbärer Neuritis bei Schwangerschaft. Das häufige Vorkommen dieser Krankheiten bei den Erkrankungen der Blutdrüsen bzw. in der Pubertät wäre durch eine dadurch bedingte Krankheitsbereitschaft zu erklären.

Aus der dritten Gruppe möchte ich als Beispiel vor allem das Glaukom erwähnen. Lagrange hat zweimal Glaukom mit paroxysmaler Hemikranie bei einem Falle von Basedow bzw. von Raynaudscher Krankheit beobachtet und durch Einverleibung von Ovarialsubstanz Heilung gesehen. Von anderer Seite wird die Schilddrüse als Erzeuger des Glaukoms angeschuldigt auf Grund der Beobachtungen von Hertel, der bei Hyperthyreoidismus den Augendruck erniedrigt, bei Hypothyreoidismus erhöht fand. Der Umstand, daß die Schilddrüsentherapie beim Glaukom nur manchmal und vorübergehend Erfolge aufweist und daß bei typischen Fällen von Myxödem niemals Glaukom auftritt, hindert diese Autoren durchaus nicht, das Glaukom als hypothyreoidales Symptom anzusehen. Andere Autoren nehmen sogar an, daß auch Insuffizienz anderer Blutdrüsen (Hypophyse, Keimdrüsen, Pankreas, Nebennieren) zu Glaukom führen können (Imre jr., B. Friedenberg u. a.). Ebenso scheint mir die Blutdrüsentheorie der Ophthalmoangiogrinosis (innersekretorisch bedingte Rötung der Bindehaut und der Epiphora) auf schwachen Füßen zu stehen.

Hingegen dürfte sich die Frage, wieweit der Myotoniestar auf endokriner Basis entsteht, vorderhand schwer entscheiden lassen. Soweit es Fälle betrifft, bei denen die Myotonie mit Tetanie und den für Tetanie typischen Veränderungen des Kalkstoffwechsels einhergeht (Hesse und Phleps) — dabei fand sich häufig auch Kalkarmut der Knochen und auffallenderweise auch Hodenatrophie — ist wohl dieser Star als Tetaniestar aufzufassen. Bei den anderen Fällen könnte man vielleicht einen latenten tetanischen Zustand annehmen, jedenfalls ist bemerkenswert, daß der Myotoniestar im Spaltlampenbild große Ähnlichkeit mit dem Star bei postoperativer Tetanie zeigt (C. H. Sattler).

Ebensowenig läßt sich wohl bisher ein sicheres Urteil über die endokrine Theorie der Otosklerose (Frey u. a.) gewinnen. Es ist sehr bemerkenswert, daß erbliche blaue Sklera mit enormer Knochenbrüchigkeit und Otosklerose zusammen vorkommt und daß man in zahlreichen Fällen von Otosklerose leichte tetanische Symptome und eine Herabsetzung des Kalkspiegels im Blute gefunden hat (Leicher); ob man deshalb jeden Fall von Otosklerose als endokrin bedingt auffassen darf, ist wohl sehr unwahrscheinlich (vgl. auch J. Bauer und C. Stein).

L. Vegetationsstörungen.

Unter dieser Annahme wurden eine Reihe sehr verschiedener Krankheitsbilder zusammengefaßt, die eine Störung in der Entwicklung des Organismus gemeinsam haben. Hierher wurden u. a. die Chondrodystrophie, der Mongolismus, gewisse Formen des Zwergwuchses und der Infantilismus gerechnet. Was die Chondrodystrophie anbelangt, so wurde bereits bei den Knochenerkrankungen darauf hingewiesen, daß sie mit einer Erkrankung der Blutdrüsen nichts zu tun hat. Den Mongolismus betrachtet man heute als ein Degenerationsprodukt, dem allerdings eine stark thyreogene Komponente beigemischt sein kann. Er soll deshalb im XII. Kapitel etwas ausführlicher besprochen werden.

Was ferner den Zwergwuchs anbelangt, so hat sich in den letzten Jahren immer mehr und mehr die Erkenntnis durchgerungen, daß ein großer Teil der Fälle von Zwergwuchs hypophysärer Genese ist. Auch die Erkrankung anderer Blutdrüsen im frühen Kindesalter kann zum Zwergwuchs führen (Zwergwuchs bei Thyreoaplasie bzw. bei frühinfantilem Myxödem). Ob destruktive Erkrankungen der Nebennierenrinden zu Zwergwuchs führen können, ist noch nicht sicherstehend. Neben diesen endokrinen Formen gibt es aber viele Fälle von Zwergwuchs, bei denen die endokrine Genese entweder auszuschließen oder zumindest sehr zweifelhaft ist. Hierher gehört der primordiale Zwergwuchs. Diese Fälle zeichnen sich durch abnorme Kleinheit (schon bei der Geburt) aber sonst durch vollkommen normale Entwicklung aus. Unter den früher zum Paltaufschen Zwergwuchs gezählten Formen sind viele, die wir heute zu den hypophysären Zwergen rechnen. Es gibt aber auch viele Fälle darunter, die sich von den hypophysären Zwergen wesentlich unterscheiden (rechtzeitiger Schluß der Epiphysenfugen, normale Genitalentwicklung). In diesen Fällen können wir also das Blutdrüsensystem nicht ohne weiteres für die Entstehung des Zwergwuchses anschuldigen. Als nicht endokrin sind ferner die Fälle von rachitischem Zwergwuchs zu betrachten. Nach Breus und Kolisko finden sich hier neben der Hemmung im Längenwachstum regelmäßig auch Verkrümmungen, die Knochen sind unter Umständen weich und biegsam, „die Störung der periostalen Ossifikation tritt gegenüber der enchondralen in den Vordergrund" die Epiphysenfugen können in solchen Fällen lange offen bleiben. Doch gibt es auch Fälle, die im Röntgenbild eine prämature Synostose der Epiphysenfugen zeigen (Gulecke). In frischeren Fällen findet man im Röntgenbild die Grenzen zwischen dem Knochenkern und dem Knorpel verwachsen, ferner an Stelle der Epiphysen auffallend breite, helle Zonen, offenbar übermäßig gewuchertem Knorpel entsprechend (Joachimsthal). Das Verhalten der Epiphysenfugen und der Knochenkerne ist daher je nach der Intensität des Prozesses, je nach der Lebhaftigkeit der abnormen Knorpelwucherung und der reparatorischen Vorgänge verschieden. Charakterisiert ist der rachitische Zwergwuchs durch die nie fehlenden Zeichen der abgelaufenen Rachitis und durch die normale Entwicklung der Intelligenz und der Genitalsphäre. Am hartnäckigsten halten sich die Versuche, den echten Infantilismus unter die pluriglandulären Erkrankungen einzurechnen. Da ein pathologisch-anatomisches Korrelat hierfür nicht beizubringen war, so nahm man eine Störung des Blutdrüsengleichgewichts an. Diese Auffassung halte ich nicht für richtig. Beim echten Infantilismus entwickelt sich der Organismus infolge einer ihn im fötalen oder postfötalen Leben treffenden Schädigung über die kindliche Entwicklungsstufe nicht hinaus. An diesem Zurückbleiben partizipiert das Blutdrüsensystem ebenso wie das Zentralnervensystem und wie jedes andere Organ des Körpers. Es liegen aber gar keine Anzeichen vor, daß das Blutdrüsensystem fehlerhaft funktioniert, dies gilt auch von den Keimdrüsen; sie funktionieren, aber nur wie in einem kindlichen Organismus; würden sie nicht funktionieren, so würden Genitale und Dimensionen des Körpers enuchoid, aber nicht infantil sein. Darauf soll im XII. Kapitel ausführlich eingegangen werden.

Hierher können wir endlich auch den endemischen Kretinismus rechnen. Wenn es auch zweifellos ist, daß in der Pathogenese des endemischen Kretinismus die Schilddrüseninsuffizienz eine sehr wichtige Rolle spielt, so gibt es doch andererseits zahlreiche Momente, welche gegen eine ausschließliche thyreogene Auffassung sprechen. Dies zeigt uns schon der Vergleich zwischen einer Reihe von Individuen von Thyreoaplasie, die aus den verschiedensten Ländern stammend eine große Ähnlichkeit untereinander aufweisen und von Kretins, bei denen die äußere Erscheinungsform wesentlich verschieden ist. Mit dieser äußeren Erscheinungsform steht der Grad der Verblödung oft in nur geringem Zusammenhang, dazu kommt noch, daß myxödematöse Symptome bei manchen Kretins fast vollständig fehlen, daß auch die Wachstumsstörung sich quantitativ und qualitativ durchaus nicht mit derjenigen bei Thyreoaplasie deckt,

daß auch die Hypophyse öfters kropfig entartet ist und daß die Schilddrüsentherapie sehr häufig versagt. Es ist daher wahrscheinlich, daß die kretinogene
Noxe nicht nur auf die Schilddrüse, sondern auch auf andere Organe, insbesondere auf das Zentralnervensystem direkt schädigend einwirkt.

Pluriglanduläre Störungen.

Von diesem in den vorhergehenden Ausführungen gewonnenen Standpunkt
wollen wir nun endlich an die Frage der sogenannten pluriglandulären Störungen
herantreten. Die Lehre, daß es sich bei den meisten Blutdrüsenerkrankungen
um pluriglanduläre Störungen handelt, ging von Frankreich aus. Claude und
Gougerot haben zuerst auf Grund klinischer Beobachtungen und einzelner
pathologisch-anatomischer Befunde den Begriff der „insuffisance pluriglandulaire"
geprägt. Von der Beobachtung ausgehend, daß unter Umständen mehrere Blutdrüsen gleichzeitig erkranken, haben sie den Nachweis zu erbringen versucht,
daß bei den verschiedensten Blutdrüsenerkrankungen sich fast regelmäßig
Symptome finden, die darauf hinweisen, daß auch andere Blutdrüsen gleichzeitig erkrankt sind. Die Lehre von Claude und Gougerot hat sehr bald
Anhänger gefunden. Die Richtung wird durch die Einteilung der Blutdrüsenerkrankungen, die Laignel-Lavastine gab, charakterisiert. Laignel-Lavastine unterschied Syndrômes pluriglandulaires à prédominance thyréoidienne,
à prédominance hypophysaire, à prédominance génitale et sans prédominance
marquée. Claude und Gougerot haben ihre Lehre noch weiter ausgebaut, indem
sie darauf hinwiesen, daß auch Überfunktionszustände mehrerer Blutdrüsen gleichzeitig vorkommen können und daß sich nicht selten Überfunktionszustände der
einen Blutdrüse mit Ausfallserscheinungen anderer im klinischen Bild kombinieren. Sie unterschieden sieben Kategorien von Blutdrüsenerkrankungen:

1. Syndromes uniglandulaires avec lésion pluriglandulaire, z. B. das klassische
Myxödem;

2. Syndromes pauciglandulaires, d. h. Vorherrschen der Erkrankung einer
Blutdrüse, aber schon deutliche Veränderungen in den anderen;

3. Syndromes d'insuffisance pluriglandulaire sans prédominances;

4. Syndromes d'hyperfonction pluriglandulaire, z. B. die Akromegalie:
Hyper- oder Dysfunktion der Hypophyse mit Hyperfunktion der Schilddrüse,
Nebenniere usw.;

5. Syndromes pluriglandulaires de balancement, d. h. eine Überfunktion,
die sich kompensatorisch auf einen primären Funktionsausfall hin entwickelt,
z. B. eine Basedowsche Krankheit, die einer „Hypoovarie" folgt;

6. Syndromes pluriglandulaires disharmoniques, z. B. Basedowsche Krankheit, kombiniert mit Myxödem und Hypoovarie;

7. Cas d'attente à syndromes frustes.

Gougerot ging noch weiter, indem er auch die Drüsen mit äußerer Sekretion in die pluriglandulären Syndrome mit einbezog, z. B. beschrieb er ein:
syndrome de Mikulicz, lacrymo-parotidien avec symptômes d'hypoovarie evidente, hypothyréoidie et hypoépinéphrie probable. Von den Anhängern Claudes
und Gougerots wurden auch die Trophoneurosen miteinbezogen. So erklärte
z. B. Siccard und Roussy (später auch Berkowitsch) einen Fall von Dercumscher Krankheit durch eine insuffisance ovarothyréoidienne. Aus diesen
Anschauungen haben Renon und Delille weitgehende therapeutische Konsequenzen gezogen, indem sie eine opotherapie associée bei solchen Zuständen
dann vorschlugen, wenn der therapeutische Versuch mit einfacher Opotherapie
versagte. So erwies sich z. B. diesen Autoren in einem Falle von Dercumscher
Krankheit Ovarialsubstanz, ebenso später Thyreoidin wirkungslos, hingegen

wirkte die kombinierte Darreichung dieser beiden Mittel. Ein Fall von My-
asthenie bulbospinale soll durch kombinierte Darreichung von Ovarial- und
Hypophysensubstanz gebessert worden sein, eine Sklerodermie durch Thyreoidin
und Ovarialsubstanz, die Basedowsche Krankheit ging in einem Falle auf
Darreichung von Hypophysen- und Ovarialsubstanz zurück, ein Fall von Akromegalie wurde durch Ovarialsubstanz und Thyreoidin·wesentlich gebessert usw.
R. Dupuy verwendete bei in der Entwicklung zurück- oder stehengebliebenen
Individuen die Polyopotherapie und will nach $^{1}/_{2}$—1jähriger Behandlung auffallende Besserung gesehen haben. Die Verwischung aller nosologischen Einheiten ging so weit, daß Grasset sagte: die Insuffizienz einer Blutdrüse wird
immer mehr und mehr eine Seltenheit oder eine „creation artificielle", die Gruppe
der insuffisances pluriglandulaires verdrängt immer mehr alle anderen und wird
sie vielleicht einmal ganz ersetzen.

Auch in Frankreich haben sich sehr bald Stimmen gegen solche Übertreibungen erhoben. Roussy z. B. verhielt sich sehr reserviert, er sprach von einer
geistreichen Hypothese, es fehle aber noch an methodischen Sektionen.

Ich habe die Schilderung, die ich in der ersten Auflage dieses Buches von
der Entwicklung dieser Lehre gab, fast wörtlich übernommen, weil diese Lehre
auch heute noch nicht überwunden ist[1]. Das haben die Ausführungen in dem
vorhergehenden Abschnitt gezeigt, aus denen hervorgeht, daß auch heute noch
die Neigung besteht, einerseits die meisten Blutdrüsenerkrankungen als Erkrankungen des ganzen Systems aufzufassen und andererseits die verschiedensten
Erkrankungen anderer Organe oder Organsysteme, bei denen mehr oder weniger
sichere Symptome von seiten des Blutdrüsensystems auftreten, den Blutdrüsenerkrankungen zuzuzählen, ja sogar diese Blutdrüsensymptome in den Mittelpunkt der Pathogenese zu stellen.

Es kann nun gar kein Zweifel darüber bestehen, daß der oben geschilderten
Lehre ein wahrer Kern innewohnt, denn tatsächlich ist es oft nicht möglich,
alle Blutdrüsensymptome, die bei den Blutdrüsenerkrankungen, auch solchen
von ganz besonderem Typus, auftreten, einer Blutdrüse zuzuzählen, meist
gehören zu dem typischen Symptomenbild auch Symptome, die auf andere
Blutdrüsen hinweisen. Bei den innigen Wechselbeziehungen, die funktionell
zwischen den einzelnen Blutdrüsen bestehen, kann dies ja gar nicht anders
sein. Nehmen wir als Beispiel einen Fall von postoperativem Myxödem, so
werden wir aus dem Umstand, daß die Keimdrüsen ihre Funktion einstellen,
doch nicht den Schluß ziehen dürfen, daß auch letztere durch die Operation
geschädigt wurden. Sie stellen eben deshalb ihre Funktion ein, weil der be-
lebende Einfluß des Schilddrüseninkretes fehlt, ihre Tätigkeit liegt ebenso darnieder wie die anderer Organe. Wenn wir, um ein anderes Beispiel heranzuziehen, finden, daß bei der Addisonschen Krankheit Symptome von Hyperinsulinismus auftreten, so wäre es doch sicher verfehlt, daraus den Schluß zu
ziehen, daß das Inselorgan sich primär durch eine Überaktivität an dem Krankheitsprozeß beteiligt; diese Symptome erklären sich vielmehr zwanglos aus der
Störung der Balance zwischen der Tätigkeit des Adrenalin- und Inselorganes,
die durch die Funktionsminderung des Adrenalinorganes hervorgerufen ist.
Ebenso verfehlt wäre es, wenn wir aus dem Auftreten von Potenzstörungen
bei schweren Fällen von Diabetes auf eine primäre Mitbeteiligung der Keimdrüsen an dem Krankheitprozeß schließen wollten. Das Auftreten anderer

---

[1] Wohin diese Lehre führt, zeigen die Berechnungen von R. G. Hoskins. Hoskins
berechnet, daß, wenn man nur 6 Blutdrüsen annimmt, die Möglichkeit der Kombinationen
von Hyper-, Hypo- und Dysfunktion 10077, bei der Annahme von 9 Blutdrüsen 46655
beträgt.

Blutdrüsensymptome erklärt sich in solchen Fällen daher zwanglos aus der Störung physiologischer Korrelationen, die nicht nur aus klinischen Beobachtungen erschlossen werden können, sondern durch das Experiment klar erwiesen sind. Wenn wir daher beim Menschen ein Krankheitsbild beobachten, welches wir im Experiment durch Exstirpation einer bestimmten Blutdrüse in allen seinen Zügen zu erzeugen imstande sind, und wenn wir durch Einverleibung des betreffenden Inkrets alle Ausfallserscheinungen (auch die sekundären von seiten anderer Blutdrüsen) beseitigen können und wenn wir noch außerdem in solchen Fällen bei der Autopsie schwere destruktive Veränderungen in der betreffenden Blutdrüse finden, so können wir mit vollem Recht schließen, daß dieses Krankheitsbild einzig und allein durch die Erkrankung der betreffenden Blutdrüse erzeugt wurde.

Auch bei vielen Überfunktionskrankheiten besteht dieser Schluß zu Recht. So finden wir z. B. bei der Basedowschen Krankheit oft Störungen im Kohlenhydratstoffwechsel, die — wie bereits mehrfach erwähnt — auf eine sekundäre Beeinflussung der Funktion des Insel- bzw. Adrenalinorganes zurückzuführen sind. Der Umstand, daß bei Einschränkung der Überfunktion der Schilddrüse durch Operation oder Bestrahlung diese Symptome zurückgehen, zeigt uns, daß hier nicht eine pluriglanduläre Erkrankung vorlag. Selbst bei der Akromegalie liegt kein sicherer Anhaltspunkt dafür vor, diese als pluriglanduläre Erkrankung aufzufassen. Bei der Akromegalie finden sich nicht selten, wie schon Pinęles betonte, neben der Hyperplasie der Adenohypophyse Veränderungen der Thyreoidea mit Basedowschen Erscheinungen, in späteren Stadien der Erkrankung eventuell mit myxödematösen Erscheinungen. Ferner Veränderungen in der Funktion der Keimdrüsen, bisweilen zuerst vorübergehende Steigerung der generativen Funktion, häufiger frühzeitiges Erlöschen derselben. Ferner wurde in vielen Fällen Hyperplasie der Nebennierenrinde beobachtet, auf die wahrscheinlich die stärkere Entwicklung männlicher Sexuszeichen (Behaarung) zurückzuführen ist. Nun führt die Funktionssteigerung der Adenohypophyse bekanntlich zu hyperplastischen Erscheinungen der mannigfachsten Art (Volumszunahme der Akren, Splanchnomegalie usw.); daß sich an den hyperplastischen Prozessen auch andere Blutdrüsen beteiligen, ist daher nicht unwahrscheinlich. Da es sich hier um krankhafte Veränderungen handelt, so wäre auch verständlich, daß nach einer Zeit gesteigerter Funktion regressive Veränderungen und Funktionsschwäche eintritt. Wenn auch diese Zusammenhänge noch nicht völlig geklärt sind, so scheint es mir daher vorderhand berechtigt, die Erkrankung der Hypophyse bei der Akromegalie als das primäre Moment anzusehen und die Akromegalie den monoglandulären Erkrankungen zuzuzählen. Diese Annahme wird dadurch gestützt, daß man nach Teilexzision des Hypophysenadenoms die akromegalen Erscheinungen teilweise zurückgehen sah.

Als ein weiteres Beispiel sei die hypophysäre Kachexie genannt. Bei derselben finden wir eine Atrophie fast aller Organe, an der sich gewisse Blutdrüsen in besonderer Weise beteiligen. So finden wir schwere dystrophische Veränderungen an den Keimdrüsen, ferner an den Nebennieren, besonders der Nebennierenrinde, dann auch an der Schilddrüse. Wenn sich nun — wie dies in den postpuerperalen Fällen zu sein pflegt, — das ganze Krankheitsbild an eine septische Embolie in die die Adenohypophyse versorgende Arterie anschloß, welche zu einer Destruktion des Adenohypophysenparenchyms führte, oder wenn anderweitige destruktive Veränderungen in der Adenohypophyse vorgefunden werden, so sind wir gewiß berechtigt, die dystrophischen Veränderungen in den anderen Blutdrüsen als sekundär zu betrachten und die hypophysäre Kachexie als eine monoglanduläre Erkrankung aufzufassen.

Neben diesen mononukleären Erkrankungen gibt es viele, ja sogar sehr viele polyglanduläre Erkrankungen. Wenn wir z. B. in seltenen Fällen neben Myxödem Diabetes auftreten sehen, so würde die Annahme, daß die Insuffizienz des Inselorganes Folge der Schilddrüseninsuffizienz sei, allen Erfahrungen über die Wechselwirkung zwischen Schilddrüse und Inselorgan widersprechen. Dasselbe gilt von dem gleichzeitigen Vorkommen von Diabetes insipidus und Diabetes mellitus. Als typisches, scharf umschriebenes Krankheitsbild tritt uns die gleichzeitige Erkrankung mehrerer Blutdrüsen in der multiplen Blutdrüsensklerose entgegen. Hier gesellen sich zu den Symptomen der hypophysären Kachexie solche des Myxödems und der Addisonschen Krankheit, manchmal auch tetanische Symptome. Das pathologisch-anatomische Korrelat dieser Erkrankung sind entzündlich sklerotische Veränderungen in den betreffenden Blutdrüsen. Es unterscheidet sich also wesentlich von dem der hypophysären Kachexie, bei welcher wir destruktive Veränderungen in der Adenohypophyse mit sekundäratrophischen Veränderungen in den Blutdrüsen finden.

Neben solchen multiplen Ausfallserkrankungen finden wir auch Erkrankungen, wo Erscheinungen der Funktionsminderung in den einen, mit Erscheinungen der Funktionssteigerung in anderen Blutdrüsen kombiniert sind, z. B. Basedow mit Tetanie oder Basedow mit typischem Diabetes. Wir haben bisher gar keinen Anhaltspunkt für die Annahme, daß es sich bei diesen Erkrankungen nur um physiologische Korrelationen handelt. Es läßt sich vielmehr die Annahme nicht umgehen, daß hier mehrere Blutdrüsen gleichzeitig und unabhängig von einander erkrankt sind, daß es sich also um Systemerkrankungen handelt. Das Auftreten solcher Systemerkrankungen kann in sehr verschiedenen Ursachen begründet sein, es kann z. B. das Blutdrüsensystem bei einem Individuum minderwertig angelegt sein, so daß eine Infektion des Körpers sich gerade hier festsetzt. So können wir uns vielleicht die Fälle von multipler Blutdrüsensklerose erklären, die sich im Anschlusse an eine Infektionskrankheit entwickeln. Es wäre ferner denkbar, daß die minderwertige Anlage auch ohne Infektion zu einem Versagen mehrerer Blutdrüsen führt. Da die Funktion der Blutdrüsen von vegetativen Zentren aus reguliert wird, so könnte die Ursache eines solchen Versagens auch in diesen gelegen sein. Über die Ursachen, welche zu hyperplastischen Vorgängen in den Blutdrüsen mit Funktionssteigerung führen, wissen wir nichts Sicheres. Auch da können trophische Einflüsse von seiten der vegetativen Zentren mit hineinspielen (z. B. Schreckbasedow). Wie schon mehrfach hervorgehoben wurde, ist es verständlich, daß durch die Zugehörigkeit der Blutdrüsen zum gesamten vegetativen System sich so häufig andersartige vegetative Symptome zu dem Krankheitsbild hinzugesellen oder Blutdrüsenerkrankungen mit Trophoneurosen kombiniert auftreten. Es ist endlich auch nicht zu verwundern, wenn Anomalien in der Anlage und Entwicklung des Blutdrüsensystems mit Anomalien in der Anlage des Zentralnervensystems bzw. in der Anlage anderer Organe zusammen vorkommen. Als eine solche Erscheinungsform möchte ich den Riesenwuchs auffassen. Die Annahme, daß dann Riesenwuchs entsteht, wenn die Hyperplasie der Adenohypophyse bereits in der Jugend bei noch offenen Epiphysenfugen einsetzt, läßt sich unmöglich aufrecht erhalten. Denn es gibt jugendliche Individuen mit typischer Akromegalie ohne Riesenwuchs, andererseits Riesen, bei denen die Akromegalisierung erst lange nach vollendetem Wachstum einsetzt. Die Beteiligung des Blutdrüsensystems beim Riesenwuchs ist von der größten Mannigfaltigkeit. In manchen Fällen finden wir eine ausgesprochen pluriglanduläre Hyperplasie, in den Fällen wo Riesenwuchs mit Eunuchoidismus kombiniert ist, finden wir einige Blutdrüsen (Keimdrüsen, Nebennierenrinde?) hypoplastisch, andere (Adenohypophyse) hyperplastisch. Wenn wir bedenken, daß es auch Riesenwuchs einzelner Extremitäten gibt, der mit den Blutdrüsen nichts zu tun hat, so ist die Annahme nicht unwahrscheinlich, daß die Wachstumsanomalien der Blutdrüsen beim Riesenwuchs Teilerscheinung einer abnormen Wachstumanlage des ganzen Körpers sind.

Ich möchte meine bisherigen Ausführungen dahin zusammenfassen, daß das Vorkommen pluriglandulärer Erkrankungen gewiß durchaus nicht selten ist, hingegen möchte ich gegen die Oberflächlichkeit, mit welcher solche pluriglanduläre Erkrankungen häufig diagnostiziert werden, Stellung nehmen. Sehr häufig handelt es sich bei der Aufstellung solcher pluriglandulärer Typen um typische monoglanduläre Fälle, bei welchen sekundäre, auf der Wechsel- wirkung der Blutdrüsen beruhende Symptome als primär aufgefaßt werden, oder es handelt sich um Fälle mit Symptomen von seiten des vegetativen Nerven- systems, die der Blutdrüsenerkrankung koordiniert sind oder endlich handelt es sich überhaupt um ganz andersartige Erkrankungen, denen vereinzelte, oft sehr unsichere Symptome von seiten des Blutdrüsensystems beigemengt sind. Der Ausdruck pluriglanduläre Insuffizienz, der so häufig gebraucht wird, kann überhaupt nie eine Bezeichnung für eine Krankheit sein, denn pluriglandu- läre Insuffizienz finden wir bei vielen Blutdrüsenerkrankungen, über deren monoglanduläre Pathogenese gar kein Zweifel herrschen kann.

Blutdrüsen und Konstitution.

Nachdem ich in den vorhergehenden Abschnitten versucht habe, die Blut- drüsenkrankheiten gegenüber nahe verwandten Krankheitsgruppen abzu- grenzen, möchte ich noch einige Bemerkungen über die Bedeutung des Blut- drüsensystems für die gesamte Konstitution des Körpers hinzufügen. Es ist nicht meine Absicht auf diese Fragen hier ausführlich einzugehen, ich ver- weise diesbezüglich auf die monographischen Bearbeitungen dieser Frage durch J. Bauer, Martius, L. Borchardt u. a.

Unter Konstitution können wir die Summe aller Faktoren verstehen, welche die Art und Weise bestimmen, in welcher ein Individuum infolge der ihm eigenen Leistungsfähigkeit den Anforderungen des Lebens gewachsen ist und infolge der ihm eigenen Widerstandskraft gegen schädliche Einflüsse reagiert. Die Konstitution kommt sowohl in morphologischen wie in physiologischen Eigen- schaften des Individuums zum Ausdruck. Der äußere Habitus, den wir mit unseren Augen wahrnehmen oder in seinen Abweichungen vom normalen Typus durch Meßmethoden feststellen können, und die Leistungsfähigkeit bzw. Wider- standskraft, in die wir durch akute Funktionsprüfungen bzw. durch länger- dauernde Beobachtung Einblick gewinnen können, stehen nur in sehr bedingtem Zusammenhang.

Die Gesamtkonstitution ist die Summe der Teilkonstitutionen (Martius). Diese Teilkonstitutionen sind entweder ererbt oder erworben. Die Konstitution kann sich während des Lebens ändern, teilweise schon durch die Phasen der Entwicklung, welche der normale Organismus durchläuft (Pubertät, Schwanger- schaft usw.), teilweise durch Änderung der äußeren Umstände (Ernährung, Krankheit, Überanstrengung usw.).

Das Studium der Physiologie und Pathologie des Blutdrüsensystems hat uns einen tiefen Einblick in eine Gruppe dieser Teilkonstitutionen gegeben, die wir in ihrer Gesamtheit als Blutdrüsenkonstitution bezeichnen können. Diese Blutdrüsenkonstitution wird uns vererbt, sie kann sich aber — wie vorhin erwähnt — in den einzelnen Entwicklungsphasen und auch durch äußere Ein- flüsse ändern. Die Bedeutung der Blutdrüsenkonstitution eines Individuums für aessen Gesamtkonstitution dürften wir allerdings richtiger einschätzen, wenn wir das Blutdrüsensystem nicht für sich allein werten, sondern die Blutdrüsen als vegetative Organe gemeinsam mit dem ihre Funktion regulierenden vegetativen Nervensystem als konstitutionellen Faktor einstellen.

Untersuchen wir zunächst, inwieweit das Blutdrüsensystem auf die äußere Erscheinungsform des Individuums Einfluß nimmt. Es gibt zahlreiche Beobachtungen aus der Blutdrüsenpathologie, welche einen solchen Einfluß als sehr wahrscheinlich erscheinen lassen. Bei der Akromegalie finden wir z. B. plumpe Extremitäten, große Nase, große Zunge, Prognathie des Unterkiefers usw. Es gibt nun Menschentypen, die ohne Akromegale zu sein, ein akromegaloides Aussehen haben. Man kann daher versucht sein, anzunehmen, daß dieses Aussehen auf einer kräftigen, aber noch nicht pathologischen Entwicklung der Adenohypophyse beruht. Dazu kommt noch, daß solche Habitusformen manchmal zusammen mit den entwickelten typischen Krankheiten in derselben Familie vorkommen. Bei Basedowkranken finden wir sehr häufig zarte Gliedmaßen, man kann daher denken, daß bei normalen Individuen mit sehr zarten Gliedmaßen in den Entwicklungsjahren die Schilddrüse besonders kräftig funktioniert habe. Unter den Eunuchen finden wir häufig hochwüchsige Typen, bei allen aber finden wir eine Disproportion zwischen Ober- und Unterlänge und zwischen Gesamtlänge und Spannweite. Man könnte daher daran denken, daß bei normalen Individuen mit relativ langen Extremitäten die Keimdrüsenaktivität in der Entwicklungszeit an der unteren Grenze der Norm gelegen gewesen sei. Ebenso könnte man gewisse Anomalien der Fettverteilung bei männlichen Individuen (Anhäufung von Fett an den Hüften, am Mons veneris, an den Brüsten) auf eine Minderwertigkeit der Keimdrüsen beziehen. Bei Störungen der Tätigkeit der Adenohypophyse in den Entwicklungsjahren kommt es zu Zwergwuchs. Bei pathologischen Riesen findet sich meist eine vergrößerte Adenohypophyse. Man könnte also annehmen, daß große Menschen mit einer gut entwickelten Hypophyse, kleine Menschen mit einer schwach entwickelten Hypophyse begabt sind. Bei Hyperplasie der Nebennierenrinden kommt es bei Männern und Frauen zu einer starken Behaarung, die einem potenzierten männlichen Behaarungstyp entspricht. Man könnte also daran denken, daß normale männliche Individuen, die abnorm stark behaart sind oder normale weibliche Individuen, die in ihrem Behaarungstyp dem männlichen ähneln, besonders kräftige Nebennierenrinden besitzen. Auch hier tritt das familiäre und hereditäre Moment oft deutlich hervor. L. Borchardt beschreibt z. B. eine solche Familie; der Vater war am Rücken besonders stark behaart, die Schwester des Vaters hatte einen starken Schnurrbart, der Sohn erkrankte an Akromegalie, wobei sich auch eine Hypertrichosis entwickelte. Schon Aristoteles hat zwischen einer schlaffen, feuchten und einer straffen, trockenen Konstitution unterschieden. Da wir nun wissen, daß insbesondere Schilddrüse und Inselorgan einen weitgehenden Einfluß auf den Turgor der Gewebe ausüben, so könnte man annehmen, daß bei den schlaffen, gedunsen aussehenden Individuen ein Übergewicht des Inselorganes über die Schilddrüse vorhanden, bei den trockenen Individuen mit geringem Turgor der Gewebe umgekehrt die Schilddrüse dem Inselorgan überlegen sei. Man könnte diese Beispiele noch vielfach vermehren. Das letzterwähnte Beispiel leitet uns schon von der äußeren Erscheinungsform zur Betrachtung des Stoffwechsels über. Wir können unter den normalen Fällen Typen unterscheiden, die zum Fettansatz oder zum Wasseransatz oder zu beiden neigen, ohne daß wir deshalb schon von einer Stoffwechselkrankheit sprechen können. Andererseits gibt es immer Typen, die immer mager und „trocken" bleiben, auch wenn ihre Ernährungsweise großen Schwankungen unterlegen ist. Auch da läßt sich vorstellen, daß in den beiden Typen das feine Zusammenspiel der Blutdrüsen, durch welches der Körperbestand (Fett-, Eiweiß-, Glykogenbestand) und insbesondere auch der Quellungszustand der Gewebe reguliert wird, nicht ganz gleich abläuft. Es wurde bei der Besprechung des Stoffwechsels schon darauf hingewiesen, daß für die Erhaltung des Körperbestandes nicht nur die Oxydationsenergie des Protoplasmas an sich, sondern das ganze Triebleben von größtem Einfluß sein muß. Die Unrast des Basedowkranken auf der einen Seite, der mangelnde Bewegungstrieb beim Myxödem auf der anderen Seite lassen vermuten, daß die Schilddrüse schon unter normalen Verhältnissen in den Bewegungstrieb regulierend eingreift. Es wurde ferner darauf hingewiesen, daß auch den Keimdrüsen ein solcher Einfluß zuerkannt werden müsse; wie schon der Gegensatz in der Lebhaftigkeit und der Beweglichkeit bei männlichen normalen und kastrierten Tieren zeigt; inwieweit auch das Ermüdungsgefühl von den Blutdrüsen beeinflußt wird, läßt sich noch schwer überblicken, doch ist ein Zusammenhang mehr als wahrscheinlich. Von diesem Gesichtspunkte aus ist es von Interesse, daß Fr. Kraus uns in der Ermüdung ein Maß der Konstitution kennen gelehrt hat. Wir können noch weiter gehen und in dieser Beeinflussung des Trieblebens durch die Blutdrüsen eine der Ursachen für die Verschiedenheit der Temperamente erblicken. Auf der einen Seite stehen die Menschen von lebhaftem Temperament mit rascher Reaktion des vegetativen Nervensystems auf alle äußeren Einflüsse, mit rascher geistiger Einstellung, mit lebhaften Gemütsaffekten, mit dem Schwung der Begeisterung, auf der anderen Seite die Phlegmatiker mit ruhigen abgemessenen Bewegungen, die auch psychisch nicht aus dem Gleichgewicht zu bringen sind. Ob wir in diesem Gegensatz der Temperamente der Schilddrüse eine so vorherrschende Rolle zuerkennen sollen, wie es de Saravel tut, indem er ein hypothyreotisches und hyperthyreotisches Temperament unterscheidete, muß ich dahingestellt sein lassen. Ebenso wichtig scheint mir jedenfalls der Einfluß, den die Erotisierung auf das Temperament und auf die Einstellung der Psyche ausübt. So hat man bei den Kindern mit prämaturer Entwicklung unter Umständen auch eine Frühreife des Geistes beobachtet, die diese Kinder sich mit dem Gedanken über die Unsterblichkeit der Seele und ähnlichem beschäftigen ließ.

Wenn ich das, was eben über den Einfluß des Blutdrüsensystems auf den äußeren Habitus, auf Stoffwechsel, Triebleben und Temperament gesagt wurde, zusammenfasse, so möchte ich nicht unterlassen, darauf hinzuweisen, daß wir uns hier wie fast überall auf dem Gebiet der Konstitutionslehre auf sehr unsicherem Boden befinden. Es hat die Annahme gewiß etwas Verlockendes, daß durch das Blutdrüsensystem, das dem Individuum bei der Geburt mitgegeben wird, die Entwicklung seiner psychophysischen Persönlichkeit in weitgehender Weise beeinflußt wird. Wir dürfen aber nicht vergessen, daß wir diese Schlüsse nur aus den Erfahrungen ziehen, die wir aus ausgesprochen pathologischen Zuständen schöpfen. Inwieweit sich die innerhalb normaler Varianten gelegenen Unterschiede in der Leistungsfähigkeit dieser Organe auswirken, ist schwer zu beurteilen. Hier dürfte die Funktionsprüfung meist besseren Aufschluß geben als die morphologische Untersuchung der Organe. Immerhin dürften wir nicht zu weit gehen, wenn wir annehmen, daß die Entwicklung einer normalen äußeren Körperform und eine „gute" Konstitution im Sinne von Aristoteles u. a. auch an ein leistungsfähiges Blutdrüsensystem mit gleichmäßiger Entwicklung aller seiner Teile gebunden ist. Abweichungen, die entweder in einer von Haus aus schwachen Anlage des Blutdrüsensystems oder in einer Ungleichmäßigkeit seiner Anlage, oder in einer Instabilität seiner Funktion gelegen sein können, müssen die Konstitution verändern. Daß das Blutdrüsensystem in dieser Hinsicht nicht als solches allein, sondern zusammen mit dem vegetativen Nervensystem als konstitutioneller Faktor eingestellt werden muß, wurde bereits früher betont.

Wunderlich unterschied eine starke, eine reizbare und eine schlaffe Konstitution. Diese auf die Gesamtkonstitution sich beziehende Unterscheidung paßt auch auf die konstitutionellen Faktoren, die durch vegetatives Nervensystem und Blutdrüsensystem gegeben sind. In der ersten Auflage dieses Buches habe ich Individuen mit stabilem, mit debilem und mit labilem vegetativen Nervensystem und Individuen mit stabilem, debilem und labilem Blutdrüsensystem unterschieden.

Ein gewisser Grad von Autonomie, der im allgemeinen dem Blutdrüsensystem zukommt, hat zur Folge, daß die entsprechenden Teilkonstitutionen getrennt vorkommen können; die innigen Beziehungen, die zwischen beiden Systemen bestehen, lassen aber erwarten, daß sie sich oft in einem Individuum vereint finden oder daß dort, wo die eine vorhanden, die andere wenigstens angedeutet ist. Wir können dann mit J. Bauer von einer Partialkonstitution des neuroglandulären Systems sprechen. Da bei beiden das hereditäre Moment stark hervortritt, so finden wir dieselben bei Mitgliedern einer Familie in den verschiedensten Variationen und Kombinationen. Bei Individuen mit debil veranlagtem vegetativen Nervensystem bildet sich allmählich unter den Anforderungen, die das Leben an den Organismus stellt, eine Asthenie der vegetativen Organe aus mit allgemeiner Enteroptose, Stuhlträgheit, Anomalien der Magensaftsekretion, depressiver Gemütsstimmung, kurz mit Zügen, die der Stillerschen Asthenie eigen sind; bei den Individuen mit labil veranlagtem, Irritationen leichter zugänglichem Nervensystem besteht eine Disposition zu Erkrankung an Neurasthenie, Hysterie und zu vasomotorisch-trophischen Neurosen. Es scheint mir, daß diese Unterscheidung auch für das Blutdrüsensystem bis ins kleinste Detail paßt. Die blutdrüsendebilen Individuen, die Curschmann später Blutdrüsenschwächlinge nannte, sind solche, bei denen nicht nur eine geringe Funktionsbreite, sondern vielleicht auch eine gewisse Disposition zu verschiedenerlei Erkrankungen, besonders zu Infektionen, oder eine geringere Widerstandsfähigkeit gegen Alkoholismus oder gegen Toxine, die etwa von einem im Körper befindlichen Infektionsherd ausgehen, besteht. Sehr bemerkenswert ist, daß man durch therapeutische Eingriffe diese debile Konstitution manchmal verändern kann. So kann z. B. bei schwächlichen Individuen, bei denen auch das Inselorgan debil ist und auf den alimentären Reiz nicht mit der nötigen überschießenden Insulinproduktion antwortet, durch eine systematische Insulinkur oder durch die Behandlung mit dem Zuckerfrühstück ein Training desselben und dadurch eine Besserung des Ernährungszustandes herbeigeführt werden, der auch den übrigen Organen zugute kommt und dadurch die Leistungsfähigkeit des Individuums erhöht. Eine Schwäche in der Anlage des Blutdrüsensystems kann auch die Ursache hierfür abgeben, daß bei einer allgemeinen Infektion gerade die Blutdrüsen nicht die nötige Widerstandskraft aufbringen, daß sich die Infektion gerade hier festsetzt und zur Sklerose führt (multiple Blutdrüsensklerose). Am interessantesten scheinen mir die blutdrüsenlabilen Individuen zu sein. Es sind solche, bei denen oft in Monaten außerordentliche Schwankungen des Körpergewichtes beobachtet werden können, oder solche, bei denen die normalerweise während der Gravidität auftretende Schilddrüsenschwellung zu leichten Basedowschen Erscheinungen führt, oder solche, bei denen eine starke Gemütserregung vorübergehende Glykosurie hervorruft, oder solche, bei denen während der Gravidität leichte akromegale Symptome auftreten, oder Frauen, bei denen starke dysmenorrhoische Beschwerden bestehen. Bei dieser Gruppe werden sich wohl oft auch einige Symptome finden, die auf eine besondere Labilität des vegetativen

Nervensystem hindeuten. Auf die Schilderung der stabilen Individuen brauche ich nicht näher einzugehen. Das sind solche mit dem beneidenswerten Gleichgewicht ihrer vegetativen Funktionen, ihres Stoffwechsels und auch ihrer Psyche.

Die Verwandtschaft der beiden Krankheitsgruppen zeigt sich — wie schon erwähnt — auch in dem Umstand, daß sie kombiniert oder alternierend, bisweilen bei Mitgliedern einer Familie auftreten. Ich möchte ein solches Beispiel (siehe Seite 102) anführen.

Derartige Stammbäume lassen sich nicht allzuschwer finden, allerdings meist nicht isoliert, sondern in den Stammbäumen der Diathesenfamilien enthalten.

Dies gibt mir Gelegenheit, noch mit einigen Worten auf die Bedeutung des Blutdrüsensystems für die Diathesen einzugehen. Nach W. His versteht man unter Diathese einen individuellen, angeborenen oder oftmals vererbten Zustand, der darin besteht, daß physiologische Reize eine abnorme Reaktion auslösen und daß Lebensbedingungen, welche von der Mehrzahl der Gattung schadlos vertragen werden, Krankheitszustände hervorrufen. Es liegt in der Natur der Sache, daß, sobald wir von dieser klaren, allgemeinen Definition ins Spezielle übergehen und einzelne Diathesen charakterisieren wollen, sich die größten Schwierigkeiten erheben. Bei der exsudativen Diathese finden wir die Neigung der Haut und Schleimhäute, auf verhältnismäßig geringe Reize hin mit Exsudation zu reagieren. Besteht dieser Zustand längere Zeit, so kommt es zu Lymphdrüsenschwellungen, eventuell zu einem Milztumor, kurz zu einem Lymphatismus, der vom Status lymphaticus schwer abzugrenzen ist. Unter Status lymphaticus versteht man eine mit einem pastösen Habitus und einer leichten Hypotonie des Gefäßsystems einhergehende Hyperplasie des lymphatischen Systems, weshalb man als gemeinsame Ursache dieser Erscheinung eine Funktionsschwäche des chromaffinen Gewebes ansieht. Der Status lymphaticus geht häufig mit Thymushyperplasie einher. Letztere findet sich aber auch isoliert. Diese Thymushyperplasie soll unter Umständen zu einer Hyperthymisation führen, welche wieder als Ursache plötzlicher und sonst unerklärlicher Todesfälle angeschuldigt wird. Die Stellung, die die Internisten, Pädiater (Czerny) und Dermatologen zu diesen Konstitutionstypen einnehmen, ist sehr verschieden. Manche, wie Heubner und Pfaundler, identifizierten sie miteinander. Die Bedeutung des Blutdrüsensystems für diesen Komplex von Erscheinungen scheint mir vorderhand noch ganz unsicher. Der Umstand, daß sich an die exsudative Diathese der Kindheit später häufig Bronchialasthma, Colica mucosa, Heuschnupfen usw. anschließen, weist jedenfalls dem vegetativen Nervensystem eine hervorragende Stellung in dieser Richtung zu.

Noch unklarer ist der von französischen Autoren aufgestellte Begriff des Arthritismus. Zu dessen Aufstellung führte die Beobachtung, daß gewisse Krankheitsgruppen sich häufig bei den Mitgliedern einer Familie finden. So Gicht, Fettsucht, Diabetes mellitus, ferner Rheumatismus, Neuralgien, ferner Asthma bronchiale, Migräne, ferner prämature Arteriosklerose, ferner Steinbildungen, ferner Ekzeme der Haut usw. Der Arthritismus überdeckt sich also zum Teil mit der exsudativen Diathese bzw. dem Lymphatismus. Ich kann in der Verknüpfung so ganz verschiedenartiger Zustände, wie dies bei der Aufstellung des Begriffes Arthritismus der Fall ist, absolut keinen tieferen Sinn sehen. Die Ansicht von J. Bauer, daß es sich hier um eine vererbbare Konstitution handelt, eventuell bedingt durch gleichartige Ernährungsweise, läßt sich weder beweisen noch widerlegen.

Endlich sei noch die spasmophile Diathese erwähnt. Man versteht darunter eine nervöse Übererregbarkeit, die von leichten Graden mechanischer

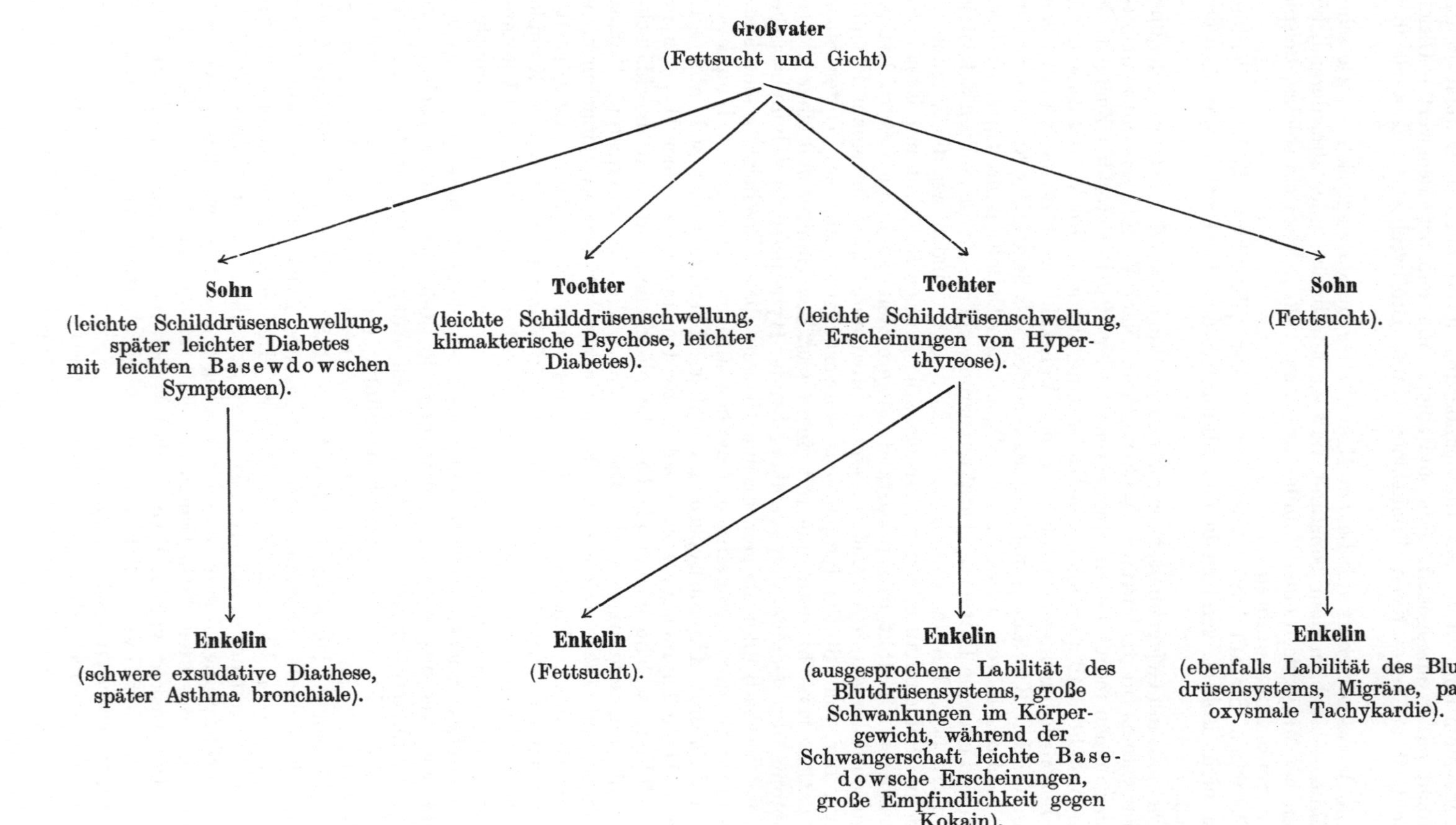

Großvater
(Fettsucht und Gicht)

Sohn
(leichte Schilddrüsenschwellung, später leichter Diabetes mit leichten Basewdowschen Symptomen).

Tochter
(leichte Schilddrüsenschwellung, klimakterische Psychose, leichter Diabetes).

Tochter
(leichte Schilddrüsenschwellung, Erscheinungen von Hyperthyreose).

Sohn
(Fettsucht).

Enkelin
(schwere exsudative Diathese, später Asthma bronchiale).

Enkelin
(Fettsucht).

Enkelin
(ausgesprochene Labilität des Blutdrüsensystems, große Schwankungen im Körpergewicht, während der Schwangerschaft leichte Basedowsche Erscheinungen, große Empfindlichkeit gegen Kokain).

Enkelin
(ebenfalls Labilität des Blutdrüsensystems, Migräne, paroxysmale Tachykardie).

und anodischer Übererregbarkeit bis zu Stimmritzenkrämpfen, eklamptischen Anfällen und dem ausgesprochenen Bild der Tetanie führen kann. Von Escherich wurde der ganze Zustand als Tetanie aufgefaßt, trotz mancher positiver Befunde wollten aber die Untersuchungen post mortem dazu nicht stimmen. Heute wissen wir, daß es auch gelingt, tetanische Erscheinungen bei ganz normalen Epithelkörperchen infolge ganz ungewöhnlicher Inanspruchnahme ihrer Funktion auszulösen (Überventilationstetanie). Es kann daher mit der Möglichkeit gerechnet werden, daß im Kindesalter, auch bei anatomisch normalen Epithelkörperchen unter dem Einfluß verschiedenster Noxen (Ernährung usw.) Erscheinungen der Epithelkörpercheninsuffizienz auftreten. Immerhin kommen wir um den Begriff der erhöhten Krampfbereitschaft nicht herum, dessen Ursache bisher nicht geklärt ist. Eine gewisse Beziehung zwischen diesen verschiedenen Diathesenformen und dem Blutdrüsensystem ist wohl unverkennbar. Dies sehen wir z. B. auch daran, daß für die Disposition zu Dermatosen, wie Bloch hervorhebt, die Vorgänge in der Geschlechtssphäre von Wichtigkeit sind, da gerade in den Übergangszeiten, in der Pubertät und im Klimakterium, gewisse Dermatosen sehr häufig sind und andere, wie der Favus und die Trichophytie, mit dem Beginn der Pubertät verschwinden. Letzteres beobachten wir überdies auch häufig bei der exsudativen Diathese.

Dadurch sind auch Beziehungen des Blutdrüsensystems zur Immunität gegeben. Am deutlichsten treten diese hervor beim Diabetes mellitus, bei welchem bekanntlich eine besondere Disposition zu infektiösen Prozessen besteht und die Gewebe nach einmal erfolgter Infektion verringerte Heilungstendenz zeigen. Durch eine entsprechende Insulinbehandlung können wir diesen abnormen Zustand prompt beseitigen, wahrscheinlich dadurch, daß wir die Zuckeravidität der Zellen wieder normal gestalten und es den Zellen ermöglichen, Zucker zu assimilieren. Man könnte allerdings auch daran denken, daß der abnorme Zuckerreichtum der Säfte beim Diabetes einen besonders günstigen Nährboden für Bakterien abgibt.

Wie aus der Beleuchtung des Diathesenbegriffes durch His, Czerny, Pfaundler, Bloch u. a. hervorgeht, handelt es sich bei den Diathesen nicht um scharf umschriebene Krankheitsbilder, sondern vielmehr um eine auf ungemein mannigfaltigen, bisher noch schwer definierbaren Faktoren ruhenden Krankheitsbereitschaft; Änderungen in der Funktion des Blutdrüsensystems stellen nur einen solchen Faktor dar; in theoretischer Beziehung möchte ich diesen Faktor aber nicht gering anschlagen; denn wenn man in dem Interesse, das neuerdings der Diathesenbegriff bei den Ärzten gefunden hat, eine Art Wiederbelebung der alten Humoralpathologie sieht und in einer veränderten Blutmischung die Ursache zur Krankheitsdisposition sucht, so gibt das Wenige, das das Studium der Blutdrüsenerkrankungen für die Diathesenlehre geleistet hat, bisher am ehesten eine Vorstellung, wie eine derartige Veränderung der Blutmischung und die ihr folgende Umstimmung der Gewebe zustande kommen kann.

Endlich noch einige Worte über das **Altern.** Horsley hat zuerst darauf hingewiesen, daß die im Greisenalter auftretenden Veränderungen der Haut und anderer Gewebe, besonders die Vermehrung des Bindegewebes, eine gewisse Ähnlichkeit mit denen nach Schilddrüsenexstirpation zeigen. Andererseits tritt bei männlichen Individuen eine Veränderung in der Lokalisation des Fettansatzes im Alter auf, die derjenigen beim Eunuchoidismus ähnlich ist. Dies weist auf die Keimdrüsen hin. In einer ausführlichen Studie hat Lorand den Gedanken vertreten, daß die Ursache des Alterns hauptsächlich in einer zunehmenden Degeneration des Blutdrüsensystems zu suchen sei. Für das physiologische Altern möchte ich mich diesem Gedankengang nicht anschließen, sondern vielmehr glauben, daß das Blutdrüsensystem in gleicher Weise wie jedes andere Organ an der Altersinvolution teilnehme. Auch Ewald hat diese Ansicht vertreten. Demgegenüber gibt es ein pathologisches, frühzeitig einsetzendes und meist mit einem gewissen Grad von Kachexie einhergehendes Altern. Dieses finden wir bei oder im Anschlusse an die verschiedensten Krankheiten. So finden wir es bei frühzeitiger Arteriosklerose. Wir finden es manchmal im Anschlusse an schwere Infektionskrankheiten, oder wir finden es bei Individuen, welche ihr Leben hindurch körperlichen oder geistigen Überanstrengungen ausgesetzt waren. Wir finden es aber auch in ausgesprochener Weise bei verschiedenen Blutdrüsenerkrankungen. Ganz besonders bei der hypophysären Kachexie und der multiplen Blutdrüsensklerose, beim hypophysären Zwergwuchs, ferner beim Eunuchoidismus und Späteunuchoidismus und beim Klimakterium praecox. In manchen Fällen von Klimakterium praecox wird es allerdings schwer festzustellen sein, inwieweit die frühzeitige Involution der Keimdrüsen nur eine Teilerscheinung einer allgemeinen Kachexie ist. Jedenfalls zeigen die günstigen Erfolge, die man in manchen solchen Fällen mit der Steinachschen Operation erzielt hat, daß die Wiederanregung der Keimdrüsentätigkeit die Alterserscheinungen zu einem vorübergehenden Rückgang zu bringen vermag. Wir können demnach in der frühzeitigen Degeneration gewisser Blutdrüsen eine der Ursachen des pathologischen Alterns erblicken.

Ätiologie der Blutdrüsenerkrankungen.

Wenn wir uns nun der Besprechung der Ätiologie der Blutdrüsenerkrankungen zuwenden, so darf die Bedeutung, die das Nervensystem in der Pathogenese vieler Blutdrüsenerkrankungen hat, nicht übersehen werden. Die Ätiologie einer großen Zahl von Blutdrüsenerkrankungen ist allerdings in einer ganz anderen Richtung zu suchen. Betrachten wir zuerst die Ausfallerkrankungen. Hier begegnen wir kongenitaler Aplasie z. B. bei der Thyreoplasie oder hochgradiger Hypoplasie einer Blutdrüse. Eine minderwertige Anlage scheint oft auch einen günstigen Boden für eine spätere Infektion abzugeben. Wiesel nimmt z. B. an, daß die tuberkulöse Infektion sich in den Nebennieren sehr häufig bei Hypoplasie des chromaffinen Gewebes festsetzt. Bei minderwertiger Veranlagung wird eventuell eine Insuffizienz auch ohne Hinzukommen eines infektiösen Prozesses vorübergehend oder dauernd manifest werden, wenn größere Anforderungen an die Funktion der betreffenden Blutdrüse gestellt werden, z. B. kann Glykosurie bei starker alimentärer Überlastung des Kohlenhydratstoffwechsels auftreten, wenn eine (oft hereditäre) schwache Veranlagung des Inselapparates vorhanden ist. Die letzte Ursache einer solchen minderwertigen Veranlagung ist allerdings noch dunkel. In der Ätiologie der Blutdrüsenerkrankungen begegnen wir ferner nicht selten dem Trauma. Dieses kann z. B. die Testikel treffen und zum Eunuchismus oder Späteunuchismus führen; bei Kropfoperationen kann zuviel von dem noch funktionierenden Schilddrüsengewebe entfernt oder es können die Epithelkörperchen verletzt werden; eine sehr große Rolle in der Pathogenese der Ausfallserkrankungen spielt die Infektion. Tuberkulöse, luetische oder andersartige, bakteriologisch meist noch nicht genauer erforschte infektiöse Prozesse können die Blutdrüsen vorübergehend schädigen oder zu dauernder Verödung oder Sklerose führen. Derartige infektiöse Prozesse können von der Nachbarschaft auf die Blutdrüsen übergreifen, sie können beim Pankreas durch das Gangsystem die Azini befallen und von da den Inselapparat in Mitleidenschaft ziehen; meist erfolgt die Infektion wohl auf hämatogenem Wege; in manchen Fällen, in denen die Infektion mehrere Blutdrüsen auf einmal ergreift und zur Verödung bringt (multiple Blutdrüsensklerose), dürfte wohl eine kongenitale oder erworbene Disposition des Blutdrüsensystems vorhanden gewesen sein. Auch chronische Intoxikationen, wie der Alkoholismus, können einzelne oder mehrere Blutdrüsen schädigen. Ferner können Tumoren, die von der Nachbarschaft oder von der betreffenden Blutdrüse selbst ausgehen, das funktionsfähige Gewebe zerstören. Daneben sind bei manchen Blutdrüsen wohl auch rein funktionelle Störungen auf nervöser Basis möglich, analog jenen Hyposekretionen, die wir bei den Drüsen mit äußerer Sekretion kennen. Die Möglichkeit eines funktionellen Morbus Addisonii ist von v. Neusser schon vor langem diskutiert worden. Eine gleiche Annahme scheint mir ebenso wie für das chromaffine Gewebe auch für den Inselapparat möglich. Ganz komplizierte Verhältnisse liegen bei den Hypophysenerkrankungen vor, in die wir bisher nur einen sehr unvollkommenen Einblick besitzen. Hier kann ein pathologischer Prozeß (Tumor oder Infektion) entweder das Infundibularorgan selbst oder das benachbarte, in der Regio hypothalamica gelegene vegetative Zentrum zerstören oder den im Hypophysenstiel gelegenen Abflußweg des Inkrets verlegen. Es ist also denkbar, daß bei Zerstörung des Inkretorganes oder Verlegung des Abflußweges die Tonisierung der betreffenden Zentren Schaden leidet, oder daß bei Zerstörung des Zentrums das Inkret sein Haupterfolgsorgan verloren hat, oder daß bei Schädigung des Zentrums die Tätigkeit des Inkretorganes infolge mangelnder sekretorischer oder trophischer Einflüsse erlahmt. Solchen trophischen, von Zentren im Hirnstamm bzw. in der Medulla ablongata ausgehenden Einflüssen wird neuerdings auch eine Bedeutung für die Degeneration des Inselorganes beim Diabetes mellitus zugeschrieben.

Auch bei der Entstehung der Überfunktionskrankheiten darf das Zentralnervensystem nicht außer acht gelassen werden. Das pathologisch-anatomische Korrelat der Überfunktion ist die Hyperplasie respektive bei Blutdrüsen von bestimmtem morphologischen Aufbau die Adenombildung. Letztere findet sich bei den Überfunktionskrankheiten der glandulären Hypophyse, der Schilddrüse, der Nebennierenrinde; bei den Keimdrüsen finden sich mehr sarkomähnliche Tumoren. Selbst bei jenen Krankheiten, bei denen die Adenombildung gewöhnlich, ja konstant ist, läßt sich aber eine nervöse Ursache der Überfunktion nicht immer ausschließen; bei der perakuten Basedowschen Krankheit kann sich der volle Symptomenkomplex und die Schilddrüsenschwellung in wenigen Stunden entwickeln; hier kann man nicht gut die Adenombildung anschuldigen, es ist vielmehr wahrscheinlich, daß sich in solchen Fällen die Adenombildung erst im weiteren Verlauf der Krankheit einstellt; aus solchen Fällen und aus dem Umstand, daß manche Symptome der Basedowschen Krankheit, wie z. B. der hochgradige Exophthalmus, durch Hyperthyreoidisation kaum zu erzielen sind, haben viele Autoren auf die Auffassung der älteren französischen Schule zurückgegriffen, sehen im Basedow eine vegetative Neurose und betrachten manche Basedowschen Symptome als dem Hyperthyreoidismus koordiniert. Man kann demnach zwischen Vollbasedow und Hyperthyreoidismus unterscheiden. Bei manchen insulinresistenten Fällen von Diabetes mellitus dürfte es sich um eine Funktionsteigerung des chromaffinen Gewebes handeln (adrenalinogener Diabetes), deren Ursache wahrscheinlich ebenfalls im Zentralnervensystem zu suchen ist.

Wenn wir die eigentliche Ursache der Überfunktion statt in das Organ selbst in dessen zentrales Projektionsfeld verlegen, so ist damit die Ursache selbst natürlich noch nicht aufgeklärt. Das Problem wird dadurch nur verschoben, es kann aber nicht geleugnet werden, daß auf diese Weise für manche Krankheitsbilder die Auflösung des Symptomenkomplexes erleichtert oder überhaupt erst möglich gemacht wird.

Allgemeine Therapie der Blutdrüsenerkrankungen.

Wenn wir uns auf den Standpunkt stellen, daß die Blutdrüsenerkrankungen entweder auf einer Insuffizienz bzw. auf einem Ausfall der Funktion oder auf einer Funktionssteigerung beruhen, wenn wir also die Annahme einer Dysfunktion ablehnen, dann muß sich dieser Standpunkt auch durch den Erfolg der Behandlung stützen lassen.

Wir wollen uns zuerst mit den Ausfallskrankheiten beschäftigen. Hier kann die Behandlung entweder direkt ätiologisch sein oder sie kann mit der Insuffizienz als etwas Bestehendem rechnen und die Insuffizienzerscheinungen durch Zufuhr des fehlenden Inkrets zu beseitigen trachten — Ersatzbehandlung.

Eine ätiologische Behandlung der Ausfallskrankheiten ist bisher leider nur in seltenen Fällen möglich. Insbesondere kommt in dieser Hinsicht die Lues in Frage. Eine luetische Thyreoiditis, eine luetische Hypophysitis, eine anscheinend sehr seltene luetische Pankreatitis usw. kann unter einer entsprechenden antiluetischen Behandlung ausheilen und damit kann vollkommene Genesung eintreten. Es ist ferner denkbar, daß durch Tumoren die Blutdrüsen rein mechanisch in ihrer Funktion stark behindert werden und daß durch Entfernung des abnormen Druckes eine Wiedererholung eintritt. Es ist denkbar, daß andersartige Infektionen, z. B. eine tuberkulöse Infektion, durch unsere therapeutischen Bestrebungen zum Ausheilen gebracht werden und daß entweder vollkommene Erholung der Funktion eintritt oder daß wenigstens das Fortschreiten des Prozesses verhindert wird. Beim Morbus Addisonii habe ich z. B. in mehreren Fällen den Eindruck gehabt, daß durch eine systematische und vorsichtig geleitete Tuberkulinkur eine Besserung erzielt wurde.

Nahe verwandt mit der ätiologischen Therapie sind die Bestrebungen, welche dahin gehen, durch Schonung des erkrankten Organs eine Besserung der Funktion herbeizuführen — Schonungsbehandlung. Eine allgemeine Anwendung hat z. B. vor der Insulinära und auch heute noch (bei den nicht allzuschweren Fällen) die Schonungsbehandlung beim Diabetes mellitus. Wenn wir annehmen, daß jede Erhöhung des Blutzuckers das Inselorgan zu einer Mehrproduktion von Insulin veranlaßt, so muß die dauernde Hyperglykämie des Diabetikers das geschwächte Inselorgan erst recht überlasten. Die Folge davon muß eine zunehmende Erschöpfung des kranken Organs sein. Wenn wir nun durch Reduktion des Zuckerwertes der Kost die Hyperglykämie vermindern, ja wenn es uns eventuell gelingt, in leichteren Fällen normale Blutzuckerwerte zu erreichen, so bedeutet dies eine Schonung für das kranke Organ. Es kann sich erholen und wieder leistungsfähiger werden, genau so wie bei Dekompensation des Kreislaufs der kranke Herzmuskel durch Bettruhe wieder instand kommt, die normale Blutverteilung herbeizuführen, ja sich eventuell sogar wieder einem gewissen Maß von Muskelarbeit gewachsen erweist. Tatsächlich sehen wir ja auch bei leichteren Fällen von Diabetes mellitus nach einer längere Zeit durchgeführten Schonung die Toleranz besser werden. Ich möchte glauben, daß auch beim Diabetes insipidus eine derartige Schonungstherapie möglich ist, denn bei Entziehung des Kochsalzes und überhaupt bei Darreichung einer molenarmen Kost sinkt nicht nur die Harnmenge ab, es scheint vielmehr, daß bei längerer Durchführung einer solchen Schonungsbehandlung manchmal eine gewisse Steigerung der Molentoleranz eintritt. Vielleicht gibt es sogar beim Myxödem eine solche Schonungsbehandlung (Vermeidung des Aufenthaltes in der Kälte, kühler Bäder usw., welche größere Anforderungen an die wärmeregulatorische Funktion der Schilddrüse stellen). Endlich sei erwähnt, daß man auch bei der Tetanie eine alimentäre Schonungsbehandlung durchführen zu können glaubte, indem man das Fleisch entzog und reichlich Milch verabreichte. Neuere experimentelle Untersuchungen (Dragstedt u. a.) machen es aber wahrscheinlich, daß es sich hier weniger um eine Entlastung durch proteogene Amine, als um eine Unterstützung durch den reichlichen Kalkgehalt der Milchkost handelt.

Praktisch viel wichtiger und in ihren Folgen viel überzeugender ist die Ersatzbehandlung. Wir können das fehlende bzw. insuffiziente Organ entweder ersetzen durch Implantation eines neuen Organs oder durch exogene Zufuhr des fehlenden bzw. in nicht genügender Menge produzierten Inkrets. Die Implantation hat bisher bei keiner Blutdrüse noch zu völlig befriedigenden, bei vielen Blutdrüsen zu höchst unbefriedigenden Ergebnissen geführt. Die Frage ob eine Hetero-Transplantation, d. h. die Übertragung einer Blutdrüse von Tier auf Mensch, von dauerndem Erfolg sein kann, ist bisher nicht gelöst. Im besten Falle trat bisher eine vorübergehende Besserung ein, dadurch bedingt, daß die in der transplantierten Drüse vorhandenen Inkrete zur Resorption gelangen. Besser sind schon die Erfolge der Homoiotransplantation, d. h. Übertragung einer Blutdrüse von Mensch auf Mensch. Besonders günstige Erfolge sind bei der Übertragung von Keimdrüsen bei Individuen erzielt worden, die durch ein Trauma oder durch die Zerstörung infolge eines Infektes die Keimdrüsen eingebüßt haben. Aber auch da wissen wir über die Dauer dieser Erfolge noch nichts Sicheres; nur so viel läßt sich bisher sagen, daß diese implantierten Keimdrüsen einheilen und für eine Zeit lang tatsächlich weiter funktionieren. Bei der Transplantation von andersgeschlechtlichen Keimdrüsen, z. B. beim Hermaphroditismus, muß berücksichtigt werden, daß die Anwesenheit der gegengeschlechtlichen Keimdrüse im Körper die Einheilung des Transplantates verhindert; sie muß also vorher entfernt werden. Am günstigsten sind die Erfolge begreiflicherweise bei der Autotransplantation, d. h. bei der Implantation einer Blutdrüse eines Individuums an eine andere Stelle desselben, wie dies manchmal bei Operationen notwendig wird.

Die Erfolge der Transplantation sind bei verschiedenen Blutdrüsen sehr verschieden; wie schon erwähnt am günstigsten bisher bei den Keimdrüsen. Bei Implantation von Schilddrüsen hat man immerhin durch Wochen anhaltende Besserung des Myxödems gesehen. Auch die Berichte über Transplantation von Epithelkörperchen lauten in diesem Sinne. Von den anderen Blutdrüsen liegen bisher keine Berichte vor, welche die Annahme, daß die Transplantation beim Menschen gelungen wäre, rechtfertigen würden [1].

Zusammenfassend können wir daher sagen, daß die Transplantation gewiß schon manche bemerkenswerte Erfolge gezeigt hat. Solche Erfolge sind besonders hoch zu werten in Fällen, wo es darauf ankommt, Zeit zu gewinnen, bis das noch vorhandene Blutdrüsenparenchym kompensatorisch hypertrophiert. Dies kann z. B. der Fall sein, wenn bei einer Strumaoperation ein Teil der Epithelkörperchen mit entfernt wurde. Von einem vollkommenen Ersatz des erkrankten oder fehlenden Organs kann bei den meisten Blutdrüsen bisher keine Rede sein; selbst da, wo die günstigsten Erfolge bisher erzielt wurden, nämlich bei den Keimdrüsen, ist dies zum mindesten noch sehr fraglich.

Einen vollkommenen Erfolg hat bisher nur die Ersatztherapie durch exogene Zufuhr des Inkrets bei einer Gruppe von Ausfallserkrankungen zu verzeichnen. Hierher gehört das Myxödem, der Diabetes mellitus und der Diabetes insipidus. Vielleicht können wir in kurzer Zeit auch die menschliche Tetanie und die Keimdrüseninsuffizienz (vielversprechende Tierversuche) dieser Gruppe zuzählen. Es sind Fälle von Myxödem bekannt, die Jahrzehnte lang durch den dauernden Gebrauch von Schilddrüsensubstanz vollkommen gesund erhalten werden

---

[1] Im Tierversuch gelang auch die Transplantation der Hypophyse.

konnten. Aussetzen der Behandlung führte regelmäßig zum Wiederauftreten des Myxödems. Bei rechtzeitigem Einsetzen der Schilddrüsenbehandlung dürften sich die mit der Insuffizienz der Schilddrüse verbundenen Entwicklungsstörungen im Kindesalter vermeiden lassen. Daß die Erfolge der Schilddrüsenbehandlung beim endemischen Kretinismus bei weitem nicht an die beim Myxödem heranreichen, weist — was im Kapitel III begründet werden soll — neben vielen anderen Momenten darauf hin, daß der endemische Kretinismus nicht ausschließlich auf einer Minderfunktion der Schilddrüse beruht. Es gibt auch Fälle von Myxödem, die nur unvollständig auf die Schilddrüsenbehandlung reagieren. In solchen Fällen ist es, wie schon im vorhergehenden Abschnitt erwähnt wurde, mehr als wahrscheinlich, daß noch andere Störungen vorliegen, die mit der Schilddrüse nichts zu tun haben.

Was die Ersatztherapie beim Diabetes mellitus anbelangt, so wurde schon früher ausführlich dargelegt, daß es sich hier um einen vollkommenen Ersatz handelt, da solche Individuen sich vollkommen wie Gesunde verhalten. Allerdings erstrecken sich die Erfahrungen erst auf 4—5 Jahre. Auch hier gibt es seltene Ausnahmen, Fälle, die sich gegen Insulin refraktär verhalten. Das Vorhandensein solcher Ausnahmen kann aber an der obigen Behauptung nichts ändern.

Auch beim Diabetes insipidus kann man die Erfolge der Ersatztherapie durch Injektion von Pituitrinum inf. in vielen Fällen denen beim Diabetes mellitus durch Insulin an die Seite stellen. In solchen Fällen genügen kleine Mengen von Pituitrinum inf., in 8 stündlichen Intervallen injiziert, um den Durst zu beseitigen und einen Harn von normaler Menge und normalem spezifischen Gewicht zu erzielen. In anderen Fällen von Diabetes ins. ist der Erfolg nicht so leicht zu erzielen. Nach den Untersuchungen von Depisch und Högler scheint es allerdings völlig pituitrinrefraktäre Fälle von Diabetes ins. nicht zu geben, denn bei Verwendung hochaktiver Präparate (insbesondere des Hypophysenextraktes Chemosan) und bei Vornahme der Injektionen in kleinen Intervallen konnte auch in solchen Fällen ein Harn von normaler Menge und normalem spezifischen Gewicht erzielt werden. Immerhin sind dazu viel größere Mengen von Pituitrinum inf. nötig, als — ceteris paribus — bei den pituitrinempfindlichen Fällen; man kann also diese Fälle als pituitrinminderempfindlich bezeichnen. Ob sich diese beiden Gruppen von Diabetesinsipidusfällen pathogenetisch unterscheiden, entzieht sich, bei der Unsicherheit unserer Kenntnisse über die Pathogenese des Diabetes ins., bisher der Beurteilung. Bei einer zweiten Gruppe von Ausfallserkrankungen sind die Erfolge der inkretorischen Ersatztherapie noch recht zweifelhaft. So wurde bei der hypophysären Kachexie bzw. dem hypophysären Zwergwuchs eine Ersatztherapie durch Verfütterung bzw. Injektion von Extrakten der Adenohypophyse versucht. Von manchen Autoren z. B. (B. Reye) werden günstige Erfolge berichtet. Endlich wurde auch beim Morbus Addisonii eine Ersatztherapie durch Injektion von Adrenalin bzw. Verabreichung von Nebennierenpräparaten versucht und von manchen empfohlen.

Neben der spezifischen Ersatztherapie gibt es eine Reihe von Methoden, die die Funktion des kranken Organes zu heben versuchen. Hierher gehört z. B. die Steinachsche Operation. Durch sie wird eine Stauung des Sekretes in den Samenwegen künstlich herbeigeführt. Die Deutung dieses zweifellos häufig von Erfolg begleiteten Experimentes ist aber noch nicht sichergestellt, da von anderer Seite der Erfolg auf eine vermehrte Spermatisierung zurückgeführt wird. Von dem gleichen Gedanken ausgehend hat G. Mansfeld versucht, bei partialpankreasektomierten Hunden die innere Sekretion des Pankreasrestes durch Unterbindung der Ausführungsgänge zu heben. Tatsächlich ließ sich eine Hyperplasie des Inselorganrestes und eine günstige Beeinflussung des Diabetes auf diesem Wege nachweisen. Auch bei nichtektomierten Hunden ließ sich durch Unterbindung eines Teiles der Ausführungsgänge eine Hyperinsulinierung erzeugen. Den gleichen Erfolg erzielten endlich K. Doppler und K. Steinmetzer durch chemische Sympathikusausschaltung (Pinselung mit Phenol). Infolge der dadurch bedingten aktiven Hyperämisierung des Pankreas kam es zu einer Hypoglykämie, die wohl mit Recht auf eine Mehrproduktion von Insulin zurückgeführt werden kann. Das gleiche Verfahren, Pinselung der Hodenarterien mit Phenol, hatte Doppler schon vorher zur Behandlung insuffizienter männlicher Keimdrüsen mit Erfolg angewandt.

Zu dieser Gruppe therapeutischer Verfahren können wir auch die Behandlung Magersüchtiger mit dem Zuckerfrühstück (F. Depisch) zählen. Auch hier wird eine Anregung der Insulinproduktion herbeigeführt und in weiterer Folge eine Art von Training des Inselorganes, die oft schon nach wenigen Tagen der Darreichung des Zuckerfrühstückes eintritt. In gleicher Weise können wir auch den Umstand erklären, daß die bei einer Insulinmastkur auftretende Steigerung des Nahrungstriebes auch nach Aussetzen des Insulins weiter anhält.

Hier wären endlich die Behandlung der Keimdrüseninsuffizienz mit Radiumemanation, ferner die Anregung der Tätigkeit mancher Blutdrüsen durch schwache Bestrahlung und endlich die Behandlung mit Diathermie zu nennen. Diese Versuche betreffen sowohl die direkte Bestrahlung bzw. Durchwärmung der betreffenden Blutdrüsen (z. B. Keimdrüsen) als auch die Bestrahlung bzw. Durchwärmung der in der Regio hypothalamica gelegenen vegetativen Zentren derselben.

Bei Ausfallserscheinungen mehrerer Blutdrüsen kann man selbstverständlich eine kombinierte Therapie anwenden. Diese Opotherapie mixte spielt in der Behandlung der Blutdrüsenerkrankungen eine große Rolle. Es werden die verschiedensten Kombinationen von Blutdrüsenpräparaten in den Handel gebracht und empfohlen und auch sehr viel angewandt. Die Erfolge dieser Behandlung werden meiner Ansicht nach weit überschätzt, denn zum Teile sind in diesen Mitteln Blutdrüsenpräparate von höchst zweifelhafter Wirkung enthalten; insbesondere aber handelt es sich meist — wie in den früheren Abschnitten ausgeführt wurde — bei den so behandelten Fällen von „pluriglandulärer Insuffizienz“ um sehr verschiedenartige, oft ganz unklare Zustände, bei denen die Voraussetzungen für eine günstige Wirkung dieser Behandlung fehlen.

An dieser Stelle sei endlich die jetzt in vielen Ländern im großen Stil durchgeführte Jodprophylaxe des Kropfes und des endemischen Kretinismus erwähnt. Sie geht von der Voraussetzung aus, daß in diesen Gegenden der Jodgehalt des Wassers, der dort wachsenden Vegetabilien usw. abnorm gering sei. Wenn die theoretischen Grundlagen der Jodprophylaxe sich als richtig erweisen sollten, so wäre die Jodprophylaxe ebenfalls als Ersatztherapie zu betrachten.

Die Behandlung der Zustände mit Funktionsteigerung der Blutdrüsen geht von dem Bestreben aus, diese Funktionssteigerung zu vermindern bzw. die Funktion auf das normale Maß zurückzuführen. In diese Kategorie von Verhandlungsmethoden gehören vor allem anderen die operativen Eingriffe. Durch sie wird eine Verkleinerung des sezernierenden Parenchyms herbeigeführt. In erster Linie wäre hier die operative Behandlung des Morbus Basedowii zu nennen. In sehr vielen Fällen ist diese Methode von gutem Erfolg begleitet. Der Grundumsatz sinkt ab, die Erscheinungen des Hyperthyreoidismus gehen zurück. Unbeeinflußt bleibt aber in manchen Fällen der Exophthalmus, wenn er hochgradig war und schon längere Zeit bestanden hat. Wenn die Anschauung richtig ist, daß der Exophthalmus dem Hyperthyreoidismus bzw. der Schilddrüsenschwellung koordiniert ist und daß beide von nervösen Zentren

durch zufließende Impulse hervorgerufen werden, so ist dieser Mißerfolg
verständlich. Es wird aber auch über Fälle von Basedow berichtet, bei denen
auch der Hyperthyreoidismus, trotz mehrfach wiederholter Schilddrüsenresektion und starker Verk einerung des Parenchyms, nicht zum Verschwinden
zu bringen ist. Man könnte daran denken, daß hier, infolge enormer zentraler
Erregung, die kleinen Schilddrüsenreste immer noch abnorme Mengen von
Schilddrüseninkret produzieren. In solchen Fällen hat man sogar vorgeschlagen,
die Schilddrüse ganz zu entfernen und das folgende Myxödem durch Schilddrüsenfütterung zu behandeln. Es wäre zu untersuchen, ob in solchen Fällen
nicht die Sympathikusresektion bessere Erfolge erzielte als die Schilddrüsensekretion. Die Sympathikusresektion, mit der von manchen Chirurgen gute
Erfolge bei Basedowscher Krankheit erzielt wurden, geht ja von dem Gedanken aus, die Übererregung in der Schilddrüse durch Unterbindung der zu-
leitenden Bahnen zu dämpfen. Auch bei der Akromegalie hat man versucht,
durch Teilresektion des Hypophysenadenoms Besserung zu erzielen. Eine
günstige Beeinflussung der Akromegaliesymptome war in manchen Fällen
unzweifelhaft. Daß sie in manchen Fällen nur vorübergehend war, kann wohl
dadurch erklärt werden, daß der zurückbleibende Adenomrest weiter wuchs.
Sehr bemerkenswerte Erfolge hat man ferner bei prämaturer Entwicklung,
die durch Nebennierenrindentumoren bzw. Keimdrüsentumoren hervorgerufen
wurde, durch die Exstirpation dieser Tumoren erzielt. Ein gleicher Erfolg wäre
wohl auch von der Exstirpation von mit prämaturer Entwicklung einhergehenden Zirbeltumoren zu erwarten, wenn sie technisch möglich wäre.

Von der Voraussetzung ausgehend, daß durch eine Funktionssteigerung
der Nebennieren eine Krampfbereitschaft erzeugt würde, hat man versucht,
die Epilepsie durch einseitige Nebennierenexstirpation zu behandeln. Diese
Methode wurde aber bald wieder verlassen.

In neuerer Zeit wird die operative Behandlung der Überfunktionskrankheiten
anscheinend immer mehr durch die Strahlenbehandlung verdrängt. Dies gilt
besonders für die Basedowsche Krankheit. Die Bestrahlung der Schilddrüse,
führt häufig, nach initaler Mehrausschüttung von Inkret mit entsprechender
Steigerung der Basedowschen Erscheinungen, zu einer Verminderung der
Wucherungstendenz des Parenchyms bzw. zu einer Rückbildung des gewucherten
Gewebes und dadurch zu einer Verminderung der Inkreterzeugung. Bei sehr
starker und sehr häufiger Bestrahlung kann die Funktionssteigerung in das
Gegenteil umschlagen und Myxödem auftreten.

Eine wichtige Rolle spielt ferner die Strahlenbehandlung bei dysmenor-
rhoischen Zuständen. Die Bestrahlung der Ovarien führt hier häufig zur Besserung der Erscheinungen, manchmal unter zeitweiser Sterilisierung. Endlich
sei noch erwähnt, daß man bei vaskulärer Hypertonie die Nebennieren be-
strahlte. Hierfür war die Beobachtung maßgebend, daß man bei dieser Krankheit bisweilen Adenome der Nebennierenrinde oder Hyperplasie des Nebennierenmarkes antrifft. Die Angaben über günstige Erfolge konnten aber nicht
bestätigt werden.

Es gibt auch eine Inkretbehandlung der Überfunktionszustände. Sie baut
sich durchwegs auf der beobachteten oder angenommenen Wechselwirkung
der Blutdrüsen auf. So behandelt man Basedowfälle mit Injektion von
Thymusextrakt, indem man annimmt, daß die bei Basedow häufig zu beobachtende Thymushyperplasie eine kompensatorische Erscheinung sei, durch
welche der Organismus der Vergiftung mit Schilddrüseninkret entgegenarbeitet
(Liebesny). In diese Kategorie gehört auch die Behandlung des durch Insulin-
überdosierung hervorgerufenen hypoglykämischen Anfalles, oder der seltenen
spontanen hypoglykämischen Zustände (Svenstroem) durch Adrenalin.

Als weitere therapeutische Maßnahmen wären alle jene zu erwähnen, die beruhigend auf den Organismus einwirken sollen, also Galvanisation, Hydrotherapie, Bettruhe usw. Endlich wäre noch die diätetische Therapie zu erwähnen. Sie spielt insbesonders bei der Basedowschen Krankheit eine Rolle; hier ist ihre Bedeutung nicht zu unterschätzen. Sie besteht hauptsächlich in der Einschränkung der Eiweißkost und reichlicher Kohlenhydratzufuhr. Sie geht von dem Gedanken aus, daß durch reichliche Eiweißzufuhr die Tätigkeit der Schilddrüse angeregt wird. Den günstigen Erfolg vermehrter Kohlenhydratzufuhr möchte ich so deuten, daß dadurch die Tätigkeit des Inselorganes angeregt und so in gewissem Sinne der Wirkung des Schilddrüseninkretes entgegenarbeitet wird. In diesem Sinne ist vielleicht auch der Erfolg zu verstehen, den man bei insulinrefraktären Fällen durch Einschränkung der Zuckerbildner in der Kost erzielt, nämlich im Sinne einer Dämpfung der gesteigerten Adrenalinproduktion. Von einem anderen Gedankengang ist die von Balint empfohlene Einschränkung der tryptophanreichen Nahrungsmittel bei Basedowscher Krankheit geleitet,. wodurch der Schilddrüse die Muttersubstanzen für die Bildung des Thyroxins entzogen werden sollen[1].

Wenn wir die Ausführungen über die allgemeine Therapie der Blutdrüsenerkrankungen überblicken, so kann man mit Genugtuung konstatieren, daß in den letzten Jahren in dieser Hinsicht ein gewaltiger Schritt nach vorwärts gemacht wurde. Dies betrifft nicht nur die theoretischen Grundlagen, die auf der Lehre der Funktionsminderung bzw. Funktionssteigerung aufgebaut sind, sondern erfreulicherweise auch die praktischen Erfolge.

II. Die Erkrankungen der Schilddrüse.

Anatomie und Entwicklungsgeschichte. Die normale Schilddrüse des Menschen hat Schmetterlingsgestalt. Zwei den Seitenflächen der Trachea und des Kehlkopfes anliegende Lappen werden durch den Isthmus verbunden, welcher sich bisweilen nach oben in den sogenannten Proc. pyramidalis verlängert. Die Schilddrüse hat (in kropffreien Ländern) bei Erwachsenen ein Durchschnittsgewicht von 20—25 g, bei Neugeborenen von etwa 2 g. Zur Zeit der Geschlechtsreife verdoppelt die Schilddrüse ihr Gewicht (Wegelin).

Der Isthmus entwickelt sich aus einer unpaaren Ausstülpung an der ventralen Wand der Kopfdarmhöhle. Über die Entwicklung der Seitenlappen sind die Ansichten heute noch geteilt. Sicher ist, daß ein Teil der seitlichen Drüsenanlagen sich durch Ausstülpung aus der medianen entwickelt. Erdheim und Schilder haben die Ansicht vertreten, daß die sogenannten postbranchialen Körper, die von der ventralen Wand der vierten Kiementaschen ausgehen, Schilddrüsengewebe bilden können, da in den Fällen von Thyreoplasie, bei welcher die mediane Schilddrüsenanlage rudimentär bleibt, den

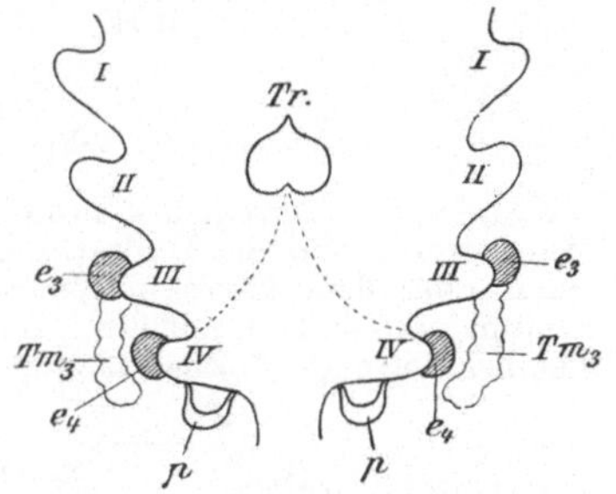

Abb. 5. Anlage der Schilddrüse. (Schematisch.) Tr. Thyreoida I, II, III, IV Kiementaschen, c₃, c₁ Epithelkörperchenanlage, p postbranchialer Körper, Tm Thymusanlage.

indifferenten Resten dieser Körper regelmäßig einige Schilddrüsenfollikel anliegen. Nach neueren Autoren (Corning u. a.) wird aber die ganze Schilddrüse von einer unpaaren, medianen Anlage aus gebildet. Zum besseren Verständnis füge ich folgende, der Arbeit Maurers entnommene Skizze bei, auf welche auch bei Besprechung der Entwicklung der Epithelkörperchen und der Thymusdrüse verwiesen werden wird. Bei manchen niederen Tierklassen bleibt die Verbindung mit dem Kopfdarm — dem Ductus thyreoglossus — erhalten. Hier ist die Thyreoidea eine Drüse mit äußerer Sekretion. Bei den höheren Tierklassen obliteriert der Ductus thyreoglossus frühzeitig. Der Ductus thyreoglossus kann

---

[1] Allerdings ist die Entstehung des Thyroxins aus Tryptophan in neuester Zeit wieder sehr fraglich geworden (Harington).

aber auch beim Menschen teilweise erhalten bleiben. Von ihm aus kann sich dann Schilddrüsengewebe bilden, so am Foramen caecum, oder in der Zungenwurzel oder vor dem Schilddrüsenknorpel = Glandulae thyreoidea superiores. Auch der Proc. pyramidalis soll aus einer Bildung von Schilddrüsengewebe längs des Duct. thyreoglossus entstehen. Hingegen sind die Gland. thyreoid. inferiores nach Corning als abgeschnürte Teile der Schilddrüse zu betrachten, die den Senkungsprozeß der Anlage weiter fortgesetzt haben und eventuell bis in den Thorax herabgewandert sind (Gland. accessoriae retrosternales). Alle Gland. accessoriae können zur Bildung von Kröpfen (Zungenkropf, retrosternale Kröpfe usw.) Veranlassung geben.

Die Thyreoidea ist ausgezeichnet vaskularisiert. Sie wird von sympathischen und parasympathischen Nerven versorgt. Nach Cannon sollen allerdings alle Nerven sympathischer Natur sein (Prüfung des Aktionsstromes in der Drüse nach Nervenreizung). Die Schilddrüse besteht histologisch aus mit kubischem oder zylindrischem Epithel ausgekleideten Follikeln, die größtenteils mit Kolloid gefüllt sind; dieses enthält das spezifische Sekret, welches nach Bedarf, wahrscheinlich durch die Lymphbahnen, in die Zirkulation gelangt. Die Schilddrüse ist daher eine Vorratsdrüse.

Das Kolloid der Schilddrüse ist im jugendlichen Alter dünnflüssig und färbt sich bei Hämalaun-Eosinfärbung mehr eosinrot, während es im Alter dickflüssig ist und sich dann mehr blau oder blaurot färbt. In der normalen kindlichen Schilddrüse finden sich die sogenannten Zentralkanäle, das sind Schlauchbildungen, die im späteren Alter im histologischen Bild zurücktreten (vgl. Abb. 6).

Physiologische Vorbemerkungen. Die Schilddrüse zeichnet sich durch einen besonders hohen Jodgehalt aus. Die Schilddrüsen der Bewohner der Meeresküste zeigen einen höheren Jodgehalt als diejenigen der Gebirgsbevölkerung. Die fötale Schilddrüse enthält kein Jod. Die ganze Schilddrüse des Erwachsenen enthält etwa 2—9 mg Jod (Baumann, Oswald), nach Zuntz sogar bis 15 mg; nach Herzfeld und Klinger enthalten die Schilddrüsen im Sommer 2—3 mal so viel Jod als im Winter (stärkere Jodaufnahme durch frische Gemüse). Der aus der Schilddrüse von Oswald dargestellte jodhaltige Eiweißkörper, das Jodthyreoglobulin enthält etwa 1,75 % Jod. Das durch Säurespaltung von Baumann gewonnene Jodothyrin enthält etwa 9,3 %. Letzteres hat zweifellos eine geringere physiologische Wirkung. Ein von Oswald hergestelltes Jodothyrin enthält 14,2 %. Kendall ist es gelungen, aus entfetteten und durch Hydrolyse aufgespaltenen Schilddrüsen eine kristallinische Substanz zu isolieren, die mehr als 60 % Jod enthält. Als Muttersubstanz derselben hat Kendall das Tryptophan angesehen. Kendall nannte die Substanz Thyroxin. Die von Kendall ermittelte Formel lautete:

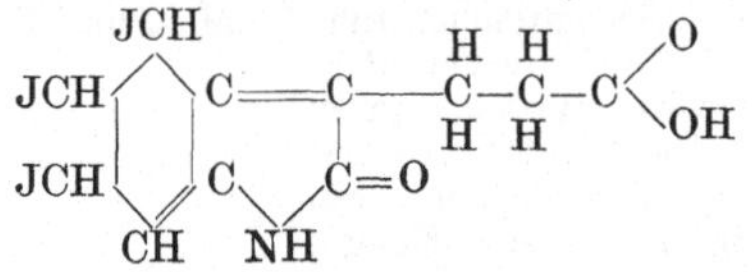

$$
\begin{array}{c}
\text{JCH} \\
\text{JCH}\diagdown\quad\diagup\text{C}=\!=\!\text{C}-\!\!\!\underset{\overset{|}{\text{H}}}{\overset{\text{H}}{\text{C}}}-\underset{\text{H}}{\overset{\text{H}}{\text{C}}}-\text{C}\diagdown\!\!\overset{\text{O}}{\underset{\text{OH}}{}} \\
\text{JCH}\diagup\quad\diagdown\text{C}\diagdown\quad\diagup\text{C}=\text{O} \\
\qquad\text{CH}\qquad\text{NH}
\end{array}
$$

Kendall unterschied 4 Formen des Thyroxins, die Ketoform, die Enolform, die Offenringform und die Hydratform. Nach neueren Untersuchungen von Harington kommt aber dem Thyroxin keine dieser Formeln zu. Es entstammt auch nicht dem Tryptophan, sondern soll der p-oxydijodphenyläther des Dijothyrosins sein, dem wahrscheinlich folgende Formel zukommt:

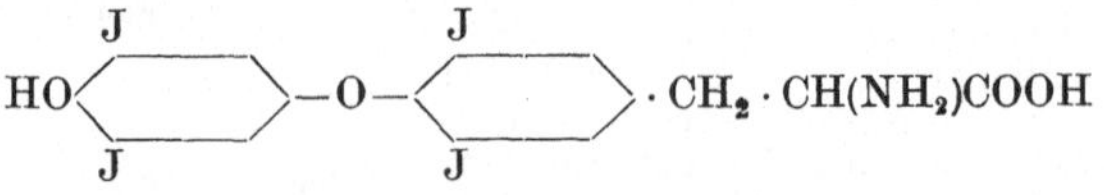

$$
\text{HO}\diagdown\overset{\text{J}}{\underset{\text{J}}{\bigcirc}}\diagup-\text{O}-\diagdown\overset{\text{J}}{\underset{\text{J}}{\bigcirc}}\diagup\cdot\text{CH}_2\cdot\text{CH(NH}_2)\text{COOH}
$$

Haringtons Ausbeute an Thyroxin enthält etwa 14% des in der Schilddrüse enthaltenen Jods.

Kendall berechnet den Thyroxingehalt der Schilddrüse auf 7—8 mg. Aus dem Jodgehalt des Blutes und der Gewebe schätzt er, unter der Voraussetzung, daß alles Jod an Thyroxin gebunden ist, den Thyroxingehalt des Blutes auf 2, den des gesamten Körpers auf 25 mg. Das Thyroxin hat nach den Untersuchungen der amerikanischen Autoren in minimalen Dosen die volle physiologische Wirkung getrockneter Schilddrüsensubstanz. Besonders deutlich kommt dies in der Erhöhung der Wärmeproduktion zum Ausdruck. Charakteristisch ist auch, daß seine volle Wirkung sich erst bei länger dauernder Zufuhr entfaltet. Der tägliche Verbrauch von Thyroxin dürfte beim Menschen etwa 0,5—1 mg betragen. Einmalige Zufuhr einer größeren Thyroxindosis ist nur wenig wirksam, der größte Teil derselben wird dann rasch durch die Galle ausgeschieden. Auch die die Metamorphose von Kaulquappen beschleunigende Wirkung der Schilddrüsensubstanz (Gudernatsch) kommt dem Thyroxin zu. Von der Firma Squibb und von der Firma Roche wird ein synthetisch dargestelltes Thyroxin in den Handel gebracht; ersteres soll nach H. Löhr und W. Freydank sehr wirksam sein.

Die Überlegenheit des Thyroxins gegenüber anderen organischen jodhaltigen Substanzen zeigen sehr schön die Untersuchungen von Romeis und Th. v. Zwehl. So ist im Kaulquappenversuch die 500 bis 1000 fache Menge von Dijodthyrosin nötig, um die gleiche Wirkung wie mit Thyroxin zu erzeugen.

Der Jodspiegel des menschlichen Blutes liegt nach Veil und Sturm (Methode nach v. Fellenberg) im Spätsommer und Herbst bei durchschnittlich $12,8\,\gamma\,^0/_0$, im Winter bei etwa $8,3\,\gamma\,^0/_0$. Davon sind $65\,^0/_0$ organisch, $35\,^0/_0$ anorganisch. Das Jod ist annähernd gleichmäßig auf Körperchen und Plasma verteilt. Bei Zufuhr anorganischen Jods (z. B. 0,5 g KJ) steigt der anorganische Jodgehalt rasch an, nach 24 Stunden ist die Erhöhung

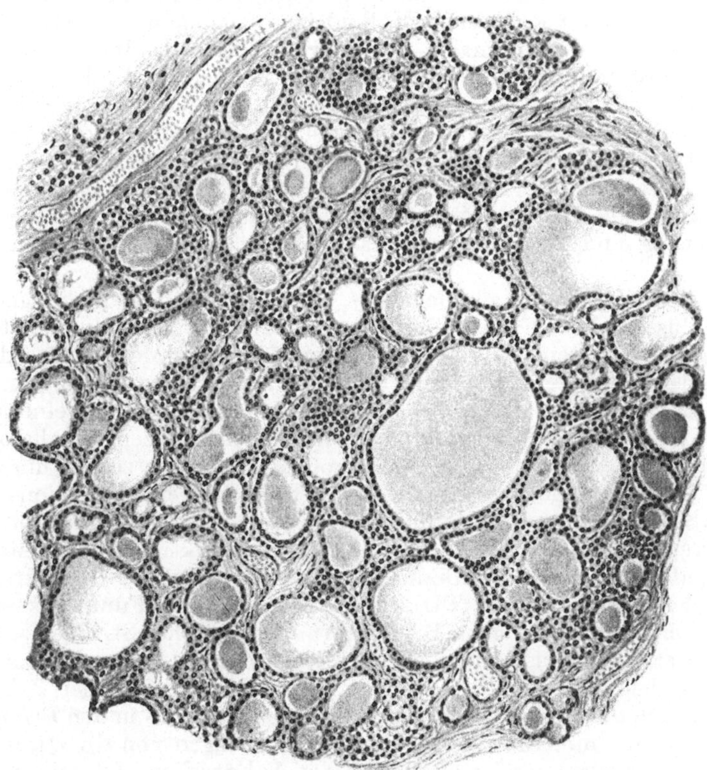

Abb. 6. Normale Schilddrüse mit Kolloidbildung.

bereits fast völlig abgeklungen. Bei Zufuhr von Thyreoidin steigt der organische Jodgehalt im Blute stark an, obwohl ein beträchtlicher Teil im Darm in anorganisches Jod umgewandelt wird. Im venösen Blut der Schilddrüse findet sich nach E. Gley und J. Cheymol mehr Jod als im Körperblut.

Es ist sehr wahrscheinlich, daß die Abgabe von Thyroxin an das Blut unter verschiedenen Bedingungen (Nahrungsaufnahme, Muskelarbeit) sich ändert. Dementsprechend dürfte sich auch die Thyroxinproduktion ändern, so daß der Thyroxinvorrat in der Schilddrüse annähernd gleich groß bleibt. Beide Faktoren, Thyroxinabfuhr sowie Thyroxinproduktion, dürften unter zentralnervösen Einflüssen stehen.

Einteilung der Schilddrüsenerkrankungen. Die Krankheiten der Schilddrüse gehen meist mit einer Änderung der innersekretorischen Funktion einher. Das pathologisch-anatomische Substrat ist dabei sehr verschiedenartig. Es kommen hauptsächlich die folgenden vier Gruppen in Betracht: Die Entwicklungshemmungen, die Kröpfe, die malignen Tumoren und die Entzündung.

1. Unter den Entwicklungshemmungen ist die Thyreoaplasie besonders wichtig. Sie führt, wie wir später sehen werden, zum sog. sporadischen Kretinismus.

2. Unter Kropf versteht man eine nichtentzündliche Vergrößerung der Schilddrüse, welche entweder diffus ist oder nur einzelne Teile betrifft. Der Kropf kann angeboren sein oder sich erst allmählich während des Lebens entwickeln. Nach C. Wegelin unterscheidet man vom pathologisch-anatomischen Standpunkt, je nachdem die Schilddrüse diffus verändert oder nur knotig entartet ist, zwei Formen von Strumen. Bei der Struma diffusa kann entweder das Parenchym der Schilddrüse diffus hyperplastisch sein (Basedowstruma) oder es kann sich um eine sog. diffuse Kolloidstruma handeln. Diese ist dann histologisch nicht von der normalen Schilddrüse unterscheidbar, jedoch ist das Kolloid abnorm jodarm. Sie findet sich gewöhnlich im Adoleszentenalter und verschwindet oft von selbst zwischen dem 20. und 30. Lebensjahre. Bei der Struma nodosa handelt es sich entweder um eine Struma nodosa parenchymatosa mit trabekulärer, tubulärer oder kleinfollikulärer Struktur oder um eine Struma nodosa colloides. Hier können mancherlei Degenerationsprozesse, fibröse, hyaline, amyloide Prozesse, Verkalkung, Verknöcherung, schleimige Umwandlung, Blutung und Zystenbildung das Bild außerordentlich mannigfaltig gestalten.

In neuerer Zeit hat man mehrfach versucht, aus dem histologischen Verhalten Schlüsse auf die Funktionsänderung zu ziehen. Dabei begegnet man aber großen Schwierigkeiten. Wie bei der Besprechung des Morbus Basedowii noch genauer ausgeführt werden soll, ist die typische Basedowstruma oder die basedowifizierte Struma durch eine Hyperplasie der Epithelzellen und eine Wucherung derselben, also durch eine Neubildung von Proliferationszentren charakterisiert. Die typische Basedowstruma ist auch kolloidarm. Hier zeigen uns die histologischen Veränderungen mit einer gewissen Sicherheit eine Funktionssteigerung, nicht nur Steigerung der Hormonbildung, sondern auch der Hormonabfuhr an. Bei den anderen Veränderungen der histologischen Struktur, bei der Mehrbildung von Kolloid oder bei den Neubildungen von adenomatösem Charakter ist aber, wie auch Fr. Kraus betont, Strukturveränderung und Funktionsveränderung schwer in Einklang zu bringen. Bei Trägern kolloidreicher Strumen z. B. können Zeichen einer Funktionsstörung der Schilddrüse ganz fehlen, sie können aber auch vorhanden sein. Endlich dürfte noch ein konstitutioneller Faktor hinzukommen, durch den die Wirkung des Schilddrüseninkretes in den Erfolgsorganen beeinflußt wird. Immerhin haben die Untersuchungen von de Quervain und Yuzo Hara ergeben, daß sich mittels der Asherschen Methode eine gewisse Abstufung der biologischen Wertigkeit der Kropfsubstanzen, vom Basedowkropf über den klinischen, nicht toxischen Kolloidkropf zum parenchymatös knotigen Kropf und den verschiedenen Formen des kretinen Kropfes konstruieren läßt. Auch das Schilddrüsenvenenblut zeigt bei den Trägern dieser verschiedenen Kropfformen ein biologisch entsprechendes Verhalten. Breitner und seine Mitarbeiter, Orator, Gold und F. Starlinger, haben verschiedene andere biologische Methoden (pharmakodynamische Funktionsprüfung, Vergleich des Fibrinogengehaltes von Schilddrüsenvenenplasma und Schilddrüsenarterienplasma, Veränderungen in der Blutgerinnungszeit usw.) verwendet und so aus dem Vergleich der Sekretproduktion (hypertrophisch, eutrophisch, hypotrophisch) und der Sekretabfuhr (hyperrhoisch bzw. hyporhoisch) eine Vorstellung über den Funktionszustand der Schilddrüse und der Beziehung desselben zur histologischen Struktur zu gewinnen versucht. Die Ergebnisse der de Quervainschen und Breitnerschen Versuchsreihen stimmen zum Teil gut überein. Beiden fehlt bisher noch die Ergänzung und Überprüfung durch eine regelmäßige Untersuchung des Grundumsatzes des Kropfträgers. Endlich sei noch erwähnt, daß auch die Untersuchung der Wirksamkeit des Schilddrüsengewebes im Kaulquappenversuch (Wegelin und Abelin) zu bemerkenswerten Resultaten geführt hat.

Wir werden diesen Fragen bei der Besprechung der Pathogenese der Basedowschen Krankheit wie auch des Myxödems und der kretinischen Degeneration wieder begegnen.

3. Unter den malignen Tumoren finden sich am häufigsten Karzinome und Sarkome. Auch über das gleichzeitige Vorkommen von Sarkomen und Adenomen wird berichtet. Die Tumoren zeigen alle große Neigung zu Metastasenbildung. Beim Karzinom sind Knochenmetastasen besonders häufig, namentlich in den Schädelknochen und im Sternum, beim Sarkom finden sich häufig Metastasen in den Lungen. Die Metastasen des Schilddrüsenadenokarzinoms können nicht unbeträchtliche Mengen von Jod enthalten. Die Beurteilung, ob ein Adenom der Schilddrüse malign oder benign ist, ist oft sehr schwierig (v. Eiselsberg). Die Tatsache der Metastasierung an sich dürfte wohl mit Recht als Zeichen der Bösartigkeit angesehen werden. Ausfallserscheinungen der Schilddrüsenfunktion (Erscheinungen von Myxödem) sind bei Tumoren verhältnismäßig selten. Die Myxödemsymptome können sich spontan zurückbilden, wenn sich Metastasen entwickeln (v. Eiselsberg), oder wenn akzessorische Schilddrüsen zu wachsen beginnen. Gar nicht so selten kommt es ferner vor, daß sich auch die malignen Tumoren der Schilddrüse basedowifizieren. In solchen Fällen können sich sogar die Erscheinungen des schweren Morbus Basedowii entwickeln. In einem Falle von Meyer-Hürlimann und Oswald ließen sich aus einem zystisch erweichten Krebsknoten am Jugulum im Verlaufe von sechs Wochen etwa 3 l Flüssigkeit entleeren, welche die biologischen Eigenschaften des Schilddrüsenkolloids zeigte. Auch ließ sich chemisch Thyreoglobulin in ihr nachweisen.

Alle Tumoren der Schilddrüse können infolge der Nachbarschaft zu vielen wichtigen Organen (Trachea, Ösophagus, Sympathikus, Vagus usw.) unter Umständen sehr mannigfaltige lokale Erscheinungen verursachen.

4. Entzündungen der Schilddrüse. Man unterscheidet zwischen Thyreoiditis und Strumitis. Die erstere ist viel seltener, bei ihr ist auch der Ausgang in Eiterung viel seltener wie bei der Strumitis. Eine geringgradige Entzündung der Schilddrüse ist oft eine Teilerscheinung akuter Infektionskrankheiten (Roger und Garnier). Auch in der Frühperiode der Syphilis ist Thyreoiditis nicht selten. Sklerotisch-entzündliche Prozesse finden sich häufig bei Tuberkulose und schwerem Alkoholismus. Schwere entzündliche Prozesse finden sich nach Typhus, Variola, Grippe, Malaria, bei puerperalen Prozessen, besonders aber nach Angina und akutem Gelenkrheumatismus. Eine ausführliche Zusammenstellung der Literatur findet sich bei de Quervain und Reist. Der Beginn der Thyreoiditis ist meist plötzlich. Unter ausgesprochenen Allgemeinerscheinungen, unter Fieber schwillt die Schilddrüse an, wodurch lokale Drucksymptome erzeugt werden können. Heftige, nach Ohr und Rachen ausstrahlende Schmerzen stellen sich ein. Der Höhepunkt der Erscheinungen ist meist rasch erreicht und rasch oder mehr lytisch klingen alle Erscheinungen ab.

Die Entzündungen der Schilddrüse führen nicht selten zu ausgesprochenen Funktionsstörungen, und zwar die akuten bisweilen zu basedowischen Erscheinungen, die chronisch entzündlichen, sklerosierenden Prozesse sehr häufig zu Myxödem (siehe später).

Bei der zweiten Gruppe von Krankheiten der Schilddrüse steht, wie schon erwähnt, die Änderung der innersekretorischen Tätigkeit der Schilddrüse im

Vordergrund. Hier können wir Krankheiten unterscheiden, die mit Steigerung und solche, die mit Herabsetzung bzw. Ausfall der Funktion einhergehen.

Der vollentwickelte Zustand der Hyperthyreose (oder Dysthyreose?) wird in der deutschen Literatur als Morbus Basedowii oder Glotzaugenkrankheit, in der englischen Literatur als Graves disease oder exophthalmique goiter, in der französischen als Goitre exophthalmique, in der italienischen als Morbo di Flajani bezeichnet. Außer dem typischen Morbus Basedowii gibt es zahlreiche und verschiedenartige Krankheitsbilder, bei denen der Zustand der Hyperthyreose nur in mehr oder weniger rudimentärer Form besteht. Wahlberg faßt alle Zustände von Hyperthyreosen unter dem Namen Thyreotoxikose zusammen. Zu den Zuständen der A- bzw. Hypothyreose gehören die Thyreoaplasie (der sog. sporadische Kretinismus) und das infantile bzw. adulte Myxödem. Eine bedeutende Rolle spielt ferner die Hypothyreose beim endemischen Kretinismus.

Wir wollen uns zuerst mit den Zuständen der Hyperthyreose beschäftigen.

A. Der Morbus Basedowii.

Historisches. Im Jahre 1840 hat v. Basedow zuerst drei Fälle der nach ihm benannten Krankheit ausführlich beschrieben. Von seinen Vorgängern ist besonders Graves zu erwähnen, der schon 1835 Fälle von der in Rede stehenden Erkrankung beschrieb, welche er zur Hysterie in nahe Beziehung brachte. Seit v. Basedow haben die Anschauungen über diese Krankheit große Wandlungen erfahren. Die französische Schule faßte sie als Neurose auf; erst Möbius hat 1886 eine krankhaft gesteigerte Tätigkeit der Schilddrüse als Ursache angenommen und auf den Gegensatz, der zwischen dieser Krankheit und dem Myxödem besteht, hingewiesen.

Begriffsbestimmung. Unter Morbus Basedowii verstehen wir ein sehr mannigfaltiges Krankheitsbild, in dessen Mittelpunkt eine abnorm gesteigerte Tätigkeit der Schilddrüse steht. Die Schilddrüse zeigt regelmäßig histologische Veränderungen von einem bestimmten Typus, sie ist dabei fast immer vergrößert; meist ist auch ihre Blutfülle erhöht. Außer den Veränderungen in der Schilddrüse gehören zu den Kardinalsymptomen die Steigerung der Stoffwechselvorgänge, die Tachykardie, der Tremor und eine Reihe von Symptomen, die auf einem erhöhten Erregungszustand der vegetativen Nerven beruhen, wozu sich in einem großen Teil der Fälle der Exophthalmus gesellt.

Vorkommen. Die Basedowkrankheit ist ziemlich ungleichmäßig verbreitet. Eine sorgfältige Zusammenstellung über ihr Vorkommen findet sich bei Sattler. Die meisten Statistiken stimmen darin überein, daß die klassische Form der Basedowkrankheit in Gegenden, in denen der Kropf endemisch ist, verhältnismäßig nur selten vorkommt (H. Bircher, Fr. Kraus, W. Scholz u. a.). Die Basedowkrankheit ist beim weiblichen Geschlecht viel häufiger als beim männlichen. In Sattlers Zusammenstellung finden sich unter 3800 Fällen 3210 weibliche. Im Kindesalter ist sie verhältnismäßig selten (unter 3477 Fällen 184 bei Kindern unter 15 Jahren), sehr selten kommt sie bei Säuglingen vor. Familiäres Auftreten der Basedowkrankheit ist nicht allzu selten. (E. Frey, Österreich, N. Ortner u. a.). In der gleichen Familie finden sich nicht selten auch Fälle von Myxödem (White, Clifford) zusammen mit anderen Blutdrüsenerkrankungen (Grober), oder mit Neurosen des vegetativen Nervensystems, oder mit Psychosen. Endlich sei erwähnt, daß die Krankheit auch bei Tieren beobachtet wurde.

Symptomatologie. Die basedowische Veränderung kann sich sowohl in einer vorher normalen als auch in einer kropfig entarteten Schilddrüse entwickeln. In ersterem Fall sind alle Lappen der Schilddrüse diffus vergrößert und von weicher, elastischer Konsistenz. Durch die Erweiterung der vorhandenen Gefäße oder durch Neubildung von solchen wird die Schilddrüse sehr blutreich und zeigt besonders in den ersten Stadien oft Expansivpulsation und häufig mit der

Intensität der basedowischen Erscheinungen parallel gehende Volumschwankungen. In perakuten Fällen kann sich die Schwellung der Schilddrüse in kürzester Zeit entwickeln, kann dann aber eventuell ebenso rasch wieder zurückgehen. Meist hört man über der typischen Basedowschilddrüse mit der

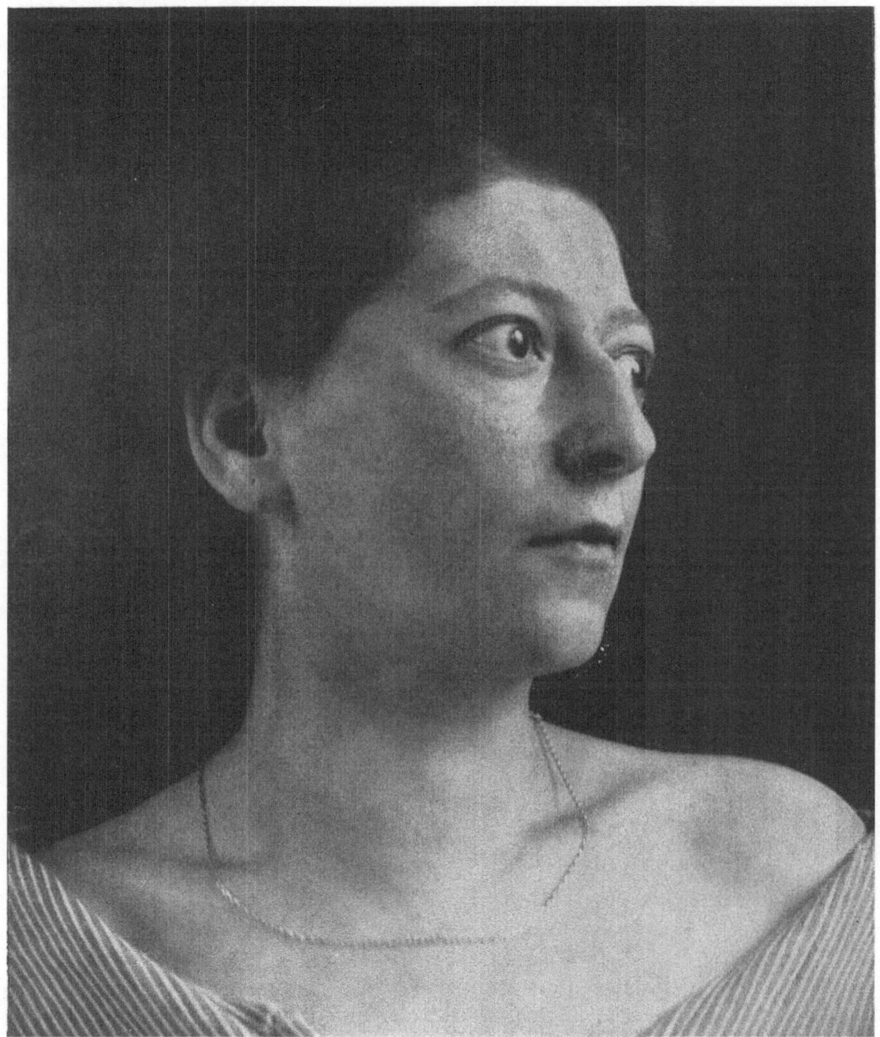

Abb. 7. Diffuse Vergrößerung der Schilddrüse bei Morbus Basedowii (siehe Beobachtung VIII).

Herzaktion synchrone Gefäßgeräusche und fühlt ein deutliches Schwirren. Durch Druck kann man die Schilddrüse verkleinern. Bei längerem Bestand der Krankheit wird die Konsistenz der Drüse derber. Die Farbe der Schnittfläche ist dann blaßgrau oder graugelblich. In einer basedowifizierten Struma finden sich die basedowischen Veränderungen meist nur fleckweise. Es gibt aber auch Fälle, bei welchen eine Vergrößerung der Schilddrüse kaum nachweisbar ist. Doch finden sich auch hier immer die charakteristischen histologischen Veränderungen.

Die mikroskopische Untersuchung zeigt neben vermehrter Vaskularisation reichliche Neubildung von epithelialen Zapfen und Drüsenschläuchen, welch letztere oft von massenhaft desquamierten Epithelzellen angefüllt sind. Daneben findet sich oft auch Einlagerung lymphoider Zellen (Gibson, Greenfieldt, F. Müller, Lubarsch u. a.). Kocher bezeichnete die typische Basedowstruma als eine Struma hyperplastica parenchymatosa teleangiektodes. Bei der Entwicklung der Basedowveränderungen findet eine Entmischung des Kolloids statt (Klose), dasselbe wird dünnflüssiger, weniger färbbar und verschwindet oft ganz. Meist ist die Basedowstruma auch sehr jodarm, nach Marine und Williams desto jodärmer, je größer die Hyperplasie und das Gewicht ist.

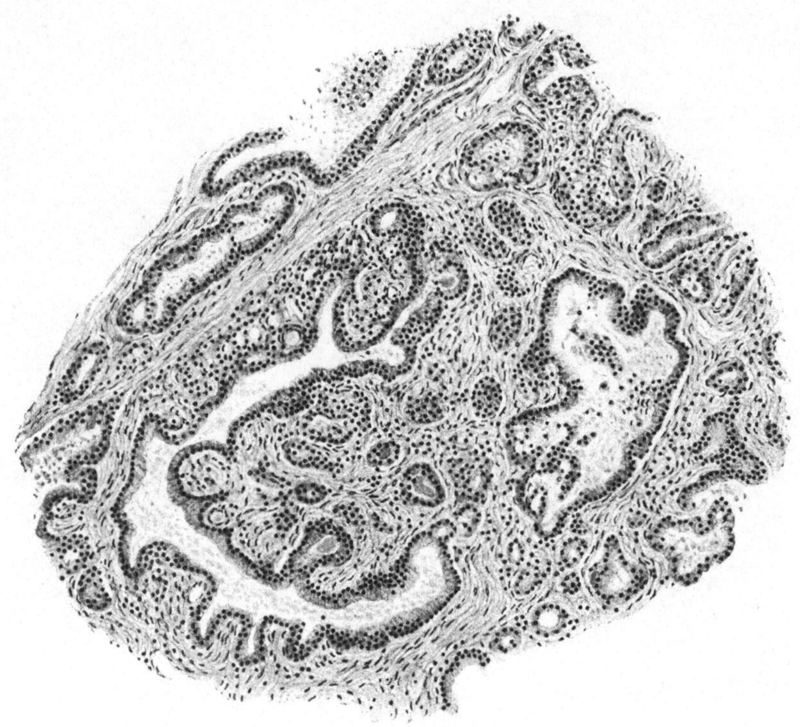

Abb. 8. Basedow-Struma.

Entwickelt sich die Basedowveränderung in einer vorher kropfig entarteten Schilddrüse, so entstehen natürlich die verschiedenartigsten Bilder. Immer finden sich in solchen Strumen aber Inseln von Gewebe, welches histologisch der echten Basedowstruma gleicht. Auch bei den makroskopisch scheinbar diffusen Kolloidstrumen finden sich mikroskopisch immer Inseln epithelialer Hypertrophie (J. Holst). Ebenso finden sich nach Howard A. M. Clute ausnahmslos solche Inseln in dem nach der Operation zurückbleibenden Schilddrüsenlappen, wenn die Krankheit rezidiviert.

Sehr bemerkenswert ist, daß die Basedowstruma bei Zufuhr von Jod einen histologischen Umbau im Sinne einer Annäherung an die Norm erfahren kann. Darauf werde ich später nochmals zu sprechen kommen.

Unter den kardiovaskulären Symptomen steht die Tachykardie im Vordergrunde. Meist besteht daneben eine besondere Labilität des Pulses.

Es kann vorkommen, daß bei völliger Ruhe der Puls nur wenig über der Norm liegt, während geringe psychische oder körperliche Emotionen ihn ungewöhnlich in die Höhe treiben. Ferner besteht Verstärkung der Herzaktion und Herzklopfen. Die Patienten fühlen das Herz „bis in den Hals hinauf" schlagen. Der Herzstoß ist dann verstärkt und verbreitert, die Brustwand wird stark erschüttert. Sehr oft besteht Verbreiterung der Herzdämpfung, welche häufiger auf einer Herzdilatation als auf einer Hypertrophie des Herzmuskels beruht. Häufig bestehen systolische akzidentelle Geräusche. Alle Erscheinungen am Herzen zeigen oft große, mit dem übrigen Krankheitsverlauf parallel gehende Schwankungen. Die Karotiden und die Schilddrüsenarterien pulsieren in den voll entwickelten Formen oft sehr stark, eine Erscheinung, die diesen Fällen ein eigenes Gepräge gibt. In besonderen Fällen kommt es zum penetrierenden Venenpuls an der Schilddrüse oder zu pulsatorischer Erschütterung des Kopfes (Mussetsches Zeichen) oder zum Netzhautpuls (Becker). Auch starkes Klopfen der Bauchaorta, Leberpuls und Milzpuls wurden beobachtet (C. Gerhardt). Im Gegensatz zur gesteigerten Herzaktion und der stürmischen Pulsation am Hals ist der Radialpuls oft nur klein und weich und der Blutdruck nicht erhöht oder sogar leicht herabgesetzt (Spiethoff, Donath). Erhöhung des Blutdruckes ist verhältnismäßig selten. Es besteht daher ein abnormes Gefälle vom Zentrum zur Peripherie (Fr. Kraus), welches durch die abnorme Schlaffheit des Gefäßtonus in den peripheren Gefäßen erklärlich ist. Dementsprechend ist der Pulsdruck im Gegensatz zu allen anderen Tachykardien erhöht (J. Harris, Davies H. Witridge, J. Eason, J. M. Read, J. Phillips und G. W. Crile). Schon den früheren Beobachtern (Graves, Stokes, Hirsch, Trousseau u. a.) war diese Gegensätzlichkeit zwischen der gesteigerten Herztätigkeit, wie sie sich am Herzen und an den Halsgefäßen dokumentiert, und der verhältnismäßig geringen Füllung der peripheren Arterien aufgefallen. Auf den geringen Tonus der peripheren Gefäße weist auch die oft zu beobachtende Rötung des Gesichtes, der Ohren, der Fingerspitzen und Nagelbetten hin (A. Kocher). Ferner findet sich sehr häufig Neigung zu Extrasystolen; auch Arrhythmia perpetua ist nicht selten (Gerhardt, Fredericia, Roth, Huber u. a.). Vorhofflimmern wird durch Digitalis-Chinin oft sehr günstig beeinflußt. Ferner findet sich sehr häufig eine Hypertrophie des rechten Ventrikels (Fr. Müller). Das Elektrokardiogramm zeigt oft eine auffallende Erhöhung der Vorhofzacke und Nachschwankungen von abnormer Höhe. Die R-Zacke ist dabei oft relativ niedrig. Alle Veränderungen am Herzen werden durch die Strumektomie oft auffallend günstig beeinflußt.

Die experimentellen Untersuchungen mit Schilddrüsensubstanz zeigten bisher wenig Übereinstimmung. Oliver und Schäfer u. a. fanden nach intravenöser Einverleibung von Schilddrüsenextrakt Blutdrucksenkung und Pulsverlangsamung, andere Untersucher fanden keine Wirkung oder Pulsbeschleunigung. Die Differenzen in den Resultaten erklären sich wahrscheinlich daraus, daß bei der intravenösen Einverleibung auch andersartige, den kardiovaskulären Apparat beeinflussende Substanzen mit einverleibt wurden. Durch Verwendung von Thyroxin wird sich die Situation jetzt vielleicht klären lassen. Durch Thyreoideafütterung läßt sich beim Menschen in den meisten Fällen Tachykardie und eine Erhöhung des Blutdruckgefälles vom Zentrum zur Peripherie hin erzielen (Falta, Newburgh und Nobel). Bei sehr großen Dosen von Thyreoidin sinkt der Blutdruck bedeutend (Pilcz). Durch die Erhöhung des Gefälles wird die Geschwindigkeit des Blutkreislaufes erhöht, wodurch am besten dem gesteigerten Sauerstoffbedarf entsprochen wird.

Die Tachykardie ist eine Folge der Akzeleranzreizung, der geringe Tonus der peripheren Gefäße wohl eine Reizung der Vasodilatatoren, die Erweiterung der

Schilddrüsengefäße wohl die Folge einer Reizwirkung des Nervus depressor, da Reizung der Depressorwurzel Steigerung des Blutstromes in der Schilddrüse hervorruft (v. Cyon). Auch Asher und Flack fanden, daß die Erregbarkeit des Nervus depressor durch das innere Sekret der Schilddrüse gesteigert wird. Die Steigerung des Blutstromes begünstigt die Mehrausfuhr von Sekret, wodurch ein Circulus vitiosus entsteht. Vielleicht ist am Zustandekommen der kardiovaskulären Symptome (Tachykardie) auch eine sekundäre Steigerung der Tätigkeit des chromaffinen Gewebes resp. eine größere Empfindlichkeit sympathischer Erfolgsorgane gegen Adrenalin mitbeteiligt. Tatsache ist, daß man durch gleichzeitige Injektion von Schilddrüsensekret und Adrenalin Aktionspulse auch beim Tier erzeugen kann (Kraus und Friedenthal), deren Entstehung v. Cyon auf gleichzeitige Reizung von Vagus und Sympathikus bezieht, und daß nach Asher und Flack das Schilddrüsensekret die Wirksamkeit des Adrenalins erhöht.

Nach Goetsch soll nach subkutaner Injektion von Adrenalin bei Hyperthyreoidismus eine stärkere Reaktion des kardiovaskulären Apparates auftreten als bei normalen Menschen. Dieser Angabe, der sich auch Vaquez und Dimitracoff anschlossen, wurde von zahlreichen Autoren widersprochen. So findet F. W. Peabody keinen Parallelismus zwischen der Steigerung des Grundumsatzes und dem Ausfall der Goetschschen Probe. Andererseits findet Csépai auf Grund seiner Untersuchungen mit intravenöser Injektion von Adrenalin eine stärkere Wirkung bei Zuständen des Hyperthyreoidismus und nimmt an, daß man auf diese Weise thyreotoxische und atoxische Kröpfe unterscheiden könne.

Die Augensymptome können in verschieden intensiver Weise ausgebildet sein. Oft ist nur ein leicht erhöhter Glanz des Auges da und erst eine genaue Untersuchung weist das Bestehen von anderen Basedowerscheinungen nach, in anderen Fällen kommt es zu jenen auffallenden Veränderungen, welche Möbius treffend mit dem durch höchstes Entsetzen hervorgerufenen Gesichtsausdruck vergleicht. In manchen Fällen findet die Entwicklung der Augensymptome ganz allmählich statt. In anderen Fällen kann in wenigen Tagen, ja über Nacht, die erschreckende Veränderung auftreten. Es ist zwischen Protrusio bulborum und Weite der Lidspalten zu unterscheiden. In voll entwickelten Fällen sind allerdings beide Symptome meist gleichzeitig vorhanden. Die Protrusio bulborum wurde von manchen Autoren durch eine vermehrte Füllung der Orbitalgefäße erklärt. Die raschen Schwankungen in der Intensität, die die Protrusio bulborum bei manchen Patienten zeigt, haben zu dieser Annahme geführt. Die wesentlichste Ursache soll aber ein abnormer Tonus des sympathisch innervierten Landströmschen Musculus palpebralis sein. Die Protrusio läßt sich nach Claude Bernard experimentell durch elektrische Reizung des Halssympathikus hervorrufen. Die Protrusio kann so hochgradig sein, daß es zur Luxatio bulbi kommt. Bei alten Basedowfällen wird sie definitiv und soll dann durch vermehrte Einlagerung retrobulbären Fettgewebes bedingt sein. Hingegen soll das Klaffen der Lidspalten (Dalrymple-Stellwagsches Zeichen) auf vermehrter Öffnungsspannung des Auges (L. Bruns), also auf einem abnormen Tonus des Nervus oculomotorius beruhen und wurde daher von Eppinger und Heß als ein Zeichen parasympathischer Reizung aufgefaßt.

Nach neueren Untersuchungen von Unverricht soll aber experimentelle Reizung des freigelegten Sympathikus beim Menschen zwar zur Erweiterung der Lidspalten durch Hebung des oberen Augenlides, nie aber zum Exophthalmus führen. Der Basedowexophthalmus soll durch retrobulbäre Ansammlung von Flüssigkeit (entweder durch venöse Stauung oder durch toxische Gefäßlähmung) zustande kommen.

Der Exophthalmus kann auch einseitig sein. Eine Verwechslung mit einseitiger Sympathikusaffektion soll durch Beachtung der Pupillenweite vermieden werden können; letztere soll nämlich bei Morbus Basedowii keine Differenzen zeigen, doch hat Roasenda unter drei Basedowfällen mit unilateralen Augensymptomen einen beobachtet, bei dem diese Symptome stets auf eine Seite beschränkt blieben. Bei den beiden anderen wechselten sie die Seite. Der einseitige Exophthalmus geht bisweilen mit einseitiger Schilddrüsenschwellung einher, und zwar sowohl mit gleichseitiger wie auch gekreuzter. Eine Zusammenstellung einschlägiger Fälle findet sich bei Worms und Hamant.

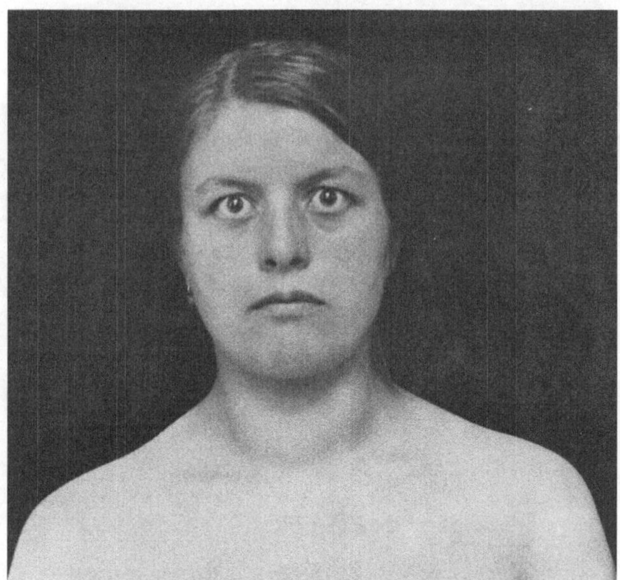

Abb. 9. Klaffen der Lidspalten bei Morbus Basedowii.

Beobachtung I. Anna K., 26 Jahre, seit ungefähr 2 Monaten Herzklopfen, Aufregungszustände, Stechen in der Herzgegend, Schweiße, Tremor, Abnahme des Körpergewichts und Zunahme des Halsumfanges. Die Weite der Lidspalten ist deutlich, Protrusio gering; seltener Liderschlag, Schilddrüse diffus vergrößert, von weicher Konsistenz, Gefäßgeräusche über derselben. Tachykardie bis 160, Blutdruck (R. R.) 100. Temperatursteigerungen bis 37,7, alimentäre Glykosurie negativ.

Auf einem vermehrten Tonus des Musculus levator palpebrarum beruht das v. Gräfesche Symptom, das darin besteht, daß bei langsamer Senkung des Blickes das obere Augenlid zurückbleibt und nur ruckweise folgt, wodurch die weiße Sklera am oberen Kornealrand sichtbar wird. Das v. Stellwagsche Symptom besteht in der Seltenheit und Unvollkommenheit des unwillkürlichen Lidschlages. Während bei normalen Individuen der Lidschlag drei- bis fünfmal in der Minute erfolgt, kann er bei Morbus Basedowii minutenlang aussetzen.

Die Augenzeichen lassen sich nur schwer experimentell erzeugen, eine Tatsache, die der Auffassung der Basedowschen Krankheit als Hyperthyreose lange Zeit im Wege stand; es ist aber Kraus und Friedenthal und Hönnicke endlich doch gelungen, durch sehr große Thyreoidinmengen Erweiterung der Lidspalten und Exophthalmus, wenn auch nicht in sehr hohem Grade, hervorzurufen. Später ist überdies durch Verwendung von Material, das bei der

Operation menschlicher Strumen gewonnen wurde, auch typischer Exophthalmus beim Hund erzielt worden (Lampé, Liesegang, Klose und Baruch). Bemerkenswert, wenn auch nicht völlig beweisend, ist in dieser Hinsicht auch der Fall von Notthafft, bei dem sich nach übermäßigem Gebrauch von Schilddrüsentabletten eine ausgesprochene Protrusion entwickelte.

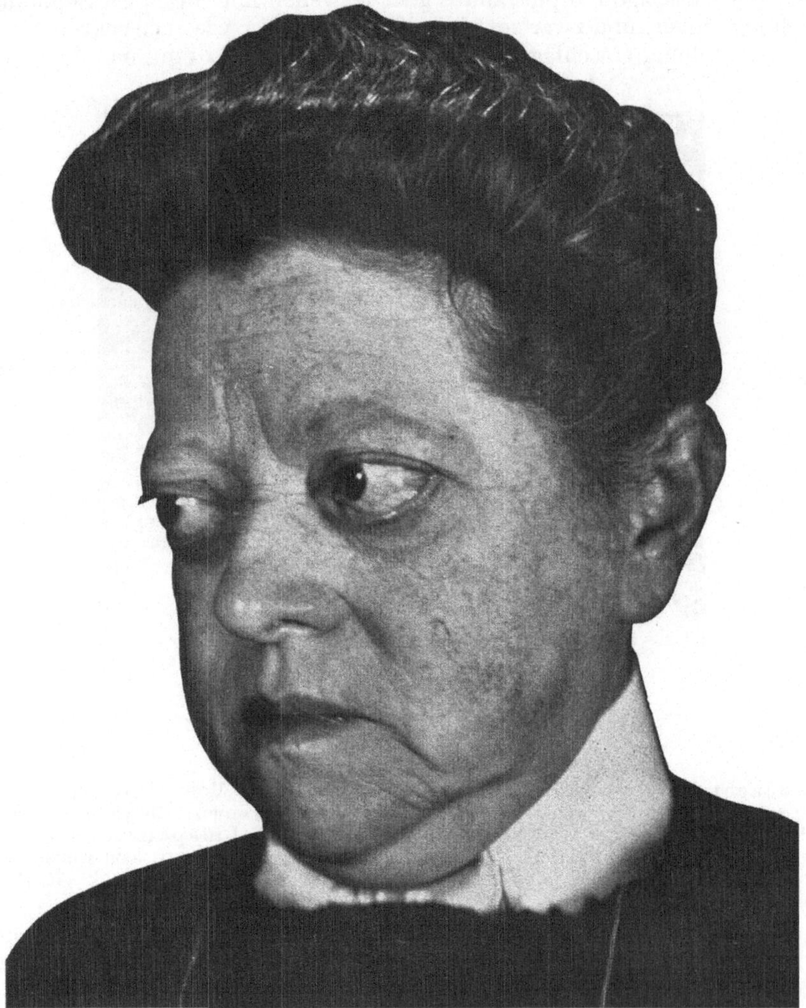

Abb. 10. Protrusio bulborum bei Morbus Basedowii.

Beobachtung II. J. K., 50jährig. Der Morbus Basedowii besteht schon seit etwa 10 Jahren. Tachykardie, Schweiße, früher profuse Diarrhöen, jetzt Stuhl annähernd regelmäßig und normal. Tremor, früher starke Abmagerung und hochgradige Nervosität, in letzter Zeit Allgemeinbefund besser, schon seit Jahren ein stationärer Zustand.

Das Möbiussche Symptom endlich besteht in einer Konvergenzschwäche; beim Fixieren des nahegehaltenen Fingers weicht ein Auge ab, ohne daß Doppelbilder auftreten; vielleicht erklärt sich dieses nicht häufige Symptom aus der fettigen Degeneration der Augenmuskeln, die in schweren Fällen des Morbus

Basedowii beobachtet wurde. Auch Augenmuskelparesen und Lähmungen sind beobachtet worden. Kappis beschreibt einen Fall, bei dem der Beginn der Erkrankung 11 Jahre zurücklag; unter allmählicher Zunahme aller Symptome entwickelten sich ausgedehnte Lähmungen der Augenmuskeln und anderer Kopfnerven. Kappis stellt 40 Fälle von Augenmuskellähmungen bei Morbus Basedowii zusammen.

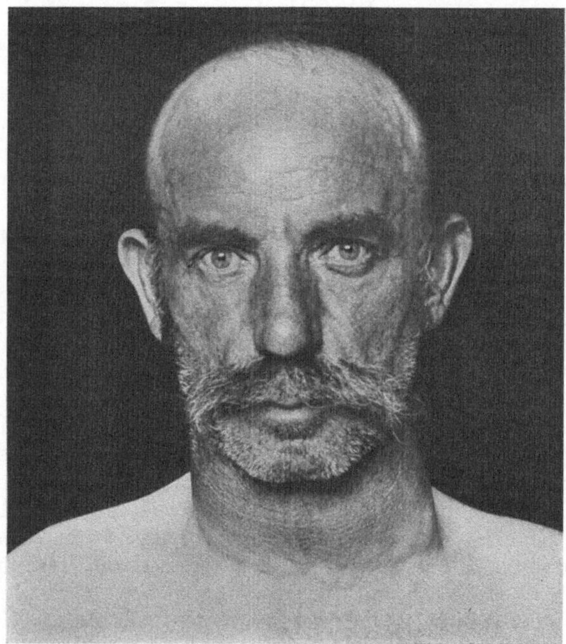

Abb. 11. Fehlen der Augensymptome bei Morbus Basedowii.

Beobachtung III. S. Schm., 56 Jahre, seit 30 Jahren diffuse Vergrößerung der Schilddrüse, bis vor 6 Monaten Halsumfang 42 cm, dabei völlig gesund. Damals allmähliche Zunahme der Halsweite bis auf 43, später 44 cm. Dabei Mattigkeit, Schwitzen, Atembeschwerden. Es wurde ihm von seinem Arzt eine Jodkur verordnet, die den Zustand rasch verschlechterte. Starke Atemnot, Herzklopfen, starker Tremor, heftige Schweiße und 10—12 profuse wässerige Diarrhöen täglich. Körpergewichtsabnahme um 18 kg.

Hochgradig abgemagert, Haut feucht, Augensymptome nicht vorhanden. Beide Lappen der Schilddrüse stark vergrößert, der linke etwas mehr und härter. Pulsation der Strumagefäße und Gefäßgeräusche nur schwach ausgesprochen. Perithyreoidale Lymphdrüsen palpabel, Herzschatten im Röntgenbild auf 13 cm, Aortenschatten auf 6 cm verbreitet. Tachykardie (110—113), Leukozyten 8500, davon nur 33,3 % Neutroph. Leichter Tremor, Schweiße.

Bisweilen wird bei Morbus Basedowii Tränenträufeln (Berger), bisweilen aber auch vermehrte Trockenheit des Auges beobachtet. Bei hochgradiger Protrusion kann die Kornea verschwären und abfallen, die Linse kann herausfallen und auch der Glaskörper kann absterben. Die sich entwickelnde Panophthalmie kann zum Exitus führen. Staroperationen pflegen bei Morbus Basedowii ungünstig zu verlaufen (Möbius). In seltenen Fällen wurde Atrophie des Sehnerven beobachtet (auch experimentell durch Schilddrüsenfütterung erzeugt, Birch-Hirschfeld und Nombuo Ynvuye), endlich tritt bei Instillation von Adrenalin bisweilen Mydriasis auf (O. Löwi). Die Adrenalinmydriasis wurde auch beim experimentellen Hyperthyreoidismus gefunden (Eppinger, Falta und Rudinger).

Die Augenzeichen gehören zur klassischen Form des Morbus Basedowii. Bei den Formes frustes können sie fehlen oder nur angedeutet sein.

Von den Veränderungen der Atmungsorgane wäre zu erwähnen: Klangloswerden der Stimme, ferner Kratzen im Hals und ein quälender Reizhusten (Pierre Marie), der oft als Frühsymptom einsetzen kann, ferner die oft anfallsweise auftretende Steigerung der Atemfrequenz, die oberflächliche Atmung und der Lufthunger. Die letzteren Symptome hängen wohl mit der gesteigerten Wärmeproduktion zusammen. Die Atemkurven zeigen periodischen Atemstillstand (erhöhter Vagustonus, Hofbauer). C. A. Mc Kinlay findet beim Hyperthyreoidismus Verminderung der Vitalkapazität, H. Pollitzer ein Volumen pulmonum diminutum; durch letzteres wird oft eine Vergrößerung des Herzens nach rechts vorgetäuscht (Denudation).

Zu den nervösen Symptomen gehören fast alle Basedowsymptome, da die meisten der Ausdruck von Reizzuständen des vegetativen Nervensystems sind. Von nervösen Symptomen im engeren Sinn ist besonders der Tremor der gespreizten Finger zu erwähnen, der zuerst 1862 von Charcot beobachtet, von Marie später in einer Monographie als ein Haupt- und Initialsymptom beim Morbus Basedowii beschrieben wurde. Nothnagel hat darauf hingewiesen, daß der Tremor sehr schnellschlägig ist. Von der Häufigkeit des Tremors bei dieser Erkrankung geben die Beobachtungen A. Kochers eine Vorstellung. A. Kocher fand ihn unter 63 Fällen nicht weniger als 60mal deutlich ausgesprochen. Leichte psychische Emotionen können den Tremor deutlicher hervortreten lassen. Intendierte Bewegungen steigern ihn gewöhnlich nicht. Feiner koordinierte Bewegungen können aber durch starken Tremor gestört oder unmöglich gemacht werden. Sehr starker Tremor kann auch choreatischen Charakter annehmen. In voll entwickelten Fällen befinden sich die Kranken in einem „état de vibration perpétuelle". Der Tremor kann auch die Zunge, Augenlider, Lippen, die unteren Extremitäten, Zwerchfell und Atemmuskeln ergreifen; die Zahl der Schwingungen beträgt etwa 8—9,5 in der Sekunde, ebensoviel wie bei Paralysis progressiva und Alkoholismus, während sie beim Tremor senilis und der Paralysis agitans geringer ist. Der Tremor läßt sich experimentell leicht durch Verfütterung von Schilddrüse erzeugen.

Ein ganz gleicher Tremor findet sich überdies auch, wie die graphische Registrierung ergeben hat, bisweilen vorübergehend bei Hysterie und Neurasthenie.

Ein ferneres Symptom ist die Muskelschwäche; selbst Paraparese der Beine ist beobachtet worden (Giving way of the legs). Stern hält sie für hysterisch. Auch vorübergehende Mono- und Hemiplegien und Paresen der Hirnnerven (Heuer) sind beobachtet worden. Die Sehnenreflexe sind meist nicht verändert. Nicht selten sind ziehende Schmerzen im ganzen Körper oder nur in den Armen oder Beinen oder in den Schultern und besonders im Nacken. Kocher fand sie in einem großen Teil seiner Fälle. Möbius glaubt nicht, daß sie mit der Hyperthyreose direkt zusammenhängen. Dies ist aber wohl durch die Untersuchungen von Falta, Newburgh und Nobel außer Frage gestellt, da die Schmerzen in zahlreichen Fällen nach Zufuhr von Schilddrüsensubstanz auftraten. Dasselbe gilt auch von den Kopfschmerzen, die bei Morbus Basedowii sehr häufig sind, ja sogar oft initial auftreten und auch bei künstlichem Thyreoidismus häufig vorkommen. Auch die Schlaflosigkeit der Basedowiker kann als initiales Symptom auftreten, in manchen Fällen mit Schwankungen wochenlang andauern und die Kranken stark herunterbringen.

Fast regelmäßig finden sich Veränderungen im Seelenleben: Abnorme Erregbarkeit, unmotivierte Heiterkeit, hastige Sprache, rascher Gedankenablauf, Andeutung von Ideenflucht, rascher Stimmungswechsel, schreckhafte Träume; der Charakter verändert sich, die Kranken werden mißtrauisch, jähzornig, launenhaft, oft auffallend euphorisch, oft tief deprimiert. Möbius vergleicht den Zustand treffend mit einem leichten Rausch, bei dem maniakalische Stimmung besteht und leicht Umwandlung in Depression erfolgt. Lach- und Weinkrämpfe können vorkommen, Kombination mit Hysterie ist nicht selten. Bisweilen kommt es terminal zu Delirien, Verwirrung mit Halluzinationen und Koma.

Der Übergang dieser seelischen Veränderungen in echte Psychosen ist nicht selten. Oft sind es maniakalische Zustände, oft Depressionen, die mehr hervortreten. Auch das Bild der Melancholie kann sich entwickeln. Nach Sattler gehören unter etwa 150 Fällen der Literatur mehr als 70 dem manisch-depressiven Irresein an. Für die Auffassung dieser Veränderung im Seelenleben ist die Beobachtung wichtig, daß in einzelnen Fällen durch Zufuhr von Schilddrüsentabletten ähnliche Zustände ausgelöst wurden. Aufregungszustände sind beim Thyreoidismus nicht selten. Es wurden aber auch Fälle von Thyreoidinintoxikationsirresein beobachtet (Boinet, Parhon et Marbe). Die beiden letzterwähnten Autoren beobachteten zwei Fälle, bei denen nach Einnahme großer Mengen von Tabletten völlige Verwirrung und Halluzinationen auftraten. Mit dem Aussetzen der Schilddrüsenzufuhr verschwanden die Erscheinungen wieder.

Instruktiv ist der folgende Fall:

Beobachtung IV. Bei einem 50jährigen Patienten hatte sich vor einem halben Jahr Abmagerung, Kopfschmerzen und Schlaflosigkeit, verbunden mit psychischer Depression und Selbstmordgedanken eingestellt. Es bestand auch Glykosurie. Der Zustand besserte sich allmählich und nach mehrwöchigem Aufenthalte auf der Klinik fühlte sich der Patient ganz wohl. Als nun durch 3 Tage Schilddrüsentabletten verabreicht wurden, stellten sich die psychische Depression und die Selbstmordgedanken wieder ein. Mit dem Aussetzen des Mittels verschwanden diese Erscheinungen wieder. (Aus: Falta, Newbourgh und Nobel.)

Schon Brunet betont, daß die Basedowsche Krankheit nicht mit einer speziellen Psychose einhergehe; da wo es bei ihr zur echten Psychose kommt, ist wohl anzunehmen, daß eine psychopathische Veranlagung bereits dagewesen ist und die Hyperthyreose das auslösende Moment darstellt (A. Hellwig).

Von Symptomen des Verdauungstraktus wäre vorerst der Speichelfluß zu erwähnen. Dieses Symptom tritt oft paroxysmal, eventuell auch initial auf; seltener ist abnorme Trockenheit des Mundes. Bei dem ersterwähnten Symptom besteht ein erhöhter Tonus der parasympathischen, bei dem letzterwähnten ein solcher der sympathischen Speicheldrüsennerven (Bildung eines dickflüssigen Sekretes bei Reizung der sympathischen Speicheldrüsennerven, Eckhardt). Auf einen erhöhten Vagustonus weisen auch die meist geringeren Grade von Hyperazidität des Magensaftes hin, die man in seltenen Fällen bei Basedowkranken beobachtet (Eppinger und Heß). Sogar Hyperaziditätskrisen wurden beobachtet (Marañon). Gewöhnlich besteht aber Hypazidität (Wolpe). Unter 53 Fällen von Hyperthyreoidismus fand Hernando 14mal Hyper-, 7mal Hypo- und 32mal Achlorhydrie. In einigen Fällen mit Hyperchlorhydrie verschwand diese nach der Operation (Hernando, Marañon). Besonders wichtige Symptome sind Erbrechen und Diarrhöen (Pierre Marie), weil sie den Kranken stark herunterbringen. Das Erbrechen findet sich nach Sattler in etwa 15% aller Fälle. Doch bestehen große regionäre Verschiedenheiten. In Amerika z. B. scheint die Beteiligung des Magendarmkanals viel häufiger zu sein als bei uns. Das Erbrechen tritt gewöhnlich paroxysmal auf, meist ohne jede Beziehung zur Nahrungsaufnahme, oft ohne jede Übelkeit; es ist, wenn keine Nahrung aufgenommen wurde, meist dünnflüssig. Der Paroxysmus kann tagelang andauern, wobei das Erbrechen bis zu 30mal im Tag erfolgen und geradezu unstillbar sein kann. Es ist meist durch Medikamente nicht zu beeinflussen, es kann ebenso rasch wie es kommt, wieder verschwinden und dann von einer Periode reichlicher Nahrungsaufnahme gefolgt sein. Noch häufiger sind die profusen wässerigen Diarrhöen (nach Sattler in 30% aller

Fälle), die meist schmerzlos sind; 20—30 Stühle am Tage können vorkommen. Sie können zu kahnförmiger Einziehung des Leibes wie bei der Cholera führen (Fr. v. Müller). Auch die Diarrhöen sind durch Medikamente kaum zu beeinflussen. In selteneren Fällen wurde Beimengung von Blut beobachtet. Erbrechen und Diarrhöen lassen sich auch im Tierexperiment durch Verfütterung oder Injektion von Schilddrüsensubstanz erzeugen. Beim Menschen genügt bisweilen kurzdauernde Zufuhr von Schilddrüsentabletten, um eine Einwirkung auf den Stuhl zu erzielen. In zwei Fällen beobachteten Falta, Newburgh und Nobel, daß am dritten Tage der Schilddrüsenmedikation der vorher feste und täglich nur einmal erfolgende Stuhl weich wurde, daß die Einschnürung der Haustren verschwand und am dritten Tage zwei weiche Stühle abgesetzt wurden. Nach Aussetzen der Medikation zeigten die Stühle wieder die frühere Beschaffenheit. Kocher beobachtet einen Fall mit hartnäckiger Obstipation, bei welchem gleichzeitig mit der ziemlich akut einsetzenden Entwicklung des Morbus Basedowii Diarrhöen auftraten. Die Angabe Kochers, daß in keinem der von ihm beschriebenen 63 Fällen von Basedow Obstipation bestand, darf nicht verallgemeinert werden; ich habe mehrere Fälle von Formes frustes mit Obstipation gesehen. Möbius faßt die profusen Diarrhöen bei Morbus Basedowii als den Ausdruck des Bestrebens auf, das im Überschuß zirkulierende Schilddrüsensekret auszuscheiden. Es wäre von diesem Gesichtspunkt aus nicht uninteressant, die Stuhlgänge auf ihren Jodgehalt zu prüfen. Sicher ist wohl eine hochgradige Steigerung der Sekretion in den Darm anzunehmen. Dies und das paroxysmale Auftreten stimmt zur Auffassung von Möbius. Bei höheren Graden besteht wahrscheinlich daneben leichte entzündliche Schwellung der Darmschleimhaut; wenigstens kann man dies im Tierexperiment beobachten, wo es bei den höchsten Graden des Thyreoidismus auch zu Hämorrhagien in die Darmschleimhaut kommt. Auch eine gesteigerte Sekretion des Pankreassaftes ist nach den Untersuchungen von Balint und Molnar anzunehmen; diese Autoren fanden in den wässerigen Entleerungen abnorm viel tryptisches und diastatisches Ferment. Ob wir in diesen profusen Diarrhöen einen Ausdruck von Vagotonie, wie Eppinger und Heß meinten, sehen dürfen, scheint daher fraglich.

Von den eben beschriebenen profusen Diarrhöen sind die Störungen der Fettresorption, die sich bisweilen beim Morbus Basedowii finden, scharf zu trennen. Adolf Schmidt und H. Salomon haben zuerst je einen Fall beschrieben. Ich habe dann sieben Fälle mitgeteilt; bei allen war, wie im Falle Salomons die Fettspaltung im Darm verhältnismäßig gut, die Störung lag also hauptsächlich in der Resorption. In einem von mir genauer untersuchten Fall enthielt die Trockensubstanz des Stuhles 53% Fett, davon waren 24,7% Neutralfett, 44,2% Seifen und 31,1% Fettsäuren. Bisweilen finden sich die Fettstühle nur bei Überlastung des Darmes mit Fett (v. Noorden). Bittorf hat einen einschlägigen Fall mitgeteilt.

Beobachtung V: Ad. K., 33 Jahre, Lokomotivheizer, Eintritt in die I. Med. Klinik Dezember 1911. Keine hereditäre Belastung, war immer gesund bis November 1905. Damals Sturz von der Lokomotive, fiel auf die linke Seite, durch 3 Wochen angeblich Blutharn und Fieber. Anfangs auch Bewußtlosigkeit, später heftige Kopfschmerzen, Schwindel, Brechreiz. Unmittelbar im Anschluß an den Unfall stellten sich Zittern, Herzklopfen, Ängstlichkeit, Schlaflosigkeit und Zuckungen in den unteren Extremitäten ein. 8 Tage nach dem Unfall bemerkte der Kranke Vergrößerung des rechten Schilddrüsenlappens. Bald nachher starkes Pulsieren in den Halsgefäßen und ein lästiges Gefühl von Hitze und Brennen der Haut des Halses und des Nackens. Dieser Zustand dauerte seither ohne wesentliche Veränderung an. Patient gibt an, verdrießlich und ärgerlich und menschenscheu geworden zu sein. Seine Muskelkraft habe abgenommen, er ermüde leicht und habe oft ziehende Schmerzen, ferner Kopfschmerzen, Schwindel, bisweilen Erbrechen, sehr heftige Schweiße. Für gewöhnlich leichte Obstipation, von Zeit zu Zeit eine Periode mit täglich 3—4 breiigen Entleerungen von grauer Farbe.

Ziemlich mager, Gesicht besonders aber Haut des Halses und des oberen Teils der Brust brennend rot. Beim Abdecken und bei Erregung verstärkt sich die Rötung. Ausgesprochener Dermographismus. Beim Streichen über die Haut mit dem Stiel des Perkussionshammers entstehen fingerbreite Striemen. Der rechte Lappen der Schilddrüse gleichmäßig vergrößert, etwa apfelgroß. Oberfläche glatt, pralle aber nicht harte Konsistenz, deutliche Pulsation, Gefäßgeräusche. In der Umgebung vergrößerte Lymphdrüsen. Austrittsstellen der Nervi trigemini druckschmerzhaft. Geringe Sympathikusparese rechts. Alle Augensymptome negativ. Röntgenologisch leichte Verbreiterung des Aortenschattens auf 6 und des Herzens auf $12^1/_2$; Puls 120—140.

Blutdruck nach Riva-Rocci am linken Arm gemessen 140; bei späteren Messungen: Riva-Rocci 130—110. Blut: Erythroz. 5 Millionen, Leukoz. 9200, davon Neutroph. 53, Lymphoz. 32, Eosin 1, Gr Mono. 14.

Mehrere spätere Blutuntersuchungen ergeben gleiche Resultate.

Alimentäre Glykosurie (100 g Dextrose): 4,24 g Zucker.

Die Stühle zeigen häufig Fettglanz und graue Farbe. Nach 250 g Hafer und 300 g Butter typische Fettstühle. Die mikroskopische Untersuchung zeigt wenig Neutralfett, aber massenhaft Seifenschollen und Fettnadeln.

Profuse Schweiße, von denen das Bettzeug ganz durchnäßt wird. An den Fußsohlen entstehen öfters erbsen- bis bohnengroße mit rein seröser Flüssigkeit gefüllte Blasen, die bersten, so daß die Kutis frei liegt.

Starker Tremor der Hände, der sich bei Bewegungen intensiv verstärkt.

Untersuchung des Grundumsatzes (Dr. Bernstein)

			pro kg Körpergewicht	
CO_2	O_2	R. Q.	CO_2	O_2
237,6	289,0	0,804 g		
220,2	293,0	0,741 g }	3,25	3,27
230,1	296,5	0,776 g		

Der Grundsatz ist also etwas gesteigert.

Ergebnis: forme fruste des Basedow nach Trauma mit allen wichtigen Symptomen (Tachykardie, Schweißen, Tremor, Umsatzsteigerung, Mononukleose) mit Ausnahme der Augensymptome. Dazu gesellen sich Fettstühle und alimentäre Glykosurie.

Beobachtung VI: A. Schr., 33jährige Frau, Eintritt in die Beobachtung 9. 1. 13. Vater war sehr nervös und leicht erregbar. Menstruation vom 14. Lebensjahr an regelmäßig alle vier Wochen, 4—8 Tage dauernd, nicht schmerzhaft. Vor 7 Jahren luetische Infektion, nachher halbseitige Kopfschmerzen, vor einem Jahr Doppeltsehen. 2 Partus, die Kinder sind sehr nervös, 2 Abortus, einer vor der Infektion, ein zweiter nachher. Seit 3 Monaten Menstruation sehr spärlich.

Das jetzige Leiden begann vor 3 Monaten. Zuerst Schlafsucht und heftige Kopfschmerzen dann hochgradige Palpitationen, Atemnot, profuse Schweiße, heftiges Zittern in Händen und Füßen, Aufregungszustände, bisweilen Erbrechen, hat seit 3 Monaten um 10 kg abgenommen, der Hals wurde dicker, die Augen traten seit 6 Wochen hervor. In den ersten Wochen täglich 5—6 Stühle von normaler Konsistenz, aber weißgrauer Farbe.

Exophthalmus deutlich, aber nicht stark. Schilddrüse diffus vergrößert, deutlicher Tremor, hochgradige Tachykardie. Blutdruck: Gärtner 95, Riva Rocci 135. Leukoz. 5500 (davon 55 Neutroph. und 1 % Eos.). Alimentäre Glykosurie positiv (bei 100 g D 0,57, bei 50 g D 2,4 g, bei 30 g D 0). Fettüberlastung führt jetzt nicht mehr zu Fettstühlen. Keine Diarrhöen mehr.

Die Fälle mit Fettstühlen scheinen alle gewisse Eigentümlichkeiten zu zeigen. Es handelt sich anscheinend fast immer um Formes frustes mit fehlenden oder gering entwickelten Augensymptomen. Ferner ließen sich bisher bei allen Fällen latente Störungen im Kohlehydratstoffwechsel nachweisen. Bei drei Fällen brach die Krankheit nach einem Trauma aus. Für eine nahe Beziehung von thyreogener Glykosurie zu Fettstühlen spricht auch die Beobachtung, daß beide Störungen sich gleichzeitig spontan oder nach therapeutischem Eingreifen (Röntgenbestrahlung) zurückbildeten. Allerdings muß noch dazu eine direkte Wirkung des im Überschuß produzierten Schilddrüsensekretes auf die Darmschleimhaut angenommen werden, da ja beim Diabetes mellitus gewöhnlich die Resorptionsfähigkeit des Fettes vollständig normal ist. Ich sehe natürlich von den Fettstühlen in Fällen von Diabetes mellitus mit Verschluß des Pankreasganges ab, bei denen bekanntlich die Störung in der Spaltung des Neutralfettes stark hervortritt. Die früher erwähnten Beobachtungen von

Bálint und Molnar lassen sich nicht, wie diese Autoren glauben, gegen meine Annahme verwenden, da es sich dort um wässerige Diarrhöen handelte, die mit den Fettstühlen nichts zu tun haben und meist bei anderen Formen der Basedowschen Krankheit vorkommen. Ich habe bisher nur einen Fall mit Fettstühlen gesehen, bei welchem früher profuse Diarrhöen bestanden haben.

Die Untersuchung des Blutes bei Morbus Basedowii ergibt gewöhnlich normale Zahlen für die roten Blutkörperchen und das Hämoglobin. In seltenen Fällen ist die Zahl der Blutkörperchen erhöht (H. Zondek).

Die Gerinnungsfähigkeit des Blutes ist bei den meisten Fällen herabgesetzt (Kottmann und A. Lidsky). Dasselbe findet sich auch beim experimentellen Hyperthyreoidismus (Kostlivy); daraus erklärt sich, daß bei Operationen an Basedowkranken die Blutstillung oft schwierig ist. Von großer Bedeutung sind die von Th. Kocher zuerst beschriebenen Veränderungen der Leukozytenformel; es besteht meist geringe Leukopenie und fast regelmäßig auch in den Frühstadien und bei den Formes frustes Mononukleose. Die Angaben Kochers sind von zahlreichen Autoren (Caro, Ciuffini und v. Jagič, Kostlivy und vielen anderen) bestätigt worden.

Als Beispiel dient der folgende Fall:

Beobachtung VII: A. C., 41jähriger Student, seit 6 Wochen rasche Vergrößerung der Schilddrüse, früher 39 cm jetzt 42 cm Halsumfang, Tachykardie, labiler Puls, Schweiße, Tremor. Stuhl von jeher träge, auch jetzt. Diffuse Vergrößerung der Schilddrüse, Konsistenz derselben weich, Pulsation der Karotiden. Keine Augensymtome. Spitzenstoß verbreitert und verstärkt. Im Harn Spuren von Zucker, nach Überlastung (2 Semmeln, 4 Stück Zucker) 2%. Die Blutuntersuchung ergibt: Leukozyten 7000, davon: 68,6 Neutroph. 25,3 Lymphoz., 4,6 Monoz., 1,5 Eosinoph. Nach mehreren Monaten wesentliche Besserung aller Erscheinungen. Hohe Toleranz für Kohlenhydrate.

Die einmalige Untersuchung des Blutes berechtigt aber nicht, bei Basedowischer Krankheit das Blutbild als normal zu bezeichnen, da die Veränderungen des Blutbildes, ebenso wie alle anderen basedowischen Symptome, großen Schwankungen unterliegen. Dies illustriert der folgende Fall:

Beobachtung VIII: R. Fl., 35jährige Frau, Eintritt in die Beobachtung am 12. 11. 12. Anscheinend keine hereditäre nervöse Belastung. Erste Menses im 11. Lebensjahr; reichlich, regelmäßig, 3tägig vierwöchentlich. 5 normale Geburten. Vor 3 Jahren ein Abortus im 2. Monat. Seither Entwicklung der Basedowschen Krankheit. Seither auch Menses mit stärkeren Beschwerden, besonders Kreuzschmerzen einhergehend. Die Blutung aber geringer. Zuerst entwickelte sich der Exophthalmus, ihr Gesicht nahm einen schreckhaften Ausdruck an, auf den sie ihre Bekannten aufmerksam machten, sie fühlte sich sonst ganz wohl, der Augenarzt stellte die Diagnose Basedowsche Krankheit. Erst einige Monate nachher stellten sich wässerige Diarrhöen, Herzklopfen, Atemnot, Nasenbluten, Kopfschmerzen, rheumatoide Schmerzen in den Extremitäten, Mattigkeit, Schwindelgefühl und außerordentliche psychische Erregbarkeit ein; der Zustand verschlechterte sich allmählich; nur im vorigen Sommer vorübergehend Besserung. Dazu kam noch Schlaflosigkeit, Schweiße, Wadenkrämpfe, beim Lesen stellen sich nach kurzer Zeit Druck und Schmerzen in Stirn und Augen ein, auch vorübergehend starker Tränenfluß. Der Appetit sehr wechselnd, manchmal Heißhunger, manchmal Anorexie.

Deutliche Protrusio, Gräfesches Symptom deutlich positiv, Möbiussches Symptom deutlich positiv, Löwisches Symptom deutlich positiv. Tachykardie äußerst wechselnd, Puls stark zwischen 80 und 150 schwankend. Subjektiv ziemlich starke Beschwerden, starker Haarausfall, Neigung zu Temperatursteigerungen leichteren Grades. Starke Schweiße sehr wechselnd. Schilddrüse diffus vergrößert (rechter Lappen etwas mehr als linker), weich, deutlich pulsierend, deutliches Schwirren fühlbar, gefäßdiastolisches Geräusch über derselben (siehe Abb. 7).

Alimentäre Glykosurie (200 g D) negativ.

Blutdruck: Riva Rocci 130, Gärtner 85, diese Differenz wird bei mehrfacher Untersuchung regelmäßig gefunden.

Im Beginn der Beobachtung finden sich alle die geschilderten Symptome, nur ist die Tachykardie sehr gering und der Tremor an den Händen kaum nachweisbar.

Die Blutuntersuchung ergibt jetzt: Leukoz. 8000, davon Neutroph. 70%, Eos. 2, Lymphoz. 21, Monoz. 7. Später verschlechterte sich der Zustand, die Pulszahl stieg bis 130 an, der Tremor wurde deutlich, die Blutuntersuchung ergab jetzt 9000 Leukozyten, davon Neutroph. 60, Eos. 2, Lymphoz. 27, Monoz. 11.

Auch die Untersuchung des respiratorischen Gaswechsel ergab zwar immer wesentliche Steigerung, aber beträchtliche Schwankungen (Dr. Bernstein).

So fand sich

	CO_2	O_2	CO_2 pro kg u. M	O_2 pro Kg u. M	R. Q.
am 12. 1.	220,5	280,5	3,82	4,86	0,786
am 15. 1.	213,1	270,8	3,67	4,67	0,787
am 16. 1.	229,9	316,9	3,96	5,46	0,725
am 19. 1.	238,6	284,5	4,11	4,90	0,839

Die Untersuchung der Harnsäureausscheidung ergab: in der ersten Periode 0,45 und 0,37 g $\overline{U}$ (am 7. und 8. Tag der purinfreien Kost).

In der 2. Periode: 0,52 3. Tag der purinfreien Kost
0,78 20 g Natr. nucl. (großenteils erbrochen),
0,53
0,75 200 g Fleisch
0,61

In diesem Falle fand sich also trotz ausgesprochener Basedowscher Symptome das Blutbild anfangs normal, erst später traten die typischen Veränderungen im Blut auf. Der folgende Fall ist noch eklatanter. Hier waren beim Eintritt in die Beobachtung alle typischen Zeichen der Basedowschen Krankheit vorhanden. Besonders stark war der Tremor vorhanden. Die Blutuntersuchung ergab 8800 Leukozyten mit 65,8% Neutroph., 2,2% Eosinoph. 0,5% Mastzellen, 5,5% Übergangsformen und 26% Lymphozyten. Als nach 2 Wochen eine neuerliche Blutuntersuchung vorgenommen wurde, fanden sich 53% Neutrophile, 7% Eosinophile, 0,5% Mastzellen, 4% Übergangsformen und 45,5% Lymphozyten. Das klinische Bild hatte sich sonst nicht wesentlich verändert. Doch ist bemerkenswert, daß einige Tage vor der zweiten Zählung reichlich Fleisch konsumiert worden war.

Für die Beurteilung der Blutveränderung bei Morbus Basedowii ist praktisch wichtig, daß die Mononukleose bei Zufuhr von Schilddrüsentabletten zunimmt, während, wie wir später sehen werden, die Mononukleose bei Zuständen der Athyreose nach Zufuhr von Schilddrüsensubstanz sich verringert und das Blutbild der Norm zustrebt. Dieses Verhalten wurde von Falta, Newburgh und Nobel zuerst beschrieben, auch Th. Kocher hat später auf die praktische Bedeutung desselben hingewiesen.

Interkurrente fieberhafte Erkrankungen bewirken vorübergehend ein Schwinden der Mononukleose (Roth). Ich habe einen Fall von Basedowscher Krankheit gesehen, bei dem sich eine kruppöse Pneumonie entwickelte. Vorher fanden sich 6200 Leukozyten mit 46% neutrophilen Zellen, auf der Höhe der Pneumonie wurden 17 100 Leukozyten mit 87% neutrophilen Zellen gezählt. Auch kurz nach der Strumektomie von Basedowkranken tritt bekanntlich neutrophile Hyperleukozytose vorübergehend auf.

Fälle mit fehlender Mononukleose gehören zu den großen Ausnahmen (Kostlivy, Roth, eigene Beobachtungen). Die Mononukleose läßt sich auch leicht experimentell erzeugen. Man darf überdies nicht nur die absolute oder oft nur relative Vermehrung der mononukleären Zellen berücksichtigen, sondern muß der relativen und stets absoluten Verminderung der neutrophilen Zellen in den peripheren Gefäßen wohl ebenso große Bedeutung zumessen. In den Anfangsstadien, besonders bei plötzlicher Überschüttung mit Schilddrüsensekret, ist es wohl hauptsächlich eine abnorme Verteilung der Leukozyten im Gefäßbaum, welche die erwähnte Leukozytenformel erzeugt. Später kommt es zu einer dauernden Veränderung des hämatopoetischen Apparates, die besonders in einer Hyperplasie des lymphatischen Apparates besteht. Damit stehen in Einklang die bei Morbus Basedowii so oft zu beobachtenden Schwellungen der Lymphdrüsen (Gowers), besonders der perithyreoidalen Lymphdrüsen (Fr. Müller, Päßler, Kocher u. a.), ferner die perivaskulären Rundzelleninfiltrate der typischen Basedowstruma, die Hyperplasie des übrigen lymphatischen Apparates (F. Müller und viele andere), der Tonsillen, Zungengrundpapillen, Darmfollikel und die Milz- und Thymushyperplasie (Bonnet, Thorbecke, v. Hansemann, Hart, Bircher u. a.).

Der Thymushyperplasie wurde in neuester Zeit große praktische Bedeutung zuerkannt. Einerseits zeigen die Statistiken, daß Thymushyperplasie bei Morbus Basedowii sehr häufig ist und daß gerade diejenigen Fälle von Basedow, welche an der Magnitudo der Krankheit oder am Operationsschock sterben, sehr häufig Thymushyperplasie aufweisen (Capelle, Matti, Pettavel, von Haberer, Hart, Klose, Aschoff u. a.). Ebenso sind Fälle mitgeteilt worden, bei denen die Reduktion des Parenchymwertes der Schilddrüse allein die Basedowerscheinungen nicht wesentlich beeinflußte, während erst durch die Thymusresektion Heilung oder wesentliche Besserung auftrat (v. Haberer, Br. O. Pribram u. a.). Es handelt sich in solchen Fällen um bedeutend vergrößerte Thymusdrüsen (bis faustgroß) mit vermehrtem Parenchymwert. Diese Beobachtung hat sogar zur Aufstellung einer thymogenen Form des Basedow geführt. Ich werde später bei der Besprechung der Pathogenese nochmals auf diesen Punkt zurückkommen.

Von den Stoffwechselstörungen sei zuerst die praktisch ungemein wichtige Abmagerung erwähnt. Sie ist sehr häufig. A. Kocher fand sie z. B. unter seinem großen Material in 88% der Fälle. In den voll entwickelten Fällen ist sie wenigstens anfangs nahezu regelmäßig vorhanden. Sie tritt meist schon sehr frühzeitig ein, sie kann dann gleichmäßig fortschreiten, in anderen Fällen kann sie sich zu akuten Exazerbationen steigern, die sich mehrfach wiederholen können (Crises d'amaigrissement, Huchard). Fast regelmäßig gehen solche Perioden gesteigerter Abmagerung mit der Steigerung anderer Basedowsymptome einher. Bei den voll entwickelten Fällen können 10—20 kg in wenigen Monaten verloren gehen. Auch bei den unvollständigen Formen fehlt ein leichter Grad von Abmagerung selten. In den Fällen von Basedow, bei denen die Abmagerung stark ist, entwickelt sich nicht selten ein schwerer Grad von Kachexie (Cachexie thyreoidienne, Gautier). Bei anderen Kranken tritt allmählich ein Umschwung ein, durch den das Verlorene mehr oder weniger rasch ersetzt wird. In nicht zu seltenen Fällen kann sich dann sogar Fettsucht entwickeln. Der Appetit ist wenigstens im Anfang in der großen Mehrzahl der Fälle gesteigert, oft besteht Polyphagie. Oft bleibt allerdings die Steigerung des Appetits hinter dem noch viel größeren Bedarf zurück. Später leidet der Appetit oft. Kommen noch Erbrechen oder Diarrhöen hinzu, so sinkt dann das Körpergewicht rapid.

Eine der Ursachen der Abmagerung ist die Steigerung der Kalorienproduktion durch das im Überschuß produzierte Schilddrüsensekret. Zuerst hat Fr. v. Müller darauf hingewiesen, daß trotz reichlicher Kalorienzufuhr das Körpergewicht bei Basedowkranken absinken kann. Den Beweis, daß der Grundumsatz (d. h. die CO_2-Produktion und der O_2-Verbrauch im nüchternen Zustand bei Ausschaltung aller Muskeltätigkeit) bei der Basedowschen Krankheit gesteigert ist, haben Magnus-Levy und später Thiele und Nehring, Stüve, H. Salomon u. a. mittels des Zuntzschen Apparates erbracht. Im Voit-Pettenkoferschen Respirationsapparat ist die Umsatzsteigerung von Steyrer nachgewiesen worden. In schweren Fällen kann die Umsatzsteigerung bis über 100% betragen.

In neuerer Zeit ist durch die Konstruktion handlicher Apparate (Apparat von Benedikt oder von Krogh) die Bestimmung des Grundumsatzes Gemeingut aller Kliniken geworden. Besonders in der amerikanischen Literatur liegt eine ungeheure Anzahl von Gaswechseluntersuchungen bei Zuständen des

Hyperthyreoidismus vor. Ich verweise nur auf das enorme Material der Mayo-Klinik (vgl. z. B. J. Sandiford). Auf Grund dieser Untersuchungen kann man heute mit Sicherheit sagen, daß die Erhöhung des Grundumsatzes das wichtigste Symptom des Hyperthyreoidismus ist. Wir werden bei der Besprechung der Differentialdiagnose nochmals darauf zurückkommen. Diese Annahme gilt auch für die unvollkommenen Formen von Basedow, wie schon H. Salomon gezeigt hat.

Von meinen älteren einschlägigen Beobachtungen erwähne ich folgenden interessanten Fall:

Beobachtung IX: J. H., 22 Jahre alt, ausgesprochener echter Infantilismus. Vor 2 Jahren und vor 1 Jahr Tetanie, gleichzeitig mit jedesmaliger Verschlimmerung eines schon lange bestehenden Magenleidens. Mit dem Abklingen der zweiten Tetanieperiode ausgesprochene Erscheinungen von Hyperthyreose. Die Tetanie kehrte nach erfolgter Gastroenterostomie nicht wieder. Die Basedowiischen Erscheinungen (Tachykardie, Schweiße, Tremor) blieben oder besserten sich nur wenig. Augensymptome fehlten vollständig. Die Untersuchung des Grundumsatzes ergab:

CO_2	O_2	RQ	CO_2	O_2
182,2	229,1	0,796		
180,2	227,4	0,793	4,45	56,1
185,6	222,1	0,836		

Von großer Bedeutung ist auch, daß man jetzt imstande ist, den Erfolg therapeutischer Maßnahmen im Gaswechselversuch zu kontrollieren und zu regulieren. Die systematische Untersuchung des Grundumsatzes lehrt uns, ebenso wie die sonstige klinische Beobachtung, daß die Körpergewichtskurve für die Beurteilung des Krankheitsverlaufes unzureichend ist. Oft sieht man unter dem Einfluß von Ruhe-Mastkuren oder noch häufiger von Röntgen- oder Radiumbestrahlungen der Schilddrüse das Körpergewicht beträchtlich ansteigen, während die Gaswechseluntersuchung zwar ein Absinken des Grundumsatzes, aber doch noch nicht normale Werte ergibt. Sehr bemerkenswert ist ferner, daß A. Loewy und H. Zondek nach Zufuhr kleinster Mengen von Jod ein Absinken des Grundumsatzes sahen. Noch bemerkenswerter ist, daß in einem sehr großen Prozentsatz der schweren, mit thyreotoxischen Erscheinungen einhergehenden Basedowfälle verhältnismäßig große Jodgaben zu einem vorübergehenden Absinken des Grundumsatzes führen (Plummer, P. Starr und J. H. Meanes, eigene Beobachtungen).

Auch experimentell läßt sich die Steigerung des Grundumsatzes durch Verfütterung von Thyreoidin bzw. Thyroxin herbeiführen. Doch ist die Ansprechbarkeit verschiedener Individuen außerordentlich verschieden; auch sind hier anscheinend viel größere Dosen zur Erzielung des gleichen Effektes notwendig als bei Hypothyreoidismus, für den die Ansprechbarkeit auf kleine Dosen charakteristisch ist. So fanden z. B. Boothby und Mitarbeiter unter der gleichen Dosis Thyroxin bei Normalen die Kalorienproduktion von 65 auf 88,4, bei Myxödemkranken von 42 auf 70 ansteigen. Anscheinend sind im normalen Organismus Abwehrvorrichtungen gegen ein Zuviel an Schilddrüsensekret vorhanden. Nach den Untersuchungen der Krausschen Klinik verhält sich der jugendliche tierische Organismus anders. Bei ihm führt Schilddrüsenzufuhr innerhalb gewisser Grenzen zu einer Herabsetzung der Wärmeproduktion (R. Hirsch). Damit steht in Einklang, daß Kinder viel größere Mengen von Schilddrüsensubstanz vertragen als Erwachsene (L. Jehle) und daß bei jungen Hunden sich weder Körpergewicht noch Pulsfrequenz noch Eiweißumsatz ändert (R. E. Mark). Beim Morbus Basedowii wird der Grundumsatz durch Thyroxin noch weiter gesteigert, aber nur, wenn die ursprüngliche Steigerung nicht mehr als 65% beträgt. Bei Fällen mit bedeutender Steigerung erhöhen selbst 15 mg Thyroxin den Grundumsatz nicht mehr deutlich (Plummer).

Bemerkenswert ist ferner, daß Basedowkranke viel mehr Kalorien brauchen als Gesunde, um eine bestimmte körperliche Arbeit zu verrichten (Boothby and Sandiford). Der Nachverbrauch ist beim Basedowiker um ein Vielfaches größer (Fr. Kisch).

Bei der Unterscheidung in leichte, mittelschwere und schwere Fälle ist die Kenntnis der Grundumsatzsteigerung zwar wichtig, aber nicht ausschlaggebend. Schon regionäre Verhältnisse dürften hier von Bedeutung sein. So berichtet z. B. Hotz, daß die aus dem Schweizer Hochland stammenden Fälle bei einer Steigerung des Grundumsatzes um $50^0/_0$ meist schon als schwer anzusehen waren, während die aus dem Tiefland stammenden Fälle mit der gleichen Umsatzsteigerung noch unter die mittelschweren Fälle einzureihen waren. Selbstverständlich müssen bei der Beurteilung der Schwere eines Falles noch viele andere Umstände (Verhalten des Herzens, das Alter usw.) berücksichtigt werden.

Auch die spezifisch-dynamische Nahrungswirkung ist beim Morbus Basedowii häufig untersucht worden. Jaquet und Svenson gaben an, daß der Umsatz bei Basedowkranken durch Nahrungsaufnahme stärker in die Höhe getrieben wird als bei normalen Individuen. Auch in den Untersuchungen von Porges und Pribram wurde der Grundumsatz nach vorübergehender reichlicher Eiweißzufuhr auffallend hoch gefunden. Endlich fand R. Plaut eine Erhöhung der spezifisch-dynamischen Nahrungswirkung bei gutem Ernährungszustand, während bei schlechtem dieselbe erniedrigt war. Auch im Tierexperiment fanden Eckstein und Grafe und Abelin dieselbe erhöht. Es scheint also, daß der Stoffwechsel bei Basedowkranken besonders labil ist und leicht in abnormer Weise angefacht wird. Die Eiweißzufuhr steigert dabei die Tätigkeit der Schilddrüse im besonderen Grade. Dafür spricht vielleicht auch, daß man bei Hunden durch reichliche Fleischfütterung die Schilddrüse äußerst jodarm machen kann, welcher Umstand auf eine rasche Abfuhr des spezifischen Sekretes hindeutet. Die Gaswechseluntersuchungen zeigen jedenfalls, daß die Intensität der Verbrennungsprozesse in den Zellen mit dem Fettansatz durchaus nicht immer parallel läuft. Gewiß begünstigt die Erhöhung des Grundumsatzes und die spezifische dynamische Nahrungswirkung die Abmagerung, um so mehr wenn noch toxische Magen-Darmstörungen hinzukommen, wodurch die Aufnahme und Resorption von Nahrung herabgesetzt wird. Aber andererseits sehen wir trotz erhöhtem Grundumsatz und erhöhter spezifisch dynamischer Nahrungswirkung unter Umständen starken Fettansatz eintreten, wie auch mehrere eigene Beobachtungen zeigen. Dies weist auf eine Gegenregulation (Inselorgan?) hin. Im Kapitel Fettsucht werde ich auf diesen Punkt nochmals zurückkommen.

Sicher ist jedenfalls, daß der Eiweißstoffwechsel beim Morbus Basedowii gesteigert ist, d. h. solche Individuen brauchen mehr Eiweiß oder mehr stickstofffreie Energie, besonders in Form eiweißsparender Kohlehydrate, um sich im Stickstoffgleichgewicht zu erhalten. Bei der Aufstellung der N-Bilanz ist eventuell auch der N-Verlust durch profuse Schweiße mit zu berücksichtigen. Hirschlaff schätzt ihn auf 2—4 g in 24 Stunden. Die Steigerung des Eiweißumsatzes kann ebenso wie alle anderen Basedowsymptome große Schwankungen zeigen.

Sehr schön zeigte sich die Steigerung des Eiweißumsatzes in den auf meine Veranlassung angestellten Versuchen Rudingers Bei einer nahezu N-freien, kohlehydrat- und fettreichen Kost (nach Landergreen) sinkt bei normalen Menschen der Stickstoff im Harn ziemlich rasch auf 4—5 g pro die ab. Bei Basedowkranken fand Rudinger am vierten Tage noch immer 7—8 g N. Die Steigerung des Eiweißumsatzes läßt sich auch experimentell durch Fütterung von Schilddrüsensubstanz erzeugen. Bleibtreu und Wendelstadt sahen nach Darreichung von Schilddrüsentabletten beim Menschen negative N-Bilanz auftreten, die durch Zulage von Butter und Zucker aufgehoben werden konnte. Seither sind zahlreiche Versuche ausgeführt worden, die die Erhöhung des Eiweißumsatzes durch Schilddrüsenmedikation zeigen (Mayerle). In einem Versuche von Matthes zeigte sich nach der Strumektomie bei gleicher Kost eine Besserung der vorher negativen N-Bilanz. Als die getrocknete Struma verfüttert wurde, stieg die N-Ausscheidung wieder an. Auch im Tierexperiment läßt sich die Steigerung des Eiweißumsatzes ersehen (Fritz Voit). Am deutlichsten zeigt sich dies bei Untersuchung des Hungerstoffwechsels (Eppinger, Falta und Rudinger).

Die Frage, ob die Steigerung des Eiweißumsatzes bei Hyperthyreoidismus primär oder nur Folge des gesteigerten Kohlehydrat- und Fettumsatzes ist, wird meist im ersteren Sinne beantwortet. Fritz Voit fand bei Hunden nach Fütterung mit Schilddrüsensubstanz negative Stickstoffbilanz auch dann, wenn die Nahrung so reichlich Fett enthielt, daß selbst noch Fett angesetzt werden konnte. Diese Versuche sind aber nicht beweisend, da die stickstofffreie Energie in der Nahrung ausschließlich durch Fett vertreten war. Derselbe Einwand läßt sich auch gegen die Behauptung von Magnus-Levy erheben, daß bei Fettzufuhr oder reichlichem Fettdepot der Stickstoffverlust zwar erheblich eingeschränkt, aber nicht völlig aufgehoben werden könne. In den erwähnten Versuchen Rudingers konnte die Stickstoffausscheidung endlich doch auf das Landergreensche Minimalmaß herabgedrückt werden, wenn größere Quantitäten von stickstofffreier Energie (mit reichlichen Kohlehydraten) längere Zeit hindurch gereicht wurden (vgl. auch Lauter und Erich Krauß). Bei fiebernden Kranken war in den analogen Untersuchungen von E. Krauß der minimale Eiweißverbrauch hingegen auf das 2—3fache erhöht. Man könnte daher den Schluß ziehen, daß beim Hyperthyreoidismus nur eine Steigerung der physiologischen Verhältnisse vorliegt. Für die leichteren Grade trifft dies wohl zu, bei den höheren Graden sprechen schon die degenerativen Veränderungen der Muskelsubstanz, die Askanazy beschrieben hat, für eine toxische Störung.

Die Störungen des Kohlehydratstoffwechsels bei Morbus Basedowii dürften nicht einheitlicher Natur sein. Es gibt eine Kombination von Hyperthyreoidismus mit echtem Diabetes (v. Noorden, Ewald, Grawitz, Hannemann, Bettmann, W. Falta, Russel M. Wilder u. a.). Der echte Diabetes zeigt nur eine geringe Abhängigkeit vom Verlauf des Hyperthyreoidismus. Röntgenbestrahlung der Schilddrüse hatte in den von mir beschriebenen Fällen nur einen geringen oder gar keinen Einfluß auf die Zuckerausscheidung. Damit stimmt überein, daß man beim echten Diabetes mellitus durch Schilddrüsenzufuhr die Zuckerausscheidung nur bei leichter Glykosurie deutlich beeinflussen kann, während bei höheren Graden der Glykosurie der Einfluß nicht mehr so deutlich hervortritt. Auch beim Hund kommt es nach völliger Exstirpation des Pankreas unter Zufuhr von Schilddrüsentabletten meist zu keiner bemerkenswerten Steigerung des Quotienten D : N. In meinen Fällen von Diabetes+Basedow waren profuse Diarrhöen vorhanden, während die Fälle von echt thyreogener Glykosurie, auf die ich gleich zu sprechen kommen werde, bei der Belastungsprobe mit Fett Störungen der Fettresorption zeigten.

Die Kombination von Basedow mit echtem Diabetes ist nicht so selten. Sattler stellte 40 Fälle aus der Literatur zusammen. In 26 Fällen war der Basedow früher vorhanden als der Diabetes, in 8 Fällen entwickelten sich beide Krankheiten ziemlich gleichmäßig, in den übrigen trat der Basedow im Verlauf des Diabetes auf.

Der Hyperthyreoidismus schafft bei vielen Individuen eine Disposition zur Glykosurie. Die Störung kann okkult sein, d. h. es tritt Glykosurie nur bei

Zufuhr größerer Mengen reinen Traubenzuckers auf. Manchmal kommt es nicht zur Ausscheidung von Traubenzucker, es ist aber die alimentäre Glykämiekurve von abnormer Höhe und abnormer Dauer (Tachau, B. J. Sänger und E. G. Hun, Boothby u. a.). Die alimentäre Glykosurie bei Morbus Basedowii wurde zuerst von Kraus und Ludwig und von Chvostek beschrieben. Sie hat wohl ihr experimentelles Analogon in der alimentären Glykosurie, welche nach reichlicher Zufuhr von Schilddrüsentabletten bei manchen normalen Individuen und im Tierexperiment erzielt werden kann (Ewald, J. Dale, Dennig, v. Noorden, Bettmann, Georgjewsky, Strauß u. a.). Die Störung im Kohlehydratstoffwechsel kann aber auch manifest sein, d. h. es findet sich bei gemischter Kost Glykosurie. Solche Fälle von spontaner Glykosurie scheinen nicht häufig zu sein (Lewin, v. Nothafft, A. Kocher, W. Falta). Die Glykosurie ist als thyreogen dadurch charakterisiert, daß sie mit der Entwicklung des Morbus Basedowii auftritt und mit der Besserung wieder verschwindet, und daß sich nach Ausheilung des Basedow auch bei Belastungsproben völlig normale Verhältnisse zeigen. Sie unterscheidet sich sicherlich nur graduell von der alimentären Glykosurie bei Basedow, die ebenfalls bei spontaner oder therapeutisch herbeigeführter Besserung des Basedow wieder verschwindet. Besonders nach Röntgenbestrahlung der Schilddrüse (G. Schwarz, Hirschl, W. Falta), aber auch nach Schilddrüsenresektion und in geeigneten Fällen nach Jodbehandlung wurde dies beobachtet. Die thyreogene Glykosurie scheint besonders häufig bei traumatischem Basedow vorzukommen und ist häufig, wie schon früher erwähnt, mit Störungen der Fettresorption kombiniert.

Bei der Kombination von Basedow mit echtem Diabetes ist neben der Erkrankung der Schilddrüse eine selbständige Erkrankung des Inselorgans anzunehmen. Die echte thyreogene Glykosurie möchte ich hingegen so deuten, daß der Hyperthyreoidismus eine starke Mehrbelastung der innersekretorischen Tätigkeit des Inselorganes vielleicht durch Erhöhung des Zuckerbedarfes mit sich bringt. Verfügt das Inselorgan nicht über die nötige Funktionsbreite, so tritt, besonders wenn eine alimentäre Überlastung hinzukommt, Glykosurie auf. Diese Hypothese scheint mir in ungezwungener Weise zu erklären: 1. daß der Hyperthyreoidismus nicht bei allen Individuen zur Glykosurie führt, und 2. daß die Glykosurie mit dem Rückgang des Hyperthyreoidismus wieder verschwindet, und daß nachher auch starke alimentäre Belastung nicht mehr zur Glykosurie führt.

Ein sehr instruktiver Fall von J. Holst sei hier kurz mitgeteilt. Bei einem Fall von Basedow kam es 6 Monate nach Resektion der Schilddrüse zu einem Rezidive und gleichzeitig zur Glykosurie. $2^1/_2$ Jahre später hatte sich ein Myxödem entwickelt. Jetzt wurde eine Probemahlzeit mit 100 g D ohne Zuckerausscheidung vertragen.

Die Unterscheidung zwischen einer insulären und einer thyreogenen Glykosurie bereitet meist keine Schwierigkeit, doch gibt es auch Übergänge, ich meine jene Fälle, bei denen unter Schilddrüsengebrauch Glykosurie auftrat, welche nach Aussetzen der Thyreoidinmedikation nicht wieder verschwand (Friedr. Müller). In solchen Fällen, ebenso wie in dem Falle von Ewald (Myxödem, bei welchem sich nach längerer Schilddrüsenmedikation ein Diabetes entwickelte, der nach Aussetzen des Mittels weiter fortbestand), ist wohl ebenfalls eine Erkrankung des Inselorganes anzunehmen, die bisher latent war und durch die Schilddrüsenmedikation manifest wurde.

Im großen ganzen decken sich diese Anschauungen völlig mit denen, die R. M. Wilder vor kurzem vorbrachte, obwohl dieser Autor dies nicht wahr haben will. Die oben entwickelte Anschauung über den Zusammenhang zwischen Hyperthyreoidismus und Glykosurie bzw. alimentärer Hyperglykämie wurde durch neuere Untersuchungen von Depisch und Hasenöhrl bestätigt. Sie fanden bei Fällen von Hyperthyreoidismus im Stadium der Gewichtsabnahme hohe alimentäre Glykämie (eventuell mit Glykosurie) und geringe oder fehlende posthyperglykämische Hypoglykämie, kam es aber spontan oder nach Schilddrüsenbestrahlung zu Gewichtszunahme, so wurde die alimentäre Glykämie immer geringer und es trat eine deutliche postalimentäre Hypoglykämie auf, ein Zeichen, daß jetzt das Inselorgan auf den Reiz des Zuckers mit starker Insulinsekretion reagierte.

Fälle von Diabetes mit Hyperthyreoidismus haben einen relativ hohen Insulinbedarf. Betreffs der durch den Hyperthyreoidismus erzeugten Insulinresistenz verweise ich auf das 1. Kapitel (Wechselwirkung der Blutdrüsen).

Das Schilddrüsensekret hat auch einen mächtigen Einfluß auf den Salzstoffwechsel. Wie schon W. Scholz nachwies, steigert es die Phosphorausscheidung besonders durch den Darm. Die abnorme Verteilung der Phosphorausscheidung auf Nieren und Darm wird durch eine Steigerung der Ca-Ausscheidung durch den Darm hervorgerufen. H. Eppinger zeigte ferner, daß der Transport einer subkutan injizierten Kochsalzlösung durch den Körper unter dem Einfluß von Schilddrüsenzufuhr schneller abläuft, während beim Hypothyreoidismus eine Neigung zur Salzretention und Ödembildung besteht.

Wie neuere Untersuchungen von W. Falta und F. Högler zeigen, verhalten sich frische, unbehandelte Fälle von Basedow bei den Wasser- und Salzproben oft wie normale Individuen bei salzarmer Vorperiode, d. h. sie retinieren Wasser und Salz — aber nur vorübergehend; bei längerdauernder Salzzufuhr bleiben sie doch salz- und wasserarm. Bei solchen Fällen ist die Refraktionsdifferenz (Refraktion des Plasmas minus Refraktion des Serums — Veränderung des Quellungsdruckes?) meist herabgesetzt. Ferner findet sich nach G. Deutsch im Serum Basedowkranker häufig eine Verschiebung im Albumin-Globulinquotienten nach der Globulinseite. Damit stimmt überein, daß Thyroxininjektion die Refraktionsdifferenz herabsetzt (W. Falta und F. Högler); ferner, daß bei Basedowkranken das Verhältnis Brechungsindex zu Viskosität oft unter 1,0 gefunden wird (A. Hellwig). Die Gerinnung ist im Basedowblut verlangsamt, die Eiweißkonzentration meist herabgesetzt.

J. Hollo und St. Weiß fanden alkalische Verschiebung der Blutreaktion neben Herabsetzung der alveolären CO_2-Spannung. Endlich sei erwähnt, daß Veil und Sturm bei Basedow Hyperjodämie fanden. Darauf komme ich später noch zurück.

Nach L. Asher, Sträuli und Duran ist das Blut schilddrüsengefütterter Tiere abnorm empfindlich gegen Sauerstoffmangel. De Quervain fand das gleiche Verhalten des Blutes bei Basedowfällen. Endlich sei erwähnt, daß bei Zuständen von Hyperthyreoidismus abnorm große Dosen von Chinin ohne Vergiftungserscheinungen vertragen werden (J. Bram).

Von weiteren Veränderungen des Stoffwechsels seien folgende erwähnt: Forschbach fand bei Morbus Basedow auffallend geringe Mengen von Kreatinin im Harn, auch der exogene Faktor (Zusatz von Fleischextrakt) war sehr klein. Jedlicka fand eine Steigerung des Cholesteringehaltes im Blute. In mehreren Fällen fand man die endogene und exogene Harnsäureausscheidung ungewöhnlich gering (Novaczynski, Fleischmann).

Nicht selten finden sich beim Morbus Basedowii ephemere Temperatursteigerungen. Wenn sie auch nicht so häufig sind, als Bertoye angab, so ist sicher, daß in vielen Fällen von Morbus Basedowii das Wärmegleichgewicht sehr labil ist und bei geringen Anlässen die Wärmeregulation im Sinne einer Hyperthermie durchbrochen wird. Auch nach Zufuhr von Chinin (Fr. Müller) und nach Atropininjektion (Eppinger und Heß) wurde Temperatursteigerung beobachtet. Ferner sind Fälle von perakutem Basedow beschrieben, bei denen prämortal zugleich mit hochgradiger Tachykardie Delirien eintraten und die Temperatur bis 40—41° C anstieg. Besonders häufig ist die Hyperthermie im Anschluß an die Strumaoperation, wahrscheinlich dadurch, daß infolge der Manipulation an der Drüse viel Schilddrüsensekret resorbiert wird.

Die Haut ist bei Morbus Basedowii gewöhnlich zart, geschmeidig, abnorm feucht, leicht gerötet, das Spiel der Vasomotoren lebhaft. Vermehrte Schweißsekretion gehört zu den konstantesten Symptomen und ist meist schon von Beginn der Krankheit an vorhanden. Die Schweiße unterliegen, wie alle Basedowsymptome, starken Schwankungen; oft treten sie besonders nachts auf. Oft haben psychische Erregungen einen großen Einfluß auf dieselben. In seltenen Fällen haben die Schweiße einen üblen Geruch. Manche Kranke schwitzen auf der einen Seite stärker. Infolge der abnormen Durchfeuchtung der Haut findet sich meist eine Herabsetzung des elektrischen Leitungswiderstandes (F. Chvostek, Vigouroux, O. Kahler).

Pigmentierungen finden sich in etwa der Hälfte aller Fälle, und zwar an den Augenlidern, an den Lippen, am Hals, an den Schnürfurchen, Brustwarzen, in der Axilla, der Linea alba, ausnahmsweise auch an den Schleimhäuten, ferner an den Genitalien. In seltenen Fällen findet sich auch diffuse Braunfärbung der Haut der Extremitäten, ja sogar Bronzefärbung.

In manchen Fällen treten ödemartige Schwellungen auf. Sie sind sehr derb und lassen keine Fingereindrücke bestehen. Es handelt sich daher wahrscheinlich um verschiedenartige Zustände, um Trophödeme, häufiger wahrscheinlich um Lipomatosen. In dem Fall von v. Schrötter bestand anscheinend eine Art Lipodystrophie (Abmagerung der oberen, bedeutende Anschwellung der unteren Körperhälfte, die ganz wie ein Myxödem aussah; die mikroskopische Untersuchung ergab aber eine Lipomatose).

In einzelnen Fällen finden sich auch Blutungen in der Haut und in den Schleimhäuten.

Ein häufiges Symptom des Morbus Basedowii ist der Haarausfall, der manchmal nahezu zu Kahlheit führen kann. Im Tierexperiment (bei Vögeln) konnte Zawadovsky durch große Schilddrüsengaben oder Thyroxin Mauserung herbeiführen. Auch die Nägel werden bei Morbus Basedowii bisweilen rissig.

Veränderungen des Knochensystems treten meist nur auf, wenn der Morbus Basedowii sich bei jugendlichen Individuen entwickelt. Holmgren hat darauf hingewiesen, daß jugendliche Basedowiker ein beschleunigtes Längenwachstum und einen etwas verfrühten Epiphysenschluß zeigen. Sehr instruktiv ist ein Fall von Schkarine: ein $4^1/_2$jähriges Mädchen, welches abnorm rasches Wachstum zeigte. Das Skelett der Basedowkranken ist meist grazil, die Endphalangen sind oft zugespitzt.

Die Veränderungen an den Genitalien sind beim Manne meist nicht besonders ausgesprochen, in schweren Fällen kommt es häufig zu Abnahme der Libido und zu Impotenz, bei den Frauen zeigen sich sehr häufig Veränderungen der Menstruation, allerdings sehr verschiedener Art. Bei den meisten kommt es zur Abnahme der menstruellen Blutung, bei anderen zu profuser Blutung. Nicht selten ist das Zessieren der Menses ein Frühsymptom. Bei längerer Dauer kommt es zu einer Atrophie des ganzen Genitalapparates (Cheadle, Askanazy u. a.). Die Beziehung zwischen Genitalsphäre und Schilddrüse zeigt sich bekanntlich auch in der Volumzunahme der Thyreoidea zur Zeit der Pubertätsentwicklung und während der Gravidität. Für den Morbus Basedowii ist dies insofern von Bedeutung, als derselbe bekanntlich das weibliche Geschlecht in hohem Grade bevorzugt. Es ist daher verständlich, daß Änderungen in der

Genitalsphäre den Ausbruch eines Basedow begünstigen; ob man deshalb von einem primär ovariogenen Basedow sprechen darf, möchte ich dahingestellt sein lassen. Während der Gravidität verschlimmern sich meist die Basedowsymptome, doch habe auch ich Fälle beobachtet, bei denen eine Besserung eintrat.

Unter den **pathologisch-anatomischen Veränderungen** stehen die schon früher geschilderten Veränderungen der Schilddrüse im Mittelpunkt. Daneben findet sich in einer großen Prozentzahl der Fälle abnorm großer Parenchymwert der Thymusdrüse. Außerdem finden sich Verfettungen in den verschiedensten Organen, Herz, Leber, Muskeln und degenerative Veränderungen geringeren Grades in den Nebennieren, Verdauungsdrüsen, Nieren, Muskeln und in den Geschlechtsorganen.

Formen des Morbus Basedowii. Infolge der großen Mannigfaltigkeit, welche der Morbus Basedowii in seinen Erscheinungen und in seinem Verlaufe zeigt, bestand von jeher das Bestreben, einzelne Symptome als Kardinalsymptome hervorzuheben und gewissen, anscheinend weiter abstehenden Syndromen eine größere nosologische Selbständigkeit zu verleihen. Ursprünglich wurden die Symptome der sog. Merseburger Trias — Exophthalmus, Struma und Tachykardie — als Kardinalsymptome angenommen. Der Exophthalmus fehlt aber in einem nicht geringen Teil der Fälle von Morbus Basedowii, ferner kam durch Pierre Marie ein neues Kardinalsymptom hinzu, der Tremor. Die Tatsache, daß der Exophthalmus oft dauernd fehlt, veranlaßte Pierre Marie zur Aufstellung der Formes frustes; man versteht darunter die verwischten oder besser die unvollkommenen Formen, während Charcot früher als Forme fruste den Restzustand nach Besserung der klassischen Form bezeichnet hatte. Gauthier und Buschan unterschieden den echten Morbus Basedowii und den Pseudo- oder sekundären Basedow, den ersteren faßten sie als allgemeine Neurose mit Vorherrschen der psychischen und vasomotorischen Sphäre auf, der letztere würde durch andere Störungen im Organismus, unter anderem auch durch eine Funktionsstörung der Schilddrüse hervorgerufen. Möbius unterschied den primären und sekundären Morbus Basedowii, je nachdem sich die Funktionsänderung in einer vorher normalen oder in einer kropfig entarteten Schilddrüse entwickelt. Der sekundäre Morbus Basedowii verlaufe gewöhnlich chronisch und sei oft unvollständig, der primäre oft akut und symptomenreich. Der sekundären Form entspricht der Goitre basedowifié (Reviliod und Pierre Marie). Möbius maß aber dieser Unterscheidung keine zu große Bedeutung bei, da er die Funktionsänderung der Schilddrüse in den Mittelpunkt stellte. „Das Kardinalsymptom schlechtweg sei die Tachykardie." Th. Kocher unterschied zwischen den voll entwickelten Formen und den sog. hyperthyreotoxischen Äquivalenten.

Als eine besondere, selbständigere Form hat Fr. Kraus das sog. Kropfherz abgetrennt. Abgesehen von jenen Herzstörungen, die durch mechanische Behinderung der Zirkulation oder der Respiration entstehen, gibt es bei Kröpfen nach Kraus noch eine durch Fernwirkung des Schilddrüsensekretes erzeugte Herzstörung, die noch mit anderen hyperthyreoidalen Symptomen einhergeht.

Eppinger und Heß unterschieden zwischen sympathikotonischen und vagotonischen Formen, je nachdem die Reizsymptome von seiten der sympathischen oder parasympathischen Nerven überwiegen. Charakteristisch für die vagotonischen Fälle sei „ein relativ geringer Grad von Tachykardie, dabei aber subjektiv stark ausgesprochene Herzbeschwerden, deutlich ausgeprägter Gräfe und weite Lidspalten, fehlender Möbius, geringe Protrusio bulbi, starke Tränensekretion, Schweißausbrüche, Diarrhöen, Beschwerden, die auf Hyperazidität zurückzuführen sind, eventuell Eosinophilie und Störungen der Atemrhythmik und -mechanik, fehlende alimentäre Glykosurie" bei den sympathikotonischen Fällen fanden Eppinger und Heß „starke Protrusio bulbi, keinen Gräfe, eventuell Löwische Reaktion, deutlichen Möbius, oft trockene Bulbi, sehr gesteigerte Herztätigkeit mit geringer Betonung subjektiver Störungen, fehlende Schweiße und Diarrhöen, starken Haarausfall, Neigung zu Fiebersteigerung, fehlende Eosinophilie, keinerlei Atemstörungen, alimentäre Glykosurie".

Die Deutung mancher der angeführten Symptome als sympathiko- resp. vagotonisch ist unsicher. So ist z. B. die Deutung der Schweiße als parasympathisch nicht genügend begründet, da wir bisher über den Verlauf parasympathischer Nerven zur Haut nichts Sicheres wissen. Die Deutung der einzelnen Phänomene wird noch dadurch erschwert, daß es sowohl sympathische fördernde und hemmende wie parasympathische fördernde und hemmende Fasern gibt. Die alimentäre Glykosurie kann ich nicht als sympathikotonisch auffassen, da nach unseren Untersuchungen der alimentäre Faktor vom nervösen streng zu trennen ist und für jenen die Funktionsbreite des Inselorganes ausschlaggebend ist. Ferner gibt es zweifellos Fälle, wie Eppinger und Heß selbst und später v. Noorden jun. hervorhoben, in deren Verlauf einmal mehr die sympathikotonischen, ein andermal mehr die parasympathikotonischen Symptome hervortreten. Vor allem aber ist, wie wir später sehen werden, die Grundumsatzsteigerung und die damit einhergehende Tachykardie bzw. Labilität der Herzaktion als das Kardinalsymptom des Basedow schlechtweg aufzufassen und andererseits sind die Schweiße, resp. die stärkere Durchfeuchtung der Haut so außerordentlich häufig, daß wir im Sinne von Eppinger und Heß fast nie von einem rein sympathischen Typus sprechen können. Alles spricht meines Erachtens dafür, daß sich beim Morbus Basedowii das gesamte vegetative Nervensystem in einem Zustand der Übererregung befindet und daß die Stimmungsbilder des vegetativen Nervensystems ungemein mannigfaltig und stets wechselnd sind.

In einer interessanten Studie ist Stern für die größere Selbständigkeit gewisser Basedowformen, die er als Basedowoid bezeichnet, eingetreten. In gewisser Beziehung ist hierin ein Rückgreifen auf die Ansichten von Gauthier und Buschan unverkennbar. Die klassische Form trennte Stern in den echten und degenerativen Morbus Basedowii, je nachdem sich die Krankheit in einem vorher normalen oder in einem neuropathischen Individuum entwickelt. Aus der großen Gruppe der Formes frustes trennte Stern das Kraussche Kropfherz ab, die übrigen Formen entstünden regelmäßig auf einer originär degenerativ neuropathischen Anlage. Basedowoid und Basedow sollen sich wesentlich durch Beginn, Verlauf und Prognose unterscheiden; sie gehen nach Stern nie ineinander über. Chvostek schloß sich Stern im großen ganzen an, nur möchte er als Formes frustes die wirklich abortiv und leicht verlaufenden Fälle von echtem Morbus Basedowii bezeichnet wissen. Langelaan hielt das Sternsche Basedowoid für einen Basedow auf asthenischer Grundlage.

Auch in Amerika hat sich die Unterscheidung zweier Formen des Basedow eingebürgert. Dem Vorgang Plummers folgend unterscheiden die meisten Autoren (L. B. Wilson, W. M. Boothby, J. Pemperton, W. E. Sistrunk und viele andere) zwischen dem Schilddrüsenadenom mit Hyperthyreoidismus und dem exophthalmique goiter. Manche gehen soweit, in diesen beiden Formen zwei ganz verschiedene Krankheiten zu sehen. Der exophthalmique goiter sei charakterisiert durch die rasche Entwicklung bei vorher gesunden Individuen, durch das starke Hervortreten der Augensymptome, durch die Kombination mit gastrointestinaler Intoxikation, durch die sehr bedeutende Erhöhung des Grundumsatzes, durch starkes Hervortreten der kardiovaskulären Symptome, außerdem durch große Schwankungen in der Intensität der Krankheitserscheinungen, pathologisch-anatomisch durch die diffuse Struma von hyperplastischem

Charakter und Armut an Kolloid, während beim „Adenom mit Hyperthyreoidismus" sich die Erscheinungen des Hyperthyreoidismus gewöhnlich erst nach längerer Zeit ($1^1/_2$ Dezennien) allmählich zu entwickeln beginnen und die basedowischen Strukturveränderungen sich ausschließlich im Adenom entwickeln. Allerdings wurden, wie hier bereits erwähnt sei, von manchen Autoren auch alle möglichen Übergänge zwischen diesen Formen beobachtet, so daß die Unterscheidung zwischen beiden Formen in $80—90\%$ der Fälle nicht durchführbar sei. Auch die günstige Wirkung großer Joddosen hat sich nicht als für den exophthalmique goiter charakteristisch erwiesen (P. Starr, eigene Beobachtungen). Endlich sei noch erwähnt, daß von manchen Autoren eine thymogene Form des Basedow angenommen wird, bei welcher die Veränderungen in der Schilddrüse als Folge der Funktionssteigerung der hyperplastischen Thymusdrüse gedeutet, ja sogar ein Teil der Symptome direkt auf die Thymusdrüse zurückgeführt wird.

Für Diagnose, Prognose und Therapie ist die Unterscheidung einzelner Formen, wie wir später sehen werden, zweifellos von praktischer Bedeutung. Wieweit sie für die Anschauungen über die Pathogenese vorteilhaft und berechtigt ist, ist eine Frage, die wir jetzt prüfen wollen.

Pathogenese. Die älteste Anschauung über die Pathogenese der Basedowkrankheit kann man als bulbäre Theorie bezeichnen. Die Beobachtung von Filehne und von Dourdoufi und Bienfait, daß bei Tieren nach Durchschneidung der Corpora restiformia Tachykardie, Exophthalmus und Hyperämie der Schilddrüse auftritt (einseitige Operation hat diese Veränderung nur auf der gleichen Seite zur Folge), hat lange Zeit hindurch der bulbären Theorie, welche alle Basedowsymptome von Veränderungen im Hirnstamm ableiten wollte, viele Anhänger verschafft. Auch neuere Untersuchungen von B. Reinhard, die zeigen, daß chronische elektrische Reizung des Halssympathikus einer Seite Hyperplasie der betreffenden Schilddrüsenhälfte hervorruft, während Exstirpation des Halssympathikus ein Kleinerwerden der Schilddrüse der betreffenden Seite erzeugt, mögen hier gleich erwähnt werden. Tatsächlich deuten ja viele Symptome des Morbus Basedowii auf einen bulbären Ursprung hin. Nun wurde zwar in einzelnen Fällen über Veränderungen in der Medulla oblongata berichtet (Mendel u. a.). In der Mehrzahl der Fälle war jedoch der Befund negativ. Die französische Schule, besonders Charcot, Trousseau und Gauthier, in Deutschland dann Gerhardt, Buschan, haben daher den Morbus Basedowii als eine Neurose aufgefaßt, indem sie annahmen, daß das ganze vegetative Nervensystem erkrankt sei. Erst Möbius hat, wie schon eingangs erwähnt, die Schilddrüse in den Mittelpunkt der Pathogenese des Morbus Basedowii gestellt, eine Vergiftung des Körpers durch zu reichliche Produktion eines schadhaften Sekretes angenommen und den Gedanken ausgesprochen, daß alle Formen der Basedowkrankheit (basedowifizierte Kröpfe, Formes frustes und voll entwickelter Morbus Basedowii) auf einer einheitlichen Grundlage ruhen. Möbius hat auch zuerst auf den Gegensatz hingewiesen, der zwischen dem Symptomenbilde der Basedowkrankheit und jenem Krankheitszustand besteht, der nach Exstirpation der Schilddrüse auftritt. Die Möbiussche Lehre hat rasch Boden gewonnen, indem die prädominierende Stellung der Schilddrüse in der Pathogenese des Morbus Basedowii allgemein Anerkennung fand. Hingegen gingen die Anschauungen über die Art der Schilddrüsenfunktion bzw. der Funktionsstörung weit auseinander. Die zuerst von Notki und später besonders von Blum vertretene Anschauung, daß im Körper entstehende Gifte in der Schilddrüse entgiftet würden, und daß diese Entgiftung bei der Basedowkrankheit unvollständig sei, wurde von der Sekretionstheorie verdrängt, der zufolge von der Schilddrüse ein spezifisch wirksames Sekret an die Blutbahn abgegeben wird, welches zur Erhaltung gewisser Körperfunktionen oder nach Annahme anderer, zur Paralysierung gewisser im Körper zirkulierender Gifte notwendig sei.

Oswald, Minnich u. a. nahmen an, daß bei der Basedowkrankheit ein weniger wirksames Sekret von der Schilddrüse geliefert wird (Hypo- oder Dysthyreosis); Möbius dachte, wie schon erwähnt, an die gesteigerte Sekretion eines qualitativ veränderten Sekretes, andere Autoren, so Fr. Kraus, traten für eine bloße Steigerung der Schilddrüsenfunktion ohne qualitative Veränderung (Hyperthyreoidismus) ein. Auch ich habe diese Annahme vertreten.

Auch in der neuesten Zeit ist in dieser Frage keine Einigung erzielt worden. Die Gegensätze finden sich auch in der Unterscheidung verschiedener Formen des Basedow, wie sie oben beschrieben wurden.

So haben z. B. die amerikanischen Autoren die Ansicht vertreten, daß die beim Adenom mit Hyperthyreoidismus zu beobachtenden Symptome auf einer vermehrten Abgabe von Thyroxin ins Blut beruhen, während den Erscheinungen des exophthalmique goiter die Sekretion eines veränderten Thyroxins zugrunde liege. Aber auch wenn man an der Annahme eines reinen Hyperthyreoidismus festhält, so muß immer noch die Frage aufgeworfen werden, ob alle Symptome der Basedowkrankheit durch den Hyperthyreoidismus erklärt werden können, oder ob nicht andere Symptome, wie z. B. die Augensymptome, den Erscheinungen des Hyperthyreoidismus koordiniert und auf eine gemeinsame Ursache zurückzuführen sind.

Für die Annahme eines reinen Hyperthyreoidismus wird besonders die Gegensätzlichkeit im Symptomenbilde des Morbus Basedowii und des Myxödems angeführt. Sie zeigt sich sehr schön in der von Kocher zusammengestellten Tabelle.

Tabelle 1.

Kachexia thyreopriva	Morbus Basedowii.
Fehlen oder Atrophie der Schilddrüse.	Schwellung der Schilddrüse — meist diffuser Natur, Hypervaskularisation.
Langsamer, kleiner, regelmäßiger Puls.	Frequenter, oft gespannter, schnellender, hie und da unregelmäßiger Puls.
Fehlen jeglicher Blutwallungen mit Kälte der Haut.	Überaus erregbares Gefäßnervensystem.
Teilnahmsloser ruhiger Blick ohne Ausdruck und Leben.	Ängstlicher, unsteter, bei Fixation zorniger Blick.
Enge Lidspalten.	Weite Lidspalten, Exophthalmus.
Verlangsamte Verdauung und Exkretion. Schlechter Appetit, wenig Bedürfnisse.	Abundante Entleerungen, meist abnormer Appetit, vermehrte Bedürfnisse.
Verlangsamter Stoffwechsel.	Gesteigerter Stoffwechsel.
Dicke, undurchsichtige, gefaltete, trockene bis schuppende Haut.	Dünne, durchscheinende, fein injizierte feuchte Haut.
Kurze, dicke, am Ende oft verbreitete Finger.	Lange, schlanke Finger mit spitzer Endphalanx.
Schläfrigkeit und Schlafsucht.	Schlaflosigkeit oder aufgeregter Schlaf.
Verlangsamte Empfindung, Apperzeption und Aktion.	Gesteigerte Empfindung, Apperzeption und Aktion.
Gedankenmangel, Teilnahmslosigkeit und Gefühlslosigkeit.	Gedankenjagd, psychische Erregung bis zur Halluzination, Manie und Melancholie.
Ungeschicklichkeit und Schwerfälligkeit.	Stete Unruhe und Hast.
Steifigkeit der Extremitäten.	Zitternde Extremitäten, vermehrte Beweglichkeit ber Gelenke.

Kachexia thyreopriva	Morbus Basedowii.
Zurückbleiben des Knochenwachstums — kurze und dicke, oft deforme Knochen.	Schlanker Skelettbau, hie und da weiche und dünne Knochen.
Stetes Kältegefühl.	Unerträgliches Hitzgefühl.
Verlangsamte schwere Atmung.	Oberflächliche Atmung mit mangelhafter inspiratorischer Ausdehnung des Thorax.
Zunahme des Körpergewichtes.	Abnahme des Körpergewichtes.
Greisenhaftes Aussehen auch jugendlicher Kranker.	Jugendliche üppige Körperentwicklung — wenigstens in den Anfangsstadien.

Dazu kommt noch das gegensätzliche Verhalten der chemischen und physikalisch-chemischen Eigenschaften des Blutes.

Tabelle 2.

Kachexia thyreopriva.	Morbus Basedowii.
Hypojodämie	Hyperjodämie.
Gerinnungsbeschleunigung.	Gerinnungsverzögerung.
Gesteigerte Viskosität.	Herabgesetzte Viskosität.
Gesteigerte Refraktion.	Herabgesetzte Refraktion.
Meist erhöhte Refraktionsdifferenz.	Oft herabgesetzte Refraktionsdifferenz
Serumglobuline im Gelzustand.	Serumglobuline im Solzustand.
Abnahme der Dispersität.	Zunahme der Dispersität.
Herabgesetzte Empfindlichkeit gegen Sauerstoffmangel.	Erhöhte Empfindlichkeit gegen Sauerstoffmangel.

Ein weiterer Punkt, welcher für die Annahme eines reinen Hyperthyreoidismus herangezogen werden kann, ist der therapeutische Erfolg aller jener Maßnahmen, welche beim Myxödem das sezernierende Parenchym vermehren (Implantation), bei der Basedowkrankheit dasselbe vermindern (Operation, Bestrahlung usw.). Ferner lassen sich heranziehen die Beobachtungen eines direkten Überganges von Basedow in Myxödem entweder spontan (z. B. Joffroy und Achard haben einen solchen Fall beschrieben), oder durch eine zu weitgehende Operation oder durch zu starke Bestrahlungen (Haudek, Cordua, Curschmann).

Es stehen dieser Annahme aber auch viele klinische Beobachtungen und mancherlei experimentelle Ergebnisse entgegen. Was die klinischen Beobachtungen anbelangt, so hat schon A. Kocher neben den vorhin erwähnten gegensätzlichen Symptomen auch beiden Krankheiten zukommende ähnliche Symptome angegeben und rechnet hierher gewisse Formen der Ödeme, Trockenheit und Abblassen der Haare, Pigmentierungen und die in manchen Fällen von Basedowkrankheit zu beobachtende Verminderung der Speichel- und Tränensekretion. Diese „Ausnahmen von der Regel" dürften meiner Ansicht nach kaum imstande sein, die Gegensätzlichkeit im Symptomenbilde von Morbus Basedowii und Myxödem wesentlich zu beeinträchtigen; hier spielen konstitutionelle Verschiedenheiten sicher eine große Rolle. Denn auch bei künstlich erzeugtem Hyperthyreoidismus können wir in einzelnen Fällen das Ausbleiben der Schweiße feststellen, während andere wichtige Basedowsymptome, wie z. B. die Tachykardie, deutlich entwickelt sind (Falta, Newburgh und Nobel). Ja wir haben sogar beim künstlichen Hyperthyreoidismus in einzelnen Fällen die Schweißbildung unter dem Einfluß der Schilddrüsenmedikation sich

verringern gesehen. Wie unsere Untersuchungen gezeigt haben, ist die Mannigfaltigkeit der Syndrome beim künstlichen Hypothyreoidismus durch die Verschiedenheit in der Konstitution der Versuchspersonen bedingt. Was ferner
das Verhalten der Haare anbelangt, so sind beim Morbus Basedowii die
Haare zwar manchmal trocken, dabei aber dünn, während sie beim Myxödem
dick, morsch und brüchig zu sein pflegen. Der wichtigste Einwand, der
bisher gegen eine strikte Gegensätzlichkeit im Symptomenbild des Basedow
und des Myxödems gemacht worden ist, betrifft das angebliche Nebeneinandervorkommen von Myxödem- und Basedowsymptomen. Eine genaue
Zusammenstellung solcher Fälle findet sich bei Sattler. In der letzten Zeit
bin ich durch eigene Beobachtungen in der Beurteilung dieser Fälle noch
skeptischer geworden wie früher. Meist handelt es sich um Fälle, die als
typischer Basedow angefangen haben und operativ oder durch Bestrahlung
behandelt wurden. Die Augensymptome gehen bei Basedow nun bekanntlich recht häufig auch bei einer wirksamen Verkleinerung des Parenchyms nicht
völlig zurück. Kommt es nun, wie gar nicht selten, zur Entwicklung einer
Fettsucht (vielleicht durch eine reaktive Mehrfunktion des Inselorgans) und
ist noch eine leichte Tachykardie oder zum mindesten eine besondere Labilität
des Pulses vorhanden, so entsteht ein Bild, welches bei oberflächlicher Betrachtung tatsächlich wie eine Kombination von Basedow und Myxödem
aussieht. Auch der Salzstoffwechsel kann in solchen Fällen eigenartige Veränderungen erfahren. Die Untersuchung des Grundumsatzes zeigt uns dann
aber immer noch leichte Erhöhung der Wärmeproduktion. Abnorme Feuchtigkeit der Haut kann dabei schon fehlen. Solche Fälle lehren uns, wie vorsichtig
wir in der Annahme sein müssen, daß Mangel an Schilddrüsensekret Fettsucht erzeugt. Bei einem großen Teil der in der Literatur angegebenen Fälle
dürfte es sich um solche Fälle von Fettsucht bzw. von Lipomatose gehandelt
haben. v. Schrötter hat über einen solchen Fall berichtet, der als Myxödem
angesehen wurde, der sich aber bei der mikroskopischen Untersuchung als
Lipomatose erwies. In anderen Fällen kann natürlich durch den therapeutischen Eingriff die normale Grenze unterschritten worden sein und dann
gesellen sich der Fettsucht echte myxödematöse Symptome: Kältegefühl, Bradykardie und Herabsetzung des Grundumsatzes hinzu. Durch Zufuhr kleiner
Thyreoidindosen lassen sich diese Symptome, nicht aber die Fettsucht bzw. die
Lipomatose beseitigen.

Endlich wäre noch darauf hinzuweisen, daß bei den eigenartigen Bildern,
die nach Schilddrüsenbehandlung des Basedow entstehen, auch die Thymusdrüse eine gewisse Rolle spielen könnte. Wie schon früher erwähnt, sind manche
Autoren geneigt, der so häufigen Thymushyperplasie eine Bedeutung in der
Pathogenese des Morbus Basedowii zuzuschreiben. Bekanntlich findet sich bei
einem großen Teil der Fälle von Vollbasedow eine Thymushyperplasie. Die
histologische Untersuchung ergibt dabei eine Vermehrung des Thymuspar-
enchyms und besonders auch der Hasallschen Körperchen. Garré, Capelle,
Payr, vor allem v. Haberer berichten über Fälle von Basedow, bei denen
eine beträchtliche Reduktion des Schilddrüsenparenchyms die toxischen Erscheinungen nicht wesentlich besserte, während erst die Resektion der Thymusdrüse zu einem Zurückgehen der toxischen Erscheinungen und zu Körpergewichtszunahme führte. Besonders bemerkenswert sind die experimentellen
Untersuchungen E. Birchers, die allerdings noch der Bestätigung bedürfen.
Implantation von Thymusdrüsen, die von an Mors thymica bei der Operation
zugrundegegangenen Individuen stammten, in die Bauchhöhle von Hunden
erzeugte Tachykardie, Aufregungszustände, Tremor, Exophthalmus, auch
soll sich eine Struma bei diesen Tieren entwickelt haben. Die nachfolgende

Exstirpation der Schilddrüse führte nicht wie sonst zur chronischen Kachexia strumipriva, sondern unter toxischen Erscheinungen in kurzer Zeit zum Tode. Es soll, wie Liebesny ausführt, ein gewisser Antagonismus zwischen der Funktion der Schilddrüse und derjenigen der hyperplastischen Thymusdrüse bestehen, in dem Sinne, daß eine gesteigerte Schilddrüsenfunktion zu einer kompensatorisch gesteigerten Thymusfunktion führt, wodurch die toxische Wirkung der ersteren einigermaßen ausgeglichen wird. Es wäre so verständlich, wenn bei einem Vollbasedow durch eine allzu gründliche Verkleinerung des Schilddrüsenparenchyms unter Umständen der Tod durch die ihres Gegengewichtes beraubte Thymusüberfunktion eintritt. Wir kommen bei den Ausführungen über die Wirkung der Jodzufuhr beim Basedow nochmals auf diese Frage zurück.

Was nun die experimentellen Ergebnisse anbelangt, so ist gegen die Annahme eines reinen Hyperthyreoidismus bei der Basedowkrankheit eingewendet worden, daß es nicht gelingt, durch Zufuhr von Schilddrüsensubstanz den vollen Komplex der Basedowsymptome zu erzeugen. Die meisten Symptome des Basedow lassen sich zwar auf diesem Wege hervorrufen, viele stehen aber an Intensität hinter den Symptomen des Vollbasedow zurück. Dies gilt besonders vom Exophthalmus. Kraus und Friedental erzeugten ihn andeutungsweise beim Kaninchen durch intravenöse Injektion von in Serum aufgenommenem Schilddrüsensaft, Heinecke bei längerer Behandlung mit großen Mengen von Schilddrüsensubstanz, Lampé, Liesegang und Klose und Baruch bei gewissen Hunderassen durch intravenöse Injektion von frischen, aus Basedowstrumen gewonnenen Preßsäften. Die letztgenannten Autoren sahen gleichzeitig hochgradige Temperatur- und Pulssteigerung, Glykosurie und Albuminurie auftreten.

Nun lehrt schon die klinische Beobachtung, daß den vollentwickelten Augensymptomen im Bilde des Basedow eine gewisse Selbständigkeit zukommt. Die Verhältnisse liegen nicht etwa so, daß die voll entwickelten Augensymptome nur in Fällen vorhanden sind, bei welchen die Grundumsatzsteigerung über ein gewisses Maß hinausgeht. Ich verfüge z. B. über eine Beobachtung mit einer Umsatzsteigerung von 115% mit nur gering entwickelten Augensymptomen und über eine mit einer Umsatzsteigerung von 75% und schweren toxischen Magen-Darmsymptomen ohne deutliche Augensymptome. Ferner soll sich nach Ansicht vieler Autoren der Exophthalmus bekanntlich experimentell durch Reizung des Sympathikus erzeugen lassen. Reizung des Sympathikus führt nach den Untersuchungen Reinhards aber auch zur Vergrößerung der Schilddrüse der betreffenden Seite. Es scheint daher der Exophthalmus nicht eine Folge des Hyperthyreoidismus zu sein, darauf weist ja auch das Vorkommen von Fällen mit einseitigem Exophthalmus hin, sondern Schilddrüsenfunktionssteigerung und Exophthalmus können unter Umständen, wie ich dies in der ersten Auflage bereits angenommen habe, koordinierte Folgeerscheinungen einer gemeinsamen Ursache sein. Es ist daher nicht verwunderlich, wenn die Versuche, den Exophthalmus durch Einverleibung von Schilddrüsensubstanz zu erzeugen, bisher nur ein unbefriedigendes Resultat ergeben haben.

Ferner dürften der künstlichen Erzeugung des Hyperthyreoidismus deshalb Schwierigkeiten entgegenstehen, weil im normalen Organismus anscheinend Abwehrvorrichtungen gegen ein Zuviel von Schilddrüsensekret bestehen. Wir müssen annehmen, daß ebenso wie die Abgabe von Insulin auch die Abgabe von Schilddrüsensekret an das Blut im normalen Organismus genau geregelt und den Bedürfnissen angepaßt ist. Vor einem Zuviel an Thyroxin schützt sich der normale Organismus anscheinend einerseits durch eine Einschränkung der Hormonproduktion bzw. Hormonabfuhr in das Blut, andererseits durch eine rasche Ausscheidung durch die Galle. Aus letzterem Grund kann man im normalen Organismus, wie Kendall und Plummer gezeigt haben, auch bei Einverleibung größerer Dosen gar keine akute Thyroxinintoxikation erzeugen, während durch dauernde Zufuhr kleinerer Dosen nach einiger Zeit die thyreotoxischen Symptome auftreten. Es sind also die Zellen nur befähigt, eine gewisse Menge von Thyroxin aufzunehmen, was auf eine uns in ihrem Wesen noch unbekannte Gegenregulation hinweist. Erst bei dauernder Erhöhung der Thyroxinzufuhr erhöht sich die Aufnahmefähigkeit allmählich. Auch bei der Basedowkrankheit tritt nach den Untersuchungen dieser Autoren eine Erhöhung des Grundumsatzes durch Thyroxin nicht sofort ein, wenn derselbe bereits eine gewisse Höhe überschritten hat. Andererseits sehen wir aber, daß beim Schreckbasedow der Hyperthyreoidismus sich in wenigen Stunden entwickeln kann. Hier dürfte also die Menge des plötzlich in die Zirkulation gelangenden Thyroxins enorm sein, so daß die Gegenregulation sofort versagt.

Noch weniger durchsichtig sind die Verhältnisse bei Zufuhr von anorganischem Jod. Vom normalen Organismus wird im Überschuß zugeführtes Jod prompt ausgeschieden, ohne die Thyroxinproduktion oder -Abgabe oder -Wirkung irgendwie zu beeinflussen. Nach Veil und Sturm ist der Jodgehalt des Blutes 24 Stunden nach Jodzufuhr wieder völlig normal. Bei Kolloidstrumen führt vermehrte Jodzufuhr sehr häufig zu einer Speicherung von Jod in der Schilddrüse, besonders dann, wenn sich dort anscheinend ein minderwertiges, nicht genügend jodiertes Kolloid befunden hat. In anderen Fällen führen schon sehr kleine Dosen von Jod zu einem deutlichen Kleinerwerden der Schilddrüse, ohne daß Erscheinungen von Hyperthyreoidismus auftreten. Hier sind anscheinend die Abwehrvorrichtungen gut entwickelt, d. h. die Zellen nehmen nicht mehr Schilddrüsenhormon auf, als sie brauchen, und der Überschuß wird rasch aus dem Blute eliminiert. In noch anderen Fällen kommt es aber zu thyreotoxischen Erscheinungen, ja es kann sich ein typischer Morbus Basedowii entwickeln. Coindet, Gauthier, D'Espine, Rilliet, in Wien zuerst Breuer, dann aber auch Kocher, Möbius, Ortner, A. J. Walter, O. P. Kimball, Fr. Redlich und viele andere haben über das Auftreten dieses Jodbasedow berichtet und vor dem Gebrauch von Jod bei Strumen gewarnt. Regionäre Verschiedenheiten in der Empfindlichkeit gegen Jod spielen dabei, wie aus einer größeren Versuchsreihe Fleischmanns hervorgeht, eine große Rolle. Ähnliches gilt auch von dem Gebrauch von Schilddrüsensubstanz. In solchen Fällen scheint daher nicht nur die Schilddrüse in abnormer Weise auf das Jod zu reagieren, sondern es scheint auch eine abnorme Aufnahmebereitschaft der Zellen der verschiedenen Organe für das Schilddrüsenhormon vorhanden zu sein. Andererseits können, wie zahlreiche Angaben der neueren Zeit zeigen, manche Basedowfälle durch minimale Joddosen gebessert werden (Neißer, A. Loewy und Zondek, Beebe, Liebesny, Jagič und Spengler, C. S. Cowell und Mellanby u. a.). Man beobachtet dabei Kleinerwerden der Strumen, Herabgehen des Grundumsatzes, Körpergewichtszunahme und Besserung des Allgemeinbefindens. Allerdings darf nach Vorschrift dieser Autoren nur ganz allmählich und unter sorgfältigster Beobachtung des Patienten mit der Joddosis angestiegen werden, sonst könne es unter Umständen zu einer bedeutenden Verschlimmerung der Basedowerscheinungen kommen. Um so verwunderlicher schien es daher, daß in neuester Zeit aus Amerika berichtet wurde, daß bei Zufuhr großer Joddosen gerade beim Vollbasedow eine Besserung der thyreotoxischen Erscheinungen eintritt (Plummer, Boothby u. a.), die unter Umständen solange andauert, als die Jodzufuhr anhält.

So ganz unerklärlich ist diese Wirkung des Jods beim Basedow nicht. Es ist bekannt, daß diffus hyperplastische Kröpfe mit jodarmem Kolloid bei

Jodzufuhr unter Speicherung von Jod zurückgehen. Die Basedowstruma ist besonders jodarm. Es kann auch hier, wie Marine, Lenhart und W. F. Rienhoff jr. hervorheben, unter Jodaufnahme eine Involution unter Rückkehr zum Kolloidstadium eintreten. Die histologische Untersuchung von vor und nach der Jodbehandlung exstirpierten Schilddrüsenstückchen ergab Abnahme der Durchblutung. Größenzunahme und größere Regelmäßigkeit der Follikel, Abnahme der Höhe der Epithelien, Abnahme der lymphozytären Infiltration, Zunahme des interstitiellen Bindegewebes usw. Andererseits zeigt die Erfahrung, daß die mit Verkleinerung und Verhärtung der Basedowschilddrüse einhergehende Besserung der basedowischen Erscheinungen nicht anhält, und daß daher dieser Tendenz der Jodspeicherung beim Basedow ein „anderer aktiver Faktor entgegensteht, der das Jod oder die jodhaltigen Verbindungen aus der Drüse wieder wegzuschaffen sucht" (Cowell und Mellanby).

Nach alledem könnte man sich die Vorgänge in der Schilddrüse ungefähr in folgender Weise vorstellen: Wie bereits früher erwähnt, halten sich in der normalen Schilddrüse Thyroxinproduktion und Thyroxinabfuhr einander die Wage. Ändert sich die Thyroxinabfuhr bei geändertem Bedarf (Nahrungszufuhr, Muskelarbeit usw.), so ändert sich dementsprechend die Thyroxinproduktion, so daß der Vorrat an Thyroxin und der Gehalt des Kolloids an organischem Jod annähernd der gleiche bleibt. Beide Vorgänge dürften unter zentralnervösen Einflüssen stehen, wobei wohl angenommen werden kann, daß die Thyroxinabfuhr durch Änderung in der Durchblutung der Schilddrüse reguliert wird. Beim thyreotoxischen Kropf ist dieses Regulationssystem äußerst labil, bzw. im Sinne einer gesteigerten Thyroxinproduktion und Thyroxinabfuhr gestört (latenter bzw. manifester Hyperthyreoidismus). Ja es wäre sogar mit der Möglichkeit zu rechnen, daß das Primäre gar nicht so sehr die Hyperaktivität des Parenchyms sondern der Verlust der Speicherungsfähigkeit ist und daß dieser sekundär zur Hyperaktivität und zum histologischen Umbau der Drüse führt. Das Auftreten eines perakuten Basedow bei Schreck wäre so am leichtesten verständlich.

Jedenfalls möchte ich vorderhand nicht glauben, daß man aus den Beobachtungen Plummers auf einen Dysthyreoidismus zu schließen berechtigt ist; es scheint mir vielmehr zweifellos, daß auch im Bilde des Vollbasedow ein thyreotoxischer Kern vorhanden ist, der auf der Funktionssteigerung der Schilddrüse beruht.

Ätiologie. In den Anschauungen über die Pathogenese des Basedow wird der Umstand viel zu wenig berücksichtigt, daß wir über die Ätiologie dieser Krankheit nichts Sicheres wissen. Die Kropfnoxe kann nur eine untergeordnete Rolle spielen, da gerade die vollentwickelten Formen des Morbus Basedowii in Kropfgegenden selten sind. Neuropathische Veranlagung ist höchstens als disponierendes Moment, psychische und körperliche Traumen sind, ebenso wie Jod und Schilddrüsenmedikation, als auslösendes Moment anzusehen. Häufig entwickelt sich der Morbus Basedowii im Anschluß an akute Infektionskrankheiten (akuter Gelenkrheumatismus, Angina, Typhus, Scharlach, Influenza usw.). In manchen Fällen geht eine sog. idiopathische Thyreoiditis oder Strumitis voraus (Walko). Auch tuberkulöse Herde wurden in Basedowschilddrüsen beobachtet (S. Uemara). Da ferner die echte Basedowstruma häufig Lymphozytenanhäufungen zeigt und die perithyreoidalen Lymphdrüsen in solchen Fällen geschwollen sind, so haben manche Autoren an eine infektiöse Ätiologie des Morbus Basedowii gedacht. Diese Annahme befriedigt aber nicht, da sich viele Basedowfälle aus voller Gesundheit entwickeln und ganz fieberfrei verlaufen. Es ist die akute Infektion daher mit Möbius, de Quervain u. a. auch nur als Bindeglied anzusehen. Kahn und ich sahen in mehreren Fällen von abklingender Tetanie Schilddrüsenschwellung mit deutlichen Basedowsymptomen auftreten. Die Annahme eines thymogenen Morbus Basedowii scheint mir noch nicht genügend begründet, wenn auch vieles dafür spricht, daß die Vorgänge in der Schilddrüse durch die Thymusdrüse beeinflußt werden. Damit wird aber das Problem der Ätiologie nicht gelöst. Da anzunehmen ist, daß die Sekretion der Schilddrüse vom Zentralnervensystem aus reguliert wird, so haben manche Autoren (Wiener) sich wieder mehr der bulbären Theorie Charcots und Geigls genähert. Auch das Vorhandensein eines gegen die Jodspeicherung gerichteten aktiven Faktors weist auf gesteigerte nervöse Einflüsse hin. Das perakute Auftreten des sog. Schreckbasedow läßt sich schwer anders als durch nervöse Beeinflussung erklären. Wie schon früher erwähnt, werden nach dieser Theorie manche Basedowsymptome, vor allem die durch künstlichen Thyreoidismus so schwer und nur unvollkommen zu erzeugenden Augensymptome als der Schilddrüsenschwellung koordiniert angesehen und auf eine gemeinsame, im Zentralnervensystem gelegene Ursache zurückgeführt, deren Sitz wohl nicht nur in den Bulbus, sondern zum Teil auch in die Regio subthalamica zu verlegen wäre. Damit würde auch die seltene Beobachtung erklärlich, daß der Exophthalmus auch einseitig auftreten kann (Fr. Müller, Roasenda, Kocher, eigene Beobachtungen). Auch würde der emotionelle Faktor in der Pathogenese des Morbus Basedowii (Kriegsbasedow) verständlich (Marañon), ebenso vielleicht auch die Beobachtung, daß nach galvanokaustischer Ätzung der Nasenschleimhaut ein Rückgang des Exophthalmus und Kontraktion der Schilddrüsengefäße der betreffenden Seite eintritt (R. Hoffmann).

Ich möchte daher vorderhand an der seinerzeit von mir geäußerten Auffassung festhalten und sagen: Die meisten Symptome der Basedowschen Krankheit lassen sich auf den Hyperthyreoidismus zurückführen. In dieser Hinsicht stimme ich mit der neuerdings von J. Wahlberg vertretenen Anschauung überein. Die Ursache des Hyperthyreoidismus (Thyreotoxikosesyndrom nach Wahlberg) ist möglicherweise zentral bedingt ebenso wie eine Reihe von Symptomen, die vielleicht dem Hyperthyreoidismus nur koordiniert sind. Die letzte Ursache des Hyperthyreoidismus ist nicht bekannt. Solange aber diese nicht aufgeklärt ist, scheint mir die Unterscheidung in pathogenetisch verschiedene Formen vorderhand nicht berechtigt zu sein. Endlich sei hier noch auf die nicht seltene Kombination basedowähnlicher Symptome und selbst des typischen Morbus Basedowii mit den Trophoneurosen (z. B. Sklerodermie) hingewiesen, die in dieser Beleuchtung an Wert gewinnt.

Verlauf. Sowohl die klassische Form des Morbus Basedowii wie die Formes frustes zeigen die größte Mannigfaltigkeit in ihrem Verlauf. Die klassische Form kann sich aus voller Gesundheit entwickeln, oft in perakuter Weise, z. B. während des Schwimmens (Pribram) oder wenige Stunden nach einer Tonsillotomie (Patterson); sie kann in kurzer Zeit wieder ausheilen, wobei die Augensymptome völlig verschwinden können, sie kann unter stürmischen Erscheinungen (Delirien, prämortaler Temperatursteigerung) zum Tode führen oder in eine chronische Form mit Remissionen und erneuten Schüben übergehen. Sie kann auch nach vielen Jahren noch eine überraschende Wendung zum Besseren zeigen und eventuell mit Hinterlassung des definitiv gewordenen Exophthalmus ausheilen; Rezidive dieser Form sind häufig. In anderen Fällen führt sie zu schwerer, irreparabler Kachexie. Die klassische Form kann auch sowohl bei vorher normalen als auch bei neuropathisch belasteten Individuen allmählich beginnen, ganz das Bild einer Forme fruste zeigen und sich erst später durch irgendein auslösendes Moment oder ohne erkennbare Ursache voll entwickeln.

Unter den Formes frustes gibt es leichte, rasch beginnende, abortive Fälle. In den Fällen mit Fettstühlen und Glykosurie scheint es sich meist um abortiv verlaufende Formes frustes (ohne Augensymptome) zu handeln. Mehrere der von mir beobachteten Fälle setzten nach einem Trauma ein, bei der großen Mehrzahl der Formes frustes ist aber ein ganz allmählicher Beginn die Regel; besonders bei jenen auf neuropathischer Grundlage bestehenden Formen, die Stern als Basedowoid bezeichnet, reicht der Beginn oft bis in die Jugend zurück; es können bei solchen Fällen Jahrzehnte vergehen, ehe das Krankheitsbild einigermaßen deutlich wird. In solchen chronischen Fällen treten dann die trophischen Störungen stark hervor. Es ist Sterns Verdienst, darauf hingewiesen zu haben, daß diese Form quoad sanationem im allgemeinen eine viel ungünstigere Prognose gibt. Hingegen kann ich der Annahme Sterns, daß das „Basedowoid" niemals in die klassische Form des Morbus Basedow übergeht, nicht beipflichten. Es scheint mir der typische Basedow auf degenerativer Grundlage (Sterns degenerativer Basedow) kaum etwas anderes zu sein als ein Basedowoid mit akuter Exazerbation.

Bereits hervorgehoben wurde die Angabe amerikanischer Autoren, daß bei Schilddrüsen-Adenomen die Erscheinungen des Hyperthyreoidismus sich meist erst nach längerer Zeit entwickeln.

Die **Diagnose** der klassischen Formen ist leicht. Differentialdiagnostische Schwierigkeiten gibt es nur bei den unvollkommenen Formen. Alkoholismus, Nikotinismus können Tachykardie und Tremor erzeugen; die Anamnese, eventuell der Nachweis eines zentralen Skotomes kann die Diagnose auf den richtigen Weg leiten (Chvostek). Fr. Müller hat auf die Ähnlichkeit der chronischen Bleiintoxikation mit den Formes frustes hingewiesen. Hier ist auf den Bleisaum und auf die gekörnten Erythrozyten zu achten, doch habe ich auch einen Fall von Kombination beider Zustände gesehen. Schwierigkeiten kann ferner die Entscheidung der Frage bringen, ob gewisse Symptome, wie Tachykardie, Pigmentverschiebungen, Labilität des Gefäßsystems, welche gewisse Trophoneurosen des vegetativen Nervensystems, wie z. B. die Sklerodermie, öfters begleiten, auf einem gleichzeitigen Hyperthyreoidismus beruhen oder der Grundkrankheit als solcher zukommen. Cassirer weist darauf hin, daß ein leichter Grad von Exophthalmus durch die Sklerodermiemaske vorgetäuscht werden kann. Akuter Exophthalmus wurde bei Quinckeschem Ödem beobachtet (Meyer-Hürlimann). In allen diesen Fällen bringt die Untersuchung des Grundumsatzes leicht die Entscheidung. Dies gilt auch von der Differentialdiagnose gegenüber der kardiovaskulären Neurose (Chvostek, E. Schlesinger, Ch. C. Loeb, H. Th. Hyman und L. Kessel), bei welcher Tachykardie, Dermographismus, Neigung zu Schweißen und feinwelliger Tremor vorkommen. Neben der Untersuchung des Grundumsatzes wird besonders auf das Vorhandensein leichter Augensymptome und einer Mononukleose zu achten sein. Oft wird auch die Feststellung, daß Jod gebraucht wurde, auf den richtigen Weg führen.

Das Vorhandensein einer Struma darf natürlich nur mit Vorsicht beurteilt werden, besonders im Adoleszentenalter, da bei der Adoleszentenstruma die Schilddrüse ebenfalls diffus vergrößert und von weicher Konsistenz ist. Ja gerade hier ist die Differentialdiagnose von großer Wichtigkeit, weil die Adoleszentenstruma sich auf Jod zurückzubilden pflegt, ohne daß toxische Erscheinungen auftreten.

Für die Beurteilung eventuell vorhandener Fettstühle ist das Zurücktreten ungespaltenen Neutralfettes und das Vorherrschen fein verteilter Seifenschollen, für die Beurteilung einer komplizierenden Glykosurie der Umstand maßgebend, daß die echte thyreogene Glykosurie meist nur geringe Intensität zeigt und mit Besserung oder Rückgang der Basedowsymptome nicht nur verschwindet, sondern auch daß sehr rasch wieder hohe, eventuell normale Toleranz für Kohlehydrate eintritt.

Therapie. In der Behandlung der Basedowkrankheit hat sich in den letzten Jahren insofern ein Umschwung vollzogen, als die rein interne bzw. hauptsächlich diätetische Behandlung gegenüber der operativen und der Strahlenbehandlung mehr in den Hintergrund gerückt ist. Dies beruht einerseits auf der Erkenntnis, daß die rein interne Behandlung allein in einem größeren Prozentsatz der Fälle entweder versagt oder nur unbedeutende Erfolge und diese meist nur bei sehr langer Durchführung erzielt. Das zeigten schon die älteren Statistiken über die Heilbarkeit der nur intern behandelten Krankheit. Diese Statistiken litten allerdings an dem Übelstand, daß sie sich immer nur auf die leichten und schweren Fälle zusammen erstreckten, und daß sie für die wohlsituierten und ärmeren Bevölkerungsklassen nicht getrennt aufgestellt wurden, da bei ersteren durch die Möglichkeit einer länger dauernden Schonung die Verhältnisse wesentlich günstiger liegen. Ich erwähne A. Kochers Statistik (interne Fälle) mit 18%, Syllabas mit 26%, Sterns (von 19 Fällen 9 nahezu geheilt), Mackenzies mit 50% (sehr guter Erfolg), Quines mit 60 bis 70%, Klemms mit 25 Heilungen unter 32 Fällen. Ebenso schwer ist eine Vorstellung über die Mortalität (Tod an Morbus Basedowii selbst, nicht an einer interkurrenten Krankheit) zu gewinnen. Sattler hat die Literatur unter Berücksichtigung der nicht zu einseitigen Statistiken zusammengestellt und kam auf etwa 11%, Kocher gab 22% an, Leischner und Marburg $12—25\%$; bei den akuten Fällen schätzte aber Mackenzie die Mortalität auf 30%. Bei Fällen, bei denen sich Ikterus entwickelt, ist die Prognose äußerst ernst. Zwischen diesen beiden Extremen — Heilung und Tod — liegen die chronischen und mehr oder weniger gebesserten Fälle, über deren Verhältnis zueinander die Angaben weit auseinander gingen. So gab Kocher an: 33% ungeheilt, 27% gebessert, Syllaba: 36% gebessert, Stern von 19 Fällen mit klassischem Morbus Basedowii 6 Fälle mit leichter Besserung, 3 ungeheilt; Stern betonte, daß die Besserung oft nach vielen Jahren noch einsetzen könne. Von praktischer Bedeutung war das Resultat der Sternschen Arbeit insoferne, als sie zeigte, daß die Fälle mit degenerativ-neuropathischer Anlage sich verhältnismäßig selten zu voller Höhe entwickeln, an Morbus Basedowii selbst kaum sterben, hingegen selten völlig ausheilen.

Die Zurückdrängung der rein internen Behandlung liegt zweifellos in den großen Erfolgen, welche die chirurgische und Strahlenbehandlung in neuerer Zeit aufzuweisen haben. Bei der Frage, für welche von den beiden Behandlungsmethoden man sich entscheiden soll, ist vor allem zu berücksichtigen, ob Kompressionserscheinungen vorhanden sind, da diese schon an sich die Operation notwendig machen können; ferner spielt das soziale Moment eine große Rolle. Bei der Unmöglichkeit einer länger dauernden Schonung kommt die chirurgische Behandlung in erster Linie in Frage, da auch bei Einleitung einer Strahlenbehandlung zumindestens in den schwereren Fällen eine länger dauernde Schonung notwendig ist. Gestatten es hingegen die sozialen Verhältnisse, so wird man bei den milden Fällen von Basedow zweckmäßig immer zuerst von der Operation absehen, weil bei diesen Fällen, worin alle Angaben von internistischer Seite übereinstimmen, die Heilung durch Bestrahlung sehr häufig ist. Besonders wird man bei jungen Personen die Operation vermeiden. Bei sich basedowifizierenden Adenomen dürfte allerdings auch in leichten Fällen ein operativer Eingriff wünschenswert sein, weil ein weiteres Fortschreiten der Basedowifizierung zu erwarten ist und andererseits durch den operativen Eingriff eine rasche und dauernde Heilung erzielt wird. Die Mayo-Klinik weist

mit Nachdruck darauf hin, daß gerade bei diesen Formen gewöhnlich mit der
Operation zulange gewartet wird. Ferner ist die Operation nicht indiziert bei
Fällen, die sich auf einer degenerativ konstitutionellen Basis entwickeln, bei
denen neuropathische und hysterische Symptome stark vorherrschen (Melchior, E. Fabian). Bei perakutem Basedow ist die Operation ebenfalls
wegen des großen Gefahrmomentes nicht angezeigt. Bei den schweren toxischen Formen, bei denen eine Thymushyperplasie nahezu immer zu erwarten
ist, wird eine vorhergehende intensive Bestrahlung der Thymusdrüse angeraten,
um womöglich die immerhin gefährliche Thymusresektion zu vermeiden. Im
allgemeinen legt man heute auch großes Gewicht darauf, den Patienten an den
Gedanken der Operation zu gewöhnen, um so den Operationsschock abzuschwächen (Hildebrandt). In der Mayo-Klinik werden schwere toxische
Fälle des Vollbasedow durch Schilddrüsenarterienunterbindung und durch Injektion heißen Wassers in das Schilddrüsenparenchym vorbehandelt, in jüngster
Zeit durch perorale Darreichung von Lugolscher Lösung (3—4mal täglich
10 Tropfen)[1], wodurch die toxischen Erscheinungen stark zum Rückgang
gebracht werden. Die Erfolge der modernen operativen Behandlung gehen zur
Genüge aus den großen Statistiken besonders der amerikanischen, schweizer,
deutschen und österreichischen chirurgischen Kliniken hervor. Immerhin
darf bei der Indikationsstellung zur Operation nicht vergessen werden, daß
immer noch ein gewisser Prozentsatz an Mortalität besteht, daß in manchen
Fällen eine zweite oder dritte Operation notwendig ist und in seltenen Fällen
selbst eine sehr starke Reduktion des Schilddrüsenparenchyms nicht den ge-
wünschten Erfolg bringt. Der Vorschlag von Sudeck, in solchen Fällen die
ganze Schilddrüse zu entfernen und die Ausfallserscheinungen durch dauernde
Thyreoidinmedikation zu bekämpfen, dürfte schon wegen der Gefahr der
Epithelkörperchenläsion wenig Freunde finden.

Die von Jaboulay eingeführte, besonders von Jonnescu und Abadie
geübte Resektion des Sympathikus hat wenig Verbreitung gefunden. In neuester
Zeit ist sie von W. Reinhard wieder empfohlen worden. In zweizeitiger Operation wurde der Halssympathikus zusammen mit den oberen und mittleren
Ganglien herausgenommen. Unter 8 schweren Fällen erzielte Reinhard 5 Heilungen, nur ein minimaler Exophthalmus blieb zurück. Auch Partsch
(Rostocker Klinik) berichtet über gute Erfolge bei 5 Fällen. H. Klose hält
die Sympathikusresektion nur bei schwerem Exophthalmus für gerechtfertigt.

In den Fällen, wo die Operation indiziert ist, ist ein längeres Zuwarten
unzweckmäßig, wenn die Herzerscheinungen stark ausgesprochen sind, da die
Operation um so weniger Erfolg verspricht, je weiter die Herzdilatation und
die degenerativen Veränderungen des Herzfleisches und anderer Organe vorgeschritten sind. Hingegen ist, wie früher schon erwähnt, eine interne kürzere
Vorbehandlung und Vorbereitung vorteilhaft, wofern nicht eine indicatio vitalis
die sofortige Operation notwendig macht.

Sehr bedeutend hat sich das Indikationsgebiet der Strahlentherapie bei
Morbus Basedowii erweitert. Ja, ich möchte sagen, daß fast in allen Fällen,
wo nicht eine direkte Indikation zur Operation (Kompressionserscheinungen,
knotige Strumen) vorliegt und die sozialen Verhältnisse es gestatten, zuerst
eine Strahlenbehandlung versucht werden sollte. Die Behandlung mit Röntgenstrahlen wurde von dem Chirurgen Karl Beck in New York 1905 zuerst
bei einem Fall mit Erfolg angewendet, bei dem die partielle Strumektomie
ohne Erfolg geblieben war. In Deutschland wurde sie zuerst von Görl, in
Wien von Stegmann geübt. Speziell aus Wien lag frühzeitig eine große Anzahl

---

[1] der amerikanischen Lösung (siehe später).

von Mitteilungen über günstige Erfolge vor (G. Schwarz, Holzknecht, Freund und Dohan u. a.). Eine Zeitlang fürchtete man, daß durch die Strahlenbehandlung infolge von Verwachsungen der Schilddrüse mit der Umgebung, die man in einzelnen Fällen nach der Bestrahlung beobachtet hatte (v. Eiselsberg, A. Kocher), eine eventuell später notwendig werdende Operation erschwert würde. Die meisten Chirurgen sehen heute aber kein Hindernis mehr darin. Von neuen größeren Statistiken erwähne ich die von Haudeck und Kriser, von J. H. Means und G. W. Holmes, von Fischer (Kopenhagen), v. Wetterer, Rieder, Rosenthal und von Lenk und Borak. Haudeck und Kriser schätzen die Mißerfolge auf 10—25 %. Ich selbst verfüge über eine Anzahl ausgezeichneter Erfolge, bei welchen der Grundumsatz bis zur Norm oder nahe zur Norm absank und alle thyreotoxischen Erscheinungen verschwanden; war vorher deutlicher Exophthalmus vorhanden, so blieben allerdings immer Spuren desselben zurück. Nach eigenen Erfahrungen (Falta und F. Högler) erweist sich die Radiumbestrahlung mindestens ebenso wirksam wie die Röntgenbestrahlung. Sie hat ferner den großen Vorteil, daß sie die oft schreckhaften Kranken in keiner Weise beunruhigt. Auch von Gudzent und von Eikens (zitiert nach Louks) liegen Berichte über sehr gute Erfolge vor.

Die Strahlenbehandlung wirkt durch Verminderung der krankhaft gesteigerten Sekretion und weiterhin dauernd dadurch, daß sie das hypertrophische Epithel und die Gefäße zur Schrumpfung bringt. Sie hat ferner den Vorteil, daß auch gleichzeitig die hyperplastische Thymusdrüse durch sie mitbetroffen wird. Sie ist bei unvorsichtiger Dosierung aber auch mit Gefahren verbunden. Einerseits kann durch eine zu plötzliche Ausschüttung von Inkret (Inkretstoß nach Pordes) eine akute Verschlimmerung des thyreotoxischen Zustandes hervorgerufen werden, die unter Umständen sogar zum Tode führen kann (P. Vernieng, Knud Secher, Rieder, F. Fleischner; die mitgeteilten Fälle sind alle mit Röntgenstrahlen behandelt worden), andererseits kann es durch eine zu stark dosierte und eventuell zu lange fortgesetzte Behandlung zu einer unerwünscht hochgradigen Schrumpfung der Schilddrüse und zu Myxödem kommen (Haudeck, R. Cordua, Curschmann u. a.). Deshalb ist die Technik von großer Bedeutung. G. Schwarz schlägt bei akuten schweren Fällen von Vollbasedow als Einzeldosis $\frac{1}{4}$ H.E.D. = 3 H. der Holzknecht-Sabouraudschen Skala oder 40 Fürstenaueinheiten bei einer Filtrierung mit 5 mm Aluminium vor. Die drei Einzeldosen werden in fünftägigem Abstand auf die Strumamitte, dann auf die Struma schräg von rechts und dann auf die Struma schräg von links appliziert; dann folgt eine Pause von zehn Tagen, dann kommen wieder drei Einzeldosen in fünftägigem Intervall. Nach drei weiteren Wochen kann dieser Zyklus wieder beginnen. Diese Zyklen werden fortgesetzt, bis der erwünschte Erfolg erreicht ist. Auch Borak tritt für kleine Einzeldosen ein. Bei der Radiumbestrahlung habe ich meist ein Radiumpräparat von 50 mg Radiumelement angewendet, die Struma gefeldert und jedes Feld zwei bis drei Stunden bestrahlt und die Bestrahlung in dreiwöchigen Intervallen mehrfach wiederholt (Falta und Högler). Anfangs tritt unter der Bestrahlung häufig eine Anschwellung der Schilddrüse auf, die erst später in Verkleinerung übergeht. Bemerkenswert ist, daß man ex juvantibus oft atypische Fälle erkennen kann. So haben Schwarz und Curschmann über Fälle berichtet, bei welchen neben leichten thyreotoxischen Erscheinungen medikamentös unstillbare Diarrhöen bestanden, die durch die Röntgenbestrahlung der Schilddrüse beseitigt wurden. Bemerkenswert ist auch, daß eine bestehende spontane Glykosurie durch Röntgenbestrahlung verschwand (Falta, Schwarz). Besonders deutlich äußert sich, wie ich schon erwähnt habe, der Erfolg der Bestrahlung bei den meisten Fällen in einem Heruntergehen des Grundumsatzes und ferner in der Zunahme des Körpergewichtes. Zunahme von 10—12 kg in zwei bis drei Monaten war bei meinen Fällen nichts Seltenes. In manchen schweren Fällen versagt die Strahlenbehandlung. Dann sollte man nicht allzu lange mit der Operation zuwarten.

Als ein Beispiel für einen guten Erfolg durch die Strahlentherapie führe ich folgenden Fall an:

Beobachtung X: F. A., 37jährige Frau. Eintritt in die Beobachtung 6. 6. 23. In den letzten Monaten starke Gewichtsabnahme (10 kg). Anamnese typisch. Beim Eintritt Körpergewicht 52 kg. Diffuse ziemlich weiche Struma, Augensymptome nur wenig ausgesprochen, Puls bis 160, weich. R. R. 135. Deutlicher Tremor, Schweiße. Die Haut wie von Flüssigkeit überzogen, heftige wässerige Diarrhöen, manchmal auch Erbrechen, meist Appetit ziemlich gut. Halsumfang 39,5 cm.

20. 7. 23, G. U.: 2077 (Soll G. U. 1232)= plus 70%.
Das Körpergewicht hat trotz Bettruhe auf 50,2 kg abgenommen. Diarrhöen dauern an.

23. 7. 23. G. U. 2073 (Soll G. U. 1232)= plus 70%.

25. 7. 23. Körpergewicht 50,3 kg, Leukozyten 5100 (62,2 Neutroph., 7,5 Eosinoph., 10,5 Monoz., 18,3 Lymphoz.).

21. 8. 23. Zustand trotz Bettruhe unverändert, 1. Röntgenbestrahlung.

29. 8. 23. G. U. 2000 bzw. 1950 (Soll G. U. 1247)= plus 60%. Körpergewicht 52,2 kg.

13. 9. 23. Zweite Röntgenbestrahlung.

17. 9. 23. Dritte Röntgenbestrahlung.

21. 9. 23. Vierte Röntgenbestrahlung.

25. 9. 23. G. U. 1945 (Soll G. U. 1258)= plus 55%, Körpergewicht 53,1 kg.

3. 10. 23. Körpergewicht 55,1 kg, wesentliche Besserung der subjektiven Symptome, nur noch selten Diarrhöen.

8. 10. 23. G. U. 1960 (Soll G. U. 1290)= plus 52%, Körpergewicht 56,8 kg.

17. 10. 23. Körpergewicht 57,5 kg.

31. 10. 23. Körpergewicht 59,3. kg. Patientin gibt an, sich viel besser zu fühlen, aber immer noch Schweiße, Tremor und große Labilität des Pulses.

3. 11. 23. G. U. 1990 (Soll G. U. 1325)= plus 51%.

10. 11. 23. Körpergewicht 60,1 kg, wesentliche Besserung der subjektiven Beschwerden.

24. 11. 23. G. U. 1919 (Soll G. U. 1343)= plus 43%, Körpergewicht 61,6 kg.

1. 12. 23. Körpergewicht 62 kg, Puls jetzt etwa 90,

5. 12. 23. Körpergewicht 62,7 kg, Halsumfang 37 cm.

14. 12. 23. Körpergewicht 63,8 kg.

19. 12. 23. G. U. 1910 (Soll G. U. 1364) = plus 40%.

18. 1. 24. Körpergewicht 64,1 kg.

24. 1. 24. G. U. 1908 (Soll G. U. 1363) = plus 40%, Körpergewicht 63,6 kg.

25. 1. 24. G. U. 1920 (Soll G. U. 1363)= plus 41%.

5. 2. 24. Leukozyten 4850 (58 Neutroph., 6 Eosinoph., 10 Monoz., 26 Lymphoz.).

8. 2. 24. G. U. 1970 (Soll G. U. 1359)= plus 45%.

1. 3. 24. Immer noch leichter Tremor, Neigung zu Schweißen, Puls um 90, sonst aber Wohlbefinden. Patientin verläßt gebessert die Anstalt.

5. 5. 24. Patientin gibt an, daß sie sich zu Hause sehr wohl gefühlt hat und auch leichte Arbeiten verrichten konnte. Körpergewicht jetzt 64 kg, Grundumsatz 1630 (Soll G. U. 1364)= plus 19%.

22. 1. 25. Zustand hat sich noch etwas gebessert, Körpergewicht 64,1 kg, G. U. 1635 (Soll G. U. 1364)= plus 20%, der Tremor ist fast ganz verschwunden. Es besteht noch eine leichte Neigung zu Schweißen, Puls um 90, Stuhlgang regelmäßig, nur noch Andeutung von Exophthalmus.

Was nun die interne Therapie anbelangt, so möchte ich auf alle älteren Versuche, eine spezifische Behandlungsmethode zu finden, nur kurz hinweisen. Ballet und Enriquez haben zuerst das Serum thyreodektomierter Tiere, Burghart und Blumenthal das Serum von Myxödemkranken, Sorgo das Fleisch schilddrüsenloser Tiere verwendet. Möbius verwendete das Serum schilddrüsenloser herbivorer Tiere (Antithyreoidin Merck oder Thyreodektien Parke-Davis). Lanz verwendete die Milch schilddrüsenloser Tiere (Rodagen = Milchpulver von schilddrüsenlosen Ziegen gewonnen + Milchzucker āā). Lépine stellte durch Verfütterung von Thyreoidin bei Ziegen ein „Immunserum" dar. Auch Beebe hat ein thyreotoxisches Serum dargestellt. Alle diese therapeutischen Vorschläge wurden anfangs meist mit Enthusiasmus gerühmt, doch ist der Erfolg fraglich und in den letzten Jahren sind die Angaben über günstige Erfolge immer spärlicher geworden. Die Skepsis ist um so mehr berechtigt, als alle Autoren, welche den Einfluß von Antithyreoidinserum, Rodagen usw. auf den Stoffwechsel untersuchten, nur negative Resultate zu verzeichnen hatten (Magnus-Levy, Stüve, H. Salomon). A. Kocher empfahl neutrales Natrium phosphoricum (bis 6 g pro die), welches die Ausschwemmung jodhaltigen Sekretes aus der Schilddrüse hintanhalten soll. Über den Wert dieser Behandlungsmethode stimmen die Ansichten bisher auch nicht überein.

In neuester Zeit wurde wieder die Behandlung des Basedow mit kleinsten Joddosen empfohlen. Neißer, A. Loewy und H. Zondek, ebenso Kobes und N. Jagič und G. Spengler sahen gute Erfolge. A. Loewy und H. Zondek verfolgten dabei den Grundumsatz und sahen bei täglicher Verabreichung von wenigen Milligramm von Jodkali ein deutliches Ansinken des Grundumsatzes bis zu nahezu $30^0/_0$ und Anstieg des Körpergewichtes. Sie beginnen mit dreimal drei Tropfen einer $5^0/_0$igen Jodkaliumlösung (2,5 mg pro dosi) und setzen die Behandlung ansteigend so lange fort, als die Körpergewichtszunahme andauert. Bei Überschreiten der Dosis beginnt das Körpergewicht wieder abzusinken. Jagič und Spengler sahen durch kleinste Dosen Jod keine günstige Beeinflussung der kardiovaskulären Symptome, aber Zurückgehen des Halsumfanges und in manchen Fällen auch Anstieg des Körpergewichtes.

Zur Vermeidung einer schädlichen Wirkung des Jod empfiehlt P. Liebesny die kombinierte Darreichung von Jod und Thymus. Er konnte in mehreren Fällen, die unter dem Einfluß des Jodes rasch eintretende Steigerung des Grundumsatzes durch Hinzugabe von Thymus (0,6 g pro die) rasch wieder beseitigen und im Laufe der kombinierten Behandlung Zurückgehen der thyreotoxischen Erscheinungen und Zunahme des Körpergewichtes erzielen. Liebesny weist darauf hin, daß nicht alle Thymuspräparate gleich wirksam seien, sondern nur die von jungen Tieren stammenden verwendet werden sollen. Auch F. Böhnheim empfiehlt dieses kombinierte Verfahren. Bekanntlich hatte schon von Mikulicz die Verabreichung von Thymussubstanz bei Basedow empfohlen. Man war von dieser Behandlung wieder abgekommen, besonders unter dem Eindruck der Untersuchungen des Grundumsatzes, welche eine günstige Beeinflussung desselben vermissen ließen. Die Anschauung von Liebesny, daß die hyperplastische Thymusdrüse und die Basedowschilddrüse nicht synergistisch, sondern in gewissem Sinne antergistisch wirken, wurde schon früher erwähnt.

Diesen relativ günstigen Angaben über die Wirkung des Jods stehen aber zahlreiche ungünstige (Sudeck u. v. a.) gegenüber. Insbesondere sind es viele Wiener Autoren (H. Schlesinger, Fr. Redlich u. a.), die nach wie vor vor der Anwendung von Jod warnen. In manchen Kropfterritorien, z. B. in Wien, sind viele Kropfträger gegen Jod außerordentlich empfindlich. Oft genügt die Zufuhr kleinster Jodmengen (z. B. Pinselung des Zahnfleisches mit Tinctura jodi usw.), um einen typischen Jodbasedow auszulösen. In solchen Gegenden wurde daher auch die bereits kurz erwähnte Methode Plummers der Behandlung des Vollbasedow mit großen Dosen von Jod von vorneherein sehr skeptisch aufgenommen. Während nach der Neißerschen Methode 20—80 mg Jod verabreicht werden, empfahl Plummer 190—250 mg[1]. Plummer sah unter dieser Behandlung in vielen Fällen einen überraschenden Umschwung eintreten. Die basedowischen Erscheinungen gingen zurück, insbesondere verminderte sich die Tachykardie, die Diarrhöen hörten auf und der Grundumsatz sank manchmal bis zur Norm ab. R. B. Cattel konnte zeigen, daß in

---

[1] Die amerikanische Lugolsche Lösung enthält 5 g Jod + 10 g Jodkali auf 100 ccm Wasser, unsere offizinelle Jod-Jodkalilösung 1 g Jod, 2 g Jodkali auf 100 ccm Wasser.

manchen Fällen die vorher kolloidarme Schilddrüse wieder Jod speicherte. Wie bereits erwähnt, findet sich dabei histologisch ein Umbau des Parenchyms im Sinne einer Annäherung an die Norm. Plummer empfahl die Jodbehandlung insbesondere als Vorbehandlung zur Operation, da dadurch der Operationsschock vermieden würde. Nach den Angaben von Plummer und Boothby ist die Mortalität bei Basedowoperationen an der Mayoschen Klinik seit Einführung der Jodbehandlung fast auf Null abgesunken.

Seit der ersten Veröffentlichung von Plummer und Boothby liegen bereits zahlreiche Mitteilungen über diesen Gegenstand vor. Insbesondere sind es die amerikanischen Ärzte, die diese Frage an einem enormen Material studiert haben. Aber auch in Europa wurden bereits zahlreiche Erfahrungen gesammelt. Ich erwähne insbesondere die Mitteilungen L. B. Cole, von Biedl und Redisch und von Wahlberg. In Wien habe ich zuerst über einschlägige Versuche berichtet. Bevor ich auf diesen Gegenstand näher eingehe, möchte ich erst die Wirkung großer Joddosen bei Basedowkranken an 2 Beispielen aus meinen eigenen Erfahrungen zeigen.

Beobachtung XI: 40jährige Frau. Eintritt in die Beobachtung September 1922. Im Adoleszentenalter entwickelte sich allmählich eine Struma. Diese wurde im Jahre 1913 operiert. Die Patientin scheint leicht thyreotoxische Erscheinungen seit langem gehabt zu haben. In den letzten Jahren traten sie aber immer deutlicher hervor. Patientin nahm allmählich um 7 kg ab, die Haare fielen aus, es kamen Schwindelanfälle vor, sie litt an großer Nervosität und Mattigkeit. Der Grundumsatz beträgt in mehrfachen Untersuchungen zwischen plus 80 bis plus 90%, Bettruhe, Gynergenbehandlung. Im Verlaufe von 2 Monaten wesentliche Besserung der subjektiven Beschwerden und leichte Gewichtszunahme.

Wiedereintritt am 2. 2. 24. In den letzten Wochen wieder Gewichtsverlust, Zunahme der subjektiven und objektiven Beschwerden. Grundumsatz plus 70%. Tachykardie, große Nervosität, Schweiße. Täglich 2 mal 10 Tropfen Lugolsche Lösung. Im Verlaufe eines Monates sank der G. U. allmählich ab und schwankte in der letzten Woche zwischen plus 5 und plus 15%. Auch die Pulszahl sank ab und ist jetzt nahezu normal (90). Die subjektiven Beschwerden besserten sich wesentlich, das Körpergewicht nahm um 3 kg zu.

Mit dem allmählichen Abbau der Jodzufuhr trat allmählich wieder eine Verschlechterung ein, doch war der Zustand beim Austritt, Mitte März, doch besser als beim Eintritt.

In diesem Falle trat also unter Jodzufuhr vorübergehend eine deutliche Besserung ein. Von besonderem Interesse ist der folgende Fall:

Beobachtung XII: R. J.: 54jährige Frau. Nach Angabe der Patientin war die Schilddrüse schon in der Jugend vergrößert. Als junges Mädchen Behandlung mit Jodsalbe, durch die die Schilddrüse kleiner wurde. Sie war stets nervös. Ausgesprochene Basedowsche Symptome aber erst seit einer Kur in Hall vor 3 Jahren. Dabei hochgradige Abmagerung. Eintritt in die Beobachtung im August 1923. Typische Basedowsche Symptome: Exophthalmus, Tremor, Körpergewicht 43 kg. Erhöhung des Grundumsatzes (nach Krogh) plus 25%. Bei Zufuhr kleinster Joddosen (nach Neißer) Anstieg des Grundumsatzes in wenigen Tagen bis auf über + 80%. Alle thyreotoxischen Erscheinungen verschlechterten sich, es kamen Erbrechen und Diarrhöen dazu. Das Körpergewicht sank, obwohl die Jodzufuhr sehr bald sistiert wurde, im Verlauf von einigen Wochen auf 39 kg. Erst nach dreimonatigem Spitalaufenthalt erreichte die Patientin unter sorgfältiger Pflege und Röntgenbestrahlung der Schilddrüse wieder ihr früheres Körpergewicht und der Grundumsatz sank allmählich wieder auf plus 30%. Während des folgenden Jahres mehrfache Bestrahlungen der Schilddrüse, leichte Gewichtszunahme.

Wiedereintritt Anfang März 1924. Die Basedowschen Erscheinungen waren ungefähr die gleichen wie ein Jahr vorher beim Austritt. Da die Patientin in der Ausübung ihres Berufes hochgradig gestört war, so entschlossen wir uns, ihr die Operation vorzuschlagen und versuchten als Vorbehandlung die Plummersche Methode der Jodbehandlung. Sie erhielt täglich 3 mal 5 ansteigend auf 3 mal 15 Tropfen Lugolsche Lösung. Der Grundumsatz sank im Verlauf von 14 Tagen auf plus 15%. Die Pulszahl verminderte sich von 120—140 auf 80—90, der Exophthalmus wurde wesentlich geringer, das Körpergewicht stieg im Verlaufe von 2 Wochen um nahezu $3\frac{1}{2}$ kg. Die Schilddrüse wurde wesentlich härter. Der günstige Verlauf wurde durch eine Angina mit hohem Fieber unterbrochen, wodurch das Körpergewicht wieder absank und auch die thyreotoxischen Erscheinungen sich verschlechterten. Nachher besserte sich aber der Zustand rasch wieder und 3 Wochen nach Beginn der Jodbehandlung wurde die Patientin operiert. Die Operation wurde ausgezeichnet überstanden. 8 Tage später wurde die Jodzufuhr allmählich abgebaut. Zwei Wochen später wurde die Patientin wesentlich gebessert entlassen.

Der Fall zeigt das Problem in seiner Kompliziertheit: Jodzufuhr in der Jugend verkleinert den Kropf, ohne Erscheinungen von Hyperthyreoidismus hervorzurufen. Zufuhr kleinster Dosen von Jod beim erwachsenen Individuum erzeugt Jodbasedow, bzw. verschlechtert den bestehenden Jodbasedow. Zufuhr größerer Joddosen bessert die Erscheinungen, so daß die Operation unter relativ günstigen Bedingungen durchgeführt werden kann.

Wenn wir die gesamten, bisher vorliegenden Angaben überblicken, so muß man sagen, daß die günstigen Erfahrungen von Plummer und Boothby von Jakson, Fraser u. a. durchaus nicht überall bestätigt werden konnten. Vor allem hat sich gezeigt, daß die günstige Wirkung des Jod inkonstant ist, daß es auch Fälle gibt, welche sich gegen die Jodbehandlung refraktär verhalten und auch solche, bei denen eine Verschlechterung eintritt. Aber auch da, wo die Wirkung anfangs günstig ist, ist sie meist nur von kurzer Dauer. Angaben, daß die Patienten durch mehrere Jahre hindurch das Jod gut vertragen haben oder daß der Basedow bei mehrmaliger Behandlung mit Jod ausheilte (Mellanby) sind äußerst spärlich. Es wird gut sein, diese Angaben vorderhand noch mit Skepsis zu betrachten. Da wo die Wirkung zweifellos günstig ist, kommt es nach einigen Wochen trotz fortgesetzter Jodzufuhr meist wieder zur Verschlechterung des Zustandes. Es wurden ferner Fälle mitgeteilt, bei denen die Wirkung zwar günstig war, mit dem Aussetzen der Jodbehandlung aber der Zustand schlechter wurde, als er vorher war. Nach den Erfahrungen von J. Wahlberg tritt die sekundäre Verschlechterung bei Fortsetzung der Behandlung um so rascher ein und ist um so intensiver, je schwerer der Fall vorher war. Auch die Indikationsstellung ist heute noch ganz unsicher. Wie schon früher erwähnt, ist eine sichere Unterscheidung in Exophthalmic goiter und thyreotoxisches Adenom in der Mehrzahl der Fälle nicht möglich. Es scheint überdies, daß — wie der oben angeführte Fall und zahlreiche spätere Erfahrungen zeigen und auch amerikanische Autoren (Graham Allen und P. Starr) angeben — auch das toxische Adenom vorübergehend günstig auf Jod reagieren kann. Es ist also, wie auch Wenckebach, J. Bauer, Fr. Redlich u. a. betonen, überhaupt schwer vorauszusagen, wie der Patient auf Jod reagieren wird. Vorderhand läßt sich daher nur das eine sagen, daß insbesondere in den Fällen von Vollbasedow die Plummersche Jodbehandlung als Vorbehandlung zur Operation vorteilhaft sein kann, indem dadurch die Gefahren der Operation vermindert werden, daß aber andererseits, besonders bei basedowifizierten Kröpfen, mit der Möglichkeit gerechnet werden muß, daß auch eine kurzdauernde Anwendung von Jod Schaden stiftet. Zu erwähnen wäre noch, daß P. Starr in verzweifelten Fällen enorme Dosen (bis 15 ccm der amerikanischen Lugolschen Lösung) verwendete und dadurch die Operation ermöglichte.

Von sonstigen medikamentösen Behandlungsmethoden erwähne ich noch die von Müller und Saxl empfohlene intramuskuläre Injektion von Chlorkalziumgelatine (5—7 ccm des Merckpräparates „Kalzine") und die in neuester Zeit von O. Porges empfohlene Injektion von Gynergen[1], die in manchen Fällen ein Zurückgehen der thyreotoxischen Erscheinungen herbeiführen. H. Schlesinger hat bei der Gynergenbehandlung manchmal unangenehme Nebenerscheinungen beobachtet. Ansonst versagt die medikamentöse Behandlung fast immer. Alle Autoren sind sich z. B. darüber einig, daß durch Digitalis die Herzbeschwerden eher verschlechtert werden. Besser wirken kleine

---

[1] Täglich 3 × 0,5 ccm der Lösung entsprechend 0,25 mg der Substanz.

Dosen von Chinin[1] (Wenckebach). Auch die Diarrhöen und das Erbrechen werden durch die üblichen Medikamente nur wenig beeinflußt.

Hingegen ist die diätetisch-physikalische Behandlung von großer Bedeutung. Am wichtigsten ist Ruhe, in schweren Fällen Bettruhe und Fernhaltung jeder Aufregung. Unterstützend wirken leichte hydrotherapeutische Prozeduren, wie sie Winternitz zuerst empfahl, eventuell Kohlensäure- oder Stahlbäder, leichte Galvanisation und Faradisation des Sympathikus, besonders bei gefäßreichen Strumen und Höhenluft (600—1000 m Höhe), Vierzellenbäder usw. Dazu muß eine entsprechende diätetische Behandlung kommen. Sie hat gegen weiteren Körpergewichtsverlust anzukämpfen, bzw. eine Körpergewichtszunahme herbeizuführen. Da bei Morbus Basedowii ein gesteigerter Eiweißumsatz vorhanden ist, so hat man früher geglaubt, durch reichliche Eiweißzufuhr dem Eiweißverlust steuern zu müssen. Auf Grund unserer Untersuchungen sind wir aber schon vor langer Zeit zu der Vorstellung gelangt, daß Eiweißzufuhr die Schilddrüsensekretion steigert. Damit steht im Einklang, daß man im Tierexperiment durch Fleischzufuhr die Schilddrüse äußerst jodarm machen kann, also wohl durch den höheren Bedarf (spezifisch dynamische Eiweißwirkung) das gespeicherte Sekret in die Zirkulation bringt. Ich verweise nochmals auf die auf Grund dieser Überlegungen angestellten Versuche Rudingers, aus denen hervorgeht, daß man durch eine nahezu eiweißfreie aber sehr kohlehydratreiche Kost den gesteigerten Eiweißumsatz auf die Norm herabdrücken kann. Wenn wir also reichlich Kohlehydrate geben, so brauchen wir den Eiweißverlust nicht zu fürchten. Dazu kommt noch, daß eine solche Kost den Magen-Darmkanal am wenigsten beschwert. Ich möchte vermuten, daß durch die reichliche KH-Ernährung das Inselorgan zu vermehrter Tätigkeit erzogen und so erklärlich wird, daß bei manchen Fällen trotz weiterbestehender Steigerung des Grundumsatzes eine direkte Mast erzielt wird. W. M. Boothby und J. Sandiford sind in neuester Zeit zu den gleichen Resultaten gekommen. Auch sie konnten bei einem wechselnden Eiweißgehalt der Kost zwischen 34—136 g um so leichter N-Gleichgewicht erzielen, je weniger Eiweiß und je mehr Kohlehydrate und Fett in der Kost enthalten waren. v. Noorden warnte aber mit Recht vor einer übertriebenen Mast der Basedowkranken, da die Besserung der Herztätigkeit mit der Gewichtszunahme nicht gleichen Schritt hält und Fälle bekannt sind, bei welchen die durch die Gewichtszunahme gesteigerten Anforderungen an das Herz zu einem plötzlichen Kollaps führten.

Von der Vorstellung ausgehend, daß das Tryptophan die Muttersubstanz des Thyroxins sei, empfiehlt R. Balint tryptophanarme Kost. (Unter 8 Fällen 6mal rasche Besserung.) Diese Voraussetzung ist allerdings durch die früher erwähnten Untersuchungen Haringtons hinfällig geworden.

Endlich wäre noch als neueste Methode die Insulinbehandlung (Goffin, Lawrence, Richter, eigene günstige Erfahrungen) zu nennen. Ob durch das Insulin eine spezifische Beeinflussung der Basedowischen Erscheinungen erfolgt oder ob es sich, was wahrscheinlicher ist, hauptsächlich um eine Insulinmast (W. Falta) handelt, wird erst die Zukunft lehren.

B. Die A- bzw. Hypothyreosen.

Historisches. Die ersten Untersuchungen über den Einfluß der Schilddrüsenexstirpation auf den tierischen Organismus stammen von Schiff. In diese Zeit fallen auch die ersten klinischen Beschreibungen des Myxödems von Gull, Ord und Charcot. Der Name Myxödem stammt von Ord, der bereits auch die ursächliche Beziehung der Schilddrüse zu dieser Krankheit vermutete. Der Nachweis dieses Zusammenhanges wurde 1882 und 1883 durch Th. Kocher und Reverdin gebracht. In der nun folgenden Periode wirkte

---

[1] Chinin. hydrobrom. mehrmals täglich 0,1—0,2 g.

der Umstand verwirrend, daß man auch die durch Mitentfernung der Epithelkörperchen bedingten Erscheinungen auf den Schilddrüsenausfall bezog. Man unterschied zwischen akuter und chronischer Kachexia thyreopriva. Festere Formen gewann das klinische Bild der Athyreose erst Ende des 19. Jahrhunderts durch die Loslösung der auf den Ausfall der Epithelkörperchen zu beziehenden Symptome (Gley, Vassalle und Generali, Erdheim, Pineles, Biedl). Um diese Zeit hat Hertoghe auch die Aufmerksamkeit auf die mitigierten Formen der Hypothyreose gelenkt. Am schwierigsten und auch heute noch nicht völlig geklärt ist die Beziehung zur kretinischen Degeneration. Das Tierexperiment und das Studium der von Pineles 1902 zuerst in ihrer Bedeutung erkannten Thyreoaplasie zeigte zwar, daß der kongenitale Mangel der Schilddrüse ebenso wie eine schwere Erkrankung dieses Organs in frühester Jugend (infantiles Myxödem) zum „sporadischen" Kretinismus führt, die sorgfältige Analyse der klinischen Erscheinungen ließ aber doch zwischen sporadischem und endemischem Kretinismus weitgehende Unterschiede erkennen. Dazu kommt noch, daß die Schilddrüsentherapie im ersteren Falle immer wirksam ist, in letzterem teilweise, manchmal auch ganz versagt. Wenn man daher auch viele wichtige Symptome des endemischen Kretinismus auf die Schilddrüseninsuffizienz zurückführen muß, so spricht vieles für eine Sonderstellung dieser Krankheit.

Ich werde zuerst diejenigen Krankheitsbilder schildern, welche durch den Ausfall der Schilddrüsenfunktion im bereits voll entwickelten Organismus entstehen, weil hier die Verhältnisse viel leichter zu überblicken sind.

1. Myxoedema adultorum.

Begriffsbestimmung. Der durch den Ausfall resp. die Insuffizienz der Schilddrüsenfunktion im bereits erwachsenen Organismus erzeugte Zustand ist charakterisiert durch die Herabsetzung aller vitalen Vorgänge und durch gewisse trophische Erscheinungen. Die Hemmung betrifft sowohl das Seelenleben als auch die vegetativen Funktionen. Es findet sich Herabsetzung des gesamten Stoffwechsels und der Erregbarkeit des gesamten vegetativen Nervensystems. Die trophischen Störungen betreffen besonders die ektodermalen Gebilde: Haut, Haare, Nägel und Zähne, doch können fast alle Organe Veränderungen regressiver Metamorphose zeigen, besonders das Gefäßsystem, das einer frühzeitigen Arteriosklerose anheimzufallen pflegt.

Vorkommen. Das spontane Myxödem der Erwachsenen ist eine seltene Krankheit, die sich etwas häufiger in England und Holland findet. In Kropfgegenden scheint typisches Myxödem verhältnismäßig selten zu sein. Hereditäres und familiäres Auftreten ist von einigen Autoren beschrieben worden (Mac Illwaine, Ewald u. a.).

Symptomatologie. Ich beginne mit der Schilderung der Hautveränderungen, deren wichtigste der Krankheit den Namen des Myxödems verliehen hat. Die myxödematöse Schwellung kann die Haut des ganzen Körpers befallen, zeigt aber meist eine Prädilektion für gewisse Stellen: Wangen, Lider, Nase, Supraklavikulargruben, Nacken, Hand- und Fußrücken. Die Wangen nehmen eine gelbliche Farbe an, sind aber oft in der Mitte durch Venektasien bläulichrot verfärbt. Auch Nase und Lippen sind oft von blauroter Farbe; durch die Schwellung der Augenlider kann die Lidspalte stark verkleinert werden; das fehlende Mienenspiel macht den Gesichtsausdruck starr und schläfrig. In den Supraklavikulargruben entwickeln sich dicke, bei der Palpation sich körnig anfühlende Pölster. Die polsterförmige Schwellung der Hand- und Fußrücken läßt die Extremitäten tatzenförmig erscheinen.

Meist greift die Schwellung auch auf die Schleimhäute über; die Schleimhaut des Mundes nimmt dabei oft eine weißliche Farbe an, die Beteiligung der Schleimhaut des Kehlkopfes führt zu Veränderungen der Stimme; diese wird rauh und das Singen wird, wie Magnus-Levy angibt, unmöglich. Durch die Schwellung der Uvula und der Rachentonsillen wird die Nasenatmung behindert, die Patienten atmen mit offenem Mund und schnarchen nachts. Auch auf die Tuba Eustachii und die Paukenhöhle kann die Schwellung übergreifen, dadurch soll das Hörvermögen herabgesetzt werden; endlich kann auch die Schleimaut der weiblichen Genitalien und des Anus anschwellen. Die Zunge nimmt an Volumen stark zu, so daß sie zwischen den Zahnreihen sichtbar wird und an den Seiten Zahneindrücke zeigt. Die Volumzunahme beruht nicht allein auf der Schwellung der Zungenschleimhaut, sondern auch auf Veränderungen der tiefer gelegenen Partien. Histologische Untersuchungen ergaben Verminderung der Muskelfasern und Vermehrung des Bindegewebes; letzteres enthält sehr zahlreiche Kerne und reichlich neugebildete Kapillargefäße. Auch die Zungenpapillen werden hypertrophisch (Maccone).

Die myxödematöse Haut sieht wie Alabaster aus. Sie fühlt sich prall an; Fingerdruck erzeugt meist keine Delle. Sie ist trocken und schuppt stark, die Schuppen sind meist kleienartig. Stevenson und Halliburton führten die Beschaffenheit der Haut auf einen vermehrten Gehalt an Muzin zurück. Sie fanden auch in den Speicheldrüsen und Sehnen den Muzingehalt vermehrt. Halliburton fand im Blut und in der Parotis thyreopriver Affen bis zu 3 $\%$ des durch Essigsäure fällbaren Eiweißkörpers, während sich in der Drüse normaler Affen dieser Körper nicht nachweisen ließ. Auch in einem von Mendel beschriebenen Fall von Myxödem fand Munk im Sekret der Parotis Muzin. Andere Autoren fanden aber den Muzingehalt der myxödematösen Haut nicht vermehrt, auch hält es Bourneville nicht für sicher, daß es sich in den oben angeführten Untersuchungen um Muzin handelte, da in seinen Untersuchungen die Spaltung durch Säure keine reduzierende Substanz ergab. Die mikroskopische Untersuchung der myxödematösen Haut ergibt Kernwucherung und Neubildung von Bindegewebsfibrillen, besonders um die Schweiß- und Talgdrüsen und um die Haarfollikel (englische Myxödemkommission, Virchow). Unna fand in der Haut myxödematöser, v. Wagner und Schlagenhaufer in der Haut endemisch kretiner Hunde und thyreopriver Ziegen hauptsächlich um die Talgdrüsen Substanzen, die sich ähnlich wie Muzin färbten. Auch in anderen Organen, wie in der Niere, in den Muskeln, im Gehirn konnte eine Durchtränkung des interstitiellen Gewebes mit einer muzinähnlichen Substanz beobachtet werden (Halliburton und Scholz). Daß manche Autoren bei der chemischen wie mikroskopischen Untersuchung das Vorhandensein einer muzinähnlichen Substanz vermißten, hat vielleicht seinen Grund darin, daß die Ansammlung derselben Schwankungen unterworfen ist, und daß sie bei länger bestehendem Myxödem bisweilen wieder verschwindet. Die Haut gewinnt dann eine welke schlaffe Beschaffenheit und ist im Gegensatz zur typischen myxödematösen Haut auf der Unterlage verschieblich. Dabei spielen aber, wie Beobachtungen von W. Falta und F. Högler bei mehreren Fällen ergeben haben, auch die Ernährungsverhältnisse eine nicht zu unterschätzende Rolle, da bei salzreicher Kost die Schwellungen oft bedeutend zu-, bei salzarmer Kost abnehmen.

Beobachtung XIII. L. Rosa. Zum erstenmal auf der Klinik Juni 1895, damals 52 Jahre alt. Aus der damaligen Anamnese: 3 Partus, erste Menstruation mit 15 Jahren. Nach dem Partus wurden die Menses unregelmäßiger und spärlicher, zessierten vor 3 Jahren. Damals Magenkrämpfe, Ikterus und im Anschluß daran eine starke Anschwellung des Halses, die sich allmählich wieder zurückbildete. Seit jener Zeit entwickelte sich allmählich, besonders vom Winter dieses Jahres an, folgender Krankheitszustand: große Mattigkeit, rasche Ermüdbarkeit, rheumatoide Schmerzen, Schwellung der oberen und unteren Extremitäten, des Gesichtes, der Augenlider, Heiserwerden der Stimme, Obstipation und Aufblähung des Leibes, Gedunsensein des Gesichtes, Schwellung der Lippen, Zunge, Augenlider. Die Schwellung an Zunge und Lippen ist so stark, daß sie beim Essen hinderlich ist. Es besteht Kältegefühl, besonders am Rücken. Oft heftige Kopfschmerzen, Gefühl von Ödsein im Kopf und Angstgefühl.

Aus dem Status: Haut an den Extremitäten und am Leib dick, kühl und zyanotisch. Dabei bestehen an den unteren und oberen Extremitäten und teilweise am Rumpf Zeichen von Ichthyose. Das Gesicht und besonders die Augenlider sind gedunsen, dabei ist die Haut in der Umgebung der Augen stark gerunzelt. Der Gesichtsausdruck exquisit schläfrig, Stirn quergefaltet, dadurch ein staunender Ausdruck, Haare trocken und sehr schütter (besonders in den letzten Jahren stark ausgefallen). Gesicht ziemlich stark pigmentiert, Lippen etwas rüsselartig vorgetrieben, die Zähne fehlen meistens oder sind stark gelockert. In den beiden Supraklavikulargruben leichte Polsterung. Links vielleicht etwas vom Seitenlappen der Thyreoidea fühlbar.

Große Schläfrigkeit und Langsamkeit aller Bewegungen. Sprache sehr langsam. Gedächtnisschwäche. Gang schwerfällig, schleppend. Große Ermüdbarkeit. Die Patientin bekam damals Thyreoidintabletten (wieviel?), die ihr aber Herzpalpitationen verursachten und die Obstipation in Diarrhöe verwandelten. Allerdings verschwanden die Schwellungen dabei sehr rasch. 1897 versuchte sie abermals Thyreoidintabletten ohne Schaden. Sie nahm sie gewöhnlich etwa 14 Tage, dabei nahm sie regelmäßig rasch an Körpergewicht ab, dann setzte sie wieder etwa 4 Wochen aus, bis sich die Taschen an den Augenlidern und die Verdickungen am Abdomen wieder zeigten. Patientin war 1895 fast kahl, später wuchsen die Haare wieder, jetzt hat sie einen dem Alter entsprechenden Haarwuchs. Sie schwitzt fast gar nicht. Seit 2 Monaten (1912) hat sie die Thyreoidinmedikation ausgesetzt und

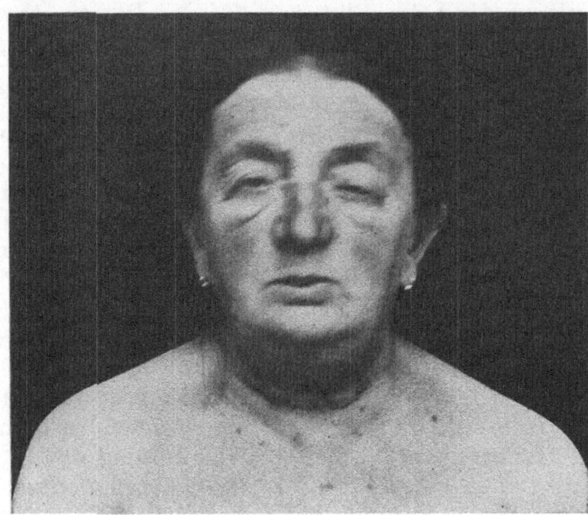

Abb. 12. Fall von Myxödem mit Neigung zu Glykosurie. (Beobachtung XIII.)

es sind alle oben beschriebenen Erscheinungen wieder im verstärkten Maße aufgetreten. Die Patientin bekommt nach 100 g Traubenzucker eine deutliche, wenn auch nicht sehr starke Glykosurie; scharf abgegrenzte Zyanose der Wangen.

Es unterliegt wohl keinem Zweifel, daß die Patientin vor dem Jahr 1895 an einem typischen Myxödem erkrankte. Vielleicht war damals zugleich mit dem Ikterus eine Thyreoiditis aufgetreten, die allmählich zu Insuffizienz der Schilddrüse führte. Die Kombination mit Ichthyosis ist von französischen Autoren mehrfach beschrieben worden.

Die Beobachtung, daß in diesem Falle die Prüfung auf alimentäre Glykosurie, trotzdem die Thyreoidinmedikation seit 3 Monaten ausgesetzt ist, positiv ausfiel, weist wohl darauf hin, daß hier neben der Schilddrüse auch der Pankreas-Inselapparat degeneriert ist.

Es wurden kleine Thyreoidindosen und gleichzeitig Hypophysentabletten verabreicht. Diese Therapie wurde durch Monate hindurch vertragen, ohne wie früher Herzbeschwerden hervorzurufen; das neuerliche Auftreten von Myxödemsymptomen wurde dadurch verhindert. Die Gedunsenheit am Hals und im Gesicht hat sich verloren, die seit 18 Jahren bestehende Schuppung der Haut ist verschwunden, die Haut ist glatt und elastisch geworden, auch das Jucken hat sich gebessert, nur die Brüchigkeit der Nägel besteht unverändert weiter. (Briefliche Mitteilung.)

Es sind Fälle von zirkumskriptem tuberösem Myxödem beschrieben worden (Dössecker, Hofmann, Goldesberg u. a.). Auch ich habe einen solchen Fall gesehen. Ob diese tumorartigen Veränderungen der Haut wirklich auf einer Schilddrüseninsuffizienz beruhen, muß ich vorderhand dahingestellt sein lassen. Ein gewisser Einfluß der Thyreoidinmedikation ist zwar unverkennbar, die Beschreibung der übrigen Symptome läßt aber in den bisher mitgeteilten Fällen Zweifel an dem Vorhandensein einer ausgesprochenen Hypothyreose berechtigt erscheinen.

Pigmentierungen der Haut finden sich verhältnismäßig selten.

Die Kopf- und Barthaare, die Augenbrauen, die Achsel- und Schamhaare werden spröde und trocken und fallen oft zum Teil aus. Am Schädel entwickeln sich dann große, kahle Flecken, die bis zur völligen Kahlheit führen können. Die Nägel werden trocken und rissig, die Zähne werden kariös und fallen aus, bei einem meiner Fälle schliffen sich die Zahnkronen im Verlaufe eines Jahres, seitdem das Myxödem bestand, völlig ab. Die Schneidezähne stellten nur noch kurze, mit breiten Malflächen versehene Stümpfe dar.

Die Zirkulation ist träge, die Körpertemperatur herabgesetzt, die Kranken frösteln und können sich nur schwer erwärmen. Der Puls ist klein und weich und wenig frequent. Oft werden nur 60, ja 50 Pulsschläge in der Minute beobachtet. Bei Abkühlung durch kühle Bäder kommt es zu einem starken Abfall der Körpertemperatur und zu einer sehr langsamen Wiedererwärmung. Bei warmen Bädern tritt keine Hauthyperämie, keine Temperaturerhöhung, auch kein Schweiß, keine Tachykardie, keine Tachypnoe (G. Cori) auf. H. Zondek und später Aßmann haben in einigen Myxödemfällen ganz wesentliche Vergrößerungen des Transversaldurchmessers des Herzens gefunden. Dabei sahen sie vor dem Röntgenschirm oberflächliche, träge, fast wurmartige Kontraktionen des Herzens. Diese Erscheinungen bildeten sich unter Thyreoidin vollständig zurück. In zwei kürzlich genau beobachteten Fällen habe ich diese Erscheinungen vermißt, in einem dritten darauf untersuchten Falle waren sie sehr deutlich vorhanden. Ferner beschreibt H. Zondek ein charakteristisches Verhalten des Elektrokardiogramms, nämlich Fehlen der Vorhofzacke, während die Terminalzacke eben nur angedeutet ist. Auch G. Cori hat dies beobachtet. Auch diese Erscheinungen gingen unter Thyreoidinbehandlung zurück.

Die Erregbarkeit des gesamten vegetativen Nervensystems ist herabgesetzt. Das ergeben auch die experimentellen Untersuchungen bei schilddrüsenlosen Hunden. Schon v. Cyon fand beim schilddrüsenlosen Tier eine Herabsetzung der elektrischen Erregbarkeit der Nervi vagi. Die von ihm behauptete Übererregbarkeit der Nervi accelerantes konnte nicht bestätigt werden. Es ist vielmehr anzunehmen, daß auch die Erregbarkeit der sympathischen Nerven herabgesetzt ist. Dafür spricht das Ausbleiben der glykosurischen Wirkung des Adrenalins bei ektomierten Tieren und Myxödemkranken (Eppinger, Falta und Rudinger), das, wie neuere Untersuchungen über die „wahre" Adrenalinansprechbarkeit von Csepai mit intravenöser Zufuhr ergeben, nicht bloß auf eine verlangsamte Resorption zurückgeführt werden kann. Daß auch die pressorische Wirkung des Adrenalins und seine Wirkung auf die „Permeabilität" der Gefäße herabgesetzt ist, zeigen Versuche von Bertelli und mir. Bei schilddrüsenlosen Hunden blieb nämlich die sonst einsetzende und hohe Werte erreichende Hyperglobulie nach Infusion größerer Dosen von Adrenalin nahezu ganz aus. Auch die Ansprechbarkeit der parasympathischen Nerven ist herabgesetzt. v. Cyon beobachtete, wie schon erwähnt, eine Herabsetzung der elektrischen Erregbarkeit der Vagi. Die miotische Wirkung des Pilokarpins dauert bei schilddrüsenlosen Hunden weniger lang an (Eppinger, Falta und Rudinger), während die mydriatische Wirkung des Atropins abnormal lange anhält (Asher).

Die vorhin erwähnte Veränderung in der Reaktion der Gefäßendothelien auf Adrenalin beruht vielleicht auf Ernährungsstörungen und diese könnten die Ursache der frühzeitigen Arteriosklerose schilddrüsenloser Tiere sein, wie sie v. Eiselsberg, Pick und Pineles u. a. beschrieben haben. Auch bei

Myxödemkranken findet man häufig auffallend hohe Grade von Arteriosklerose und Kalkablagerungen, letztere eventuell auch in der Niere, Leber usw. (Abrikosoff). Endlich wurde auch bei der Thyreoaplasie hochgradiges Atherom der Aorta und anderer Gefäßbezirke gefunden (Bourneville, Maresch, Marchand, Heyn u. a.). Das Auftreten arteriosklerotischer Veränderungen bei Schilddrüseninsuffizienz wurde zur Erklärung der senilen Degeneration herangezogen. Horsley wies zuerst darauf hin, daß die Schilddrüse im Alter atrophisch werde, Vermehren vergleicht das Alter mit einem chronischen Myxödem, später hat Lorand diesen Gedanken weiter ausgeführt. Demgegenüber weist schon Ewald darauf hin, daß beim Marasmus senilis nicht bloß eine Atrophie der Schilddrüse (und der anderen Blutdrüsen), sondern auch eine degenerative Atrophie aller übrigen Organe, besonders des Magen-Darmtraktus, einsetzt. Vor einer kritiklosen Anwendung der Schilddrüsenmedikation im Alter kann jedenfalls nur gewarnt werden (v. Noorden).

Auf eine Herabsetzung des Tonus resp. der Erregbarkeit vegetativer Nerven deutet auch das Versiegen der Schweißsekretion beim Myxödemkranken hin. Auch bei hoher Außentemperatur und bei körperlicher Bewegung kann die Schweißsekretion völlig ausbleiben. Schon Mann beobachtete, daß Jaborandiinfus bei Myxödemkranken keine Schweißsekretion hervorruft. Bei meinen Fällen von Myxödem beobachtete auch ich nach Pilokarpininjektion nur schwache Salivation und kein oder nur minimales Schwitzen; auch die Funktion der Talgdrüsen ist beim Myxödem herabgesetzt (mangelhafte Fettung der Haut und Haare).

Ferner zeigen Myxödemkranke fast regelmäßig ein Versiegen der Salzsäureproduktion (F. Boenheim, G. Deusch, Escudera, eigene Beobachtungen). Nach Thyreoidingebrauch treten dann meist wieder normale Sekretionsverhältnisse ein (Escudera, Hernando, eigene Beobachtungen).

In vollentwickelten Fällen findet sich ferner eine Atonie des Darmes, die wohl zum Teil die Ursache der bekannten Obstipation bei Myxödemkranken ist. Die Defäkation kann, wofern nicht Abführmittel gebraucht werden, zwei bis drei Wochen aussetzen. Die Röntgenuntersuchung ergibt in solchen Fällen sehr verzögerte Dickdarmpassage und das Bild der atonisch-hypokinetischen Obstipation. Schilddrüsenbehandlung wirkt prompt. Auch Untersuchungen am überlebenden Darm ergaben, daß das Schilddrüsenhormon tonusstärkend und peristaltikfördernd wirkt (G. Deusch).

Im Zentralnervensystem äußert sich die Verlangsamung aller Funktionen vor allem durch die bekannte Veränderung des psychischen Verhaltens: Apathie, geistige und körperliche Trägheit, Unfähigkeit zu raschen Entschlüssen, Verlangsamung und Monotonie der Sprache, in hochgradigen Fällen Abnahme des Gedächtnisses, Schlafsucht und eventuell völlige geistige Stumpfheit. Dazu gesellen sich nicht selten psychotische Veränderungen, wie Halluzinationen, besonders aber melancholieähnliche Zustände. In manchen Fällen wird die bestehende Hemmung plötzlich durchbrochen, es kommt zu Exzitationen. Die Psychose kann mit Einleitung der Schilddrüsentherapie verschwinden, beim Aussetzen derselben wieder auftreten (Pilcz). Bei echten Psychosen ist der Schilddrüsenausfall wohl nur das auslösende Moment. Sonstige Veränderungen des Nervenstatus bestehen in Parästhesien, rheumatoiden Schmerzen, Herabsetzung und Verlangsamung der Reflexe (W. C. Chanay) und des Geruches, Geschmackes usw. Die Prüfung ist durch die bestehende Apathie erschwert. Rudinger und ich fanden bei schilddrüsenlosen Hunden Herabsetzung der elektrischen Erregbarkeit. Die Ursache aller dieser Veränderungen liegt vielleicht in Ernährungsstörungen. Walter und Marinesco u. Minea fanden die Degeneration und Regeneration der Nerven bei thyreopriven Tieren verlangsamt.

Die Untersuchung des Blutes ergibt Verminderung der roten Blutkörperchen und besonders des Hämoglobins, ferner Verminderung der Trockensubstanz und erhöhte Gerinnbarkeit (Bultschenko und Drinkmann, Kottmann). Die Leukozytenformel ist verändert, es besteht Mononukleose und oft Hypereosinophilie (Bence u. Engel und eigene Beobachtungen). Bei Zufuhr von Schilddrüsensubstanz bessert sich die Anämie rasch und es tritt eine paradoxe Reaktion der Leukozyten auf, d. h. die Leukozytenformel nähert sich der Norm, während bei Gesunden Thyreoidin bekanntlich Mononukleose macht, bei Basedowikern dieselbe steigert (Falta, Newburgh und Nobel. Th. Kocher kam später zu dem gleichen Resultat).

Im Blute findet sich ausgesprochene Hypojodämie (Veil und Sturm).

Der Grundumsatz Myxödematöser ist hochgradig herabgesetzt. Die Aufdeckung dieser Tatsache verdanken wir Magnus-Levy. Dieser fand eine Herabsetzung des Grundumsatzes bis auf 59%. Die Herabsetzung des Grundumsatzes beim Myxödem ist immer wieder bestätigt worden, ohne sie gibt es kein echtes Myxödem. Charakteristisch ist ferner für das Verhalten des Stoffwechsels beim Myxödem, daß es auf relativ sehr kleine Dosen von Thyreoidin mit einer rasch einsetzenden und starken Steigerung des Gaswechsels reagiert. Nach Kowitz genügt 0,2 g Thyr. siccat. Merck, um ein Defizit von 35% auszugleichen. Bei den von mir beobachteten Fällen ist K. Högler zu den gleichen Resultaten gekommen. Boothby, J. Sandiford, K. Sandiford und J. Slosse fanden bei einem Falle von Myxödem nach intravenöser Zufuhr von Thyroxin ein Ansteigen der Kalorienproduktion von 42 auf 70, während bei einem normalen Individuum die gleiche Dose nur ein Ansteigen von 65 auf 88,4 hervorrief. Es läßt sich der Thyreoidinbedarf mittels des Respirationsapparates genauestens feststellen. Beim schilddrüsenlosen Tier findet man ferner anscheinend regelmäßig die Fähigkeit des Organismus, auf Überfütterung mit einer Steigerung des Grundumsatzes zu antworten, hochgradig herabgesetzt; auch die spezifisch-dynamische Nahrungswirkung ist vermindert (Eckstein und Grafe). Abelin findet die spezifisch-dynamische Wirkung des Eiweißes bei gleichzeitiger Verabreichung von Thyreoidin gesteigert. Auch Staehelin, Hagenbach und Nager fanden bei einem strumektomierten Mädchen den Umsatz während der Tagesstunden nur um 6% größer als in den Nachtstunden. Was die spezifisch-dynamische Kohlehydratwirkung anbelangt, so fanden Weisz und Adler dieselbe sowohl bei Basedow wie bei Myxödem nach Zufuhr von Rohrzucker erhöht; beim Myxödem führte Thyreoidinzufuhr zu einem rascheren Absinken derselben. Aus den Versuchen von Plaut und Liebesny läßt sich eine wesentliche Änderung der spezifisch-dynamischen Kohlehydratwirkung nicht ersehen.

Die Gaswechseluntersuchungen machen es verständlich, daß Myxödematöse sich mit einer geringeren Kalorienmenge ins Gleichgewicht setzen als Normale. Werden Myxödematöse reichlich ernährt, so braucht der 24-Stundenumsatz nicht unter der Norm zu liegen, Thyreoidinfütterung erzeugt dann aber eine enorme Steigerung der Wärmeproduktion. Steyrer fand in seinem Falle eine Steigerung von 83% (Untersuchung im Voit-Pettenkoferschen Apparat). Es wurde dabei hauptsächlich Fett eingeschmolzen, während die Eiweißkalorien eher zurücktraten.

Auch der Eiweißumsatz liegt bekanntlich beim Myxödem darnieder. Der Eiweißbedarf ist abnorm gering. Sehr klar liegen die Verhältnisse bei Untersuchung des Hungereiweißumsatzes. Bei schilddrüsenlosen Hunden fanden wir denselben deutlich erniedrigt. Den zeitlichen Ablauf der Eiweißzersetzung fand Pari bei schilddrüsenlosen Hunden nicht verändert, Eppinger beim Menschen hingegen in einem Falle deutlich verzögert. Zufuhr von Thyreoidin führt infolge der Einschmelzung myxödematösen Gewebes zuerst zu einer bedeutenden Steigerung der N-Ausscheidung, dann stellt sich wieder Eiweißgleichgewicht ein. Nach Boothby und Mitarbeiter beträgt der N-Verlust dabei etwa 2% des Gewichtsverlustes.

Nach den Untersuchungen von Eppinger ist der Salztransport im schilddrüsenlosen Organismus wesentlich verlangsamt. Beim schilddrüsenlosen Hund ist nach dem gleichen Autor die Ausscheidung des Kochsalzes nach subkutaner Zufuhr wesentlich verlangsamt.

Über den Salzstoffwechsel beim menschlichen Myxödem lagen bisher noch wenig Untersuchungen vor. Zondek berichtete über einen Fall, bei welchem die Kochsalzausscheidung (auch die Ca- und Mg-Ausscheidung) prompt erfolgte. Maliwa fand bei einem Fall von Fettsucht mit myxödematösen Erscheinungen eine Verlangsamung des Salztransportes nur dann, wenn die Patientin vorher auf salzfreier Kost gehalten war.

Wir haben den Wasserstoffwechsel bei 5 Fällen von Myxödem (darunter ein Fall von infantilem Myxödem) untersucht. Gemeinsam mit F. Högler konnte ich folgendes feststellen:

Bei Zulage von Kochsalz zur Kost trat in allen Fällen beträchtliche Zunahme des Körpergewichtes auf; auch die Schwellungen nahmen zu; bei kochsalzfreier Kost erfolgte weitgehende Entwässerung. $NaHCO_3$-Zufuhr wirkte wie Kochsalz, hingegen führte $KHCO_3$ oder $CaCl_2$-Zufuhr eher zu einer Abnahme des Körpergewichtes. Unter Thyreoidin erfolgte rasche Entwässerung, die Kochsalztoleranz wurde normal, d. h. Zufuhr von Kochsalz führte jetzt nicht mehr zu abnormer Gewichtszunahme. Es besteht also beim Myxödem eine vermehrte Quellbarkeit der Blut- und Gewebskolloide, worauf vielleicht auch das Verhalten der Refraktionsdifferenz (R des Plasmas minus R des Serums) hinweist. Diese war bei unbehandelten Fällen hoch und nahm unter Thyreoidin ab.

Zu unerwarteten Ergebnissen führten die Wasser- bzw. Salzwasserproben bei unbehandelten Fällen von Myxödem. Im Wasserversuch trat regelmäßig ein Wasserstoß auf. Im NaCl-Wasserversuch, bei dem sich sonst eine Hemmung der Diurese mit Retention von NaCl findet, kam es geradezu zu einem Salzwasserstoß. Das Verhalten ist also dem bei manchen Fällen von Basedow beobachteten entgegengesetzt. Anscheinend ist beim menschlichen Myxödem der erhöhte Quellungszustand sehr labil.

Unter den 5 Fällen von Myxödem waren nur zwei mit deutlichen d. h. auf Fingerdruck reagierenden Ödemen. Bei kochsalzreicher Kost nahmen die Ödeme zu. Kochsalzfreie Kost verminderte zwar die Ödeme, brachte sie aber nicht zum Verschwinden, dagegen verschwanden sie nach Thyreoidin. Durch monatelange Thyreoidinbehandlung verschwand die Ödembereitschaft ganz und das Myxödem heilte später völlig aus. Ich möchte daher glauben, daß in Fällen von Myxödem, bei denen deutliche Ödeme vorhanden sind, noch ein Akzidens dazugekommen sein muß. Vielleicht handelt es sich hier um eine Art kachektischen Ödems, welches durch ganz besondere Verhältnisse (Ernährungsstörung der Endothelien usw.) bedingt ist.

Als ein instruktives Beispiel führe ich aus der Arbeit Falta und Högler folgenden Fall an:

Beobachtung XIV: V. J.: 33 Jahre. Im Jahre 1919 wegen „Neurasthenie" in Spitalbehandlung. Damals traten die ersten Lidödeme auf. Im Jahre 1921 wegen Ödemen im Gesicht und an den Füßen wieder Spitalbehandlung. Es wurde eine Nephritis acuta mit Amentia acuta angenommen. Die Schilddrüse war damals vergrößert. Im Urin wurde Albumen $1/2\%_{00}$, im Sediment wurden vereinzelte Erythrozyten gefunden. Der Wasser- und Konzentrierungsversuch zeigte eine verminderte Wasserausscheidung bei guter Konzentration. Nach einwöchigem Spitalaufenthalte waren die Ödeme, das Harneiweiß und die Erythrozyten im Harn geschwunden. Blutdruck 115. Wegen Tobsuchtsanfalles wurde der Patient auf die psychiatrische Klinik, später auf den Steinhof zur weiteren Beobachtung transferiert. Aus letztgenannter Anstalt wurde der Patient als unmündig entlassen. Im April 1922 wegen Ödemen wieder in Spitalbehandlung.

Im September 1923 traten wieder Ödeme auf, die bis zum heutigen Tage nicht schwanden. Außerdem leidet der Patient an heftigen Kopfschmerzen, große Müdigkeit und regt sich sehr leicht auf. Potus, Nikotin, venerische Affektionen negiert. Vita sexualis: Erster Geschlechtsverkehr zwischen dem 17. und 18. Jahre. Nachher, soweit Gelegenheit, normaler Geschlechtsverkehr. Seit 1922 Abnahme der Libido. In den letzten 2 Jahren nur zweimal verkehrt. In den letzten Wochen keine Libido, hingegen immer noch, wenn auch selten, Pollutionen und Erektionen. Am 3. 9. 24 kam der Patient in meine Beobachtung (Elisabethspital).

Status praesens: Mittelgroßer Mann von kräftigem Knochenbau, Haut trocken, fahlgelb, Gänsehaut mit Hyperkeratose, männlicher Behaarungstypus, mäßiges Fettpolster, afebrile Temperaturen, freies Sensorium. Torpider Gesichtsausdruck, Gesicht gedunsen, Ödem der Ober- und Unterlider, kleine Lidspalten, schüttere Augenbrauen, spärlicher Bart- und Kopfhaarwuchs. Pupillen: Rechte etwas weiter als die linke (sieht auf dem rechten Auge weniger gut als auf dem linken), beide rund, linke reagiert auf Licht träger als die rechte, Reaktion bei Konvergenz beiderseits gleich. Gesichtsfeld nicht eingeschränkt, Augenmuskeln intakt. Zähne kariös, im Oberkiefer nur mehr fünf vorhanden, im Unterkiefer der größte Teil fehlend, Mundschleimhaut blaß, Zunge dick, feucht belegt. Hals kurz, keine Drüsen palpabel, Seitenlappen der Thyreoidea anscheinend vergrößert. Lungenbefund normal.

Herz: Spitzenstoß weder in Rücken- noch in Linkslage palpabel, Herzdämpfung normal, Herztöne laut und rein, Arteria radialis gut gespannt, Puls rhythmisch, äqual, Frequenz 54. Abdomen etwas über dem Thoraxniveau, Narbe nach Appendektomie, Bauchdecken gut gespannt. Leber, Milz normal, keine pathologische Resistenz palpabel. Genitale: Beide Hoden klein, im Hodensacke.

Extremitäten: Hände und Füße kalt. Die Haut an den Handrücken livid, Fingerspitzen und Füße feucht, Schwitzen in beiden Achselhöhlen. An der Außenseite des linken Unterarmes eine etwa 8 cm lange Narbe nach einer inzidierten Phlegmone. Auf der Rückseite des rechten Unterschenkels 2 daumenkuppengroße Narben nach Durchschuß durch die Wade. Ödeme an den unteren Extremitäten.

Nervenbefund: Hirnnerven frei, Herabsetzung der Rachen- und Kornealreflexe, kein Fazialisphänomen, obere Extremitäten o. B., B.D.R. beiderseits auslösbar, gleich stark. Kremasterreflexe etwas schwach. Befund an den unteren Extremitäten bis auf eine Steigerung des linken A.S.R. negativ, keine ataktischen und sensiblen Störungen. Geringgradige Hyp- und Parästhesien an den Brustwarzen.

Urin: Albumen, Saccharum, Aldehyd negativ, Sediment ohne Befund. Therapie: Bettruhe, gemischte Kost.

4. 11. Augenhintergrund normal.

Röntgenbefund des Schädels: Die Sella turcica erscheint zum größten Teil durch einen kalkdichten Schatten ausgefüllt.

Über den weiteren Verlauf sei folgendes kurz bemerkt: In der ersten Periode der Beobachtung ohne Thyreoidin befindet sich der Patient auf einer Diät von mittlerem Kochsalzgehalt, dabei Bettruhe. Der Grundumsatz war stark erniedrigt (minus 28 bis minus 33%). Es bestand große Müdigkeit, Kältegefühl, der Blutdruck war an der unteren Grenze der Norm, die Magensekretion war herabgesetzt, es bestand Leukopenie, nach Injektion von 1 mg Adrenalin fehlte fast jede Wirkung auf den Blutdruck und trat keine Glykosurie auf. Auch die Pilokarpinwirkung war sehr gering. Das Körpergewicht und die Schwellungen nahmen während dieser Zeit etwas zu. Die Zahl der Erythrozyten stieg allmählich von 4,0 auf 4,6 Mill., dementsprechend auch die Gesamtviskosität. Ferner stieg auch die Refraktion des Serums (als Eiweiß berechnet) von 8,6 auf 10,0, es kam also zu einer Eindickung des Blutes.

In der zweiten Periode unter Thyreoidinzufuhr (dreimal 0,1 Thyreoidin Merck.) stieg der Grundumsatz rasch an, ist am 4. 11. bereits normal und hält sich dann zwischen normal und plus 12%. Das Körpergewicht sank von 71,1 kg auf 64,9 kg ab. Das Allgemeinbefinden besserte sich sehr rasch, Müdigkeit, Schlafsucht und Kältegefühl verschwanden. Die Zahl der Erythrozyten fällt von 4,6 auf 3,87 Mill., die Gesamtviskosität von 4,8 auf 4,35 und die Refraktion des Serums (als Eiweiß berechnet) von 10 auf 7,6.

Ab 7. 2. wurde das Thyreoidin wieder weggelassen, nachdem leichte Erscheinungen von Hyperthyreoidismus aufgetreten waren und der Grundumsatz etwa plus 10% betragen hatte. In kurzer Zeit traten die myxödematösen Erscheinungen wieder auf. Später konnte der Patient bei zweimal 0,1 Thyreoidin Merck. bei normalem Grundumsatz und in bestem Wohlbefinden erhalten werden. Die auf Seite 179 angeführten Abbildungen 19 und 20 stammen von diesem Fall und zeigen die gute Wirkung der Thyreoidinmedikation. Auf die zahlreichen, bei diesem Fall durchgeführten Untersuchungen des Salzstoffwechsels soll hier nicht näher eingegangen werden, es sei nur darauf hingewiesen, daß sich im thyreoidinfreien Stadium bei einer Kost von mittlerem Kochsalzgehalt starke Schwellungen ausbildeten, während im Stadium der Thyreoidinmedikation eine normale Toleranz für Kochsalz bestand.

Die Beziehungen der Schilddrüse zu anderen Ödemformen sind noch sehr dunkel. Nach meinen eigenen Erfahrungen gelingt die Entwässerung eines nephrotischen Ödems durch Thyreoidin bei Erwachsenen nur bei gleichzeitiger Salzentziehung, d. h. sie geht besser vor sich als bei Salzentziehung allein. Sehr instruktiv ist in dieser Beziehung ein von Högler und mir veröffentlichter Fall. Es handelt sich um eine luetische Nephrose mit anfänglich deutlich nephritischem Einschlag und mit normalem Grundumsatz. Kochsalzentziehung allein entwässerte die Patientin, aber langsamer und nicht ganz so vollständig wie bei gleichzeitiger Thyreoidinzufuhr. Salzzufuhr führte aber auch unter Thyreoidin immer sofort zu starken Ödemen. Dadurch scheinen sich solche Fälle prinzipiell von den Myxödemkranken zu unterscheiden, bei denen man, wie bereits erwähnt, unter Thyreoidin beliebige Mengen von Kochsalz geben kann, ohne daß das Körpergewicht wesentlich steigt.

Daß das Thyreoidin viele Ödemformen (das nephritische Ödem, aber auch das diabetische Ödem und das Hungerödem) nicht beeinflußt, ist bekannt. Auch gibt es Fälle von einer eigenartigen hartnäckigen Ödembereitschaft ohne offensichtliche Störung der Nieren- und Schilddrüsenfunktion, welche auf Kochsalzzufuhr sofort mit Zunahme des Körpergewichtes reagieren. Wir haben einen solchen Fall durch längere Zeit beobachtet, bei ihm war der Grundumsatz normal und die Thyreoidinmedikation vollkommen wirkungslos.

Bemerkenswert ist endlich die Mitteilung von Lichtwitz, daß in einem Fall Sklerodermie Ödeme vorhanden waren, obwohl gleichzeitig Erscheinungen von Hyperthyreoidismus bestanden; ferner beobachtet man ja häufig bei schwer kachektischen Basedowfällen ausgesprochene Ödeme.

Aus diesen Gründen geht Eppinger wohl zu weit, wenn er in der Beeinflussung mancher manifester Ödemformen durch Thyreoidin das Zeichen eines larvierten Hypothyreoidismus sieht. Streng genommen kann man als larvierte Formen bzw. als Formes frustes nur Fälle bezeichnen, welche die zum typischen Symptomenbild einer Krankheit gehörigen Symptome unvollkommen zeigen, nicht aber Fälle, welche Symptome zeigen, die nicht zum typischen Bild der betreffenden Krankheit gehören. Von diesem Gesichtspunkte aus sollte auch die Frage der thyreogenen Fettsucht betrachtet werden. v. Noorden glaubt, daß es Fälle von Schilddrüseninsuffizienz gibt, bei welchen diese zu gering ist, um die Erscheinungen des Myxödems hervorzurufen, aber doch ausreicht, um Fettsucht zu erzeugen. Nun gehört die Fettsucht aber durchaus nicht zum typischen Bild des Myxödems. Ich habe eine Anzahl typischer Fälle von Myxödem beobachtet, bei denen sicher keine Fettsucht vorlag. Natürlich gibt es auch Myxödem bei ursprünglich fetten Leuten. Einen solchen Fall haben Högler und ich genauer analysiert. Durch kleine Dosen von Thyreoidin ließen sich alle Erscheinungen des Myxödems beseitigen, die Fettsucht blieb. Erst bei größeren Dosen fand dann eine Abmagerung statt, allerdings unter leichten Erscheinungen von Hyperthyreoidismus und einem weit über das normale Maß erfolgenden Ansteigen des Grundumsatzes. Andererseits gibt es zweifellos fette Fälle von Basedow oder Fälle von Basedow, welche unter entsprechender diätetischer oder unter Strahlenbehandlung fett werden, ohne die Erscheinungen des Hyperthyreoidismus ganz zu verlieren. Ich möchte mich daher betreffs der Existenz einer thyreogenen Fettsucht heute nur sehr vorsichtig äußern und glauben, daß das, was ich für das manifeste Ödem gesagt habe, auch für die Fettsucht gilt, d. h., daß Schilddrüseninsuffizienz allein weder manifestes Ödem noch Fettsucht macht, sondern daß in beiden

Fällen noch andere Momente hinzukommen müssen. Es ist überdies nicht uninteressant, daß es Fälle gibt, bei denen sowohl die Neigung zur Fettsucht wie die zur Wasseransammlung nebeneinander vorkommen (hybride Fettsucht). Auch in diesen Fällen kann die spezifische Wirkung des Thyreoidins fehlen, wie ich selbst gesehen habe. Ich komme auf diese Fragen im Kapitel der endogenen Fettsucht noch einmal zurück.

Auch der Kohlehydratstoffwechsel zeigt beim Myxödem gewisse Veränderungen. Die Assimilationsgrenze für Traubenzucker ist erhöht (Hirschl, Knöpflmacher). Auch bei thyreopriven Hunden beobachteten wir dasselbe Verhalten. Die alimentäre Glykämiekurve läuft beim Myxödem langsamer ab, ohne Zuckerausscheidung hervorzurufen (Gardiner-Hill und Brett u. Forest Smith) (erhöhte Nierenschwelle?). Die glykosurische Wirkung des Adrenalins ist bei schilddrüsenlosen Tieren herabgesetzt (Eppinger, Falta und Rudinger, Pick und Pineles), Myxödemkranke zeigen dasselbe Verhalten. Verlangsamte Resorption des Adrenalins ist sicher nicht die alleinige Ursache, da die Glykosurie auch bei intravenöser Injektion ausbleibt (Czepai).

In einem Fall von Herz führte Zufuhr von Traubenzucker und gleichzeitige Injektion von Adrenalin nicht zur Glykosurie. Nach längere Zeit fortgesetzter Thyreoidinmedikation wurden die Verhältnisse wieder normal. Dasselbe fand ich in drei Fällen. In manchen Fällen kommt es unter Schilddrüsentherapie zu spontaner Glykosurie. Es gibt auch Fälle von Neigung zu Glykosurie ohne Thyreoidinbehandlung. In solchen Fällen dürfte wohl auch gleichzeitig eine Insuffizienz des Inselorganes vorliegen (vgl. Beobachtung XIII).

Von großem Interesse ist in dieser Hinsicht ein von R. M. Wilder mitgeteilter Fall. Es handelte sich um einen Knaben, bei dem im 15. Monat ein Diabetes auftrat. Bei Entziehung der Kohlehydrate verschwand der Zucker im Harn. Mit 3 Jahren entwickelte sich ein Myxödem. Die Behandlung mit Schilddrüsensubstanz mußte aber bald ausgesetzt werden, weil Zucker und Azeton im Harn auftrat. Mit 7 Jahren lag ein vollentwickeltes Myxödem vor (Grundumsatz — 45%, Wachstumsstörung usw.). Der Knabe schied bei gemischter Kost keinen Zucker aus. Mit der Zufuhr von Thyreoidin trat sofort wieder Zucker auf (auch bei kohlehydratfreier Kost). Erst die Kombination mit Insulin ermöglichte die Thyreoidinbehandlung.

Die Herabsetzung der gesamten Stoffwechselvorgänge beim Myxödem äußert sich auch in der Hypothermie. Sie steht, wie schon erwähnt, in Zusammenhang mit dem Kältegefühl, über welches diese Patienten klagen.

In schweren Fällen von Myxödem entwickeln sich regelmäßig auch Störungen in der Genitalsphäre. Bei Frauen kommt es zu Unregelmäßigkeiten in der Menstruation, zu profusen Blutungen oder zu Amenorrhöe, bei Männern zum Erlöschen der Libido. Besteht das Myxödem nicht zu lange, so führt Thyreoidinbehandlung zu einer vollständigen Wiederherstellung der Keimdrüsenfunktion (Magnus-Levy, W. H. Veil u. a., eigene Beobachtungen). In einem Fall von Veil kam es zur Gravidität. Als die Schilddrüsenmedikation ausgesetzt wurde, trat Abortus ein. In Fällen mit länger bestehendem hochgradigem Ausfall der Schilddrüsenfunktion kommt es wohl immer zu irreparabler Atrophie der Keimdrüsen. Sehr bemerkenswert ist, daß sich bei Frauen manchmal an den operativen Ausfall der Keimdrüsen oder an das physiologische Klimakterium die Entwicklung eines Myxödems anschloß (H. Curschmann und G. Deusch). In diesen Fällen brachte eine durch einige Zeit hindurch fortgesetzte Schilddrüsenmedikation Heilung.

Die Hypophyse wurde in mehreren Fällen von Myxödem verändert gefunden. Boyce und Beadles fanden Vergrößerung der Hypophyse, ebenso Ponfick in einem Falle. In einem Fall von Abrikosoff war der glanduläre

Teil der Hypophyse vergrößert, und zwar waren die chromophilen Zellschichten vergrößert, die Zellen vermehrt, ihr Protoplasma kolloid degeneriert. Comte hatte früher ähnliches beobachtet und die Vergrößerung der Hypophyse als kompensatorische Hypertrophie gedeutet. In anderen Fällen fand sich eine ausgesprochen sklerotische Degeneration der glandulären Hypophyse (zweiter Fall von Ponfick) oder zystische Degeneration (Sainton und Rathery u. a.). In allen Fällen von Myxödem, die ich bisher beobachtete, ergab mit Ausnahme zweier Fälle die Röntgenuntersuchung eine vollkommen normale Sella turcica. In dem einen Falle fand sie sich deutlich erweitert, in dem andern erschien sie durch einen kalkdichten Schatten ausgefüllt (vgl. Beobachtung XIV).

Im Tierexperiment wurde eine Vergrößerung der Hypophyse beobachtet, wenn die Schilddrüse bei sehr jungen Tieren exstirpiert worden war. Bei erwachsenen Tieren konnten Bertelli und ich auch nach 1½jähriger Dauer des thyreopriven Zustandes nichts Ähnliches finden. Die geschilderten Befunde scheinen mir in ihrer Bedeutung für die Wechselwirkung zwischen Schilddrüse und glandulärer Hypophyse weit überschätzt worden zu sein.

Von einem vikariierenden Eintreten der Hypophyse für die Schilddrüse, wie es Comte annahm, kann doch keine Rede sein. Erkrankt die Hypophyse gleichzeitig, so muß sich dies auch im klinischen Bild äußern (siehe Kapitel Multiple Blutdrüsensklerose). In solchen Fällen kann durch Thyreoidinmedikation natürlich nur ein Teil der Krankheitserscheinungen behoben werden. Die Kombination von Myxödem und Tetanie wird beim Kapitel Tetanie besprochen werden.

Ätiologie. Völlig geklärt ist heute die Ätiologie des Myxoedema operativum. Totale Exstirpation der Schilddrüse führt immer zu Myxödem. In ganz seltenen Fällen kann dasselbe allerdings nur geringfügig sein und spontan ausheilen, wenn eine akzessorische Schilddrüse kompensatorisch hypertrophiert (Fälle von Vollmann und Reverdin). Sehr bemerkenswert ist, daß in Fällen von Struma der Zungenbasis Exstirpation derselben zu Myxödem führte (Seldowitsch, Chamisso, Hartley u. a.); dies läßt sich dadurch erklären, daß das Auftreten von heterotopischem Schilddrüsengewebe an der Zungenbasis meist mit hochgradiger Hypoplasie der Schilddrüse einhergeht. Nach Strumaoperationen treten oft mitigierte Formen des Myxoedema operativum auf. Die Lebensdauer der ektomierten Individuen ist stark verkürzt, wenn nicht eine sorgfältige Dauerbehandlung mit Thyreoidin durchgeführt wird. Totale Ektomie wird heute höchstens noch bei maligner Entartung der Schilddrüsen ausgeführt. Mitigierte Formen können auch heute noch vorkommen, wenn bei Strumaoperationen der zurückgelassene Teil stark degeneriert ist. Myxödem kann auch nach mit Vereiterung einhergehenden Schußverletzungen des Halses auftreten (H. Zondek). In den letzten Jahren des Weltkrieges und nachher wurde ein vermehrtes Auftreten von Myxödem beobachtet, was wohl hauptsächlich in den ungünstigen Ernährungsverhältnissen seinen Grund hat (Hinz).

Beim sog. spontanen Myxödem findet sich in der Schilddrüse gewöhnlich eine Sklerose mit Verödung des Parenchyms oder eine hochgradige kropfige Entartung. In einzelnen Fällen wurde an Stelle der Schilddrüse überhaupt nur noch Fett und Bindegewebe aufgefunden (Abrikosoff). Die Ursache der entzündlichen Zirrhose ist nur in seltenen Fällen klar, z. B. in einem Falle von Syphilis bzw. in einem Falle von Aktinomykose der Schilddrüse (Köhler). Der erstere wurde durch Jodkali, der letztere durch die Operation geheilt. v. Wagner-Jauregg beobachtete zwei Fälle von Formes frustes im Eruptivstadium der Syphilis; häufiger kommt Myxödem in den Spätstadien vor. Dann finden sich Infiltrate und Gummen. Tuberkulose der Schilddrüse ist verhältnismäßig nicht sehr häufig. Auch Miliartuberkulose wurde beobachtet. Primärtuberöse Tuberkulose scheint sehr selten zu sein. In den meisten Fällen handelt es sich wohl um akute oder subakute Thyreoiditis oder Strumitis. Bakteriologisch ist das Gebiet noch nicht erforscht; wahrscheinlich kommen außer den oben erwähnten alle möglichen Infektionserreger in Frage. Einen Fingerzeig geben jene Fälle von spontanem Myxödem, welche sich an akute Infektionskrankheiten anschlossen (Reinlinger nach einem „gastrischen" Fieber, Marfan nach akutem Gelenkrheumatismus mit Angina). Untersuchungen von Roger et Garnier, de Quervain, Sarbach, Bayon u. a. zeigten, daß bei schweren Infektionskrankheiten regelmäßig entzündliche Veränderungen in der Schilddrüse zu finden sind und daß sich bei chronischen Intoxikationen häufig zirrhotische Prozesse entwickeln (siehe auch die zusammenfassende Darstellung von Reist). Nach den Beobachtungen von Simmonds ist chronische Thyreoiditis mit Übergang in fibröse Atrophie bei älteren Frauen nicht sehr selten, muß aber nicht zu Ausfallerscheinungen führen. Endlich sei erwähnt, daß die Basedowsche Hyperplasie manchmal in Atrophie übergeht und daß bei Sklerodermie in zahlreichen Fällen sklerotische Prozesse in der Schilddrüse gefunden wurden, die wohl als eine Teilerscheinung des Grundprozesses aufzufassen sind.

Daß das Myxödem bei Frauen so viel häufiger ist wie bei Männern, dürfte seinen Grund darin haben, daß die normalen Geschlechtsvorgänge bei der Frau eine bedeutende Belastung der Schilddrüsenfunktion bedingen, und daß daher bei Schädigungen des Parenchyms durch häufige Infekte oder Intoxikationen leichter eine Erschöpfung eintritt. Für diese Annahme spricht, daß mitigierte Formen der Hypothyreose sich während der Schwangerschaft zu verschlechtern pflegen und daß die myxödematösen Symptome nicht selten mit der geschlechtlichen Involution verschwinden.

Die **Differentialdiagnose** hat vor allem die nephrotischen Ödeme zu berücksichtigen. Auf die Derbheit der Schwellungen ist besonders zu achten. Auch sind beim Myxödem die Schwellungen morgens oft deutlicher als abends. Das wichtigste differentialdiagnostische Moment ist wohl (neben der Herabsetzung des Grundumsatzes) der Erfolg der Behandlung; denn nach meinen bisherigen Erfahrungen möchte ich annehmen, daß ein behandelter Fall von Myxödem jede Kochsalzbelastung verträgt, während dies bei der Nephrose der Erwachsenen nicht der Fall ist. Wie schon oben erwähnt, ist die Kombination von Myxödem mit typischem Ödem selten.

Die Verwechslung mit nephritischem Ödem wird wohl kaum vorkommen (bei letzterem Blutdruckerhöhung, positiver Harn- und Sedimentbefund, Rest-N-Erhöhung usw.). Beim nephrotischen wie nephritischen Ödem fehlen überdies die dem Myxödem eigenen psychischen Veränderungen (Apathie, Schlafsucht usw.).

Die seltenen Fälle von idiopathischem Ödem mit Oligurie, ferner das stabile erysipeloide Ödem, das indurative syphilitische Ödem und die Pachydermie unterscheiden sich vom Myxödem durch den normalen Grundumsatz und durch normales psychisches Verhalten. Sie reagieren auch nicht auf Thyreoidinzufuhr. Daß die Sklerodermie bisweilen mit Erscheinungen von Myxödem einhergeht, die auf Thyreoidinzufuhr günstig reagieren, wurde bereits erwähnt.

Schwierig ist nur die Diagnose der unvollkommenen Formen des Myxödems. Hertoghe hat zuerst die Aufmerksamkeit auf diese gelenkt und sie als chronischen gutartigen Hypothyreoidismus bezeichnet. Sie sind viel häufiger und vielgestaltiger beim weiblichen Geschlecht. Die Krankheit beginnt oft mit chronischen Muskelschmerzen, durch welche der Schlaf beträchtlich gestört sein kann. Besonders häufig sind Rachialgien, dazu gesellen sich große

Müdigkeit, besonders in den Morgenstunden, ferner Menstruationsstörungen, Menorrhagien oder Amenorrhöe, Kältegefühl, selbst Frostschauer, Verschleierung der Stimme und besonders oft recht hartnäckige Obstipation. Deutlicher wird das Bild schon, wenn die Haare besonders am Hinterhaupt auszufallen beginnen und wenn sich Apathie und Depression hinzugesellen. Ferner kommen hinzu trophische Störungen von seiten der Haut, Paronychien (I. E. Perl) und Verminderung der Magen- und Darmsekretion (G. C. Bolten, H. Curschmann). Bisweilen finden sich in derselben Familie mehrere Personen mit den Zeichen der chronischen mitigierten Schilddrüseninsuffizienz. Solche abortive Formen des Myxödems finden sich bei Frauen nicht selten in den letzten Jahren vor dem Klimakterium (Hertoghe, Gluzinski). In der thyreogenen Auffassung jener Formen des Gelenkrheumatismus, die durch Thyreoidin gebessert werden (Rothschild und Levi), ist Vorsicht geboten, da es nicht unmöglich ist, daß die Anregung des Stoffwechsels durch eine über das normale Maß hinausgehende Schilddrüsenwirkung allein einen gewissen Erfolg bringen kann. Wie ich schon früher erwähnte, scheint mir auch die thyreogene Auffassung gewisser, auf Schilddrüsenmedikation günstig reagierender Ödeme und mancher Formen von Fettsucht vorderhand noch unsicher, da sowohl manifeste Ödeme wie Fettsucht nicht zum typischen Bild des Myxödems gehören. Meines Erachtens sollte ohne Feststellung einer Herabsetzung des Grundumsatzes die Diagnose larviertes Myxödem nicht gestellt werden und der Erfolg der Schilddrüsenmedikation nur dann als mitentscheidend angesehen werden, wenn es gelingt, mit sehr kleinen Dosen von Thyreoidin die entsprechenden Erscheinungen nicht nur zu bessern, sondern auch wirklich zu beseitigen. Damit werden auch alle jene Übertreibungen vermieden werden, durch welche Myome, retroflektierte Uteri, Emphysem, Leberstauung, Gallensteinbildung, das Heer der neurasthenischen Erscheinungen und die verschiedensten Geisteskrankheiten in den Bereich des Hypothyreoidismus gezogen wurden. Die Ursache einer gewissen Mannigfaltigkeit der hypothyreoidalen Syndrome können wir ebenso wie die der hyperthyreoidalen in konstitutionellen Verschiedenheiten erblicken.

2. Das kongenitale und infantile Myxödem.
(Der sporadische Kretinismus.)

Begriffsbestimmung und Historisches. Entwickelt sich die Störung der Schilddrüsenfunktion in einem noch unfertigen Organismus, so gesellen sich zu den Erscheinungen des Myxödems noch tiefgreifende Entwicklungshemmungen hinzu, die um so intensiver sind, je früher die Störung einsetzt.

Für die Kenntnis dieser Tatsache waren einerseits die traurigen Erfahrungen maßgebend, die man bei Strumektomien im Kindesalter machte, andererseits das Tierexperiment mit Totalexstirpation der Schilddrüse (Hofmeister, v. Eiselsberg). Die thyreopriven jungen Tiere zeigten bedeutendes Zurückbleiben im Größenwachstum und im Gewicht, ferner Anämie, Entwicklungshemmung der Genitalien, Hypothermie, trophische Störungen und Idiotie. Ganz analog sind die Entwicklungsstörungen beim Menschen, wenn der Ausfall der Schilddrüsenfunktion in der frühesten Jugend einsetzt. Entweder handelt es sich dann um angeborenen Schilddrüsenmangel (Thyreoaplasie) bzw. um angeborene Thyreohypoplasie oder es wird die jugendliche Schilddrüse von denselben Schädlichkeiten betroffen, die das Myxoedema adultorum verursachen (spontanes oder postoperatives infantiles Myxödem).

Vom klinischen Standpunkt scheint mir eine scharfe Trennung zwischen Thyreoaplasie und infantilem Myxödem praktisch nicht durchführbar. Zwar setzt das infantile Myxödem meist erst im fünften oder sechsten Lebensjahr ein, während bei der Thyreoaplasie die Entwicklungshemmung schon im ersten Lebensjahr allmählich hervorzutreten beginnt. Es kann sich aber das infantile Myxödem auch im frühesten Lebensalter entwickeln; in solchen Fällen kann die Unterscheidung unmöglich sein, da der palpatorische Befund, wenn negativ, nicht entscheidend ist. Siegert faßte alle Fälle von Ausfallserscheinungen der Schilddrüse im Kindesalter, auch den endemischen Kretinismus, unter

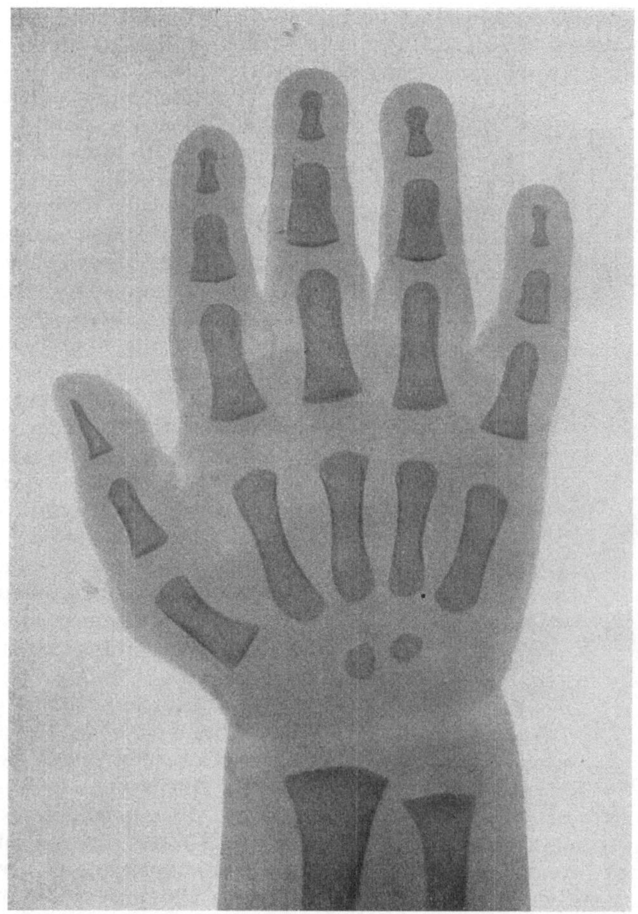

Abb. 13. Infantiles Myxödem. Hand eines 2½ jährigen Mädchens. Das Röntgenogramm entspricht dem eines 6—8 Monate alten Kindes. (Beobachtung XV.)

dem Namen Myxidiotie zusammen. Da ich aber den endemischen und sporadischen Kretinismus nicht für völlig wesensgleich halte, so kann ich dieser Bezeichnung nicht beistimmen.

In seiner ausgezeichneten Arbeit über die Thyreoaplasie stellte Pineles 12 Fälle aus der älteren Literatur zusammen, bei welchen die Schilddrüse makroskopisch fehlte und 7 Arbeiten jüngeren Datums, bei denen auch mikroskopisch eine Schilddrüsenanlage nicht nachgewiesen werden konnte. Soweit die älteren Fälle trotz mangelnder Behandlung einen höheren Grad von Entwicklung gezeigt haben, dürften bei ihnen, wie ich schon in der ersten Auflage betonte und wie neuerdings auch E. Thomas hervorhebt, akzessorische Schilddrüsen vorhanden gewesen sein. In den neueren Fällen liegt durchwegs eine genaue mikroskopische Untersuchung der Schilddrüsenanlage vor (Dieterle, Mac Callum und Fabyan, Ungermann, Maresch, Peucker, Aschoff, Erdheim, Knöpflmacher, C. Wegelin u. a.). Von grundlegender Bedeutung ist die Mitteilung von Maresch, weil Maresch in seinem Falle zum ersten Male die Anwesenheit der Epithelkörperchen feststellte. Schilder gibt eine genaue Schilderung der zuerst von Aschoff beschriebenen, von Erdheim in ihrer entwicklungsgeschichtlichen Bedeutung studierten und von allen späteren Autoren gefundenen Bläschen, die sich in solchen Fällen an Stelle der lateralen Schilddrüsenanlage vorfinden. Sie sollen indifferente Reste der postbranchialen Körper darstellen, an welche unter Umständen einzelne Schilddrüsenfollikel angelagert sein können. Analoge indifferente Reste der medianen Schilddrüsenanlage mit Keimen von Schilddrüsengewebe finden sich auch an der Zungenwurzel. Diese geben nicht selten zu Tumorbildungen Anlaß. Daß solche Zungengrundtumoren, die dystopische Schilddrüsen sind, in weitgehenderWeise funktionieren können, geht daraus hervor, daß man Fälle beobachtete, bei denen nach Exstirpation des Zungengrundtumors Myxödem auftrat.

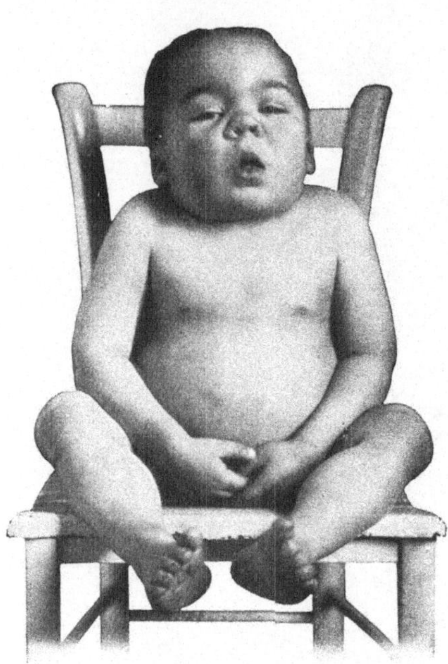

Abb. 14. Sporadischer Kretinismus.
(Beobachtung XVI.)

Symptomatologie. Ich will nun das klinische Bild des „sporadischen Kretinismus" ohne Rücksicht auf die Ätiologie des speziellen Falles in seinen vollkommenen und unvollkommenen Formen schildern. Die am meisten in die Augen fallende Erscheinung ist die Wachstumsstörung. Bei voll entwickelten Formen bleibt die Körpergröße unter einem Meter. Neben der Störung im Längenwachstum findet sich Verzögerung im Auftreten der Knochenkerne und im Epiphysenfugenschluß. Die Epiphysenfugen gelangen in den vollkommenen Formen überhaupt nicht zur Verknöcherung. Auch der Fontanellenschluß ist hochgradig verzögert. So beschreibt Bourneville einen 36jährigen Kretin mit noch völlig offenen Epiphysenfugen. Im 20. Lebensjahre war die große Fontanelle noch offen, im 36. Lebensjahre fand sich an ihrer Stelle nur eine dünne durchscheinende Platte. Die Ausbildung der Knochenkerne bleibt noch weiter zurück als der Epiphysenschluß. Die Maße der Knochen, was Dicke und Länge anbelangt, entsprechen kindlichen Verhältnissen, es handelt sich also um einen proportionierten Zwerchwuchs, der nur in der Entwicklung des Schädels von den normalen kindlichen Proportionen abweicht. Der Umfang des Schädels entspricht zwar nicht dem Alter des Individuums, ist aber bedeutend größer, als dem übrigen Körperbau entsprechen würde. Außerdem bleibt das Keilbein im Wachstum zurück; daraus resultiert eine Einziehung der Nasenwurzel, welche dem Gesicht den charakteristischen kretinischen Ausdruck verleiht. Je früher die Wachstumsstörung einsetzt, desto mehr zeigt das Skelett kindliche Proportionen.

Die histologische Untersuchung der Knochen ergibt nach Dieterle Verschmälerung der Knorpelwucherungszone und Einengung der Markhöhle, einen gewissen Grad von Sklerose des Knochens, den ebenso wie Dieterle auch Kassowitz in Gegensatz zur Rachitis stellt. Das Knochenmark zeigt reichlichen Fettgehalt und nach Aschoff abnorm reichen Gehalt an lymphoiden Elementen.

Für die Wachstumsstörung ist charakteristisch, daß sie auf Schilddrüsentherapie in ausgesprochenem Maße reagiert, auch dann, wenn die Therapie erst nach dem 20. Lebensjahre einsetzt.

Bei den unvollkommenen Formen kann es noch in vorgerückten Jahren zur Verknöcherung der Epiphysenfugen kommen. Dann hat die Behandlung natürlich keinen Einfluß mehr auf das Größenwachstum.

Die Dentition ist ebenfalls verzögert. Die Kinder können in den ersten Jahren völlig zahnlos bleiben. In den späteren Jahren entwickelt sich das Milchgebiß nur sehr langsam und bleibt eventuell teilweise bestehen. Oft finden sich neben bestehenden Milchzähnen die rudimentären Anlagen bleibender Zähne. Hier kann die Schilddrüsentherapie eklatante Erfolge erzielen.

Ein konstanter Befund bei höheren Graden von sporadischem Kretinismus ist die Nabelhernie. Sie kann bis Apfelgröße erreichen und bis in das spätere Lebensalter bestehen bleiben. Dabei ist der Bauch aufgetrieben. Der Nabel steht auffallend tief. Ferner besteht meist hochgradige Obstipation.

Die Haut ist meist deutlich myxödematös. In dem Falle von Maresch fand sich innerhalb des Sarkolemms eine homogene mit Hämatoxylin färbbare Substanz.

Trophische Störungen der Nägel und Haare finden sich regelmäßig. Die myxödematöse Beschaffenheit der Haut ist meist deutlich ausgeprägt, doch kann in älteren Fällen die Atrophie überwiegen. Nur die polsterartige Schwellung der Supraklavikulargruben und die leichte Gedunsenheit des Gesichtes, besonders der Augenlider, bleiben bestehen. Meist ist die Haargrenze tief in die Stirn herabgedrückt, dazu gesellen sich vorspringende Backenknochen, Eingezogensein der Nasenwurzel, wulstige Lippen, Vorstehen der vergrößerten Zunge. Dies alles verleiht dem Gesicht etwas Tierisches.

Die Gaumenbögen sind meist hoch, rinnenförmig vertieft, oft bestehen adenoide Wucherungen und hypertrophierende Rhinitis. Die Kinder schnaufen und schnarchen. In manchen Fällen fließt ihnen beständig Sekret aus der Nase. Bei zwei Fällen habe ich ebenso wie Argutinsky deutliche Vergrößerung der Leber gefunden. Die Atmung ist oft außerordentlich verlangsamt.

Sehr ausgesprochen ist stets die Entwicklungsstörung am Genitale. Beim weiblichen Geschlecht sind die großen Schamlippen verkümmert und decken nicht die kleinen. Uterus und Ovarien sind hochgradig hypoplastisch, doch hat A. Schultz in einem Falle eine Anzahl gut entwickelter Follikel gefunden. Die Entwicklung der Mammae fehlt. Beim männlichen Geschlecht ist der Penis sehr klein, die Hoden deszendieren nicht oder spät und sind ebenfalls wesentlich kleiner als beim normalen Individuum. Die Entwicklung der Scham- und Achselhaare bleibt aus. Mit dem Ausbleiben der sexuellen Reife fehlt bei Knaben auch die Mutation der Stimme.

Sehr stark leidet auch die Entwicklung des hämatopoetischen Apparates. Der Hämoglobingehalt ist meist stark herabgesetzt, stärker als die Zahl der Erythrozyten. Die Leukozytenzahl ist oft erhöht. Dabei findet sich starke Neutropenie. Die Zahl der eosinophilen Zellen ist meist stark vermehrt. Mit diesen Befunden stimmt überein, daß Kraus bei jüngeren Tieren nach der Thyreoidektomie eine lymphoide Umwandlung des Knochenmarkes beobachtete. Ebenso fand Aschoff in seinem Fall von Thyreoaplasie das

Knochenmark lymphoid metaplasiert. Es besteht ein leichter Grad von Status lymphaticus. Hingegen wird die Thymusdrüse meist als klein, derb, mit einem geringen Gehalt an Hassalschen Körperchen beschrieben. Pineles fand Thyreoaplasie und Thymusaplasie kombiniert.

Der Grundumsatz ist nach den Untersuchungen von Magnus-Levy, von v. Bergmann, von Staehelin, Hagenbach und Nager, Nobel und Rosenblüth, Falta und Högler u. a. sehr stark herabgesetzt. Die spezifisch-dynamische Nahrungswirkung scheint ebenfalls vermindert bzw. verzögert zu sein (Staehelin, E. Nobel und A. Rosenblüth). Der Eiweißbedarf ist stark herabgesetzt. Haugardy und Langstein fanden in ihrem Fall, daß die Kalkassimilation nur ungefähr den dritten Teil derjenigen eines gleichaltrigen Kindes betrug.

In einen hochgradigen Fall von infantilem Myxödem fanden F. Högler und ich die gleichen Störungen des Wasserstoffwechsels, wie sie oben beim Myxoedema adultorum geschildert wurden.

Die Assimilationsgrenze für Kohlehydrate fand ich in meinen Fällen mehrere Wochen nach Aussetzen der Schilddrüsentherapie ziemlich hoch. Auch Adrenalininjektion führte nicht zu Glykosurie, hingegen wurden durch Injektion von Adrenalin bei gleichzeitiger Zuckerzufuhr stets auffallend hohe Zuckerprozente im Harn erzielt. E. Nobel und A. Rosenblüth fanden sowohl die glykämische Reaktion wie die Adrenalinhyperglykämie verzögert.

Das Darniederliegen des Stoffwechsels äußert sich auch in einer Hypothermie.

Die Hypophyse, bzw. die Sella turcica wurde in manchen Fällen vergrößert gefunden. In der Mehrzahl der Fälle fand sich aber keine Vergrößerung (Schilder, eigene Beobachtungen, A. Schultz). Schilder fand eigenartige Zellen in der Hypophyse, die den sog. Schwangerschaftszellen am nächsten standen. Nach Wegelin wuchern besonders die Hauptzellen. Nach Herring und Biedl soll auch die Pars intermedia hypertrophieren. Hingegen bleibt die Nebennierenrinde in ihrer Entwicklung zurück.

Die Entwicklung des Zentralnervensystems ist immer sehr mangelhaft. Dies äußert sich bei den hochgradigen Fällen nicht nur in einem Aus- bzw. Zurückbleiben der geistigen und psychischen Entwicklung, sondern selbst in der Unfähigkeit, Bewegungen, die eine feinere Koordination verlangen, auszuführen. Die Kinder lernen, wie Kassowitz hervorhebt, erst spät den Kopf balancieren, sitzen und gehen. Hochgradige Fälle haben kaum mehr etwas Menschliches an sich. Sie können nur einige unartikulierte Laute stammeln, fast jede seelische Regung fehlt. Bei den weniger vollkommenen bzw. frühzeitig behandelten Formen zeigte sich eine gewisse Entwicklung der Intelligenz. Die Intelligenzstörung ist nach Lazar und Nobel quantitativ aber nicht qualitativ. Die Denkkraft weist bei kürzerer, an einfache Funktionen der Sinnesorgane gebundener Betätigung und bei vorangegangener guter Mechanisierung keine Störung auf, versagt aber bei längerer und stärkerer Beanspruchung und auf sprachlichem Gebiete.

Der Geruchsinn ist gewöhnlich gut ausgebildet. Die Gehörstörungen sind sehr verschiedenartig. Das Gehörorgan selbst kann sich vollkommen normal entwickeln (Siebenmann), doch können schwere funktionelle Störungen vorhanden sein. v. Wagner-Jauregg führt sie auf myxödematöse Schwellungen der Schleimhaut der Paukenhöhle, der Tuba Eustachii usw. zurück. Es kann aber auch vielleicht die zentrale Perzeption der Schallreize gestört sein (psychische Taubheit), oder es können schwere Aufmerksamkeitsdefekte und eine hochgradige Gedächtnisschwäche vorhanden sein (Gutzmann). Einer meiner Fälle schien taubstumm zu sein; dies war auffällig, da sonst bei sporadischen Kretins völlige Taubstummheit nicht vorzukommen scheint. Von spezialistischer Seite (Fröschels) wurde Hörstummheit angenommen. Nach mehrmonatiger Behandlung mit Thyreoidin trat ein zwar geringer, aber deutlicher Grad von Hörvermögen auf.

Beobachtung XV: H. Margarete, $2^1/_2$ Jahre, Aufnahme auf die psychiatrische Klinik (von Wagner) am 4. November 1909. Vater hat einen Blähhals angeblich vom Blasen des Flügelhornes. Sonst keine Kröpfe in der Familie. Mutter der Frau war geisteskrank. Eltern sind nie über Wien hinausgekommen. Eine 5jährige Schwester ist völlig normal. Die Geburt der Patientin war normal; sie wurde von der Mutter bis Ende des 2. Jahres gestillt. Von Geburt an lustig und lebhaft, groß, stark entwickelt; erst vom 8. Lebensmonat an bemerkten die Eltern, daß das Kind nicht mehr zunehme, seitdem blieb es im Gewicht stehen. Das Kind hatte bei der Geburt einen Nabelbruch. Es hat nie gesprochen.

Länge 62, Kopfumfang 42, Schulterbreite 15, Brustumfang 45, Puls 120, Temperatur: im Rektum 36°.

Panniculus adiposus weich, schlaff, myxödematöse Beschaffenheit der Haut. Gehen und Stehen unmöglich. Stirne vorgewölbt, Nasenwurzel etwas eingesunken, noch kein Zahn durchgebrochen. Augenlider mäßig geschwollen, Zunge dick, Bauch stark vorgewölbt, Nabelhernie. Körpergewicht 7,1 kg. Vom 2. Dezember 1909 an jeden 3. Tag eine Thyreoidintablette.

10. 11. 10. 71 cm lang, 9,1 kg schwer. Behandlung wird ausgesetzt.

Eintritt in die I. medizinische Klinik am 15. 10. Kann nur stehen, wenn sie sich anhält, kann nicht sprechen, ist aber sonst lebhaft und beschäftigt sich. Alle Fontanellen geschlossen.

Schädelumfang 46, Brustumfang 50, Bauchumfang 48, Spina a. s. bis Mall. Int. 30, Acrom. olecr. 13, Olecr. bis Proc. styl. rad. 12.

Haut etwas trocken, kein deutliches Myxödem. Nasenwurzel nur wenig eingesunken. Zunge ragt immer zum Mund heraus, links vorn unten ein Zahnkeim fühlbar, sonst keine Zähne. Gehör anscheinend völlig normal. Schilddrüse nicht palpabel. Bauch aufgetrieben, Leber ist palpabel, Andeutung von Nabelhernie, der Kitzelreflex vom äußeren Gehörgang ist vorhanden. Läßt Stuhl und Harn unter sich. Nervenstatus soweit prüfbar o. B.

Patellarreflexe etwas lebhaft.

15. 10. 30 g Dextrose, kein Zucker.

11. 11. 50 g Dextrose, kein Zucker. Erythroz. 5,25 Mill., Hämogl. 55, Leukoz. 8200, davon Neutroph. P. 38, Gr. Mono. 37, Lymph. 54, Eos. 4,3.

24. 10. 4,56 Mill. Erythrozyten, Leukoz. 6800, davon Neutroph. P. 48,4, Gr. Mono. 8,3, Lymph. 40, Eos. 3,3.

26. 11. 0,0005 Adrenalin subkutan und 50 g Dextrose p. os.

Nach 4 Stunden 3,2% Zucker.

29. 11. Ein Tropfen Homatropin ins Auge, nach 24 Stunden noch leichte Mydriasis.

30. 11. Adrenalin 0,0005, kein Zucker.

20. 11. 0,005 Pilokarpin subkutan, schwacher Schweiß, keine Salivation.

Vom 2. 12. an täglich 2 Thyreoidintabletten, vom 6. an 3, vom 8. an 5.

14. 12. Puls von früher 110, jetzt auf 130, Thyreoidinmedikation wird auf eine Tablette reduziert.

Zusammenfassung: Es handelt sich um sporadischen Kretinismus, möglicherweise beruhend auf kongenitaler Aplasie oder Hypoplasie der Thyreoidea.

Bemerkenswert ist hier die hohe Assimilationsgrenze für Zucker, das Ausbleiben der Adrenalinglykosurie, die starke Atropinwirkung und die schwache Pilokarpinwirkung; doch findet sich eine ungewöhnlich starke Glykosurie bei Kombination von Traubenzucker und Adrenalin. Es besteht in diesem Fall eine ziemlich hohe Toleranz für Thyreoidin (kindlicher Organismus!).

Röntgenuntersuchung des Handskeletts: Nov. 1911. Es findet sich der Knochenkern für Kapitatum und Hamatum angelegt. Radiusepiphyse und Basalepiphyse fehlen noch. Das Skelett entspricht dem eines 6—8 monatlichen Kindes (Abb. 13).

Sella turcica der Größe des Schädels entsprechend.

Beobachtung XVI: N. Franz (s. Abb. 14). Eintritt in die psychiatrische Klinik von Wagner 6. 10. 1909. $4^1/_2$ Jahre, aus Rudoletz in Mähren.

4. Kind gesunder Eltern, Entbindung leicht, zur richtigen Zeit. Kopf war schon groß bei der Geburt. Sprach bis zum 2. Lebensjahr nur die einfachsten Worte, wie Tata, Mamma und spricht seitdem überhaupt nicht.

Eltern und deren ganze Verwandtschaft bis zu den Ureltern des Kindes haben nie an Kropf gelitten. In der ganzen Gegend kennt der Vater des Kindes keinen ähnlichen Fall.

Körperlänge 85, Gewicht 19,2 kg. Kopf äußerst groß, doch keine hydrozephale Bildung. Kopfknochen von harter Konsistenz. Starke Entwicklung des Gesichtsskelettes. Sehr niedere Stirn, weit voneinander abstehende Augen. Sattelnase, Epikanthus. Kurzes, sehr breites knorpeliges Nasengerüst. Wulstige Lippen, dicke breite Zunge, die aus dem Mund herausragt. Angewachsene wulstige Ohrläppchen. Wangen sehr dick, Hals kurz und gedrungen. Schilddrüse nicht tastbar. Dichte Lanugohaare am Rücken. Haut des Körpers, besonders in den Supraklavikulargruben und an den Hand- und Fußrücken prall elastisch, Hände und Finger kolbig. Abdomen stark aufgetrieben. Umfang 65^1/$_2$. Reponible Nabelhernie. Reflexe soweit prüfbar vorhanden. Schallreize ohne jede Reaktion.

Bekommt vom 23. 6. an täglich 1 Thyreoidintablette bis zum 24. 10. Eintritt in die I. Med. Klinik. Jetzt Körperlänge 91,25, Gewicht 21 kg. Behandlung wird ausgesetzt.

Kopfumfang jetzt 56, Bauchumfang 65, Brustumfang 49. Spina a. s. bis Mall. int. 44,5. Halsumfang 36.

Herzdämpfung etwas verbreitert (auch röntgenologisch, Herz von eigentümlich kugeliger Gestalt). Herztöne rein.

Leberrand in der Mittellinie 10 cm, in der rechten Mammillarlinie 2 Querfinger unterhalb des Rippenbogens tastbar.

Nabelhernie etwa 3 cm lang und ihr Ansatz 2,5 cm im Durchmesser. Penis ganz klein, kein Descensus testiculorum. Der Kleine läßt immer Harn und Kot unter sich. Leichte Erhöhung der Patellarreflexe, sonst Reflexe normal. Nervenstatus soweit prüfbar normal.

Der Kleine starrt oft lange Zeit vor sich hin, ist aber zeitweise auch recht lebhaft, schreit laut. Keine Spur von Sprache. Steckt alles, dessen er habhaft werden kann, in den Mund, auch den eigenen Kot. Gehöreindrücke fehlen vollständig, kein Schallreflex der Augenlider.

2. 11. 50 g Dextrose per os, kein Zucker. Nach einigen Tagen 100 g, davon eine geringe Menge erbrochen, kein Zucker im Harn.

9. 11. Erythroz. 5 480 000, Hämoglobin 70, Leukoz. 9000, davon Neutroph. P. 42,5%, Gr. Mono 8%, Lymphoz. 41%, Eos. 8,5%. Eine spätere Zählung ergab 5,4 Mill. Erythroz. 70% Hämogl., 11000 Leukoz., Eos. 12%.

21. 11. 0,01 Pilokarpin, Schweiß nur ganz schwach. Salivation negativ.

22. 11. Homatropin erzeugt nur schwache Mydriasis, die aber nach 24 Stunden noch positiv ist.

26. 11. 0,001 Adrenalin subkutan und 50 g D per os. Nach 4 Stunden 4,2% Zucker. 29. 11. Homatropin, noch nach 48 Stunden schwache Mydriasis.

30. 11. 0,001 Adrenalin subkutan, kein Zucker. Vom 2. 12. an 3 Thyreoidintabletten täglich, vom 5. 12. an 5 Tabletten täglich, vom 8. 12. an 7 Tabletten täglich.

13. 12. Starke Schuppung der Haut, keine Spur von Feuchtigkeit, auch an den Handflächen nicht.

22. 12. Puls unregelmäßig. Nur 72 zählbar, aber häufige frustrane Kontraktionen. Es wird auf 3 Tabletten herabgegangen und später, als nach einigen Tagen der Puls wieder völlig regelmäßig war, werden dauernd 5 Tabletten weiter gegeben.

18. 1. Leukoz. 4800, davon Neutroph. P. 61,5, Lymphoz. 20,5, Gr. Mono. 12,5, Eos. 5,5.

19. 1. Die Untersuchung des Gehörs ergibt jetzt mit Sicherheit, daß der Patient auf lauten Schall reagiert. Deutlicher Lidreflex.

29. 3. Thyreoidinmedikation wurde bisher in den großen Dosen fortgesetzt, ohne irgendwelche Vergiftungserscheinungen zu erzeugen. Das Gehör hat sich noch gebessert, die Leberschwellung ist wesentlich zurückgegangen, sonst hat sich nichts geändert.

Dezember 1910. In der Handwurzel ist nur der Kern des Kapitatum und Hamatum erschienen, während zu dieser Zeit bereits das ganze Handwurzelskelett angelegt sein sollte. Die Radiusepiphyse ist vorhanden. Das Skelett entspricht dem eines 1^1/$_2$—2 jährigen Kindes.

Zusammenfassung: Der Patient ist aus kropffreier Gegend. Auch sonst besteht gar kein Anhaltspunkt für die Annahme eines endemischen Kretinismus. Es handelt sich also wohl um sporadischen Kretinismus, möglicherweise beruhend auf hochgradiger Hypoplasie der Schilddrüse, vielleicht wurde später durch irgend ein nicht weiter definierbares Moment die Insuffizienz noch hochgradiger.

Die Schilddrüsenmedikation vermag hier noch weniger als in dem vorher beschriebenen Fall. Sie ist auch viel später eingeleitet. Anscheinend ist aber auch hier die Schilddrüseninsuffizienz viel bedeutender.

Die Untersuchung mit Adrenalin und Pilokarpin einige Wochen nach dem Aussetzen der Schilddrüsentherapie zeigt geringe oder negative Wirkung. Die Prüfung auf alimentäre Glykosurie fällt negativ aus. Sehr interessant ist, daß aber auch in diesem Falle Adrenalin + Dextrose zu einem ganz ungewöhnlich hohen Grad von Glykosurie führt.

Bemerkenswert ist in diesem Falle die enorme Toleranz für Thyreoidin und ferner die Wirkung des Thyreoidins auf die Hörstörung und auf die Leberschwellung.

Beobachtung XVII: A. H. Aufnahme auf die psychiatrische Klinik (v. Wagner) 21. 1. 09. Damals 15 Jahre alt. Zwergin (95 cm), Gesicht gedunsen, Haut des ganzen Körpers myxödematös, trocken und schuppend. Supraklavikulargruben polsterförmig ausgefüllt. Conjunctivitis eczematosa. Fundus normal. Schädelumfang 50^1/$_2$. Nasenwurzel eingesunken, Zunge dick, ebenso die Lippen, die Zähne mit Querriefen, zum großen Teil kariös, in der Entwicklung stark zurückgeblieben, Abdomen vorgetrieben, Nabelhernie.

Maße: Länge 95, Schädelumfang $50^1/_2$, Oberarm (Akrom. olecr.) 19, Unterarm 13, Untere Extr. (Spina-Ferse) 46.

Intelligenz eines 4jährigen Kindes. Kann sprechen, versteht die an sie gerichteten Fragen und Aufforderungen, kann aber nicht schreiben und lesen und von einem Gebet nur die Anfangsworte sagen. Gewicht 20 kg.

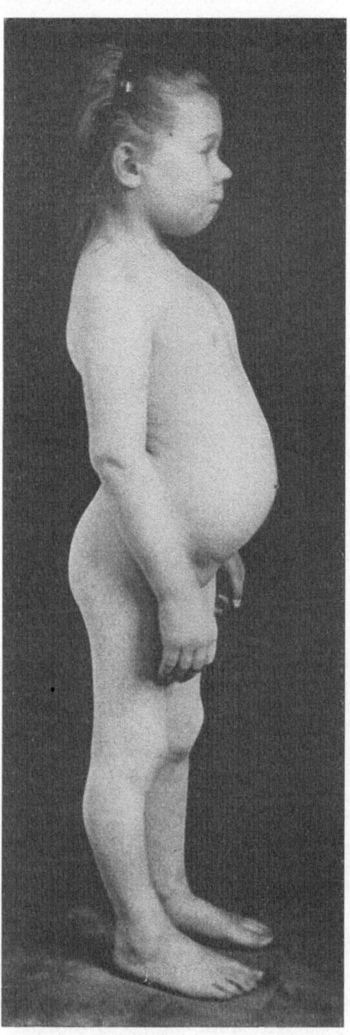

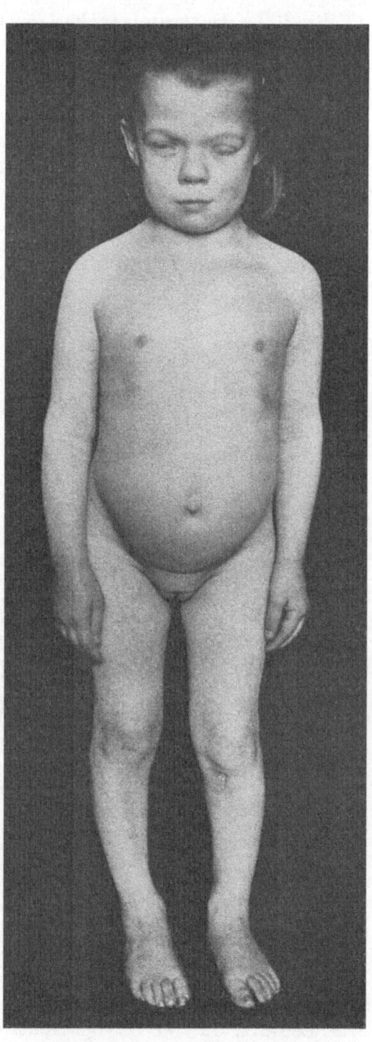

Abb. 15. Sporadischer Kretinismus.   Abb. 16. Sporadischer Kretinismus.
(Beobachtung XVII.)   (Beobachtung XVII.)

Vom 27. April an 0,5 Jodnatrium, danach lebhafter, vom 8. Juni an täglich eine Schilddrüsentablette. Körpergewicht geht bis Anfang Juli auf 16,9 kg herab. Die Stühle, die früher häufig 2—3 Tage aussetzten, werden allmählich vollständig normal. Rasche geistige Entwicklung. Ist viel beweglicher, spielt viel, verlangt einen Spiegel, eine Masche ins Haar, beginnt zu singen.

18. 1. 10. 101 cm. Myxödematöse Beschaffenheit der Haut stark vermindert, an der Innenfläche der Hände leichtes Schwitzen. Dermographismus.

13. 10. 10. Beim Eintritt in die medizinische Klinik ist die Patientin $16^3/_4$ Jahre alt. Länge 110 cm, Gewicht 23. Es wird jetzt die Schilddrüsenmedikation ausgesetzt. Schädelumfang $57^1/_2$.

Haare weich, Haut ziemlich trocken, nur die Handflächen feucht, Zunge nicht ver-
größert, Zähne in der Entwicklung weit zurück. Bauchumfang 62, noch Andeutung einer
Nabelhernie. Leber 2 Finger unter dem Rippenbogen palpabel. Schamgegend und Achsel-
höhlen gänzlich unbehaart. Äußeres Genitale hypoplastisch. Periode nie aufgetreten.
Die ganze Trachea deutlich palpabel, von der Schilddrüse nichts zu fühlen. A. gibt richtige
Auskunft, wo sie in den letzten Jahren gewesen, Rechnen 0, auch Zählen unmöglich.

15. 10. 100 g Dextrose, Zucker im Harn schwach positiv.

Erythrozyt. 4 540 000, Leukoz. 11 200, davon Neutroph. P. 32,5%, Gr. Mon. 9,5%,
Lymphoz. 51,0%, Eos. 7%.

25. 10. 100 g Dextrose, kein Zucker im Harn.

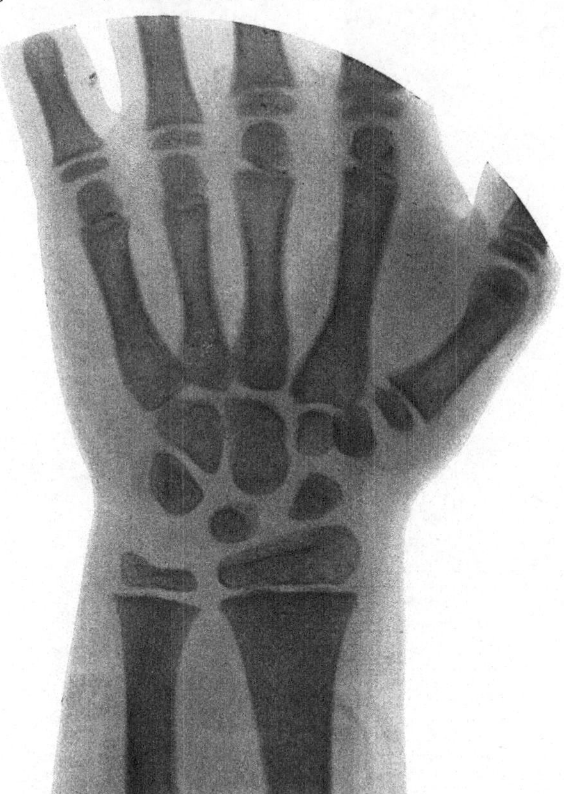

Abb. 17. Sporadischer Kretinismus. 17jähriges Mädchen. Trotz lange dauernder
Thyreoidinbehandlung steht die Entwicklung des Handskelettes noch hinter der eines
normalen 10jährigen Mädchens (vgl. Abb. 18) zurück. (Beobachtung XVII.)

1. 2. Hände fühlen sich kühl an, Patientin hat seit dem Eintritt 1,7 kg zugenommen.

3. 2 Leukoz. 12 100, davon Neutroph. P. 40,6%, Gr. Mon. 4,6%, Lymphoz. 49%,
Eos. 5,8%.

9. 2. Leukoz. 11 500, Hämoglobin 65%.

10. 10. 150 g Dextrose, kein Zucker.

16. 11. Haut ganz trocken, 0,01 Pilokarpin, keine Salivation, nur leichter Schweiß.

19. 11. Nervenstatus: Bauchdeckenreflexe gesteigert, ebenso Fußsohlenkitzelreflex
lebhaft, sonst soweit untersuchbar normal.

Nach Homatropin nur sehr schwache Mydriasis. Am 22. 11. 0,001 Adrenalin subkutan
und 100 g Traubenzucker per os. Minimale Blutdrucksteigerung, nur sehr kurz dauernd.
Puls nur von 84 auf 92. In der ersten zweistündigen Periode kein Zucker, in der zweiten
in 15 ccm Harn 4,25%, in der nächsten 12stündigen Trommer noch stark positiv.

26. 11. 0,001 Adrenalin, kein Zucker.

29. 11. Schädelumfang 56$\frac{1}{2}$, Gesamtlänge 111, Bauchumfang 62, Brustumfang (mamillae)
64, Halsumfang 28, Oberarm (Acrom. olecr.) 21,5, Unterarm 18,5, untere Extremität (Spina-
Ferse) 52.

2. 12. Bisher Puls zwischen 100 und 110, Stuhlgang nicht ganz regelmäßig, indem meistens jeden 3 bis 5. Tag ein Stuhl ausfällt. Von jetzt an täglich 5 Thyreoidintabletten, Von 6. 12. an täglich 7 Tabletten. 8. 12. Täglich 9 Tabletten.

9. 12. Puls sehr unregelmäßig, Thyreoidinmedikation wird ausgesetzt. Alimen. Glykosurie (100 g Dextrose) schwach positiv.

In den nächsten Tagen steigt der Puls bis auf 145 an und sinkt erst bis zum 22. 12. wieder zur früheren Zahl ab.

Leukoz. 10 200, davon Neutroph. P. 67,2%, Gr. Mon. 8,2%, Lymphoz. 22,6%, Eos. 2%.

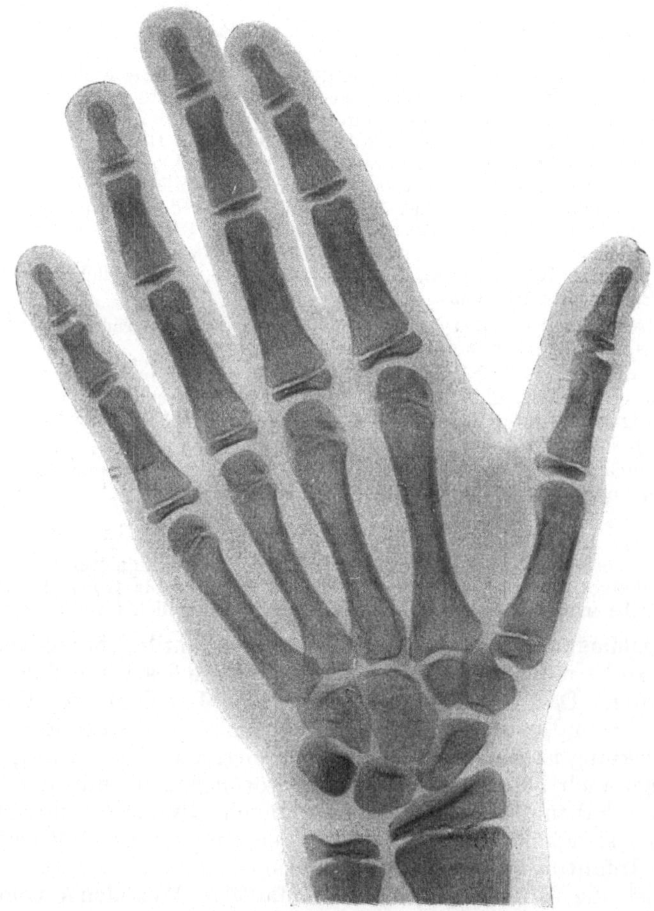

Abb. 18. Handskelett eines normalen 10jährigen Mädchens.

Röntgenologischer Befund des Handskelettes: Die Epiphysenfurchen der Finger und Metakarpen sind noch offen. Das Handwurzelskelett ist nur in Form von runden Knochenkernen angelegt. (Um diese Zeit sollen die Handwurzelknochen vollkommen ausgebildet und die Epiphysenfugen im Verstreichen begriffen sein.)

Sella turcica der Größe des Schädels entsprechend.

Zusammenfassung: Sporadischer Kretinismus, möglicherweise durch Aplasie oder hochgradige Hypoplasie der Schilddrüse. Die im 16. Lebensjahr einsetzende Schilddrüsentherapie vermag das Wachstum nicht unbeträchtlich zu steigern und auch die intelektuelle Entwicklung zu fördern. Daß bei der seit 16 Jahren bestehenden hochgradigen Entwicklungshemmung nicht alles nachgeholt werden kann, ist wohl selbstverständlich.

Die Untersuchung des Kohlenhydrat-Stoffwechsels ergab, daß nach dem jahrelangen Thyreoidingebrauch die Assimilationsgrenze für Traubenzucker abnorm tief lag. Es ist sehr instruktiv, daß mit dem Aussetzen der Thyreoidinmedikation die Assimilationsgrenze sofort stieg, so daß nach mehreren Wochen bereits 150 g Dextrose vertragen wurden.

Auch Adrenalin erzeugte keine Glykosurie, hingegen trat bei Adrenalin + Traubenzucker reichlich Zucker im Harn auf.

Eine Belastungsprobe mit Thyreoidin zeigte, daß die Toleranz in diesem Fall jedenfalls ziemlich groß war, da erst nach größeren Dosen Vergiftungssymptome auftraten. Die Zahl der Neutrophilen stieg unter der Belastungsprobe mit Thyreoidin deutlich an, die Assimilationsgrenze für Traubenzucker sank rasch wieder ab.

Ein weiteres Beispiel für einen Fall von infantilem Myxödem entnehme ich der Arbeit Falta und Högler:

Beobachtung XVIII: St. J., 16 Jahre alt, infantiles Myxödem. Eintritt am 14. 11. 25. Körperlänge 111 cm. Haut des Gesichtes typisch myxödematös, besonders Augenlider stark gedunsen, polsterartige Schwellungen der Haut der Supraklavikulargegend, polsterartige Schwellung der Hand- und Fußrücken, die Haut trocken, pastös, Sattelnase; Handskelett entspricht röntgenologisch dem eines 6—7jährigen Kindes. Sella turcica schön geformt, etwas groß, Orthodiagramm: Großer Herzschatten, Diagonale 11 cm. Behaarung am Kopf verhältnismäßig reichlich, Haare trocken, sonst Behaarung vollkommend fehlend, Genitale verhältnismäßig gut entwickelt. Intelligenz entspricht der eines etwa 7jährigen Knaben. Leber reicht bis zum Nabel, 3 Querfinger unter dem Rippenbogen, Andeutung von Nabelhernie. Grundumsatz 552. (Sollgrundumsatz 819) = — 48,5%. Augenhintergrund normal. Schädelumfang 51,5 cm, größter Brustumfang 63 cm, Bauchumfang 63 cm, Spina ant. sup. bis mall. int. 51 cm, Acromion bis olecr. 19 cm, Olekranon bis Proc. xyl. radii 16 cm, Spannweite 98,5 cm.

Anamnestische Angaben von seiten der Angehörigen (brieflich) sehr spärlich. Bis zum 5. Lebensjahr angeblich normale Entwicklung.

Zusammenfassung: Es handelt sich um einen Fall von infantilem Myxödem; gegen eine Thyreaplasie spricht die Anamnese und der Umstand, daß die Erscheinungen nicht hochgradig genug ausgebildet sind (insbesonders das Verhalten des Genitales und der Intelligenz).

Die Untersuchung des Wasserhaushaltes ergab, daß bei salzfreier Kost das Körpergewicht anstieg und die Schwellungen zunahmen, bei salzarmer Kost absank und die Schwellungen zurückgingen.

Auch hier war die Refraktion des Plasmas ganz ungewöhnlich hoch. Unter Thyreoidinmedikation (2 Tabletten, später nur 1 Tablette à 0,1 Thyreoidin Merck.) verschwanden die Schwellungen vollkommen, es konnte eine normale Toleranz für Kochsalz erzielt werden. Der Knabe wuchs in 8 Monaten um 7 cm und wurde wesentlich intelligenter.

Differentialdiagnose. Bei der Diagnose des infantilen Myxödems sind alle jene Punkte zu berücksichtigen, die bei der Diagnose des Myxoedema adultorum erwähnt wurden. Dazu kommen beim infantilen Myxödem noch die Störungen der körperlichen und geistigen Entwicklung. Unter den Störungen der körperlichen Entwicklung ist die Ossifikationshemmung besonders wichtig. Sie findet sich allerdings auch bei vielen Vegetationsstörungen, die mit der Schilddrüse nichts zu tun haben. Gegenüber dem Eunuchoidismus ist ihre Abgrenzung leicht, da sie sich bei letzterem nur auf den Epiphysenschluß bezieht. Auch beim echten Infantilismus ist die Ossifikationshemmung nie so schwer. Am schwersten ist die Unterscheidung des infantilen Myxödems vom hypophysären Zwergwuchs, doch fehlen hier die myxödematösen Erscheinungen und die Störung der Intelligenz. Auch reagiert die Wachstumsstörung bei letzterem nie in so eklatanter Weise auf Thyreoidin.

Die Unterscheidung der ätiologisch verschiedenen Formen des sporadischen Kretinismus in vivo wird oft sehr schwer, in manchen Fällen ganz unmöglich sein. Fälle, bei denen die Entwicklungshemmung erst später einsetzt, sind natürlich dem infantilen Myxödem zuzurechnen. Bei leichteren, aber früh einsetzenden Fällen ist mit der Möglichkeit einer Thyreoaplasie mit ektopischem Schilddrüsengewebe zu rechnen (Zungengrund). Auf den negativen palpatorischen Befund ist jedenfalls nicht viel zu geben. Die Abgrenzung gegenüber dem endemischen Kretinismus soll später besprochen werden.

Therapie der A- bzw. Hypothyreosen.

Leichtere Grade der Schilddrüseninsuffizienz können spontan oder unter dem Gebrauch von Schilddrüsentabletten ausheilen; die durch die Schilddrüsenmedikation bedingte Hebung aller Stoffwechselvorgänge dürfte in solchen Fällen auch dem Schilddrüsengewebe zugute kommen. Bei den schwereren Fällen und besonders bei völligem Mangel der Schilddrüse ist eine dauernde Heilung nur durch Implantation einer neuen Schilddrüse zu erwarten. Solche Versuche sind in zahlreichen Fällen unternommen worden (H. Bircher, v. Eiselsberg, Collins, Mac Pherson, Gibson, Payr, Th. und A. Kocher u. a.). Die Schilddrüse wurde unter die Bauchhaut, in die Milz oder ins Knochenmark implantiert oder sie wurde durch Gefäßnähte nach dem Vorgang von Carell angeschlossen (Stich und Makkas). Entweder wurde

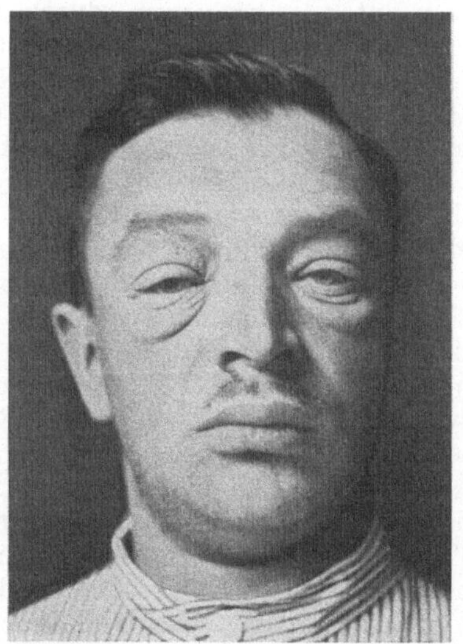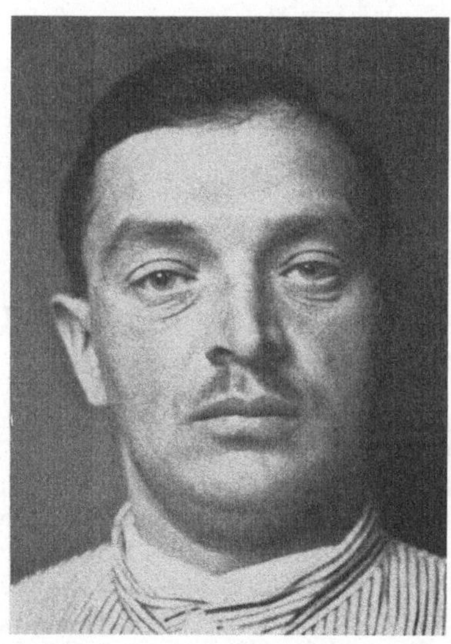

Abb. 19 und 20. Fall von Myxödem vor und nach Thyreoidinbehandlung.

die Schilddrüse von Menschen (Basedow-Schilddrüse) oder hypertrophisches Schilddrüsengewebe aus Kröpfen (Homoiotransplantation) oder von Schafen, Ziegen, menschenähnlichen Affen (Heterotransplantation) verwendet. In den meisten Fällen kam es zu einem Zurückgehen der myxödematösen Erscheinungen, aber dieser Erfolg war nur vorübergehend, weshalb mehrfach zur Reimplantation geschritten wurde (A. Kocher). Enderlen und Borst kamen auf Grund ihrer Versuche zu dem Schluß, daß nur die Autotransplantation dauernden Erfolg verspreche. Die Gefäßnaht heilte zwar, die Gefäße blieben durchgängig, die Drüse aber verfiel der Resorption. Nur Voronoff gibt an, daß er durch Überpflanzung der Schilddrüse eines menschenähnlichen Affen bei einem myxödemkranken Kind vollkommene Heilung und jahrelange Dauerwirkung erzielt habe. (?)

Die souveräne Behandlungsmethode ist vorderhand noch die Einverleibung von Schilddrüsensubstanz bzw. Thyroxin.

Die im Handel befindlichen Schilddrüsenpräparate sind sehr ungleichwertig. Eine exakte Dosierung wird schon dadurch erschwert, daß häufig nicht angegeben ist, ob der Inhalt der Tabletten sich auf feuchte oder trockene Schilddrüsensubstanz bezieht. Ferner schwankt nach den Untersuchungen von Seidel und Fenger, Herzfeld und Klinger der Jodgehalt und wahrscheinlich auch die biologische Wertigkeit der Schilddrüse von Schafen, Rindern und Schweinen in den einzelnen Jahreszeiten beträchtlich. Außerdem existiert noch kein allgemein anerkanntes Auswertungsverfahren. Das bisher übliche Auswertungsverfahren beruhte auf der stoffwechselsteigernden Wirkung des Thyreoidins. In ausgedehnten Untersuchungen fanden A. Loewy und H. Zondek, daß anorganisches Jod und Thyramin, ebenso Thyreoglandol und Thyreoidea Opton, den Gaswechsel nicht erhöhen. Auch die Wirkung des Freund-Redlichschen Schilddrüsenextraktes scheint gering zu sein. Sehr wirksam war Thyreoid. siccat. Merck und Thyreoglobulin. Auch Kowitz fand das Mercksche Präparat im Stoffwechselversuch sehr wirksam. Am geeignetsten für die Auswertung im Gaswechselversuch dürften vorderhand, wie auch Kowitz sagt, typische Fälle von menschlichem Myxödem sein, da sie auch nach unseren Erfahrungen auf kleine Dosen intensiv reagieren, durch entsprechende Dosierung sich sehr genau einstellen lassen und da das Aussetzen der Behandlung rasch wieder zu einem Absinken des Grundumsatzes führt. Nach den Untersuchungen von Högler erweisen sich 0,6 Thyr. Chemosan (auf frische Substanz bezogen) ebenso wirksam wie 0,2 Thyr. sicc. Merck. Auch die Tabletten Burroughs Welcome & Co. und die von Parke Davis & Co. zeichnen sich nach den klinischen Erfahrungen durch die Intensität der Wirkung aus. Sie bestehen aus getrockneten Schafschilddrüsen und kommen in Dosen von 0,1—0,3 g in den Handel. Freud und Nobel schlagen vor, zur Auswertung die tödliche Dosis beim Meerschweinchen (von dem von ihnen verwendeten Thyr. Sanabo töten 2 g in täglichen Dosen von 0,2 ein Meerschweinchen im Verlauf von 10 Tagen) zu verwenden. R. E. Mark eichte die Schilddrüsenpräparate an Hunden, bei welchen nach 5 tägiger Einheitskost N-Ausscheidung, Diurese, Puls und Gewichtssturz bestimmt wurden. Redonnet und Lenk und Liebesny empfehlen Auswertung nach dem Jodgehalt. Das Präparat „Thyreoidea constant Chewesto" ist nach diesem Prinzip ausgewertet. Am exaktesten dürfte die Dosierung beim Thyroxin sein. 1 mg soll den Grundumsatz um 2 % erhöhen. Es wirkt nicht vor 24—36 Stunden. Die stärkste Wirkung tritt nach 10 Tagen auf. Die Wirkung dauert etwa drei Wochen an. Sehr kleine Dosen genügen dann, um die Wirkung der ersten Dosis aufrecht zu erhalten. In neuester Zeit kommt nach Harington synthetisch dargestelltes Thyroxin in den Handel. D. M. Lyon und F. A. Redhead berichten über gute Erfolge bei Anwendung desselben bei 2 Fällen von Myxödem.

III. Der endemische Kretinismus.

Begriffsbestimmung. Bei der Begriffsbestimmung des endemischen Kretinismus stoßen wir auf große Schwierigkeiten, die in der bisher noch ungeklärten Pathogenese und Ätiologie desselben ihren Grund haben. Das Studium der geographischen Verbreitung ergibt, daß Kropf, Kropfherz, endemischer Kretinismus und endemische Taubstummheit zusammengehören. Das Parallelgehen in der Ausbreitung der endemischen Taubstummheit mit der des endemischen Kretinismus haben für die Schweiz die Untersuchungen Birchers, für Österreich die Statistiken v. Wagner-Jaureggs in überzeugender Weise dargetan. Für Unterfranken liegen die Beobachtungen von Lobenhoffer vor. Die Zusammengehörigkeit von Kropf und endemischem Kretinismus wird nicht nur durch die Tatsache, daß die Kretins fast immer Kropfträger sind, sondern auch durch das fast ausnahmslose Vorkommen von Kropf in der Aszendens der Kretins veranschaulicht. Diese und ähnliche Feststellungen weisen auf ein gemeinsames ätiologisches Moment dieser beiden Krankheitsformen hin. Darin stimmen alle Beobachter überein. Ferner ist nicht zu leugnen, daß an den hierhergehörigen Krankheitserscheinungen Funktionsstörungen der Schilddrüse sehr häufig einen maßgebenden Anteil haben: vor allem Insuffizienz der Schilddrüsenfunktion, welche, wenn im frühen Alter auftretend, an den schweren Entwicklungsstörungen schuld sind, aber auch Erscheinungen von Hyperthyreoidismus, wie sie häufig beim Kropfherzen vorhanden sind und sich besonders häufig bei Trägern von adenomatösen Kropfknoten entwickeln (Basedowifizierung). Andererseits ist aber als sicherstehend anzunehmen, daß gerade die typischen Fälle von Morbus Basedow und die typischen Fälle von kongenitalem, infantilem wie adultem Myxödem mit der geographischen Verbreitung des Kropfes nichts zu tun haben, ferner daß sich auch die geographische Verbreitung von Kropf und Kretinismus nicht deckt (z. B. sind die Kropfgebiete von Nordamerika, von Norwegen, auch das Kropfgebiet von Wien, fast frei von Kretinismus), ferner daß die typischen Fälle von Basedow bzw. von Myxödem in ihrem klinischen Bild untereinander eine große Ähnlichkeit aufweisen, während die beim endemischen Kretinismus auftretenden Krankheitsbilder von der größten Mannigfaltigkeit sind.

Deshalb ist die Frage wohl berechtigt, ob diese mannigfaltigen Erscheinungen alle auf dem Umwege über die strumöse Degeneration der Schilddrüse zustande kommen oder ob nicht vielmehr ein Teil derselben durch die kretinogene Noxe direkt erzeugt wird und so der Struma koordiniert ist.

Vorkommen. Die kropfige Degeneration findet sich in Europa vor allem in den Zentralalpen; größere Kropfterritorien bestehen daneben noch in den Karpathen, den deutschen Mittelgebirgen und den Pyrenäen. Auch in den anderen Erdteilen liegen die Kropfterritorien in Gebirgsgegenden, wie im Ural und Kaukasus. In Asien finden sich Kropfterritorien im Himalaya, im Altai, auch in Birma, Cochinchina, Ceylon, Java, Sumatra, ferner in China und in Sibirien. Über die Verbreitung in Nordamerika finden sich genaue Angaben bei J. F. Mc Clandon und A. Williams; hingegen soll Australien, Polynesien und Afrika frei von Kropf sein. Die Kropfterritorien wechseln; Gegenden, die früher verseucht waren, werden kropffrei und umgekehrt. Manchmal kommt es zu einem epidemieartigen Aufflackern. Geht die Verseuchung in einer Gegend zurück, so verschwinden meist zuerst die schweren Formen der kretinischen Degeneration, während der Kropf allein noch einige Zeit bestehen bleibt (z. B. in Baden und Thüringen). Personen, die aus kropffreien Gegenden in eine Kropfgegend verziehen, oder deren Nachkommen werden oft von Kropf befallen. Ein instruktives Beispiel hierfür gibt E. Bircher: Eine Familie hatte in kropffreier Gegend gesunde Kinder. Als sie in eine stark verseuchte Kropfgegend zog, blieben die Eltern selbst kropffrei, erzeugten aber einen Kretin. Ein anderes Beispiel führte Kocher an: Die Eltern waren gesund und hatten, solange sie in kropffreier Gegend wohnten, 9 gesunde Kinder. Als sie in eine Kropfgegend zogen, erzeugten sie drei Kretins, von denen der erste am stärksten ausgeprägt war. Das 13. Kind war wieder normal, aber sehr klein. Einen ähnlichen instruktiven Fall teilte Breitner mit. Bei der Versetzung von Regimentern in verseuchte Gegenden hat man mehrmals massenhafte Erkrankungen an Kropf beobachtet. Familien, die aus Kropfgegenden auswandern, können den Kropf rasch verlieren. Auch bei Tieren wurde nicht selten das Auftreten von Kropf beobachtet, wenn sie in verseuchte Gegenden gebracht wurden. Der Kropf kann angeboren sein oder er kann sich erst später entwickeln. Nach C. Wegelin z. B. betrifft die Häufigkeit der Struma congenita im Berner Gebiet über 80 %.

Die ungeheure soziale Bedeutung der kretinischen Degeneration in den von ihr verseuchten Ländern wird durch folgende Zahlen veranschaulicht. Nach den älteren Angaben von E. Bircher und Ewald u. a. mußte z. B. in der Schweiz 7,2 % der Stellungspflichtigen wegen Kropf zurückgestellt und 2 % später wieder entlassen werden. In Cisleithanien kamen auf 100 000 Bewohner 71 Kretins, in manchen stark verseuchten Orten z. B. in Murrau in der Steiermark aber mehr als 1000. In Frankreich kamen 1873 auf die Einwohnerzahl etwa 1 % Kropfige und 0,3 % Kretins und Idioten, in Piemont 1883 etwa

0,15 % Kretins, in der Lombardei 0,2 % usw. Die Zahl der angegebenen Fälle von Kretinismus ist viel zu gering, da die Kretinoiden meist nicht mit eingerechnet wurden.

Ich gebe nun einen gedrängten Überblick über die Symptomatologie, wobei ich die pathologisch-anatomischen Befunde gleich miteinbegreife.

Symptomatologie. Der Habitus der endemischen Kretins zeigt eine viel größere Mannigfaltigkeit als der beim sporadischen Kretinismus. Dieterle stellte die Photographien von sieben jugendlichen Kretins aus Bern im Alter von 7—18 Jahren denen sporadischer Kretins im Alter von 14 Monaten bis

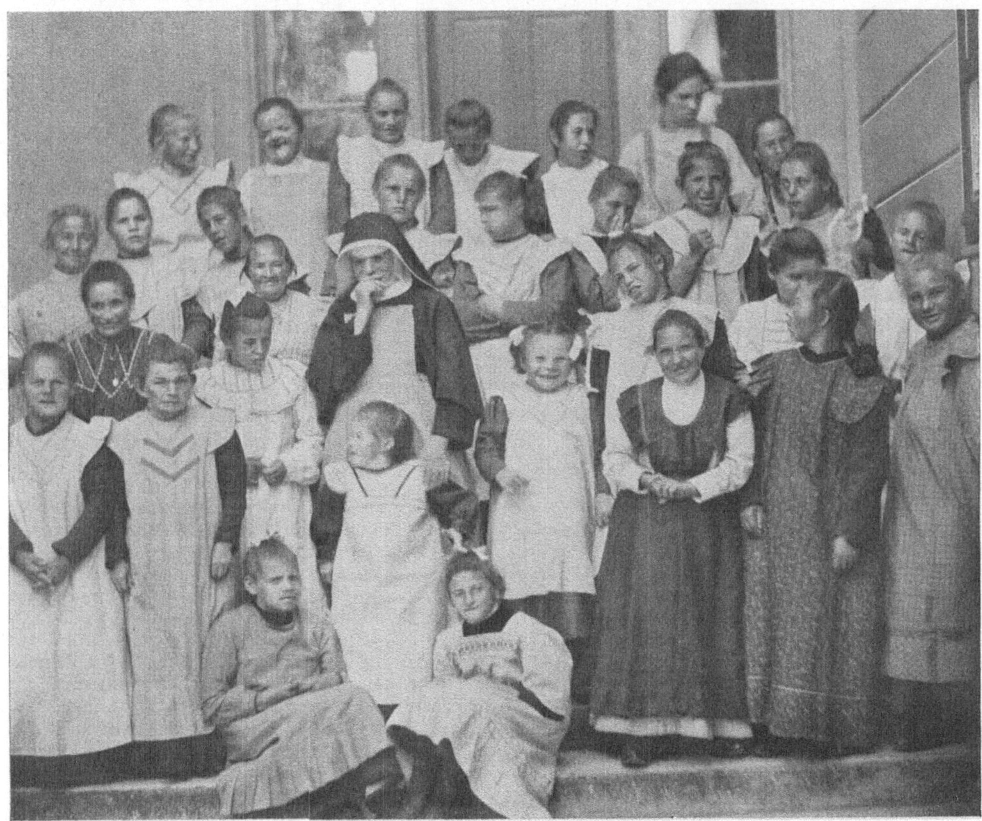

Abb. 21. Gruppe von endemischen Kretins aus Aarau.

21 Jahren gegenüber und zeigt, daß letztere große Ähnlichkeit untereinander besitzen, obwohl sie aus ganz verschiedenen Ländern stammen, während bei ersteren selbst Geschwister einander viel weniger ähneln. Dieterle zitiert den Ausspruch Maffeis, welcher sagt, daß es kein Kretinenprototyp gebe. Auch der Schädel zeigt beim endemischen Kretin größere Verschiedenheiten; bei manchen ist er klein, abgeplattet, die Stirne niedrig, fliehend; bei anderen ist er abnorm groß. Die Nasenwurzel ist regelmäßig eingezogen, doch niemals in so hohem Grade wie bei der Chondrodystrophie, die Augen stehen meist weit voneinander ab, der Hals ist kurz und dick, die Lippen sind gewulstet, der Gesichtsausdruck moros. Das Skelett zeigt häufig Abnormitäten, Ankylosen, Skoliosen usw. Scholz beschreibt Abplattung des Femurkopfes. Das Becken ist oft allseitig verengt, die Knochen sind mit Wülsten versehen. Auch der Grad

des Zwergwuchses ist sehr verschieden. v. Wagner beobachtete Individuen unter 90 cm, doch gibt es Vollkretins über 150 cm.

Die Gestalt ist plump, der Gang unelastisch, die Muskeln sind schlecht entwickelt; vollentwickelte Formen können überhaupt nicht gehen, sondern nur kriechen. Dies beruht jedoch nicht so sehr auf der Muskelschwäche als auf dem Mangel jeder feineren Koordination.

Die Haut des Gesichtes ist oft sehr schlaff, zahlreiche quere Runzeln durchziehen die Stirne und verleihen dem Gesicht einen greisenhaften Ausdruck. Die Ausbildung des Myxödems ist sehr verschieden. Magnus-Levy und v. Wagner-Jauregg fanden in manchen Fällen typische supraklavikulare Pseudolipome und auch an anderen Stellen der Haut ganz ausgesprochen polsterartige Schwellung und myxödematöse Veränderung der Schleimhäute. Scholz fand die Haut nur atrophisch. In 60% der von E. Bircher untersuchten Fälle fehlte die myxödematöse Schwellung der Haut. Auch gibt es Fälle, die ausgiebig schwitzen. Die Haare sind meist kurz und borstig, die Nägel rissig, die Zähne fehlerhaft; die Behaarung in den Achselhöhlen und in der Genitalgegend kann fehlen oder nur sehr spärlich entwickelt sein. Nabelhernien bei Kindern sowie Obstipation und Auftreibung des Leibes sind ebenso gewöhnlich wie beim sporadischen Kretinismus. Oft finden sich Konjunktivitiden und als Folge derselben Ekzeme der Lidränder. Nach Hitschmann entstehen diese Konjunktivitiden wahrscheinlich durch Störung in der Tränenableitung infolge der Sattelnase. Es besteht meist ein ziemlich hoher Grad von Anämie.

Der Nervenstatus zeigt häufig Steigerung der Reflexe (nach Scholz in 52%), das Gesichtsfeld fand Ottolenghi hauptsächlich nach außen und oben eingeschränkt. Hitschmann fand in fast allen seinen Fällen den Augenhintergrund normal; nur in einigen Fällen waren nach unten gerichtete Sicheln vorhanden, deren Zusammenhang mit der

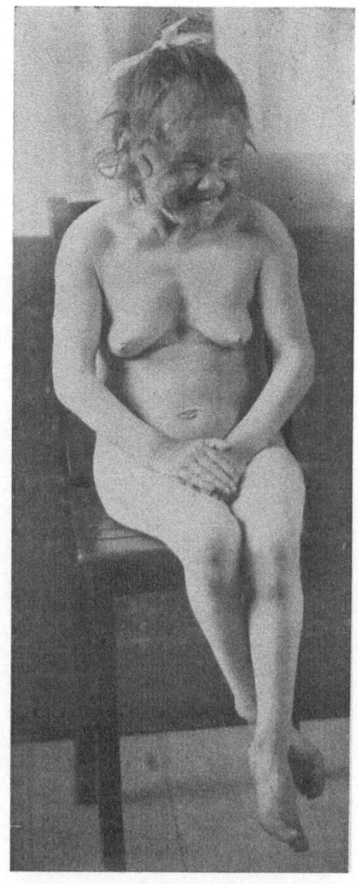

Abb. 22. Endemischer Kretinismus.

kretinischen Degeneration ganz dunkel ist. Die Prüfung der Sensibilität sowie des Geschmacks- und Geruchsinnes stößt natürlich auf große Schwierigkeiten.

Die Intelligenzstörung der Kretins kann von leichteren Graden des Schwachsinns alle Intensitätsstufen bis zum Fehlen jeder seelischen Äußerung beim sog. Pflanzenmenschen zeigen. In solchen Fällen fehlt dann auch jede Sprachentwicklung. Die Perzeption ist verlangsamt, das Gedächtnis sehr gering, von Affekten findet sich eine gewisse Anhänglichkeit gegen die Personen, welche sie nähren, oder Haß gegen die, welche sie als ihre Feinde betrachten. Der Grad der geistigen Entwicklungsstörung geht aber nicht immer parallel mit der körperlichen Entwicklungshemmung. Schon

v. Wagner - Jauregg wies darauf hin, daß es Kretins mit verhältnismäßig
guter geistiger Entwicklung, aber hochgradiger Wachstumsstörung gibt.

Die Angaben über die Schilddrüse der endemischen Kretins variieren
stark. v. Wagner fand bei 200 Kretins bei der Inspektion des Halses nicht
eine einzige normale Schilddrüse. Sehr häufig wurde die Schilddrüse bei der
Palpation völlig vermißt, doch darf auf diese Angabe nur wenig Wert gelegt
werden. In den meisten Fällen findet sich kropfige Entartung mit Atrophie.

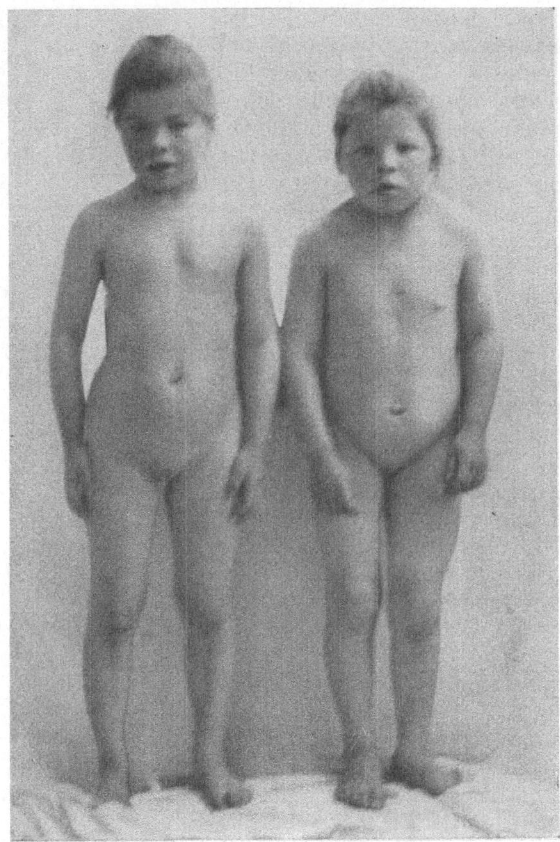

Abb. 23. Kretins mit myxödematösem Gesichtsausdruck.

De Coulon fand in der Schilddrüse von fünf Kretins, die im Alter von 26 bis
30 Jahren verstorben waren, nur noch wenig normales Schilddrüsenparenchym.
Eichhorst fand nur kleine Reste von Schilddrüse, die vollkommen in Zysten
umgewandelt waren. Einer von diesen Fällen war geistig ziemlich gut entwickelt gewesen. Hanau untersuchte drei Schilddrüsen, die alle klein waren
und einen starken Schwund des Parenchyms aufwiesen. Auch Bayon und
Getzowa fanden hochgradige degenerative Prozesse, starke Verminderung
des funktionierenden Parenchyms und massenhafte Entwicklung von hyalin
entartetem Bindegewebe. Ähnliche Veränderungen fand Getzowa aber auch
in der Schilddrüse von Idioten und Mikrozephalen, die keinen Zwergwuchs
zeigten. Bircher sen. fand andererseits in der Schilddrüse eines von ihm
operierten Kretins reichlich normales Schilddrüsengewebe. Später berichtete

E. Bircher über die Untersuchung von über 60 Kretinenschilddrüsen, die bei Sektionen oder Operationen gewonnen worden waren. In allen Drüsen fanden sich degenerative Prozesse, aber von äußerst wechselnder Intensität und oft durchaus nicht mit der Intensität der Erkrankung parallel gehend. In allen Drüsen fanden sich ferner größere Partien von normalem Schilddrüsengewebe. Ähnliche Verhältnisse fand E. Bircher auch bei einer Reihe von endemisch Taubstummen. Übereinstimmend fanden sich also fast in allen Fällen sklerotische und atrophische Prozesse, doch auch immer noch funktionierendes Parenchym. Isenschmid fand sogar in den Berner Drüsen eine beträchtliche epitheliale Hyperplasie. Auch A. Wydler fand sowohl Degenerations-, wie Wucherungserscheinungen. Es gibt also keine Struma, deren histologisches Bild für Kretinismus charakteristisch wäre. Zu demselben

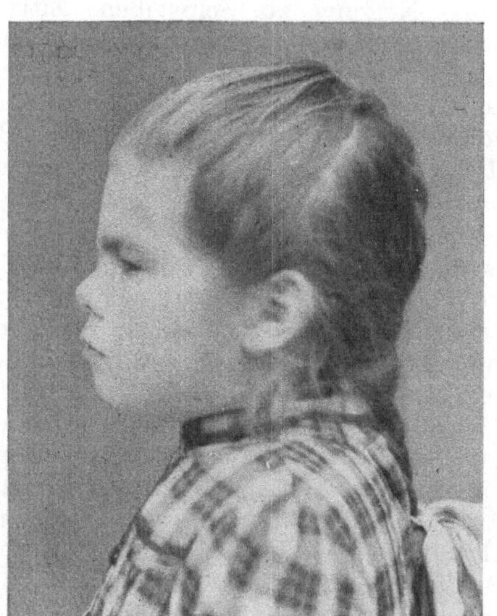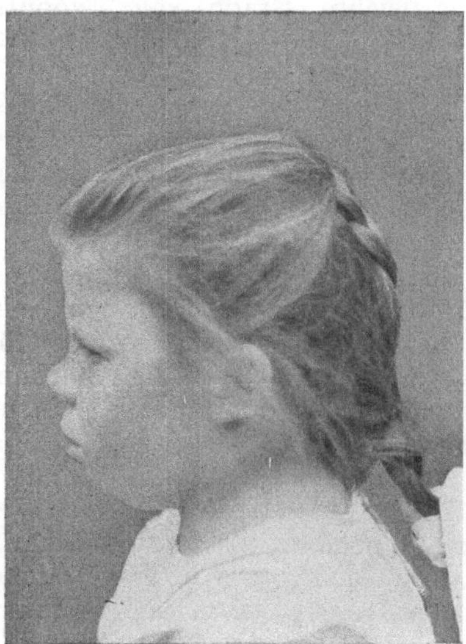

Abb. 24 und 25. Kretins mit myxödematösem Gesichtsausdruck.

Schluß kommt von Werdt auf Grund der Untersuchung von fünf Strumen, die histologisch ganz das Bild von Kretinenschilddrüsen boten, ohne daß klinisch irgendwelche Zeichen von Kretinismus vorlagen.

Die Koinzidenz von Kropf und Herzstörungen ist eine sehr häufige. Nach der Statistik von Schranz, welche sich auf die Untersuchung von 264 kropfigen Schulkindern, 117 kropfigen Erwachsenen und auf 720 Sektionsprotokolle des Innsbrucker pathologisch-anatomischen Institutes stützt, sind nach Abzug der Herzklappenfehler von den Kindern 23%, von den Erwachsenen 49% herzleidend. Von den obduzierten Fällen zeigen 188 degenerative Veränderungen des Herzmuskels, teilweise mit Hypertrophie. Wenn auch diese Zahlen nur teilweise der Kritik standhalten können (Wölfler, Fr. Kraus, Minnich), so sind sie, selbst stark reduziert, immer noch geeignet, die häufige Koinzidenz von Kropf und Herzstörungen zu demonstrieren. Rose hat vor Schranz darauf hingewiesen, daß die durch große Kröpfe hervorgerufene Stauung im kleinen Kreislauf zur Erweiterung und Insuffizienz des rechten Herzens führen kann (sog. Rosesches Kropfherz). Tritt dabei die Behinderung der Respiration durch den Kropf mehr in den Vordergrund, so bezeichnet man die Herzstörung nach dem Vorgange von Kocher als pneumonisches Kropfherz.

Umgekehrt kann primäre Stauung im kleinen Kreislauf zu Vergrößerung der Schilddrüse mit stärkeren oder geringeren hyperthyreoidalen Erscheinungen führen (Revilliods Goitre cardiaque).

Revilliod betonte bereits, daß dabei leichte Erscheinungen von Hyperthyreoidismus auftreten können. Dies ist später durch die Feststellung Blums, daß Unterbindung der Schilddrüsenvenen zu einer Herausstrudelung des Schilddrüsensekretes führt, verständlich geworden. Später kommt es in solchen Schilddrüsen zu zirrhotischen Veränderungen.

Fr. Kraus hat zuerst betont, daß es zahlreiche Fälle von Herzstörungen bei Kropf gibt, bei welchen jede Stauung fehlt und daher das mechanische Moment als Ursache nicht in Betracht kommt. Bei den leichteren Formen derselben finden sich Tachykardie, oft Dikrotie des Pulses, leichte Verstärkung des Spitzenstoßes, Klopfen der Karotiden, bisweilen Arrhythmie, Glanzauge, sogar leichte Grade von Exophthalmus, Neigung zu Schweißen, Zittern und evtl. leichte Erhöhung des Grundumsatzes, kurz Erscheinungen einer leichten Hyperthyreose. Auch von Mikulicz und Reinbach fanden bei einem großen Prozentsatz der von ihnen beobachteten Kropfigen ähnliche Symptome. Fahr fand im Herzfleisch von Kropfherzträgern Lymphozyteninfiltrate. Bei den schwereren Formen sind außerdem Hypertrophie und Dilatation des Herzens und degenerative Erscheinungen des Herzmuskels vorhanden.

Der Umstand, daß sich bei Kropfigen mit Herzstörungen so häufig Hypertrophie und frühzeitige Degeneration des Herzfleisches findet, weist darauf hin, daß wir es hier nicht mit gewöhnlichen Formen des Hyperthyreoidismus zu tun haben. Fr. Kraus ist zuerst für eine größere nosologische Selbständigkeit dieser Form eingetreten, die Forschungsergebnisse von Minnich und E. Bircher unterstützten diese Auffassung. Neue Gesichtspunkte eröffnete Minnich in der Schilderung von Herzstörungen bei relativ jungen strumösen Individuen beiderlei Geschlechtes, welche meist mit dem Einsetzen neuer Schübe von Kropfwachstum auftreten, objektiv zu Vergrößerung des Herzens, evtl. mit allmählicher Ausbildung eines Herzbuckels, häufig zu akzidentellen Geräuschen, subjektiv zu Schmerzen in der Herzgegend, Stechen, Druck, schmerzhaften pektoralen Druckpunkten und Herzklopfen führen. Solche Fälle können lange stationär bleiben, evtl. ausheilen, oft gehen sie in dauernde Tachykardie über. Letzteres war unter 20 Fällen 11 mal der Fall. Es liegt hier also eine Form des Kropfherzens vor, bei welcher wenigstens im Beginne hyperthyreoidale Symptome kaum vorhanden sind. Auch Feer fand bei kropfigen Kindern das Herz häufig vergrößert, noch mehr, wenn gleichzeitig Thymushyperplasie bestand.

Durch die Experimente E. Birchers wurde die Bedeutung dieser Beobachtungen gestützt. Bircher sah bei seinen künstlich strumös gemachten Tieren fast regelmäßig Vergrößerung des Herzens. Das Gewicht desselben war durchschnittlich um ein Drittel größer als das der Kontrolltiere. Mikroskopisch fanden sich meist degenerative Veränderungen des Herzmuskels. Bircher bezog die Herzschädigung direkt auf die Kropfnoxe und erblickte darin in Übereinstimmung mit Minnich eine Krankheitsform sui generis.

Nach einer persönlichen Mitteilung von Professor Scholz haben auch die endemischen Kretins meist schlechte Herzen, aber keine Hypertrophie; das kann mit der allmählichen und lange dauernden Einwirkung der kretinogenen Noxe, vielleicht auch mit den geringen Lebensäußerungen solcher Individuen zusammenhängen.

Untersuchungen über den Stoffwechsel bei endemischen Kretins wurden zuerst von Scholz durchgeführt. Scholz bezeichnete den Stoffwechsel als sehr träge. Die Harnmenge war sehr gering, ebenso der Eiweißumsatz und der Salzumsatz. Die Ausscheidung von Stickstoff, Harnsäure, Kreatinin und

Natriumchlorid war sehr gering, die von Harnstoff, Xanthinbasen, Ammoniak und Schwefelsäuren in entsprechenden Verhältnissen. Es bestand ferner Tendenz zur Phosphor- und Stickstoffretention. Der Stoffwechsel zeigt also ein ähnliches Verhalten wie beim Myxödem. Sehr interessant sind die Resultate der Schilddrüsenfütterung. Die Diurese stieg an. Die Stickstoffausscheidung wurde aber nicht wesentlich beeinflußt, während das Körpergewicht absank. Es muß also hauptsächlich stickstofffreie Substanz eingeschmolzen worden sein. Da die untersuchten Kretins keine deutlichen myxödematösen Schwellungen zeigten, so war natürlich die beim Myxödem zu beobachtende anfängliche Steigerung der Eiweißeinschmelzung nicht zu erwarten. Immerhin geht aus den Versuchen hervor, daß der darniederliegende Eiweißumsatz beim endemischen Kretinismus nicht so leicht anzufachen ist wie beim Myxödem. Ferner beobachtete Scholz in seinen Versuchen, daß unter dem Einfluß der Schilddrüsenzufuhr der Kalk im Harn stark vermindert und in den Fäzes vermehrt wurde, wie wir dies auch bei normalen Individuen unter Schilddrüsenzufuhr beobachteten.

In neuerer Zeit wurde auch der Grundumsatz in Fällen von endemischem Kretinismus untersucht. de Quervain-Pedotti fanden bei Kretinen ohne Kropf eine Verminderung des Grundumsatzes, bei Kretinen mit Kropf lagen die Werte durchwegs etwas höher, bei einigen Fällen war der Grundumsatz sogar erhöht. Auch H. Schwarz fand bei Fällen mit endemischem Kretinismus normale Werte, während bei sporadischem Kretinismus der Grundumsatz immer stark herabgesetzt war.

Meist findet sich bei den Kretins eine ziemlich ausgesprochene Hypoplasie der Genitalien. Bei Frauen sind die Labien und der Uterus meist klein, es können aber auch die äußeren Genitalien verhältnismäßig gut entwickelt sein; die Ovarien sind klein und zeigen oft kleinzystische Degeneration, die Menses fehlen oder sind spärlich und unregelmäßig, die Mammae sind schlecht entwickelt und ohne Drüsengewebe. Bei Männern ist der Penis oft sehr klein, die Hoden sind mangelhaft deszendiert und zeigen bei der mikroskopischen Untersuchung nur spärliche Spermatozoide. Das Skrotum ist schlaff. Bei beiden Geschlechtern sind die sekundären Geschlechtscharaktere meist nur sehr mangelhaft ausgebildet, der Geschlechtstrieb fehlt meist ganz oder ist nur sehr schwach; in manchen leichteren Fällen wurde jedoch auch Zeugungsfähigkeit, respektive Konzeption beobachtet, E. Bircher berichtet sogar von einer Kretine schwersten Grades, die konzipierte; doch sind die Früchte meist nicht lebensfähig, selbst wenn sie, wie in einem Falle von Eppinger sen., keine Zeichen von kretinischer Degeneration aufweisen. Ebenso wie die Verknöcherung kann auch das Genitale noch eine Spätentwicklung zeigen.

Sehr bemerkenswert ist, daß nach den Untersuchungen von Schönemann in Gegenden, wo der Kropf endemisch ist, sich sehr häufig strumöse Veränderungen des glandulären Anteiles der Hypophyse finden. Unter 112 Fällen war die Hypophyse nur 27 mal normal. Diese Personen hatten auch keinen Kropf. Unter den Fällen mit Struma fand sich nur ein einziges Mal eine Hypophyse, die mit einiger Wahrscheinlichkeit als normal zu bezeichnen war. „Bei Personen mit Struma der Schilddrüse fand sich fast immer Vergrößerung der Hypophyse und zwar entweder Wucherung des bindegewebigen Strumas, ferner chromophile Strumen, Strumen mit besonderer Gefäßentwicklung des Stromas und hyaliner Entartung und Verquellung der Zellstränge und endlich solche mit starker Kolloidbildung.“ Auch H. Eichhorst fand die Hypophyse vergrößert und ausgesprochene Veränderungen des Vorderlappens (Hyperplasie der Azini, starke Hyperämie, Blutungen, Bindegewebswucherung mit Druckatrophie des Drüsengewebes, Nekrose und Erweichungsherde). C. Wegelin

beobachtete häufig Vermehrung der Hauptzellen, manchmal sogar kleine
Adenome. Auch v. Cyon fand bei den Berner Hunden sehr häufig strumöse
Veränderungen der Hypophyse. Die Wirkung der Kropfnoxe er-
streckt sich also auch auf die Hypophyse. Die Epithelkörperchen
zeigten bei Kretins bisher nie wesentliche Veränderungen (Scholz, Getzowa,
E. Bircher).

Die Störung im Knochenwachstum besteht ebenso wie beim sporadischen Kretinismus in Verzögerung des Epyphysenschlusses und in verspätetem
Auftreten der Knochenkerne. Langhans hat zuerst am Skelett von fünf
Kretins das Zurückbleiben in der Verknöcherung beschrieben und darauf hingewiesen, daß auch die Kretinoiden ein ähnliches, wenn auch weniger ausge-
sprochenes Zurückbleiben zeigen. „Die knorpelig vorgebildeten Knochen wachsen
sehr langsam in die Länge, die Epiphysen bleiben niedrig, die Ossifikations-
grenze schreitet sehr langsam vor, die Ossifikationskerne in den Epiphysen
treten spät auf und die Epiphysenscheiben erhalten sich lange über den normalen
Termin hinaus. Reste derselben sind noch im 45. Jahr nachweisbar." v. Wyß
hat dann durch die röntgenologische Untersuchung zahlreicher Kretins und
Kretinoider die Beobachtungen von Langhans bestätigt und damit endgültig
die frühere Ansicht, daß bei Kretins vorzeitig Verknöcherung der Epiphysenfugen auftrete, widerlegt. Diese Verzögerung des Epiphysenschlusses macht,
wie v. Wyß hervorhebt, die früheren Beobachtungen v. Wagner-Jaureggs
verständlich, daß bei endemischen Kretins noch im späteren Lebensalter das
Längenwachstum fortschreiten kann. Soweit stimmt also die Störung in der
Verknöcherung vollkommen mit der beim sporadischen Kretinismus überein,
doch finden sich andererseits auch Unterschiede, die differentialdiagnostisch
von Bedeutung sind. Schon v. Wyß wies darauf hin, daß die Verspätung in
der Verknöcherung meist doch nur wenige Jahre ausmache, indem nach dem
25. Jahre die Epiphysenfugen nur selten offen gefunden würden. Diederle
betonte besonders den weitgehenden Unterschied gegenüber der Thyreoaplasie,
bei der die Epiphysenfugen, falls nicht eine Schilddrüsentherapie eingeleitet
wird, stets offen bleiben. Im jugendlichen Alter ist aber auch beim endemischen Kretin das Zurückbleiben der Verknöcherung gegenüber der Norm
nicht unbeträchtlich. Bei Diederle findet sich eine sehr instruktive Tabelle,
in welcher er bei den Kretins von v. Wyß das nach dem Radiogramm geschätzte
Alter mit dem wirklichen dieser Individuen vergleicht. Er findet bei den elf
im Alter von 7—18 Jahren befindlichen Kretins ein Zurückbleiben in der Verknöcherung um 3—7 Jahre. Breus und Kolisko heben ferner hervor, daß
bei den sechs von ihnen untersuchten Kretinenskeletten niemals alle Epiphysenfugen bis ins höhere Alter offen geblieben waren. Dabei besteht auch
nicht in allen Knochen derselbe Grad von Wachstumstörung, es resultiert
daraus ein unproportioniertes Skelett; die Gliedmaßen sind grazil, aber gegenüber dem Rumpf verkürzt, es besteht hierin ein Unterschied zwischen dem
kretinischen Zwergwuchs und dem hypophysären Zwerg, bei welchem alle
Epiphysenfugen auf einer früheren kindlichen Entwicklungsstufe in gleicher
Weise stehen bleiben. In jenen Fällen von endemischem Kretinismus, bei
denen die Epiphysenfugen bereits verknöchert sind, kann natürlich die Schilddrüsenbehandlung das Längenwachstum nicht mehr fördern.

An einem großen Material (56 Fällen) hat später E. Bircher die Wachstumstörung beim endemischen Kretinismus studiert und ist dabei zu den gleichen
Resultaten wie Breus und Kolisko gekommen. Die Hemmung der Verknöcherung betrifft nur das Entwicklungsalter. Jenseits des 30. Lebensjahres
werden die Epiphysen und Synchondrosen nur ausnahmsweise offen gefunden.
Auch Bircher findet durchwegs, daß die Hemmung in den einzelnen Knochen

ganz ungleichmäßig ist und zu einem unproportionierten Skelett führt. Nicht selten fand E. Bircher eine Coxa vara resp. einen Humerus varus.

Sehr mannigfaltiger Art sind die Befunde am Gebiß von Kretins. Kranz hat bei 30 Kretins der Anstalt Knittelfeld in Steiermark Kiefer- und Zahnbildung untersucht und fand zahlreiche Anomalien der Kiefer und verlangsamte Zahnung, beides Momente, die zu Stellungsanomalien der Zähne Veranlassung geben. Ferner fanden sich häufig Veränderungen der Struktur, Schmelzdefekte, Hypoplasien und Erosionen und sehr häufig Karies. Daß die experimentelle Erzeugung dieser Anomalien durch Schilddrüsenexstirpation bei Tieren nicht gelang, findet man begreiflich, wenn man Athyreose bzw. Hypothyreose und endemischen Kretinismus nicht identifiziert.

Sehr häufig finden sich Angaben, daß die endemischen Kretins anämisch seien; damit stimmt überein, daß Langhans bei erwachsenen Kretins sehr viel Fettmark und wenig funktionierendes Mark in den langen Röhrenknochen fand. Mac Carrison fand in über 100 Blutuntersuchungen beim endemischen Kropf regelmäßig Vermehrung der Lymphozyten und daneben meist Hypereosinophilie.

Die Hörstörungen sind bei der kretinischen Degeneration sehr verschiedengradig. In vielen Fällen ist das Hörvermögen vollkommen intakt. In anderen besteht ein leichter oder schwerer Grad von Schwerhörigkeit oder Hörstummheit. Erschreckend groß ist die Zahl der völlig Taubstummen.

In allen Ländern, in denen der Kretinismus endemisch ist, findet sich auch eine große Zahl von Taubstummen. Nach den älteren Angaben von St. Lager besaß die Schweiz 5000 Kretins und nahezu 4000 Taubstumme. Von letzteren gehörte allerdings ein Teil der sporadischen Taubstummheit an, d. h. beruhte auf in frühester Jugend durchgemachter Meningitis, Otitis oder auf Bildungsanomalien des Gehirnes, die mit der kretinogenen Noxe nichts zu tun haben.

Ein sehr großer Teil gehört aber zum endemischen Kretinismus (nach H. Bircher in der Schweiz 80%). Auch in Österreich und speziell in der Steiermark findet sich eine enorme Anzahl von Taubstummen. Scholz fand unter den von ihm untersuchten Kretins 29% Taubstumme und 32% Schwerhörige. Die Intensität der Hörstörung geht mit derjenigen der übrigen kretinischen Symptome durchaus nicht parallel. Es gibt Vollkretins, die nur geringe Hör- und Sprachstörungen zeigen. Bei andern kann die Taubstummheit das Hauptsymptom der kretinischen Degeneration sein (larvierte Form von Eiselsberg).

Die Angaben über die funktionellen Störungen, resp. die pathologischen Befunde bei den schwerhörigen Kretinen und den endemischen Taubstummen gehen weit auseinander. Hammerschlag, dem wir die ersten genaueren Untersuchungen verdanken, findet einerseits Veränderungen im peripheren Hörorgan, andererseits bloße Störung der Schallperzeption, ebenso Scholz, Fröschels u. a. Ferner wurden beim endemischen Kretinismus unvollkommene Verknöcherung des Steigbügels, Entwicklungshemmung der Epithelien im Ductus cochlearis (Habermann, Alexander), Verkürzung der Schädelbasis und dadurch Störung in der Entwicklung des Gehörorganes (Danziger, Bircher), unvollkommene Verknöcherung des Gehörorgans mit hyperostotischen Wucherungen an anderen Stellen (Moos und Steinbrügge), Anomalien des Hammers (Nager), myxödematöse Verdickung der Mittelohrschleimhaut usw. gefunden und als Ursache der Schwerhörigkeit gedeutet. E. Bircher hat an einem Teil dieser Befunde resp. ihren Deutungen strenge Kritik geübt. Man kann heute wohl als ziemlich sicher annehmen, daß der Degeneration in den kortikalen Zentren, resp. den Entwicklungshemmungen der kortikalen Zentren große Bedeutung zukommt, und daß die verschiedenartigen

Veränderungen durch die kretinogene Noxe direkt hervorgerufen und einer evtl. bestehenden Schilddrüseninsuffizienz koordiniert sind (Pineles).

Die Hemmung der Sprachentwicklung ist beim endemischen Kretinismus außerordentlich verschieden. Da, wo das Gehör völlig fehlt, fehlt natürlich auch die Sprachentwicklung. Wir sehen aber auch Fälle, bei denen trotz ziemlich hochgradiger Hörstörung nur verhältnismäßig geringe Intelligenzdefekte vorhanden sind. Allerdings ist die Artikulation in solchen Fällen schlecht (Hammerschlag). In anderen Fällen ist trotz vorhandenen Gehörs Intelligenz und Sprachentwicklung minimal. Auch hier ist eine Entwicklungshemmung kortikaler Zentren anzunehmen (Scholz und Zingerle). Da, wo die Endemie geringe Intensität zeigt, können die Intelligenzstörungen ganz fehlen (H. Bircher).

Die an Kretinengehirnen erhobenen, pathologisch-anatomischen Befunde sind sehr verschiedenartig. Oft sind sie nur geringfügig, meist aber finden sich mehrere Veränderungen und von größerer Intensität. Scholz und Zingerle fanden in manchen Fällen chronisch meningitische Veränderungen und leichte Grade von Hydrozephalus. Das Gehirn kann in toto oder in einzelnen Lappen verkleinert sein, oft ist es stark asymmetrisch, bisweilen findet sich nur ein Stehenbleiben auf der kindlichen Entwicklungsstufe, es wurde aber auch in seltenen Fällen übermäßige Entwicklung des Gehirns angetroffen. Die Entwicklungsstörung kann ebenso die Hemisphären wie den Hirnstamm, das Kleinhirn usw. betreffen. Die Oberflächenkonfiguration ist oft pathologisch, indem die Windungen verschmälert oder an Zahl vermindert sind. Bei abnorm kleinen Kretinengehirnen ist wohl anzunehmen, daß die Kleinheit des Gehirnes das Primäre und die des Schädels das Sekundäre ist, wie Bourneville dies von den Idiotenschädeln lehrte. Die Hirnsubstanz ist nach Scholz und Zingerle bei den Kretins oft auffallend derb, die weiße Substanz überwiegt oft an Masse gegenüber der grauen. Die Entwicklungsstörung kann die einzelnen Partien in sehr verschiedener Weise treffen. Die histologischen Untersuchungen sind alle älteren Datums. Untersuchungen mit neuerer Technik wären sehr zu wünschen. Die Entwicklungshemmung der Sinnesorgane ist zum Teil sicher auf die mangelhafte Ausbildung der zentralen Organe zurückzuführen.

Die Lebensdauer der Kretins ist meist verkürzt; doch erreichen manche Kretins ein sehr hohes Alter. Kocher berichtet über 70jährige, ja 100jährige Kretins.

Pathogenese. Bevor ich auf die Frage, welche Rolle die Schilddrüseninsuffizienz beim endemischen Kretinismus spielt, eingehe, möchte ich zuerst über den Erfolg der Schilddrüsentherapie sprechen. In der Literatur liegen darüber sehr widersprechende Angaben vor.

Sehr gute Erfolge hat v. Wagner-Jauregg gesehen. Die Erfolge bestanden in Verschwinden der myxödematösen Schwellungen, in rascher Entwicklung der zurückgebliebenen Genitalien, in Verkleinerung der vergrößerten Zunge, Schwinden eines eventuell bestehenden Nabelbruches, in Ausfall der struppigen Haare und Entwicklung neuer Haare von normaler Beschaffenheit, in Beschleunigung der Dentition, vor allem aber in Verkleinerung der offen gebliebenen Fontanellen, in Beschleunigung der Verknöcherung und in Zunahme des Längenwachstums. Am wenigsten befriedigend war die Beeinflussung der Psyche; zwar verringerte sich häufig die Apathie und die Bewegungsunlust, doch war die Zunahme der intellektuellen Fähigkeiten meist nur gering. v. Wagner-Jauregg legt besonderes Gewicht auf möglichst frühzeitigen Beginn der Behandlung. Noch bessere Erfolge sah Magnus-Levy bei 14 Individuen in drei benachbarten Dörfern des oberen Münstertales in den Vogesen. Diese Individuen stammten aus 7 Familien. Der Kretinismus war in dieser Gegend erst kurze Zeit vorher aufgetreten. Bei den Verwandten fanden sich häufig Kröpfe, auch die Eltern zeigten Symptome leichter kropfiger Degeneration. Bei den Individuen selbst war die Schilddrüse in vielen Fällen durch Palpation nicht nachweisbar, nur bei wenigen kropfig entartet. Die Mehrzahl zeigte ziemlich ausgesprochene myxödematöse Symptome. In den schweren Fällen bestand Lordose und Hängebauch, bei allen Obstipation und mangelhafte Entwicklung der Genitalsphäre. Ein

Fall war hochgradig taub. Bemerkenswert ist ferner ein Fall, der sich bis zum 10. Jahr ziemlich normal entwickelt hatte, dann erst im Anschluß an einen Keuchhusten Zeichen der kretinischen Degeneration aufwies und endlich im 16. Lebensjahr eine rasche Verschlimmerung mit deutlichen Zeichen des Myxödems zeigte; bei keinem der Fälle bestand völlige Verblödung. Bei allen diesen Fällen trat schon 4—6 Wochen nach der Schilddrüsendarreichung eine merkliche Besserung auf. Nach 1 und 2 Jahren zeigte nur ein Fall eine Größenzunahme von 4 cm, alle übrigen um 11—17 cm. Die myxödematösen Erscheinungen verschwanden, die intellektuellen Fähigkeiten besserten sich wesentlich. Auch v. Eysselt sah bei 46 Kretins im Littauer Amtsbezirke in Mähren gute Erfolge. Bei zweien wurde besonders die Entwicklung der Geschlechtssphäre günstig beeinflußt. Auch Sofer sah günstige Beeinflussung des Wachstums, daneben aber oft starke Abmagerung. In zwei weiteren Mitteilungen berichtete v. Wagner-Jauregg über zahlreiche Fälle, die mit sehr gutem Erfolg behandelt worden waren. Auch in diesen Mitteilungen weist v. Wagner-Jauregg darauf hin, daß der Erfolg um so günstiger war, je früher die Behandlung begonnen wurde. In einzelnen leichteren Fällen wurde sogar volle Heilung erzielt, welche auch nach Aussetzen der Therapie andauerte. Aber auch dann, wenn mit der Therapie erst im höheren Alter begonnen wird, können noch ganz gute Erfolge erzielt werden. Bei den höheren Graden des Kretinismus war der Erfolg allerdings meist nicht so befriedigend. Auch die Schwerhörigkeit kann wesentlich gebessert werden. Manche Formen der Schwerhörigkeit sind hingegen einer Besserung nur wenig zugänglich.

Nach v. Wagner-Jauregg ist der Kretinismus meist nicht angeboren, sondern in der großen Mehrzahl der Fälle stellen sich erst in den ersten Lebensjahren die Zeichen des Kretinismus ein. Für die Frühdiagnose seien vor allem das Ausbleiben des Gehen- und Sprechenlernens, dann die bleiche Gesichtsfarbe, die Hautschwellungen, die Apathie, die Verspätung des Fontanellenschlusses und der Dentition, die allmähliche Einziehung der Nasenwurzel und das Zurückbleiben im Wachstum zu berücksichtigen. Bei solchen Fällen von erworbenem Kretinismus ist ein viel besserer Erfolg der Schilddrüsentherapie zu erwarten.

Als ein besonders schönes Beispiel für die Steigerung des Längenwachstums möchte ich folgenden Fall v. Wagner-Jaureggs anführen.

Ein 15jähriger Knabe ist im Beginn der Behandlung 105 cm hoch; nach 4jähriger Behandlung ist er um 43 cm gewachsen, das ist um 29 cm mehr als dem Durchschnitt im Wachstum dieser Lebensperiode entspricht. Auch die typische Sattelnase und die Apathie ist verschwunden, er artikuliert jetzt ziemlich gut, das Gehör ist gebessert, usw.

Hingegen verhalten sich Fälle, bei denen die kretinischen Symptome so frühzeitig auftreten, daß man einen angeborenen Kretinismus annehmen muß, meist ziemlich refraktär. Hier bleibt eine Beeinflussung der Sprach- und Intelligenzstörung meist völlig aus. Aber auch in solchen Fällen scheint ein Erfolg möglich zu sein, wenn die Therapie sehr kurze Zeit nach der Geburt einsetzt.

Auf einem noch größeren Material basierte der Bericht v. Kutscheras über die auf Staatskosten durchgeführte Behandlung des endemischen Kretinismus in der Steiermark.

Die Behandlung erstreckte sich auf 1011 kretinöse Individuen; davon sind allerdings eine größere Anzahl wegen ungenügenden Interesses der Eltern nur kurze Zeit behandelt worden und konnten bei der Beurteilung der Resultate nicht mit berücksichtigt werden. Auch befanden sich zahlreiche Individuen darunter, welche nicht dem Kretinismus zugehörten und bei der späteren Auswahl ausgeschieden wurden. Nur in 2,4% aller Behandelten wurden die Tabletten nicht vertragen. Schwere Idioten und Fälle von reiner Taubstummheit wurden zurückgewiesen. Das größte Interesse verdienen jene Fälle, deren Größenwachstum durch längere Zeit verfolgt werden konnte. Ihre Zahl betrug 440, davon zeigten nur 10,2% ein geringeres Wachstum, als der betreffenden Wachstumperiode entsprach. 4,1% zeigten ein dieser Periode entsprechendes Wachstum, 85,7% aber ein Wachstum, welches das normale des betreffenden Lebensalter übertraf. Besonders in den ersten Lebensjahren war das Längenwachstum sehr bedeutend, dann aber auch bei den im Beginn des 3. Dezenniums stehenden Individuen, bei welchen unter normalen Verhältnissen das Wachstum schon abgeschlossen wäre. Was den Gesamterfolg, der sich auch auf andere kretinöse Symptome erstreckt, anbelangt, so konnte unter 677 revidierten Fällen bei 42,8% eine erhebliche Besserung, bei 48,6% eine deutliche Besserung, bei 8,6% keine Besserung nachgewiesen werden.

Auch v. Kutschera berichtete über leichtere, frühzeitig behandelte Fälle, bei welchen eine nur verhältnismäßig kurze Behandlung völlige Heilung erzielte.

Den günstigen Erfolgen dieser Autoren stehen die Mißerfolge von Bircher und besonders von Scholz, ferner von Lombroso ziemlich schroff gegenüber. Die Mißerfolge von Lombroso betrafen nur ältere Kretins. Scholz verfügt über ein großes Material. Scholz hat in der Siechenanstalt zu Knittelfeld nahezu 100 kretinöse Kinder mit Schilddrüsentabletten behandelt. Er begann mit einer Tablette (anscheinend à 0,3) und stieg langsam zu 3 Tabletten, in einzelnen Fällen bis zu 8 Tabletten täglich an. Das Resultat war durchaus ein ungünstiges. Das Körpergewicht sank rasch (in einzelnen Fällen um 36%) ab. Die Kinder wurden äußerst schwach, evtl. bettlägerig, der Appetit nahm ab, Erbrechen und Diarrhöen traten auf, die Apathie nahm zu; drei Kinder starben. Zunahme des Längenwachstums wurde nicht beobachtet. Auch andere Symptome von Hyperthyreoidismus wie Tachykardie, Schweiße usw. wurden beobachtet. v. Wagner-Jauregg meinte, daß diese ungünstigen Resultate von Scholz auf zu hoher Dosierung beruhen. v. Wagner-Jauregg und v. Kutschera gaben bei kleinen Kindern nur eine halbe Tablette täglich und stiegen nur allmählich auf eine Tablette an. Auch älteren Individuen wurde meist nur eine Tablette p. d. gereicht. Scholz begann mit einer Tablette und stieg anscheinend ziemlich rasch auf drei Tabletten, in einzelnen Fällen noch höher. In meinen Fällen von sporadischem Kretinismus waren aber viel größere Dosen durch längere Zeit hindurch notwendig, bevor die ersten Erscheinungen des Hyperthyreoidismus auftraten. Ich verweise nochmals auf die Erfahrungen Jehles, daß Kinder viel größere Mengen von Schilddrüsensubstanz vertragen als Erwachsene. Auch die Experimente an jungen Hunden (R. E. Mark) stimmen damit überein. Scholz teilte später mit, daß er auch bei niedriger Dosierung keine günstigen Resultate erzielt hat. Auch v. Wagner-Jauregg gab zu, daß manche schwereren Formen, besonders jene, welche v. Wagner-Jauregg als angeborenen Kretinismus auffaßt, sich völlig refraktär verhalten oder daß wenigstens gewisse Erscheinungen, besonders die Intelligenz- und Sprachstörungen, unbeeinflußt bleiben können. Die Annahme, daß in solchen Fällen, in denen die Noxe schon in frühester Zeit eingesetzt hat, sich definitive, irreparable Veränderungen besonders im Zentralnervensystem gebildet haben, kann nur einen geringen Erfolg, aber nicht das völlige Versagen der Schilddrüsentherapie und ebensowenig die niedrige Toleranz für Schilddrüsensubstanz erklären, da diese Verhältnisse ebenso für den sporadischen Kretinismus zutreffen und hier die Schilddrüsentherapie niemals wirkungslos ist. Die bisherigen Erfahrungen lassen sich also dahin zusammenfassen, daß die Schilddrüsenbehandlung beim endemischen Kretinismus sehr häufig versagt und daß die Toleranz für Schilddrüsensubstanz auch bei Kindern oft sehr gering ist.

Wir gelangen nun zu der Frage, welche Rolle die Schilddrüsenerkrankung beim endemischen Kretinismus spielt.

Kocher und v. Wagner-Jauregg identifizierten den sporadischen und den endemischen Kretinismus, indem sie alle Erscheinungen auf die Schädigung der Schilddrüsenfunktion bezogen. Bircher, Ewald und Scholz räumten der Athyreosekomponente nur eine gewisse Bedeutung ein und sahen in derselben nur eine anderen Schädigungen koordinierte Manifestation der kretinischen Degeneration.

Ich selbst habe seinerzeit die Momente, die gegen die Annahme einer alleinigen Schilddrüsenstörung sprechen, in folgenden Punkten zusammengefaßt:

1. Die Wirkung der Schilddrüsentherapie ist nicht so konstant wie beim sporadischen Kretinismus.

2. Echte myxödematöse Symptome fehlen in manchen Fällen oder sind nur sehr wenig ausgebildet.

3. Die Erscheinungsformen des endemischen Kretinismus sind viel mannigfaltiger. Hierher gehört die so häufige Komplikation mit Taubstummheit, ferner das Auftreten von Taubstummheit in Fällen, die sonst nur geringe Zeichen der kretinischen Degeneration zeigen. Ferner die Inkongruenz zwischen der Hemmung der geistigen Entwicklung und den übrigen Zeichen der kretinischen Degeneration; denn es gibt einerseits Fälle, die eine Struma und ziemlich hochgradige Wachstumsstörung aufweisen, geistig aber ziemlich gut entwickelt sind, andererseits Fälle, welche hochgradig idiotisch sind, im Wachstum aber nur wenig zurückbleiben.

4. Ferner besteht ein quantitativer und qualitativer Unterschied in der Wachstumstörung.

5. Die Hypophyse ist oft kropfig entartet.

Dem wäre noch hinzuzufügen, daß

6. der Grundumsatz bei manchen Fällen von endemischem Kretinismus nicht herabgesetzt ist.

Ich glaubte daher, mich der Ansicht jener Autoren anschließen zu müssen, welche der kretinogenen Noxe einen direkten schädlichen Einfluß auf das Zentralnervensystem und andere Gewebe wahrscheinlich auch auf andere Blutdrüsen zuschreiben[1].

Andererseits zwingen uns die bedeutenden Erfolge, der Schilddrüsentherapie in vielen Fällen des endemischen Kretinismus der Athyreosekomponente eine größere, ja in manchen Fällen eine fast ausschlaggebende Bedeutung zuzuweisen. Die völlige Ablehnung dieses Momentes, wie sie in den Arbeiten von H. Bircher und Scholz vertreten wird, läßt sich nach meiner Ansicht nicht aufrecht erhalten. E. Bircher geht sicher auch zu weit, wenn er die eklatante Beeinflussung der Wachstumhemmung, die in vielen Fällen von endemischem Kretinismus unter der Schilddrüsenmedikation beobachtet wurde, einfach durch den Hinweis zu erklären sucht, daß auch der normale Knorpel auf Schilddrüsenzufuhr reagiere und daß Scholz und Zingerle auch das Wachstum rachitischer Zwerge durch Thyreoidintabletten günstig beeinflußten. Solche Erfolge reichen an die bei manchen Fällen von endemischem Kretinismus erzielten nicht heran. Die Ursache der Divergenz der Anschauungen möchte ich hauptsächlich darin erblicken, daß man bisher zu wenig berücksichtigte, daß der Athyreosekomponente bei verschiedenen Individuen und bei verschiedenen Endemien eine wechselnde Bedeutung zukommt. Sie steht z. B. bei der Endemie, welche Magnus-Levy beschrieb, ganz im Vordergrund; es dürfte nicht bedeutungslos sein, daß die von Magnus-Levy beschriebene Endemie erst seit kurzer Zeit bestand. Auch bei zahlreichen Fällen von Kocher und von v. Wagner-Jauregg ist die Athyreose dominierend. Doch gibt auch v. Wagner-Jauregg an, daß seine aus Judenburg stammenden Fälle auf Schilddrüsenzufuhr gar nicht reagierten. Dasselbe gilt von den schwersten Formen des Kretinismus in der Steiermark, welche Scholz beobachtete, und von den Fällen Birchers. Es ist daher anzunehmen, daß die Noxe an verschiedenen Orten und zu verschiedenen Zeiten auf die Schilddrüse verschieden intensiv wirkt. Ferner dürfte von Bedeutung sein, ob die Bevölkerung schon lange Zeit durchseucht ist; endlich

---

[1] In einer bemerkenswerten Abhandlung hat neuestens Kutschera-Aichbergen einen ähnlichen Standpunkt eingenommen. Doch scheint mir dieser Autor zu weit zu gehen, wenn er den Kropf als Nebenerscheinung auffaßt, die für die Entstehung des endemischen Kretinismus gar nicht von Belang sei, und wenn er eine Anzahl von Entwicklungsstörungen (Mongolismus, Chondrodystrophie usw.) mit in die „endemische Dystrophie" einbezieht.

ist wahrscheinlich, daß schlechte Lebensbedingungen, Inzucht und viele andere
Momente für die Intensität und das Symptomenbild der Endemie mitbestim-
mend sind.

Wie kompliziert die Frage ist, zeigte eine Mitteilung v. Wagner - Jaureggs über marinen
Kretinismus. Bekanntlich sind die Meeresküsten fast frei von Kropf und Kretinismus. v. Wagner beobachtete nun auf der den Guarnerischen Inseln zugehörigen Insel Veglia 15 Zwerge,
meist um 100 cm hoch. Der Fontanellenschluß war verzögert, bei den meisten, aber nicht
bei allen, war die Nasenwurzel eingezogen, es bestand mehr oder weniger deutlich aus-
gesprochenes Myxödem der Haut, hohe Stimme, es fehlte jede Behaarung der Scham- und der
Achselgegend, das Genitale war hochgradig infantil, bei den Männern war der Mons veneris
fettreich und nach oben, wie aus den der Publikation von Wagner - Jaureggs beigegebenen
Photographien zu ersehen ist, durch eine Horizontale begrenzt, es bestand häufig Obstipation, die Dentition war verzögert, die Intelligenz war bei den einen nur sehr gering, bei
anderen bestand nur geringe Apathie; viele konnten lesen und schreiben, das Gehör war
bei allen gut ausgebildet. Die Schilddrüse war bei allen nicht palpabel. v. Wagner diskutierte die Frage, ob diese Fälle dem endemischen Kretinismus zuzurechnen seien. Als
Gründe, die dagegen sprechen, führte v. Wagner an: die völlige Kropffreiheit der Gegend,
den hochgradigen Zwergwuchs aller Individuen, den hochgradigen Dysgenitalismus, die
normale Ausbildung des Gehörs und die verhältnismäßig gute Sprachenentwicklung. v. Wagner - Jauregg meinte, daß die auf jener Insel bestehende Inzucht — es kommt dort auch
Albinismus vor — vielleicht mit eine Rolle spiele, daß aber doch die Schilddrüseninsuffizienz
ausschlaggebend sein müsse. Sehr auffallend scheint mir der Umstand, daß bei allen Individuen zuerst die Entwicklung bis zum 3., 5. ja 10. Lebensjahr ganz normal war und jetzt
erst die Wachstumhemmung einsetzte; ferner zeigen die beigegebenen Photographien neben
dem hochgradigen Dysgenitalismus eine Form der Fettsucht, wie wir sie beim Eunuchoidismus oder bei der hypophysären bzw. zerebralen Dystrophia adiposogenitalis finden.
Die Wachstumstörung scheint mir auf die Hypophyse hinzuweisen. Eine strumöse Degeneration der Hypophyse würde sich durch den röntgenologischen Nachweis einer Sellavergrößerung wahrscheinlich machen lassen; andererseits bestanden in einzelnen Fällen unzweifelhafte myxödematöse Veränderungen. In einem Falle endlich war vielleicht eine
leichte Insuffizienz der Epithelkörperchen vorhanden. Eine solche in frühester Jugend
endemisch auftretende Degeneration des Blutdrüsensystems mit hervortretender Beteiligung
der glandulären Hypophyse steht jedenfalls bisher einzig da[1]. Die Frage, ob hier eine
Spielart der kretinischen Degeneration vorliegt, läßt sich vorderhand noch nicht mit
Sicherheit beantworten.

Überblicken wir nun nochmals das ganze vorliegende Beobachtungsmaterial, so scheint mir eine Trennung der kretinischen Degeneration vom
Kapitel der Schilddrüsenpathologie zwar möglich und erwünscht, andererseits
aber wäre es verfehlt, die innigen Beziehungen, welche zur Schilddrüse herüberführen, zu sehr in den Hintergrund zurückdrängen zu wollen.

Ätiologie. Lange Zeit hindurch hat die Theorie geherrscht, daß die Kropfnoxe an das Trinkwasser gebunden ist. Sie stützte sich hauptsächlich auf die
auch im Volke verbreitete Ansicht, daß es in den Kropfterritorien besondere
Kropfbrunnen gebe. Die mehrfach in der Literatur niedergelegten Beobachtungen,
daß verseuchte Ortschaften, welche sich Trinkwasserleitungen aus kropffreien
Gegenden anlegten, kropffrei wurden, schienen mit dieser Theorie in Einklang zu
stehen. Bircher sen. hat auf Grund eingehender Studien die Anschauung vertreten, daß das Vorkommen der Kropfnoxe im Wasser an eine bestimmte geo-
logische Beschaffenheit des Bodens gebunden sei, und zwar soll nach Bircher die
kretinische Degeneration nur auf den marinen Ablagerungen des paläozoischen
Zeitalters, ferner der Trias und der Tertiärzeit vorkommen, während die Eruptiv-
gesteine, die Sedimente des Jura und die Süßwasserablagerungen vom Kropf
verschont seien. Johannesen, Bircher jun., Lobenhoffer u. a. haben sich
dieser Anschauung angeschlossen und Bircher jun. hat speziell durch ausgedehnte Untersuchungen die Übertragbarkeit des Kropfes bei Tieren durch Kropf-
wasser zu erweisen versucht. Hunde, weiße Ratten und Affen wurden mit Wasser

---

[1] J. Bauer beschreibt zwei Geschwister mit hochgradigem Zwergwuchs, exzessiver
Genitaldystrophie und Geroderma und Hemmung der geistigen Entwicklung. Kein
Myxödem. Ätiologisch kommt vielleicht die kretinogene Noxe in Betracht.

aus der besonders kropfdurchseuchten Rupperswiler Gemeinde getränkt. Ein großer Teil dieser Tiere wurde kropfig. Die Kropfnoxe soll durch Berkefeltfilter gehen, Erhitzen über 70 ° C soll sie zerstören. Die erzeugten Kröpfe zeigten histologisch degenerative, bei Verwendung schwächerer Kropfwässer auch hyperplastische Veränderungen, die Tiere bekamen Herzhypertrophie, manche blieben auch im Wachstum zurück.

Die Überzeugungskraft dieser und ähnlicher Versuche ist von anderen, speziell von v. Wagner-Jauregg bestritten worden. Die Ausbreitung des Kropfes in anderen Ländern entspricht auch nicht vollständig den Ansichten Birchers. Dies wird von E. Hesse für Sachsen, von A. Schittenhelm und W. Weichardt für Bayern, von Finkbeiner für das Nollengebiet behauptet. Von anderen Theorien sei besonders die von v. Kutschera erwähnt. Nach diesem Autor, dessen Beobachtungen hauptsächlich aus Tirol und Vorarlberg stammen, würde Kropf und Kretinismus durch Kontaktinfektion übertragen. v. Kutschera erwähnt z. B. die Beobachtung, daß die Bewohner einer Ortschaft immer Kretins waren, daß aber nach Brand und Wiederaufbau derselben Kropf und Kretinismus verschwand. W. Scholz weist die Lehre v. Kutscheras zurück, denn man habe nie beobachtet, daß ein Kretin die Krankheit in einer seuchenfreien Gegend verbreitet hätte; in der Siechenanstalt Knittelfeld in Obersteiermark seien seit Jahrzehnten Kretins jeden Alters und aller Grade untergebracht und in ununterbrochenem Kontakt mit nichtkretinen Kindern. Für gewisse Territorien in Brasilien wird von Chagas eine infektiöse Ätiologie angenommen. Nach Chagas erzeugt dort Infektion mit Schizotrypanum Kropf. Durch die Infektion entsteht eine Thyreoiditis parasitaria mit folgender Sklerosierung, die oft zu Myxödem führt. Der Erreger findet sich auch im Herzmuskel der Menschen und der Versuchstiere. Kretinismus, Störungen des Nervensystems oder organische Minderwertigkeit seien die Folge dieser Infektion. R. Kraus hält den Zusammenhang zwischen der Chagaskrankheit und dem endemischen Kropf aber noch nicht für erwiesen. Nach F. Messerli erfolgte die Übertragung des Kropfes durch infiziertes Wasser. Nach Repin u. a. durch radioaktive Substanzen. Die Bedeutung der Heredität wird besonders durch Finkbeiner und Pfaundler betont. Erwähnen will ich endlich noch, daß nach Gaylord und Marsh eine zu eiweißreiche Nahrung bei Salmoniden zu Kropf führt, während Mc Carrison bei Ratten durch Übermaß an Fett in der Nahrung Kropf erzeugte.

In neuester Zeit ist man wieder auf die alte Chatinsche Lehre vom Jodmangel zurückgegangen. Chatin hat in den Jahren 1859—1876 in einer ganzen Reihe von Arbeiten darauf hingewiesen, daß Jod in kleinsten Mengen in fast allen Naturprodukten vorhanden sei und daß der Gehalt derselben an Jod, aber auch der Gehalt des Wassers und der Luft an Jod von der Meeresküste gegen das Gebirge und weiterhin im Gebirge mit zunehmender Höhe abnehme. Der Vorschlag, Jod als Gegenmittel zu verwenden, war schon 1820 durch Coindet in Genf gemacht worden. Boussingault und Grange empfahlen später Behandlung der ganzen Bevölkerung durch Belieferung mit jodiertem Kochsalz. Doch haben Coindet und die meisten seiner Nachfolger zu große Dosen verwendet und die häufig beobachteten Erscheinungen von Jodthyreoidismus (Rilliet u. a.) haben daher diese Behandlung in Mißkredit gebracht. Gegen Ende des letzten Jahrhunderts hat v. Wagner-Jauregg wieder Jod als Mittel zur Bekämpfung des Kretinismus vorgeschlagen und einen Zusatz kleiner Mengen von Jod zum Kochsalz empfohlen, ohne mit diesem Vorschlag durchzudringen.

Nun sind seit einer Reihe von Jahren derartige großzügige Untersuchungen in der Schweiz (vgl. Schweizerische Kropfkommission), in Amerika und auch in Österreich (vgl. H. Schrötter) im Gange, deren bisherige Erfolge zu großen Hoffnungen berechtigen. Allerdings ist die Menge des zugeführten Jodes ganz wesentlich kleiner als in den früheren Versuchen. So beträgt z. B. die von Neisser und von Loewy und Zondek zur Behandlung des Basedow empfohlene Dosis pro die ungefähr das 500 fache von derjenigen Menge, welche in dem nach v. Wagner-Jaureggs Vorschlag hergestellten Kochsalz enthalten ist. In der Schweiz ist die Jodprophylaxe hauptsächlich auf Grund der Arbeiten von Hunzinger, R. Klinger, Bayard und Eggenberger eingeführt worden. R. Klinger verabreichte in der Schule durch 15 Monate kleine Mengen von Jod (Jodostarin) und sah Rückbildung der Strumen und Förderung des Wachstums. H. Hunzinger und M. v. Wyß verabreichten der Hälfte der Schulkinder wöchentlich 0,001 g Jodkali per os. Nach einem Jahr ergab die Messung Rückbildung der Kröpfe bei den Behandelten. Bayard in Zermatt erzielte glänzende Erfolge durch Zusatz kleinster Mengen von Jod zum Kochsalz. Für die Jodmangeltheorie sprechen in der Schweiz auch die Untersuchungen von Th. v. Fellenberg, welcher in Kropfterritorien wie z. B. in Signau das Trinkwasser um das 20 fache ärmer an Jod fand wie in kropffreien Gegenden, z. B. in La Chaux de Fonds. Auch die Nahrungsmittel dieser Gegenden wurden ärmer an Jod gefunden[1]. In Amerika liegen bereits noch viel größere Untersuchungsreihen vor. So fanden Marine und Kimbal unter 2190 mit Jod behandelten Schulkindern nur 5, unter 2309 unbehandelten 495 mit Kropf. Von 1182 mit Kropf behafteten Kindern zeigten unter Jodbehandlung 773 einen deutlichen Rückgang der Schilddrüsenschwellung. Auch in Amerika konnte gezeigt werden, daß der Jodgehalt des Wassers, der Luft und der Nahrungsmittel im entgegengesetzten Verhältnis zur Häufigkeit des Kropfes steht (J. F. Mc Clandon und Agnes Williams, Mc Clandon und J. C. Hathaway). Endlich sei erwähnt, daß nach Mc Carrison in den Kropfterritorien im Himalaya seit jeher die viel Jod enthaltende Zwiebel als Antikropfmittel benützt werde.

Die bisherigen Beobachtungen sind zweifellos für Behandlung und Prophylaxe sehr verheißungsvoll, eine sichere wissenschaftliche Begründung steht, wie v. Wagner betont, noch aus. Viele Punkte sind noch ganz unklar, so z. B. der Umstand, daß es in Gebirgsgegenden ausgesprochene Seuchenherde gibt. Vielleicht kommt hier die Birchersche Anschauung von der Bedeutung verschiedener geologischer Formationen in einem neuen Gewande zu ihrem Rechte. Auch die vorhin besprochene Frage, ob die Erkrankung der Schilddrüse die alleinige Ursache für die Entstehung der kretinischen Degeneration ist, ist damit nicht geklärt, denn es wäre möglich, daß Jodmangel auch in anderen Organen, z. B. in der Hypophyse und besonders im Zentralnervensystem direkt schädlich wirkt. Vorderhand sind die anderen Behandlungsmethoden, wie z. B. die vorhin ausführlich geschilderte Schilddrüsenbehandlung durch die Jodbehandlung in den Hintergrund gedrängt worden. Erst eine jahrzehntelange Beobachtung wird ein sicheres Urteil ermöglichen, ob durch die Erhöhung des Jodkonsums der ganzen Bevölkerung, durch welche nicht nur alle Kropfträger von frühestem Alter an, ja sogar schon im Mutterleib behandelt und die Eltern schon vor der Zeugung des Kindes der Prophylaxe unterworfen werden, imstande ist, die Seuche auszurotten. Ferner ist es fraglich, ob es auf die Dauer möglich sein wird, diese Erhöhung des Jodkonsums durch Belieferung der ganzen Bevölkerung mit jodhaltigem „Vollsalz" durchzuführen.

---

[1] v. Scheurlen fand Zurückgehen des Kretinismus in Württemberg, seitdem der jodreiche Jurakalk in zahlreichen Zementfabriken verarbeitet wird, wodurch viel Flugstaub entsteht.

Bemerkenswert ist jedenfalls, daß überall da, wo „Vollsalz" eingeführt wurde, über häufigeres Auftreten von Hyperthyreoidismus bei Erwachsenen berichtet wird (Bircher in der Schweiz, Wiesel in Österreich u. a.), während Jugendliche nach der allgemeinen Erfahrung viel größere Dosen von Jod, als sie im Vollsalz enthalten sind, anstandslos vertragen (E. Bircher, A. Josefson, A. Eckstein und O. Feldmann u. a.). Auch stößt die Herstellung eines ganz gleichmäßig jodierten Vollsalzes noch auf technische Schwierigkeiten. Von vielen Seiten wird daher geraten, die Jodprophylaxe auf die Jugend zu beschränken. Auch da ist noch eine gewisse Vorsicht geboten. Jugendliche mit Labilität des kardiovaskulären Apparates sollen nach de Quervain hiervon ausgeschlossen werden. Bei dieser Art der Prophylaxe würde ein durchschlagender Erfolg natürlich viel länger auf sich warten lassen.

Differentialdiagnose. Die Unterscheidung zwischen dem sporadischen und dem endemischen Kretinismus wird oft schwierig und in manchen Fällen unmöglich sein. Die Abstammung des Kretins aus einer Gegend, in der der Kretinismus endemisch ist, ist natürlich nicht beweisend, da der sporadische Kretinismus auch in kretinisch verseuchten Gegenden vorkommen kann. Die Abstammung aus einer Gegend, wo nur Kropf aber kein Kretinismus endemisch ist, dürfte sich nicht ohne weiteres gegen die Diagnose endemischer Kretinismus verwenden lassen, da in solchen Gegenden unvermittelt endemischer Kretinismus auftreten kann. Ich erinnere nochmals an die kleine, von Magnus-Levy geschilderte Endemie. Hierher gehörig scheint mir auch die interessante Beobachtung von Eller. Eller beschreibt drei Fälle von Kretinismus in einer Wiener Familie. Die Eltern waren nicht kropfig, waren nie über Wien herausgekommen; drei Geschwister waren völlig gesund; die Kretins selbst hatten Strumen. Der Erfolg der allerdings nicht konsequent durchgeführten Schilddrüsenbehandlung war nicht befriedigend.

Der Befund einer Struma, geringe oder fehlende myxödematöse Beschaffenheit der Haut, Inkongruenz zwischen geistiger Entwicklung und den übrigen Symptomen, verhältnismäßig geringe Hemmung der Verknöcherung und des Fontanellenschlusses, ungleichmäßiges Zurückbleiben des Epiphysenschlusses, geringer oder fehlender Erfolg der Schilddrüsentherapie sprechen für endemischen Kretinismus. Was die Störung der Ossifikation anbelangt, so muß bedacht werden, daß eine solche bei manchen vegetativen Störungen vorkommt, die weder mit der Schilddrüse noch mit dem endemischen Kretinismus etwas zu tun hat. Schon v. Wyß wies darauf hin; er fand unter sieben Individuen, die, ohne auffällige Symptome von Kretinismus zu zeigen, körperlich und geistig zurückgeblieben waren, viermal ausgesprochene Hemmung des Wachstums und der Ossifikation, die sich in keiner Weise von der für den endemischen Kretinismus typischen unterschied. Man wird v. Wyß darin zustimmen, daß in einem Lande, in dem der Kretinismus endemisch ist, die Unterscheidung zwischen Kretins und Idioten außerordentlich schwierig ist. Bei den Kretinoiden ohne geistigen Defekt scheint sich die Verzögerung der Ossifikation regelmäßig zu finden.

Therapie. Die Bekämpfung der Seuche durch Schilddrüsenzufuhr bzw. durch Jod wurde schon ausführlich in den beiden vorhergehenden Abschnitten besprochen. Was die Behandlung des Kropfes anbelangt, so sei nur nochmals erwähnt, daß bei der diffusen Kolloid- (Adoleszenten-) Struma vor allem die innerliche oder lokal äußerliche Jodbehandlung, bei den adenomatösen Kröpfen die Röntgen- bzw. Radiumbehandlung in Betracht kommt, während die zystischen und die Kröpfe mit stark degenerativen Erscheinungen der chirurgischen Behandlung zuzuführen sind, besonders wenn Drucksymptome eine Indikation abgeben.

IV. Die Erkrankungen der Epithelkörperchen.
(Glandulae parathyreoideae.)

Anatomie. Die Epithelkörperchen sind paarig angelegte Organe, die zur Schilddrüse innige räumliche Beziehungen zeigen. Beim Menschen finden sich gewöhnlich auf jeder Seite zwei Epithelkörperchen. Sie haben einen Längsdurchmesser von 3—15 mm, messen in der Dicke, resp. Breite ungefähr 2 mm und sind 2—5 cg schwer. Sie sind von bräunlich roter Farbe und geringerer Konsistenz als das Schilddrüsengewebe. Nach Erdheim liegen die oberen Epithelkörperchen an der Hinterfläche der Seitenlappen der Schilddrüse, ungefähr in der Mitte der Lappenhöhe, die unteren Epithelkörperchen liegen gegen den unteren

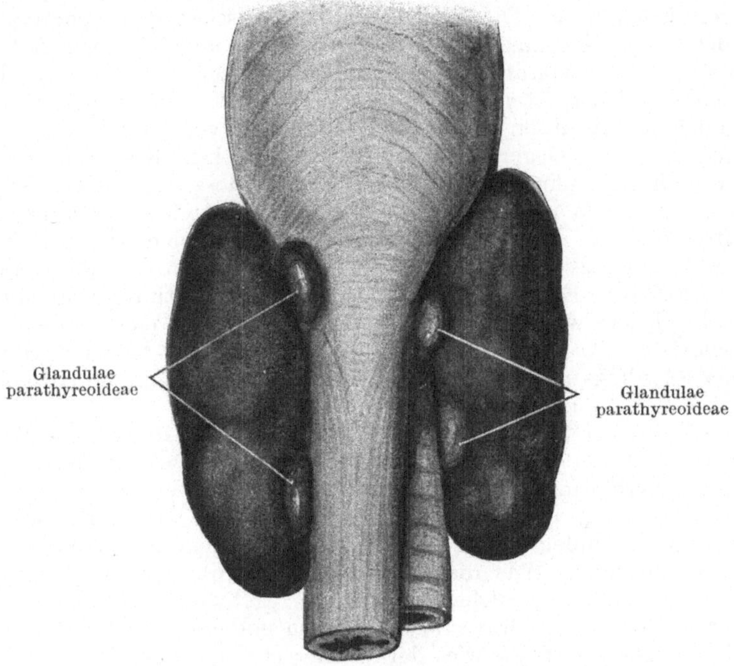

Abb. 26. Epithelkörperchen (Glandulae parathyreoideae) beim Menschen.
Halsorgane von rückwärts gesehen. (Nach Zuckerkandl.)

Pol der Seitenlappen zu, es finden sich aber nicht selten Ausnahmen, sowohl was die Zahl als die Lage der Epithelkörperchen anbelangt. Es können drei ja sogar vier Epithelkörperchen auf einer Seite liegen (Schreiber u. a.), es können die Glandulae inferiores tiefer bis gegen den oberen Thymuspol herabrücken, ja sogar in das Thymusgewebe eingebettet sein. Es liegen sogar Angaben vor, daß akzessorische Epithelkörperchen bis in das perikardiale Fettgewebe herabgerückt waren (Vassale et Piana). Askanasy berichtet von einem Fall, bei welchem im Nervus phrenicus ein Epithelkörperchen eingeschlossen war. Die Epithelkörperchen, besonders die oberen, sind durch Bindegewebe mit der Schilddrüse verbunden, die oberen können auch zum Teil in das Schilddrüsengewebe eingeschlossen sein. Bei den einzelnen Tierspezies finden sich, was Zahl und Lage der Epithelkörperchen anbelangt, große Verschiedenheiten. Bei der Katze zum Beispiel ist das obere Epithelkörperchenpaar immer, beim Hunde bisweilen völlig in das Schilddrüsengewebe versenkt (inneres Epithelkörperchen, Kohn), dadurch kann die isolierte Entfernung der Epithelkörperchen auf große Schwierigkeiten stoßen; besonders wichtig ist ferner, daß bei Pflanzenfressern die Epithelkörperchen von der Schilddrüse vollkommen räumlich getrennt sind.

Die Epithelkörperchen sind sehr reichlich mit Blut versorgt. Es finden sich zwischen den einzelnen Zellgruppen zahlreiche, auffallend weite Kapillaren. Die Blutversorgung erfolgt von der Arteria thyreoidea inferior aus, doch werden die oberen Epithelkörperchen oft auch von einem Ast der Arteria thyreoidea superior mitversorgt (Geis).

Histologisch zeichnen sich die Epithelkörperchen durch großen Zellreichtum aus. Nach Welsh werden große polygonale Hauptzellen und kleinere sogenannte oxyphile Zellen unterschieden. Ferner findet sich in den Epithelkörperchen Glykogen und Kolloid, letzteres in Kolloid führenden Bläschen. Beim Embryo finden sich nur Hauptzellen.

Embryologie. Die Epithelkörperchen sind entodermale Gebilde (Verdun). Die Abbildung 26 orientiert über die Abstammung der Epithelkörperchen und der Thymusdrüse aus den Kiemenbögen.

Die Epithelkörperchen (e_3 und e_4) stammen vom dorsalen Teil der dritten und vierten Kiementasche. Die Thymusdrüse (Tm_3) vom ventralen Teil der dritten Tasche.

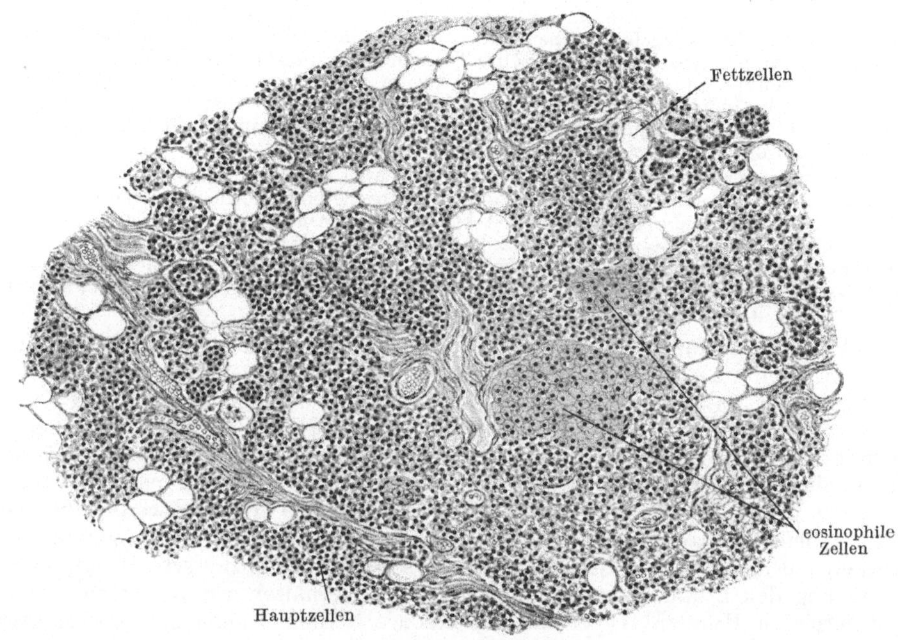

Abb. 27. Epithelkörperchen.

Beim Herabrücken der paarig angelegten Thymusdrüse kann Epithelkörperchengewebe an derselben haften bleiben oder sogar vom Thymusgewebe eingeschlossen werden. Andererseits finden sich in seltenen Fällen auch kleine Inseln von Thymusgewebe in den Epithelkörperchen. Aus der Abbildung geht auch hervor, daß die Beziehungen der Epithelkörperchen zu der Schilddrüse nur rein topographisch sind. Bei Schilddrüsenaplasie finden sich die Epithelkörperchen isoliert (Maresch, Erdheim). Erdheim fand in einem Fall von Schilddrüsenmangel sogar acht Epithelkörperchen. E_4 entspricht dem inneren Epithelkörperchen und kann eventuell von Schilddrüsengewebe eingeschlossen werden.

Historisches. Das Krankheitsbild der Tetanie wurde zuerst 1830 bzw. 1831 von Steinheim und von Dance beschrieben. Corvisart bezeichnete 1852 dieses Krankheitsbild als Tetanos intermittens. Von da leitet sich der Name Tetanie ab. Der pathogenetische Zusammenhang mit den Epithelkörperchen wurde erst viel später erkannt. Die geschilderten innigen räumlichen Beziehungen zwischen der Thyreoidea und den Epithelkörperchen machen es verständlich, daß die funktionelle Selbständigkeit der Epithelkörperchen lange Zeit nicht erkannt wurde. Bei den ersten totalen Schilddrüsenexstirpationen durch Schiff, Kocher, Reverdin, v. Eiselsberg u. a. beobachtete man neben den im Kapitel Myxödem geschilderten Folgen des Schilddrüsenausfalles häufig auch schwere akute Erscheinungen, die der in der menschlichen Pathologie schon früher bekannten Tetanie ungemein ähnlich waren. Die oben geschilderten Unterschiede in der Topographie der Epithelkörperchen bei den einzelnen Tierspezies machen es verständlich, daß die Schilddrüsenexstirpation bei einzelnen Tierarten nur zur Kachexia strumipriva, bei anderen zur Tetanie führte. Erst die Entdeckung der Epithelkörperchen durch Sandström (1880) schuf hierin Wandel. Allerdings hat Sandström die von ihm entdeckten Gebilde zuerst als auf embryonaler Stufe stehengebliebenes Schilddrüsengewebe angesehen und Gley, der 1891 zum erstenmal die physiologische Bedeutung der Epithelkörperchen diskutierte, glaubte, daß nach Exstirpation der Schilddrüse die Epithelkörperchen die Funktion der Schilddrüse übernehmen können. Erst A. Kohn lehrte die anatomische, Moussu und Vassale und Generali die funktionelle Selbständigkeit der Epithelkörperchen. Auch der Name „Epithelkörperchen" wurde von Kohn eingeführt. Die Selbständigkeit der Epithelkörperchen ist durch die Untersuchungen von Pineles, Biedl, Erdheim u. a. heute außer Frage gestellt. Biedl erhob zum erstenmal die Forderung, daß bei jeder Schilddrüsenoperation die Epithelkörperchen geschont werden müssen. Die im Kapitel Schilddrüse ausführlich geschilderten Beobachtungen von Thyreoaplasie mit Erhaltensein der Epithelkörperchen, welche das volle Bild des Schilddrüsenausfalles ohne irgendwelches Symptom der Tetanie zeigen, ferner die Tatsache, daß nur der Ausfall der Schilddrüse,. nicht aber der der Epithelkörperchen durch Thyreoidinmedikation behoben werden kann, endlich die im Tierexperiment festgestellte Tatsache, daß die alleinige Entfernung der Epithelkörperchen zur Tetanie, nicht aber zum Myxödem führt, sichern die Lehre von der physiologischen Selbständigkeit der Epithelkörperchen und haben den Beweis erbracht, daß die Tetanie nichts mit dem Schilddrüsenausfall zu tun hat, sondern auf Insuffizienz der Epithelkörperchenfunktion beruht.

Von dieser Erkenntnis war es nur noch ein Schritt zu der Anschauung, daß die verschiedenen, in der menschlichen Pathologie zu beobachtenden Formen von Tetanie (parathyreoprive Tetanie, idiopathische oder Arbeitertetanie, Kindertetanie, Maternitätstetanie, Magentetanie, Tetanie bei Infektionskrankheiten und Vergiftungen usw.) auf einer pathogenetisch einheitlichen Grundlage beruhen und daß ihnen allen eine absolute oder relative Insuffizienz der Epithelkörperchen zugrunde liegt (Jeandelize, Pineles, Escherich, Erdheim, Chvostek jun., Rudinger u. a.).

Für die **Pathogenese der Tetanie** war ferner von großer Bedeutung: die Entdeckung von Parhon und Urechie und MacCallum und Voegtlin, daß Kalzium eine palliative Wirkung bei Tetanie hat, von MacCallum und Vogel und von Howland und Marriott und später Salvesen, daß der Kalziumgehalt des Blutes bei epithelkörperchenektomierten Hunden bzw. bei der menschlichen Tetanie herabgesetzt ist, von Luckhardt, daß parathyreodektomierte Hunde durch große Dosen Kalzium am Leben erhalten werden können und endlich die Darstellung eines hochwirksamen Extraktes aus Rinderepithelkörperchen durch J. B. Collip; durch dieses können ektomierte Hunde unter Erhöhung des Blut-Kalziumgehaltes am Leben erhalten werden; ferner kann bei normalen Hunden Hyperkalzämie erzeugt werden, welche mit bestimmten klinischen Symptomen einhergeht.

Die A- bzw. Hypoparathyreose, die Tetanie.

Definition. Unter Tetanie versteht man einen abnormen Erregungszustand im gesamten Nervensystem, der entweder bloß latent ist und dann durch eine erhöhte Erregbarkeit der motorischen, sensiblen, sensorischen und vegetativen Nerven charakterisiert ist, oder durch Parästhesien und bilaterale, intermittierende, meist schmerzhafte, bei freiem Sensorium auftretende Krämpfe, resp. durch Reizerscheinungen von seiten der sensorischen und vegetativen Nerven manifest wird. Zum Bild der chronischen Tetanie gehören noch trophische Störungen und gewisse Stoffwechselstörungen.

Symptomatologie. Als Kardinalsymptom der Tetanie ist nebst den Krämpfen die Steigerung der elektrischen Erregbarkeit zu betrachten. Sie betrifft in erster Linie die peripheren motorischen Nerven (Erb), doch sind auch die sensiblen Nerven (Hoffmann) und die sensorischen Nerven (Acusticus, Chvostek jun.) elektrisch übererregbar. Es besteht hauptsächlich eine Übererregbarkeit gegenüber dem galvanischen Strom, die faradische Erregbarkeit ist öfters normal. Zur Prüfung eignet sich bei Erwachsenen am besten der Nervus ulnaris, bei Kindern der Nervus peronaeus. Man bedient sich hierzu der Stintzingschen Normalelektrode (3 cm²) und des Edelmannschen Horizontalgalvanometers. Die Übererregbarkeit äußert sich nicht nur in einer Verminderung der Reizschwelle gegenüber der Kathodenschließung, sondern auch in bestimmten Veränderungen der Zuckungsformel. Bei normalen Menschen liegt die untere Grenze für die KSZ. am Ulnaris bei 0,9 MA., für die AnSZ. bei etwa 1,5 bis 2 MA., für die AÖZ. bei etwa 2,5—3 MA., für den KSTe. bei etwa 5 MA., die KÖZ. läßt sich auch bei sehr hohen Werten kaum erzielen. Bei der Tetanie kann nun die KSZ. auf sehr niedrige Werte (bis 0,1 MA.) herabsinken, ferner sinken auch die Werte für die ASZ. (evtl. bis 0,5 MA.); besonders wichtig ist aber, daß die Werte für die AÖZ absinken und eventuell niedriger werden als die für die ASZ., ja sogar niedriger als für die KSZ. Ferner tritt auch KSTe. bei abnorm niedrigen Werten auf und endlich kann unter Umständen auch KÖZ. erzielt werden. Auch ASTe. und AÖTe. treten früher ein. Die ersten Angaben über die galvanische Übererregbarkeit stammen von Kußmaul und Benedict, die ersten genauen Messungen von Erb. Bei der Kindertetanie haben zuerst Escherich und v. Wagner-Jauregg die galvanische Übererregbarkeit nachgewiesen. Thiemich hat das Heruntergehen der KÖZ. unter 5 MA. als ausschlaggebend für die Diagnose angesehen. v. Pirquet hat aber gezeigt, daß dieses Verhalten nur bei den schwereren Fällen zutrifft und daß leichtere Grade von Tetanie sich zuerst in einem Heruntergehen der AÖZ., in der sogenannten anodischen Übererregbarkeit, zu erkennen geben.

Das Erbsche Phänomen kann an den meisten der Prüfung zugänglichen motorischen Nerven vorhanden sein. Meist ist es an den symmetrischen Nerven in gleicher Intensität vorhanden, doch gibt es auch hiervon Ausnahmen. v. Frankl-Hochwart fand z. B. in einem Fall am rechten Ulnaris die KSZ. bei 0,3, am linken bei 1,0 MA. Wie alle Tetaniensymptome zeigt das Erbsche Phänomen große Schwankungen. Es ist im Anfall resp. während einer akuten Exazerbation am deutlichsten, in den Intervallen meist weniger deutlich ausgesprochen. Bei der chronischen, sich auf Jahre erstreckenden Tetanie kann im anfallsfreien Intervall die galvanische Erregbarkeit normale, ja sogar hochnormale Werte zeigen. Besonders schön läßt sich das wechselnde Verhalten, wie v. Frankl-Hochwart hervorhebt, bei der Maternitätstetanie beobachten; hier kann die galvanische Übererregbarkeit nur während der Gravidität, resp. Laktation nachweisbar sein. Das Erbsche Phänomen ist das wichtigste Tetaniesymptom, weil wir bisher keinen anderen Zustand kennen, bei dem es vorkommt. Es ist auch sehr häufig. v. Frankl-Hochwart sagt, daß er keinen akuten Tetaniefall mit normaler elektrischer Erregbarkeit gesehen habe, doch gibt es auch hiervon, wenn auch ganz seltene Ausnahmen. Kahn und ich haben einen Fall von chronischer Tetanie mit akuter Exazerbation beobachtet, bei dem alle wichtigen Symptome der Tetanie in ausgesprochener Weise vorhanden waren, das Erbsche Phänomen aber trotz heftiger Krämpfe in den ersten Tagen der Beobachtung vermißt wurde. Der Zustand besserte sich; erst bei einer nach etwa 2 Wochen eingetretenen heftigen Exazerbation des Leidens wurde auch das Erbsche Phänomen positiv. Ein sehr schönes Beispiel für die bei Tetanie bestehende elektrische Übererregbarkeit haben A. J. Carlson und C. Jacobson bei parathyreopriven Hunden beigebracht, nämlich stundenlang anhaltende, mit der Kontraktion des Herzens synchrone Zuckungen des Zwerchfelles, die zum Auftreten von Tachypnoeparoxysmen führten. Sie beruhen auf einer durch den Aktionsstrom des Herzens erzeugten Reizung der Nervi phrenici, die aber nur bei Erregbarkeitssteigerung der Endapparate dieser Nerven von Erfolg ist.

Auch die sensiblen Nerven zeigen eine erhöhte Erregbarkeit gegenüber dem elektrischen Strom (Hoffmann). Man prüft gewöhnlich am Nervus ulnaris. Schon bei sehr niedrigen Werten der KSZ. treten im Versorgungsgebiet des Nerven Parästhesien auf. Auch die Empfindungsformel zeigt hier eine analoge Veränderung. Endlich ist auch eine Übererregbarkeit der sensorischen Nerven vorhanden. Chvostek jun. fand unter sieben Fällen von Tetanie sechsmal bei relativ niedrigen Stromstärken Empfindungsreaktion des Nervus acusticus mit analogen Veränderungen der Empfindungsformel. v. Frankl-Hochwart fand ein ähnliches Verhalten bei Auslösung von Geschmacksempfindungen mittels des galvanischen Stromes. Gelegentlich wird bei Prüfung der elektrischen Erregbarkeit, und zwar bei Ansetzen der Elektrode über dem Processus mastoideus, schon bei verhältnismäßig niedrigen Werten, oft schon vor Auftreten der Zuckung Klingen im Ohr und evtl. bittere Geschmacksempfindung angegeben (Falta und Kahn). Auch diese Symptome zeigen alle große Schwankungen.

Ein weiteres Hauptsymptom der latenten wie manifesten Tetanie ist die mechanische Übererregbarkeit der motorischen und sensiblen Nerven. Chvostek sen. hat zuerst darauf hingewiesen, daß bei der Tetanie Beklopfen der motorischen Nervenstämme und besonders des Fazialisstammes zu blitzartigen Zuckungen in den vom Fazialis versorgten Muskeln führt. Die Stirnmuskeln beteiligen sich nur selten an den Zuckungen. v. Frankl-Hochwart unterscheidet je nach der Intensität drei Grade des Phänomens. Bei Chvostek I treten bei Beklopfen der Gegend vor dem Gehörgang Zuckungen der Augenschließmuskeln, am Nasenflügel und Mundwinkel auf. Eventuell genügt schon ein leichtes Streichen mit dem Stiel des Perkussionshammers vor dem Ohr (Schultze). Bei Chvostek II tritt bei Beklopfen der Gegend unterhalb des Arcus zygomaticus Zucken des Nasenflügels und Mundwinkels, bei Chvostek III nur des Mundwinkels auf. Über die pathognomonische Bedeutung der verschiedenen Grade des Chvostekschen Phänomens für die Tetanie sind die Ansichten geteilt.

Das Phänomen findet sich sicherlich sehr häufig bei der Tetanie, doch kann es auch in ausgesprochenen Fällen fehlen und zeigt oft große Schwankungen. Andererseits fand man die leichten Grade desselben bei zahlreichen Fällen von Neurasthenie, Hysterie und Epilepsie. v. Frankl-Hochwart und H. Schlesinger fanden Chvostek II und III nahezu bei der Hälfte der Phthisiker. Andere Autoren, z. B. Schönborn (Heidelberg), fanden das Phänomen allerdings nicht so häufig. Auch bei Rachitis wurden diese Symptome häufig gefunden, bei Rachitis tarda haben Kahn und ich sie mehrmals gesehen. Mager sah sie sehr häufig bei Enteroptose, v. Frankl-Hochwart bei strumösen Individuen. Besonders häufig sind sie bei allen möglichen Arten der Kachexie, besonders wenn diese mit Wasserverlust des Körpers einhergeht. Darauf hat besonders Curschmann hingewiesen. Kahn und ich beobachteten sie auch bei schwerem Diabetes, ferner fast in allen Fällen von Reichmannscher Krankheit. Es ist wahrscheinlich, daß in einer großen Anzahl solcher Fälle dieses Phänomen nicht so sehr auf einer mechanischen Übererregbarkeit des Nerven, als auf einer solchen des Musculis levator anguli oris beruht, da man dessen Ansätze mitbeklopft. Für diese Auffassung spricht, daß bei den genannten Zuständen regelmäßig auch idiomuskuläre Wülste an verschiedenen Muskeln zu erzeugen waren. Chvostek II und III sind in seltenen Fällen auch bei ganz normalen Individuen beobachtet worden. Sie sind daher für die Tetanie nicht pathognomonisch, doch ist bemerkenswert, daß diese Phänomene in den von Tetanie heimgesuchten Gegenden zur Tetaniezeit außerordentlich häufig sind und daß man bei Tuberkulösen, bei denen sie vorhanden waren, nicht selten Verkäsung einzelner Epithelkörperchen gefunden hat. Chvostek I spricht, wenn deutlich ausgeprägt, in hohem Grad für Tetanie, das Fehlen des Symptoms beweist aber nichts gegen Tetanie, da es auch im akuten Stadium fehlen kann und wie alle Tetaniesymptome große Schwankungen zeigt. Die mechanische Übererregbarkeit der sensiblen Nerven äußert sich im Auftreten eines brennenden Gefühles bei Beklopfen des Nervenstammes oder bei Druck auf denselben. Auf die mechanische Erregbarkeit der sympathischen Gefäßnerven komme ich später zu sprechen.

Das Trousseausche Phänomen besteht darin, daß bei Druck auf einen Nervenstamm im Versorgungsgebiet desselben oder bei Umschnürung einer Extremität mit einer Gummibinde ein typischer tetanischer Krampf ausgelöst wird. Dieses Phänomen hat mit der Alteration der Zirkulation nichts zu tun, sondern beruht auf der Erregung des Nerven selbst (v. Frankl-Hochwart). Allerdings kann man es nicht einfach aus der gesteigerten motorischen Erregbarkeit des Nerven allein erklären, denn v. Frankl-Hochwart hat bei Druck auf den Nervenplexus einer Extremität bilaterale Krämpfe auftreten sehen und H. Schlesinger weist darauf hin, daß man dieses Phänomen niemals an dem rein motorischen Nervus facialis, sondern nur an den gemischten Nerven auslösen kann. Es muß daher auch die motorische Übererregbarkeit der sensiblen Nerven resp. diejenige der spinalen Zentren und ihrer Schaltstücke mit eine Rolle spielen. H. Schäffer fand während des Trousseauschen Krampfes 50 Aktionsstromstöße in der Minute. Es handelt sich daher nach Schäffer nicht um einen gesteigerten Tonus, sondern um Tetanie der Muskeln.

In ähnlicher Weise dürfte auch das von H. Schlesinger beschriebene Beinphänomen zustande kommen. Bei Beugung des im Kniegelenk gestreckten Beines im Hüftgelenk kann man in der anfallsfreien Zeit unter Umständen nach wenigen Sekunden bis 3 Minuten einen tonischen, schmerzhaften Krampf in der betreffenden Extremität auftreten sehen.

Hierher gehört auch das Poolsche Phänomen. Starker Zug am senkrecht in die Höhe gehaltenen Arm bewirkt typischen tetanischen Krampf.

Endlich sei hier noch die von Kashida beschriebene thermische Übererregbarkeit erwähnt. Sie äußert sich darin, daß bei Kälte- oder Wärmereizen Parästhesien und Krämpfe auftreten. Auch H. Curschmann teilt mit, daß heiße Bäder die Disposition zu Krämpfen steigern, kalte sie herabsetzen. Das gleiche beobachtete Boldyreff bei thyreoparathyreodektomierten Hunden. Durch Erwärmung stieg die Temperatur der Tiere um 3—4 Grad, dadurch Auslösung des Anfalles; Abkühlung hob den Anfall auf oder kürzte ihn ab. Karelkin zeigte in Übereinstimmung damit, daß schon bei Zufuhr geringer Mengen von temperaturerhöhenden Substanzen (Koffein, Kokain usw.) unter Anstieg der Temperatur Krämpfe ausgelöst werden.

Auf die Übererregbarkeitsphänomene der vegetativen Nerven komme ich später zu sprechen.

Die Sehnenreflexe sind bei der Tetanie meist normal, im Anfall nicht selten herabgesetzt.

Wir kommen nun zu jenem Symptom, welches bei voller Ausbildung die Tetanie zu einer der schrecklichsten Krankheiten macht und ihr ihren Namen verliehen hat, dem tetanischen Krampf. Hier tritt uns die größte Mannigfaltigkeit der Erscheinungen entgegen, hier zeigt sich auch bei den einzelnen Formen der Tetanie die größte Verschiedenheit in der Lokalisation der Krämpfe. Bei der Tetanie der Erwachsenen werden gewöhnlich die oberen Extremitäten in symmetrischer Weise von den Krämpfen befallen, und zwar in der bekannten Geburtshelferstellung, doch kommt bisweilen auch Fauststellung mit gestrecktem

Daumen vor, auch können die Krämpfe einseitig auftreten (v. Frankl-Hochwart, v. Jaksch, Curschmann u. a.). Die unteren Extremitäten sind, wenn
sie betroffen sind, gestreckt, der Fuß steht in leichter Equinovarusstellung,
die Zehen sind plantar, bisweilen auch dorsal flektiert. Die Krämpfe sind exquisit
schmerzhaft. Bei den Kindern kommt es zu den sogenannten Karpopedalspasmen, bei denen die Finger häufiger nicht wie beim Erwachsenen in Geburtshelferstellung, sondern gespreizt sind.

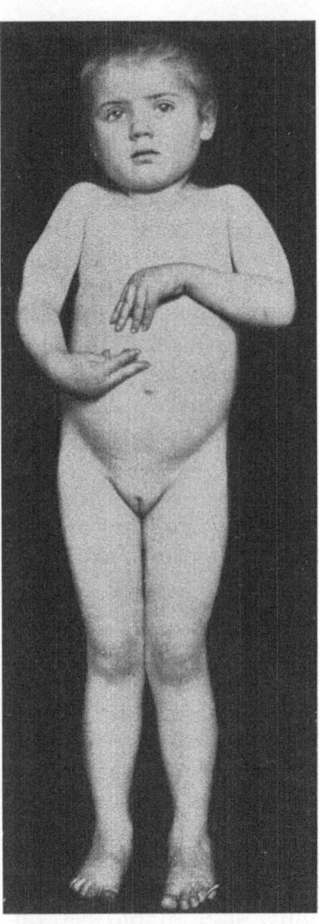

Abb. 28. Geburtshelferstellung
der Hände bei Tetanie.

Als Beispiel diene der folgende Fall (Fall VI
bei Falta und Kahn):

Beobachtung XIX: Sch. A., $4^{1}/_{2}$ Jahre, aus Wien.
Eintritt in die Klinik am 24. 2. 11. Seit 3 Wochen Abmagerung, sehr geringer Appetit. Von 2 Geschwistern
hatte eines 1909 im ersten Lebensjahr Stimmritzenkrampf.
Die Patientin selbst hatte mit $2^{1}/_{2}$ Jahren Krämpfe, die
2 Tage dauerten und mit Fieber verbunden waren. Keine
Rachitis. August 1910 bis Januar 1911 Keuchhusten,
dann Lungenentzündung mit Masern. Seit dieser Zeit
häufig Durchfälle. Seit 8 Tagen stärkere Durchfälle. Am
2. 2. Erbrechen, seither 6—7 Stuhlgänge täglich. Seit
heute morgen tonische Krämpfe in den Füßen.

Die Abbildung zeigt die typische Geburtshelferstellung
der Hände, auch am linken Bein besteht deutlicher
Krampf, wie aus der Anspannung der Sehne des Tibialis
ant. und aus der Dorsalflexion der großen Zehe zu ersehen ist. Die Diarrhöen sistieren schon vom 15. 2. an
(Zufuhr von Tanningen), die tetanischen Anfälle verschwinden.

Bei der sehr häufigen Beteiligung des Gesichtes
an den Krämpfen äußert sich dies in einer Spannung der Muskeln, in Lidkrämpfen, in leichtem
Spitzen des Mundes (Fischmaulstellung, Tetaniegesicht nach Uffenheimer), in Masseterkrämpfen,
in Krämpfen der Mm. genio- und hypoglossi
(Gähnkrämpfe), in Erschwerung der Sprache durch
tonische Starre der Zunge, evtl. in Konvergenz
oder Strabismus mit Auftreten von Doppelbildern
und Augenlidkrämpfen (Großmann). Bisweilen
ist die Rumpf-, Nacken- und Bauchmuskulatur beteiligt. Endlich können auch Zwerchfell und Inter-
kostalmuskeln mitbefallen sein, wodurch Dyspnoe
entstehen kann. Bechterew konnte durch Druck
auf den Nervus phrenicus den Zwerchfellkrampf
direkt erzeugen. Die Beteiligung der Kehlkopf-
muskeln ist bei Kindern bekanntlich sehr häufig.
Der Laryngospasmus tritt hier oft ganz in den
Vordergrund. Allerdings sind auch die übrigen Respirationsmuskeln meist mitbeteiligt. Es kommt zu inspiratorischer Einziehung, evtl. zu blitzartigem Verschluß der Stimmritze (Tetanus apnoicus), seltener auch zu exspiratorischer Apnoe
(Escherich). Auch bei Erwachsenen kommt Laryngospasmus gar nicht so selten
vor, worauf Pineles besonders hingewiesen hat. Endlich sind noch die seltenen
Würgkrämpfe zu erwähnen. Bei der Tetanie der ektomierten Tiere sind diese
nicht so selten; hier kommt es oft auch zum Erbrechen. Die quergestreiften
Sphinkteren der Blase und des Mastdarmes bleiben meist frei, doch wird bisweilen Erschwerung des Urinierens beobachtet (v. Frankl, Hochwart).
Die Dauer der Krämpfe ist oft nur sehr kurz, bisweilen währen sie aber
stundenlang. Die Kranken können lange Zeit mit eingezogenem Leib, die

Extremitäten in der beschriebenen Stellung, dasitzen, zu jeder Bewegung un-
fähig. Bisweilen kommt es nur zu einem einzigen Krampfanfall; in anderen
Fällen wiederholen sich die Anfälle in längeren und kürzeren Intervallen. Bei
Kindern wurden bis 80 laryngospastische Anfälle im Tag beobachtet. Die
Untersuchung der Aktionsstromkurve durch H. Schäffer im tetanischen

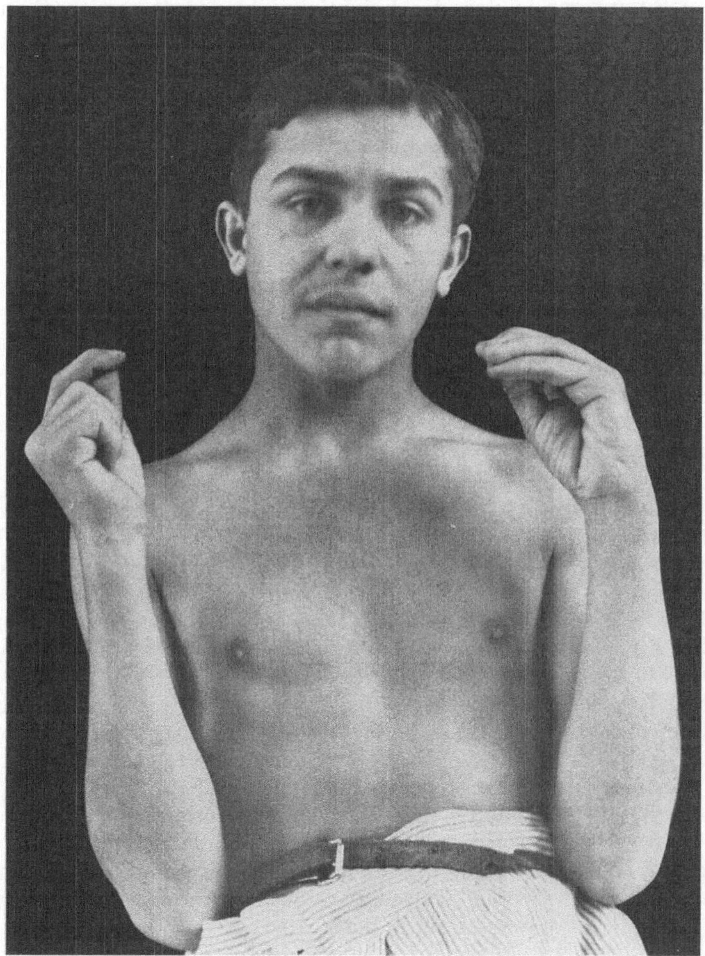

Abb. 29. Tetaniegesicht.

Anfall zeigte den sogenannten Ermüdungstypus (nach Gregor und Schilder):
Herabsetzung der Aktionsstromfrequenz, niedrigere unregelmäßige Amplituden
und häufig längere Pausen.

Die mannigfaltigsten Momente können den Krampf auslösen. Bei akuten
Fällen kann eine leichte mechanische Erregung, z. B. Beklopfen der Bauchmuskeln, zum Anfall führen. Bei latenter Tetanie kann eine fieberhafte Erkrankung (Angina, eine Magendarmindisposition, Einführung der Magensonde,
Eintritt der Gravidität, eine Intoxikation usw.) die Tetanie manifest werden
lassen. M. Maßlow beobachtete bei Kindern mit spasmophilen Symptomen

Krämpfe der Atemmuskeln auf periphere Reize. H. Curschmann sah Manifestwerden der Tetanie durch einen Menièreschen Anfall.

Chvostek jun. beobachtete das Auftreten von Krämpfen nach Tuberkulininjektion, Rudinger und ich sahen regelmäßig Krämpfe im akuten Stadium nach Injektion von Adrenalin auftreten. Kahn und ich sahen nach Injektion von Pilokarpin im akuten Stadium ebenfalls regelmäßig eine Verstärkung der tetanischen Symptome in den der Injektion folgenden Stunden (siehe später).

Fibrilläre Zuckungen in den Muskeln, die bei der Tetanie der ektomierten Tiere konstant sind, finden sich bei der menschlichen Tetanie seltener. Dasselbe gilt auch von den Paresen, die sich bei den totalektomierten Tieren, besonders an den hinteren Extremitäten häufig einstellen.

Auch beim Menschen kann Schwäche, besonders im Anschluß an Krämpfe in den Extremitäten auftreten. Auch Lähmungen wurden beim Menschen beobachtet (v. Frankl-Hochwart). Chvostek jun. beobachtete eine vorübergehende Lähmung im Ulnarisgebiet im Anschluß an einen sehr lange dauernden Krampf, welche er auf die lange währende extreme Beugestellung zurückführt. Auch leichte Ataxie kommt sowohl bei menschlicher wie tierischer Tetanie vor. Spastische Kontrakturen sind selten. Bemerkenswert ist, daß Spiegel und Nishikawa bei einem Fall von Hemiplegie in der gelähmten Körperhälfte typische tetanische Krämpfe auftreten sahen.

Das Sensorium ist bei Erwachsenen meist frei, bei Kindern sehr häufig getrübt, doch kann auch bei Erwachsenen in schweren Fällen besonders bei der parathyreopriven Tetanie und bei der Magentetanie Trübung, ja selbst völliger Verlust des Bewußtsein vorkommen.

Die Koinzidenz von epileptischen Anfällen mit Tetanie ist nicht selten (v. Frankl-Hochwart, Freund, Hirschl, Fries, Falta und Kahn, Redlich u. a.). Redlich stellte 72 Fälle aus der Literatur zusammen. Es kann seit Jahren typische Epilepsie bestehen, zu der sich dann die Tetanie gesellt, oder es können im Verlauf der Tetanie oder gleichzeitig mit ihrem Beginn epileptische Anfälle einsetzen. Besonders bei der parathyreopriven Tetanie sind schwere halb- oder beiderseitige epileptiforme Krämpfe mit Bewußtseinsverlust und Trägheit, resp. Fehlen der Pupillenreaktion beobachtet worden. Solche Fälle können rasch letal verlaufen oder es kann die Tetanie zurücktreten und der Tod später im Status epilepticus erfolgen oder Tetanie und Epilepsie gehen in ein chronisches Stadium über (Fälle von Westphal und von Redlich). Bei Kindern können sich im Verlauf der Tetanie schwere eklamptische Anfälle einstellen oder es können letztere von vornherein ganz in den Vordergrund treten. Curschmann beschreibt einen Typus von Tetanie-Epilepsie mit myxödematösem Einschlag. Beide Krampfformen nahmen gleichzeitig zu und ab und reagierten günstig auf Ca. Ähnliche Fälle sind schon früher von Kraepelin, Krönlein u. a. geschildert worden. Ich werde bei Besprechung der Pathogenese auf die Beziehung der Tetanie zur Epilepsie und Eklampsie eingehen.

Endlich sei noch erwähnt, daß bei den schwereren Fällen von Tetanie, besonders bei der parathyreopriven Form und der Magentetanie nicht selten myotonische Symptome beobachtet werden. v. Frankl-Hochwart bezeichnete sie als Intentionskrämpfe. Sie äußern sich darin, daß bei einer intendierten Bewegung, z. B. beim Handschluß die Hand nun für einige Sekunden nicht wieder geöffnet werden kann (Schultze, Hoffmann, Bettmann, Kasparek, v. Voß, Schiefferdecker und Schultze, v. Orzechowski u. a.). In solchen Fällen beobachtet man auch mechanische Übererregbarkeit der Muskeln und Dellenbildung beim Beklopfen, ja sogar typische myotonische Reaktion bei Prüfung mit dem galvanischen und faradischen Strom. Auf die Beziehung der Tetanie zur Myotonie soll bei Besprechung der Pathogenese nochmals eingegangen werden.

Das Auftreten von Störungen des Sensoriums habe ich schon erwähnt; in einer Reihe von Fällen wurden auch Psychosen beobachtet (v. Frankl-Hochwart, Kraepelin, Hirschl u. a.). Bei akuten Fällen sah v. Frankl-Hochwart mehrmals typische halluzinatorische Verwirrtheit oder tiefe Verstimmung; bei chronischer Tetanie ließ sich unter 37 Fällen sogar 14 mal abnorme psychische Erregbarkeit evtl. depressive Gemütsstimmung konstatieren. S. Fischer sah zweimal Herabsetzung der Merkfähigkeit, einmal mit Neigung zu Konfabulation (Korsakow), im zweiten Fall bestand großes Schlafbedürfnis. Nach S. Fischer seien die eigenartige Benommenheit, die Ermüdbarkeit und das Schlafbedürfnis für die Diagnose besonders wichtig. Auch bei parathyreopriven Ratten hat Erdheim eigentümliche Erregungszustände gesehen.

In einzelnen Fällen wurde ein leichter Grad von Stauungspapille oder Neuroretinitis beobachtet (v. Jaksch, Hanke, Kopezynski).

Endlich sei hier noch erwähnt, daß besonders nach stärkeren tetanischen Anfällen die Patienten häufig über Schmerzen in den Knochen oder Gelenken klagen (Falta und Kahn). H. Curschmann beobachtete einen Fall mit paroxysmal auftretender, nicht schmerzhafter Autoästhesie des ganzen Körpers, ferner einen Fall mit anfallsweise auftretendem Hautjucken und Parästhesien in der Mundhöhle, ferner mit hochgradigen Störungen des Geschmackes und Geruches, zusammen mit Zungenkrämpfen und den gewöhnlichen Übererregbarkeitssymptomen. Die Erscheinungen verschwanden bei Kalziummedikation.

Ich komme nun zur Schilderung des Verhaltens der vegetativen Nerven bei der Tetanie. Ich kann mich dabei auf zahlreiche eigene in Gemeinschaft mit Eppinger und Rudinger und besonders mit Fr. Kahn durchgeführte Untersuchungen stützen, auch von Ibrahim ist eine ausführliche Arbeit über diesen Gegenstand erschienen.

An den vegetativen Nerven sind bei der Tetanie einerseits Erscheinungen gesteigerter Erregbarkeit, andererseits länger dauernde Tonuserhöhungen zu beachten.

Mechanische Übererregbarkeit der die Gefäße begleitenden sympathischen Nerven beobachteten Kahn und ich in einem Fall. Nach Anlegen der Binde zur Auslösung des Trousseauschen Phänomens trat neben dem Trousseau eine ausgesprochene Anämie der Phalangen des dritten, vierten und fünften Fingers auf. Ich habe dieses Symptom seither noch einmal gesehen. In diesem Fall trat regelmäßig beim Anlegen einer Binde am Oberarm oder Oberschenkel gleichzeitig mit dem Trousseauschen Phänomen ausgesprochene Anämie der betreffenden Extremität ein. Auch der ausgesprochene Dermographismus, den man im akuten Stadium der Tetanie so außerordentlich häufig findet, gehört hierher.

Die elektrische Übererregbarkeit vegetativer Nerven ist beim Menschen schwer nachweisbar. Hingegen ließ sich die chemische Übererregbarkeit derselben in dem Verhalten der Tetaniker gegen Adrenalin resp. Pilokarpin erweisen. Nach subkutaner Injektion von Adrenalin im akuten Stadium der Tetanie trat fast regelmäßig eine abnorm starke Wirkung auf den Blutdruck, auf die Herzaktion, auf die Kontraktion der Hautgefäße und auch auf den tetanischen Krampf hervor. Das Ansteigen des Blutdruckes und der Pulszahl war besonders rasch. Dazu kamen oft: abnorme Blässe des Gesichtes und der Haut des ganzen Körpers, Verstärkung der Herzaktion, subjektiv Herzklopfen, ferner evtl. Extrasystolen. In fast allen Fällen sahen wir eine akute Exazerbation des tetanischen Zustandes und Parästhesien resp. Krämpfe. Im abklingenden Stadium der Tetanie waren alle diese Erscheinungen viel weniger deutlich ausgesprochen.

Auch am parathyreopriven Hund ließ sich eine abnorm starke Gefäßwirkung des Adrenalins nachweisen. Auch R. G. Hoskins und H. Wheelon fanden beim Hunde nach Parathyreodektomie gesteigerte Empfindlichkeit gegen Adrenalin, Nikotin und Pilokarpin, die nach intravenöser Ca-Zufuhr verschwand.

Auf das Verhalten der glykosurischen Wirkung des Adrenalins bei der Tetanie komme ich später bei der Besprechung des Stoffwechsels zurück.

Auch die Pilokarpinempfindlichkeit ist im akuten Stadium bei Tetaniekranken wesentlich gesteigert. Es wurden von uns beobachtet: abnorm starker Schweißausbruch resp. Salivation, ferner Tränenfluß, anfangs Kontraktion der Mm. erectores pilorum (Gänsehaut), später starke Rötung der Haut des Körpers mit Hitzegefühl und Wallungen nach dem Kopf, abnorme Steigerung der Magensaftsekretion mit späterer Erschlaffung des Magentonus; ferner Symptome, die man sonst bei dieser Pilokarpindosis kaum zu sehen bekommt, wie Übelkeit, Durchfälle, Urin und Stuhldrang. Auch durch Pilokarpin wurden häufig tetanische Krämpfe in den verschiedensten Muskelgebieten ausgelöst.

Die Erscheinungen eines gesteigerten Tonus in den vegetativen Nerven im akuten Stadium der Tetanie sind sehr mannigfaltiger Art.

Krampfzustände des glatten Ziliarmuskels scheinen verhältnismäßig selten zu sein. Kunn und Fr. Müller sahen Mydriasis im Anfall (Krampf des Dilatator pupillae?). Feer, ebenso Escherich beobachteten vorübergehende Pupillendifferenz, die Feer ebenfalls als Krampfzustand deutete. A. Fuchs sah deutliche Abnahme der Reaktionsgeschwindigkeit der Pupillen im Anfall. Finkelstein sah Pupillenstarre. Ibrahim sah bei einem Fall Pupillendifferenz (Krampf des Dilatator pupillae der einen Seite). Bei diesem Falle waren die Nacken-, Schlund- und Augenmuskeln an den Krämpfen besonders beteiligt, wodurch das Bild einer Meningitis vorgetäuscht wurde. Die Lumbalflüssigkeit war aber ganz klar.

Über Tränenfluß bei Tetanie ist wenig bekannt; es läßt sich nur ein Fall von Kahn und mir mit einiger Wahrscheinlichkeit heranziehen. Es bestand hier leichte Rötung der Konjunktiven, bei vorübergehenden Exazerbationen der Tetanie nahm der Tränenfluß mehrfach zu, wozu sich Speichelfluß gesellte.

Auch starke Schweiße finden sich häufig im akuten Stadium der Tetanie.

Veränderungen des Atemtypus bei der Tetanie sind nicht ganz selten. Popper beschrieb einen Fall von hochgradiger Atemnot bei einem $3^{1}/_{2}$ jährigen Kinde. Auch Finkelstein, Ibrahim, Fischel gaben Störungen des Atemtypus an. Wir selbst sahen häufig Dyspnoe. Kassowitz hat zuerst angenommen, daß solche Störungen durch einen Krampf der Bronchialmuskulatur hervorgerufen werden. Lederer vertritt die Ansicht, daß manche bisher als Pneumonie angesehenen Zustände bei tetanischen Kindern auf Bronchotetanie beruhen. Durch hochgradige und lange dauernde Spasmen der glatten Muskulatur der kleineren Bronchien soll es zum Kollaps einzelner Lungenpartien kommen. Das klinische Bild wird beherrscht von einer angestrengten, keuchenden Atmung, häufig mit inspiratorischer Einziehung des Brustkorbes. Daneben finden sich an einzelnen Stellen der Lunge Dämpfung, Bronchialatmen, Rasselgeräusche, meist besteht auch Fieber. Die Röntgenuntersuchung ergibt unscharf begrenzte Verschleierung der befallenen Lungenbezirke, die Obduktion fleckweise oder lobär braunrote Verfärbung. Die betreffenden Stellen sind etwas eingesunken, sind nicht infiltriert, es besteht vikariierendes Emphysem der übrigen Lunge. Die sechs Fälle, die Lederer beobachtete, sind alle gestorben. Ritschel hat einen solchen Fall mitgeteilt, der unter antitetanischer Behandlung ausheilte; ebenso Wieland, Oberndorfer und Bräuning. Auch bei Erwachsenen kommt Asthma zusammen mit Tetaniesymptomen vor, welches auf Ca anspricht (Curschmann).

Störungen der Herzaktion scheinen sehr häufig zu sein. Kahn und ich konnten fast in allen Fällen im akuten Stadium Verstärkung der Herzaktion, laute klappende Töne an der Spitze evtl. akzentuierte zweite Pulmonaltöne, in einem Fall auch einen akzentuierten zweiten Aortenton beobachten. Daneben bestanden meist Labilität der Herzaktion, d. h. leichte Tachykardie bei psychischen Erregungen und abnorm hohe Arbeitspulse. Klagen über Herzklopfen sind häufig. In zwei Fällen beobachteten wir gegen Ende des Spitalaufenthaltes Auftreten von systolischen Geräuschen an der Mitralis, welche vorher sicher nicht dagewesen waren.

Sehr bemerkenswert sind die Angaben Ibrahims. Ibrahim sah bei drei Fällen von Säuglingstetanie plötzlichen Tod ohne Glottiskrampf eintreten, ohne daß die Autopsie Zeichen von Erstickung erkennen ließ. Auch fehlte in diesen Fällen ein Status thymico-lymphaticus oder war nur wenig entwickelt. In zwei Fällen war das Herz dilatatorisch erschlafft. Im dritten Fall war der rechte Ventrikel schlaff, der linke ungewöhnlich stark kontrahiert und hart. Ibrahim vermutete Tetanie des Herzens, vielleicht durch Vagus- oder Sympathikuserregung hervorgerufen. Wie weit für alle die erwähnten Erscheinungen abnorme Erregungszustände der autonomen Herzganglien oder der herzregulierenden Nerven in Betracht kommen, läßt sich heute noch nicht mit Sicherheit angeben.

Sehr ausgesprochen sind bei der Tetanie der Erwachsenen Erscheinungen von seiten des Gefäßapparates. Im akuten Stadium sind alle Tetaniker ausgesprochene Vasomotoriker. Sie sehen alle blaß aus, obwohl die Blutuntersuchung, wie wir später sehen werden, meist abnorm hohe Erythrozytenzahl und nicht erniedrigte Hämoglobinwerte ergibt. Psychische Affekte rufen oft abnorm intensive Tonusschwankungen in den Gefäßen hervor, wahrscheinlich sind die nicht selten zu beobachtenden ödematösen Schwellungen als angiospastische Erscheinungen aufzufassen. Ibrahim sah bei einem tetaniekranken Säugling Ödem der Beine bei vollkommen intakten Nieren. In einem Falle sahen Kahn und ich jedesmal nach einem sehr starken Anfall starkes Ödem der Haut über den Metakarpophalangealgelenken auftreten. Curschmann beschrieb ausgesprochene angiospastische Erscheinungen, Gefäßkrämpfe in den Fingern und Zehen. Wärme löste die Anfälle aus. Auch das von v. Frankl-Hochwart zuerst beschriebene und auch von uns häufig beobachtete eigentümliche Gedunsensein des Gesichtes dürfte hierher gehören. Das Gesicht ist dabei blaß und hat einen eigenartig weinerlichen Ausdruck, besitzt aber nicht jene livide Verfärbung, wie sie beim Myxödem vorzukommen pflegt.

Ich schließe hier die Besprechung der Veränderungen im Blutbilde bei der Tetanie gleich an, da sie zum größten Teil mit den Erscheinungen am Gefäßapparat in innigster Beziehung stehen. Bis zum Erscheinen unserer Arbeit betrafen die Angaben über Blutveränderungen bei der Tetanie nur Fälle von sogenannter Magentetanie. Man hatte in vereinzelten Fällen beträchtliche Vermehrung der Erythrozyten, resp. Erhöhung des spezifischen Gewichtes gefunden (F. Müller, Fleiner, Kuckein, auch wir) und diese Erscheinungen auf Wasserverarmung des Organismus zurückzuführen versucht, die durch mangelhafte Resorption infolge der Pylorusstenose oder gleichzeitig durch das Erbrechen großer Mengen von Magensaft zustande kommen sollte. Unsere Untersuchungen weisen darauf hin, daß diese Polyglobulie direkt ein tetanisches Symptom ist. Vor allem konnte gezeigt werden, daß bei den Fällen von „Magentetanie" diese Polyglobulie sich nur im akuten Stadium der Tetanie findet, mit dem Abklingen der Tetanie aber wieder normalen Verhältnissen Platz macht; ferner, daß sie im akuten Anfall vorübergehend beträchtlich gesteigert werden kann, in einem Fall z. B. von 5,106 Millionen auf 7,808 Millionen Erythrozyten. Endlich aber, daß auch in den Fällen von Arbeitertetanie die

Erythrozytenzahl im akuten Stadium meist höher liegt und daß sie im akuten Anfall vorübergehend noch weiter gesteigert wird.

In einem Fall, den Falta und Kahn mitteilte, fanden sich folgende Werte: Im Beginn der Beobachtung etwa 4 Millionen Erythrozyten und 9 g Hämoglobin. Drei Wochen später während eines lange dauernden heftigen Anfalles 7,808 Millionen Erythrozyten und 14,86 % Hämoglobin. Die Patientin sah dabei blaß aus. Am nächsten Tag in einer nahezu anfallsfreien Periode fanden sich 5 106 000 Erythrozyten. Später nach Besserung der Krämpfe 4 160 000. Es handelte sich in diesem Falle um Tetanie bei Reichmannscher Krankheit. In einem anderen Fall sahen wir ebenfalls eine deutliche Übereinstimmung zwischen den Schwankungen der Erythrozytenzahl und dem tetanischen Zustand.

Auch bei Hunden haben wir nach Parathyreodektomie die Zahl der Erythrozyten im akuten Stadium bis auf 7 Millionen ansteigen sehen. Diese im akuten Anfall auftretende Polyglobulie läßt sich wohl kaum anders als durch einen Gefäßkrampf erklären, analog jener Polyglobulie, welche nach Injektion großer Dosen von Adrenalin beobachtet wird (Bertelli, Falta und Schweeger). Blutdrucksteigerung haben wir während des Anfalles vermißt, doch spricht dies nicht gegen die Annahme eines Gefäßkrampfes, da derselbe nicht in allen Teilen des Körpers gleichzeitig bestehen muß und so leicht ein Ausgleich erfolgen kann.

Die Zahl der Leukozyten ist bei der Tetanie meist normal. In einzelnen Fällen sahen wir allerdings auch während sehr heftiger Anfälle vorübergehend Hyperleukozytosen bis zu 19000. Die Differentialzählung der Leukozyten ergab in der großen Mehrzahl der Fälle eine recht deutliche Lymphozytose resp. eine relative und absolute Verminderung der neutrophilen Zellen. Bei diesen Fällen fanden sich meist auch Schwellungen der Lymphdrüsen an den verschiedenen der Palpation zugänglichen Körperstellen, Vergrößerung der Tonsillen und Zungengrundpapillen, also vielleicht ein leichter Status lymphaticus.

Bei genauer Untersuchung findet man ferner in einer großen Anzahl der Tetaniefälle leichtere oder schwerere Störungen in der Funktion des Magendarmtraktus. Wir können in dieser Beziehung zwei Kategorien von Fällen unterscheiden. Bei der einen entwickelt sich die Tetanie bei Individuen, die schon seit längerer Zeit an Magen- oder Darmleiden erkrankt sind, besonders bei solchen, die zu hochgradiger Stauung des Magens- oder Darminhaltes führen. Auf diese Gruppe von Fällen komme ich ausführlicher bei Besprechung der einzelnen Formen der Tetanie zurück. Bei der zweiten Kategorie treten die Magen-Darmstörungen mit oder nach dem Ausbruch der Tetanie auf. Kahn und ich haben über zahlreiche derartige Fälle berichtet. Von solchen Störungen möchte ich erwähnen: einmal eine gewisse Übererregbarkeit, die sich in den Versuchen mit Pilokarpin, wie schon vorhin erwähnt, in einer sehr starken Schichtung des Mageninhaltes evtl. auch in Stuhldrang und Diarrhöen äußerte, ferner in Erscheinungen gesteigerter Sekretion der Magen- oder Darmdrüsen. In einzelnen Fällen finden sich z. B. leichte Grade von Hyperchlorhydrie, wie sie schon von Jonas und Rudinger beschrieben wurden. Auch die so häufig von uns beobachteten Diarrhöen könnten auf gesteigerten Sekretionsvorgängen im Darmtraktus beruhen. In manchen Fällen wurde der Ausbruch der Tetanie durch Erbrechen oder Diarrhöen eingeleitet. Bei parathyreopriven Katzen fand R. W. Keeton allerdings die Magensekretion herabgesetzt.

Beobachtung XX: W. A. (Fall VII bei Falta und Kahn), 27jährige Frau aus Wien. Eintritt in die I. Med. Klinik am 16. 3. 09. Mit 16 Jahren starke Chlorose. Periode vom 18. Lebensjahr an regelmäßig. Drei normale Entbindungen. Vor 3 Tagen Erkrankung an heftigen Magenkrämpfen, die mit Fieber, Aufstoßen und Verstopfung verbunden waren. Am nächsten Morgen typische tetanische Krämpfe der oberen Extremitäten, Hände in Geburtshelferstellung. Beugung in den Ellenbogen, Oberarme an den Leib angezogen. Mindestens 6 solcher Krämpfe von je etwa 5 Minuten Dauer. Die Krämpfe waren schmerzhaft. Die galvanische Erregbarkeit war gesteigert. Rasche Genesung.

Noch instruktiver ist der folgende Fall, bei dem die Magenstörung unmittelbar mit dem Einsetzen der tetanischen Krämpfe zusammenfiel.

Beobachtung XXI: E. L. (Fall VIII bei Falta und Kahn), 20jährige Frau aus Wien. Eintritt in die I. Med. Klinik am 23. 3. 11. Eine normale Geburt. Jetzige Erkrankung begann vor 6 Tagen mit heftigen Schmerzen im Kreuz und im Unterbauch, mit Erbrechen grüngefärbter Massen von bitterem Geschmack und einem schmerzhaften Krampfanfall in Händen und Beinen. Die Hände waren in typischer Geburtshelferstellung. 2 Tage nachher nochmals heftige Schmerzen im Abdomen mit Erbrechen, darauf wieder typischer Anfall von tetanischen Krämpfen in den oberen Extremitäten und später wiederum Schmerzen im Abdomen von zuckendem Charakter, Temperatur bis 38,0. Indikan stark vermehrt. Rasche Genesung.

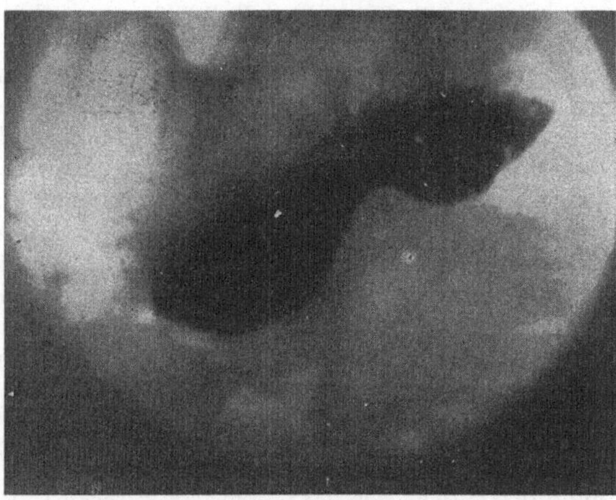

Abb. 30. Magenkrampf bei Tetanie.
(Nach Falta und Kahn, Zeitschr. f. klin. Med. Bd. 74.)

In anderen Fällen gesellten sich die Magendarmbeschwerden erst später hinzu und wurden evtl. durch eine spätere Exazerbation der Tetanie verschlechtert. Ebenso fanden wir, daß sich bei den Fällen der ersten Kategorie die Magen-Darmstörungen in dem Augenblick hochgradig steigerten, in dem tetanische Krämpfe auftraten.

In manchen Fällen sahen wir vor dem Röntgenschirm eine abnorm rasche Entleerung des Magens. In einigen Fällen fand sich im akuten Stadium ein hochgradiger Pyloruskrampf, der zu akuter Magendilatation führte. Die hierher gehörigen Fälle, die Kahn und ich mitteilten, gehörten allerdings der ersten Kategorie an, bei ihnen hatten schon früher Magenstörungen bestanden. Es ist wahrscheinlich, daß der Pyloruskrampf durch die Tetanie verstärkt oder daß er in manchen Fällen direkt durch die Tetanie hervorgerufen wurde. In meinem Buche beschrieb ich aber auch einen Fall von typischer Arbeitertetanie mit der gleichen Erscheinung. In diesem Falle fand sich im akuten Stadium der Tetanie ein „Anfall" von Pylorospasmus mit Hypersekretion und konsekutiver Magendilatation. Auch Ibrahim vermutete, daß es im Verlauf der Kindertetanie zu Pylorusspasmen kommen könne.

Besonders bedeutungsvoll für die uns hier interessierende Frage sind zwei Beobachtungen, die Kahn und ich mitgeteilt haben. In dem einen Fall (Fall 18 bei Falta und Kahn) hatte die Röntgenuntersuchung zu einer Zeit, als nur schwache Zeichen von Tetanie bestanden, einen langgestreckten, sonst normalen Magen ergeben. Als später während einer akuten Exazerbation der Tetanie untersucht wurde, fand sich eine mächtige Einziehung der großen Kurvatur wie bei einem Sanduhrmagen. Die tetanischen Krämpfe nahmen rasch an Intensität ab und nach wenigen Tagen zeigte auch der Magen wieder einen normalen Befund. Für ein Ulcus ventriculi lag in diesem Fall kein Anhaltspunkt vor. In einem zweiten Fall (Fall 17 bei Falta und Kahn) fand sich zur Zeit einer schweren Exazerbation der Tetanie und zwar während eines Anfalles der Magen röntgenologisch klein, hochgradig kontrahiert, in der Mitte wie ein Sanduhrmagen in zwei Teile geteilt, es bestand Insuffizienz des Pylorus; es fand sich also ein totaler Spasmus des Magens, an dem sich auch die Längsmuskulatur beteiligte. Bei der nächsten Untersuchung trat diese Erscheinung wieder auf, nahm aber zugleich mit dem Abklingen der Tetanie allmählich an Intensität ab und später, als die Tetanie vollkommen verschwunden war, zeigte der Magen röntgenologisch ein vollkommen normales Verhalten. Wir haben diese Erscheinungem als tetanische Krampfzustände gedeutet. In neuester Zeit hat F. Depisch drei weitere Fälle mitgeteilt, eine weitere Mitteilung stammt von F. R. Großmann. Bei einem 18 Monate alten Kinde, das häufig erbrach, ergab die Röntgenuntersuchung einen Sanduhrmagen mit Erweiterung des unteren Drittels der Speiseröhre. Die Operation ergab keine Veränderung am Magen. Da nach hohen Kalzium-Dosen das Erbrechen in wenigen Tagen schwand, deutet Großmann diese Erscheinung als latente Spasmophilie. Bei einem anderen, 10 Monate alten Kinde mit typischer Tetanie beobachtete Großmann während des tetanischen Anfalles Steifung des Darmes und lebhafte Peristaltik. Nach Aufhören des Krampfes kam es zur Entleerung von Gasen. Hier ist es allerdings fraglich, ob es sich um einen Krampf des inneren Mastdarmsphinkters oder um echte Darmtetanie gehandelt hat.

Beobachtung XXII: B., 17 Jahre alt, Schuhmacher. Eintritt in die Klinik 14. 1. 13. Erster Anfall von Tetanie im Winter 1911. Die Krämpfe dauerten damals mit Unterbrechungen den ganzen Winter hindurch an, erst im April verschwanden sie wieder. Den Sommer hindurch fühlte der Patient sich ganz wohl, vor 2 Tagen traten wieder Krämpfe auf, hauptsächlich in den oberen Extremitäten, dazu Ameisenlaufen, diese Erscheinungen hielten mit wechselnder Intensität bis heute an.

Der Kranke zeigt den typischen weinerlichen Gesichtsausdruck der Tetaniker. Es besteht große Vasomotorenerregbarkeit. Die typischen Tetaniesymptome sind alle vorhanden. Die galvanische Erregbarkeit ist stark erhöht. Die Blutuntersuchung ergibt 6,25 Mill. Erythroz. Es bestehen schmerzhafte Krämpfe hauptsächlich in den oberen Extremitäten, die sich mehrfach während des Tages wiederholen. Temperatur bis 37,5.

18. 1. Seit 3 Tagen keine Krampfanfälle mehr, die elektrische Erregbarkeit ist weniger erhöht; im Blut 4,87 Mill. Erythroz. Chvosteksches, Trousseausches Phänomen nicht mehr auslösbar.

23. 1. Neuerliche Krämpfe, die Tetaniesymptome sind wieder vorhanden, 5,82 Mill. rote Blutkörperchen.

24. 1. Die Röntgenuntersuchung 2 Stunden nach dem Frühstück ergibt einen hochgradig mit Flüssigkeit erfüllten und erweiterten Magen, der bis 3 Querfinger unter den Nabel herabreicht, es besteht verlängerte Austreibungszeit, kurz Zeichen einer Hypersekretion mit Pylorusstenose.

31. 1. Chvostek noch positiv, neuerlich Krämpfe, 6,4 Mill. Erythroz.

6. 2. Keine Krämpfe mehr, nur noch Parästhesien, Chvostek und Trousseau negativ.

Von jetzt ab klingen die tetanischen Erscheinungen ab, die Zahl der Erythroz. wird normal (4,5—4,8 Mill.), die röntgenologische Untersuchung des Magens, die im Verlauf von 2 Wochen 3 mal vorgenommen wird, ergibt jetzt immer normale Verhältnisse, auch nach einem gewöhnlichen Frühstück wird der Magen röntgenologisch untersucht, er reicht nur bis zu einem 2 Querfinger über dem Nabel gelegenen Punkt. Peristaltik und Austreibungszeit ist normal.

Auch bei der thyreopriven Tetanie der Tiere beobachtete ich einige Male, daß der Krampf durch Erbrechen und Stuhlgang eingeleitet wurde. A. J. Carlson sah bei thyreoparathyreopriven Hunden Herabsetzung des Tonus und der Hungerkontraktionen des Magens.

Die angeführten Beobachtungen weisen darauf hin, daß der Magendarmtraktus im akuten Stadium der Tetanie Symptome einer gesteigerten Erregbarkeit und eines gesteigerten Tonus aufweisen kann, welch letztere sich bis zu Krampfzuständen zu steigern vermögen. Dazu gesellen sich noch, wenigstens beim Menschen, gesteigerte Sekretionsvorgänge.

Ibrahim beschrieb ferner bei einem Fall von Säuglingstetanie Krampf des Sphinkters der Blase, der zu hochgradiger Harnverhaltung führte und erwähnte ähnliche Beobachtungen von Sachs, Escherich und HagenbachBurckhardt. Früher hatte schon v. Frankl-Hochwart Harnretention bei Tetanie der Erwachsenen beobachtet. Ferner vermutete Ibrahim auch Beteiligung des Sphinkter ani an den tetanischen Krämpfen, da er bei der Säuglingstetanie oft intensive Gasauftreibung des Abdomens (Colica flatulenta) beobachtete. Nach Einführung eines Darmrohres entleerten sich große Mengen von Gas oder es kam auch spontan zu einer „explosionsartigen Entleerung von Flatus mit häufigen klonischen Zuckungen der Bauchmuskeln". Auch Koeppe hatte schon, wie Ibrahim angibt, angenommen, daß sich die glatte Muskulatur des inneren Sphinkters ebenso wie der Sphinkter externus des Rektums im eklamptischen Anfall kontrahiert.

Endlich seien noch die Störungen der Wärmeregulation erwähnt. Wie schon früher erwähnt, ist die Erregbarkeit gegen thermische Reize gesteigert. Bei parathyreopriven Hunden finden sich aber auch sehr häufig spontane Temperatursteigerungen im Anfall; bei sehr intensiven Krämpfen haben wir mehrfach sogar hyperpyretische Werte beobachtet. Auch bei der menschlichen Tetanie kommen solche Störungen der Wärmeregulation vor. Im anfallsfreien Intervall ist die Körpertemperatur, wie schon v. Jaksch und v. Frankl-Hochwart hervorhoben, oft abnorm tief eingestellt. In akuten Fällen sah v. Jaksch unter 35 Beobachtungen 9 mal mehr oder weniger hohes Fieber im Beginn der Erkrankung. Die Beobachtungen von Kahn und mir stimmen damit überein. Wir sahen im akuten Stadium häufig Temperaturen bis 37,8°, in einem Fall sogar bis 38,5°, ohne daß die genaue Untersuchung irgend einen Anhaltspunkt für eine außerhalb der Tetanie liegende Ursache der Temperaturerhöhung ergab. Später nach Abklingen der tetanischen Erscheinungen stellte sich die Temperatur regelmäßig auf völlig normale oder leicht subnormale Werte ein. In einzelnen Fällen fanden wir im akuten Stadium auch vorübergehende Temperatursteigerungen nach Injektion von Substanzen (Antithyreoidin Möbius, Pituitrinum glandulare von Parke Davis), welche sonst kein Fieber zu erzeugen pflegen. Es weist dies auf eine besondere Labilität der Wärmeregulation hin. Man könnte versucht sein, die Temperatursteigerungen im Sinne jener Autoren zu deuten, welche die idiopathische Tetanie als Infektionskrankheit auffassen. Die Tatsache, daß sie sich bei der experimentellen parathyreopriven Tetanie noch im viel höheren Grade finden, läßt die Annahme wahrscheinlich erscheinen, daß sie nur der Ausdruck eines abnormen Erregungszustandes des Wärmezentrums sind.

Fassen wir nochmals alle Beobachtungen, welche unter Umständen an den vegetativen Organen erhoben werden, zusammen, so geht daraus hervor, daß sich im akuten Stadium der Tetanie die Übererregbarkeit, resp. die abnormen Erregungszustände durchaus nicht auf das Zentralnervensystem und auf die somatischen Nerven beschränken, sondern daß sich auch das vegetative Nervensystem daran beteiligt. Mit dem Abklingen des akuten tetanischen Zustandes klingt auch die Steigerung des Erregungszustandes der vegetativen Nerven allmählich ab.

Sehr wichtig sind die Veränderungen des Stoffwechsels bei der Tetanie. Der Grundumsatz scheint im anfallsfreien Stadium normal zu sein, wenigstens fand W. Löffler denselben in einem Falle von Tetania parathyreopriva normal. Daß der Kalorienumsatz im akuten Stadium und besonders im schweren Anfall hochgradig gesteigert ist, bedarf kaum einer speziellen Untersuchung. Interessanter wäre die Untersuchung des Grundumsatzes bei der chronischen Tetanie. Partiellektomierte Tiere verfallen oft einer schweren Kachexie. Auch bei der idiopathischen menschlichen Tetanie stellen sich später oft Erscheinungen von Kachexie ein (v. Frankl-Hochwart). Die Fälle von rezidivierender Tetanie, die Kahn und ich beobachteten, zeigten fast alle mehr oder weniger deutliche Zeichen der Kachexie (siehe später die Beziehungen zur Schilddrüse). Hier muß eine tiefgreifende Störung des Stoffwechsels vorliegen, wie schon von Segale u. a. betont wurde.

Störungen im Kohlehydratstoffwechsel finden sich bei ektomierten Hunden anfangs fast regelmäßig. Während bei schilddrüsenlosen Hunden die glykosurische Wirkung des Adrenalins herabgesetzt ist, findet sie sich bei den parathyreopriven Hunden meist erhöht, wofern nicht durch die Injektion ein tetanischer Krampf ausgelöst wird (Eppinger, Falta und Rudinger)[1]. Bei der idiopathischen menschlichen Tetanie fanden Rudinger und ich im akuten Stadium nach Adrenalininjektion nie Glykosurie, hingegen wie schon früher erwähnt, eine abnorm starke Reaktion des kardiovaskulären Apparates. Im abklingenden Stadium der Tetanie fanden wir hingegen häufig eine deutliche glykosurische Wirkung des Adrenalins.

Bei parathyreopriven Hunden ist auch die Assimilationsgrenze für Traubenzucker anfangs regelmäßig herabgesetzt. Der Blutzucker wurde anfangs vorübergehend erhöht, später meist normal gefunden (Salvesen). Nach Exstirpation des Pankreas und dreier Epithelkörperchen sahen wir in mehreren Versuchen einen höheren Quotienten D : N als nach Exstirpation des Pankreas allein. Beim tetaniekranken Menschen fanden wir aber niemals Herabsetzung der Assimilationsgrenze für Zucker.

Regelmäßig scheinen bei parathyreopriven Hunden Störungen im intermediären Eiweißstoffwechsel vorzukommen: Steigerung der Ammoniakausscheidung, Ausscheidung von Methylguanidin, Steigerung der Schwefelausscheidung usw. (Mac Callum, Voegtlin, Koch, Greenwald u. a.). Bei der idiopathischen menschlichen Tetanie fanden Kahn und ich im akuten Stadium die Ammoniakausscheidung meist relativ und absolut vermehrt. Die Aminosäurefraktion war meist normal, hingegen war der Peptid-N in allen unseren Versuchen oft sogar beträchtlich vermehrt. Mit dem Übergang in das chronische Stadium nahmen diese Erscheinungen allmählich ab.

Die wichtigste Veränderung des Stoffwechsels ist die Herabsetzung des Kalzium-Gehaltes im Blute, die sich sowohl bei der idiopathischen menschlichen Tetanie, wie auch bei der parathyreopriven Tetanie der Tiere regelmäßig findet. Auf die Veränderungen im Kalkstoffwechsel und auf die Veränderungen im Säure-Basengleichgewicht des Blutes werde ich bei der Besprechung der Pathogenese genauer eingehen.

Endlich sei noch erwähnt, daß manchmal bei Tetanie Ödeme auftreten, die wohl nicht immer wie die früher beschriebenen Handrückenödeme als Folge lange dauernder Krämpfe zu betrachten sind (Lust, Grävinghoff, Bossert, Elias, Kornfeld und Weißbarth).

Die trophischen Störungen bei der Tetanie betreffen ausschließlich die ektodermalen Gebilde: Haare, Nägel, Haut, Zahnschmelz und Ziliarepithel.

---

[1] Takahasi Yosizo fand übereinstimmend damit nach Exstirpation der Epithelkörperchen oder der Epithelkörperchen + Schilddrüse: Steigerung des Blutzuckers, nach Exstirpation der Schilddrüse allein Herabsetzung des Blutzuckers.

Bei chronischer Tetanie findet man sehr häufig Angaben über sehr schütteren Haarwuchs (Hoffmann, v. Frankl-Hochwart u. a.). Eine akute Exazerbation kann durch raschen Haarausfall eingeleitet werden. Adler und Thaler sehen den in ihren Experimenten an Hunden beobachteten akuten Haarausfall direkt als prämonitorisches Symptom der Tetanie an. Auch Pfeiffer und Meier betrachten den bei ektomierten Tieren zu beobachtenden Haarausfall als direktes Tetaniesymptom. Spiegler fand in einem Fall von chronischer Tetanie, daß die schütteren und sehr dünnen Haare an der Spitze gespalten waren (Trichorhexis).

Auch die Nägel zeigen häufig trophische Störungen; sie werden brüchig, es kann auch völlige Nekrose auftreten, welche zu Abstoßung der Nägel führt; nach Abklingen des akuten Stadiums tritt aber wieder rascher Ersatz ein. Bei einem neuerlichen Anfall kann sich dieser Vorgang wiederholen. Über einen instruktiven Fall berichtete Hoffmann: Eine Frau hatte fünf normale Geburten durchgemacht. Nach der fünften Schwangerschaft kam es zur Tetanie mit deutlichem Ödem der Hände. Die Fingernägel fielen ab. Ein Jahr später rezidivierte die Tetanie. Dabei fielen die Haare aus. Nach einem Jahr kam es neuerlich zu Gravidität und Tetanie, und nach der Geburt wieder zu trophischen Veränderungen der Fingernägel. Nach einem halben Jahre kam es gleichzeitig mit neuerlicher Gravidität wieder zu Tetanie und damit zum Verlust von Nägeln und Haaren. L. Nyary berichtet über einen Fall von Tetanie während des Stillens. Im Verlauf derselben traten an den drei ersten Fingern beider Hände Blässe und Geschwüre mit fehlender Schmerz-, Tast- und Wärmeempfindung auf. Nach Heilung der Tetanie heilten auch die Finger, doch wurden die Nägel abgestoßen. Auch H. Beth beobachtete einen Fall mit Substanzverlusten an den Endphalangen der Finger. Bei der Kindertetanie scheint Ausfallen der Fingernägel sehr selten zu sein. Pineles fand in der Literatur nur eine Beobachtung v. Hoffmanns bei einem $3^1/_2$ jährigen Kinde.

Pigmentierungen der Haut sind selten. Kocher gibt an, daß nach Totalexzision der Schilddrüse beim Menschen, wenn die Tetaniesymptome vorherrschen, sich starke Pigmentierungen bis zur Bronzehaut entwickeln können.

Von größtem Interesse ist die Kataraktbildung. Schon Meinert hat einen Fall von Star bei Tetanie beobachtet. Die ersten genauen Untersuchungen stammen von Peters. Wichtige Beiträge lieferten Erdheim, Pineles, Zirm, Sperber, Bartels, v. Frankl-Hochwart, Schönborn u. a. Die Tetaniekatarakt zeichnet sich durch sehr rasche Entstehung aus. Sie findet sich gar nicht selten bei Kindern. Besonders häufig wird sie bei der Gravititätstetanie im Alter von 18—40 Jahren beobachtet (Zirm und Sperber). Bei jugendlichen Individuen tritt sie häufiger als Kernstar, bei älteren als Kortikalstar auf. Peters wies zuerst nach, daß die Starbildung durch degenerative Veränderungen im Ziliarepithel erfolgt. Dadurch würde die molekulare Konzentration des Kammerwassers verändert und dadurch die Linse geschädigt. Erdheim hat den Tetaniestar zuerst durch Ektomie bei Ratten erzeugt. R. Possek sah auch bei ektomierten Hunden Starbildung. Nach E. Phleps stellt der Schichtstar oft das einzige Zeichen einer überstandenen Tetanie dar. Oft bestehen gar keine subjektiven Beschwerden, nur die genaue Untersuchung ergibt vereinzelte randständige Trübungen (O. Adler). Pineles verdanken wir den Hinweis, daß die Starbildung bei allen Formen der Tetanie vorkomme.

Hanke fand bei der histologischen Untersuchung des Bulbus eines 49 jährigen Mannes, der an chronischer Tetanie und Katarakt gelitten hatte, Neuritis optica und eine eigentümliche Degeneration des Pigmentepithels der Irishinterfläche, ähnlich wie man sie bei Diabetes mellitus beobachtet hat. Pineles hatte schon früher dem Umstand, daß Starbildung sowohl bei Tetanie wie bei Diabetes mellitus vorkommt, theoretischen Wert beigelegt.

Von Interesse sind ferner die Untersuchungen über die Störung der Zahnbildung. Erdheim beobachtete zuerst, daß bei Ratten $1^1/_2—2^1/_2$ Monate nach der Operation an der Vorderfläche der Nagezähne opake Flecken auftreten, welche mit dem Wachstum der Zähne allmählich gegen die Spitze zu vorrücken. Der Zahn bricht an dieser Stelle entweder ab oder der Schmelzdefekt heilt mit Hinterlassung einer seichten Grube aus. Der Zahn kann auch schon in der Alveole abbrechen, dann kommt es zur Vereiterung derselben. Erdheim beobachtete auch mangelhafte Verkalkung des Dentins. Schon die kurzdauernde Sistierung der Epithelkörperchenfunktion bei Autotransplantation der Epithelkörperchen genügt, um einen kalkarmen Streifen im Dentin bei jugendlichen Ratten entstehen zu lassen. Ein besonderes klinisches Interesse haben die Studien Erdheims durch die Untersuchungen Fleischmanns erhalten.

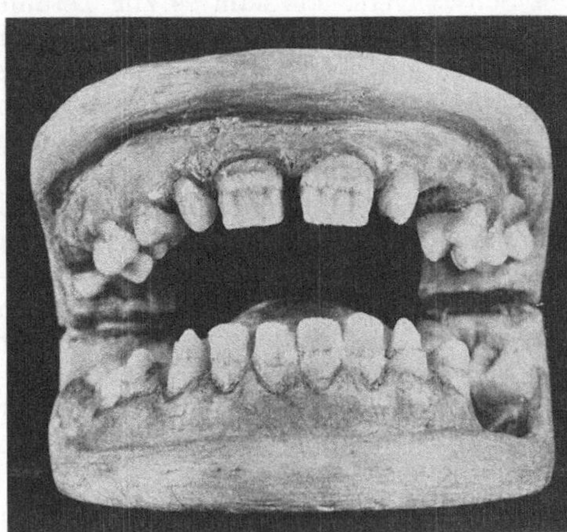

Abb. 31. Defekt im Zahnschmelz bei Tetanie.

Dieser vertrat die Ansicht, daß die häufig zu beobachtenden Schmelzdefekte nicht, wie man früher annahm, auf Rachitis, sondern auf Tetanie zurückzuführen seien. Er wies auf das Mißverhältnis zwischen der Häufigkeit der Rachitis und der Schmelzhypoplasie hin. Bei der Rachitis fanden sich regelmäßig Veränderungen im Dentin der Zähne, bei der Tetanie aber regelmäßig Schmelzhypoplasien, welche zur Bildung horizontal verlaufender Querflächen führten. Exazerbierte die Tetanie mehrmals, so fanden sich mehrfache Furchen übereinander. Fleischmann untersuchte 10 Kinder, die Tetanie durchgemacht hatten, und fand bei allen die erwähnte Schmelzhypoplasie und zwar waren diese immer nur an jenen Zähnen vorhanden, die zur Zeit der Erkrankung eben in Entwicklung begriffen waren. Nun hatten fast alle diese Kinder auch Rachitis gehabt. Fleischmann wies auch darauf hin, daß die Rachitis viel länger dauert als die Tetanie und ihren Höhepunkt viel später erreicht. Fleischmann sah auch in der Angabe von Fuchs, daß bei Kindern mit Schichtstar sich fast regelmäßig auch Schmelzhypoplasien finden, eine Stütze seiner Anschauung. Bei Individuen mit Schmelzhypoplasie, bei denen von einer durchgemachten Tetanie nichts bekannt ist, könne vielleicht in der ersten Kindheit ein latenter tetanischer Zustand bestanden haben. Sehr überzeugend ist eine Beobachtung von Spiegler bei einem Fall von rezidivierender Tetanie, die durch acht Jahre in jedem Frühjahr auftrat. Hier war bekannt, daß die Tetanie erst am Ende des zweiten Lebensjahres eingesetzt hatte. Alle Zähne, deren Krone zu dieser Zeit schon gebildet sein mußte, waren normal, während die Zähne mit späterer Entwicklungsperiode der Krone Schmelzdefekte aufwiesen. Einen ganz ähnlichen Fall beobachteten Kahn und ich (Beobachtung 23). Hier fanden sich an den Eck- und Schneidezähnen mehrfache, in horizontalen Reihen stehende punktförmige Schmelzdefekte; an den Molaren waren die oberen Partien zum Teil abgebrochen. Von seiten der Mutter der Patientin wurde bestimmt angegeben, daß diese schon im ersten, besonders aber im zweiten und dritten

Lebensjahr Stimmritzenkrämpfe und Krämpfe in den Händen gehabt habe, während sich erst im dritten Lebensjahr eine schwere Rachitis hinzugesellte. Der Zusammenhang zwischen Tetanie und Schmelzdefekt ist nach alledem wohl sicherstehend; die Möglichkeit, daß Schmelzdefekte auch durch andere Ursachen entstehen können, möchte ich noch offen lassen.

Vielleicht ist auch die die Tetanie öfter begleitende Konjunktivitis als trophische Störung aufzufassen. De Quervain beobachtete, daß parathyreoprive Hunde sehr häufig an starker Konjunktivitis leiden. Ich habe dies bei epithelkörperchenektomierten Hunden und Katzen fast regelmäßig gesehen. In dem vorhin erwähnten Fall (Beobachtung 17 bei Falta und Kahn) fiel es auf, daß die Konjunktivitis mit der Verschlechterung der Tetanie regelmäßig exazerbierte.

Die Kombination mit Symptomen, die auf Erkrankung anderer Blutdrüsen bezogen werden können, sind verhältnismäßig häufig. Kocher gab schon an, daß sich nach Totalexstirpation der Schilddrüse beim Menschen in Fällen, in denen Tetaniesymptome stark hervortreten, starke Pigmentierungen bis zur Bronzehaut entwickeln können (Erkrankung der Nebennieren?). Am häufigsten sind Symptome, welche auf einer Funktionsänderung der Schilddrüse beruhen. Gar nicht so selten finden sich bei der chronischen Tetanie leichte myxödematöse Symptome. v. Frankl-Hochwart fand sie bei der Revision seiner Tetaniefälle unter 26 Fällen nicht weniger als 13mal. Wir beobachteten diese Kombination einmal. Inwieweit eine Schilddrüseninsuffizienz bei dem Auftreten von Ödemen (siehe oben) und bei jenen Veränderungen des Wasser- und Salzstoffwechsels, die Elias und Mitarbeiter bei manchen Fällen von chronischer Tetanie beobachteten, mit eine Rolle spielt, bedarf noch einer genauen Untersuchung.

Eine andere, klinisch nicht weniger bedeutsame Beobachtung haben Kahn und ich mitgeteilt. Wir sahen bei einer Reihe unserer Fälle im akuten Stadium der Tetanie oder im Anschluß an dasselbe eine leichte Hyperthyreose auftreten. Es kam zu Tachykardie, Kopfschmerzen, leichtem Temperaturanstieg, Zunahme des Blutdruckgefälles, Schweißen, leichtem Tremor und leichter, diffuser Vergrößerung der Schilddrüse. Der Zusammenhang zwischen unseren Beobachtungen und denen v. Frankl-Hochwarts dürfte wohl so sein, daß bei manchen Tetaniefällen im Anschluß an das akute Stadium oder an eine spätere akute Exazerbation eine Steigerung der Schilddrüsentätigkeit, ja sogar eine wahrnehmbare Schilddrüsenvergrößerung eintritt und daß sich dann später im Stadium der chronischen Tetanie ein leichter Grad von Schilddrüseninsuffizienz entwickelt (siehe später die idiopathische Form der Tetanie).

Endlich sei noch die häufige Kombination von Tetanie mit Rachitis und Osteomalazie hervorgehoben. Was die Rachitis anbelangt, so ist dieses kombinierte Vorkommen besonders häufig bei Kindern. Ich werde darauf bei der Besprechung der Kindertetanie noch zurückkommen.

Aber auch das Vorkommen mit Rachitis tarda ist nicht selten. Schüller fand bei fünf Fällen von Rachitis tarda neben ausgesprochenem Chvostekschen Phänomen Zurückbleiben im Wachstum, verzögerte Ossifikation und Dentition und hochgradige Knochenatrophie. Letztere fand sich auch in einem genauer untersuchten Fall der chronisch rezidivierenden Form der Tetanie, ferner bei drei jugendlichen Fällen von Arbeitertetanie. Hingegen zeigten ein Fall von Tetanie nach Strumektomie und mehrere Fälle von Maternitätstetanie normale Verhältnisse. Später berichtete Bittorf über das endemische Auftreten von Spätrachitis unter dem Einfluß der Hungerblockade. In fast allen Fällen fand sich erhöhte mechanische Erregbarkeit der Nerven. Zwei Fälle hatten zeitweise typische tetanische Anfälle.

Seltener ist die Kombination von Tetanie mit Osteomalazie (Blačiček, Weber, E. Freund, Schultze, Hecker, Kahler, J. Bauer). Im Falle J. Bauers verschwanden die osteomalazischen Beschwerden und die tetanischen Erscheinungen regelmäßig auf Adrenalininjektionen. H. Schlesinger fand bei älteren Frauen mehrmals Osteomalazie mit Tetanie und weist darauf hin, daß sich bei Osteomalazie überhaupt sehr häufig Erscheinungen von mechanischer Übererregbarkeit der motorischen Nerven der Extremitäten, aber auch oft der sensiblen Nerven und galvanische Übererregbarkeit finden. Ich komme auf die Beziehung der Tetanie zur Osteomalazie und auf die eigenartigen Befunde an den Epithelkörperchen bei letzterer noch bei Besprechung der Pathogenese zurück.

Depisch hat einen Fall von Sklerodaktylie mit Tetanie beschrieben.

Pathogenese der Tetanie. Für die Pathogenese der Tetanie sind zwei Fragen von wesentlicher Bedeutung:

1. Lassen sich alle Tetanieformen auf eine einheitliche Stoffwechselstörung zurückführen? und

2. wenn dies der Fall ist, liegen Anhaltspunkte vor, daß diese Stoffwechselstörung auf einer absoluten oder zum mindesten relativen Insuffizienz der Epithelkörperchen beruht?

Erst in dritter Linie werden wir dann zu fragen haben, welches die ätiologischen Momente sind, welche die Insuffizienz der Epithelkörperchen herbeiführen. Diese Frage soll im nächsten Abschnitt zusammen mit der Schilderung der einzelnen Tetanieformen und der pathologischen Anatomie besprochen werden.

Am übersichtlichsten sind die Verhältnisse bei der parathyreopriven Tetanie, weil hier das Experiment mitunterstützend einzugreifen vermag. Ich werde daher mit der Besprechung dieser Form beginnen.

Wie schon aus der Schilderung der Symptomatologie hervorgeht, ist die parathyreoprive Tetanie des Menschen und der Tiere wesensgleich. Je nach der Wahl der Versuchsbedingungen können wir beim Tier latente und manifeste Tetanie oder akute und chronische Tetanie erzeugen. Wir finden neben den Erscheinungen im neuromuskulären Apparat (tonische und klonische Krämpfe, eklamptische Zustände, fibrilläre Zuckungen) Symptome, die auf eine Übererregbarkeit der vegetativen Nerven und auf einen gesteigerten Tonus ihrer Erfolgsorgane hindeuten, ferner trophische Störungen (an den Zähnen, Kataraktbildung usw.) und endlich auch die entsprechenden Veränderungen des Stoffwechsels.

Im Mittelpunkt aller Symptome der parathyreopriven Tetanie steht die Übererregbarkeit der motorischen, sensiblen, sensorischen und vegetativen Nerven, die die parathyreoprive Tetanie mit allen anderen Formen der Tetanie gemeinsam hat. Wir wollen uns daher zuerst die Frage vorlegen, in welchem Teil oder in welchen Teilen des Nervensystems der Sitz dieser Übererregbarkeit zu suchen ist. Wir haben hierbei zu unterscheiden zwischen der galvanischen Übererregbarkeit, den fibrillären Zuckungen und klonischen Krämpfen und der tonischen Starre. Durchschneidet man bei Tieren das Rückenmark vor oder nach Ektomie der Epithelkörperchen, so entwickelt sich die galvanische Übererregbarkeit auch in den gelähmten Extremitäten bzw. bleibt in den gelähmten Extremitäten bestehen. Sie ist also sicher nicht an die Verbindung des Muskels mit den Zentren in der Medulla oblongata oder mit noch höher gelegenen Zentren gebunden. Mac Callum und Vogel zeigten ferner, daß die Übererregbarkeit auch eintritt, wenn man Arteria und Vena femoralis eines normalen Hundes mit der Karotis und Vena jugularis eines tetanischen Hundes verbindet. Das Rückenmark des normalen Hundes erhielt in diesen Versuchen also noch normales Blut. Schon nach einer Stunde trat galvanische Übererregbarkeit des Nervus ischiadicus auf.

Was die fibrillären Zuckungen, das Zittern und die klonischen Krämpfe anbelangt, so scheint es mir gesichert, daß diese nach Durchschneidung des Rückenmarkes in den gelähmten unteren Extremitäten auftreten können. Wir haben solche Krämpfe sowohl bei Hunden als bei Katzen beobachtet. Bemerkenswert ist, daß sie durch Adrenalininjektion ausgelöst werden konnten. Zu denselben Ergebnissen war schon Lanz gekommen, auch Biedl, Noel Paton und seine Mitarbeiter, ferner Luckhardt, Sherman und Serkin kamen zu demselben Resultat. Gegenüber diesen zahlreichen positiven Resultaten scheinen mir die negativen von Mustard daher nicht ins Gewicht zu fallen.

Hingegen muß, wie Biedl und Noel Paton und seine Mitarbeiter betonen, angenommen werden, daß am Zustandekommen der tonischen Krämpfe höhere Zentren beteiligt sind. Dabei spielt allerdings das Kleinhirn, wie E. A. Spiegel und Y. Nishikawa neuestens zeigten, nicht jene wichtige Rolle, die ihm von Noel Paton zugeschrieben wird. Denn eine schon bestehende Tetanie wird durch die nachfolgende, fast totale Kleinhirnabtragung nicht aufgehoben. Es bleiben vielmehr spontane Krämpfe und auch das Trousseausche Phänomen auslösbar. Die beiden Autoren zeigten ferner, daß die Zentren, welche zum Zustandekommen der Karpopedalspasmen nötig sind, sich in der Medulla oblongata und dem Pons befinden. In diesen Hirnteilen müssen sich hauptsächlich die Reflexmechanismen abspielen, wenn auch eine Mitbeteiligung des Kleinhirnes nicht ausgeschlossen werden kann. Es sind dies dieselben Zentren, welche auch zum Zustandekommen der Enthirnungsstarre nötig sind. Die beiden Autoren zeigten auch in Übereinstimmung mit H. Schäffer, daß die Tetaniestarre nicht ganz stromlos ist, sondern auf einer Dauertätigkeit der Vorderhornganglienzellen beruht, die durch kontinuierliche Erregungen von seiten der Propriozeptoren aufrecht erhalten wird, ähnlich wie man dies bereits von der Katatonie und dem Parkinsonschen Rigor nachgewiesen hat.

Hingegen scheint sich für gewöhnlich die Großhirnrinde an der Übererregbarkeit nicht zu beteiligen, sondern im Gegenteil, wie unter normalen Verhältnissen hemmend einzugreifen. Schon Horsley und Lanz haben nachgewiesen, daß nach Exstirpation der motorischen Rindenfelder der einen Seite die Tetanie an der gekreuzten Körperhälfte bestehen bleibt. Ja es wird sogar das Entstehen der Tetaniekrämpfe auf der Gegenseite gefördert (Lanz, Biedl). Spiegel hat einen Fall von latenter Tetanie mitgeteilt, bei welchem sich eine linksseitige Hemiplegie entwickelte und nun in der paretischen Körperhälfte typische tetanische Krämpfe auftraten. Der Ausfall der von der rechten Großhirnrinde kommenden Hemmungen hat also den in den untergeordneten subkortikalen Zentren der Gegenseite entstehenden Zustand der Übererregbarkeit bis zu manifesten Krämpfen gesteigert.

Dadurch wird es wahrscheinlich gemacht, daß die Neurone verschiedener Ordnung bei den einzelnen Fällen in verschiedener Intensität befallen sein können. In den leichtesten Graden der menschlichen Tetanie sind hauptsächlich die Neurone erster und zweiter Ordnung befallen. Schon das in der Regel bilaterale Auftreten der Krämpfe, der Schmerzen und Spasmen weist auf das Rückenmark, bzw. auf die Medulla oblongata als Sitz der Erkrankung hin. Im akuten Stadium ist auch das vegetative Nervensystem immer mitbeteiligt. In den schwereren Fällen pflegen Erscheinungen aufzutreten, die die Mitbeteiligung noch höherer Zentren anzeigen. Zwangsbewegungen weisen auf das Mittelhirn, Gleichgewichtsstörungen auf das Kleinhirn, epileptiforme Konvulsionen auf die Beteiligung der motorischen Rindenfelder und Psychosen auf den Kortex im allgemeinen hin. Einen ähnlichen Gedankengang haben schon 1893 de Quervain, und später Ast verfolgt. Bei Kindern findet man tatsächlich mit zunehmender Intensität ein Aufsteigen nach den höheren Zentren. Überhaupt sind bei ihnen die höheren Zentren, wie Escherich hervorhebt, viel häufiger und stärker mitbeteiligt. Die Rückbildung pflegt in umgekehrter Reihenfolge einzutreten.

Wenn wir die bisherigen Ausführungen nochmals überblicken, so ist das Wesentliche bei der Tetanie eine Steigerung der Erregbarkeit, welche in allen Teilen des Nervenapparates auftreten kann.

In welchen Beziehungen stehen nun die Epithelkörperchen zur Übererregbarkeit, bzw. zu den abnormen Erregungszuständen in den Ganglienzellen? „Überall da, wo Erregung ist, ist auch Hemmung vorhanden" (Meltzer). Die Hemmungsvorgänge sind nach v. Bechterew als eine unerläßliche Schutzvorrichtung des Zentralnervensystems aufzufassen. Der normale Erregungszustand im Nervensystem wird durch die feinste Regulation von Förderung und Hemmung gewährleistet. Falta und Rudinger haben daher die Vermutung ausgesprochen, daß von den Epithelkörperchen aus Hemmungen nach dem Nervensystem ausgehen und daß die Verminderung bzw. der vollständige Ausfall dieser Hemmungen zu der spezifischen tetanischen Übererregbarkeit in demselben führe. Es schien nicht ausgeschlossen, diese Hypothese mit der von Mac Callum und Voegtlin entwickelten in Verbindung zu bringen. Diese Autoren haben angenommen, daß die Epithelkörperchen durch ein Hormon den Kalkstoffwechsel im Zentralnervensystem irgendwie beeinflussen. Falta und Kahn haben daher das Epithelkörperchenhormon als ein assimilatorisches Hormon aufgefaßt, durch dessen Wegfall Kalkverlust in der Nervensubstanz und damit ein erhöhter Erregungszustand eintrete.

Bevor wir uns mit dieser Frage beschäftigen, müssen wir uns zuerst die Frage vorlegen, ob die Epithelkörperchen tatsächlich ein Hormon produzieren bzw. ob die nach Ektomie der Epithelkörperchen auftretenden Erscheinungen tatsächlich auf den Ausfall dieses Hormons zurückzuführen sind. So wahrscheinlich diese Annahme auch war, so ist sie doch erst durch die neuesten Untersuchungen von J. B. Collip gesichert worden. Collip gelang es, aus Rinderepithelkörperchen ein wirksames Extrakt zu erzeugen, das bei peroraler, subkutaner oder intravenöser Zufuhr das Auftreten der tetanischen Erscheinungen nach Epithelkörperchenektomie verhindert, bzw. die bereits vorhandenen Erscheinungen beseitigt. Das Extrakt ist hitzebeständig, das wirksame Prinzip ist in Äther unlöslich, in Alkohol bis zu einer Konzentration desselben von $90^0/_0$ löslich. Genau wie die Insulinbehandlung bei pankreasektomierten Tieren muß auch die Parathyreoidinbehandlung epithelkörperchenektomierter Tiere beständig durchgeführt werden. Beim Aussetzen der Behandlung treten die tetanischen Erscheinungen sofort wieder auf.

Man kann sich dieses Eingreifen des Epithelkörperchenhormons auf verschiedene Weise vorstellen. Die bisher vorliegenden Ansichten kann man hauptsächlich für zwei Möglichkeiten ins Auge fassen. Nach der einen Ansicht soll das Hormon der Epithelkörperchen im Körper entstehende Gifte unschädlich machen, die sonst das Zentralnervensystem vergiften, nach der anderen Ansicht wären es physikalisch-chemische Störungen, die nach Ausfall des Epithelkörperchenhormons im Blute und in der Nervensubstanz auftreten.

Die Entgiftungstheorie ist die ältere. Ursprünglich hat man die Schilddrüse als das giftbereitende Organ aufgefaßt (Vassale und Generali), später wurde von Pineles, Pfeiffer und Meyer, Ceni und Besta, Berkeley und Beebe, von Wiener und vielen anderen ein spezifisches Gift angenommen. Diese Anschauung führte auch zu dem Versuch, Immunsera zu erzeugen, doch sind die Ergebnisse aller dieser Versuche bisher nicht überzeugend gewesen.

Von anderer Seite wurde die Entstehung der durch das Epithelkörperchenhormon zu entgiftenden Gifte besonders in den Darm verlegt. Von diesen Autoren wird in den bei der Darmfäulnis entstehenden proteogenen Aminen (nach Resch Paroxyäthylphenylamin) das Tetaniegift gesehen. Unter diese Autoren gehören die Vertreter der Guanidintheorie.

Koch fand zuerst im Harn parathyreopriver Hunde Methylguanidin. Noel Paton und seine Mitarbeiter wiesen sowohl im Blute wie im Kot eine wesentliche Steigerung des Guanidins und Methylguanidins nach. Auch Burns und Sharpe fanden bei parathyreopriver Tetanie Anstieg des Guanidins im Blut und im Harn. Die Noel Patongruppe nimmt an, daß die Epithelkörperchen eine entgiftende Funktion haben, indem sie das Guanidin in Kreatin umwandeln. P. S. Henderson nimmt an, daß bei parathyreopriven Hunden entweder eine vermehrte Ausschüttung von Guanidin aus den Muskeln stattfinde, oder daß die Muskeln die Fähigkeit verloren haben, das irgendwo gebildete Guanidin aufzunehmen. Denn er findet eine Abnahme des gesamten und des freien Guanidins und einen Anstieg des Kreatins im Muskel. Auch A. Palladin und L. Griliches finden den Kreatingehalt des Muskels sowohl bei Guanidinvergiftung, wie bei der parathyreopriven Tetanie vermehrt, dabei findet eine vermehrte Ausscheidung von Kreatin im Harn statt, während die Kreatininausscheidung sich nicht wesentlich ändert. Wenn den guanidinvergifteten Kaninchen Kalzium verabreicht wird, so wird der Kreatingehalt des Muskels und des Harnes normal, sobald die Krämpfe verschwunden sind. Bekanntlich erzeugt das Guanidin bei Tieren Krämpfe, welche denen bei Tetanie sehr ähnlich sind. C. K. Watanabe (Laboratorium von Underhill) findet bei Guanidinvergiftung den Phosphorgehalt des Serums erhöht, den des Ca vermindert, also, wie wir später sehen werden, eine Übereinstimmung mit den Veränderungen des Tetanieserums. Auch P. György und H. Vollmer finden bei guanidinvergifteten Tieren Erhöhung des Serumphosphors und Erniedrigung der Serumkalksalze. Bayer fand eine Erniedrigung der Ca-Ionen. Ferner erzeugt das Guanidin Hypoglykämie. Eine solche soll nach den Untersuchungen von Underhill auch nach Epithelkörperchenektomie auftreten, was allerdings von anderer Seite bestritten wird (Salvesen u. a.). Auch E. Frank, R. Stern und N. Nothmann weisen auf die große Ähnlichkeit der Guanidinvergiftung mit der parathyreopriven Tetanie hin. Bei Verwendung des viel giftigeren Dimethylguanidins finden sie bei Katzen alle Symptome der Spasmophilie: maximale galvanische Übererregbarkeit, Laryngospasmus, eklamptische Anfälle und Karpalspasmen. Mit besonderem Nachdruck hat sich Biedl im Hinblick auf die Untersuchungen von Paton und Findley und auf frühere Untersuchungen von A. Fuchs für die Guanidintheorie eingesetzt. A. Fuchs hatte im Laboratorium Biedls nach Guanidinvergiftung bei Tieren epileptiforme Anfälle beobachtet. A. Biedl verweist auf seine frühere Behauptung, daß die proteinogenen Amine in vermehrter Menge im Harn und Kot der Tetanietiere vorkommen und hält jetzt das Guanidin für das gesuchte Tetaniegift. Alle Veränderungen im Säure-Basengleichgewicht (Alkalose), von denen später noch die Rede sein soll, wie alle anderen Symptome der Tetanie und insbesondere die Muskelkrämpfe seien Folgen der Guanidinvergiftung.

Gegen die Guanidintheorie sind gewichtige Einwände erhoben worden. Ich erwähne nur, daß Greenwald den Guanidinstickstoff im Harn bei parathyreopriven Hunden nicht vermehrt fand. Ferner fand Kl. GollwitzerMeier die Alkalose erst nach Abklingen der tetanoiden Erscheinungen. Ferner haben G. Bayer und Otto Form bei der chronischen Guanidinvergiftung der Ratten kein einziges der charakteristischen Symptome der chronischen Tetanie finden können. Besonders vermißten sie die bei jungen Tieren so charakteristische

Kataraktbildung und die Veränderung der Nagezähne. Es fand sich auch keine Vergrößerung der Epithelkörperchen, die angenommen werden müßte, wenn die Epithelkörperchen an der Entgiftung des Guanidins im Körper beteiligt sind. Auch H. A. Salvesen hat sich gegen die Guanidintheorie ausgesprochen, da er Veränderungen des Kalzium- und Phosphorgehaltes im Blute guanidinvergifteter Tiere vermißte. Ferner weist Spiegel darauf hin, daß die für die Guanidinvergiftung typische Meningoenzephalomyelitis (degenerative Veränderungen des Parenchyms, proliferative Veränderungen des Gliagewebes und mononukleäre Infiltration (Rosenthal, Pollak und Kirschbaum) bei der Tetanie fehlen. Endlich konnte die durch Injektion von Parathyrin erzeugte Hyperkalzämie durch Guanidin nicht beeinflußt werden. Diese Einwände erkennen also zum Teil die beobachteten Veränderungen im Guanidinstoffwechsel ektomierter Tiere an, sie wenden sich nur dagegen, daß sie für das Zustandekommen der tetanischen Erscheinungen von wesentlicher Bedeutung sind.

Für die Entgiftungstheorie schien auch die Beobachtung zu sprechen, daß Fleischnahrung die parathyreoprive Tetanie ungünstig beeinflußt. Ich werde auf diesen Punkt später zurückkommen.

Unter den Veränderungen, die sich im Mineralstoffwechsel ektomierter Tiere nachweisen lassen, stehen die Störungen des Kalziumstoffwechsel an erster Stelle.

Nach den Untersuchungen zahlreicher Autoren sinkt nach der Epithelkörperchenexstirpation der Kalkgehalt des Serums von 9,2—11,3, also durchschnittlich 10,5 mg% auf niedrigere Werte ab. Wird der Wert von 7 mg% erreicht oder unterschritten, so kommt es regelmäßig zum tetanischen Anfall (Mac Callum und Voegtlin). Von neueren Untersuchungen erwähne ich nur die von E. W. H. Cruickshank (1923), (Herabsetzung des Ca-Gehaltes von Körperchen und Plasma) A. B. Hastings und A. H. Murray jr. (1921), H. Leicher (1922), Salvesen (1923, 1924), W. Boothby (1924), Woringer (1923). Bekanntlich findet sich der Kalk im Blute in dreierlei Formen: als nicht dissoziierte Kalksalze, als freies Ca-Ion und als kolloidale Ca-Eiweißverbindung. Schon Neurath fand mittels der Writeschen Methode den sogenannten aktiven Kalk im Blute tetanischer Kinder vermindert. P. Trendelenburg und W. Göbel wiesen neuerdings nach, daß nicht nur der Gesamtkalk, sondern auch die Ca-Ionen im Blute parathyreopriver Tiere vermindert sind.

Auch die Wirkung des Tetanieserums auf das herausgeschnittene Froschherz ist dieselbe wie bei Kalziumentzug.

Alle diese Untersuchungen haben erst durch die Befunde Collips volle Bedeutung erlangt; denn Collip konnte zeigen, daß durch die Einverleibung seines wirksamen Epithelkörperchenextraktes bei ektomierten Hunden der erniedrigte Kalziumspiegel nach einer Latenzperiode von einigen Stunden wieder zur Norm zurückkehrt und daß damit alle tetanischen Erscheinungen verschwinden. Überdosierung bei ektomierten Hunden bzw. Einverleibung von Epithelkörperchenextrakt bei normalen Hunden führt zur Hyperkalzämie und zu eigenartigen Erscheinungen: Verlust des Appetits, Dösigkeit, Koma, allgemeine Atonie, Ansteigen der Viskosität und der Gerinnungsfähigkeit des Blutes, Ansteigen des Reststickstoffes, Sinken des Cl-Gehaltes.

Die Kalkausscheidung durch Harn und Kot wurde zuerst durch Mac Callum und Voegtlin bei parathyreopriven Tieren untersucht und vermehrt gefunden. Dasselbe beobachtete auch Cattaneo. Untersuchungen über die Kalkbilanz bei tetaniekranken Kindern ergaben häufig vermehrte Kalkausscheidung (L. V. Iddo und Sarle u. a.). In neuester Zeit ist besonders durch H. A. Salvesen wieder auf den Befund einer vermehrten Kalkausscheidung bei parathyreopriven Hunden Gewicht gelegt worden. Das Sinken des Ca-Spiegels im Blute ist nach Salvesen die Folge der vermehrten Kalkausscheidung.

Mit dem Absinken des Ca-Spiegels im Blute geht nach Angabe vieler Autoren eine Abnahme des Kalkgehaltes der Nervensubstanz einher. Quest hat zuerst darauf hingewiesen, daß das Gehirn von an Tetanie verstorbenen Kindern sehr kalkarm ist. Nach Aschenheim ist nicht so sehr die Kalkarmut als das veränderte Verhältnis von Alkalien zu Erdalkalien charakteristisch. Allerdings haben M. Cohn, Leopold und v. Reuß diese Befunde nicht bestätigt, auch hat Grosser eingewendet, daß diese relative Kalkverminderung nicht in einer Verarmung an Kalk, sondern darin ihren Grund haben könnte, daß bei den an Tetanie verstorbenen Kindern häufig Hirnödem besteht. Die Untersuchungen von Quest erhalten jedenfalls dadurch eine Stütze, daß Mac Callum und Voegtlin und später Cook auch bei parathyreopriven Tieren den Kalkgehalt des Gehirnes vermindert gefunden haben.

Experimentelle Untersuchungen zeigen ferner, daß die Funktion der Epithelkörperchen die Knochenbildung beeinflußt. Morel und Canal fanden die Heilung der Frakturen bei epithelkörperchenektomierten Tieren verzögert und die Kallusbildung verlangsamt. Erdheim zeigte, daß ein solcher Kallus auffallend Ca-arm ist. Leopold und v. Reuß fanden das Skelett jugendlicher parathyreopriver Ratten kalkärmer als das der Kontrolltiere. Auf einen Kalkverlust bei Epithelkörpercheninsuffizienz deuten auch die Angaben von Schüller hin, daß die Knochen bei der chronischen Tetanie im Röntgenbild eine eigentümliche Rarefizierung der Bälkchen und hochgradige Atrophie zeigen, eine Beobachtung, die wir in fast allen daraufhin untersuchten Fällen bestätigen konnten. Wir fanden dies allerdings auch in einigen Fällen, die nie Tetanie gehabt hatten.

Während sich demnach bei Epithelkörpercheninsuffizienz eine Kalkarmut des Knochensystems entwickelt, findet man andererseits bei Zuständen, bei denen anscheinend vermehrte Anforderungen an die Kalkassimilation gestellt werden (Rachitis, Osteomalazie usw.), die Epithelkörperchen sehr oft hypertrophiert.

Auf die günstige Wirkung der Kalktherapie bei allen Formen der Tetanie werde ich später noch ausführlich eingehen. Hier sei nur erwähnt, daß große Dosen von $CaCl_2$, aber auch von Kalziumlaktat und Kalziumazetat die Erregbarkeit deutlich herabsetzen, wobei der Ca-Spiegel im Blute wieder ansteigt. (Hingegen wirkt Kalziumphosphat erregbarkeitssteigernd.) Man kann sogar mit Sicherheit annehmen, daß bei Verlust eines großen Teiles des Epithelkörperchenmaterials Menschen wie Tiere durch große Dosen von Ca über die gefährliche Zeit hinweggebracht werden können, bis die restierenden (evtl. akzessorischen) Epithelkörperchen Zeit zur Hypertrophie gefunden haben.

Die Bedeutung der Kalktherapie geht überdies auch aus den Beobachtungen über die Beeinflussung der tetanischen Erscheinungen durch die Fleisch- bzw. Milchkost hervor. Aus der großen Zahl einschlägiger Versuche erwähne ich nur die von L. R. Dragstedt und die von Luckhardt. Dragstedt gelang es bei einem großen Prozentsatz seiner Versuchstiere das Auftreten der Krämpfe durch Monate zu verhindern, wenn sie ausschließlich mit Milchzucker, Milch und Weißbrot gefüttert wurden, während bei Fütterung mit Fleisch die Tiere unter den typischen Krämpfen eingingen. Dragstedt nahm an, daß durch die Umstimmung in der Bakterienflora des Darmes das Auftreten einer bakteriellen Proteolyse und dadurch die Entstehung toxischer Proteinderivate verhindert würde. Auch Luckhardt und seine Mitarbeiter glaubten, daß das Ausbleiben der tödlichen Krämpfe bei ihren Versuchstieren auf der

Zurückdrängung der Flora eiweißspaltender Bakterien beruhe. Die günstige Wirkung großer Dosen von Ca beruht nach ihrer Ansicht vielleicht darauf, daß die nach Entfernung der Epithelkörperchen auftretende größere Durchlässigkeit des Darmes für die gebildeten Toxine durch Ca wieder rückgängig gemacht würde. Marine hatte überdies schon 1914 darauf hingewiesen, daß Milchkost den Krankheitsverlauf bei parathyreopriven Hunden mildere, Fleischkost ihn ungünstiger gestalte. Alle diese Versuche lassen sich aber für die Entgiftungstheorie nicht verwenden, denn es ist sehr wahrscheinlich, daß die günstige Wirkung der Milchdiät auf ihrem hohen Gehalt an Ca beruht. H. A. Salvesen hat gezeigt, daß die Milchdiät ihre günstige Wirkung verliert, wenn der Kalk der Milch durch Natriumoxalat vorher größtenteils ausgefällt worden war. Es kommt also bei allen diesen Versuchen immer wieder auf die Kalkbehandlung heraus, die, wie wir oben gesehen haben, auch eine andere Deutung zuläßt. Daß man bei Fleischdiät größere Mengen von Ca notwendig hat, um die Krämpfe zu verhindern, könnte auch in dem hohen K-Gehalt des Fleisches seinen Grund haben (siehe später).

Es liegt also schon ein enormes Tatsachenmaterial vor, welches die hohe Bedeutung des Epithelkörperchenhormons für die Regulation des Ca-Stoffwechsels im tierischen Organismus erweist. Wir können diese Tatsachen nochmals kurz dahin zusammenfassen, daß ohne Epithelkörperchenhormon der Ca-Spiegel im Blute und damit auch die Ca-Ionen absinken und daß bei einem Überschuß von Epithelkörperchenhormon der Ca-Spiegel und wahrscheinlich auch die Ca-Ionen im Blute ansteigen. Es ist sehr wahrscheinlich, daß dadurch auch der Ca-Gehalt der Gewebe und die Kalkapposition im Knochen in entsprechender Weise verändert wird. Da wir nun wissen, daß durch Kalkzufuhr beim normalen Organismus der Ca-Spiegel nur schwer zum Ansteigen zu bringen ist, sondern daß der Kalk zum größten Teil wieder in den Darm ausgeschieden wird, ferner daß wir auch bei der Tetanie bei peroraler Zufuhr von Kalk nur durch Massenwirkung den Ca-Spiegel des Blutes erhöhen können und daß in kurzer Zeit der frühere Ca-Spiegel sich wieder herstellt, so ist es wahrscheinlich, daß das Epithelkörperchenhormon die Fähigkeit hat, den Kalk im Blute sozusagen zu halten. Da von dem Ca-Spiegel des Blutes der Kalkgehalt der Gewebe abhängig ist, so können wir daher mit einem gewissen Recht behaupten, daß die Assimilation des Kalkes durch das Epithelkörperchenhormon reguliert wird.

In welcher Weise kann man sich nun die Beziehung zwischen dieser Störung der Kalkassimilation und den tetanischen Symptomenkomplex vorstellen? Im Vordergrund desselben steht die Erregbarkeitssteigerung des Nervensystems, die in ihrer Art für die Tetanie spezifisch ist. Eine einseitige Herabsetzung des Kalkgehaltes des Blutes und der Gewebe muß zu einer Verschiebung im Kationenverhältnis führen. Die bisherigen Untersuchungen des Blutes haben tatsächlich gezeigt, daß der K-Gehalt normal bleibt (E. G. Groß und Fr. P. Underhill). Nun hat schon Jacques Loeb gezeigt, daß die normale Erregbarkeit der Zellen nur in einer physiologisch äquilibrierten Lösung, d. h. einer Lösung, in welcher die Kationen in demselben Verhältnis zu einander stehen wie im Blute, erhalten bleibt, daß aber eine Vermehrung der Alkalien im Verhältnis zu den Erdalkalien eine Herabsetzung der Erregbarkeit herbeiführt. R. Höber hat daher die Vermutung ausgesprochen, daß auch die Nervenerregbarkeit an den Quellungszustand bestimmter Erregungskolloide gebunden ist und daß dieser durch eine Verschiebung der Ionen modifiziert wird. Tatsächlich haben nun sehr zahlreiche Untersuchungen ergeben, daß sowohl bei normalen wie bei tetaniekranken Individuen der Erregungszustand der Nervensubstanz durch die Applikation von Salzen in entsprechender Weise verändert wird. Sabbatani hatte zuerst gefunden, daß die Applikation von Ca-Salzen auf die Hirnoberfläche die Erregbarkeit herabsetzt, von Natronsalzen sie steigert, Loeb, daß Ca-fällende Mittel die Erregbarkeit der Nerven erhöhen. Ferner hat Mac Callum gezeigt, daß eine mit Natriumoxalat durchspülte, also an Ca verarmte Extremität galvanisch übererregbar wird. Damit stimmen die Untersuchungen von R. Neurath überein, daß Injektion von Natriumoxalat zu Ca-Verarmung des Blutes und Steigerung der galvanischen Erregbarkeit führt. Nach den Untersuchungen von R. Chiari und A. Fröhlich gilt dies auch für die vegetativen Nerven. M. Nothmann und A. Wagner fanden, daß Einverleibung von K- und Na-Salzen bei normalen Individuen direkt tetanische Symptome hervorruft und zwar sind die K-Salze wirksamer als die Na-Salze. Auch die Reaktion der Lösung spielt dabei eine gewisse Rolle. So hat sich z. B. gezeigt, daß von den K-Salzen das alkalische K_2HPO_4 stärker wirkt als das saure KH_2PO_4. Aber auch das neutrale KCl war wirksam, während von den Na-Salzen in dieser Versuchsanordnung nur das alkalische Na_2PO_4 und das alkalische $NaHCO_3$ und endlich das Natriumazetat, welches im Körper zu Natrium bicarbonicum verbrannt wird, tetanigen wirkte, während das saure NaH_2PO_4 und das neutrale NaCl unwirksam waren. Das saure $NH_4H_2PO_4$ wirkte in Übereinstimmung mit den Untersuchungen von Adlersberg und Porges sogar erregbarkeitshemmend.

Analog liegen die Verhältnisse bei schon bestehender Übererregbarkeit. J. Rosenstern gab zuerst an, daß Kochsalzdarreichung bei Säuglingen anodische Übererregbarkeit, ja Laryngospasmus hervorrufen könne, während Ca- und Mg-Salze hemmend wirken. W. Johannsen findet bei Spasmophilen nach Zufuhr von $NaHCO_3$ manifeste spasmophile Symptome auftreten. Nach Wilson, Stearns und Thurlow steigern die Alkalien die tetanischen Erscheinungen. Besonders stark wirken die Kaliumsalze erregbarkeitssteigernd (Jeppson, Lust, Mac Callum u. a.). Nach C. Binger erzeugt neutrales Natriumphosphat bei Hunden, intravenös injiziert, tetanische Erscheinungen, in geringerem Grade auch das Na_2HPO_4. Die tetanigene Wirkung der Phosphatgemische hat ihre Grenze bei $P_H = 6$, Lösungen mit niedrigerem P_H erzeugen keine Tetanie. Nach Adlersberg und O. Porges wirkt hingegen saures Ammoniumphosphat ausgesprochen günstig. György und Freudenberg haben ferner gezeigt, daß Salmiak die Erscheinungen bei Tetanie günstig beeinflußt, worauf ich später bei Besprechung der Therapie noch zurückkommen werde.

Wir können also die bisherigen Untersuchungen dahin zusammenfassen, daß eine Kationenverschiebung zugunsten der Alkalien und insbesondere des K erregbarkeitssteigernd wirkt und daß diese Wirkung um so stärker ist, je stärker alkalisch die verwendeten Salze sind. Diese letztere Beobachtung hat zu der Theorie geführt, daß nicht die Kationenverschiebung, sondern die Alkalose das auslösende Moment bei den tetanischen Erscheinungen sei. Rona und Takahashi hatten schon 1913 die Anschauung entwickelt, daß die Menge des ionisierten Ca von der Reaktion abhängig ist. Sie haben die Gleichung $Ca = \dfrac{H}{HCO_3}$ aufgestellt. Da sich bei der Tetanie gleichzeitig mit dem Absinken des Ca-Spiegels im Blut fast regelmäßig eine Erhöhung des Gesamtphosphors (G. Howland und B. Kramer, A. B. Hastings und H. A. Murray jun., Groß und Underhill, Fr. S. Hammet, P. György, Elias und Spiegel, Elias und Weiß) — nach Elias und Weiß handelt sich es um eine Erhöhung des anorganischen Phosphors —

findet [1], so haben Freudenberg und György die Gleichung folgendermaßen modifiziert: $Ca = K \dfrac{H}{CO_3 . HPO_4}$. Eine Erhöhung des Nenners ist daher gleichbedeutend mit einer Verminderung der Ca-Ionisation. Nun haben D. W. Wilson, Th. Stearns und M. de G. Thurlow bei ektomierten Hunden im Stadium der latenten Tetanie eine Alkalosis des Blutes, mit Einsetzen der Krämpfe (durch die dabei entstehenden Säureprodukte), eine Azidose gefunden. Dem gegenüber fand Togawa im akuten Stadium zwar eine Azidose, sonst aber nur einen leichten Grad von Alkalose. Auch Elias und Kornfeld, Hastings, Murray, P. Drucker und F. Faber u. a. fanden das P_H unverändert, ebenso Ylppö in der Lumbalflüssigkeit tetaniekranker Kinder. Auch die von Cruickshank u. a. gefundene Herabsetzung der Alkalireserve konnte von anderen nicht bestätigt werden.

Die Theorie von der Veränderung des Säure-Basengleichgewichtes bei der Tetanie schien in jüngster Zeit eine bedeutende Stütze durch die Entdeckung der Überventilationstetanie zu erfahren. In Bestätigung früherer Angaben von Vernon haben Grant und Goldmann, Collip und Backus, Frank, Freudenberg und György, Porges und Adlersberg und Tezner gezeigt, daß bei forcierter Atmung Symptome der Tetanie (Fußklonus, Chvostek, Trousseau, Erb) auftreten, ja es kann sogar zu tonischen Krämpfen kommen. Dabei wird der Harn weniger sauer, die Ammoniakausscheidung sinkt ab, im Blut findet sich eine Abnahme der Kohlensäurespannung und ein nachweisbares Absinken der H^+. Auch bei Fällen mit latenter Tetanie kann durch Überventilation ein akuter Anfall ausgelöst werden. Freudenberg und György und György und Vollmer haben dann die Annahme, daß eine Alkalosis zu tetanischen Erscheinungen führe, auch auf die menschliche Tetanie übertragen. Die Alkalose gehe mit Phosphatstauung einher. Dies bewirke Verminderung des ionisierten Kalkes im Blute, dadurch käme es zur Abspaltung von Ca aus den Gewebskolloiden der Nervensubstanzen und dadurch zu Übererregbarkeit. Freudenberg und György wiesen auch darauf hin, daß die perorale Zufuhr von $CaCl_2$ eine Azidose erzeuge. Die $CaCl_2$ Therapie sei daher nicht eine Kalk-, sondern eine Säuretherapie, also eine Therapie gegen die bestehende Alkalosis.

Eine weitere Stütze für diese Annahme schienen die Untersuchungen über die experimentelle Magentetanie zu ergeben. Mac Callum, später Mac Cann, Hastings und Murray zeigten, daß bei Anlegung einer Pylorusfistel, die den sauren Magensaft nach außen ableitet und dadurch die Absonderung des alkalischen Darmsaftes nicht zustande kommen läßt, eine Vermehrung des Kohlensäurebindungsvermögens und eine Verringerung des H^+ und damit eine Übererregbarkeit der Nerven eintrete. Nach Kl. Gollwitzer-Meier gehen allerdings Alkalose und das Auftreten tetanischer Erscheinungen nicht parallel.

Die Annahme, daß bei der Überventilation die entstehende Alkalosis die alleinige Ursache der tetanischen Erscheinungen sei, ist ferner durch die Untersuchungen von O. Tezner in Frage gestellt worden, denn O. Tezner konnte in einem Selbstversuch zeigen, daß bei intravenöser Zufuhr von Bikarbonatlösung eine Alkalosis hervorgerufen werden könne, die ebenso hoch ist wie die bei der Atmungstetanie gemessene, ohne daß es zu Tetanie kommt. Auch bei der experimentellen Magentetanie fällt es nach O. Tezner auf, daß nicht nur Säurezufuhr, sondern auch Infusion von Kochsalzlösung, letztere sogar noch besser, die tetanischen Erscheinungen beseitige. Noch mehr Gründe ließen

---

[1] Zum Unterschiede von der Tetanie ist bei der Rachitis Ca normal oder fast normal und P erniedrigt (Howland und Kramer, Mc. Collum, E. V. Shipley und Park, Fr. S. Hammet).

sich aber dagegen einwenden, die Erfahrungen bei der Atmungs- bzw. bei der experimentellen Magentetanie ohne weiteres auf die parathyreoprive oder auf die anderen verschiedenen Formen der Tetanie zu übertragen. Denn bei diesen wirke Ca lacticum, welches doch nicht azidotisch wirkt, ebenso günstig wie $CaCl_2$. Endlich zeigte O. Tezner, daß bei der Kindertetanie bei ein und demselben Kranken Ca lacticum ebenso günstig wie Salmiak wirken könne. Auch Kl. Gollwitzer-Meier und C. Meyer betonen, daß zwar der Alkalose bei den tetanischen Erscheinungen durch Überventilation eine gewisse Rolle zukomme, daß aber die Erscheinungen im Blute sich so mannigfaltig gestalten, daß ein abschließendes Urteil noch nicht möglich sei.

Wenn wir nun nach Schilderung des vorliegenden Tatsachenmateriales auf die eingangs gestellte Frage zurückkommen, ob sich alle Tetanieformen auf eine einheitliche Stoffwechselstörung zurückführen lassen, so ist diese Frage heute wohl noch nicht mit Sicherheit zu bejahen, sie ist aber auch nicht zu verneinen. Daß die P_H im Blute bei Tetanie konstant bleibt, haben wir bereits erwähnt. Eine Änderung derselben scheint aber gar nicht nötig zu sein. Schließlich handelt es sich bei den geschilderten Zuständen und Eingriffen immer um dasselbe, nämlich um die Steigerung der Ionisierung bzw. um die Entionisierung des Blutkalkes.

Daß dabei der Organismus die Reaktion des Blutes sorgfältig zu erhalten versucht, indem er z. B. bei Säurezufuhr mit einer Mehrausscheidung von primären Phosphaten reagiert usw., ändert an der Beeinflussung der Nervenerregbarkeit durch die Zu- bzw. Abnahme der Kalkionisation nichts. Wenn wir annehmen, wozu wir durch das vorliegende Tatsachenmaterial zu der Annahme berechtigt erscheinen, daß die Ionisation des Blutkalkes unter der Kontrolle der Epithelkörperchen steht, so kann eine Epithelkörperchen-insuffizienz entweder **primär** durch krankhaft verminderte Parathyreoidinproduktion oder **sekundär** durch übermäßig gesteigerte Anforderungen (Überventilation, Erbrechen saurer Massen usw.) zustande kommen. In beiden Fällen tritt die tetanische Übererregbarkeit ein. Es ist bemerkenswert, daß eine solche Insuffizienz gegenüber gesteigerten Anforderungen nicht nur die typischen tetanischen Erscheinungen, sondern bei bestehender Krampfbereitschaft gleichzeitig auch andersartige Krämpfe auszulösen vermag (Auslösung epileptischer Krämpfe bei Epileptikern durch Überventilation, Forster), wodurch das häufige Zusammentreffen von Tetanie und Epilepsie dem Verständnisse näher gerückt wird.

Zum Schluß sei endlich noch die Frage erörtert, ob nach Ausfall der Epithelkörperchen sich unter allen Umständen das Bild der Tetanie entwickelt. Das Auftreten von Tetanie nach Epithelkörperchenektomie ist bei allen bisher untersuchten Tierarten beobachtet worden. Es fragt sich daher nur, ob der vollständige Verlust der Epithelkörperchen in jedem einzelnen Falle zur Tetanie führt und ob nicht eventuell durch irgendwelche Maßnahmen das Auftreten der Tetanie verhindert werden kann. Schon Haberfeld und Schilder gaben an, daß Kaninchen, denen sie zuerst die vier Epithelkörperchen und später die Thymusdrüse mit den akzessorischen Epithelkörperchen exstirpierten, am Leben blieben. Lückenlose Serienschnitte ergaben das Fehlen jeglichen Epithelkörperchengewebes. Wiener behauptete sogar, daß von 45 Tieren mit totaler Ektomie 20% keine Erscheinungen von Tetanie zeigten. In den zahlreichen eigenen Versuchen an Hunden, Kaninchen und Katzen habe ich niemals ein Überleben der Tiere gesehen. Auch Biedl, Hagenbach u. a. vertreten die Ansicht von der unbedingt lebenswichtigen Funktion der Epithelkörperchen. Ferner wird, wie ich eben erwähnte, von mancher Seite behauptet, daß durch eine bestimmte Diät das Auftreten der tetanischen Krämpfe verhindert werden und daß auf diese Weise total ektomierte Tiere am Leben erhalten werden können. L. R. Dragstedt konnte durch eine Diät, die aus Milch, Weißbrot und Milchzucker bestand, fast 90% seiner Versuchstiere am Leben erhalten, während sonst höchstens 3% am Leben blieben. Es waren darunter männliche und weibliche Tiere, wofern letztere nicht trächtig waren. Aber auch die trächtigen oder laktierenden Tiere konnten am Leben erhalten werden, wenn sie außer durch die eben angegebene Diät auch mit großen Dosen von Ca behandelt wurden. Auch Luckhardt und seine Mitarbeiter geben an, daß sie totalektomierte Tiere bei Verfütterung großer Dosen von Ca am Leben erhalten konnten. Tiere im Zustand der Gravidität oder Laktation oder Brunst benötigten größere Mengen von Ca. Auch Salvesen konnte bei Ernährung mit Milch parathyreoprive Hunde jahrelang im Zustand latenter Tetanie halten. Daß auch die Tiere von Dragstedt und Luckhardt in einem Zustand latenter Tetanie waren, geht schon daraus hervor, daß ein Teil derselben, obwohl sie frei von Krämpfen waren, doch beiderseits Katarakt entwickelten. Wie ich schon früher erwähnte, bedeutet die von Dragstedt angewandte Diät schließlich nichts anderes als eine Ca-Behandlung. Von diesem Gesichtspunkte sind vielleicht auch die vorhin erwähnten Befunde von Haberfeld und Schilder verständlich, da es sich bei ihnen um Pflanzenfresser handelte und die meisten Vegetabilien reichliche Mengen von Kalk enthalten. Ferner weisen Marine und Shapiro und Jaffe darauf hin, daß man bei Berücksichtigung des Umstandes, daß sich bei den verschiedensten Säugetieren fast regelmäßig eine ganz unkontrollierbare Zahl von akzessorischen Epithelkörperchen findet, niemals ganz sicher sein könne, daß man auch alle Epithelkörperchen entfernt hätte, und sie glaubten daher, daß durch Ca oder durch Diät oder durch beides die Tiere gewiß über die schlimmste Zeit hinweggebracht werden könnten, bis die akzessorischen Epithelkörperchen hypertrophierten. Ohne Epithelkörperchen sei das Leben nicht möglich. Bei Abwesenheit von jeglichem Epithelkörperchengewebe könnten auch Ca-Salze das Leben des Tieres nicht retten. Die Frage ist noch nicht ganz geklärt, doch möchte ich wenigstens' so viel als gesichert annehmen, daß ohne Epithelkörperchen ein vollkommen tetaniefreier Zustand unmöglich ist.

Wir haben uns nun der Frage zuzuwenden, ob die einzelnen beim Menschen zu beobachtenden Formen von Tetanie auf Insuffizienz der Epithelkörperchen beruhen, bzw. inwieweit die pathologisch-anatomischen Befunde eine solche Annahme rechtfertigen.

Pathologische Anatomie. Die bisher bei Tetanie erhobenen pathologisch-anatomischen Befunde sind folgende: Akute Entzündungen der Epithelkörperchen sind bisher noch nicht gefunden worden. Von chronischen Entzündungen werden hauptsächlich Lues und Tuberkulose angegeben. Möller beschreibt einen Miliartuberkel in einem Epithelkörperchen bei allgemeiner Miliartuberkulose. Ferner wurden beschrieben: amyloide Entartung der kleinen Gefäße in den Epithelkörperchen (G. Thompson), ferner Hypoplasie, besonders nach Blutungen durch das Geburtstrauma (Haberfeld), evtl. mit deutlichen Residuen der Blutung, ferner frische Blutungen in die Epithelkörperchen durch Stauung (Proescher und Diller), ferner Atrophie bei großen Strumen und bei Lues hereditaria. Von Tumoren sind beschrieben Zysten, die sich aus den Follikeln entwickelten, ferner Metastasen bei Mammakarzinom (Pepere, Erdheim) und bei Bronchialkarzinom (Königstein). Ferner Hyperplasie der Epithelkörperchen bei Rachitis, Osteomalazie, Pagetscher Krankheit, ferner Tumoren, die ausschließlich aus oxyphilen Zellen bestehen (Möller), endlich die sogenannte Parastruma, eine von Epithelkörperchengewebe ausgehende Neubildung (J. Jäger).

Über Veränderungen im Zentralnervensystem bei Tetanie liegen in der älteren Literatur nur vereinzelte Angaben vor. So berichtet Rogovitsch über entzündliche Veränderungen. Neuere Untersuchungen ergaben nur degenerative Veränderungen der Nervenzellen (Alzheimer), speziell in den Vorderhornganglienzellen der Zervikal- und Lumbalanschwellung (Möllgaard) oder ein negatives, bzw. nur unspezifisches Resultat (Zappert, Toyofuku). Unaufgeklärt in seiner Bedeutung ist bisher der Befund einer prämaturen Sklerose der feinen und feinsten Hirngefäße, besonders im Mark des Großhirnes und im Zerebellum, welchen A. Pick in vier Fällen chronischer Tetanie erhob.

Die verschiedenen Formen der Tetanie beim Menschen und Ätiologie. 1. Die parathyreoprive resp. traumatische Tetanie. Nathan Weiß (Klinik Billroth) hat zuerst darauf hingewiesen, daß nach Exstirpation der Schilddrüse häufig Tetanie auftritt. Besonders eingehend wurde dieser Gegenstand in den Publikationen von v. Eiselsberg und von Kocher behandelt. Eine klassische Schilderung der Tetanie nach Schilddrüsenexstirpation findet sich in den Krankheiten der Schilddrüse von v. Eiselsberg. In Wien wurde die Tetania „strumipriva" viel häufiger beobachtet wie in Bern. Kocher sah unter 40 Fällen von Totalexzision der Schilddrüse nur neunmal Tetanie, darunter bloß dreimal ausgesprochene Tetanie; unter 30 Fällen von partieller Exstirpation sechsmal akute Tetanie, unter 97 Operationen bei Basedow fünfmal Tetanie; in einem Falle führte die Unterbindung aller vier Schilddrüsenarterien zu perakuter Tetanie. Auch epileptiforme Tetanie wurde im Anschluß an partielle Exstirpation der Schilddrüse von v. Eiselsberg, von Kocher u. a. beobachtet. Ursprünglich wurde die Tetanie auf den akuten Ausfall der Schilddrüse bezogen. Mit der wachsenden Erkenntnis von der Bedeutung der Epithelkörperchenfunktion wurden bald Stimmen laut, die die Schilddrüsentetanie auf eine gleichzeitige Schädigung resp. Mitentfernung der Epithelkörperchen zurückführten. Grundlegend für diese Ansicht sind die Untersuchungen von Pineles, Biedl und Erdheim. Letzterer untersuchte drei Fälle, welche an typischer, mehr oder weniger akuter Tetanie nach der Strumektomie zugrunde gegangen waren. Bei dem ersten Fall, der einen mehr chronischen Verlauf gezeigt hatte, wurde die ganze Halspartie in Serienschnitte zerlegt; es fand sich, daß alle vier Epithelkörperchen fehlten, hingegen mitten im Thymusgewebe zwei kleine akzessorische Epithelkörperchen vorhanden waren. Bei den beiden anderen Fällen, die akuter verliefen, fand sich kein funktionsfähiges Epithelkörperchen mehr. Erdheim wies darauf hin, daß die größere Häufigkeit der strumipriven Tetanie in Wien ihren Grund an der daselbst früher geübten Operationsmethode hatte, während die Mikuliczsche Keilresektion resp. die Kochersche Resektionsenukleation eher geeignet war, die Epithelkörperchen zu schonen. Doch darf der Genius loci wohl nicht ganz unberücksichtigt gelassen werden. Nachdem man heute über die Bedeutung und Topographie der Epithelkörperchen informiert ist, gehört die Tetanie nach Operationen an der Schilddrüse zu den Seltenheiten. In einer aus dem Jahre 1915 stammenden Statistik berichtet v. Eiselsberg über 14 leichte, 5 mittelschwere und 3 tödliche Fälle von Tetanie unter 1300 Kropfoperationen; die Statistik von Guleke weist sogar 49% Mortalität auf. Ein präparatorisches Aufsuchen der Epithelkörperchen ist nicht notwendig, es genügt nach dem Vorschlage von Pineles und Erdheim, die beiden Unterlappen stehen zu lassen; nur bei Struma maligna, wo es darauf ankommt, die ganze Schilddrüse zu entfernen, ist das Aufsuchen der Epithelkörperchen direkt indiziert. v. Eiselsberg hat einen Fall mitgeteilt, bei welchem wegen malignen Adenoms ein großer Teil der Schilddrüse entfernt wurde. Es entwickelte sich ein Myxödem. Mit dem Auftreten von Metastasen im Sternum ging das Myxödem zurück. Exstirpation dieser

Metastasen (Heilung per secundam) führte zu Wiederauftreten der myxödematösen Erscheinungen und zur Tetanie. Erdheim deutete diesen Fall so, daß bei der ersten Operation eines der unteren Hauptepithelkörperchen zurückgelassen wurde, welches der zweiten Operation zum Opfer fiel.

Die Ätiologie der thyreopriven Tetanie ist heute geklärt. Diese Form der Tetanie ist auf den Verlust resp. die Schädigung der Epithelkörperchen bei der Operation zurückzuführen.

Einen Fall von traumatischer Tetanie beim Erwachsenen teilen Proescher und Diller mit. Ein junger Mann bekam acht Tage nach einem schweren Sturz typische Tetanie. Bei der Autopsie fanden sich in den an und für sich hypoplastischen Epithelkörperchen zahlreiche kleine und frische Blutungen. Auch Morawitz teilt einen Fall mit, bei dem sich nach Sturz von der Treppe Tetanie entwickelte. Zur traumatischen Tetanie gehören wahrscheinlich auch zahlreiche Fälle von Säuglingstetanie, die ich später bei der Kindertetanie besprechen werde.

2. Tetanie bei Schilddrüsenerkrankungen. Fälle von Tetanie bei Myxödem sind selten. Sie sind auffallenderweise häufig mit Epilepsie kombiniert (Fälle von Stewart, Schönborn, Falta, Curschmann). Ein sehr interessanter Fall wurde vor kurzen in meiner Anstalt beobachtet. Es handelte sich um einen typischen Fall vom Myxödem und Fettsucht, der nie irgendwelche Symptome von Tetanie gezeigt hatte. Anläßlich der Studien über den Salzstoffwechsel durch F. Högler wurden der Patientin große Mengen von Natrium bicarbonicum zugleich mit etwas Opium verabreicht, worauf sich ein typischer schwerer tetanischer Anfall einstellte, der mit dem Aussetzen der Natrium bicarbonicum-Zufuhr wieder spurlos verschwand. Anscheinend waren in diesem Fall durch den das Myxödem bedingenden Prozeß in der Schilddrüse auch die Epithelkörperchen in Mitleidenschaft gezogen.

Ähnlich sind wohl die Fälle von Thyreoiditis mit Tetanie zu erklären, die v. Eiselsberg und Kocher beobachteten. Bei strumöser Entartung der Schilddrüse können die mit der Kapsel verbundenen Epithelkörperchen gedehnt und so zur Atrophie gebracht werden. Erdheim hat eine solche Beobachtung gemacht, vielleicht gehören auch manche Fälle von Tetanie bei Morbus Basedowii hierher. Solche Fälle sind von Steinlechner, Fraisseix, Hirschl, Marinesco, Jakobi u. a. mitgeteilt worden. Auf die von v. Frankl-Hochwart beschriebene Trias Tachykardie, Tremor und Chvosteksches Symptom (II und III) mit Struma und Vasomotorenerregbarkeit komme ich noch bei der idiopathischen Tetanie zu sprechen. Dieser Zustand wurde von v. Frankl-Hochwart Tetanoid genannt. Über das Auftreten einer Hyper- resp. Hypothyreose im Anschluß an Tetanie siehe oben.

3. Tetanie bei Infektionskrankheiten und Intoxikationen. Bei den verschiedenartigsten Infektionskrankheiten wurde Tetanie beobachtet. Viel zitiert ist das gehäufte Auftreten von Tetanie bei Typhusepidemien (Aran und Rabaud). Ferner wurden bei Anginen, Influenza, akutem Gelenkrheumatismus, kruppöser Pneumonie und vielen anderen Infektionskrankheiten Tetanie beobachtet. Diese Beobachtungen stammen größtenteils aus Tetanieorten und fielen in die Tetaniezeit. Es ist daher sehr wahrscheinlich, daß in der Mehrzahl derselben die Infektionskrankheit nur das auslösende Moment darstellt, daß hier keine Form sui generis vorliegt, sondern daß diese Fälle der später zu besprechenden idiopathischen Tetanie zugehören. Es ist allerdings nicht unmöglich, daß ein generalisierter infektiöser Prozeß sich auch in den Epithelkörperchen lokalisiert, zur Infiltration oder wenigstens nur zur parenchymatösen Degeneration derselben führt und so vorübergehend die Funktion derselben schädigt.

In diese Kategorie gehören die Befunde von Tuberkulose der Epithelkörperchen. Hierüber liegen schon zahlreiche Angaben vor (Benjamin, Carnot et Delion, Pepere, Königstein, Stumme, Schmorl und Eggers). Carnot et Delion und Pepere beobachteten typische tetanische Symptome bei schweren Phthisen in den letzten Tagen ante mortem. Bei Stumme fand sich Chvosteksches Phänomen. Die Befunde sind sicher interessant in Anbetracht des früher schon erwähnten häufigen Vorkommens von Chvostekschem Phänomen bei Tuberkulösen.

Noch weniger dürfte die Tetanie bei Vergiftungen als eine selbständige Gruppe aufzufassen sein. Die verschiedenartigsten Gifte, wie Ergotin, Phosphor, Kohlenoxyd, Spermin (Oppenheim), Blei, Morphium, Chloroform usw. können zum Ausbruch einer Tetanie führen. Die Annahme, daß die Vergiftung nur das auslösende Moment darstellt, wird durch die Untersuchungen von Rudinger in hohem Grade gestützt. Rudinger stellte zuerst fest, daß die perorale Einverleibung von Kalomel, die subkutane von Morphium, Atropin, Tuberkulin und Ergotin und die Inhalation von Äther bei Katzen die elektrische Erregbarkeit in keiner Weise beeinflußt. Nachdem diese Tiere durch eine partielle Parathyreoidektomie in einen Zustand der latenten Tetanie versetzt worden waren, führte die Einverleibung dieser Gifte zu Krämpfen. Über die Guanidintetanie habe ich schon früher ausführlich gesprochen.

4. Die idiopathische Tetanie (Arbeitertetanie). Bei der Beschreibung dieser Form folge ich hauptsächlich der Darstellung v. Frankl-Hochwarts. Die idiopathische Tetanie zeigt die Eigentümlichkeit, daß sie hauptsächlich bei gewissen Berufsklassen vorkommt, daß sie in gewissen Städten besonders häufig ist und ein epidemieartiges Anschwellen in gewissen Monaten zeigt. Die letztere Beobachtung wurde zuerst von N. Weiß und von v. Jaksch gemacht. Die Statistik v. Frankl-Hochwarts aus den Jahren 1880—1905 umfaßt 576 Fälle (darunter allerdings nur 528 Fälle von Arbeitertetanie). Davon entfielen auf den

Januar	66 Fälle,	Juli	12 Fälle,
Februar	88 „	August	9 „
März	137 „	September	9 „
April	111 „	Oktober	10 „
Mai	52 „	November	15 „
Juni	36 „	Dezember	31 „

Die besondere Disposition gewisser Berufsarten wurde zuerst von v. Murdoch, dann von v. Jaksch, Mader, Hoffmann, Schultze u. a. betont. Besonders sind es die Schuster und Schneider, welche an Tetanie erkranken. Unter den 528 Fällen v. Frankl-Hochwarts finden sich 223 Schuster, 117 Schneider, 38 Tischler, 30 Schlosser, 30 Drechsler, die übrigen verteilen sich auf andere Berufsklassen. Beim weiblichen Geschlecht sind es hauptsächlich die Mägde (32 von 99 weiblichen Fällen). Auch Soldaten werden nicht selten von Tetanie befallen (Mattauschek).

Eine weitere Eigentümlichkeit der Arbeitertetanie ist, wie schon erwähnt, die, daß sie gewisse Städte bevorzugt. Am häufigsten ist sie in Wien und Heidelberg, auch in Budapest ist sie nicht selten, dort sind es hauptsächlich die Bleiarbeiter, die von ihr befallen werden (Jakobi). Die epidemische Verbreitung der idiopathischen Tetanie zeigt überdies Schwankungen. In Paris z. B. war die Tetanie in den Jahren 1830—1860 sehr häufig. Seither ist sie dort selten. Auch in Heidelberg ist sie nach den Angaben von Schönborn seltener geworden. In den von ihr jetzt befallenen Städten zeigt sich in manchen Jahren ein stärkeres Anschwellen. So beobachtete Mattauschek im Jahre 1896 eine Epidemie unter den Soldaten der Wiener Garnison. Außer in den erwähnten Städten kommt die Tetanie sporadisch fast überall vor. Kleine Endemien wurden an mehreren Orten beobachtet.

Die idiopathische Tetanie zeigt große Neigung zu Rezidiven. Nach der ersten Attacke geht sie in das latente Stadium über und pflegt in den nächsten Jahren zur Tetaniezeit zu rezidivieren (akute, rezidivierende Form der Tetanie, v. Jaksch). Daneben gibt es eine chronische Form, bei welcher die Krankheit nie ganz verschwindet. Die erstere Form kann in die letztere übergehen (siehe Prognose).

Über die Ätiologie der idiopathischen Tetanie wissen wir nichts Sicheres. Das endemisch-epidemische Auftreten hat begreiflicherweise von vornherein den Gedanken an eine Infektion nahegelegt. Die Temperatursteigerung, die man im akuten Stadium öfter sehen kann, hat diese Ansicht unterstützt; ich habe aber schon früher betont, daß es sich hier wahrscheinlich um Störungen der Wärmeregulation handelt, welche eine Teilerscheinung des Erregungszustandes im vegetativen Nervensystem sein dürften, da sie bei der Tetanie nach Epithelkörperchenektomie in viel höherem Grade vorkommen. In neuester Zeit hat A. Fuchs auf die Analogie im Krankheitsbild des Ergotismus und der Tetanie (typische Form der Krämpfe, Parästhesien, trophische Störungen, Starbildung, Epilepsie, Psychosen usw.) hingewiesen und ist geneigt, die Arbeitertetanie auf Vergiftung mit schlechtem Korn zurückzuführen. In den Stühlen von Tetaniekranken fand Fuchs immer Sekale, ferner beobachtete Fuchs in 14 Fällen, daß nach vollkommenem Ausschluß aller Zerealien aus der Nahrung Krämpfe und Parästhesien aufhörten. Auch bei der parathyreopriven Tetanie sollen die akuten und latenten Symptome bei Mehlfreiheit der Kost schwinden. Biedl weist im Hinblick auf die Fuchssche Hypothese darauf hin, daß bei der Fäulnis des Histidins eine Aminobase (Amidoazoläthylamin) entstehe, die mit den im Ergotin wirksamen Agens identisch sei. H. Schlesinger hat gegen die Fuchssche Theorie mit Recht eingewendet, daß dadurch die territorialen Verhältnisse der idiopathischen Tetanie keineswegs erklärt werden. H. Schlesinger hat auch bei 92 im Alter von 18 bis 22 Jahren stehenden Personen durch längere Zeit täglich nicht unbeträchtliche Mengen von Sekale verabreicht. Von diesen hatten neun früher schon an typischer Tetanie gelitten. Keine dieser Personen bekam Tetanie. Daß man bei latenter Tetanie manchmal durch Ergotin, ebenso wie durch andere Gifte Krämpfe auslösen kann, hat schon Rudinger gezeigt (siehe oben).

Sehr bemerkenswert für die Ätiologie der idiopathischen Tetanie erscheint eine Mitteilung von Mac R. Carrison. Im Himalaya gibt es in gewissen Tälern viel epidemische Tetanie und zwar überall dort, wo der Kropf endemisch ist. Die Krankheit befällt fast nur Frauen, der einzige männliche Fall, den Carrison beobachtete, hatte keinen Kropf. Die Tetanieepidemie schwillt ebenso wie bei uns im Frühling an und wird durch Schwangerschaft und Laktation verstärkt. Der Kropf, der in dieser Gegend herrscht, hat stark degenerativen Charakter. Zahlreiche Fälle zeigten auch Zeichen unvollständigen Myxödems; sehr bemerkenswert ist ferner die Angabe, daß Personen, welche an Tetanie leiden, tetaniefrei werden, wenn sie in tetaniefreie Gegenden verziehen und evtl. die Tetanie bekommen, wenn sie zurückkehren. Im Licht dieser Beobachtungen scheint mir die Tatsache von Bedeutung, daß auch unsere Tetanieorte, Wien und Heidelberg, eine in klinischer Beziehung besondere Form des Kropfes aufweisen, ferner die schon früher geschilderte Beobachtung von v. Frankl-Hochwart, daß bei einer größeren Anzahl von Tetaniefällen später deutliche myxödematöse Symptome gefunden werden konnten, und endlich die von mir und Kahn geschilderte Beobachtung, daß sich im akuten Stadium oder unmittelbar im Anschluß an dasselbe eine Schilddrüsenschwellung und damit die Erscheinungen einer leichten Hyperthyreose entwickeln können. Andererseits ist zu bedenken, daß die Tetanie durchaus nicht in allen Kropfgegenden häufig ist. In Steiermark und Tirol kommt sie so gut wie gar nicht vor, in der Schweiz ist sie sehr selten.

5. Die Kindertetanie. Schon 1887 hat Cheadle die Ansicht ausgesprochen, daß Laryngospasmus, Tetanie und Konvulsionen nur der verschiedene Ausdruck desselben „constitutional morbid state" seien. Seit dem Jahre 1890 haben Escherich, Loos, v. Pirquet und später besonders die Schule Escherichs die Lehre von der Zugehörigkeit des Laryngospasmus und der Kindereklampsie zur Tetanie vertreten und angenommen, daß diesen Erscheinungen eine einheitliche Genese, nämlich die Insuffizienz der Epithelkörperchenfunktion, zugrunde liege. Von anderer Seite wurde diese Lehre nicht ohne weiteres anerkannt. Man wies auf die große Verbreitung der galvanischen und besonders der anodischen Übererregbarkeit im Kindesalter und auf die ungeheure Mannigfaltigkeit der Erscheinungen hin, von denen es nicht so ohne weiteres sicher sei, ob sie sich alle unter den Begriff der kindlichen Tetanie subsumieren lassen. Es wurden daher weniger präjudizierende Namen, wie z. B. Spasmophilie (Heubner), pathologische Spasmophilie (Thiemich), spasmophile Diathese (Finkelstein), spasmogene Diathese (v. Pfaundler) vorgeschlagen und im allgemeinen dieser Zustand durch die krankhafte Neigung zu galvanischer und mechanischer Übererregbarkeit der peripheren Nerven und zu gewissen klonischen und tonischen, lokalen und allgemeinen Krämpfen definiert (Feer). Die Tetanie des ersten Kindesalters fällt hauptsächlich in den 3.—20. Lebensmonat. Diese ist es, welche durch die Mannigfaltigkeit der Erscheinungen vom klinischen Bilde der Tetania adultorum beträchtlich abweicht. Die Säuglingstetanie, welche sich oft nur durch die gesteigerte galvanische und besonders anodische Übererregbarkeit äußert, ist bei den rachitischen und besonders auch bei den künstlich genährten Kindern außerordentlich häufig. Sie fällt fast immer in die kalte Jahreszeit und bevorzugt ebenso wie die Rachitis hauptsächlich die nördlichen Länder, unterscheidet sich aber durch die gleichmäßigere Verbreitung von der Tetanie der älteren Individuen. Bei der Säuglingstetanie kommt es nun in den schweren Fällen neben der gesteigerten galvanischen Übererregbarkeit zu eklamptischen Anfällen. Im zweiten Lebensjahr hingegen treten viel häufiger Stimmritzenkrämpfe auf, in den höheren Lebensaltern finden sich häufiger Karpopedalspasmen, während die puerile Tetanie schon ganz das Bild der Tetanie der Erwachsenen zu zeigen pflegt. Die große Mannigfaltigkeit der Erscheinungsformen erklärt Escherich dadurch, daß die Krampfbereitschaft in den verschiedenen Lebensaltern sich in verschiedener Form äußere. Das Tierexperiment bringt gewisse Stützen für diese Anschauung; so konnten Pfeiffer und Meyer zeigen, daß die postoperative Tetanie ganz junger, eben von der Mutter entnommener Hunde wesentlich andere Erscheinungsformen annehme als die der erwachsenen Tiere, da hier gehäufte Anfälle tonischer Starre vorherrschen, die der von Kassowitz beschriebenen expiratorischen Apnoe bei tetanischen Kindern gleichen. Eklamptische Anfälle treten aber bisweilen auch im späteren Lebensalter, etwa um das 5.—8. Lebensjahr auf. Hier ist der Zusammenhang mit der Tetanie oft ganz unsicher. Dasselbe gilt auch von der Epilepsie. Ich komme auf diese Fragen später nochmals zurück. Der Annahme, daß die Epithelkörperchen in der Genese der Übererregbarkeit eine ausschlaggebende Rolle spielen, bereitet ferner die Tatsache eine gewisse Schwierigkeit, daß sie sich viel häufiger bei künstlich ernährten Kindern als bei Brustkindern findet, obwohl die Kuhmilch einen höheren Ca-Gehalt als die Frauenmilch besitzt. Nach Finkelstein, K. O. Larsson u. a. ist es die Kuhmilchmolke,

die (vielleicht durch den hohen K-Gehalt) das Auftreten der Spasmophilie begünstigt. Doch ist diese Frage noch nicht geklärt. Auch ist bekannt,
daß auch Brustkinder an Spasmophilie und typischer Tetanie erkranken
können. Eine weitere Schwierigkeit bietet endlich das häufige Zusammentreffen von Rachitis und Tetanie. Ich erwähne nur die Statistik von Miß
Ferkusson (Glasgow); von 133 Kindern ohne Rachitis hatte keines Tetanie,
von 66 Kindern mit stationärer Rachitis hatten 33%, von 113 mit leichter
Rachitis 41% und von 152 mit schwerer Rachitis 48% Tetanie. Tetanie und
Rachitis pflegen auch dasselbe Lebensalter zu bevorzugen und zeigen im Frühjahr größere Häufigkeit. Auch zeigt die Verbreitung von Spasmophilie und
Rachitis eine gewisse Ähnlichkeit, da die Spasmophilie in rachitisfreien Ländern,
z. B. in Japan, außerordentlich selten ist. Endlich werden beide, Rachitis und
Kindertetanie, durch Lebertran günstig beeinflußt. Wenn auch die Ansicht
von Kassowitz, daß die Erscheinungen der Übererregbarkeit Folge der
Rachitis seien, heute verlassen ist, so wird doch andererseits auch heute noch
die Ansicht vertreten, daß Spasmophilie und Rachitis auf dem Boden derselben konstitutionellen Abartung entstehen.

Von besonderer Wichtigkeit sind natürlich die pathologisch-anatomischen
Befunde. Erdheim erwähnte schon 1903 den Befund von Hämorrhagien in
die Epithelkörperchen neugeborener Kinder. 1906 erhob er den gleichen Befund
bei zwei an Tetanie verstorbenen Säuglingen. Yanasse hat dann bei 50 Kinderleichen im Alter von 15 Monaten die Epithelkörperchen systematisch untersucht.
Da wo die elektrische Untersuchung in vivo normale Werte ergeben hatte,
waren die Epithelkörperchen normal. Bei jenen Kindern aber, bei denen in
vivo elektrische Übererregbarkeit bestanden hatte, fanden sich fast regelmäßig in den Epithelkörperchen Blutungen oder Reste von solchen (unter
104 untersuchten Epithelkörperchen 71 mal). Die Blutungen sind ungefähr
bis zum 12. Monate nachweisbar, sie sind höchstwahrscheinlich auf das Geburtstrauma zurückzuführen. Nach Untersuchungen von Haberfeld besteht der
schädigende Einfluß der Blutungen nicht so sehr in der Zerstörung von Epithelkörperchenparenchym als vielmehr in der dadurch bedingten Wachstumshemmung dieser Organe. Erdheim und seine Mitarbeiter vertreten auf Grund
dieser Untersuchungen die Anschauung, daß die Tetania infantum auf einem
Hypoparathyreoidismus beruhe und daß die künstliche Ernährung nur ein
auslösendes Moment darstelle. Peters, Schmorl, v. Verebely und Strada
bestätigten Erdheim. Gegen diese Auffassung haben sich Auerbach, Grosser
und Betke, Bliß, Raymond, Jörgensen u. a. auf Grund pathologisch-
anatomischer Untersuchungen ausgesprochen. Auch A. Hartwich hat bei
100 Fällen von tetaniekranken und spasmophilen Kindern die Epithelkörperchen
in Serienschnitten untersucht und keine wesentlichen und gesetzmäßigen Veränderungen gefunden. Die pathologisch-anatomischen Befunde haben also
bisher den sicheren Beweis für die Escherichsche Auffassung in ihrer universellen Form nicht erbracht. In klinischer Hinsicht wird man aber wohl an
dem Begriff der Kindertetanie festhalten können, wenn man die Analogien,
welche das Tierexperiment bietet, ferner die Veränderungen des Ca-Stoffwechsels
in Betracht zieht, und wenn man nicht jede leichte mechanische oder galvanische Übererregbarkeit als pathognomisch für Tetanie auffaßt. Die erwähnten
Punkte rechtfertigen die Auffassung, daß jede stärkere Übererregbarkeit auf
einer absoluten oder relativen Insuffizienz der Epithelkörperchenfunktion
beruht, wenn auch das pathologisch-anatomische Korrelat dafür noch in vielen
Fällen fehlt.

6. Die Maternitätstetanie. Man versteht darunter die bei schwangeren,
gebärenden oder stillenden Frauen auftretende Tetanie. Dieselbe ist ziemlich

häufig. v. Frankl-Hochwart stellte 53 sichere Fälle aus der Literatur zusammen und fügte diesen 32 eigene hinzu. Davon entfielen 28 auf gravide Frauen, in 19 Fällen trat die Tetanie nach dem Partus auf, in 29 während des Stillens. Der Beginn der Tetanie bei Graviden fällt gewöhnlich in den 6.—8. Monat. Auch die Maternitätstetanie kann heute kaum mehr den Anspruch auf eine Form sui generis machen. Ein Teil der Fälle gehört in die Gruppe der Tetanie nach Strumektomie, der Rest zum größten Teil in die Gruppe der idiopathischen Tetanie; diese stammen aus Tetanieorten und treten besonders in den Tetaniemonaten auf. Es scheint mir sehr bemerkenswert, daß es Epidemien gibt, die hauptsächlich in der Form der Maternitätstetanie auftreten. Während z. B. in Wien nach der Zusammenstellung von Adler und Thaler die Maternitätstetanie verhältnismäßig selten ist (auf der ersten gynäkologischen Klinik in Wien wurden unter etwa 30 000 Fällen nur neun Fälle von Maternitätstetanie beobachtet), so gehört ein großer Teil der von Krajewska und auch der von Mac Carrisson beschriebenen Fälle der Maternitätstetanie an. Bei allen Formen spielt die Gravidität, resp. Laktation nur die Rolle des auslösenden Momentes. Dies wurde durch zahlreiche Tierexperimente sichergestellt. Zuerst hat Horsley, dann haben Vassale, Pineles, Erdheim und besonders Adler und Thaler gezeigt, daß bei partiellektomierten Tieren, die keine Zeichen der Tetanie darboten, bei Fortschreiten der Gravidität die Tetanie zum Ausbruch kommt. In Fällen von leichter Insuffizienz der Epithelkörperchen kann dies evtl. erst bei der zweiten Gravidität eintreten oder es kann, wie dies einige Male bei Frauen beobachtet wurde, zwischen zwei mit Tetanie komplizierten Schwangerschaften eine völlig normale fallen. Einen sehr instruktiven Fall dieser Art teilte Meinert mit. In dem Falle Meinerts waren zwei normale Geburten vorausgegangen, bei der dritten Schwangerschaft bestand Tetanie, dann kamen wieder zwei normale Schwangerschaften, bei der folgenden sechsten Schwangerschaft rezidivierte die Tetanie abermals. Mehrmals wurde bei tetaniekranken Frauen nach dem Geburtsakt eine auffallend starke Atonie des Uterus beobachtet (Fälle von Erdheim und von Neumann). Die Tetanie während der Gravidität pflegt einen sehr ungünstigen Einfluß auf die Frucht auszuüben. Mehrfach wird über die Geburt mazerierter Früchte berichtet (Pick, Neumann) oder findet sich die Angabe, daß die Kinder zwar ausgetragen wurden, bald aber an Krämpfen zugrunde gingen (Kocher, v. Frankl-Hochwart). Letztere Angaben sind im Hinblick auf die Untersuchungen Iselins sehr wichtig, welcher fand, daß die jugendlichen Nachkommen partiellektomierter Ratten gegen die Ektomie besonders empfindlich sind und unter foudroyanten epileptiformen Erscheinungen in wenigen Stunden eingehen.

Die Frage, warum die Gravidität bei disponierten Individuen Tetanie hervorruft, ist noch nicht völlig geklärt. Man kann sich vorstellen, daß die Gravidität an alle Blutdrüsen erhöhte Anforderungen stellt und so eine bisher latente Insuffizienz aufdeckt.

7. Die Tetanie bei Magendarmkrankheiten. Bei den verschiedenartigsten gastrischen und intestinalen Störungen wurde Tetanie beobachtet. Ich erwähne nur die akute Dyspepsie, die akute und chronische Enteritis und die Helminthiasis. Besonders sind jene Fälle hervorzuheben, bei denen es durch irgendein Hindernis zu Dilatation des Magens oder in seltenen Fällen zu Dilatation des Darmes und zu konsekutiver Stauung des Magen- oder Darminhaltes kam. Aus der großen Gruppe der Magentetanie ist eine Anzahl von Fällen auszuscheiden, bei welchen die Magendarmstörung nur ein Symptom der Tetanie darstellt. Ich möchte Chvostek darin beipflichten, daß solche Fälle gar nicht so selten sind. Bei der Besprechung der Symptomatologie wurde darauf ausführlicher eingegangen.

Bei einer weiteren Anzahl von Fällen mag eine Darm- oder Magenindisposition das auslösende Moment für die Tetanie darstellen.

Ein besonderes Interesse verdient diejenige Form, welche bei schon seit langer Zeit bestehender Magen- oder Darmdilatation auftritt. Kußmaul hat zuerst die Aufmerksamkeit auf diese Form gelenkt. Seither sind zahlreiche Publikationen über diesen Gegenstand erschienen (Fleiner, Fr. Müller, Gerhardt, Bouveret et Devic, Ewald, Albu, Schlesinger, v. Frankl-Hochwart, Rudinger und Jonas, Wirth). Die verschiedenartigsten Befunde wurden am Magendarmkanal erhoben: Vernarbte Ulzera am Pylorus oder im Duodenum, Sanduhrmagen, maligne Prozesse wie Karzinome oder Sarkome in der Pylorusgegend oder Tumoren der Gallenblase oder des Pankreas, die zur Stenose führten, Torsion des Magens, akute paralytische Dilatationen des oberen Dünndarmes, Erweiterung des Dickdarmes bei Kindern usw.

Ferner ist eine Anzahl von Fällen mit Dilatation des Magens ohne nachweisbare Stenose mitgeteilt worden. Ich erwähne nur die Fälle von Ferrannini und von Fleiner.

Bei allen diesen Zuständen kann die Tetanie ganz rudimentär auftreten. Nicht selten kommen hier aber die schwersten Formen, die überhaupt beobachtet werden, vor, Formen, die mit universellen Krämpfen und Bewußtseinsverlust einhergehen.

Bouveret et Devic unterscheiden eine einfache mit Parästhesien und typischen Extremitätenkrämpfen einhergehende Form, ferner einen tétanisme, plus ou moins generalisé, der besonders durch Mitbeteiligung der Atemmuskeln zu Dyspnoe und Tod durch Asphyxie führen kann und eine mit Bewußtlosigkeit und Koma einhergehende Form. Diese schweren Formen der Magentetanie lassen die Prognose immer höchst dubios erscheinen. Die bisherigen Statistiken ergeben etwa 60—70°/₀ Mortalität.

Zahlreiche Hypothesen sind zur Erklärung dieser Form aufgestellt worden. Bei einem Teil der Fälle mag die Erkrankung des Intestinaltraktes vielleicht doch nur die Rolle des auslösenden Momentes spielen. Dafür spricht der Umstand, daß eine große Zahl derselben, wie aus der Statistik v. Frankl-Hochwarts hervorgeht, in die typische Tetaniemonate fällt. Rudinger und Jonas haben auf Grund dieser Beobachtung die Annahme vertreten, daß die Magendilatationstetanie nichts anderes sei als Tetanie, akquiriert bei einer Magendilatation. Ganz befriedigend scheint mir diese Erklärung nicht zu sein. Es ist vor allem auffallend, daß diese Tetanieform sich weniger an die Tetanieorte hält. Kußmaul hat angenommen, daß die infolge des häufigen Erbrechens und der verminderten Wasserresorption eintretende Bluteindickung die Tetanie verursache. Fleiner hat sich dieser Theorie angeschlossen, indem er auf die von Fr. Müller und von ihm selbst beobachtete Hyperglobulie hinwies. Die Hyperglobulie ist aber, wie wir früher gesehen haben, zum Teil nur die Folge, nicht die Ursache der tetanischen Krämpfe. Von Gerhardt, Palliard, Ewald, Albu u. a. wurde angenommen, daß infolge der Stauung des Magen- oder Darminhaltes toxische Substanzen entstehen, welche die Tetanie hervorrufen (Autointoxikationstheorie). Der Befund von Diaminen im Mageninhalt und im Harn solcher Patienten beweist nichts, da die gleichen Substanzen auch bei anderen Krankheiten im Harn nachgewiesen wurden. Sicher ist aber, daß in manchen Fällen durch Beseitigung der Stauung (z. B. Spülung) die Tetanie prompt zum Verschwinden gebracht werden kann. Einen neuen Gesichtspunkt haben die Untersuchungen von Mac Callum und seinen Mitarbeitern, von Mac Cann, Hastings und Murray über die experimentelle Magentetanie gebracht. Nach Anlegung einer Pylorusfistel beim Hunde, durch die der saure Magensaft nach außen abgeleitet wird, kommt es zu Tetanie. Im Blut findet sich dabei Alkalose, Vermehrung des Kohlensäurebindungsvermögens, nach Hastings und Murray sogar Verringerung der Wasserstoffzahl. Salzsäureinfusionen (allerdings auch Kochsalzlösungen) brachten die Tetanie wieder zum Verschwinden. Es ist nach diesen Untersuchungen wohl verständlich, daß die Reichmannsche Krankheit, die mit paroxysmal auftretendem, massenhaftem Erbrechen von Säuremassen einhergeht, in manchen Fällen zur Tetanie führt.

Die pathologisch-anatomischen Untersuchungen werden von diesem Gesichtspunkte aus erklärlich. Erdheim fand in einem Falle von schwerster Magentetanie, in einem zweiten mit geringen Magenerscheinungen und in einem Fall von Tetanie bei Enteritis die Epithelkörperchen makroskopisch und mikroskopisch völlig normal. Mac Callum fand in einem Fall von Tetania gastrica fünf ziemlich große Epithelkörperchen, deren Zellen reichlich mitotische Figuren aufwiesen. Mac Callum deutet diesen Befund als Hyperplasie. Kinnicut fand bei einem Fall von gastrischer Tetanie die Epithelkörperchen normal, ebenso A. Hartwich. Es scheint also bei dieser Gruppe von Fällen doch nur eine relative Insuffizienz der Epithelkörperchenfunktion gegenüber hochgradig gesteigerten durch den Säureverlust bedingten Anforderungen vorzuliegen.

8. Die Überventilationstetanie. Wie schon bei der Pathogenese besprochen wurde, haben in Bestätigung früherer Angaben von Vernon Collip und Backus, Grant und Goldmann, Frank, Freudenberg und György, Adlersberg und Porges und Tezner gezeigt, daß es gelingt, durch hochgradige Überventilation bei jeder gesunden oder kranken Person alle Tetaniesymptome (Fußklonus, Chvostek, Trousseau, Erb) zu erzeugen, ja daß es sogar zu tonischen Krämpfen kommen kann. Adlersberg und Porges wiesen darauf hin, daß dieses Symptombild bei Personen mit übererregbarem Nervensystem auch spontan auftreten könne. Es sind dies Fälle, die oft subjektiv und objektiv dyspnoische Erscheinungen haben, welche durch die vorhandene Veränderung der Atmungs- oder Zirkulationsorgane nicht hinreichend begründet erscheinen; auch positiver Chvostek und evtl. Trousseau können vorhanden sein. Manchmal findet sich dieses Symptom bei Personen mit psychischen Erscheinungen, mit Hysterie, mit Encephalitis lethargica, manchmal besteht auch gleichzeitig dabei eine Erkrankung des Herzens, oft Arhythmia perpetua. In der Literatur waren schon solche Fälle mitgeteilt, aber nicht richtig gedeutet worden (v. Frankl-Hochwart, Curschmann). Das Charakteristische aller dieser Fälle von spontaner oder willkürlicher Überventilation ist die Alkalose des Blutes und die abnorm geringe Azidität des Harnes.

Nachdem nun die einzelnen Formen der Tetanie geschildert wurden, so sind nachmals zwei Fragen im Zusammenhang zu besprechen.

1. Gilt das, was über die Pathogenese der parathyreopriven Tetanie gesagt wurde, auch für alle Formen der menschlichen Tetanie? Eine sichere Beantwortung dieser Frage scheint mir heute noch nicht möglich, wenn auch vieles dafür spricht, daß die Veränderungen im Ca-Stoffwechsel, die bei der experimentellen Tetanie konstant gefunden werden, auch bei allen Formen der menschlichen Tetanie vorhanden sind.

2. Ist die Anschauung, die alle Formen der Tetanie unter dem Gesichtspunkt der Epithelkörperchenschädigung zusammenfaßt, durch die pathologische Anatomie genügend fundiert? Diese Frage muß verneint werden. Schon die Erfahrungen mit der Überventilationstetanie zeigen, daß, wenn es überhaupt richtig ist, daß jedes Auftreten tetanischer Erscheinungen auf einer Insuffizienz der Epithelkörperchenfunktion beruht, es sich hier nur um eine relative Insuffizienz gegenüber gesteigerten Anforderungen handeln kann. Andererseits kann man wohl sagen, daß ein Beweis gegen die Annahme, daß eine funktionelle

Insuffizienz der Epithelkörperchen unter allen Umständen an dem Zustandekommen des tetanischen Symptomenkomplexes beteiligt ist, nicht vorliegt.

Beziehungen der Tetanie zu anderen Krankheiten. Myotonie. Das Vorkommen myotonieähnlicher Symptome bei der Tetanie ist nicht selten. Der Umstand, daß sie auch bei der experimentellen Tetanie beobachtet wurden, sichert ihre Zugehörigkeit zur Tetanie. Die Intentionskrämpfe kommen wohl häufig dadurch zustande, daß der Willensimpuls das auslösende Moment für einen tetanischen Krampf abgibt. Daneben kommen aber auch nicht selten Dellenbildung beim Beklopfen und die elektrische myotonische Reaktion vor. Andererseits gibt es Fälle von echter typischer Myotonia congenita, der sich Tetanie hinzugesellt.

In diesen Fällen sind die Tetaniesymptome, worauf v. Orzechowski hinwies, nur geringgradig; mit dem Abklingen der Tetanie bleibt die Myotonie bestehen. Diese Koinzidenz von Tetanie und Myotonie hat Lundborg u. a. veranlaßt, auch die Ursache der Myotonie in einer Insuffizienz der Epithelkörperchen zu sehen. Diese Annahme scheint mir völlig unbegründet, da bei der echten Myotonie alle Symptome, welche wir nach den experimentellen Erfahrungen als Kardinalsymptome der Epithelkörpercheninsuffizienz anzusehen haben, fehlen. Die Myotonie ist eine Erkrankung der Muskeln (Erb, Schultze und Schiefferdecker u. a.). Das Vorkommen myotonieähnlicher Symptome bei der Tetanie findet vielleicht in bestimmten Stoffwechseländerungen seine Erklärung. Es ist auffallend, daß gerade die thyreoparathyreopriven Tiere solche Erscheinungen oft zeigen. Bemerkenswert ist ferner ein Fall von Hoffmann, bei welchem die myotonischen Symptome durch Schilddrüsenzufuhr verschwanden und nach Aussetzen dieser Therapie wieder auftraten, während die tetanischen Symptome nicht wesentlich beeinflußt wurden. Vielleicht steht die hochgradige mechanische Übererregbarkeit der Muskeln, die man bei kachektischen Zuständen nicht selten beobachtet, hierzu in einer gewissen Beziehung. Bemerkenswert ist ferner die Angabe O. Naegelis, daß in 22 Fällen von Myotonia atrophica regelmäßig das Auftreten einer prämaturen Katarakt beobachtet wurde, was vielleicht mit einer geringen Insuffizienz der Epithelkörperchen in Zusammenhang gebracht werden kann. In diesen Fällen fand sich auch häufig das Chvosteksche Phänomen positiv, daneben fanden sich auch andere Zeichen von Blutdrüseninsuffizienz (Hypogenitalismus) und psychische Zustände, die O. Naegeli als hyperthyreotisch deutet.

Epilepsie. Was die Epilepsie anbelangt, so wurde schon bei der Besprechung der Symptomatologie darauf hingewiesen, daß sich Tetanie bei schon seit langem bestehender Epilepsie entwickeln könne, daß aber auch Tetanie und Epilepsie zu gleicher Zeit bei vorher nichtepileptischen Individuen auftreten und sich evtl. gleichzeitig bessern können. Bei manchen Fällen endlich finden wir nur im schweren tetanischen Anfall epileptische Krämpfe. Bemerkenswert ist ferner, daß das Chvosteksche Phänomen nicht selten bei Epileptikern auslösbar ist und daß Fleischmann und Poetzl, wie Redlich mitteilt, unter 60 Fällen von Epilepsie 28 mal Schmelzdefekte im Zahnschmelz fanden, eine Tatsache, die vielleicht darauf hindeutet, daß Individuen, die in frühester Jugend epileptiforme Tetanie durchgemacht haben, später oft Epileptiker werden. Am wichtigsten für die Beziehung zwischen Tetanie und Epilepsie sind die Fälle von parathyreopriver Tetanie mit Epilepsie. Redlich stellt zwanzig solche Fälle aus der Literatur zusammen und fügt einen eigenen hinzu. Schon die häufige Koinzidenz von Tetanie und Epilepsie beweist, daß diese Kombination kein „zufälliges Vorkommnis" ist (v. Frankl-Hochwart, Schultze, Redlich). Der Anschauung von G. C. Bolten, daß nur bei der strumipriven Tetanie-Epilepsie ein sicherer Zusammenhang mit den Epithelkörperchen bestehe, in dem Sinne, daß Ausfall der Epithelkörperchen Tetanie, Ausfall der Epithelkörperchen + Schilddrüse Epilepsie und Tetanie erzeuge, ist von Curschmann und Biedl mit Recht entgegengetreten worden. Curschmann nimmt an, daß das Tetaniegift die Erregbarkeit von Rinde und Kortex steigere. Westphal nahm an, daß Tetanie und Epilepsie auf derselben toxischen Ursache beruhen, die, wie später Chvostek ausführte, sowohl zu Veränderungen im Nervensystem wie zu Funktionsstörung der Epithelkörperchen führe, Pineles, daß das Tetaniegift eine latente Disposition zur Epilepsie erzeuge. Nach J. Bauer ist die Epilepsie keine Krankheit im wahren Sinne des Wortes, sondern eine Konstitutionsanomalie eigener Art. Die epileptische Reaktionsfähigkeit des Gehirnes könne konstitutionell und konditionell bedingt sein.

Ein neuer Gesichtspunkt wurde durch die Untersuchungen O. Försters in die Frage gebracht. O. Förster sah bei 45 Fällen von Epilepsie 25 mal während der Hyperventilation einen epileptischen Anfall auftreten (absolute Pupillenstarre, retrograde Amnesie usw.). Daneben entwickelten sich natürlich auch tetanische Symptome. Bei Nichtepileptikern kam es nur zur Tetanie, niemals zu epileptischen Anfällen. Daraus geht also hervor, daß bei Erwachsenen jene Veränderungen des Blutes, die Tetanie erzeugen, nur dann zur Epilepsie führen, wenn eine typische Epilepsiebereitschaft vorhanden ist.

Überblicken wir das ganze bisher vorliegende Material, so läßt sich zusammenfassend einerseits wohl mit Sicherheit sagen, daß Tetanie und Epilepsie in ihren voll entwickelten Formen zwei verschiedene Krankheiten sind. Das beweist der Umstand, daß sie ja ganz getrennt voneinander vorkommen können und sich durch ihre Symptomatologie grundsätzlich unterscheiden. Das zeigt auch die pathologische Anatomie, da bisher in typischen Fällen von Epilepsie keine oder höchstens ganz geringfügige Veränderungen in den Epithelkörperchen gefunden wurden (Erdheim, Claude und Schmiergeld). Andererseits besteht aber doch zwischen beiden eine nahe Verwandtschaft, da sie häufig kombiniert vorkommen und, wie die neuesten Untersuchungen Försters gezeigt haben, die bei der Epilepsie bestehende und für die Epilepsie spezifische Krampfbereitschaft auch auf jene künstlich gesetzten Veränderungen des Blutes reagiert, die Tetanie zu erzeugen imstande sind. Es kann daher wohl geschlossen werden, daß auch die spontan eintretende Tetanie nur dann einen echten epileptischen Anfall auslösen kann, wenn eine spezifische epileptische Krankheitsbereitschaft vorhanden ist. Schwierig scheint daher nur die Entscheidung, ob es sich in jenen Fällen, in denen Epilepsie und Tetanie gleichzeitig auftreten und gleichzeitig wieder verschwinden, um echte epileptische Anfälle oder nur um epileptiforme als echtes Tetaniesymptom aufzufassende Anfälle handelt.

Eklampsie. Noch schwieriger zu deuten ist die Beziehung der Eklampsie zur Tetanie und Epilepsie. Im Kindesalter kann, wie früher erwähnt, die Tetanie fast ganz unter dem Bild eklamptischer Anfälle auftreten. Andererseits gibt es auch im Kindesalter eklamptische Anfälle, die weder mit Tetanie noch mit Epilepsie etwas zu tun haben, d. h. die ohne elektrische und mechanische Übererregbarkeit einhergehen und auch nicht in Epilepsie übergehen. Ob diese Form der Eklampsie auf Überventilation ebenso reagiert wie die Epilepsie, ist noch nicht untersucht. Die Annahme der Zugehörigkeit des eklamptischen Anfalles zur Tetanie stützt sich daher hauptsächlich auf jene Fälle, bei denen gleichzeitig elektrische und mechanische Übererregbarkeit besteht und Tetanie und Eklampsie miteinander auftreten und auch wieder gleichzeitig verschwinden (E. Aschenheimer u. a.). Endlich gibt es auch im Kindesalter Fälle von Eklampsie, die sich später als echte epileptische Anfälle herausstellen. Aber auch in solchen Fällen können früher typische tetanische Symptome (Laryngospasmus usw.) bestanden haben (vgl. z. B. Hochsinger, Redlich u. a.). Die Frage, ob beim Zustandekommen einer tetanoiden Eklampsie eine spezifische Eklampsiebereitschaft vorhanden sein muß, wird hier noch schwieriger zu entscheiden sein.

Chorea und Paralysis agitans. Endlich sei noch erwähnt, daß man auch die Chorea und die Paralysis agitans in Beziehung zu den Epithelkörperchen bringen wollte. Haberfeld fand in zwei Fällen von Chorea Blutungen bzw. Stauung in je einem Epithelkörperchen, in anderen Fällen wurden die Epithelkörperchen aber normal gefunden (A. Hartwich u. a.). Die Auffassung, daß die Paralysis agitans auf einer Erkrankung der Epithelkörperchen beruhe (Roussy und Clunet) oder auf einer pluriglandulären Insuffizienz (Pellnar), wird heute wohl von niemandem mehr geteilt, nachdem speziell die Erfahrungen bei der Encephalitis lethargica eine Erkrankung des Linsenkernes als Ursache aufgedeckt haben. Erdheim fand in drei Fällen die Epithelkörperchen vollkommen normal.

Differentialdiagnose. Wir unterschieden schon eine akut rezidivierende und eine chronische Form der Tetanie. Ferner unterscheidet man zweckmäßig zwischen manifester und ohne Krämpfe einhergehender, latenter Tetanie und endlich zwischen den voll entwickelten Formen und den Formes frustes (den Ausdruck tetanoid halte ich für weniger zweckmäßig); letztere sind es hauptsächlich, die differentialdiagnostische Schwierigkeiten bereiten können. Im allgemeinen ist die Diagnose der Tetanie leicht, da ihr wichtigstes Kriterium, die galvanische Übererregbarkeit, bisher bei keinem anderen Zustand beobachtet wurde. Wie wir schon erwähnt haben, kann aber das Erbsche Phänomen selbst in den akuten Stadien vorübergehend fehlen. In solchen Fällen wird man auf das Chvosteksche Phänomen nur dann großen Wert legen können, wenn es in ausgesprochener Weise vorhanden ist. Gesellen sich noch Parästhesien im Ulnarisgebiet und Klagen über Spannungsgefühl in den Händen oder Füßen hinzu, so wird die Diagnose schon sehr wahrscheinlich; oft werden sich dann im weiteren Verlauf vielleicht einmal fibrilläre Zuckungen oder das Trousseausche Phänomen oder doch vorübergehend ein leichter Grad der galvanischen Übererregbarkeit nachweisen lassen und damit wird die Diagnose völlig gesichert werden. Ganz rudimentäre Formen beobachteten wir nicht selten zur Tetaniezeit bei Reichmannscher Krankheit.

v. Frankl-Hochwart und Fleiner haben einige Fälle von Magentetanie in der Literatur nicht als echt anerkannt, da bei ihnen nur Spannungsgefühl in den Händen angegeben wurde, das Erbsche Phänomen aber negativ war. Ich habe im Laufe der letzten Jahre sechs Fälle von Magentetanie beobachtet (siehe auch Falta und Kahn); fast in allen handelte es sich um typische Reichmannsche Krankheit mit hochgradiger Magendilatation und hypertrophischer Peristaltik, ja sogar Antiperistaltik, Erscheinungen, die sich durch die entsprechende Behandlung in einigen Fällen großenteils zurückbildeten. Bei einigen war nur ganz vorübergehend galvanische Übererregbarkeit meist leichteren Grades nachweisbar. Die Parästhesien und das Spannungsgefühl überdauerten aber das Erbsche Phänomen längere Zeit. In den Formes frustes wird man daher auch bei oftmaliger Untersuchung das Erbsche Phänomen vermissen können. Bei voller Anerkennung seiner hervorragenden Bedeutung für die Diagnose gibt es doch ganz vereinzelte Fälle, bei denen es fehlt und bei denen wir trotzdem die Diagnose Tetanie mit größter Wahrscheinlichkeit stellen können.

Von Krankheiten, die evtl. mit Tetanie verwechselt werden können, erwähne ich nur folgende: Der Tetanus ist durch die Reflexsteigerung, durch das

Freibleiben der Hände und durch das Fehlen der typischen Tetaniesymptome leicht zu unterscheiden. Auch die Abgrenzung gegen Meningitis, gegen Akroparästhesien bei chronischen Vergiftungen und gegen den Beschäftigungskrampf ist immer leicht, da bei diesen Erkrankungen die typischen Tetaniesymptome fehlen. Die Hysterie kann mit Tetanie kombiniert vorkommen, und zwar so, daß tetanische und hysterische Krämpfe gleichzeitig vorhanden sind oder daß mit der Rückbildung der Tetanie die hysterischen Krämpfe hervortreten. Es muß aber auch mit der Möglichkeit gerechnet werden, daß nur Hysterie besteht, welche die Tetanie nachahmt, Pseudotetanie (E. Freund, H. Curschmann, F. Chvostek). Bei der letzteren Form fehlt natürlich das Erbsche Phänomen, hingegen finden sich hysterische Stigmata. Die pseudotetanischen Anfälle können den echten tetanischen in täuschender Weise gleichen. Am ehesten wird halbseitiges Auftreten der Krämpfe den Verdacht auf Hysterie erwecken. Doch darf nicht vergessen werden, daß wenige sichere Fälle von Hemitetanie beobachtet wurden (H. Freund, v. Frankl-Hochwart, v. Jaksch, E. Freund u. a.). Auch das Trousseausche Phänomen wird oft in täuschender Weise nachgeahmt. Besonders ist auf das Fehlen der den tetanischen Anfällen gewöhnlich vorausgehenden Parästhesien und des Erbschen Phänomens, andererseits auf die Feststellung von fibrillären Zuckungen zu achten. Bei jenen Fällen, bei denen sich ausgesprochene hysterische Symptome zu echter Tetanie hinzugesellen, ist das Erbsche Phänomen ausschlaggebend. Endlich sei noch erwähnt, daß es bei reizbaren Personen zu spontaner Überventilationstetanie kommen kann (Adlersberg und Porges).

Bei der Differentialdiagnose zwischen Epilepsie und Tetanie handelt es sich hauptsächlich darum, zu entscheiden, ob im Verlauf der Tetanie auftretende epileptiforme Krämpfe der Tetanie angehören oder ob neben der Tetanie auch echte genuine Epilepsie anzunehmen ist. Auf eine Aura, auf Zungenbiß, auf Abgang von Harn und Stuhl und postepileptischen Stupor wird daher besonders geachtet werden müssen. Bewußtlosigkeit ist bei der Tetanie sehr selten, bei der Epilepsie ein Hauptsymptom. In analoger Weise wird bei Tetaniefällen mit myotonischen Symptomen nach den Kardinalsymptomen der echten Myotonie (myotonische Reaktion) gesucht werden müssen.

Für die Beurteilung eklamptischer Anfälle im Kindesalter ist nach Escherich die galvanische Übererregbarkeit maßgebend. Doch ist zu berücksichtigen, daß der eklamptische Anfall bei normaler Erregbarkeit der peripheren Nerven einsetzen und daß die charakteristischen Veränderungen der Zuckungsformel erst später auftreten können. Ferner hat Zybell darauf hingewiesen, daß die Zuckungsformel frühnüchtern normal sein und erst später im Verlaufe des Tages positiv werden kann.

Nach Escherich starben 25% der an Tetanie erkrankten Spitalspfleglinge. Mit dem späteren Schicksal der an Tetanie erkrankten Kinder befaßten sich Thiemich und Birk in Breslau und Potpeschnigg in Graz. Beide Statistiken kommen zu dem Resultat, daß eine nicht geringe Anzahl dieser Kinder bald sterben. Die Nachuntersuchten waren nur selten ganz normal. Sie zeigten in der Mehrzahl Störungen der psychischen oder intellektuellen Entwicklung und besonders ein Zurückbleiben in der Sprachentwicklung. Besondere Vorsicht ist endlich auch nötig bei der Prognose der kindlichen Eklampsie, denn es kann sich auch um echte Epilepsie bei übererregbaren Kindern handeln (Husler u. a.).

Die **Therapie** sollte in erster Linie bestrebt sein, die fehlende, resp. insuffiziente Epithelkörperchenfunktion zu ersetzen resp. zu bessern. Dies wäre am vollkommensten durch Epithelkörperchentransplantation zu erreichen. Darin, daß eine Autotransplantation der Epithelkörperchen möglich ist, stimmen alle

Experimentatoren überein. Diese kommt dann in Betracht, wenn bei einer Strumaoperation Epithelkörperchen mit entfernt werden mußten, oder aus Versehen mit entfernt worden sind. v. Eiselsberg und später Payr haben das betreffende Schilddrüsenstück und mit ihm die Epithelkörperchen in die Bauchwand resp. in die Milz transplantiert und den Ausbruch der Tetanie dadurch verhindert. Später wurde die Transplantation in das Knochenmark (Pool-Kocher) oder in die Bauchhaut bzw. Bauchmuskeln oder in das präperitoneale Fettgewebe vorgenommen. Enderlen hat zuerst mikroskopisch nachgewiesen, daß die mit der Schilddrüse transplantierten Epithelkörperchen funktionsfähig bleiben, indem sie sich zum Teil regenerieren. Sehr günstige Resultate mit Autotransplantation bei parathyreopriven Tieren haben später Biedl und besonders Halstead u. a. erzielt. Nach Halstead heilt dabei immer nur ein Epithelkörperchen ein, und es gelingt die völlige Autotransplantation nur dann, wenn die anderen Epithelkörperchen entfernt werden. Hingegen sind die Ansichten über den Erfolg der Homoiotransplantation bisher noch verschieden. Nach Leischner und Köhler (Klinik Eiselsberg) funktionieren die Epithelkörperchen bei Homoiotransplantation zwar eine Zeit lang, verfallen aber doch später der Resorption. Auch Halstead hält die Homoiotransplantation (gegenüber Biedl) für aussichtslos. In neuerer Zeit sind aber doch zahlreiche Mitteilungen über günstige Erfolge bei Homoiotransplantation erschienen (E. Borchers, Tübinger Klinik, N. Roth, H. Thiery, F. Landois u. v. a.). Als Spender wurden männliche Kropfkranke (nicht Frauen!) benützt, oder es wurden die Epithelkörperchen frisch der Leiche entnommen. Ja selbst von Heterotransplantationen (Pferdeepithelkörperchen) werden günstige Erfolge berichtet (A. Krecke). Ob es bei der Homoiotransplantation Dauererfolge sind, ist fraglich. Aber auch dann, wenn dies nicht der Fall ist, ist die Operation nicht zwecklos. Biedl weist mit Recht darauf hin, daß es oft darauf ankomme, durch einige Monate einen Ersatz für die fehlenden Epithelkörperchen zu leisten, bis die zurückbleibenden Epithelkörperchen Zeit haben, vikariierend zu hypertrophieren, da es sich ja meist nicht um totale Ektomie handelt.

Die Erfolge der peroralen oder subkutanen Einverleibung von Epithelkörperchensubstanz, bzw. Epithelkörperchenextrakten waren bis vor kurzem zweifelhaft. Pineles fand gegenüber den Angaben von Marinescu, Löwenthal, Wieprecht, Vassale, daß weder stomachale, noch subkutane noch intraperitoneale Einverleibung von Epithelkörperchenextrakt in großen Dosen die parathyreoprive Tetanie irgendwie beeinflußte. In den letzten Jahren mehrten sich die Angaben über günstige Erfolge (H. Pamperl, Pulver von Pferdeepithelkörperchen, W. Haas). O. Cozzolino betonte, daß die Epithelkörperchensubstanz weder von zu alten noch von zu jungen Tieren stammen dürfe. In jüngster Zeit ist, wie bereits mehrfach erwähnt, durch Collip die Herstellung wirksamer Extrakte erfolgt, womit für die Behandlung der Tetanie eine neue Ära beginnen dürfte.

Als kausale Therapie wurde von Mac Callum und Voegtlin die Zufuhr von Kalksalzen empfohlen. Diese Behandlung ist heute allgemein anerkannt. Die anfangs bisweilen beobachteten Mißerfolge beruhten wohl darauf, daß zu kleine Dosen verwendet wurden. Wie ich bereits im Kapitel Pathogenese erwähnt habe, gelingt es, parathyreoprive Hunde bei dauernder Zufuhr großer Dosen von Ca-Salzen am Leben zu erhalten, nach Marine allerdings nur dann, wenn akzessorische Epithelkörperchen vorhanden sind. Für die menschliche Tetanie wird die Bedeutung der Kalktherapie durch diese Ansicht Marines nicht vermindert, da es sich ja hier nur in den seltensten Fällen um vollständigen Verlust der Epithelkörperchen handelt. Von den zahlreichen Arbeiten über diesen

Gegenstand (E. **Farner** und **Klinger** usw.) erwähne ich besonders die Angaben von W. **Boothby**, der darauf hinweist, daß das milchsaure Ca zuerst in Wasser gelöst werden müsse, bevor es verabreicht wird. Beim Ausbruch der Tetanie soll es in großen Dosen, zuerst 60 grains (1 grain = 0,06 g) alle drei Stunden Tag und Nacht verabreicht werden. Kontrolle des Blutkalkes ist dabei sehr wünschenswert. Man muß bestrebt sein, den Kalkgehalt des Blutes auf 7 mg zu erhalten. Bei jeder Unterschreitung dieses Kalkspiegels müssen wieder neuerdings größere Dosen zugeführt werden. Später tritt nach **Boothby** eine gewisse Gewöhnung an die Hypokalzämie ein, da dann auch der Blutspiegel sich auf 6—7 mg Ca einstellen kann, ohne daß Tetanie auftritt. Noch wirksamer als Ca lacticum ist das Ca chloratum cristallisatum (6—10 g täglich), welches aber auf die Dauer vom Magen weniger gut vertragen wird. Es führt am raschesten zum Ansteigen des Ca im Blute.

Nach den Erfahrungen von **Dragstedt** bei parathyreopriven Hunden dürfte es zweckmäßig sein, in schwereren Fällen die Ca-Wirkung durch eine laktovegetabilische Kost zu unterstützen.

Freudenberg und **György** empfehlen Salmiak, **Adlersberg** und **Porges** bei leichteren Fällen Monoammoniumphosphat (bis 18 g täglich).

Als symptomatische Behandlung kommen vor allem anderen Sedativa in Betracht; schwächere Sedativa wie Brom, Valeriana wirken überhaupt nicht. In schwereren Fällen kann man manchmal durch Chloralhydrat oder leichte Chloroformierung vorübergehend Erleichterung schaffen. Ferner wird Luminal subkutan (**Klotz**), ferner intramuskuläre Injektion von 10—20 ccm einer 8—10% Magnesiumsulfatlösung empfohlen (**Behrend**; hierbei aber oft Cyanose und Tachypnoe). Auch protrahierte warme Bäder erweisen sich als günstig. Der Phosphorlebertran wird als unterstützende Behandlung bei der Kindertetanie, speziell natürlich bei Komplikation mit Rachitis und auch bei den mit Osteomalazie komplizierten Fällen gerühmt. Auch Bestrahlung mit Quarzlampe wird neuerdings empfohlen (**Drucker** und **Faber**). Bei der Säuglingstetanie soll nach Ansicht der Pädiater wenn möglich die Kuhmilch durch natürliche Ernährung ersetzt werden. Bei Frauen ist die Konzeption zu verhindern, evtl. muß die Schwangerschaft unterbrochen werden. Gewisse Arzneimittel wie Ergotin sind bei der Graviditätstetanie zu vermeiden (**Novak**).

Einer besonderen Besprechung bedarf noch die Therapie der Tetania gastrica. Hier ist die Frage der Operation lebhaft diskutiert worden. Während **Albu** rät, bei Komplikation mit Tetanie möglichst frühzeitig zu operieren, will **Fleiner** erst den evtl. Erfolg der internen Behandlung abwarten. Auch **Chvostek** spricht der internen Behandlung das Wort. Die Erfolge der chirurgischen Behandlung scheinen zur Operation zu ermutigen. Nach der Statistik von **Wirth** wurden von 21 operierten Fällen 17 dauernd geheilt, während nach einer älteren Statistik **Albus** die Mortalität der intern behandelten Fälle 77% beträgt. Die Frage ist aber viel komplizierter, als man nach dieser Statistik glauben sollte. In Fällen von sicherer Pylorusstenose ist ja die Operation nicht zu umgehen, hier fragt es sich nur, ob man gleich operieren oder erst versuchen soll, den Zustand durch interne Behandlung zu bessern. Es wird hier sehr viel davon abhängen, ob die Magenwaschung vertragen wird. Fälle von Reichmannscher Krankheit können bei sorgfältiger Behandlung alle Symptome der Pylorusstenose (verstärkte Peristaltik vor dem Röntgenschirm, ja selbst Antiperistaltik) verlieren, und auch in Fällen von echter „Magentetanie" sahen wir durch allabendliche Magenwaschung, fettreiche Trockendiät und Durstklysmen nicht nur die tetanischen Symptome verschwinden, sondern auch Verkleinerung des Magens eintreten; auch der Pyloruskrampf hörte auf.

In solchen Fällen wäre die Operation vielleicht unheilvoll gewesen. Unter Parathyreoidinbehandlung dürften überdies die Gefahren der Operation geringer werden.

Überfunktionszustände der Epithelkörperchen.

Es sind einzelne Fälle von Adenom der Epithelkörperchen bekannt, ohne daß sich Zustände gefunden hätten, die als Überfunktion gedeutet werden könnten (Erdheim). Auch die von Benjamins, Hulst, de Santi beschriebenen, bis kindskopfgroßen Tumoren der Epithelkörperchen machten nur lokale Erscheinungen und verliefen sonst symptomlos. Es ist aber zweifellos, daß bei fast allen Zuständen, bei denen Störungen der Ossifikation vorliegen, in einer großen Anzahl der Fälle ein oder mehrere Epithelkörperchen hypertrophieren. Zu diesen Zuständen gehört vor allem die Rachitis (Erdheim, C. Ritter, A. Hartwich u. a.). Der Zusammenhang ist dabei so zu denken, daß, wie schon Erdheim betonte, die Epithelkörperchen vergrößert sind, weil sie stärker arbeiten müssen. Nach neueren Beobachtungen muß die Erdheimsche Anschauung für die Ostitis fibrosa generalisata abgelehnt werden. Mandl und Gold teilen je einen Fall mit, bei dem nach Exstirpation des hyperplastischen Epithelkörperchentumors eine wesentliche subjektive und objektive Besserung eintrat und die vorher bestehende Hyperkalzämie und Hyperkalziurie verschwand. Im selben Sinne sind die Befunde Marines und E. M. Luces zu deuten, daß kalkarm gefütterte Hühnchen, bzw. Ratten hyperplastische Epithelkörperchen zeigen. Kalkverarmung des Körpers führt also zur Epithelkörperchenhypertrophie. Nach Ausheilen der Rachitis geht die Epithelkörperchenvergrößerung wieder zurück.

Ebenso findet sich bei Osteomalazie sehr häufig Vergrößerung eines oder mehrerer Epithelkörperchen (Erdheim, Schmorl, Strada, Bauer, Todyo, Schlagenhaufer, Maresch, E. Thomas, B. Johann).

Endlich wurde auch bei anderen malazischen Knochenprozessen bisweilen Epithelkörperchenhyperplasie gefunden. Ein besonders reiches Material teilt Maresch mit (senile Osteoporose, Ostitis fibrosa, Ostitis deformans). Ferner sei ein Fall von multiplem Riesenzellensarkom des Knochensystems (B. R. Günther), und ein Fall von seniler Osteoporose (Todyo) erwähnt.

Lundborg und Chvostek haben die Myasthenia pseudoparalytica auf Überfunktion der Epithelkörperchen bezogen. Chvostek versuchte darzulegen, daß die Krankheitsbilder der Myasthenie und Tetanie einander diametral entgegengesetzt seien. Das elektrische Verhalten sei bei der Myasthenie dem bei der Tetanie gerade entgegengesetzt. Dort finde sich Ermüdung der Akkommodation, hier Akkommodationskrampf. Beide kombinieren sich bisweilen mit Myxödem oder Morbus Basedowii. Der Befund von Anhäufungen von Zellinfiltraten und von diskontinuierlicher fettiger Degeneration der Muskelfasern, der außerordentlich häufig ist (Literatur siehe bei Marburg), weist darauf hin, daß die Myasthenie zu den Erkrankungen des Muskelsystems gehört; auch konnte Haberfeld in zwei Fällen von Myasthenia gravis keine Veränderung der Epithelkörperchen finden. Nach den experimentellen Untersuchungen von Collip dürften Überfunktionszustände (Hyperkalzämie!) in einer ganz anderen Richtung zu suchen sein.

V. Die Erkrankungen der Thymusdrüse.
(Status thymico-lymphaticus.)

Anatomie und Entwicklungsgeschichte. Ursprünglich wurde die Thymusdrüse als ein Bestandteil des lymphatischen Apparates angesehen. Sie entwickelt sich als paariges Organ vom ventralen Teil der dritten Kiemenspalte (s. Abb. 5, S. 111). Beide Teile vereinigen sich sehr früh. Bei der Geburt liegt das Organ hinter dem Sternum nach abwärts bis zum Herzbeutel, nach oben etwas über die Incisura jugularis emporreichend. Beim Menschen kommen selbständige oder mit der Schilddrüse oder mit der Thymusdrüse selbst verbundene akzessorische Thymusläppchen vor. Manchmal finden sich in der Thymusdrüse Epithelkörperchen eingeschlossen. Die entodermale Abstammung der hauptsächlich im Mark liegenden polymorphen fixen Retikulumelemente und der sogenannten Hassalschen Körperchen ist seit den Untersuchungen Hammars sicher stehend. Die Hassalschen Körperchen entstehen durch Zusammenlagerung der Retikulumelemente des Markes. Sie sind konzentrisch geschichtete 13—22 μ im Durchmesser haltende Körperchen, die im Innern eine mattglänzende körnige Masse enthalten und von abgeplatteten Zellen schalenförmig umgeben sind. Die innere Masse zeigt dieselbe mikrochemische Reaktion wie das Kolloid der Schilddrüse.

Hingegen sind die Anschauungen über die fertige Thymus und besonders über die Genese der in ihren Randpartien befindlichen Lymphozyten geteilt. Hammar und Maximow nehmen, der älteren Anschauung von His und Stieda folgend, ein sekundäres Einwuchern mesodermaler Gebilde an. Nach dieser Anschauung gehört also die Thymusdrüse teilweise zum lymphatischen Apparat; es findet sich in ihr eine „Symbiose" von Zellen verschiedener Keimblätter, sie beteiligt sich mit an der Produktion von Lymphozyten. Nach Naegeli ist sie sogar eine Hauptbildungsstätte der Lymphozyten im jugendlichen Alter. Dafür sollen nach Naegeli auch phylogenetische Momente sprechen, da bei den Amphibien die Thymusdrüse die Quelle der Lymphozyten sein soll, wenn die Lymphdrüsen noch fehlen. Andererseits nimmt Stöhr an, daß diese Zellen durch Teilung der epithelialen Gebilde entstehen, also nicht eingewanderte Lymphozyten sind. Dieser Ansicht schließt sich H. Schridde an, der eine epitheliale Mark- und eine epitheliale Rindenschichte unterscheidet, und A. B. Dustin gibt an, daß Thymozyten und Lymphozyten verschiedene Reaktionen geben und daher nicht identisch sein können. Auch H. Schridde nimmt an, daß die Thymusrindenzellen mit Lymphozyten nichts zu tun haben, da sie sich beim Embryo zu einer Zeit vom Mark sondern, wo es im ganzen Körper noch keine Lymphozyten gibt. Als Stütze seiner Ansicht führt Schridde auch zwei Fälle von leukämischer Lymphadenose bei Kindern an, bei denen das gesamte Lymphsystem des Körpers beteiligt, die Thymusdrüse aber völlig frei von Lymphadenose und speziell die Rinde hochgradig atrophisch und sklerotisch war. Erwähnen möchte ich noch, daß nach Ivar Bang die Thymusdrüse mindestens 5—6mal mehr Nukleinate enthält als die Lymphdrüsen.

Das Gewicht der Thymusdrüse nimmt nach der Geburt noch weiter zu, erst nach dem Eintritt der Geschlechtsreife sistiert nach den Angaben von Hammar, Sury, Schridde, Ronconi, Pappenheim u. a. das Wachstum, und es findet allmählich eine Involution statt. Nach Hammar beträgt das Gewicht der Thymusdrüse bei der Geburt durchschnittlich 12 g, nach H. Schridde bei Knaben durchschnittlich 11,8 g, bei Mädchen durchschnittlich 11,4 g. Unter 170 ausgetragenen Neugeborenen fand H. Schridde bei acht Knaben und drei Mädchen Übergewicht der Thymusdrüsen (20—28 g, bzw. 20—21 g), aber keine Markhyperplasie. Werden die übergewichtigen hinzugerechnet, so beträgt nach Schridde das Durchschnittsgewicht 13,3 bzw. 12 g. Im 15. Lebensjahr beträgt das Gewicht nach Hammar etwa 45 g, sinkt dann bis zum 17. Lebensjahr auf etwa 25, bis zum 55. Lebensjahr auf etwa 12 g. Das Parenchym atrophiert dabei zum Teil allmählich und wird durch Fett ersetzt, doch erhalten sich auch bis in das späte Alter noch beträchtliche Reste von Parenchym. Auch noch im höheren Alter fand Hammar mitotische Vermehrung der lymphozytenähnlichen Gebilde (Thymozyten) und Neubildung Hassalscher Körperchen. Neben dieser Altersinvolution gibt es auch eine akzidentelle Involution. Hammar und Jonson haben gezeigt, daß sich bei hungernden Tieren das Gewicht der Thymusdrüse hauptsächlich durch Verlust der Thymozyten sehr rasch vermindert. Nach Schridde kann nach hochgradiger Unterernährung das Gewicht der Thymusdrüse bis auf 1—2 g abnehmen. Aus diesen Resten kann sich wieder eine normale Thymusdrüse aufbauen. Bei der Einschmelzung der Thymusdrüse durch Röntgenbestrahlung erweist sich das Retikulum resistenter als die Thymozyten. Die akzidentelle Involution findet sich auch bei vielen chronischen, zu Marasmus führenden Krankheiten, besonders ausgeprägt ist sie bei der Pädatrophie (Farret). Auch im höheren Alter kommt es nach Hammar unter Umständen noch zur akzidentellen Involution, ein Beweis, daß noch funktionsfähiges Drüsengewebe dagewesen ist.

Andererseits kann die Thymusdrüse wesentlich vergrößert gefunden werden. Dies kann darauf beruhen, daß die physiologische Involution ausbleibt — Thymuspersistenz, oder darauf, daß das Mark bedeutend hyperplastisch ist — Thymushyperplasie. Die Thymushyperplasie kann schon bei Neugeborenen vorhanden sein. Endlich wird auch eine Thymusreviviszenz angenommen, d. h. es wird angenommen, daß eine bereits physiologisch involvierte Thymusdrüse wieder ihre jugendliche Beschaffenheit annimmt. Wir werden auf die Bedeutung dieser Zustände für die Pathologie später zurückkommen.

Pathologische Physiologie. Über die Frage, ob die Thymusdrüse für den Organismus ein lebenswichtiges Organ ist, konnte bisher eine Einigung nicht erzielt werden. Friedleben, Langerhans u. a. sahen nach Exstirpation der Thymusdrüse die Versuchstiere sich ungestört weiter entwickeln, während andere Autoren, von denen ich nur Tarulli und Lo-Monacco, Ghika, Cozzolino, Basch, Sommer und Flärken, Ranzi und Tandler, Klose und Vogt, H. Matti, Pighini nenne, bei Hunden, Kaninchen, Katzen und anderen Tieren vorübergehende, schwere Wachstumstörungen fanden, welche sich später wieder ausglichen. Klose und Vogt und Matti nehmen auf Grund ihrer Experimente an, daß jene erwähnten Störungen nicht mehr ausgeglichen werden können, wenn die Exstirpation der Thymusdrüse bereits bei ganz jungen, nur wenige Tage alten Tieren erfolgt. Die beobachteten Erscheinungen lassen sich kurz folgendermaßen schildern: Die Versuchstiere bekommen allmählich eine schwammige, weiche Haut, einen „pastösen" Habitus und setzen reichlich Fett an. Sie beginnen durch ein geringeres Längenwachstum der Extremitäten im Wachstum zurückzubleiben. Die Knochen werden deutlich biegsamer; wenn Frakturen gesetzt werden, so ist die Kallusbildung sehr schlecht oder bleibt aus. Der Zustand ist also dem der Rachitis sehr ähnlich. Die Epiphysenfugen sind um ein Mehrfaches verbreitert. Die galvanische Übererregbarkeit, die Basch bei thymektomierten Tieren fand, ist auf eine Mitexstirpation von im Thymusgewebe eingeschlossenen Epithelkörperchen zurückzuführen. Ferner wurde hochgradige Muskelschwäche (Myasthenie), Neigung zu Hauteiterung und Herzerweiterung gefunden und endlich kann sich hochgradige Kachexie einstellen, die zum Exitus führt. Bei etwas älteren Tieren treten diese Erscheinungen nur vorübergehend auf.

Diese Ergebnisse sind aber von anderer Seite nicht bestätigt worden. Ich erwähne nur die Versuche von Nordmann, welcher fand, daß, wenn die operierten Tiere bei kalkreicher Nahrung und sonst unter hygienischen Verhältnissen gehalten werden, weder Störungen im Skelettsystem noch Erscheinungen von Muskelschwäche, Herzerweiterung usw. auftraten. Park und Mc Clure kamen zu demselben Ergebnis. Andererseits berichtet wieder Dehmel, daß durch Implantation von jungen Tieren entstammenden Thymusdrüsen bei Ratten ein reichlicher Fettansatz erzielt werde und daß die Tiere eine kräftigere Entwicklung und ein etwas beschleunigtes Längenwachstum gegenüber den Kontrolltieren zeigen.

Erwähnenswert ist ferner, daß Kastration bei jungen Tieren die Thymusinvolution wesentlich verzögert, und daß stärkere sexuelle Betätigung sie beschleunigt (Calzolari, Hendersson, N. Paton und Goodall, Knipping und Rieder u. a.). Andererseits sollen sich durch Entfernung der Thymusdrüsen die Testikel verkleinern.

Eine Tatsache von großem Interesse haben die Untersuchungen von Gudernatsch und Romeis aufgedeckt. Fütterung von Thymussubstanz bewirkt bei Kaulquappen Wachstumssteigerung und Verzögerung der Metamorphose. Es entstehen also Riesenquappen. Ebenso zeichnet sich in vitro gezüchtetes Gewebe bei Zusatz von Thymusextrakt durch besonders starkes Wachstum aus (Katsura Hidezo). Auf die große Literatur über diesen Gegenstand gehe ich nicht weiter ein, da wir noch nicht wissen, ob diese Eigenschaften des

Thymusgewebes irgendetwas mit einer Inkretion dieses Organes zu tun haben. So gibt z. B. Kniebe an, daß er eine ähnliche Wirkung auf die Entwicklung mit verschiedenen Fetten von niedrigem Schmelzpunkt erzielt habe und weist darauf hin, daß in einem Azetonextrakt von Romeis Fette und Fettsäuren von niedrigem Schmelzpunkt enthalten waren.

Auch die Bedeutung der älteren Tierversuche von Svehla, durch intravenöse Injektion von Thymusextrakten eine Hyperthymisation herbeizuführen, ist fraglich, da die depressorische Wirkung derselben nicht spezifisch ist, sondern auf Gerinnungen in der Blutbahn beruht (Popper). Bemerkenswert sind die neueren Versuche aus dem Asherschen Institut von H. Müller und E. del Campo, welche im Tierversuch eine günstige Beeinflussung der Muskelermüdung durch Injektion von Thymusextrakten feststellten. Auch das Blutserum normaler Tiere zeigte gleiche Wirkung.

Pathologie und Klinik. Von Ausfallerscheinungen nach dem Wegfall der Thymusdrüse beim Menschen wissen wir noch sehr wenig. Bei der Autopsie Neugeborener, bzw. ganz kleiner Kinder, ist in einigen Fällen Aplasie der Thymusdrüse gefunden worden. Die ersten Angaben stammen von Bischoff und Clark. v. Sury berichtet über einen Fall von angeborenem gänzlichen Defekt der Thymusdrüse bei einem an Pneumonie verstorbenen drei Wochen alten Kinde. Sehr häufig scheint Aplasie der Thymusdrüse mit anderen Mißbildungen, besonders mit Entwicklungshemmung des Gehirnes vorzukommen (Winslow, Bourneville, Katz u. a.). Ferner berichteten sowohl Klose wie Bircher über je einen Fall mit fehlender Thymusdrüse. In dem Falle Kloses wurde das Fehlen der Thymusdrüse autoptisch bei der Operation festgestellt. In beiden Fällen bestand eine Hemmung des Knochenwachstums mit einer röntgenologisch festgestellten Osteoporose und mit Brüchigkeit der Knochen. Nach Bourneville und Katz soll bei intellektuell abnormen Kindern die Thymusdrüse oft fehlen. In einem Falle von Vogt bestanden neben Idiotie myxödematöse Beschaffenheit der Haut, Muskelkontraktionen und merkwürdige Anfälle von allgemeinem Muskelzittern. Auch in einem Falle Kramers fanden sich neben Idiotie Muskelkontraktionen. Andererseits weist G. Anton auf das gleichzeitige Vorkommen von Thymushyperplasie und Gehirnhypertrophie hin. Es ist vorderhand noch sehr schwierig zu beurteilen, inwieweit alle diese Erscheinungen mit der Thymusdrüse in Zusammenhang stehen.

Über das Schicksal der Kinder, bei denen wegen Trachealstenose eine Exstirpation der Thymusdrüse vorgenommen wurde, ist noch wenig bekannt. In einem Falle Rehns, der von Purrucker mitgeteilt wurde, handelte es sich um ein $2\,^1/_4$ jähriges, in einem Fall von König um ein 7 Monate altes Kind. E. Bircher berichtet über acht Fälle mit Teilresektion der Thymusdrüse; davon zeigten fünf bei der Nachuntersuchung 5—7 Jahre nach der Operation eine erhebliche Störung im Längenwachstum, sowie im Auftreten der Knochenkerne. Die Verzögerung der Ossifikation betrug $2^1/_2$ bis 6 Jahre. Nach diesen Erfahrungen wäre eine totale Exstirpation oder weitgehende Resektion der Thymusdrüse bei ganz kleinen Kindern zu widerraten.

Frühzeitige Involution der Thymusdrüse führt nach E. Leupold zu einer Hemmung in der Entwicklung der Hoden. Wägungen der Hoden, der Nebennieren und der Thymusdrüse bei 58 Leichen (hauptsächlich Kindern) ergab, daß bei höheren Graden von pathologischer Involution der Thymusdrüse die Hoden auffallend klein waren, in solchen Fällen fanden sich aber auch die Nebennieren, besonders das Mark, und überhaupt das ganze Adrenalsystem unterentwickelt. Die Hoden sollen daher ihre volle Entwicklung einem Zusammenwirken von Thymusdrüse und Nebennieren verdanken.

Das klinische Interesse hat sich hauptsächlich jenen Fällen zugewendet, welche eine Persistenz, bzw. Reviviszenz oder eine Thymushyperplasie aufweisen. Die mangelnde Involution bzw. Reviviszenz ist eine Erscheinung, die wir bei sehr vielen Zuständen, ganz besonders bei den verschiedensten Blutdrüsenerkrankungen finden. Man beobachtet sie häufig bei der Akromegalie, bei der Dystrophia adiposo-genitalis, beim Myxödem, beim Eunuchoidismus usw. Sie kommt also ebensowohl bei Zuständen von glandulärer Überfunktion wie von Funktionsverminderung vor. Bei allen diesen Zuständen findet man auch fast regelmäßig eine Veränderung des Blutbildes, nämlich relative Vermehrung der Lymphozyten, bzw. Neutropenie. Ob diese mit der mangelhaften Thymusinvolution in irgendeinem Zusammenhang steht, ist fraglich. Das Verhalten der Thymusdrüsen beim Morbus Basedowii wurde schon im Kapitel über die Thyreoidea ausführlich geschildert. Zusammenfassend möchte ich nochmals sagen, daß man speziell bei den Fällen von Vollbasedow fast immer eine viel größere Thymusdrüse findet, als dem Alter entspricht, ja in vielen Fällen einen faustgroßen Tumor, der auch bei der mikroskopischen Untersuchung einen übernormalen Parenchymwert aufweist. Besonders ist dieses nahezu die Regel bei den Fällen, welche bei der Operation zugrunde gegangen sind. Ferner erinnere ich nochmals an die eigenartigen kurativen Erfolge gleichzeitiger Thymusexstirpation oder -resektion bei Fällen von Vollbasedow, bei denen die Verkleinerung des Schilddrüsenparenchyms allein keinen vollen Erfolg aufzuweisen hatte, und endlich an die Ergebnisse der Experimente E. Birchers, nach welchen durch Implantation von Thymusdrüse, die von an mors thymica Verstorbenen stammte, bei Hunden ein basedowähnlicher Symptomenkomplex erzeugt wurde. Die Summe aller dieser Erfahrungen legt doch den Gedanken nahe, wenn wir auch von einem vollen Beweis noch nicht sprechen können, daß bei schweren Fällen von Morbus Basedowii eine Art Hyperthymisation besteht, eine Vergiftung durch ein Zuviel an Thymussekret, ohne daß wir imstande wären, uns bisher über die Beziehung dieser Erscheinung zur Basedowischen Krankheit eine klare Vorstellung zu bilden.

Ebenso verworren sind auch heute noch unsere Vorstellungen über den sogenannten Status thymicus oder Status thymico-lymphaticus. Kopp hat 1855 zuerst das Interesse der ärztlichen Welt auf jene plötzlichen Todesfälle im jugendlichen Alter gelenkt, welche unter Zyanose und Stridor eintreten, und bei denen die Sektion nichts als eine hyperplastische Thymusdrüse ergibt. Die umfangreichen Untersuchungen Friedlebens, welche in dem Satz: „Es gibt kein Asthma thymicum" gipfelten, haben diese Lehre für lange Zeit unterdrückt. Erst Grawitz hat im Jahre 1888 an der Hand von zwei Fällen wieder auf die forensische Bedeutung der Thymushyperplasie hingewiesen. Bisher hatte man nur das rein mechanische Moment bei diesen Todesfällen im Auge gehabt. Auch heute läßt sich diese Annahme in vielen Fällen kaum widerlegen. Allerdings betont v. Sury in einer durch ihre strenge Kritik wohltuenden Abhandlung, die sich auf ein Material von 200 gerichtlichen Sektionen stützt, daß bei plötzlichen Todesfällen von anscheinend bisher ganz gesunden Kindern kapilläre Bronchitiden sehr häufig seien und leicht übersehen werden können. Trotzdem lassen sich jene Fälle, bei denen es zu Stridor, Zyanose und evtl. Heiserkeit kommt, schwer anders als durch das mechanische Moment erklären. Auch der unmittelbare Erfolg der Operation spricht für diese Deutung. Bei Klose und Vogt und bei Wiesel sind eine Anzahl solcher Fälle zusammengestellt. Besonders erwähnt sei nur der Fall von Hinrichs, bei dem die hyperplastische Thymusdrüse neben Behinderung der Atmung sogar zu hochgradiger Störung der Nahrungsaufnahme führte. Auch die Wirkung der Röntgenbestrahlung dürfte in manchen Fällen eine solche Deutung zulassen, so z. B. in einem Fall von Ribadeaux und Weil. Hier handelte es sich um ein zwei Monate altes Kind mit hochgradiger Atemnot auf Grund einer Thymushyperplasie. Nach intensiver Röntgenbestrahlung verschwanden die Atembeschwerden innerhalb von zwei Tagen. Später erfolgte der Tod durch Masern. Die Autopsie ergab fibröse Atrophie der Thymusdrüse. Andererseits muß es als feststehend betrachtet werden, daß das mechanische Moment nur für einen sehr kleinen Teil der Fälle von Mors subita herangezogen werden kann und daß daher die Erklärung in ganz anderer Richtung gesucht werden muß. 1889 hat A. Paltauf auf die häufige Kombination von Thymushyperplasie, Status lymphaticus und Verengung des Gefäßsystemes hingewiesen und zum ersten Male die Vermutung ausgesprochen, daß die Todesursache nicht in einer mechanischen Ursache, sondern in einer vegetativen Störung, die er als lymphatisch - chlorotische Konstitution bezeichnete, zu suchen sei. Ortner berichtete später über plötzliche Todesfälle bei angeborener Enge des Aortensystemes, v. Kundrat über Status lymphaticus mit mehr oder weniger großer Thymusdrüse bei plötzlichen Todesfällen in Narkose, Schnitzler u. a. über Narkosetod bei Basedowfällen mit großer Thymus und Status lymphaticus. Besonders interessant waren Beobachtungen von familiärem Auftreten dieser plötzlichen Todesart (Perrin, Hedinger u. a.). In diesen Arbeiten wurde also in Übereinstimmung mit der Ansicht A. Paltaufs das mechanische Moment als bedeutungslos erklärt und eine durch toxische Momente bedingte Labilität des Organismus bzw. des Herzgefäßsystems in den Vordergrund gestellt. Auch in der neuesten Literatur finden sich zahlreiche Angaben über Status thymicus bzw. thymico-lymphaticus bei plötzlichen Todesfällen. So berichtet Aschoff über 21 Fälle von im Kriege plötzlich verstorbenen Soldaten, bei denen sich fast regelmäßig eine abnorm große Thymusdrüse fand. Der Tod trat entweder in Narkose oder bei ganz geringfügigen Eingriffen, z. B. bei Lokalanästhesie oder nach einer Salvarsaninjektion usw. ein. Schon bei Neugeborenen soll sich ein Status thymico-lymphaticus finden (A. Schirmer, H. Schridde). Besonders bemerkenswert sind die Angaben von Schridde über den Status thymicus bei einer großen Reihe von bisher gesunden Männern, die durch den elektrischen Strom oder durch Gasvergiftung oder Explosionen, Steinfälle usw. getötet wurden. Er unterscheidet zwei Gruppen, die Thymiker und die Nichtthymiker. Bei letzteren finden sich überhaupt keine elektrischen Todesfälle. Diese fanden sich nur bei der Thymikergruppe. Alle leichteren Unglücksfälle gehörten dieser Thymusgruppe an, besonders alle elektrischen Todesfälle. Das Thymusgewicht betrug bei dieser Gruppe durchschnittlich 39 g (gegenüber 25 g der Norm), das Höchstgewicht sogar 78 g. In allen Fällen bestand Markhyperplasie, es fanden sich auffallend große und fast immer verfettete Hassalsche Körperchen. Ferner fand sich regelmäßig eine vergrößerte Milz mit vergrößerten Lymphknötchen, mit Hyperplasie der Zungenbalgdrüsen und der Mandeln, ferner Vergrößerung der Lymphknötchen in fast allen übrigen lymphatischen Geweben, besonders in der Darmschleimhaut, aber auch an Stellen, wo sonst nie Lymphknötchen zu finden sind. Auch die Nieren waren meist vergrößert und embryonal gelappt. Die linke Herzkammer zeigte ferner Erweiterung und Wandhypertrophie; endlich fand sich meist ein eigenartiger Habitus, nämlich Hochwuchs und kurzer Hals, Fettreichtum und eine Minderentwicklung der sekundären Geschlechtscharaktere. (Kümmernder Hochwuchs nach Fr. Kraus.)

Auf den Zusammenhang zwischen Thymushyperplasie und Status lymphaticus, bzw. Status hypoplasticus, komme ich im IX. Kapitel noch zurück. Hier sei nur erwähnt, daß die Ergebnisse der Untersuchungen von Groll und Löwenthal bei der Diagnose bzw. autoptischen Feststellung eines Status thymicolymphaticus sehr vorsichtig machen müssen. Beide Autoren haben bei der Sektion von Kriegsgefallenen gefunden, daß bei den jüngeren Männern Thymus und lymphatischer Apparat viel kräftiger ausgebildet sind, als man dies bisher angenommen hat. Jede zehrende Krankheit rufe eine allmähliche Involution der Thymusdrüse und des lymphatischen Gewebes hervor, da die Größe dieser Organe vom Ernährungszustand abhänge (Groll). Noch weiter gehen R. Jaffé und H. Wiesbader, die auf Grund der Untersuchungen von Groll und Löwenthal und eigener Beobachtungen die Annahme eines Status thymicolymphaticus überhaupt ganz ablehnen und nur die mechanische Form des Thymustodes gelten lassen wollen.

Die Thymusdrüse kann auch der Ausgangspunkt von Geschwülsten (Fibrome, Lipome, Zysten, Lymphangiome, Sarkome und Karzinome), ferner der Sitz tumorartiger Infiltrate bei Leukämie, Chlorom und aleukämischem Lymphadenom (Schmincke) und der Sitz entzündlicher Prozesse sein. Irgendwelche Anhaltspunkte für die Physiologie haben die bisher beobachteten, nicht gerade seltenen Fälle nicht gegeben. v. Neusser beschrieb einen Fall von Sarkom der Thymusdrüse. Der 25jährige Patient war auffallend groß und zeigte Hypoplasie der Genitalien. Ich beobachtete einen Fall von Karzinom. Auch hier bestand Hochwuchs. Die Entwicklung des Genitales war aber völlig normal. Bemerkenswert ist noch ein Fall von Bramwell, bei dem sich neben einem Sarkom der einen Nebenniere auch ein Sarkom der Thymusdrüse fand. Endlich sei erwähnt, daß in zahlreichen aber nicht allen Fällen von Myasthenia gravis neben Hyperplasie der Thymusdrüse Veränderungen in den Muskeln gefunden wurden, die als lymphosarkomatös angesprochen wurden. Diese Deutung ist allerdings nicht sicher, da in den Muskelmetastasen auch Hassalsche Körperchen vorkommen. Es handelt sich, wie auch neuerdings Hart betont, daher eher um Retikulumtumoren.

Nach Starr wurden in 250 Fällen von Myasthenie, bei denen die Thymusdrüse untersucht wurde, 28mal Veränderungen in derselben gefunden. E. T. Bell stellte 27 weitere Fälle zusammen, bei denen sich 17mal Hyperplasie und 10mal Tumoren in der Thymusdrüse fanden. Bell teilte einen eigenen Fall von einem benignen Thymom mit. Schuhmacher und Roth gaben an, daß in einem Falle von Morbus Basedowii + Myasthenie die myasthenischen Erscheinungen nach Thymektomie verschwanden. Pierchalla und Bauer sahen bei Myasthenie nach Röntgenbestrahlung der Thymusdrüse Besserung.

Wenn wir die angeführten Tatsachen überblicken, so ist nicht zu leugnen, daß die physiologische Bedeutung der Thymusdrüse trotz der enormen Arbeit, die bisher auf diesen Gegenstand verwendet wurde, noch recht unklar ist. Die Ergebnisse des Tierexperimentes sind, wie oben ausgeführt wurde, widersprechend. Auch die Erfahrungen der Pathologie, die so oft für die Physiologie richtunggebend sind, lassen hier im Stich. Die Zerstörung des Organes durch Geschwülste oder entzündliche Prozesse, die uns sonst in der Pathologie der Blutdrüsen so wichtige Aufschlüsse gebracht hat, ist beim Erwachsenen anscheinend ganz ohne Bedeutung. Nach der operativen Entfernung der Drüse im frühesten Kindesalter sind bisher nicht regelmäßig Ausfallserscheinungen beobachtet worden. Doch darf man nicht vergessen, daß es sich meistens wohl nur um Resektionen gehandelt hat, und daß in den meisten Fällen bisher Angaben über den weiteren Verlauf fehlen. Auch muß mit dem Vorhandensein akzessorischer Thymusläppchen in solchen Fällen gerechnet werden.

Ebenso wenig geklärt scheint mir bisher die Bedeutung der Thymushyperplasie für die Pathologie. Nur die Bedeutung des mechanischen Momentes steht in manchen Fällen sicher; dieses ist aber für die Frage der Hyperthymisation ganz belanglos. Im übrigen wissen wir, daß bei einer großen Anzahl sehr verschiedenartiger Zustände die normale Involution der Thymusdrüse ausbleibt, und daß andererseits in den Fällen mit Thymushyperplasie eine eigenartige Labilität des Organismus vorhanden zu sein pflegt, die unter Umständen bei ganz geringfügigen Ursachen, wahrscheinlich unter Herzkammerflimmern (Hering) zum plötzlichen Tode führt. Gewiß bieten die Ergebnisse des Experiments, besonders die Untersuchungen Birchers, einen gewissen Anhaltspunkt für die Annahme, daß in diesen Fällen eine Hyperthymisation vorliegt; so lange es aber nicht gelingt, das innere Sekret der Thymusdrüse chemisch zu fassen und dasselbe im Blut in vermehrter Menge nachzuweisen, sind wir nur auf Vermutungen angewiesen. Ob es berechtigt ist, die Thymusdrüse ganz aus der Reihe der Blutdrüsen zu streichen (E. Sh. Schafer), muß ich dahingestellt sein lassen.

VI. Die Erkrankungen der Hypophyse.

Die Forschungen der letzten 15 Jahre haben Zweifel erweckt, ob manche Symptome, die man früher auf eine Erkrankung der Hypophyse bezogen hat,

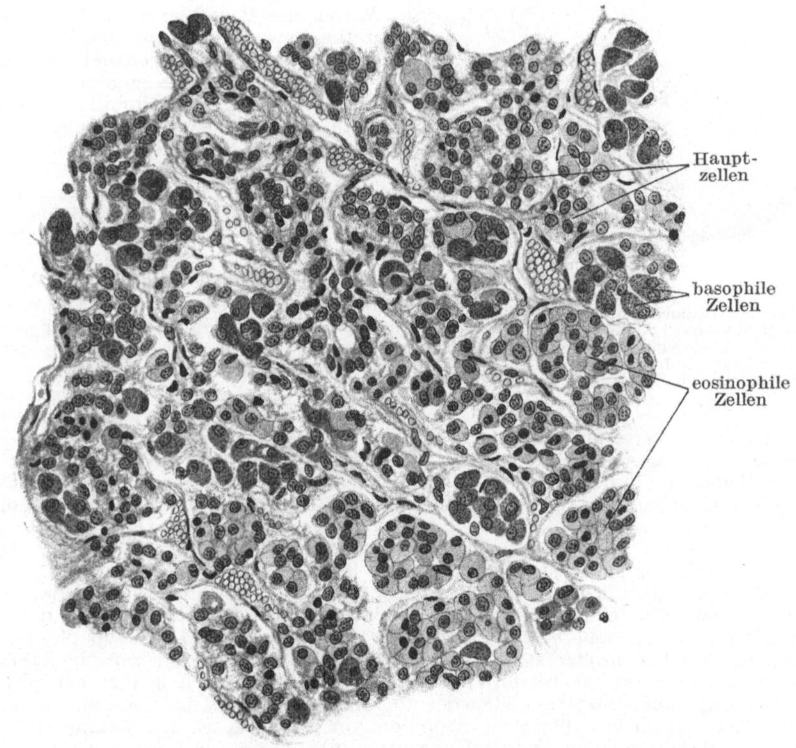

Abb. 32. Vorderlappen der Hypophyse.

wirklich der Hypophyse zuzuschreiben sind und nicht auf krankhaften Prozessen in den der Hypophyse benachbarten Hirnpartien beruhen. Jedenfalls kann man heute als sicherstehend betrachten, daß in der Regio hypothalamica sich zahlreiche vegetative Zentren befinden, welche für die Regulation des Stoffwechsels und für die Trophik der Gewebe von größter Bedeutung sind. Bei den innigen räumlichen Beziehungen zwischen Hypophyse und Regio hypothalamica ist es daher verständlich, daß krankhafte Prozesse, die sich in dieser Gegend etablieren, sowohl die Funktion dieser Zentren wie die der Hypophyse beeinträchtigen können. Dazu kommt noch, daß aller Wahrscheinlichkeit nach auch funktionelle Beziehungen zwischen dem Hypophysenapparat und der Regio hypothalamica bestehen. Unter diesen Umständen ist heute eine Darstellung der Anatomie, Entwicklungsgeschichte, Physiologie und Pathologie der Hypophyse ohne weitgehende Berücksichtigung des Zwischenhirnes, dessen Funktionen im ersten Kapitel ausführlich besprochen wurden, gar nicht möglich.

Anatomie und Entwicklungsgeschichte.

Die Hypophyse des normalen Menschen wiegt durchschnittlich etwas mehr als 0,5 g, die von Frauen, die geboren haben, ist wesentlich schwerer. Zuerst sollen die anatomischen Verhältnisse an der Rinderhypophyse wiedergegeben, die von Atwell besonders genau studiert wurden. Die Hypophyse besteht a) aus der Neurohypophyse, die durch das Infundibulum direkt mit dem Gehirn in Verbindung steht; b) aus dem drüsigen Vorderlappen (Prähypophyse oder glanduläre Hypophyse); c) aus der Pars intermedia, welche der vorderen Wand der Pars nervosa anliegt und sie nach unten umgreift; d) aus der Pars tuberalis, welche den Hypophysenstiel umschneidet und sich bis zum Chiasma nach oben und manchmal nach hinten bis zu den Mamillarkörpern erstreckt. Vom dritten Ventrikel dringt ein sich verschmälernder Spalt, Recessus infundibuli, tief in den Hypophysenstiel ein, welch letzterer nach vorne an das Chiasma grenzt. Vorderlappen und Pars intermedia liegen daher völlig innerhalb der Sella turcica, während der Hypophysenstiel mit einem Teil der Pars tuberalis im Sellaeingang liegt. Durch das Foramen sellae turcicae senkt sich die Dura ein und umkleidet die ganze Hypophyse. In der menschlichen Hypophyse soll nach Erdheim der Zwischenlappen fehlen (siehe später).

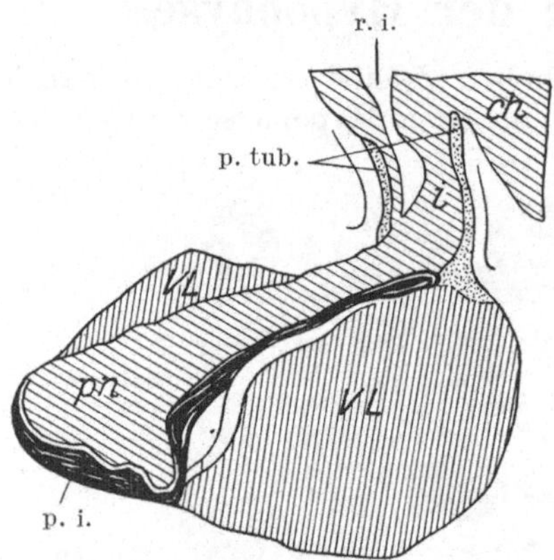

Abb. 33. Rinderhypophyse. Medianschnitt. (Nach Atwell.) i. Infundibulum, ch. Chiasma, r. i. Recessus infundibuli, p. tub. Pars tuberalis (getüpfelt), VL. Vorderlappen, pn. Pars nervosa, p. i. Pars intermedia (schwarz).

Der Vorderlappen wird von Ästchen der Carotis interna, die Neurohypophyse von der Pia mater aus versorgt. Die Venen münden in den Sinus circulosus Ridleyi. Die getrennte Gefäßversorgung der Prähypophyse ist besonders durch die Beobachtungen Simmonds über Embolien in den Vorderlappen erwiesen. Der Vorderlappen besteht größtenteils aus Epithelschläuchen, hier finden sich chromophile Zellen mit eosinophilen und basophilen Granulis, ferner die sog. Hauptzellen. Nach E. J. Kraus besitzen diese ein schlecht darstellbares Protoplasma, das keine scharfen Zellgrenzen aufweist. Die Größe, Form und Durchsichtigkeit wechseln stark. Nach Erdheim und Stumme vermehren sich die ungranulierten Hauptzellen in der Schwangerschaft enorm, aus ihnen entwickeln sich die sog. Schwangerschaftszellen, die feine eosinophile Granula besitzen. Die Rückbildung der Hypophyse nach der Schwangerschaft erfolgt aber nicht vollständig, so daß die Hypophyse von Frauen, die geboren haben, größer ist. Erst im Klimakterium oder Senium wird die Zahl der Hauptzellen wieder so gering als bei der Virgo oder beim Mann. Nach E. J. Kraus stellen die granulierten Zellen nur Funktionsstadien der ungranulierten Zellen dar und kommen mannigfache Übergänge der einen Zellform in die andere vor. Bei der Brunst kommt es zu einer Vermehrung der basophilen Zellen (Rassmussen). Gegen die hintere Grenze des Vorderlappens liegt die sogenannte Rathkesche Zyste, in der Pars intermedia finden sich mit Kolloid gefüllte follikelähnliche Gebilde. Diese Zellschicht wird auch Korkschichte oder Peremeschkosche Markschichte genannt. Die Neurohypophyse besteht aus Gliagewebe, aus Nervenfasern und zerstreut liegenden Zellen, deren Charakter noch nicht feststeht. In den Gliazellen findet sich reichlich Pigment (A. Kohn). Die Pars tuberalis unterscheidet sich nach Atwell histologisch vom Vorderlappen und von der Pars intermedia, von ersterem durch das Fehlen der eosinophilen Zellen, von letzterer durch die viel bessere Vaskularisation; ihre Zellen sind in Tubuli oder Acini geordnet.

Die **embryologische** Entwicklung des Hypophysenapparates wird durch folgende drei Skizzen, welche der Arbeit **Erdheims** respektive der von **Mihalkovics** entnommen sind, veranschaulicht. (Abb. 34.)

Der nervöse Lappen der Hypophyse stammt vom Dienzephalon. Hier entwickelt sich eine taschenartige Vorstülpung (Processus infundibularis), dem sich während der vierten Woche eine ähnliche vom Epithel der Mundbucht stammende Tasche (Rathkesche Hypophysentasche) anlegt. Bei den niederen Tierklassen findet eine innige räumliche Verbindung zwischen beiden statt, indem der Infundibularstiel, der bei diesen Tierklassen überdies viel stärker entwickelt ist, glockenartig vom epithelialen Teil überlagert wird (vgl. **Edinger**, Bau der nervösen Zentralorgane des Menschen und der Tiere, 3. Bd., 7. Aufl., 1908). Beim Menschen ist die räumliche Beziehung zwischen Vorderlappen und Hinterlappen der Hypophyse keine so ausgedehnte. Hier ist der Hinterlappen überhaupt sehr viel weniger entwickelt.

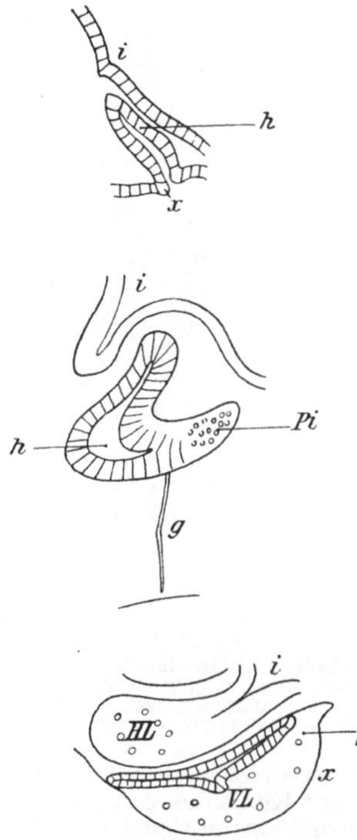

Der sogenannte Hypophysengang ist ein solider Epithelstrang, der das Epithel am Dache der primitiven Mundbucht (des späteren Rachendaches) mit dem Hypophysenbläschen verbindet (**Erdheim**). Der Hypophysengang wird vom knorpeligen Keilbeinkörper bei dessen Bildung zerschnitten, der Unterteil verbleibt am Rachendach (Rachendachhypophyse), der übrige obliteriert später, kann aber bei Schädelmißbildungen, aber auch bei der Akromegalie persistent gefunden werden (**Haberfeld**). Auf dem ganzen Wege können sich Epithelkeime finden, die meist aus geschichtetem Plattenepithel, aber auch aus typischem Drüsenepithel bestehen; erstere können zur Bildung von Plattenepithelkarzinomen, letztere (Rachendachhypophyse) zur Bildung von Adenomen Veranlassung geben. Die Entwicklung des Vorderlappens und des Hypophysenganges zeigt also ähnliche Verhältnisse wie die der Schilddrüse und des Ductus thyreoglossus (vgl. Abb. 35).

In der Frage, welchen Keimblättern die einzelnen Teile des Hypophysenapparates entstammen, besteht trotz zahlreicher neuerer Arbeiten über diesen Gegenstand auch heute noch keine Einigkeit. Nach der Ansicht der meisten Autoren entwickelt sich die Adenohypophyse aus der vorderen, die Pars intermedia aus der hinteren Wand des Hypophysenbläschens; letztere entsteht aus einer Ausstülpung der dorsalen Wand der ektodermalen, primären Mundbucht, kurz bevor sie in die entodermale Kopfdarmhöhle übergeht. Nach **Woerdemann** und **Bruni** geht der glanduläre Teil des Hypophysenapparates aus vier Ausbuchtungen der Rachenwand und des Kopfdarmes hervor; die eigentliche drüsige Hypophyse (Prähypophyse) soll sich aus den beiden entodermalen Ausbuchtungen, die Pars tuberalis und die Pars intermedia aus den ektodermalen Ausbuchtungen entwickeln; Prähypophyse einerseits und Pars intermedia und Pars tuberalis andererseits stellen also nach dieser Anschauung zwei entwicklungsgeschichtlich verschiedene Teile der Hypophyse dar.

Nach **Erdheim** und R. Th. **Dayton** gibt es beim Menschen überhaupt keine Pars intermedia. Die kolloidhaltigen Zystchen seien Überbleibsel der ehemaligen äußeren Sekretion. Diese Annahme der Histologen steht mit physiologisch-chemischen Erfahrungen im Widerspruch. Denn der die Kolloidzystchen enthaltende Teil der Hypophyse ist besonders reich an Pituitrin infundibulare, reicher als der Hinterlappen, während die Adenohypophyse kein Pituitrin, sondern ein anderes Inkret erzeugt (siehe später).

Die Inkrete der Prähypophyse und der Pars intermedia besitzen anscheinend getrennte Abfuhrwege. Das Inkret der Prähypophyse ergießt sich direkt in die umgebenden Blut- und Lymphkapillaren, das der Pars intermedia und des Hinterlappens durch die Lymphspalten des Hirnstieles in den dritten Ventrikel (siehe später). Auch vom Vorderlappen hat

Abb. 34. Hypophyse. Entwicklung.

i Infundibulum, h Rathkesche Tasche, x Grenze zw. Epithel, stammend aus der ektodermalen primären Mundbucht und dem entodermalen Kopfdarm, Pi solider Fortsatz (Vorderlappen), g Hypophysengang, x ursprüngl. Insertion des Hypophysenganges, p[1] Fortsatz der ausgewachsenen normalen Hypophyse, x Ansammlung von Plattenepithelhaufen, wahrscheinl. Reste des Hypophysenganges aus dem Epithel der Mundbucht stammend, während das Epithel des Hypophysenganges kubisch ist.

man angenommen, daß sein Inkret durch den Hinterlappen abströme. Dagegen spricht schon die separate Blutversorgung, ferner der Umstand, daß der Hinterlappen und die Pars intermedia entfernt werden können, ohne daß der Vorderlappen seine Funktion einstellt (Crowe, Cushing und Homans) und endlich die Beobachtung v. Cyons, daß bei Hypophysen von Rindern und Schafen der Vorder- und Hinterlappen durch kleine Knochenplättchen von einander getrennt sein können. Brauchli hat überdies auch beim Menschen in einem Falle solche Knochenplättchen zwischen Vorder- und Hinterlappen beobachtet, ohne daß Störungen von seiten des Vorderlappens vorhanden gewesen sind.

Ob Pars intermedia und Pars tuberalis verschiedene Funktionen haben, ist noch nicht geklärt. Ob es daher berechtigt ist, beide zusammen als „Gehirndrüse" oder Infundibulardrüse, der Vorderlappendrüse oder Prähypophyse gegenüberzustellen, muß ich dahin gestellt sein lassen. Auf die analoge Entwicklung des Nebennierenapparates, welcher ebenfalls aus zwei entwicklungsgeschichtlich verschiedenen Teilen besteht, sei hier nur kurz hingewiesen. Es sei nochmals betont, daß nach der Ansicht der meisten Autoren (Atwell, besonders auch Hochstetter) auch die Prähypophyse ektodermalen Ursprungs ist, was aber die eben erwähnte Anschauung über die verschiedene Funktion der einzelnen drüsigen Teile nicht ausschließen würde.

Hier sei endlich noch erwähnt, daß nach Ramon y Cajal und Spiegel Nervenfasern vom Kern hinter dem Chiasma in die Hypophyse ziehen. Cl. Kary fand ferner nach experimenteller Zerstörung der Hypophyse regelmäßig degenerative Veränderungen in den paarigen großzelligen Kernen, die der Optikuskreuzung seitlich aufsitzen und ferner zerstreute Degenerationen in Form von Gliarosetten im Bereiche des eigentlichen Tuber cinereum. Es ist also

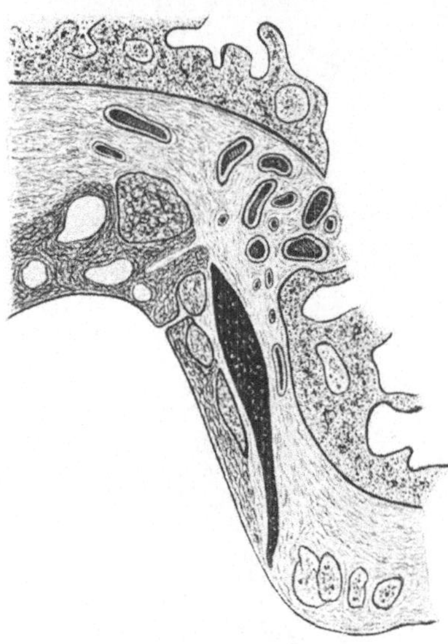

Abb. 35.
Rachendach mit Rachendachhypophyse
(das langgestreckte Gebilde).
Schematische Darstellung.
(Nach Haberfeld.)

eine gegenseitige nervöse Beeinflussung dieser beiden Systeme denkbar.

In der Klinik können wir vorderhand die Ausdrücke Vorderlappen und Hinterlappen (inklusive Pars intermedia) nicht entbehren, da eine weitere physiologische und pathologische Differenzierung noch nicht möglich erscheint.

Die Schwierigkeit einer klinischen Differenzierung wird schon durch den Umstand begreiflich, daß der Vorderlappen und ein großer Teil des Hinterlappens zusammen in eine enge Knochenhöhle eingeschlossen sind, und daß daher jede Schädigung des einen Teiles auch den anderen leicht in Mitleidenschaft zieht.

Physiologisch-pathologische Vorbemerkungen.

Im ersten Kapitel wurden bei Besprechung der Anatomie und Physiologie der Regio hypothalamica dargetan, daß diese Gegend der Sitz vegetativer Zentren ist, welche für die Regulation des Stoffwechsels und für die Trophik der Gewebe von großer Bedeutung sind. Insbesondere wurde die Tatsache hervorgehoben, daß durch Verletzung dieser Gegend Fettsucht, Dystrophie der Keimdrüsen mit entsprechender Entwicklungsstörung der sekundären Geschlechtscharaktere, Diabetes insipidus und Glykosurie erzeugt werden kann.

Diese Tatsache hat in die bisher geltenden Anschauungen über die Funktion der Hypophyse große Unsicherheit gebracht; ja es besteht heute die Tendenz, viele Funktionen, die man früher der Hypophyse zugeschrieben hat, der Regio hypothalamica zu übertragen. Nur die Beeinflussung des Wachstums wird heute von allen Autoren der Hypophyse zugebilligt; denn einerseits wird nach Exstirpation der Hypophyse bei jungen Tieren regelmäßig Wachstumsstörung beobachtet (Fichera, Cushing, Aschner, Biedl, Ph. E. Smith). Andererseits gelang es bei jungen hypophysektomierten Ratten die Wachstumsstörung durch tägliche Implantation frischer Rattenhypophysen wieder zu beheben (Ph. E. Smith). Endlich konnte bei jungen Tieren durch Einpflanzung von Hypophysenvorderlappen oder durch Einverleibung von Vorderlappensubstanz Riesenwuchs erzeugt werden (Exner, B. M. Allen, R. Wulzen, E. Uhlenhuth, Evans und Long). Die Unstimmigkeiten beginnen schon bei der Frage, ob die Hypophyse ein lebenswichtiges Organ ist. Der anatomische Bau des Hypophysenapparates bringt es mit sich, daß eine vollständige Exstirpation der Hypophyse ohne Verletzung der Infundibulargegend sehr schwierig ist. Von den meisten Autoren wurden daher gewisse bei vollständiger Hypophysenexstirpation auftretende Folgeerscheinungen (Tod der Versuchstiere unter Konvulsionen und schwere kachektische Erscheinungen) auf die Verletzung des Infundibulums bezogen. Diese Annahme ist, soweit sie den plötzlichen unter Konvulsionen erfolgenden Tod der Versuchstiere betrifft, wohl richtig. Schwieriger zu beantworten ist schon die Frage der Kachexie und der Genitaldystrophie. Bei erwachsenen Tieren soll nach Aschner die Exstirpation des Hinterlappens allein gar keine Symptome hervorrufen. Ferner liegen zahlreiche Angaben vor, daß auch die Exstirpation der ganzen Hypophyse ohne wesentliche Folgen blieb. In einzelnen Versuchen mit längerer Beobachtungsdauer wurde allerdings auch bei erwachsenen Tieren das Auftreten einer geringgradigen Genitaldystrophie, ja sogar von Kachexie beobachtet (Biedl, Cl. G. Brown). Da, wie wir später sehen werden, das Krankheitsbild der hypophysären Kachexie, das auf einer Erkrankung der Adenohypophyse beruht, sehr lange zu seiner Entwicklung braucht, so wäre es möglich, daß die erwähnten Erscheinungen bei erwachsenen Tieren doch Folgen des Hypophysenausfalles sind. Diese Annahme scheint durch neuere Untersuchungen von Ph. E. Smith gestützt zu werden (Abb. 36 und 37). Ph. E. Smith beobachtete bei erwachsenen Ratten nach Exstirpation der Hypophyse Gewichtsverlust, ferner Atrophie der Schilddrüse, der Nebennieren und der Geschlechtsorgane, schließlich allgemeine Schwäche und Kachexie. Die Tiere blieben monatelang am Leben. Homoiotransplantation brachte alle Erscheinungen zum Verschwinden. Ferner ergeben die neuesten Untersuchungen von B. Zondek und G. Aschheim einen ganz unzweifelhaften Einfluß des Hypophysenvorderlappens auf die weiblichen Keimdrüsen. Schon Evans und Long hatten beobachtet, daß bei intraperitonealer Einverleibung zerriebener Vorderlappensubstanz bei jungen Ratten zugleich mit der Entwicklung von Riesenwuchs eine besondere Vergrößerung der Ovarien auftrat und daß die Ovarien massenhaft Luteingewebe in normalen und atretischen Follikeln enthielten. B. Zondek und G. Aschheim gelang es nun, ebenfalls bei infantilen Mäusen durch Implantation von Hypophysenvorderlappen weiblicher oder männlicher Tiere (nicht aber von Schilddrüse, Thymus usw.) Follikelbildung zu erzielen und die Ovarialfunktion in Gang zu bringen, während bei der Injektion von Extrakten aus Thekazellen, Corpus luteum oder Plazenta (Follikulin) nur Wachstum des Uterus und Erscheinungen der Brunst auftrat, die Entwicklung der Follikel aber zurückblieb.

Während, wie wir eben gesehen haben, die Implantation des Hypophysenvorderlappens bzw. die Einverleibung zerriebener Vorderlappensubstanz sehr wirksam ist, ist die Herstellung des wirksamen Prinzips aus dem Hypophysenvorderlappen bisher noch nicht gelungen. Zwar wurde von mehreren Autoren Anregung des Wachstums bei jugendlichen Individuen durch Extrakte aus der Adenohypophyse beobachtet, Bernstein und ich sahen ferner bei subkutaner Einverleibung eines aus Hypophysenvorderlappen gewonnenen Extraktes Herabsetzung des Grundumsatzes und Erhöhung des respiratorischen Quotienten. Von anderen Autoren wird ferner angegeben, daß in Fällen, wo die spezifisch-dynamische Nahrungswirkung fehlt, dieselbe durch Präphyson, ein Präparat aus dem Vorderlappen, wieder hergestellt werden konnte. Diese Wirkungen sind aber bisher noch recht unsicher bzw. entbehren eines klaren Zusammenhanges mit der Pathologie.

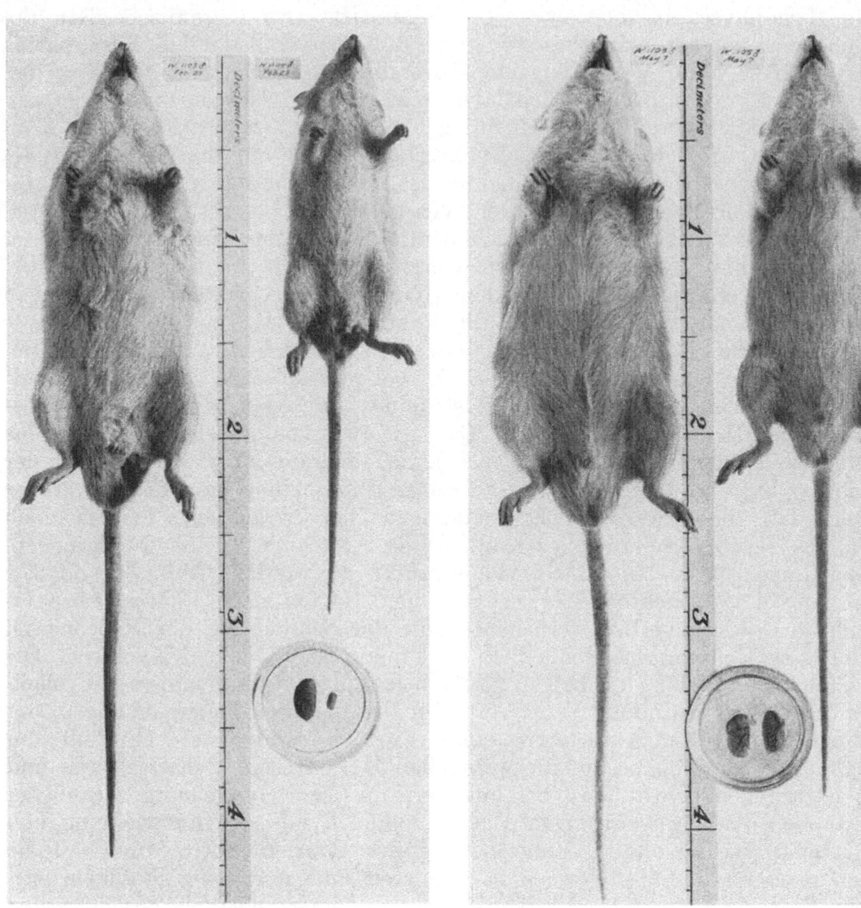

a   b   c   d

Abb. 36 a—d. Zwei Ratten von demselben Wurf.

a) Kontrolltier 104 Tage alt.

b) Hypophysektomiertes Tier, 104 Tage alt. Die Operation wurde ausgeführt, als das Tier 36 Tage alt war.

Auf dem Schälchen ist der Hoden des Kontrolltieres und der Hoden des hypophysektomierten Tieres abgebildet.

c) Dasselbe Kontrolltier 197 Tage alt.

d) Das hypophysektomierte Tier 197 Tage alt: 73 Tage hindurch behandelt, indem täglich eine frische Rattenhypophyse intramuskulär implantiert wurde.

Auf dem Schälchen ist ein Hoden des Kontrolltieres und ein Hoden des durch Hypophysenimplantation behandelten hypophysektomierten Tieres abgebildet.

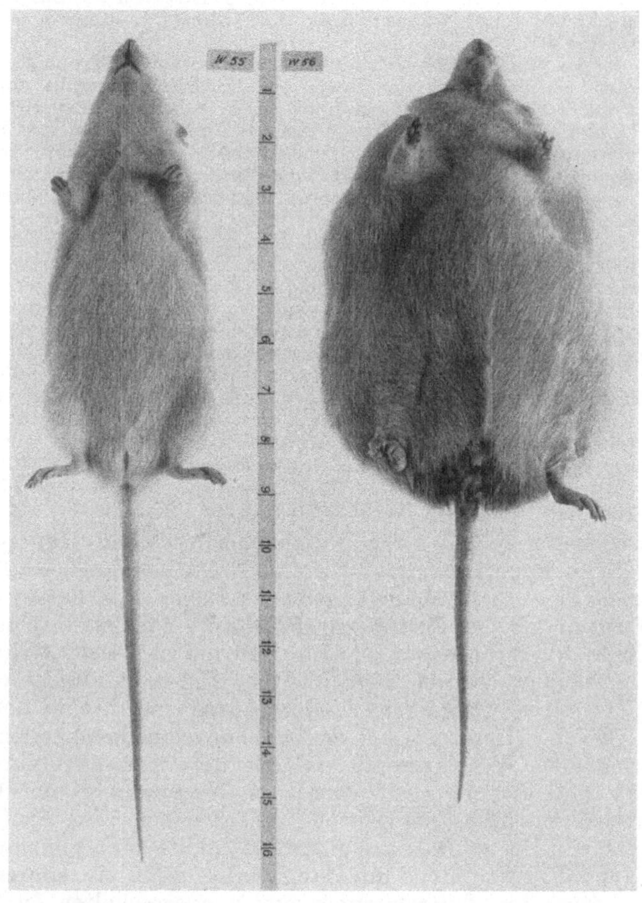

a   b

Abb. 37 a und b. Zwei Ratten von demselben Wurf[1].
a) Kontrolltier 493 Tage alt, 290 g schwer,
b) Ratte mit hypothalamischer Fettsucht, 493 Tage alt, 897 g schwer. Die Verletzung der Regio hypothalamica erfolgte, als das Tier 39 Tage alt war.
Das verfettete Tier enthielt etwa 60 % Fett gegenüber etwa 15 % des normalen Tieres.

---

[1] Herr Dr. Philip E. Smith hat mir in liebenswürdigster Weise gestattet, die vorstehenden Abb. 36 und 37, die demnächst von ihm selbst veröffentlicht werden sollen, hier wiederzugeben.

Was den Hypophysenvorderlappen anbelangt, so können wir jedenfalls heute so viel sagen, daß seine Funktion für die Entwicklung und das Gedeihen des Körpers von größter Bedeutung ist. Denn Ausfall dieser Funktion führt im jugendlichen Organismus zu schwerer Wachstumsstörung, zu Entwicklungshemmung der Keimdrüsen und des genitellen Apparates und zur Kachexie, im erwachsenen Organismus ebenfalls zu Kachexie und zur Keimdrüsendystrophie.

Aber auch der Regio hypothalamica muß ein Einfluß auf die Trophik der Keimdrüsen zuerkannt werden, da Verletzung der Regio hypothalamica ebenfalls zur Keimdrüsendystrophie mit ihren Folgeerscheinungen führt. Dies haben schon die älteren Versuche von Aschner und in neuerer Zeit insbesondere die Untersuchungen von Ph. E. Smith gezeigt. Inkretorgan (Hypophysenvorderlappen) und Nervenzentrum wirken in dieser Hinsicht also synergisch. Es wäre möglich, daß die Wirkung des Inkretorgans durch tonische Beeinflussung des hypothalamischen Zentrums zustandekommt, doch läßt sich darüber heute wohl noch nichts Sicheres aussagen.

Wenn also die neueren experimentellen Untersuchungen und auch die neueren klinischen Beobachtungen (siehe hypophysäre Kachexie) der Adenohypophyse eine viel wichtigere Bedeutung zuzuerkennen nötigen, als nach den Anschauungen von Camus und Roussy, von Bailley und Bremer u. a. behauptet wird, so scheint andererseits die Bedeutung der Adenohypophyse für die Genese der Fettsucht immer mehr in den Hintergrund, die der Regio hypothalamica immer mehr in den Vordergrund zu treten. Schon Erdheim hat die Behauptung aufgestellt, daß sich in der Regio hypothalamica ein den Fettstoffwechsel regulierendes Zentrum findet. Aschner gelang es durch Verletzung der Regio hypothalamica Fettsucht bei Tieren zu erzeugen. Gegen diese und ähnliche Befunde wurde aber immer wieder eingewendet, daß auch die Hypophyse dabei irgendwie verletzt worden sei. Erst E. Smith gelang die reinliche Scheidung dieser Syndrome: Kachexie plus Genitaldystrophie bei Hypophysenexstirpation, Fettsucht plus Genitaldystrophie bei Verletzung der Regio hypothalamica (siehe die beigegebene Tafel).

Noch verwickelter scheinen die Beziehungen zwischen Hypophysenhinterlappen und Regio hypothalamica zu sein. Wie schon im I. Kapitel erwähnt, führt Verletzung einer bestimmten Gegend der Regio hypothalamica auch nach vorheriger Entnervung der Nieren zur Polyurie. Man ist also zur Annahme gezwungen, daß der Hypothalamus nicht nur auf nervösem Wege die Nieren beeinflußt. Es bleiben da zwei Möglichkeiten: Entweder die Polyurie kommt überhaupt nicht durch die Nieren, sondern durch eine direkte nervöse Beeinflussung der Gewebe (Herabsetzung der Quellungsfähigkeit), oder sie kommt doch auf hormonalem Wege zustande. Für letztere Annahme würde sprechen, daß Houssay und Rubio nach vorheriger Nierenentnervung beim Hunde Polyurie durch Hypophysenexstirpation erzeugt haben. Da Exstirpation der Hypophyse allein nicht zu Polyurie führt, so müßte man annehmen, daß der Ausfall des Hypophysenhormons nur dann wirkt, wenn ein konträr wirkender Einfluß von seiten des Zentralnervensystems ausgeschaltet ist. Ferner ist zu bedenken, daß, wie E. Frank hervorhebt, die Zwischenhirnstichpolyurie erst nach einigen Tagen einsetzt und evtl. monatelang andauert. Wäre sie in Analogie mit dem Zuckerstich ein Reizsymptom, so müßte sie unmittelbar nach der Verletzung einsetzen und wieder verschwinden. Frank meint daher, daß es sich nicht um die Verletzung eines hypothetischen Polyuriezentrums, sondern doch um Störungen in der Funktion des Hypophysenhinterlappens infolge von durch die Läsion bedingten Blutungen, Ödem usw. handle.

Die Versuche mit Extrakten aus dem Hinterlappen der Hypophyse haben zu sehr wichtigen Ergebnissen geführt, ohne aber bisher völlige Klarheit in diese verwickelten Verhältnisse zu bringen.

Das Extrakt aus dem Hinterlappen (bzw. aus Pars intermedia + Hinterlappen) wird gewöhnlich Pituitrin genannt, wäre aber zum Unterschied vom Vorderlappenextrakt (Pituitrinum glandulare) besser als Pituitrinum infundibulare oder als Infundibulin zu bezeichnen. Dem Infundibulin kommen sehr bedeutende physiologische Wirkungen zu: Es wirkt auf den Uterus tonisierend, es wirkt ferner nach vorheriger Senkung des Blutdruckes blutdrucksteigernd, es erhöht den Grundumsatz (Bernstein und Falta), nicht aber den respiratorischen Quotienten (auch nicht den Blutzucker), endlich wirkt es enorm diuresehemmend, ja es vermag sogar, worauf später ausführlich eingegangen werden soll, die Polyurie beim Diabetes insipidus ebenso wirksam zu beeinflussen wie das Insulin die Glykosurie beim Diabetes mellitus.

Nachdem ferner Coope und Chamberlain gezeigt hatten, daß man die Leber von Kaninchen durch Injektion von Pituitrin inf. mit Fett anreichern könne, zeigte in jüngster Zeit W. Raab, daß Injektionen von Pituitrin inf. den Fettgehalt des Blutes in nahezu elektiver Weise herabsetzen; ferner, daß diese Pituitrinreaktion durch solche Antipyretika, welche das Wärmezentrum lähmen, aufgehoben wird und daß bei Reizung des Wärmezentrums durch den Wärmestich ein dem Pituitrineffekt analoges Verhalten des Blutfettes auftritt.

Dafür, daß wir in dem Infundibulin ein Hormon zu sehen haben, sprechen ferner die Untersuchungen von A. Krogh und Rehberg. Krogh wies nach, daß beim Frosch der Kapillartonus von einer im Blut kreisenden Substanz aufrecht erhalten werde, welche dieselben chemischen Eigenschaften wie das Infundibulin hat und nach Herausnahme der ganzen Hypophyse, nicht aber des drüsigen Teiles, fehlt.

Das Infundibulin wird gewöhnlich aus dem Hinterlappen von Ochsen, Schafen oder Hammeln gewonnen (nach Leschke ist auch das Extrakt aus menschlichen Hypophysenhinterlappen wirksam); es ist eine eiweißfreie Flüssigkeit, die sich nach den Untersuchungen von Abel und Nogayama wie ein Amin verhält, aber sicher nicht mit Histamin identisch ist. Nach den Untersuchungen von H. Führer und später von E. Leschke lassen sich durch Pikrinsäure und Alkohol vier Fraktionen gewinnen, von denen speziell Fraktion II alle Wirkungen des Pituitrins auf Atmung, Blutdruck, Tonus des Uterus und Harnkonzentration besitzt, während andererseits Fraktion III nur die erstgenannte Eigenschaft, nicht aber die diuresehemmende besitzen soll. Nach neueren Untersuchungen von Abel kommen aber alle diese Wirkungen nur einer Substanz zu, weil sie sich bei zunehmender Reinigung verstärken. Am wirksamsten ist das Extrakt der Pars intermedia, weniger wirksam ist das aus der Neurohypophyse und dem Infundibularstiel; auch das Extrakt aus der Pars tuberalis hat eine Wirkung auf die glattmuskulären Organe (Atwell). Ob es diuresehemmend wirkt, wurde noch nicht untersucht.

Für den weiteren Gang der Hypophysenforschung war die Annahme Herrings und Biedls von großer Bedeutung, daß das Hypophysenhormon oder ein Hypophysenhormon durch den Infundibularstiel zu den in der Regio hypothalamica gelegenen Stoffwechselzentren gelange und den Erregungszustand derselben reguliere. Für das Vorhandensein solcher Sekretstraßen sprachen schon Injektionsversuche von Edinger mit Pelikantinte. Von manchen Autoren wurde sogar angenommen, daß dieses Hormon im Vorderlappen erzeugt und im Hinterlappen aktiviert werde. Diese Annahme scheint mir aus den oben erwähnten Gründen (getrennte Blutversorgung usw.) unhaltbar; hingegen spricht vieles dafür, daß das Sekret der Pars intermedia + Hinterlappen durch den Infundibularstiel in den dritten Ventrikel gelangt. Cushing und Goetsch hatten gefunden, daß Zellen der Pars intermedia teils einzeln, teils in Strängen in die Pars nervosa eindringen und daselbst eine Umwandlung zu Hyalin erfahren und daß die Zerebrospinalflüssigkeit im Tierexperiment den Blutdruck in analoger Weise steigert, wie dies das Infundibularextrakt tut. Diese Versuche wurden angezweifelt, in neuester Zeit ist es aber W. E. Dixon zu zeigen gelungen, daß die Flüssigkeit der subzerebellaren Zisterne tatsächlich die pressorischen und uterustonisierenden Eigenschaften des Pituitrins besitzt, und P. Trendelenburg konnte den Nachweis führen, daß der Zerebrospinalflüssigkeit diese Eigenschaften nach Zerstörung der Hypophyse oder nach Stieldurchtrennung nicht mehr zukommt. Die Wirksamkeit der Zerebrospinalflüssigkeit nimmt infolge der Resorption des wirksamen Prinzips kaudalwärts rasch ab. Der wichtige Nachweis, daß die Zerebrospinalflüssigkeit auch diuresehemmend wirkt, steht noch aus.

In jüngster Zeit gelang endlich der Nachweis, daß eine Tonisierung der hypothalamischen Zentren durch das Hypophysenhormon tatsächlich stattfindet. Schon Hashimoto hatte gezeigt, daß Exstirpation der Hypophyse oder Durchschneidung des Hypophysenstieles zu den gleichen Störungen der Wärmeregulation wie der Zwischenhirnstich selbst führt, und daß Injektion von Pituitrin inf. diese Störung wieder beseitigt. Molitor und Pick zeigten an Kaninchen und Blasenfistelhunden, daß die intralumbale Injektion von Pituitrin inf. viel stärker diuresehemmend wirkt als die intravenöse. A. Leimdörfer zeigte, daß auch die blutdrucksteigernde Wirkung des Pituitrin inf. bei intralumbaler Injektion diejenige bei intramuskulärer weit übertrifft. Nach Unterbindung des Rückenmarkes bleibt bei intralumbaler Injektion die Wirkung des Pituitrins auf den Blutdruck überhaupt aus.

Ferner zeigten die Untersuchungen von E. Molitor und E. Pick, daß die hypothalamischen Zentren auch von Zentren höherer Ordnung her beeinflußt werden; denn die Ausschaltung des Großhirns durch Paraldehydnarkose hebt die Diuresehemmung durch Pituitrin inf. auf. In derselben Richtung sprechen die Beobachtungen von Hoff und Wermer, daß die diuresehemmende Wirkung des Pituitrins bei Fällen von Hirntumor und von progressiver Paralyse, ferner im Schlafe und in der Hypnose ausbleibt. Ja es kann sogar die durch Pituitrin inf. bereits eingeleitete Diuresehemmung durch Hypnose unterbrochen werden.

Diese Untersuchungen weisen also übereinstimmend darauf hin, daß die Tonisierung der in der Regio hypothalamica befindlichen, den Wasserhaushalt und den Blutdruck beeinflussenden Zentren vom Hypophysenhinterlappen aus erfolgt.

Viel weniger klar ist das Ergebnis der analogen den Fettstoffwechsel betreffenden Versuchen. Blair Bell beobachtete nach Stieldurchtrennung ausgesprochene Fettsucht, dem stehen aber die Beobachtungen von Handelsmann, Horsley und Morawski gegenüber, daß Unterbindung des Infundibularstieles bei Affen ohne jede Folgeerscheinung bleibt. Ob in den Experimenten von Blair Bell nicht doch eine Verletzung der Regio hypothalamica stattgefunden hat, muß ich dahingestellt sein lassen. Ferner verweise ich auf die Beobachtung von W. Raab, daß die Senkung des Blutfettgehaltes durch Pit. inf. bei Injektion in die Hirnventrikel viel intensiver ist als bei subkutaner Injektion. Bei vorheriger Zerstörung des Infundibulums und Tuber cinereum fehlte diese Wirkung, ebenso bei Durchschneidung des Halsmarkes. Dem steht aber gegenüber, daß man durch Injektion von Pit. inf. nicht entfetten kann und daß Exstirpation der Hypophyse nicht Fettsucht sondern Kachexie zur Folge hat. Wenn ich daher im folgenden den Ausdruck Infundibularapparat gebrauche, so möchte ich vorderhand nur das System: Hinterlappen + diuresehemmende bzw. Wärmezentren in der Parinfundibulargegend darunter verstanden wissen.

Die bisherigen Ausführungen zeigen, daß die Ergebnisse der experimentellen Physiologie bisher noch sehr an Klarheit zu wünschen lassen. Denn es ist bisher weder gelungen, die Funktionen der hypothalamischen Zentren von denen der Hypophyse genau zu differenzieren, noch trotz der vielversprechenden Ansätze einen klaren Einblick in die gegenseitigen Beziehungen dieser beiden Organsysteme zu gewinnen. Daß wir unter diesen Umständen in der Pathologie insbesondere bei dem Versuch, die hierher gehörigen Krankheitsbilder pathogenetisch zu erfassen, großen Schwierigkeiten gegenüberstehen, liegt auf der Hand.

Die hierher gehörigen Krankheitsbilder sind folgende: die Akromegalie, die sogenannte hypophysäre Kachexie, der hypophysäre Zwergwuchs, die Dystrophia adiposogenitalis bzw. die zerebrale

Fettsucht, vielleicht auch gewisse Fälle von Späteunuchoidismus[1]
und der Diabetes insipidus. Zwischen allen diesen Krankheitstypen gibt
es Übergänge, oft kommen sie miteinander kombiniert vor.

A. Die Akromegalie.

Synonyma: Hyperpituitarismus, Mariesche Krankheit.

Begriffsbestimmung. Unter Akromegalie versteht man eine Erkrankung, die durch hyperplastische Veränderungen des Knochensystems, der Weichteile und der meisten inneren Organe (Splancho-
megalie) ausgezeichnet ist. Dadurch kommt es vor allem zu

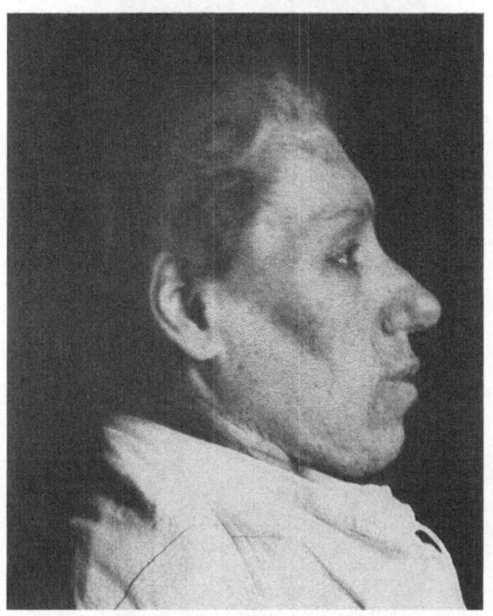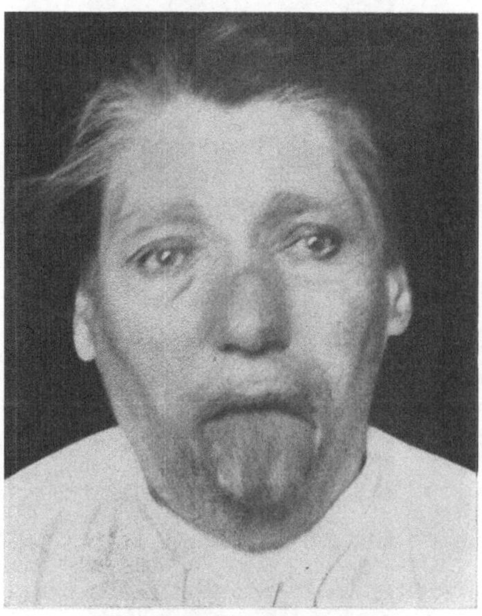

Abb. 38 und 39. Fall von Akromegalie. (Beobachtung XXIX.)

einem Größerwerden der gipfelnden Teile (Nase, Lippen, Zunge,
Unterkiefer, Hände und Füße), welches der Krankheit den Namen
gegeben hat. Die hyperplastischen Veränderungen der inneren
Organe erstrecken sich auch auf die meisten Blutdrüsen, besonders häufig auf die Schilddrüse und die Nebennierenrinde,
ferner auf die Keimdrüsen, ferner auf den ganzen Genitalapparat.
Häufig entwickelt sich auch eine Hypertrichosis. Die Funktion
der Keimdrüsen ist manchmal vorübergehend oder längere Zeit
gesteigert, meist pflegt sie von Anfang an allmählich zu erlöschen. Im weiteren Verlauf der Krankheit kommt es sehr häufig
zu raschem Hinwelken des Körpers und zu Degenerationserschei-
nungen mannigfaltiger Art. Der pathologisch-anatomische Befund
an der Hypophyse ist der eines Adenoms oder Adenokarzinoms
des Vorderlappens. Man führt die Akromegalie heute fast allgemein auf eine Funktionssteigerung der glandulären Hypophyse
zurück.

---

[1] Diese werden im Kapitel „Keimdrüsen" besprochen werden, da ihre Beziehung
zur Regio hypothalamica noch wenig sicher ist.

Vorkommen. Die Akromegalie ist keine sehr seltene Erkrankung. Sie scheint nicht irgendein Land oder einen Volksstamm zu bevorzugen. Ihr Beginn fällt meist zwischen das 20. und 40., häufiger zwischen das 20. und 30. Lebensjahr (Sternberg). Nach diesem Autor soll bei Frauen der Beginn gewöhnlich später einsetzen als bei Männern. Es gibt auch seltene Fälle von Akromegalie, deren Beginn ins Kindes- oder Adoleszentenalter fällt. Diese sind von prinzipieller Wichtigkeit; ich komme auf dieselben bei Besprechung der Pathogenese noch ausführlich zurück. Hereditäres oder familiäres Vorkommen scheint sehr selten zu sein. Ich habe diesbezüglich in der Literatur nur wenig Angaben gefunden, und diese sind alle sehr unbestimmt. So beschreibt Arnold 1891 ausführlich einen Fall von Akromegalie, bei dem der Beginn der Erkrankung in das 18. Lebensjahr

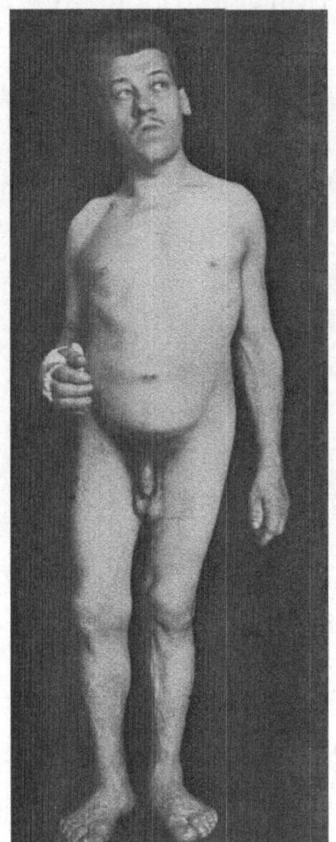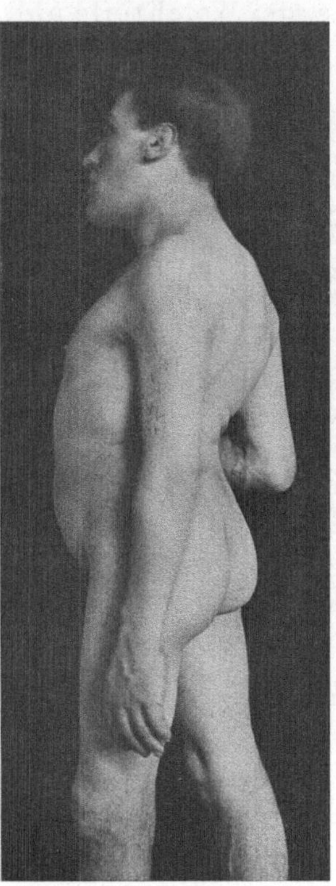

Abb. 40 und 41. Kyphose bei Akromegalie. (Beobachtung XXIII.)

fiel. Bei einem Bruder des Patienten soll die Krankheit angeblich noch früher eingesetzt haben. Auch Fräntzel beschreibt einen Fall, bei dem der Beginn ins Knabenalter fiel; bei der 11jährigen Tochter dieses Patienten soll die Krankheit ebenfalls erkennbar gewesen sein. Dieser Familie gehörten überhaupt viele große Menschen an. Bei Schwoner findet sich die Angabe, daß die Mutter der Patientin anscheinend im 50. Jahre an Akromegalie erkrankte, sie wurde 73 Jahre alt. Der Vater soll sehr groß gewesen sein. Bei Fränkel, Stadelmann und Benda ist angegeben, daß Vater und zwei Geschwister des von ihnen beschriebenen Kranken angeblich die gleiche Anomalie gezeigt haben. Auch H. Salomon beschreibt einen Fall, dessen Mutter an Akromegalie und Diabetes erkrankt gewesen sein soll.

Symptomatologie. Ich beginne mit der Schilderung der Veränderungen an Knochen und Weichteilen. Die Veränderung des Gesichts in vollausgebildeten Fällen kann so hochgradig sein, daß die Individuen von Leuten, die sie seit Beginn der Erkrankung längere Zeit nicht gesehen haben, tatsächlich nicht wieder erkannt werden. Die Nase ist monströs verdickt, an ihrer Verdickung beteiligten

sich nicht nur die Weichteile, sondern auch der Knorpel, die Arcus superciliares
und Jochbögen springen stark vor; dies wird hauptsächlich durch eine Volumszunahme der pneumatischen Höhlen bedingt. Es kann dadurch sogar eine
Verengerung der Gehörgänge und der Orbitae herbeigeführt werden. In dem
von Schultze und Fischer beschriebenen Fall von jugendlicher Akromegalie
kam es, wahrscheinlich durch die Verdickung und Einengung des inneren Ohres,
zu fast völliger Taubheit. Auch der Gehirn-
schädel kann an Umfang wesentlich zunehmen, so daß die Hüte nicht mehr passen.
Die Nähte verstreichen oft frühzeitig. Die
Protuberantia occipitalis externa entwickelt
sich meist mächtig. Durch die Verengerung
der Orbitae kann es zu Exophthalmus kommen;
doch werden für das Zustandekommen desselben auch andere Ursachen, wie Vergrößerung der Bulbi und Stauung in den Sinus
cavernosi (Benda) angenommen. In manchen
mit Basedowischen Symptomen einhergehenden
Fällen könnte wohl auch ein erhöhter Tonus
des Müller-Landströmschen Muskels die
Ursache einer bestehenden Protrusio bulborum
sein. Die großen Schwankungen, welche die
Protrusio in solchen Fällen zeigt, wären auf diese
Weise ebenso gut verständlich wie durch die
Erklärung Bendas.

Sehr charakteristisch ist das Auseinander-
rücken der Zähne infolge der Vergrößerung des
Ober- und besonders des Unterkiefers. Durch
die stärkere Prognathie des Unterkiefers und
durch die dabei oft vorhandene Schrägstellung
des Alveolarfortsatzes kann das Kauen völlig
unmöglich werden. Die Schleimhaut der Mundhöhle ist meist verdickt, die Zunge kann so an
Umfang zunehmen, daß sie trotz der Vergrößerung der Kiefer über die Zähne hervor-
ragt. Dabei ist ihre Schleimhaut verdickt, die
Papillen sind vergrößert, und die mikroskopische
Untersuchung ergibt enorme Vermehrung des
interstitiellen Gewebes, während die Muskelfasern, wenigstens in den späteren Stadien,
Zeichen von Atrophie und Degeneration auf-

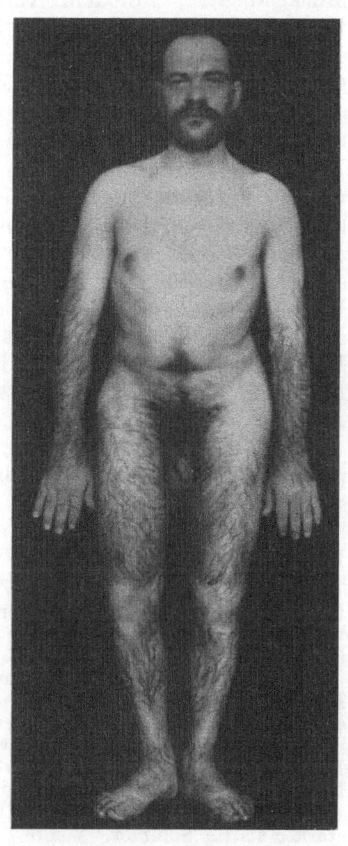

Abb. 42. Abnorm starke Behaarung
bei Akromegalie.
(Beobachtung XXIV.)

weisen. Durch die Verdickung und das Gewicht der Zunge kann die Artikulation leiden. Der Larynx ist oft bedeutend vergrößert, die Stimme wird
tief und durch Resonanz in den vergrößerten pneumatischen Räumen abnorm
laut. Dies gilt sowohl für männliche wie für weibliche Individuen. Ganz besonders nehmen die Klavikeln an Umfang zu. Es entwickelt sich oft ziemlich rasch eine ausgesprochene Kyphose der unteren Hals- und oberen Brustwirbelsäule und eine Lordose der Lendenwirbelsäule (vgl. Abb. 41 und 45).

Auch Ankylosen der Wirbelkörper können eintreten. Die Rippen sind
verdickt und verbreitert. Sehr charakteristisch ist die gewaltige Verdickung
der Muskelansätze, die Erweiterung der Gefäßlöcher und die Vertiefung der
Gefäßfurchen (Sternberg). Das ganze Knochensystem kann wie in dem
Falle von Schultze und Fischer nach allen Dimensionen verdickt sein.

Sicard und Hagenot beschreiben zwei Brüder, bei denen sich akromegaloide Veränderungen an den Händen entwickelten und eine so starke Hypertrophie der Augenlidknorpel, daß eine Operation nötig war.

An den Händen sind oft nur die Weichteile bedeutend verdickt; es werden dadurch die Metakarpalknochen auseinandergedrängt. Die Hand wird tatzenartig, das Röntgenogramm ergibt, abgesehen von geringer Verdickung der Muskelansätze, an dem Knochen selbst nichts Besonderes (Type en large, Pierre Marie) (vgl. Abb. 43). In anderen Fällen kommt es außerdem zu einem vermehrten Längenwachstum, zu einer richtigen Riesenhand (Typ en long) (vgl. Abb. 44). Dann findet sich sowohl Verlängerung wie Verbreiterung der Hände. Launois und Roy finden den Type en long besonders beim akromegalen Riesenwuchs. Auch die Füße können sich ähnlich verhalten.

Die Röntgenuntersuchung des Skelettes ergibt: Verdickung der Schädelwände, Vergrößerung der pneumatischen Höhlen, Größenzunahme des Unterkiefers, Verbreiterung der Epiphysen der Röhrenknochen, Osteophytenbildung an denselben, Verdickung der Finger und Zehenphalangen (Schüller); in den späteren Stadien der Akromegalie findet sich bedeutende Rückbildung der Knochenstruktur; bei der Sektion fand Dietrich besonders die Spongiosa atrophisch. Er deutet dies als neuropathische Atrophie. Ferner fanden Fränkel, Stadelmann und Benda in vier Fällen jedesmal ausgesprochene Atrophie, in einem Fall deutliche Porose, daneben aber immer Osteophytenbildung.

Da die Arm- und Beinmuskeln in den späteren Stadien meist stark atrophisch sind, so tritt dann die Unförmigkeit der Extremitätenknochen um so stärker hervor.

Als Beispiel für die Skelettveränderungen bei Akromegalie führe ich folgenden Fall an:

Beobachtung XXIII: U. V., 32 Jahre, Eintritt in die Klinik 10. 1. 12, Tischler. Hereditär keine Belastung, in der Familie nie eine ähnliche Erkrankung. Seit 7 Jahren verheiratet, nach einjähriger Ehe wurde ein Knabe geboren, der bald wieder starb. Ein illegitimes Kind ist 10 Jahre alt.

Beginn der jetzigen Erkrankung vor sieben Jahren mit Gefühl von Pelzigsein in beiden Händen, Ameisenlaufen und einer eigentümlichen Steifigkeit, besonders morgens. Nach einigen Monaten starke Schmerzen in Händen und Vorderarmen, so daß Patient oft nachts aufstehen und im Zimmer herumgehen mußte. Schon bald darauf bemerkte der Patient allmähliches Größerwerden der Hände. Kurze Zeit nachher wurde auch das Kinn größer, das Kauen ging nur noch mit den seitlichen Zahnreihen, da der Unterkiefer nach vorne rückte. Die Schmerzen und Parästhesien waren im Winter immer stärker als im Sommer. Vor $5^{1}/_{2}$ Jahren allmähliche Abnahme der Libido und später auch der Erektibilität des Gliedes. Seit 5 Jahren völlig impotent. Die akromegalen Veränderungen nahmen allmählich an Intensität zu, Kopfschmerzen und Sehstörungen bestanden angeblich nicht. In der letzten Zeit wieder mehr ziehende Schmerzen, besonders in den Knien und leichte Ermüdbarkeit, außerdem starke Schweiße. Potus, Lues negiert.

Status: 168 cm hoch, Vergröberung der Gesichtszüge, Wulstung der Lippen, Zirkumferenz des Schädels 58 cm. Starkes Hervortreten der Orbitalränder und der Tubera frontalia, Umfang des Schädels von der Spitze des Kinns zur Kuppe des Scheitelbeins 74 cm. Nase plump, groß, Unterkiefer stark vorspringend, die untere Zahnreihe steht 1,6 cm vor der oberen. Die unteren Schneidezähne klaffen auf 3 mm. Zunge stark verdickt und verbreitert, infolge der schweren Zunge Artikulation schlecht. Uvula breit, Tonsillen vergrößert, Hals breit, gedrungen. $34^{1}/_{2}$ cm Umfang. Submaxillardrüsen tastbar. Thyreoidea vergrößert, linker Lappen stärker.

Die Haut und die sichtbaren Schleimhäute etwas blaß. Die Haut ziemlich dick, aber von der Unterlage leicht in großen dicken Falten abhebbar. Kopfhaar ziemlich reichlich, die Behaarung an den Genitalien ziemlich stark, auch die Oberschenkel und Unterschenkel sind ziemlich deutlich behaart.

Deutliche Kyphose des oberen Dorsalteils der Wirbelsäule. Leichte lumbale Lordose (vgl. Abb. 40 und 41). Der Thorax ist faßförmig, gedrungen, vorne tief herabreichend. Umfang des Thorax in der Höhe der Mamillen bei tiefer Inspiration 104 cm, bei starker

Exspiration 101 cm. Die Klavikeln stark verdickt. Auch die Rippen sind auffallend breit, die Interkostalräume sehr breit. Die oberen und unteren Extremitäten distalwärts an Umfang zunehmend. Abnorme Breite der Mittelhand. Zirkumferenz des

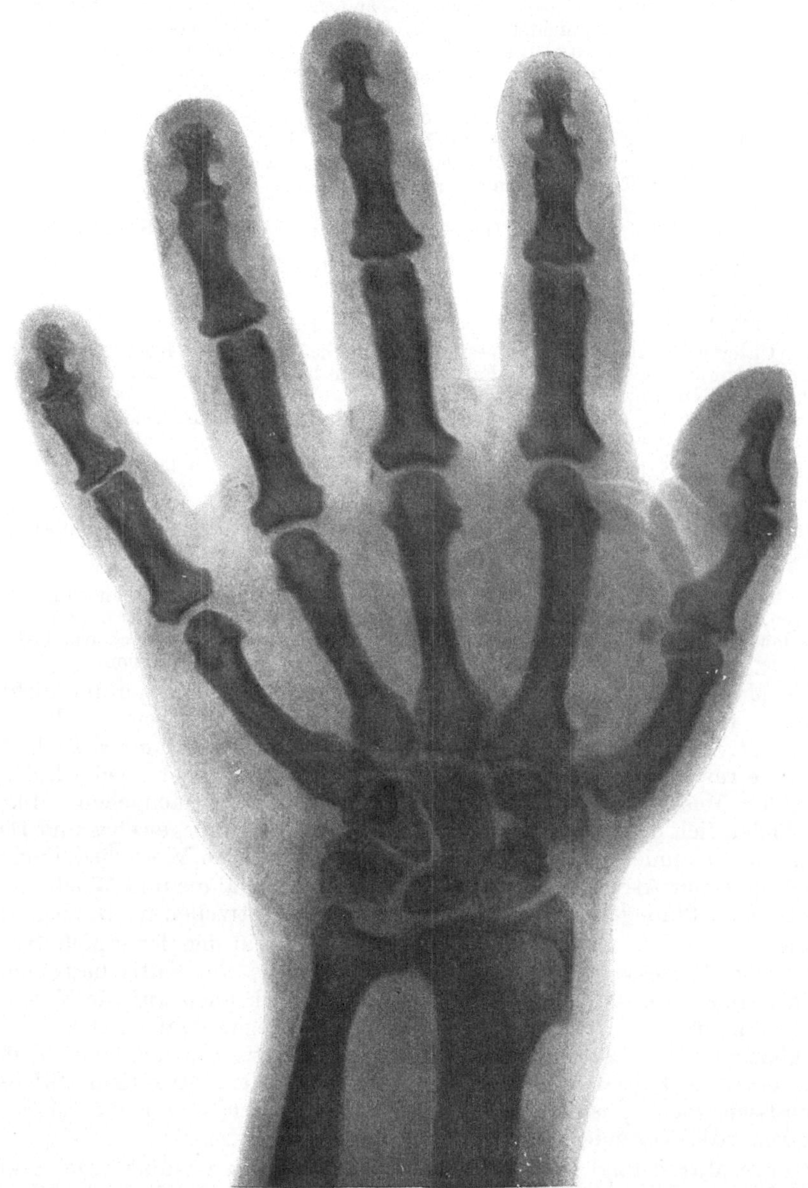

Abb. 43. Röntgenogramm einer Hand bei Akromegalie ($^1/_2$ nat. Größe), Type en large.

Mittelfingers $8^1/_2$ cm. Wasserverdrängung der rechten Hand 625 ccm, der linken Hand 640 ccm. Röntgenologisch hauptsächlich Weichteilhypertrophie. Die Metakarpen durch Druck der vermehrten Weichteile biskuitförmig, in ihren diaphysären Anteilen verschmälert. Auch der Mittelfuß enorm verbreitert, röntgenologisch ein ähnliches Bild. Enorme Dickenentwicklung der Zehen.

Röntgenologisch Querdurchmesser des Herzens 13 cm. Auskultatorisch der Herzbefund normal. Tachykardie leichten Grades. Leber und Milz nicht palpabel. Magen röntgenologisch nicht vergrößert.

Augenuntersuchung (Dozent Ulbrich): Visus rechts $^4/_5$, links $^5/_5$. Äußere Papillenhälfte blaß, doch besteht eine große physiologische Exkavation, so daß die Diagnose Abblassung nicht möglich ist. Gesichtsfeld ist für Weiß und Farben normal.

Röntgenuntersuchung des Schädels: Enorme Vergrößerung des ganzen Schädels, insbesondere der Gesichtsknochen. Sella turcica bis auf Guldengröße erweitert. Klivus zugeschärft.

Erythrozyten etwa $4^1/_2$ Millionen, Hämoglobin 75%, Leukozyten 6240, davon Neutroph. P. 57,6%, Lymphoz. 25,4%, Gr. Mono. 15,7%, Eos. $1,3^0/_{40}$.

Untersuchung auf alimentäre Glykosurie mißlingt, da Patient erbricht. Bei reichlich kohlenhydrathaltiger Kost kein Zucker im Harn.

Puls zwischen 90 und 100.

Untersuchung des Gaswechsels (Dr. Bernstein):   pro kg Körpergewicht

CO_2	O_2	RQ		CO_2	O_2
235,7	288,8	0,816			
240,7	296,3	0,793		3,156	3,857
243,2	298,4	0,781			

Die Untersuchung der Harnsäureausscheidung bei purinfreier Kost ergibt eine hochgradige Steigerung des endogenen Faktors. Dieser liegt höher als der doppelte normale Durchschnitt (Novaczynski und Falta).

Untersuchung der Ammoniak-Aminosäuren und Polypeptidausscheidung ergibt, soweit aus den wenigen angeführten Zahlen geschlossen werden kann, normale Verhältnisse.

N	N (NH$_3$)	N (Aminosäure)	N polyp.
16,64 g	0,7202	0,2718	0,0683
18,65 g	0,6902	0,2842	0,1561

Am 28. 2. wurde der Patient von Prof. O. Hirsch auf endonasalem Wege operiert. Exstirpation eines Teiles der Hypophyse.

5. 3. Rücktransferierung auf die Klinik.

15. 3. Patient ist abgemagert, die akromegalen Erscheinungen sind bisher nicht zurückgegangen. Anfangs einige Male Temperatursteigerung, jetzt Temperatur normal, zeitweise Kopfschmerzen, die Untersuchung des Purinstoffwechsels ergibt eine ebenso bedeutende Steigerung der endogenen Harnsäureausscheidung wie vor der Operation.

Die Muskelkraft ist in manchen Fällen im Anfangsstadium nicht vermindert. Bisweilen verfügen solche Individuen sogar über eine außergewöhnliche Kraft. Meist besteht allerdings schon von vorneherein eine sich allmählich steigernde rasche Ermüdbarkeit, in späteren Stadien können solche Individuen infolge der Muskelschwäche oft ihrem Beruf nicht mehr nachgehen. Mikroskopisch finden sich in solchen Muskeln Vermehrung des Bindegewebes und Degeneration und Atrophie der Muskelfasern. Arnold beschrieb Vakuolisierung, Kernvermehrung und Atrophie der Muskelfasern, Kernzunahme und Wucherung des interstitiellen Bindegewebes, ferner Auftreten von Fettzellen im Bindegewebe.

Auch in der Haut spielen sich meist, besonders in der der gipfelnden Teile, sklerotische Prozesse ab, welche sowohl Epidermis wie Kutis betreffen. Die Papillen sind vergrößert; die Sklerose erstreckt sich auch auf die Nerven und Gefäße und die die Drüsen umschneidenden Bindegewebszüge. Häufig finden sich abnorme Pigmentierungen. Trotz der sklerotischen Prozesse bleibt die Haut leicht in Falten abhebbar, was gegenüber dem Myxödem differentialdiagnostisch wichtig ist. In späteren Stadien finden sich nicht selten echte myxödematöse Veränderungen der Haut (siehe später).

Pierre Marie fand in zahlreichen Fällen Mollusca pendula. Die Sekretion der Talgdrüsen ist oft gesteigert. Über gesteigerte Schweißsekretion siehe später. Endlich sei erwähnt, daß Adrian in einem Falle Veränderungen der Kopfschwarte vom Typus der Cutis verticis gyrata beobachtete.

Der Haarwuchs am Kopf ist oft auffallend dicht, das einzelne Haar dick. Bei einer Gruppe von Fällen tritt auch an anderen Stellen während der Entwicklung der Krankheit abnormer Haarwuchs am Stamm und den Extremitäten auf. Als Beispiel dienen die Abbildungen 42, 45 und 47.

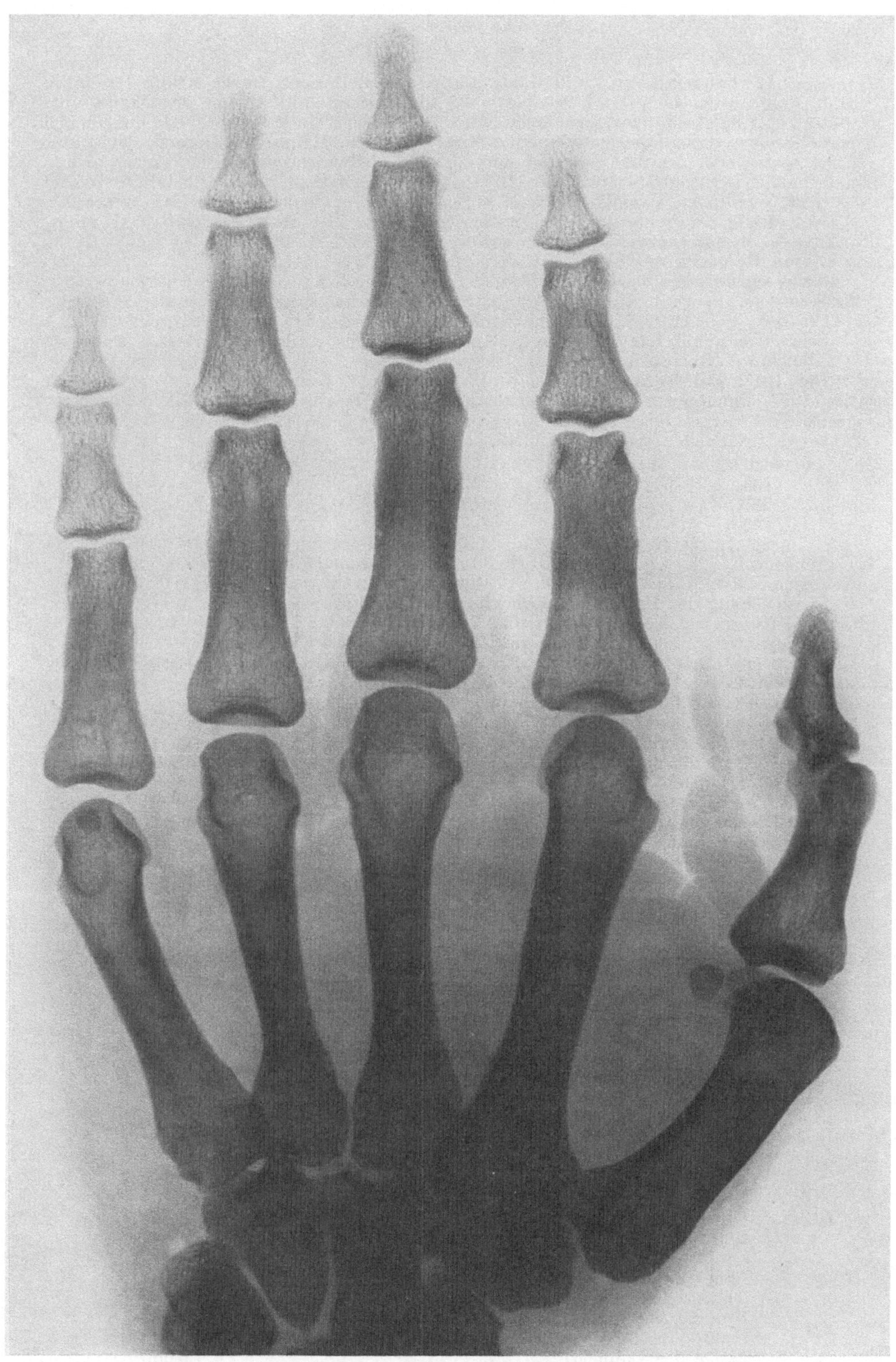

Abb. 44. Röntgenogramm einer Hand bei Akromegalie. (Beobachtung XXIV.)

Beobachtung XXIV: T., 31 Jahre alt, Schuster. Eintritt in die Klinik Dezember 1911. Erster Aufenthalt 16. 11. 05. Seit 1903 allmähliches Größerwerden der Hände. Alle Militärhandschuhe wurden ihm zu klein. Auch das Gesicht wurde breiter, Nase und Lippen wurden größer, geringe Gewichtszunahme, Kopfschmerzen. Hautpigmentierung, Thyreoidea leicht vergrößert. Augenhintergrund normal. Keine Hemianopsie. Sella turcica gleichmäßig auf Kirschengröße erweitert. Die Sattellehne verdünnt. Die Processus clinoidei dorsalwärts gedrängt. Skelett der Hände und Füße zeigt beträchtliche Weichteilverdickung.

Nov. 1907, Kopfschmerzen sind stärker geworden. Die Behaarung des Körpers hat stark zugenommen. Die Haare sind spröd. Starke Behaarung der Genitalien, abnorme Behaarung des Abdomens und der Extremitäten.

Arcus superciliares mächtig entwickelt. Nase vergrößert. Unterkiefer leicht prognath. Wulstige Ohrläppchen. Schnurrbart struppig, Behaarung der Linea alba sehr stark. Sehr tiefe Faltenbildung auf der Stirne, Potenz völlig normal.

Sella turcica auf das Dreifache vertieft. Sattellehne stark verdünnt und elongiert. Alimentäre Glykosurie negativ.

Dez. 1911. Die Behaarung ist in den letzten Jahren noch dichter geworden, die Libido ist unverändert, die Potenz hat etwas abgenommen. Typische akromegale Veränderung des Skelettes und der Weichteile keine Tachykardie. Geringe Vergrößerung der Schilddrüse (vgl. Abb. 42).

Untersuchung des Gaswechsels (Dr. Bernstein):   pro kg Körpergewicht

CO_2	O_2	RQ		CO_2	O_2
233,5	288,7	0,809			
275,5	342,0	0,753	}	2,733	355.
266,7	329,8	0,748			

Alimentäre Glykosurie stark positiv (0,78 g D). Erythrozyten 4 490 000, Hämoglobin 95%, Leukozyten 4900, davon Neutroph. P. 56,7, Lymphoz. P. 30,5%, gr. Mono. 12,6%, Eos. 0,2%.

Untersuchung der Harnsäureausscheidung bei purinfreier Kost ergibt Werte zwischen 0,72 und 0,97 g, ist also sehr beträchtlich gesteigert.

Wiedereintritt am 8. 2. 21 (Kaiserin Elisabethspital).

In den letzten 10 Jahren hat die Krankheit sich weiter entwickelt. Patient gibt an, daß er seit 4 Jahren keinen geschlechtlichen Verkehr mehr gehabt hat. Er hat wöchentlich 2 Erektionen, doch fehlt ihm die Libido.

Die Zunahme der akromegalen Veränderungen am Skelett und den Weichteilen zeigt die beigegebene Photographie (Abb. 45). Der Thorax ist enorm vergrößert und übermäßig gewölbt, mißt unter den Axillen 107 cm. Rechte Thoraxhälfte in der Höhe der Mamillae 60 cm, linke 53 cm. Lordose der Brustwirbelsäule mäßigen Grades. Rippen stark verbreitet. Weite Interkostalräume. Taillenumfang 88 cm, Umfang über den Trochanteren 105 cm. Fingergelenk stark überstreckbar. Patellarreflexe beiderseits nicht auslösbar. Die abnorme Behaarung hat noch bedeutend zugenommen. Es besteht Neigung zu Schweißen.

Maße des Schädels:

Fronto-Okzipitalschädelumfang	60 cm
Fronto-Okzipitalschädeldurchmesser	20,5 cm
Biparietaler Durchmesser	16,0 cm
Mento-Okzipitaler Durchmesser.	24,0 cm
Querabstand der Jochböden	14,5 cm
Querabstand der Kiefergelenke	14,5 cm

Thoraxmasse:

Sagittaldurchmesser in der Höhe des Angulus Ludovici	25,0 cm
in der Höhe der Mamillen . . .	29,0 cm
des Processus xiphoides	30,0 cm
Querabstand der Akromien	35,0 cm
Querabstand der Axillen	29,0 cm
Querabstand der Mamillae.	25,2 cm

Beckenmaße:

Querabstand der Spinae ant. sup.	30,0 cm
Querabstand der Cristae	34,0 cm
Sagittaldurchmesser	22,0 cm

Obere Extremitäten:

Länge der Oberarme	38 cm
Größter Umfang derselben	31,5 cm
Länge der Unterarme	48,0 cm
Größter Umfang derselben	31,0 cm
Umfang über den Handgelenken.	21,0 cm
Größte Breite der Hände	12,0 cm
Länge der Daumen.	7,0 cm
Größter Umfang der Daumen	9,5 cm

Obere Extremitäten:

Länge der Zeigefinger . . . . 10,0 cm
Größter Umfang derselben . . . . 8,8 cm
Länge der Mittelfinger . . . . 11,3 cm
Größter Umfang derselben . . . . 9,0 cm
Länge der vierten Finger . . . . 10,0 cm
Größter Umfang derselben . . . . 8,8 cm
Länge der kleinen Finger . . . . 8,0 cm
Größter Umfang derselben . . . . 8,0 cm
Maximaler Umfang der Oberschenkel . . . . 49,0 cm
Länge der Unterschenkel . . . . 28,0 cm
Größter Umfang derselben . . . . 35,0 cm
Umfang der Knie . . . . 40,0 cm
Ferse bis Spitze der großen Zehe . . . . 25,0 cm
Länge der großen Zehe . . . . 6,0 cm
Umfang derselben . . . . 3,5 cm
Größter Umfang des Halses . . . . 49,0 cm

Die Veränderungen der Sella zeigt die Abb. 53, man sieht deutlich, daß die Erweiterung der Sella hauptsächlich nach unten geht, wodurch die Keilbeinhöhle eingedrückt wird.

Augenbefund: Links temporale Einschränkung für Farben, auch geringe für weißes Licht. Visus rechts $^6/_6$, links $^6/_9$.

Körpergewicht 92,4 kg. Magen röntgenologisch von bedeutender Größe, sonst o. B.

Harn o. B. Blutdruck (R.R.) 128. Blutbefund: Erythrozyten 4,1 Mill., Leukozyten 4400 (davon Neutroph. 72, Eosinoph. 7, Lymphoz. 13, Monoz. 8) Alimentäre Glykosurie (100 g D) negativ. Harnsäureausscheidung bei purinfreier Kost schwankt zwischen 0,834 und 1,11 g.

Wiedereintritt am 6, 4. 23. Klagt über ischiadische Beschwerden, außerdem häufig Kopfschmerzen und Schwindelgefühl. Die Lordose der Wirbelsäule hat zugenommen. Sonst Körpermaße ziemlich unverändert. Die Haut ist braun pigmentiert, allenthalben sind Komedonen sichtbar. Die abnorme Behaarung am Stamm und den Extremitäten hat noch zugenommen.

Leberrand einen Querfinger unter dem Rippenbogen palpabel.

Alimentäre Glykosurie (100 g D) im Verlaufe von 6 Stunden 2,87 g D.

Blutdruck (R.R.) 148/85.

Wiedereintritt 24. 10. 24. In der letzten Zeit nahmen die ischiadischen Schmerzen stark zu. Die Nervi ischiadici beiderseits stark druckschmerzhaft.

Harnsäureausscheidung bei purinfreier Kost zwischen 0,98 und 0,72 g.

Dezember 1926 stellt sich der Patient wieder vor. Er geht jetzt gebückter wie früher. Die akromegalen Veränderungen sind annähernd dieselben wie im Jahre 1924, nur gibt er selbst an, daß seine Muskelkraft bedeutend abgenommen hat. Auch der Ernährungszustand ist weniger gut. Die Sellaaufnahme ergibt den gleichen Befund wie früher.

Harnsäureausscheidung bei purinfreier Kost zwischen 0,8 und 0,1 g.

Der Patient macht, obwohl er erst 46 Jahre alt ist, einen greisenhaften Eindruck.

Zusammenfassung: Dieser Fall bietet in vieler Beziehung Interessantes. Einmal schon durch die ungewöhnliche Entwicklung der akromegalen Veränderungen. Der Patient sieht in den späteren Stadien (vgl. Abb. 45) mit der enormen Entwicklung des Thorax, mit den

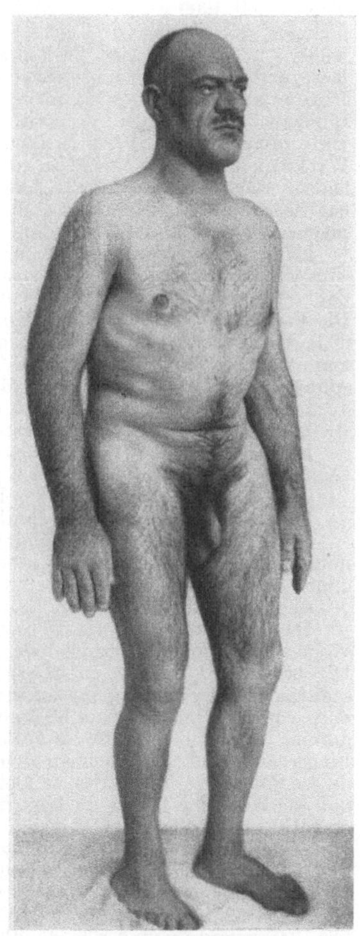

Abb. 45. Akromegalie. (Beobachtung XXIV.) Späteres Stadium.

gewaltigen tief herabhängenden Armen, mit der gebückten Haltung nicht mehr menschenähnlich aus, sondern erinnert stark an einen Gorilla. Bemerkenswert ist ferner, daß bei ihm die Funktion der Keimdrüsen lange Zeit normal blieb, erst später trat Impotenz ein. Bemerkenswert ist ferner die abnorme Behaarung, die auf der Photographie nicht so deutlich zum Ausdruck kommt. Abgesehen von der starken Bartentwicklung kam es zu einer sehr starken Behaarung fast des ganzen Körpers. Außerdem waren reichlich Komedonen vorhanden, wie man sie bei Nebennierenrindentumoren findet. Der Zuckerstoffwechsel zeigt erst in den letzten Stadien der Krankheit eine leichte Störung. Endlich ist bemerkenswert, daß bei diesem Kranken durch 16 Jahre hindurch die Ausscheidung der endogenen Harnsäure untersucht wurde und sich regelmäßig Werte bis nahezu 1 g pro die fanden.

Als weiteres Beispiel für abnorme Behaarung bei Akromegalie führe ich folgenden Fall an:

Beobachtung XXV: B. I., 33 Jahre, Eintritt Mai 1911. Beginn der Erkrankung 1905. Zuerst Vergrößerung der Finger, dann etwa gleichzeitig der Füße, des Schädels, der Nase, des Halses. 1908 begann Vergrößerung des Unterkiefers. Auch die Ohren wurden etwas dicker. Seit 1909 wachsen auch Vorderarme und Mittelfüße. Auch Brustumfang hat zugenommen, die Behaarung ist am Rumpf wesentlich stärker geworden. Kragennummer früher 41, jetzt 46. Seit 2—3 Jahren bei jeder psychischen Erregung, weniger Körperbewegung, momentan einsetzende Schweißausbrüche, schon vom 20. Jahr an Potenz nicht mehr ganz normal, seit Beginn der Erkrankung rasche Abnahme, jetzt Libido völlig erloschen. Appetit zeitweise gesteigert. 1910 zu Hause Thyreoidinkur, welche zu Herzklopfen führte, das auch jetzt noch besteht. Auch ungünstige Wirkung auf die Schweiße. Eine Kusine seines Vaters soll ebenfalls an Akromegalie leiden. Seit 6—7 Monaten Kopfschmerzen am Scheitel und Hinterkopf. Merkfähigkeit hat bedeutend abgenommen. Oft Krämpfe in Fuß- und Wadenmuskeln und stechende Schmerzen in Fuß- und Handknochen.

Mäßig gedrungener Körperbau. Kopf enorm groß. Orbitalränder vorspringend. Nasenwurzel stark verbreitert. Nase sehr dick. Unterkiefer außerordentlich massig. Untere Zahnreihe steht um etwa 2 cm vor, die Zähne des Unterkiefers weit auseinanderstehend. Die Farbe des Gesichtes blaß. Kopfhaar dicht und leicht ergraut. Umfang des Schädels 62,5, Umfang des Halses 45, Kehlkopf vergrößert. Schilddrüse nicht vergrößert. Am Brustkorb enorme Behaarung. Umfang des Brustkorbs bei Inspiration 107, bei Exspiration 97. Große errigierbare Mamillen (vgl. Abb. 47).

Puls 56, Extremitäten in den distalen Partien enorm verdickt.

Z. B. Daumenumfang beiderseits 8,5, Umfang des Mittelfingers 8,5.

Erythrozyten 5 210 000, Hämoglobin 85%, Leukozyten 8840, davon Neutroph. P. 63,8%, Lymphoz. 29,7%, gr. Monoz. 4,2%, Eos. 2,3%.

Alimentäre Glykosurie (100 g D) negativ.

Pituitrin inf. 2 ccm, kein Einfluß auf Diurese, keine Glykosurie.

Röntgenologische Untersuchung Prof. Schüller): Schädel dick mit großer Stirnhöhle, Sella hochgradig erweitert, Sattellehne verlängert, plump, rekliniert, Processus clinoi. ant. breit, kleine Keilbeinhöhle.

Augenuntersuchung (Prof. Sachs): Visus und Gesichtsfeld normal.

Die Operation wurde am 29. 5. von Prof. Hirsch unter Lokalanästhesie auf endonasalem Wege vorgenommen. Bezüglich der Details verweise ich auf die Publikation von O. Hirsch. Die bei der Operation entstandene Höhle in der Hypophyse dürfte etwa $2^{1}/_{2}$ cm im sagittalen und etwa $1^{1}/_{2}$ cm im vertikalen Durchmesser betragen haben. Die Temperatur stieg vorübergehend bis auf 38,0 an, war aber schon nach wenigen Tagen wieder vollständig normal. Am 2. 6. machte der Patient bereits die Beobachtung, daß die Endphalangen der Finger abschwellen. Auch an den Füßen muß eine Abschwellung stattgefunden haben, da die Pantoffeln, die früher zu klein waren, jetzt paßten. Am 3. 6. beobachtet der Patient, daß der Hut, der früher zu klein war, jetzt in die Stirne herein fiel. Am 9. 6. zeigte sich eine Besserung der Merkfähigkeit. Der Patient, der Doktor der Mathematik war, hatte vor seiner Erkrankung von zwölf zweistelligen Zahlen, welche ihm in Abständen von fünf Sekunden vorgesagt wurden, alle wiederholen können. Vor der Operation konnte er nur 7 behalten. Jetzt wiederholte er regelmäßig 11. Der größte Kopfumfang betrug vor der Operation 62,5 cm, jetzt (11. 6.) 61,4. Der größte Halsumfang betrug früher 46, jetzt 43 cm. Die Wasserverdrängung der Hände, welche früher etwa 700 ccm betragen hatte, beträgt jetzt etwa 600 ccm. Die Verdickungen um die Augen sind zurückgegangen, auch die Weichteile der Backen und des Kinns haben deutlich abgenommen. Patient reiste am 19. 6. in seine Heimat.

Die histologische Untersuchung des bei der Operation gewonnenen Materiales (Prof. Erdheim) ergab ein Adenom bestehend aus gleichförmig aussehenden kleinen Zellen mit rundem
bläschenförmigem Kern und gut ausgebildetem Protoplasma, welche in regelmäßigen Abständen von Blutgefäßen mit papillarer Wand durchzogen werden, wodurch die Tumorstruktur ein trabekuläres, stellenweise alveoläres Aussehen gewinnt. Stellenweise Vermehrung und hyaline Degeneration des Stromas, oft mit ausgedehnten Hämorrhagien.
Aus dem Bericht des Patienten vom Juli erwähne ich kurz, daß das Schwitzen sich bedeutend
gebessert, vom August, daß der Kopfumfang noch weiter abgenommen und der Durst
nachgelassen hat, die Störung in der Vita sexualis hat sich nicht geändert. Vom Januar
1912, daß der Rückbildungsprozeß der akromegalen Erscheinungen nicht weiter gegangen,
ja daß sogar neuerdings eine Verschlechterung eingetreten ist, indem die Zunge dicker
geworden, die Stimmung deprimiert und der Durst
wieder größer geworden ist, hingegen ist die Polyphagie nicht wieder gekommen.

Beobachtung XXVI: T. E., 33 Jahre, Eintritt
Nov. 1909. Erste Periode mit 12 Jahren, zunächst
immer regelmäßig, vierwöchentlich von achttägiger
Dauer, profus. Mit 19 Jahren Lues, Primäraffekt
an der linken Schamlippe. 12 Injektionen, nach
6 Wochen Papeln am Genitale, 19 Einreibungen,
Ende 1895, Abortus. 1898 anscheinend eitriges
parametritisches Exsudat. 1907 zweiter Abortus.

Die jetzige Erkrankung begann 1902 und erreichte innerhalb eines Jahres beinahe dieselbe
Intensität, in der sie jetzt besteht. Zuerst Parästhesien in den oberen Extremitäten und Schultern,
dann Dickerwerden der Finger, so daß die Patientin
die Ringe ablegen mußte. Ein halbes Jahr später
Vergrößerung der Füße, so daß die Schuhe viel zu
klein wurden. Zur selben Zeit auch Vergrößerung
der Lippen und der Nase. Der Halsumfang nimmt
um 4 cm zu, auch das Abdomen wird dicker, an
Brust und Waden tritt Behaarung auf. Die
Brüste werden nicht wesentlich dicker, auch tritt
Milchabsonderung auf. Periode äußerst unregelmäßig, bleibt einmal 17 Monat aus, Libido anfangs vermehrt, später herabgesetzt. Die
Stimme wurde auch gleich anfangs tiefer. In letzter
Zeit häufiger Schweißausbruch. Manchmal Heißhunger und starker Durst. Oft Stirnkopfschmerz.

Typisches akromegales Aussehen. Hände und
Füße enorm groß, Haut sehr feucht, starke Be-
haarung an beiden Armen, zwischen den
Brüsten, am Genitale; die Haare des Mons

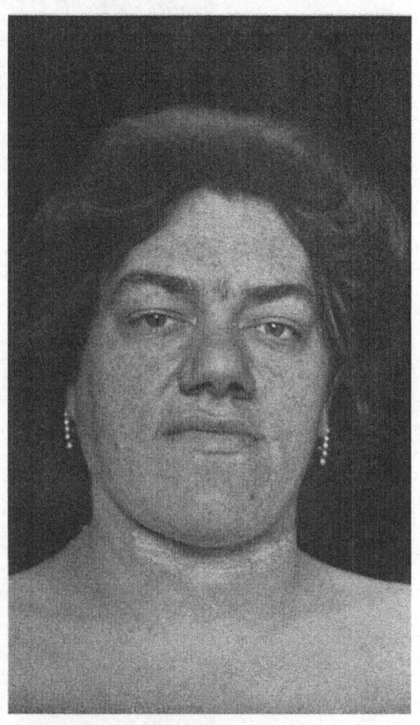

Abb. 46. Akromegalie.
(Beobachtung XXVI.)

veneris reichen bis zum Nabel. Behaarung also ganz viril. Zirkumanale und
perineale Behaarung reichlich. Auch die Unterschenkel sind stark behaart.
Nase, Lippen stark verdickt, Unterkiefer mäßig stark vorspringend. Die Schneidezähne
des Unterkiefers auseinanderstehend. Zunge stark vergrößert. Thyreoidea vergrößert. Aus
den Brüsten bei leichtem Druck Kolostrum ausdrückbar. Augenhintergrund
und Gesichtsfeld normal. Lordose der Lendenwirbelsäule. Vergrößerung von Nase, Unterkiefer, Händen und Füßen. Röntgenbild: Sattelgrube stark erweitert, kronenstückgroß.
Die Proc. clin. post. konsumiert.

3. 12. 100 g Traubenzucker. Im Harn 3,58 g D. Bei purinfreier Kost betragen die
Harnsäurewerte 0,765, 0,720, 1,204, 1,296, 1,050, 1,097, 1,080, 0,762, 1,155, 10,11, 0,855.

Blutuntersuchung: Erythrozyten 4 975 000, Hämoglobin 12 g, Leukozyten 5600, davon
Neutroph. P. 76%, Lymphoz. 22%, Eos. 2%.

8. 12. 0,001 Adrenalin subk. Puls allmählicher Anstieg von 72 auf 102, Blutdruck von
95 auf 115. Nach 20 Minuten Rückkehr zur Norm. Leichte Kopfschmerzen, Zittern, leichte
Arrhythmie. Bedeutende Steigerung der Diurese, kein Zucker.

Reichlich kohlenhydrathaltige Kost führt zur Glykosurie.

14. 12. 0,001 Adrenalin subk. Puls von 72 auf 96, Blutdruck von 115 auf 125, leichte
Kopfschmerzen, leichte Arrhythmie, kein Zucker, Diurese von 950 am Vortag auf 2000.

15. 12. 1 ccm Pituitrinum inf. starke Diurese, kein Zucker.

16. 12. 100 g D, Zucker stark positiv.

17. 12. 100 g D, im Harn 2,1 g D.

21. 12. 0,01 Pilokarpin, mäßiges Schwitzen, mäßiger Speichelfluß.

Auch die Augenbrauen werden oft stark buschig. Bei Frauen entwickeln sich oft einzelne starke Haare über der Oberlippe, ferner borstige Haare am Kinn und an der Unterlippe, ähnlich der Fliege des Mannes, ferner Haare an den Wangen und besonders an der Innenseite der Oberschenkel und selbst an der Linea alba (Fall von Stumme, mehrere eigene Beobachtungen). Auch in einem Falle von Gf. Wurmbrand fand sich abnormer Haarwuchs. Die Autopsie ergab einen großen Tumor der Hypophyse, chronischen Hydrozephalus, Atrophie des

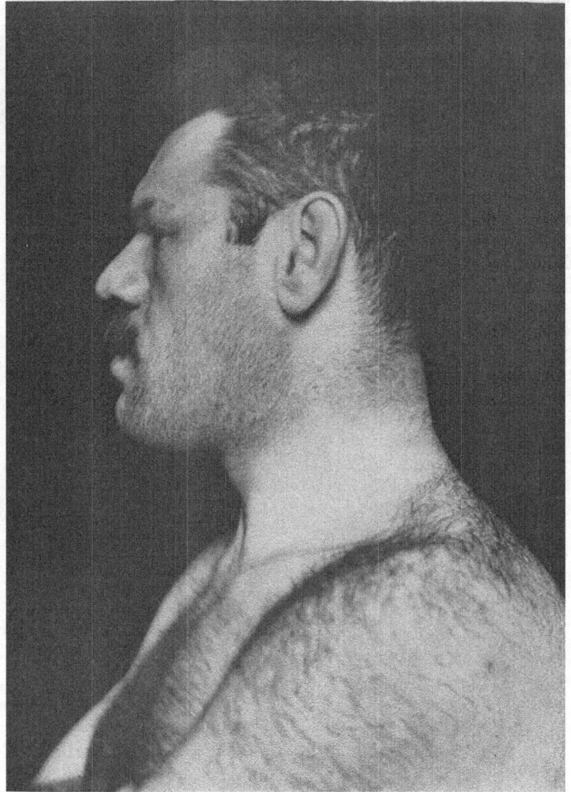

Abb. 47. Abnorm starke Behaarung bei Akromegalie. (Beobachtung XXV.)

Uterus und der Tuben, zystische Degeneration der Ovarien. Erwähnt sei endlich noch, daß Ausch in einem Falle von Akromegalie einen Wechsel der Haarfarbe von blond in schwarz beobachtete.

Sehr bemerkenswert sind bei der Akromegalie die Veränderungen an den Genitalien resp. die Erscheinungen, die auf eine Funktionsänderung der Keimdrüsen und evtl. der Nebennierenrinde (siehe später) hindeuten. Wie schon aus der Schilderung, die ich eben von der Änderung in der Behaarung entworfen habe, hervorgeht, findet sich bei einer Gruppe von Fällen eine stärkere Betonung der sekundären Geschlechtscharaktere. Die Barthaare, die Achselhaare, die Haare am Genitale und am Perineum sprossen stärker, oft entwickelt sich eine starke Behaarung längs der Linea alba; manchmal entwickelt sich eine ausgesprochene Hypertrichosis des ganzen Körpers; die Behaarung beim Weibe nimmt dabei einen virilen Typus an. Ferner zeigen die äußeren Genitalien oft deutliche Hyperplasie. Der Penis, die großen Schamlippen und die Klitoris können bedeutend an Umfang zunehmen. Diese Erscheinungen währen bis an das Ende der Krankheit. Bei einer anderen Gruppe von Fällen ist zwar das äußere Genitale hyperplastisch, es findet sich aber keine Hypertrichosis (vgl. Abb. 40 und 4). Bei einer dritten Gruppe endlich — es sind das meist die Fälle, bei denen sich die Akromegalie im jugendlichen Alter entwickelt — finden sich die sekundären Geschlechtscharaktere mangelhaft entwickelt und das äußere Genitale hypoplastisch. Mit dem geschilderten Verhalten des äußeren Genitales und der Behaarung geht das Verhalten der generativen Funktion durchaus nicht immer parallel. Meist finden sich frühzeitig Verminderung resp. Erlöschen der Funktion. Doch gibt es hiervon viele Ausnahmen, die ich zuerst besprechen will. Im Beginn der Erkrankung finden sich nämlich nicht allzuselten Zeichen einer gesteigerten Funktion. So war z. B. in dem Falle von Buday und Janczo (akromegaler Riesenwuchs) im Beginn gesteigerte Potenz vorhanden. In dem Fall von Peritz entwickelte sich die Akromegalie mit 16 Jahren. Damals bestand ein außerordentlich gesteigerter Sexualtrieb, mit 20 Jahren war derselbe normal. Auch bei Frauen kann die Libido anfangs erhöht sein, wie zahlreiche eigene Beobachtungen zeigen. Bei einer meiner Kranken bestand die Erkrankung seit sieben Jahren, trotzdem dauerte die Menstruation, wenn auch unregelmäßig, weiter an, die Libido war anfangs vermehrt, erst später herabgesetzt. Aus den Brüsten ließ sich Kolostrum ausdrücken. Fälle von andauernder Galaktorrhoe haben Gajkievicz und Fazio beschrieben. In anderen Fällen dauert ferner die Funktion der Keimdrüsen noch an, wenn die Krankheit schon lange zur vollen Entwicklung gekommen ist. Bei einem meiner Fälle begann die Krankheit 1903, im Jahre 1907 war Potenz und Libido völlig normal, 1911 war die Libido noch völlig erhalten, nur die Potenz hatte etwas abgenommen. Steiger teilt vier Fälle mit, bei denen die Funktion der Keimdrüsen unverändert andauerte.

In solchen Fällen mit gesteigertem Geschlechtstriebe können sich bei der Autopsie Zeichen gesteigerter Aktivität in den Keimdrüsen finden. So geben Schultze und Fischer an, daß sich bei einem 56jährigen Mann (Fall 2), bei dem die Akromegalie seit etwa 7 Jahren bestand, in den Hoden auffallend reichliche Spermatogenese fand, daß auch die Prostata vergrößert war und sich im Zustande reichlicher Sekretion befand.

Auch die Menstruation kann bei Frauen sehr lange bestehen bleiben. Im Falle von Becker hörte die Menstruation erst 18 Jahre nach Beginn der Erkrankung auf; vollkommen normale Genitalfunktion fand sich in einem Falle von Döbbelin. Schon Sternberg führte 11 solche Fälle an. Ich habe einen Fall beschrieben, bei dem mit der Möglichkeit gerechnet werden muß, daß im Verlauf einer sehr chronischen Akromegalie mehrmals Konzeption eintrat, und ausgetragene Kinder geboren wurden.

Beobachtung XXVII: S. A.: 56 Jahre alt. Eintritt in die Klinik Oktober 1912. Der Vater der Patientin soll sehr kräftig gewesen sein und in späteren Jahren Ähnlichkeit mit der Patientin gehabt haben. Vom 40. Jahre an soll sein Gesicht breiter geworden sein. Er starb im 70. Jahr an Lungenentzündung. Keine Blutdrüsenerkrankungen in der Familie. Die Patientin hatte noch sieben Geschwister, die alle gesund sein sollen. Patientin hat fünf Kinder, die erste Geburt war im 28., die fünfte im 40. Jahr. Die Geburten waren alle normal, die Kinder normal entwickelt. Die erste Periode mit 22 Jahren, die Periode war immer ziemlich stark, 2—3 Tage andauernd, alle vier Wochen regelmäßig, Menopause im 46. Jahr. Seit zwei Jahren an Intensität zunehmende Kopfschmerzen, besonders im Schädeldach auf der rechten Seite. Die Schmerzen bestehen jetzt Tag und Nacht und sind meist so intensiv, daß die Patientin nicht schlafen kann. In den letzten 4—5 Monaten lag sie fast immer wegen der Kopfschmerzen zu Bett und auch deshalb, weil beim Aufstehen leicht Schwindelanfälle auftreten. Auch in der Zeit vorher hat die Patientin hie und da Kopfschmerzen gehabt, hat sie aber nicht viel beachtet. Die Patientin gibt mit Bestimmtheit an, daß die Vergrößerung der Hände und Füße sich schon zwischen dem

20. und 30. Lebensjahr allmählich entwickelte. Zur Zeit der Geburt des ersten Kindes im 28. Lebensjahr seien die Hände und Füße sogar viel größer und dicker gewesen wie jetzt und hätten dann allmählich an Umfang wieder abgenommen. Auch die Prognathie des Unterkiefers sei schon um jene Zeit eingetreten. An Schweißen oder Schmerzen in den Extremitäten habe sie nie gelitten.

Die Patientin sieht um gut 15—20 Jahre älter aus als sie ist. Körpergröße 145,5 cm, Spannweite 150,5 cm. Fettpolster gut entwickelt, Haut blaß, glatt, trocken, Muskulatur schwach, Knochenbau mittelstark, es besteht deutliche Kyphose, die Extremitäten sind außerordentlich plump, Kopf groß. Frontookzipitaler Umfang 56 cm, Nase groß, mit breitem Ansatz, Verbindungslinie der Augenbrauen bis Nasenspitze 5,8 cm, Nasenbreite

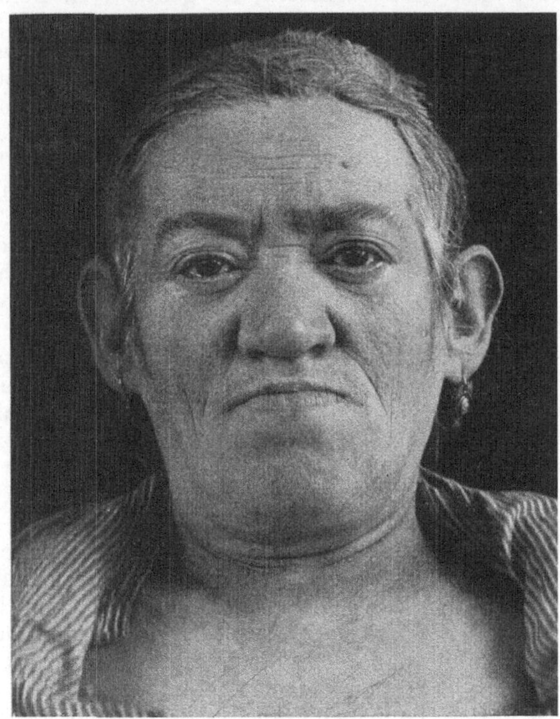

Abb. 48. Akromegalie. (Beobachtung XXVII.)

4,5 cm, deutliche Prognathie. Verbindung der Unterkiefergelenke über Kinn 26 cm. Unterlippe dick, wulstig und prominent. Die Zähne fehlen größtenteils, die zwei mittleren Schneidezähne im Unterkiefer sind vorhanden und auseinandergedrängt. Die Klavikeln sind ziemlich breit; die Extremitäten außerordentlich plump. Die Finger sind stark verdickt, die Röntgenuntersuchung zeigt, daß die Verdickung fast ausschließlich die Weichteile betrifft, die Metakarpen sind auseinandergedrängt, nur ganz geringe Exostosen an den Muskelansätzen. Auch die Füße sind sehr plump. Achselhaare und Schamhaare gut entwickelt. Auf der Oberlippe vereinzelte Barthaare. Leichte Arteriosklerose.

Alimentäre Glykosurie (100 g D) : 0,8 g.

Blutbefund: Leukozyten 9800, davon Neutroph. P. 66%, Lymphoz. 30%, gr. Mono. 3%, Eos. 1%.

Eine Woche später Wiederholung der Prüfung auf alimentäre Glykosurie nach Injektion von zweimal 4 ccm Pit. gland. intramuskulär (100 g D): 0,9 g.

Röntgenuntersuchung des Schädels (Prof. Schwarz): Erweiterung der Sellae turcica auf Zweikronenstückgröße. Vertiefung des Sellabodens, Processus clinoidei zugeschärft. Sellaeingang erweitert.

Augenuntersuchung (Dozent Ulbrich): Papillen normal, die innere Grenze leicht verwaschen und leicht prominent. Nicht sicher pathologisch; dagegen Visus rechts 3/36, links 1/36, jedoch altes Trachom mit Hornhautnarben, Gesichtsfeld beiderseits, so weit zu prüfen, auch für Farben normal.

Die Untersuchung der Harnsäureausscheidung bei purinfreier Kost ergibt Werte zwischen 0,4 und 0,5 g, also keine Steigerung.

Auch Pirie beschrieb einen Fall von Akromegalie mit Konzeption. Sehr interessant ist ein Fall von I. Nedelkovitsch. In diesem Falle entwickelten sich die akromegalen Veränderungen vom 19. Jahr bis zum 30. Jahr. Mit 24 Jahren Konzeption und Abortus im 5. Monat. Die Libido war normal. Cushing beschreibt eine an Akromegalie erkrankte Frau, die konzipierte und ein Kind gebar, das schon bei der Geburt überentwickelt und fett war und vorzeitige Geschlechtsentwicklung zeigte (mit 2 Jahren Menstruation, mit 6 Jahren alle sekundären Geschlechtscharaktere).

In anderen Fällen entwickelte sich die Akromegalie erst im späteren Lebensalter nach einer Periode volkommen normalen Geschlechtslebens. Meggendorfer berichtet über einen Fall von Akromegalie bei einer 72jährigen Frau. Die Frau hatte elf Kinder geboren. Endlich sei erwähnt, daß sich in einem Falle von Goldstein nach der im 38. Jahr vorgenommenen Kastration allmählich akromegale Erscheinungen entwickelten.

Als ein weiteres wenn auch nicht so instruktives Beispiel für ein langes Bestehen der generativen Funktion diene folgender Fall:

Beobachtung XXVIII: D. F., 38 Jahre, Ambulanz, 1911. Seit neun Jahren verheiratet, drei Kinder. Frau hatte einen Abortus; seit etwa $1^1/_2$ Jahren Dickerwerden der Hände und Füße usw. Kragennummer von 41 auf 44, Hutnummer von 55 auf $58^1/_2$ gestiegen. Vor einem Jahr rückten die Schneidezähne auseinander, der Unterkiefer trat stärker hervor. Oft Polydipsie. Dyspnoe beim Treppensteigen. Leichter erregbar als früher. Körpergewichtszunahme von 79 auf 83. Brustwölbung hat zugenommen. Potenz nicht verändert. Typische Akromegalie. Äußeres Genitale stark entwickelt, starke Behaarung.

Erythrozyten 5 300 000, Hämoglobin 90%, Leukozyten 8100, davon Neutroph. 74%, Lymphoz. 20%, Eosinoph. 6%.

Prüfung auf alimentäre Glykosurie (100 g D). Im Harn $1,3^0/_{40} = 0,88$ g. Augenbefund normal, Sella turcica fast guldengroß.

In der großen Mehrzahl der Fälle von Akromegalie finden sich jedoch, wie oben erwähnt, bald Zeichen des Erlöschens der generativen Funktion der Keimdrüsen. Es kann diese Erscheinung sogar als Frühsymptom auftreten und differentialdiagnostische Schwierigkeiten bereiten. Es tritt also beim Mann bald Verminderung resp. vollständiges Erlöschen der Potenz und der Libido auf, beim Weibe kommt es zur Amenorrhoe. Daß letztere gleichzeitig mit einem Aufhören der Ovulation einhergeht, läßt sich mit größter Wahrscheinlichkeit daraus schließen, daß bei einer amenorrhoischen akromegalen Frau bisher noch nie Konzeption beobachtet wurde.

In solchen Fällen atrophieren die Keimdrüsen und das innere Genitale allmählich. Tandler und Grosz fanden totale Rückbildung der Primordialfollikel und Aufhören der Bildung der Graafschen Follikel, beim Mann Veränderung der Epithelien der Samenkanälchen und eventuell auch Veränderung der Zwischenzellen. Bei der gynäkologischen Untersuchung findet sich meist ein kleiner Uterus. Nicht selten wurde ferner zystische Degeneration der Ovarien gefunden. In Creutzfeldts Statistik zeigen von 118 Fällen von Akromegalie 36,4% Atrophie der inneren Genitalien.

Daß selbst bei langewährender Amenorrhoe der Follikelapparat nicht vollständig degenerieren muß, zeigt ein Fall von Cagnetto. In diesem Falle hörte die Menstruation im 19. Lebensjahr auf, mit 46 Jahren kam sie wieder und hielt bis zum 54. Jahr an, um dann erst dauernd zu verschwinden. Bei der Autopsie fand sich zystische Degeneration des Hypophysentumors; es wäre nicht unmöglich, daß hier durch die später eintretende zystische Degeneration die Überfunktion eingeschränkt wurde.

Andererseits gibt es, wie wir später sehen werden, Fälle von jugendlicher Akromegalie, bei denen sich ausgesprochen akromegale Züge mit Dystrophia adiposogenitalis kombinieren (Fall von Cushing, Oberndorfer u. a.). In diesem Zusammenhang soll endlich noch erwähnt werden, daß auch während der Pubertät akromegale Züge auftreten können. Stricker beschreibt fünf Fälle von „Pubertätsakromegalie" mit Albuminurie und chlorotischem Blutbefund. Die akromegalen Erscheinungen bildeten sich später wieder zurück. (Acromégalie transitoire des adolescents.) J. Bauer bezeichnet solche und ähnliche Fälle als Pubertätsakromegaloide.

Auch während der Schwangerschaft finden sich oft Vergrößerung der Hypophyse und Zeichen gesteigerter Hypophysenfunktion (Vergröberung der Gesichtszüge usw., Tandler und Grosz), ja es kann sogar während der Schwangerschaft zu einer vorübergehenden Akromegalie kommen. R. Marek teilt einen solchen Fall mit. Bei einer 27 jährigen Primipara traten während der Schwangerschaft ausgesprochen akromegale Veränderungen ein. Nase, Zunge, Kiefer wurden größer, die Zähne rückten auseinander, auch Hände und Zehen nahmen an Umfang zu, die Tonsillen schwollen an, es trat Glykosurie, Mattigkeit, Schlaflosigkeit auf, und ziehende Muskelschmerzen stellten sich ein. Alle Zeichen schwanden im Wochenbett.

In solchen Fällen von Formes frustes von Akromegalie während der Schwangerschaft kann man wohl an eine bestehende Disposition denken; es ist ferner der Gedanke naheliegend, daß Wiederholung der Gravidität zur dauernden Manifestation der Krankheit führe.

Sehr häufig finden sich bei der Akromegalie Kröpfe und Änderungen in der Schilddrüsenfunktion. Unter den 215 Fällen von Akromegalie, die J. M. Anders und H. L. Jameson aus der Literatur zusammengestellt haben, finden sich viele mit Veränderungen der Schilddrüse und zwar häufiger Hypo- wie Hyperthyreoidismus. Meist traten die Symptome der Störung der Schilddrüsenfunktion erst mehrere Jahre nach der Entwicklung der Akromegalie auf. Die Entwicklung des Kropfes kann aber auch ziemlich gleichzeitig mit derjenigen der Akromegalie einhergehen, und es können so Symptome der Hyperthyreose oder der Hypothyreose gleichzeitig mit den akromegalen Symptomen manifest werden. Erscheinungen einer leichten Hyperthyreose bei der Akromegalie sind überhaupt sehr häufig. Magnus-Levi und Salomon haben darauf besonders die Aufmerksamkeit gelenkt. Wir werden später bei der Besprechung der Erscheinungen von seiten des vegetativen Nervensystems sehen, daß Schweiße bei Akromegalikern zu den häufigen Symptomen gehören. Man wird aber die Frage noch näher untersuchen müssen, ob diese immer als ein Symptom einer gleichzeitigen Hyperthyreose aufzufassen sind oder der Akromegalie selbst zugehören. Eine vorhandene Tachykardie wird sich hingegen mit größerer Sicherheit als hyperthyreotisches Symptom auffassen lassen, besonders wenn gleichzeitig eine Schilddrüsenschwellung besteht.

Von sonstigen Basedowischen Symptomen werden angegeben: Tremor, vorübergehende Temperatursteigerungen, Herzklopfen, gesteigerte psychische Erregbarkeit.

In einem meiner Fälle trat im 31. Jahr gleichzeitig mit der sich manifestierenden Akromegalie eine Struma auf, die sich späterhin mächtig entwickelte und zu ausgesprochenen Symptomen der Hyperthyreose (Tremor, Exophthalmus, Tachykardie usw.) führte. In diesem Falle wurde auch alimentäre Glykosurie beobachtet. Auch dies könnte ein Symptom des Hyperthyreoidismus sein. Wenigstens verschwand sie später, als der Kropf abnahm. In den späteren Stadien der Akromegalie kommt ein solches Zurückgehen einer vorher bestehenden Struma häufig vor. Es können damit nicht nur die Basedowischen Symptome schwinden, sondern bisweilen, wie in einem meiner Fälle, echten Myxödemsymptomen Platz machen.

Beobachtung XXIX: Str. A., Erster Eintritt in die Klinik Febr. 1896, damals 31 Jahre alt (vgl. Abb. 38 und 39).

Im 18. Jahre Bleichsucht. Mit 15 Jahren erste Menstruation; von da an regelmäßig bis zu ihrer Verheiratung mit 21 Jahren. Gravidität und Geburt normal, Kind gesund. Seither nie mehr Menstruation, auch besteht seither zunehmende Kraftlosigkeit. Zwei Jahre nach der Entbindung (1898) begannen Hände und Finger dicker und plumper zu werden, der Ehering mußte durchgefeilt werden und wurde vergrößert, doch mußte er schon 1890 und auch 1893 weiter gemacht werden. Auch die Schuhe mußten immer größer gemacht werden. Auch ihr sonstiger Körper wurde immer dicker und plumper, der Hals schwoll an, die Brüste wurden aber immer kleiner. Die Gesichtszüge veränderten sich immer mehr und mehr, so daß sie oft von guten Bekannten nicht erkannt wurde. Trotz der Körperzunahme wurde sie immer hinfälliger. Schon frühzeitig traten brennende Schmerzen in den Fingern, besonders bei Nacht, auf, die in der Bettwärme ärger wurden. Später gesellten sich dazu Tag- und Nachtschweiße, so daß sie in der Nacht oft mehrmals Leib- und Bettwäsche wechseln mußte. Die Augen traten deutlicher hervor. Auch Kopfschmerzen, Schwindel traten hie und da auf. Die Sprache wurde rauh und näselnd, die Zunge wurde schwerer, dicker und länger, so daß sie beim Sprechen oft von den Zähnen eingeklemmt wird. Das Gebiß war früher ganz regelmäßig. Jetzt stehen die vorderen

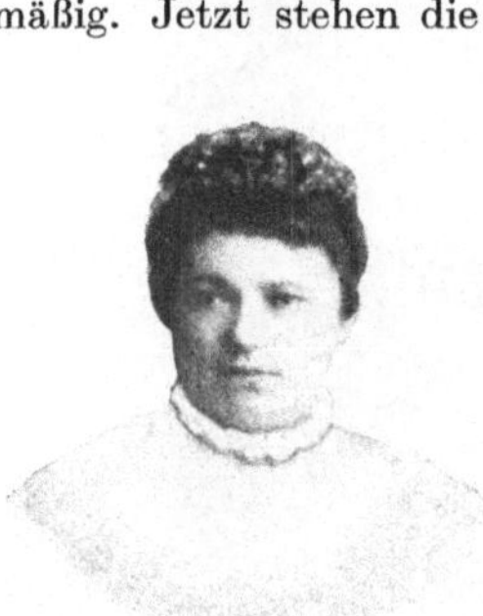
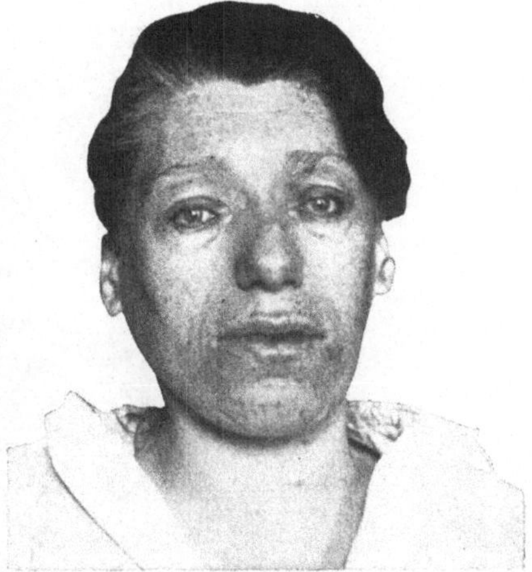

Abb. 49 und 50. Akromegalie. (Beobachtung XXIX.)

Schneidezähne des Unterkiefers schief nach auswärts, sind auseinandergerückt und passen nicht mehr auf die des Oberkiefers. Anfangs litt sie an Stuhlverstopfung; oft bis zu 14 Tagen keine Entleerung, in letzter Zeit hingegen treten oft Diarrhöen auf. Sie ist sehr nervös, hat oft Herzklopfen und Atembeschwerden. Leichter Tremor. Das Erinnerungsvermögen hat gelitten, die Stimmung ist gedrückt und leicht erregbar. Sie geht jetzt vornüber gebeugt.

Schädelumfang 57,7 cm,
Länge der Nase 5,5 cm,
Distanz der Nasenflügel 4,2 cm,
Umfang des Halses 40,0 cm,
Umfang der Taille 86 cm,
Körperlänge 163 cm,
Augenhintergrund und Perimetrie normal.

Zweiter Eintritt Januar 1901. Es bestehen jetzt leichte Schwellungen einzelner Gelenke, besonders im Knie- und Ellbogengelenk, wo bei Bewegung Krepitation fühlbar ist. Die Herzbeschwerden sind stärker geworden. Die Stimme soll sich gebessert haben. Der Zwischenraum zwischen den mittleren oberen Schneidezähnen beträgt etwa 1 mm, der zwischen den unteren mittleren Schneidezähnen 9 mm. Die Zunge ist mächtig, Hände und Füße sind stark verbreitert. Die Tubera parietalia springen stark vor, ebenso die Arcus superciliares; Nasenflügel, Lippen, Unterkiefer sind mächtig vergrößert. Die Dornfortsätze sind druckschmerzhaft. Auch Druck auf den Kopf erzeugt Schmerzen in der ganzen Wirbelsäule, Augenbefund normal. Der Umfang des Halses hat um 3 cm abgenommen.

Dritter Aufenthalt auf der Klinik. Januar 1909. Anfälle von Stirnkopfschmerz mit Schlafsucht. Alimentäre Glykosurie (100 g D): Spur.

Gynäkologische Untersuchung: Plattes Becken mit sehr geringen osteomalazischen Veränderungen. Dabei Schmerzhaftigkeit der Knochen, das Chvosteksche Phänomen positiv [1]. Es gelang einmal den Trousseau auszulösen. Flexion in Hüft- und Kniegelenk stark eingeschränkt. Adduktorenkrampf. Die Kniegelenke stark aufgerieben, Krepitation. Elektrische Erregbarkeit normal. Augenbefund normal.

Erythrozyten 4 728 000, Hämoglobin 10,2 g, Leukozyten 2900, davon Neutroph. P. $60^0/_0$.

Röntgenologischer Befund: Schädelkapsel verdickt, Sella turcica unregelmäßig erweitert, Processus clinoidei hyperostotisch. Die Verdickung der Extremitätenenden bezieht sich ausschließlich auf die Weichteile. Die Knochen sind atrophisch.

Vierter Aufenthalt auf der Klinik, April 1909. Starke Nachtschweiße, Herzklopfen, Halsumfang 38 cm. Alimentäre Glykosurie negativ.

Pigmentation an Gesicht, Händen und Hals. 0,001 Adrenalin subkutan, kein Zucker.

Fünfter Aufenthalt auf der Klinik, November 1909. Halsumfang 35 cm, Herz vergrößert, Extrasystolen. Chvosteksches Symptom negativ.

Sechster Aufenthalt auf der Klinik, April 1910. Alimentäre Glykosurie (100 g) negativ. Adrenalin 0,001, kein Zucker.

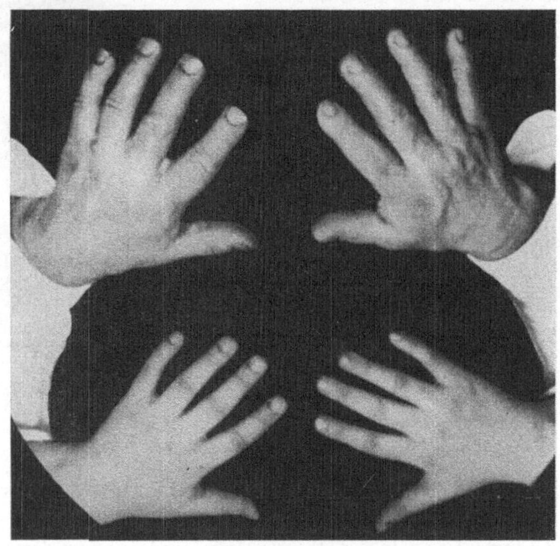

Abb. 51. Akromegalie. (Beobachtung XXIX.)

Dreimal 3 Thyreoidintabletten durch drei Tage hindurch, die Pulszahl wird etwas gesteigert. Herzklopfen gering, die neutrophilen Leukozyten steigen von 71,5 auf 84. Alimentäre Glykosurie nach Beginn der Thyreoidinmedikation negativ (s. bei Falta, Newburgh und Nobel).

Röntgenologischer Befund: Die Sella turcica ist derart destruiert, daß an ihre Stelle eine nach unten und vorn nicht mehr scharf abgrenzbare etwa kastaniengroße Höhlung getreten ist. Der Processus clin. anat. ist durch verwaschene Knochenmassen substituiert, desgleichen der größte Teil des Bodens, besonders im vorderen Anteil. Der Klivus ragt eigentümlich zapfenförmig, anscheinend vergrößert empor.

In der letzten Zeit hat sich bei der Patientin eine ausgesprochene Kachexie entwickelt. Dazu gesellten sich leichte Zeichen eines Myxödems, besonders eine polsterartige Verdickung der Handrücken und der Haut der Supraklavikulargruben. Die Pulszahl beträgt jetzt im fieberfreien Zustand (die Patientin leidet sehr häufig an Bronchopneumonien) etwa 70; der Blutdruck (Gärtner) liegt um 70; die früher häufig bestehenden Diarrhöen treten nur noch ganz vereinzelt auf. Meistens besteht Obstipation; der Halsumfang ist zwar wieder stärker geworden, doch kann daran auch eine myxödematöse Verdickung der Weichteile schuld haben.

An dem Fall ist das Verhalten der Schilddrüse instruktiv. Es handelt sich um einen typischen Fall von Akromegalie, bei welchem sich durch lange Zeit

---

[1] Der Fall wurde wegen dieser mannigfaltigen Symptome von A. Müller in der Wiener Gesellschaft f. innere Medizin und Kinderheilkunde vorgestellt.

hindurch Zeichen von Hyperthyreoidismus (Schweiße, Tachykardie, Tremor, leichter Exophthalmus, Diarrhöen) zeigen. Später mit der Entwicklung der Kachexie treten diese Erscheinungen immer mehr zurück und an ihre Stelle treten die einer leichten Schilddrüseninsuffizienz.

Die regressiven Veränderungen, die sich häufig in den späteren Stadien der Akromegalie in der Schilddrüse einstellen, können wohl als eine Teilerscheinung der degenerativen Vorgänge aufgefaßt werden, die im späteren Verlauf der Akromegalie nicht nur diejenigen Organe, welche Sitz der akromegalen gesteigerten Wachstumstendenz gewesen sind, sondern fast den ganzen Organismus ergreifen. Man kann daher in den späteren Stadien der Akromegalie sehr häufig myxödematöse Symptome auch dann auftreten sehen, wenn vorher keine Erscheinungen der Hyperthyreose dagewesen sind. Pineles berichtete über zwei Fälle von Akromegalie mit Myxödem der Haut, Stupidität und Gedächtnisschwäche. Pineles erzielte durch Schilddrüsenmedikation Besserung dieser Symptome, während die Darreichung von Hypophysentabletten sie nicht beeinflußte.

Die pathologisch-anatomische Untersuchung der Schilddrüse zeigt bei der Akromegalie fast stets abnorme Verhältnisse. Da wo Hyperthyreose vorliegt, findet sich das Bild einer Basedowstruma. Sonst zeigt sich fast immer Bindegewebsvermehrung, wie sie auch in anderen Organen bei der Akromegalie vorkommt, oder kolloide Degeneration in Verbindung mit eventuell höhergradiger Sklerosierung und Atrophie des Parenchyms. Ein normaler Befund wurde in dem Falle von Gaussel erhoben.

Das Gefäßsystem zeigt in den späteren Stadien der Erkrankung fast regelmäßig Veränderungen. Es entwickelt sich ein leichter Grad von Arteriosklerose. Die mikroskopische

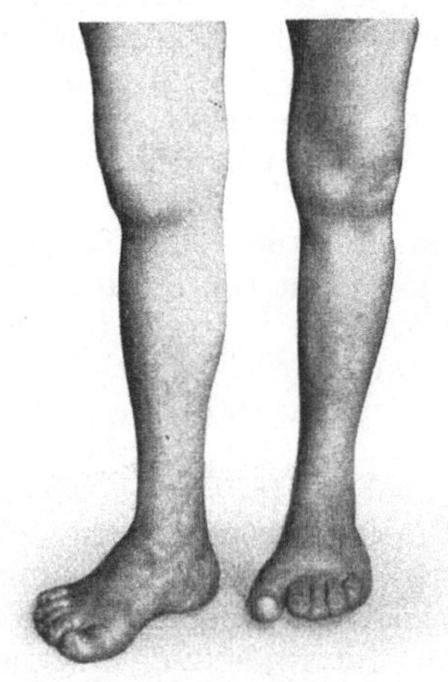

Abb. 52. Akromegalie.
(Beobachtung XXIX.)

Untersuchung zeigt, daß alle drei Gefäßhäute daran beteiligt sind, und daß die Media an Muskelfasern verarmt. Das Herz hypertrophiert nicht selten, der Herzmuskel degeneriert bald. Fast bei allen Fällen entwickeln sich in den Spätstadien Erscheinungen der Insuffizienz des Herzmuskels. Auffallend häufig sind Varizen.

Die Vergrößerung des Herzens kann in manchen Fällen wohl Teilerscheinung einer echten Splanchnomegalie sein. Humphry beschreibt bei einem 39jährigen Mann mit Akromegalie eine bedeutende Herzhypertrophie ohne Klappenveränderungen. In einem meiner Fälle ließ sich röntgenologisch eine Verbreiterung des Herzschattens nachweisen. Der Kranke war 32 Jahre alt. In einem Falle von E. J. Kraus wog das Herz 950 g. Außer der Vergrößerung des Herzens findet sich nicht selten auch noch Vergrößerung der Leber (im Falle von E. J. Kraus 3220 g), der Milz, des Magens und Darmes. Die Milzvergrößerung ist eine Teilerscheinung der noch später zu beschreibenden Hyperplasie des lymphatischen Apparates. Die Vergrößerung des Magens kann sehr beträchtlich sein; an der Entstehung der Magendilatation wird in manchen Fällen wohl auch die häufig zu beobachtende Polyphagie Schuld haben. Cunningham beschreibt in einem Falle Verlängerung des Dünndarmes auf das Doppelte. Auch die Nieren sind häufig auffallend groß, im Harn finden sich nicht selten leichte Grade von Albuminurie. Fischer fand in zwei Fällen enorm große

Nebennieren, die Vergrößerung betraf besonders die Rinde; auch Delille hat sie mehrfach gesehen. Auch von Fischer und Schultze wurde in zwei Fällen von Akromegalie Nebennierenvergrößerung gefunden. In dem einen Falle (einem Fall von Frühakromegalie) waren die Nebennieren um mehr als das Fünffache größer als normal. Die histologische Untersuchung ergab, daß die Nebennieren in toto ganz gleichmäßig vergrößert waren. Auch die Nieren waren vergrößert und zeigten bei der mikroskopischen Untersuchung enorm große Glomeruli. Long und Gray fanden in einem Falle von Akromegalie, bei dem die Hypophyse zwar mikroskopisch normal, die chromophilen Zellen aber stark vermehrt waren, in beiden Nebennierenrinden große Tumoren. Endlich sei noch erwähnt, daß auch Reinhardt und Creutzfeldt in ihrem Falle Hypertrophie der Nebennieren bei gleichzeitig bestehender leichter Atrophie der Hoden fanden. Ebenso kann auch die Epiphyse vergrößert gefunden werden (Honrod, N. Leotta). In dem Falle von Leotta zeigte die Zirbel mikroskopisch fötalen Charakter. Selbst Vergrößerung des Gehirns (Klebs) und des Rückenmarks (Cagnetto) wurde beschrieben.

Das Pankreas wurde in manchen Fällen sklerosiert gefunden, in anderen fand sich ein völlig normales Pankreas (vgl. später die Kombination von Akromegalie mit Diabetes). In manchen Fällen von akromegalem Riesenwuchs waren die Bauchspeicheldrüsen von ganz enormer Größe (bis 270 g, Launois et Roy). Schon Klebs und Fritsche fanden eine persistente Thymusdrüse bei Akromegalie. Dieser Befund wurde seither sehr häufig erhoben (Dalton, Arnold u. a., ausführliche Literaturangabe findet sich bei Borchardt, Deutsch. Arch. f. klin. Med. 106. Bd.). Pierre Marie deutet die Thymusvergrößerung als Reviviszenz. Die vergrößerte Thymusdrüse kann eine deutliche Dämpfung über der oberen Hälfte des Sternums erzeugen, doch darf aus dieser Dämpfung nicht ohne weiteres auf eine Vergrößerung der Thymusdrüse geschlossen werden, da gerade das Sternum bei Akromegalen oft enorm verdickt ist. Was den histologischen Befund an den splanchnomegalen Organen anbelangt, so beruht die Splanchnomegalie nach Amsler nur auf einer Vermehrung der epithelialen Partien der Organe, nach Reinhardt und Creutzfeldt auf Vermehrung des Bindegewebes und der epithelialen Abschnitte. Nach Martinetti sind auch die Muskelfasern hypertrophisch und zeigen Vermehrung der Kerne.

Die Untersuchung des Blutes ergibt bei der Akromegalie nicht selten eine Herabsetzung der Zahl der Erythrozyten und des Hämoglobingehaltes. Dies wurde zuerst von Sabrazès und Bonnes beobachtet. Messedaglia sah sie in sieben Fällen, Rotky in fünf Fällen. In den von mir beobachteten Fällen war die Zahl der Erythrozyten meist normal, die Menge des Hämoglobins ebenfalls normal oder nur leicht vermindert. Wahrscheinlich dürfte Erythrozytenzahl und Hämoglobingehalt hauptsächlich in den späteren Stadien sinken.

Die Zahl der Leukozyten ist meist normal (Rotky), doch fand sie sich auch mehrfach etwas verringert. Auch in den von mir beobachteten Fällen fanden sich meist normale, selten verringerte Werte.

Die Differentialzählung ergibt in der Mehrzahl der Fälle Mononukleose und nicht selten Vermehrung der Eosinophilen. Diese fanden Sabrazès und Bonnes in zwei Fällen, Messedaglia in sieben Fällen (30—37,8 % Lymphozyten), Rotky in fünf Fällen. Exner fand in einem Falle 39% Mononukleäre und 6,1% Eosinophile. Franchini und Giglioli fanden ebenfalls in vier Fällen Mononukleose und unter diesen in zwei Fällen Hypereosinophilie. Mendel fand in einem Fall sogar 18% Eosinophile. In den von mir beobachteten Fällen fand sich die Zahl der Neutrophilen meist relativ herabgesetzt, die der Eosinophilen normal. Borchardt fand in drei Fällen die Erythrozyten annähernd normal, die neutrophilen Polynukleären wenig herabgesetzt, die Eosinophilen meist vermehrt.

Das Leukozytenbild zeigt also besonders in den späteren Stadien recht häufig relative und wohl auch absolute Verminderung der neutrophilen Zellen und relative Vermehrung der großen Mononukleären, vielleicht der Ausdruck eines mehr oder minder ausgesprochenen Status lymphaticus, wie er auch bei manchen Sektionen tatsächlich erhoben werden konnte (Messedaglia, Schultze, Fischer, Rotky, Claude und Baudouin u. a.).

Einer etwas genaueren Schilderung bedürfen die Anomalien des Stoffwechsels bei der Akromegalie. In manchen Fällen findet sich Fettsucht. Ich verweise auf die Zusammenstellung von Gottlieb. Schultze und Fischer teilten einen Fall von Frühakromegalie mit, der fett war. Auch einer meiner Fälle war fett. In dem Falle von Gf. Wurmbrand, der ebenfalls fett war, fand sich Atrophie des Uterus und der Tuben, zystische Degeneration der Ovarien und Hypertrichosis. Es bestand ein großer Tumor der Hypophyse, der auf die Gegend des dritten Ventrikels drückte, und chronischer Hydrocephalus internus. J. Nedelkovitsch beschreibt einen Fall, der während des Bestehens der Akromegalie um 30 kg zunahm. Häufig findet sich Heißhunger und Polyphagie vermerkt, verhältnismäßig nur selten längere Zeit andauernd, meist vielmehr intermittierend. Ob dieses Symptom immer als ein Zeichen von Hyperthyreose aufgefaßt werden soll oder — in gewissen Stadien — der Akromegalie als solcher zukommt, möchte ich vorderhand dahingestellt sein lassen.

Untersuchungen des Gaswechsels sind bisher bei der Akromegalie nur mittels des Zuntz-Geppertschen Apparates angestellt worden (Magnus-Levi, H. Salomon, Untersuchungen von Bernstein und mir und neuere Untersuchungen von Zondek und A. Löwy und Liebesny). Die bisher vorliegenden Untersuchungen des respiratorischen Gaswechsels scheinen mir die Frage, ob bei der Akromegalie eine dieser Krankheit als solcher zukommende Steigerung der Kalorienproduktion vorkommen kann, nicht mit völliger Sicherheit zu entscheiden. In dem Falle von Magnus-Levy ist der Sauerstoffverbrauch und die Kohlensäureproduktion zweifellos beträchtlich erhöht. Allein hier scheinen nach den Angaben des Autors Erscheinungen von Hyperthyreose vorhanden gewesen zu sein. Im Falle I von Salomon ist der Gaswechsel in Anbetracht der Größe und des Körpergewichtes des Individuums noch wesentlich mehr erhöht. Ob die in diesem Falle bestehenden Schweiße und der zeitweilige Heißhunger auf eine Hyperthyreose zurückzuführen sind, kann ich nicht beurteilen. Im Falle II ist der Sauerstoffverbrauch in Anbetracht der Größe der Patientin hoch. Allein hier besteht ein schwerer Diabetes. Die Erhöhung des Sauerstoffbedarfes beweist bei schwerem Diabetes infolge des niedrigen respiratorischen Quotienten noch nicht Erhöhung der Wärmebildung. Auch im Falle III liegen die Sauerstoffwerte etwas über der oberen Grenze der Norm. Im Falle IV scheint der Umsatz normal zu sein. Aus den beiden Fällen von Bernstein und von mir kann man auf eine Erhöhung des Gaswechsels nicht schließen. Zondek und A. Löwy fanden in zwei Fällen den Grundumsatz normal, auch in einem dritten Fall, einer 38jährigen Frau mit besonders großem Hypophysentumor, war der Grundumsatz normal. Nach der Operation (Auskratzung nach O. Hirsch) stieg der Grundumsatz rasch von 3,531 auf 5,31 cc. O_2 an. Liebesny fand den Grundumsatz unter 3 Fällen 2mal erhöht, doch fehlen Angaben über das Verhalten der Schilddrüse. Im großen ganzen besteht der Schluß, den Magnus-Levi und auch Salomon gezogen haben, daß der Gaswechsel bei der nichtkomplizierten Akromegalie nicht erhöht ist, zu Recht. In den späteren Stadien der Kachexie und des Verfalls dürfte der Umsatz eher erniedrigt sein, besonders dann, wenn auch die Schilddrüse degeneriert und myxödematöse Symptome hinzutreten. Die spezifisch - dynamische Nahrungswirkung fand Liebesny bei Akromegalie erhöht.

Über den Salzstoffwechsel liegen bisher nur wenige Untersuchungen vor. Von Moraczewki fand in einem Fall von Akromegalie ausgesprochene Retention von Phosphor, Kalk, Magnesia und Chlor (und auch Stickstoff) und erklärt dies durch das gesteigerte Wachstum der Gewebe.

Untersuchungen über den Purinstoffwechsel sind zuerst von Nowaczinsky und mir an drei Fällen von Akromegalie angestellt worden. Es fanden sich in allen Fällen Werte für die endogene Harnsäureausseidung, die das Doppelte oder mehr als das Doppelte der Norm betrugen. Irgendwelche Komplikationen dürften wohl kaum als Ursache für diese enorme Steigerung angesehen werden. Die Patienten waren alle fieberfrei, in einem meiner Fälle bestanden ganz leichte Symptome einer Hyperthyreose, die aber in den beiden anderen Fällen fehlten. In einem anderen Falle war Lues vorausgegangen, es waren aber jetzt gar keine Symptome von Lues vorhanden. Wir müssen also wohl annehmen, daß die Steigerung der Harnsäureausscheidung der Akromegalie als solcher zukommt, um so mehr, als sich in einigen Fällen von hypophysärer Dystrophia adiposo-genitalis auffallend niedrige endogene Harnsäurewerte fanden. Nach Zufuhr von purinhaltigem Material erfolgte in einem Falle von Akromegalie eine prompte Steigerung der Harnsäureausscheidung, während in einem Falle von hypophysärer Dystrophie die Harnsäureausscheidung außerordentlich verschleppt war. In einem vierten Falle, den Dr. Vias auf meine Veranlassung untersuchte, — es handelte sich um einen ganz chronisch verlaufenden Fall, — fehlte die Steigerung der endogenen Harnsäure. Seither habe ich noch in drei weiteren Fällen von typischer Akromegalie die Steigerung der endogenen Harnsäureausscheidung gefunden; die Werte schwankten zwischen 0,9 und 1,3 g pro die. In einem dieser Fälle wurde die Harnsäureausscheidung durch viele Monate beständig untersucht. In einem zweiten Falle wurden durch 1 $^1/_2$ Jahre immer wieder von neuem Untersuchungen vorgenommen. Endlich konnte auch in einem der früheren Fälle, der seit 1907 dauernd in meiner Beobachtung steht, der Befund immer wieder von neuem erhoben werden. Diese Befunde sind mehrfach bestätigt worden. Steiger fand in fünf Fällen Vermehrung der endogenen Harnsäure. J. Nedelkovitsch fand in einem Fall bei purinfreier Kost 1,25 g $\overline{U}$. Auch Thannhauser und Curtius fanden in einem Falle Werte um 1 g pro die. Die Kreatinausscheidung war normal. Die N-Ausscheidung im N-Minimum betrug 6—7,7 g, war also beträchtlich erhöht. Durch Röntgenbestrahlung der Hypophysengegend konnte das endogene $\overline{U}$- und N-Minimum herabgedrückt werden, was bei einer nichtakromegalen Person unter gleichen Bedingungen nicht gelang. In einem meiner neueren Fälle, bei dem die Sehstörungen sich unter Radiumbestrahlung des Hypophysentumors weitgehend besserten, trat eine Beeinflussung der erhöhten endogenen $\overline{U}$ nicht ein.

So hohe Werte für die endogene Harnsäureausscheidung, wie man sie bei der Akromegalie findet, sind bisher nur bei Krankheiten, bei denen massenhaft lymphatisches Gewebe zugrunde geht, respektive bei gewissen mit starker Hyperleukozytose einhergehenden fieberhaften Prozessen (akuter Gelenkrheumatismus) beobachtet worden. Die Leukozytenzahl war in den von mir untersuchten Fällen von Akromegalie eher niedriger als normal. Es lag gar kein Anhaltspunkt für eine gesteigerte Einschmelzung lymphatischen Gewebes vor. Da Thannhauser und Curtius den Minimum-N erhöht fanden, so nehmen sie an, daß es sich um eine gesteigerte Einschmelzung kernreichen Gewebes handelt. In Übereinstimmung damit möchte ich glauben, daß die

Ursache in der Splanchnomegalie, d. h. in der Vergrößerung kernreicher Organe (Leber, Milz usw.) und daher in einem gesteigerten Umsatz kernreichen Gewebes gelegen ist.

Ganz besonders häufig ist die Akromegalie mit Glykosurie respektive mit Diabetes mellitus kompliziert. Schon Pierre Marie hat angegeben, daß in einem Drittel oder in der Hälfte der Fälle von Akromegalie sich Glykosurie findet. Ausführliche Literaturangaben finden sich bei Launois und Roy und Borchardt.

Borchardt stellte 176 Fälle von Akromegalie aus der Literatur zusammen, bei denen sichere Angaben über Untersuchung des Harnes auf Zucker vorlagen. In 63 Fällen, also 35,5%, fand sich Diabetes, in acht Fällen alimentäre Glykosurie. In manchen Fällen zeigte der Diabetes den gewöhnlichen Verlauf und führte eventuell zum Exitus im Koma. In manchen Fällen aber zeigte die Glykosurie, wie v. Noorden zuerst hervorhob, eine auffällige Unabhängigkeit vom Zuckerwert der Nahrung. In den von mir beobachteten elf Fällen von Akromegalie war nur einer, bei dem man von einem ganz leichten Diabetes sprechen kann, da er bei stark kohlehydrathaltiger Kost Zucker ausschied. Unter den übrigen zehn Fällen war die alimentäre Glykosurie (100 g Traubenzucker) fünfmal positiv.

Bei manchen Fällen tritt nur im Anfangsstadium der Akromegalie alimentäre Glykosurie, respektive Diabetes auf, später zeigen diese Fälle eine sehr hohe Toleranz. W. Schlesinger und Borchardt teilten je einen solchen Fall mit. Auch Cushing berichtete über solche Fälle. In dem Falle von Borchard bestand der Diabetes fünf Jahre, später trat auch auf 150 g Traubenzucker keine Glykosurie auf. Es ist bemerkenswert, daß sich solche vorübergehende diabetische Stoffwechselstörungen nicht selten auch bei Morbus Basedowii finden (thyreogene Glykosurie).

Die Erregbarkeit der vegetativen Nerven zeigte in den Fällen, die ich bisher untersuchte, ein sehr verschiedenes Verhalten. Einmal trat nach Injektion von Adrenalin starke Blutdrucksteigerung, Tachykardie und Arhythmie auf. Auch kam es zu einer starken Diurese, hingegen nicht zu Glykosurie. Da in diesem Falle bei stärkerer Kohlehydratbelastung Zucker im Harn auftrat, so ist dies ein schönes Beispiel für die Unabhängigkeit des alimentären und des nervösen Faktors (Falta, Newburgh und Nobel, Fall 43). Nach Pilokarpininjektion traten nur mäßige Schweiße und mäßiger Speichelfluß auf, obwohl die Patientin angab, an Krisen mit heftigem Schweißausbruch zu leiden. In anderen Fällen war die Erregbarkeit der Schweißdrüsen durch Pilokarpin deutlicher. Es können also vorübergehend Zustände heftiger Erregung der Schweißdrüsen auftreten, ohne daß in den Intervallen Übererregbarkeit derselben besteht. Die Schweißausbrüche sind bekanntlich ein sehr häufiges Symptom der Akromegalie. Magnus-Levi und Salomon deuteten bei ihren Fällen von Akromegalie die Schweiße als ein Symptom der Hyperthyreose, doch scheint es mir sicher zu sein, daß die Schweißausbrüche bei der Akromegalie auch eine andere, wohl in der Akromegalie selbst gelegene Ursache haben können, da man sie auch in den Fällen sieht, in denen sonstige Basedowische Symptome und vor allem das Kardinalsymptom der Hyperthyreose, die Tachykardie, fehlen.

In manchen Fällen von Akromegalie findet sich auch Polyurie (Fr. Schultze und Jores, v. Strümpell, Zak, Cushing, R. F. Weiß u. a.). Die Polyurie tritt meist nur vorübergehend krisenartig auf, das spezifische Gewicht des Harnes kann dabei auf sehr niedrige Werte sinken, so daß die Erscheinungen an den echten Diabetes insipidus erinnern. Die Polyurie gehört nicht zum Bild der typischen Akromegalie, sondern hängt wahrscheinlich mit einer sekundären Veränderung des Hinterlappens, bzw. vielleicht der Regio hypothalamica zusammen.

Daß die Komplikation mit Hyperthyreose oder Hypothyreose den Erregungszustand der vegetativen Nerven in mannigfaltiger Weise beeinflußt, brauche ich nicht näher auszuführen.

Die Symptome von seiten des somatischen Nervensystems sind sehr mannigfaltig. Zu den Frühsymptomen gehören oft sehr lästige rheumatoide Schmerzen und eventuell Akroparästhesien (Sternberg). Die Schmerzen treten in manchen Fällen während der Nacht auf, so daß die Kranken aufstehen und im Zimmer herumgehen müssen (eigene Beobachtung). Auch Hitzegefühl in den Fingern kommt vor. In einem meiner Fälle trat gleichzeitig

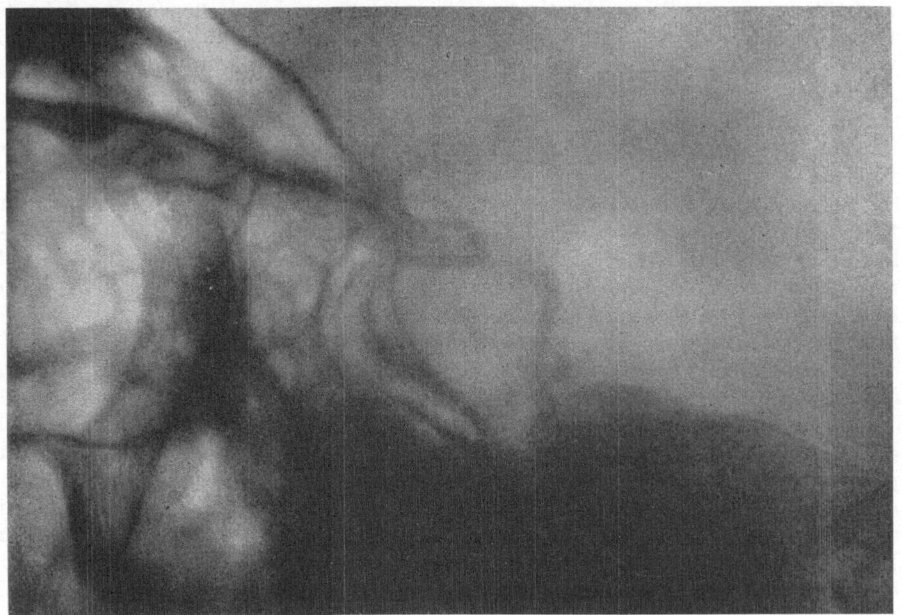

Abb. 53. Sella bei Wachstumstendenz des Tumors nach unten.

mit den Schmerzen vorübergehend Schwellung der Fingergelenke auf. Ob die Kombination mit dauernden Gelenkschwellungen und chronischen deformierenden Prozessen der Gelenke, wie dies bei einer eigenen Beobachtung der Fall war, häufig ist, habe ich aus der Literatur nicht entnehmen können. Die Reflexe zeigen wechselndes Verhalten. Bisweilen sind sie gesteigert, bisweilen herabgesetzt.

Auch Veränderungen der Psyche und Intelligenz kommen bei Akromegalie vor. In manchen Fällen besteht eine eigentümliche Apathie, Mangel an Initiative und Verlangsamung der Sprache. In seltenen Fällen wurden auch Exaltationszustände beobachtet. Die pathologisch-anatomische Untersuchung ergibt in den vorgeschrittenen Fällen sehr häufig Vermehrung der bindegewebigen Elemente in den vegetativen und somatischen Nerven und Ganglien (Marie und Marinescu).

Unter den Symptomen der Akromegalie gibt es noch eine Gruppe, welche mit dem Krankheitsprozeß an sich nichts zu tun hat, sondern mechanisch durch die Vergrößerung der Hypophyse hervorgerufen wird. Hierher gehören vor allem die Veränderungen am Türkensattel; zuerst hat Oppenheim die Vergrößerung der Sella in vivo mittels Röntgendurchleuchtung erkannt. Seither ist die röntgenologische Technik ungemein verfeinert und zu einem wichtigen diagnostischen Behelf geworden. Die Veränderungen des Türkensattels können sehr verschiedenartig sein. Sehr häufig findet sich bei rein intrasellärem Sitz des Tumors eine Ausweitung der Sella mit Vertiefung des Bodens. Es kann dadurch die knöcherne Scheidewand zwischen Sella und Keilbeinhöhle papierdünn werden, ja sogar durchbrechen; die Processus clinoidei können

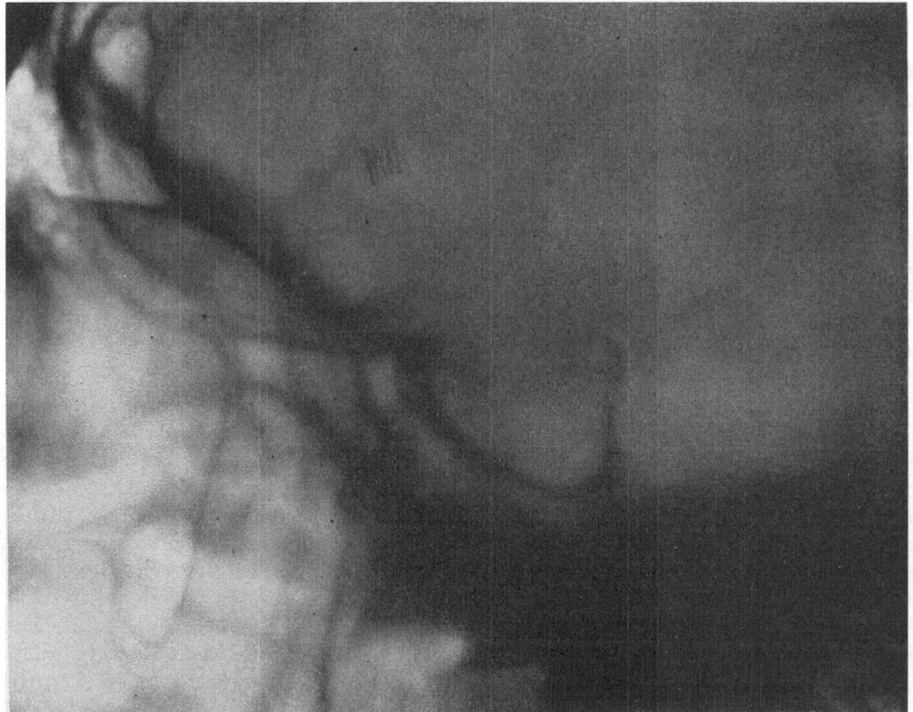

Abb. 54. Sella bei Wachstumstendenz des Tumors nach oben.

selbst bei großen Tumoren ziemlich intakt bleiben. Bei anderen Fällen zeigt der Tumor von vorneherein eine Wachstumstendenz nach oben, dann kommt es zur Erweiterung des Sellaeinganges und später zur Destruktion der Processus clinoidei. Auch Verkalkungen des Tumors können sich finden. Verkalkungen der Dura sind ebenfalls nicht selten.

Der Mangel einer Sellavergrößerung beweist nichts gegen Akromegalie. Einerseits können, wie wir später sehen werden, auch in kaum vergrößerten Hypophysen spezifische mikroskopische Veränderungen, besonders in den Anfangsstadien der Krankheit vorhanden sein, andererseits kann sich in der Keilbeinhöhle ein Hypophysentumor finden, der von epithelialen Resten des Hypophysenganges ausgeht oder es kann der Tumor von der Rachendachhypophyse ausgehen, im ersteren Falle kann sogar der Sellaboden von unten aus usuriert und so die Verbindung mit der Hypophyse erst sekundär hergestellt werden (Erdheim).

Auf die differentialdiagnostische Bedeutung der Sellaveränderungen werde ich später nach Besprechung der ohne Akromegalie einhergehenden Hypophysentumoren zurückkommen.

Zu den Drucksymptomen, die der wachsende Tumor hervorruft, gehören ferner: Kopfschmerz, eventuell Schwindel und Erbrechen; doch sind die beiden letztgenannten Symptome ebenso wie Paresen der Hirnnerven bei der Akromegalie verhältnismäßig selten. Viel häufiger finden sich hingegen Störungen von seiten der Nervi optici, nicht selten in Form der bitemporalen Hemianopsie und hemianopischen Pupillenreaktion; letztere soll nach den Untersuchungen von Wernicke und Déjerine einen Tumor der Hypophyse nahezu sicher anzuzeigen.

Neben der Hemianopsie findet sich aber auch häufig einfache Amblyopie; es können alle diese Erscheinungen auch nur einseitig auftreten, sie können zur Erblindung eines oder beider Augen führen. Die Untersuchung des Augenhintergrundes ergibt meist nur Veränderungen der Papille im Sinne der Neuritis (in $40\,^0/_0$) respektive der Atrophie, selten Stauungspapille. Nach einer neueren Statistik von Würdemann fanden sich unter 207 Fällen von Akromegalie 89 mal bitemporale Hemianopsie, 40 mal Optikusatrophie, 15 mal Amblyopie oder Amaurose, 9 mal homonyme Hemianopsie. Daraus geht hervor, daß das Wachstum des Tumors nach oben recht häufig erfolgt. Nach Zander ist das Chiasma in $60\,^0/_0$ aller Fälle asymmetrisch gelagert, woraus sich das Auftreten auch von anderen Sehstörungen als der bitemporalen Hemianopsie erklären lasse. Ich komme darauf nochmals bei den nichtakromegalen Hypophysentumoren zurück.

Früh-Akromegalie. Die bisherigen Ausführungen über die Symptomatologie der Akromegalie erstreckten sich auf das klinische Bild, wie es uns bei Erwachsenen entgegentritt. Die Akromegalie entwickelt sich meist erst nach dem 20. Lebensjahr. Wir müssen uns nun die Frage vorlegen, ob es eine Akromegalie des Kindes- respektive des Adoleszentenalters gibt und ob das Bild der Frühakromegalie von dem der Akromegalie der Erwachsenen abweicht; eine Frage, die, wie wir später sehen werden, für die Pathogenese von großer Wichtigkeit ist.

Es scheint mir notwendig, etwas ausführlicher auf die in der Literatur vorliegenden einschlägigen Mitteilungen einzugehen. Am leichtesten verständlich ist eine Gruppe von Fällen, bei denen das klinische Bild dem der typischen Akromegalie der Erwachsenen sehr ähnlich ist. Hierher gehört der von Arnold schon im Jahre 1891 beschriebene Fall. Nach der bestimmten Angabe des Autors begannen sich bei diesem Patienten schon im 18. Lebensjahr die akromegalen Erscheinungen deutlich zu entwickeln. Bei einem Bruder desselben, der ebenfalls an Akromegalie litt, soll der Beginn der Erkrankung in ein noch früheres Lebensalter gefallen sein. Es ist gar kein Zweifel, daß es sich in diesem Falle um Akromegalie handelte; dies zeigt die typische Verdickung der Knochen, die nach der Peripherie an Intensität zunimmt. Auch die genaue mikroskopische Untersuchung der Knochen zeigte die für Akromegalie typische Architektur. In den Muskeln, in den peripheren Nerven, den Gefäßen und den Weichteilen fand sich überall Hyperplasie des Bindegewebes. Endlich scheint mir die starkentwickelte Behaarung besonders an den Extremitäten diagnostisch wichtig zu sein. Bemerkenswert ist ferner, daß die Sella turcica nicht wesentlich erweitert war. Obwohl also hier der Beginn der Erkrankung in eine Zeit fällt, in der der Epiphysenschluß normalerweise noch nicht erfolgt ist, so kommt es doch nicht zu gesteigertem Längenwachstum. In dieser Hinsicht scheint mir bedeutungsvoll, daß eunuchoide Erscheinungen in diesem Falle nicht bestanden. 1897 beschrieb Valdes einen $13^1/_2$ jährigen Knaben, bei dem sich das typische Bild der Akromegalie bereits mit acht Jahren zu entwickeln begann.

Es fand sich auffallende Vergrößerung der Hände und Füße, des Schlüsselbeines und Prognathie, ferner Kyphosis cervico-dorsalis, Muskelschwäche und Kopfschmerzen.

Daß bei der Frühakromegalie der Epiphysenschluß sogar verfrüht erfolgen kann, zeigt ein Fall von Claude. Es handelte sich um ein 19jähriges Mädchen, bei dem sich die akromegalen Erscheinungen vom 15. Lebensjahr an allmählich entwickelten. Die Epiphysenfugen waren vollständig geschlossen; es bestand keine Tendenz zu abnormem Längenwachstum.

Sehr wichtig ist der von Schultze und Fischer mitgeteilte Fall:

Hier begann die Erkrankung mit dem 11. Lebensjahr. Seit dieser Zeit bestanden Kopfschmerzen, Erbrechen, und vorübergehend Speichelfluß. Die Patientin hatte nie menstruiert. Sie wurde im Verlaufe von drei Tagen blind und fast taub (wahrscheinlich infolge Einengung des inneren Ohres durch die Knochenverdickung). Das Mädchen war 167 cm lang, 81,5 kg schwer. An verschiedenen Stellen fanden sich ausgesprochene Pigmentierungen, die Haut des ganzen Körpers war ziemlich dunkel, vom Nabel nach abwärts fand sich starke Behaarung in der Mittellinie, ferner Behaarung der Oberlippe. An verschiedenen Stellen waren dunkle Nävi vorhanden. Es bestand Neigung zu Schweißen. Der Kopf war sehr groß. Der Horizontalumfang betrug 59 cm. Die Oberlippe war stark gewulstet. Die Nase war dick. Die Zunge war mäßig verdickt, alimentäre Glykosurie negativ. Beiderseits bestand Stauungspapille und Atrophie. Der Tod erfolgte offenbar durch Hirndruck. Bei der Autopsie fand sich: ausgesprochene Fettsucht. Thymus hyperplastisch. Allgemeine Splanchnomegalie. Auch Leber, Nieren und besonders Nebennieren stark vergrößert (letztere auf das Fünffache). Uterus klein, infantil, in den Ovarien Zysten, keine Follikelbildung. Der Hypophysentumor war von enormer Größe (6,5 zu 4,5). Mikroskopisch typisches zellenreiches Adenom. Schultze und Fischer fassen diesen Fall als Mischform einer gewöhnlichen typischen Akromegalie mit Dystrophia adiposogenitalis auf.

In diese Gruppe gehört der von Petenyi und Jankovich beschriebene Fall. Es handelt sich um einen 10jährigen Knaben. Das Gesicht war akromegal. Röntgenologisch fanden sich die Handknochen auffallend plump; bei der Sektion fand sich eine vergrößerte Hypophyse, die stark vaskularisiert war, im Vorderlappen waren die eosinophilen Zellen vermehrt, außerdem bestand eine Struma der Pars intermedia mit sehr viel Kolloid; ferner der Fall von Peritz. Beginn mit 16 Jahren. Mächtig gesteigerter Sexualtrieb. Ferner der Fall von Oberndorfer, 21jährig, der Beginn fällt wohl schon viel früher, da sich bei der Autopsie ein mächtiger Tumor der Hypophyse fand. In dem Fall von Versé handelte es sich um einen 23jährigen Mann; bei der Sektion fand sich ein Hypophysentumor. Schon im 14. Lebensjahr waren Hände und Füße vergrößert.

Einen anderen Typus stellt der von Pel beschriebene Fall dar, den ich genauer anführen möchte:

Es handelt sich um einen 16jährigen Jüngling; bei demselben soll schon bei der Geburt die Größe der Hände und Füße aufgefallen sein, die Vergrößerung derselben nahm allmählich immer mehr zu; besonders in den letzten Jahren nach einer fieberhaften Erkrankung entwickelten sie sich zu enormen Dimensionen. Dabei war die Zunahme der Dimensionen der einzelnen Extremitätenknochen distalwärts ganz außerordentlich groß. So waren die Vorderarme etwa 29 cm, der Umfang des Ellenbogens etwa 27 cm, die Mittelfinger etwa 11 cm, die Daumen 7 bis $7^1/_2$ cm lang, der Umfang der Knie betrug 40 resp. 41 cm, die Länge der Füße betrug etwa 31 cm, das linke Bein wog 4,85 kg, das rechte 5,1 kg. Dabei war die Gesamtlänge des Körpers nicht bedeutend (172 cm). Das Körpergewicht betrug 50 kg. Der Kopf war klein, nur die Nase und die Hinterhauptschuppe waren etwas vergrößert, die Zähne, besonders die oberen Schneidezähne, waren auffallend groß. Die Dimensionen waren eunuchoid (Unterlänge 112 cm), die Genitalorgane waren vollkommen infantil (Penis 5 cm), die sekundären Geschlechtscharaktere waren nicht entwickelt. Die röntgenologische Untersuchung zeigte, daß die Sella turcica nicht erweitert war und daß an den Extremitäten nur die knöchernen Teile so bedeutend vergrößert waren. Es bestanden seit Jugend Schmerzen von lanzinierendem Charakter, in der letzten Zeit sehr starke Schweiße, große Muskelschwäche, Druckempfindlichkeit des Periosts an den langen Röhrenknochen. Bemerkenswert ist ferner, daß die Venen an den vergrößerten Teilen stark erweitert waren.

Ein nahezu analoger Fall wurde auf der Klinik Hochenegg beobachtet und von Demmer beschrieben. Pel bezeichnet seinen Fall als Akromégalie partielle avec infantilisme.

Einen anderen Typus beschreibt Babonneix:

Es handelt sich um einen 17jährigen Epileptiker, 174 cm hoch; seit zwei Jahren allmählicher Beginn des abnormen Wachstums der Extremitäten. Die Hände wurden auffallend lang, die Füße „lächerlich" voluminös, dabei Charakterveränderung, Polyphagie und Polydipsie, schlechte Haltung, Genitale auffallend stark entwickelt, besonders Penis und Hoden, Crines pubis genügend entwickelt, Achselhaare fehlen, Kopfschmerzen, die Stirnhöhlen auffallend groß, Augenhintergrund normal, Sella turcica nicht vergrößert.

Babonneix spricht von einem akromegaliformen Syndrom; ein ganz ähnlicher Fall wurde von Mossé in der Société de neurologie in Paris (Mai 1911) vorgestellt.

Einen anderen Typus schildern Renon und Delille:

$16^1/_2$jähriges Mädchen, bis zum 16. Lebensjahr normal, von da an Augenstörungen, Kreuz- und Kopfschmerzen mit Erbrechen, gesteigertes Wachstum. Jetzt 168 cm lang (Unterlänge 103 cm, Spannweite 180 cm), Schweißausbrüche, Fettsucht, hauptsächlich an Lenden und Abdomen, Brüste wenig entwickelt (Fett ist schmerzhaft). Geringe Behaarung in der Schamgegend und den Achselhöhlen. Bisher nicht menstruiert, Sella turcica stark vergrößert, Sehnervenatrophie.

Die Autoren fassen diesen Fall als polyglanduläre Störung auf.

Endlich liegen auch Angaben über Akromegalie des früheren Kindesalters vor. Salle berichtet über folgenden Fall:

Bei einem Neugeborenen fand sich die Nase auffallend groß, das Kinn prominent, die Ohrmuscheln groß, lappig, die Zunge groß. Das Verhältnis der Extremitäten und des Kopfes zur Gesamtlänge war wie bei einem 2jährigen Kind, Füße und Hände, besonders die Finger und die Zehen, waren auffallend groß. Die Ossifikation entsprach der eines 3—4jährigen Kindes. Der Tod erfolgte nach $2^1/_2$ Monaten, die Sella turcica war sehr groß; die Hypophyse war angeblich durch eine in die Sella vorspringende Exostose birnförmig deformiert; sie war fast so groß wie bei einem Erwachsenen; die Vergrößerung betraf hauptsächlich den drüsigen Teil. Mikroskopisch fand sich ein sehr bedeutender Reichtum an eosinophilen Zellen, wie man es bei Erwachsenen aber nicht bei Kindern findet.

Schmincke bestritt das Vorhandensein einer Exostose in diesem Fall. Ich kann aber darin keinen Grund gegen die Auffassung dieses Falles als Akromegalie sehen, da ja die Hypophyse bedeutend vergrößert war[1].

Hutinel beschreibt endlich einen Fall mit Vergrößerung der Akren ($13^1/_2$-jähriger Knabe).

Die angeführten Fälle genügen, um die große Mannigfaltigkeit der Formen der Frühakromegalie zu zeigen. Bei den einen finden sich große Hypophysentumoren, bei den anderen ist die Sella turcica gar nicht abnorm groß, und doch möchte ich glauben, daß in diesen Fällen (Arnold, Pel, Demmer usw.) die Diagnose Akromegalie sicher ist. Sehr verschieden ist ferner das Verhalten der Knochendeformation. Eine Erscheinung, die bei der Frühakromegalie anscheinend in besonders prägnanter Weise vorkommen kann, ist die ganz unverhältnismäßige Größenzunahme der Extremitätenknochen in distaler Richtung. Ganz verschiedenartig ist ferner die Dimensionierung, indem in manchen Fällen die eunuchoide Dimensionierung stark in den Vordergrund tritt; ganz verschieden endlich ist das Verhalten der Genitalien, in einzelnen Fällen Hyperplasie und Hypertrichosis, in anderen Hypoplasie und mangelhafte Entwicklung der sekundären Geschlechtscharaktere, eventuell verbunden mit eunuchoider Fettsucht, endlich im Falle von Schultze und Fischer Hypoplasie der Keimdrüsen und Fettsucht, aber starke Behaarung (Hyperplasie der Nebennieren!).

---

[1] Auch Benda (Med. Klin. 1912, S. 284) hielt die histologischen Veränderungen für typisch, hält es aber nicht für ausgeschlossen, daß die Veränderungen an Kiefer, Zunge und Händen einfach vererbt seien.

Pathologische Anatomie und Pathogenese. Ich wende mich nun der Besprechung der Natur des Hypophysentumors bei der Akromegalie zu. Obwohl es das wichtigste Symptom ist, habe ich es an das Ende der langen Symptomreihe gestellt, weil es uns zur Besprechung der Pathogenese dieser Erkrankung herüberleitet. Die in den letzten zwei Jahrzehnten lebhaft geführte Diskussion dreht sich hauptsächlich um die folgenden beiden Fragen: Gibt es Fälle von Akromegalie ohne Hypophysentumor respektive ohne die als spezifisch angesehenen adenomatösen Veränderungen der Hypophyse und ferner: gibt es Fälle mit solchen Tumoren, welche keine Symptome von Akromegalie aufweisen? Um es gleich vorwegzunehmen: Es läßt sich heute mit ziemlich großer Wahrscheinlichkeit behaupten, daß sich bei jeder typischen Akromegalie

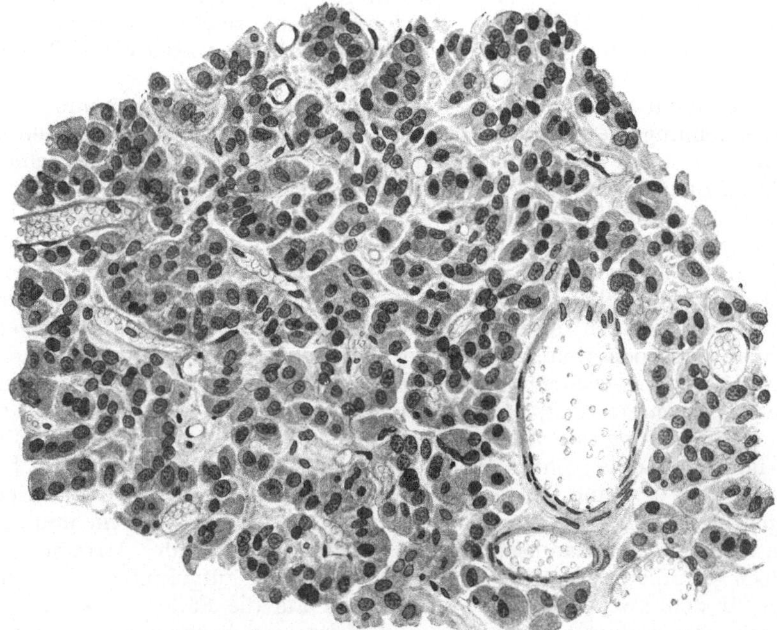

Abb. 55. Adenokarzinom der Hypophyse, großenteils aus eosinophilen Zellen bestehend.

Adenome oder Adenokarzinome finden, die entweder vom Vorderlappen der Hypophyse oder in seltenen Fällen von versprengten Hypophysenkeimen ausgehen.

Hanau hatte zuerst darauf hingewiesen, daß in der überwiegenden Mehrzahl der Fälle von Akromegalie Adenome der Hypophyse beobachtet werden. Durch die Auffindung einer spezifischen Färbung für die in den chromophilen Zellen vorkommenden Zellgranula durch Benda ist die Erkennung der adenomatösen Geschwülste wesentlich erleichtert worden. Benda hatte selbst unter vier Fällen von Akromegalie dreimal die Zellgranula in ungeheurer Vermehrung in dem adenomatös entarteten vorderen Hypophysenlappen gefunden. Von anderen Autoren, z. B. Biedl, wurden nicht nur die eosinophilen, sondern auch die chromophilen und basophilen Tumoren mit der Akromegalie in ursächlichen Zusammenhang gebracht. Pende sah die Ursache sogar hauptsächlich in der Vermehrung undifferenzierter embryonaler Zellen (Embryonalismus hypophysarius oder Neopituitarismus). Von manchen Autoren wurde auch den Hauptzellen eine Bedeutung bei der Entstehung der Akromegalie zuerkannt, dafür sollte die Vermehrung derselben in der Schwangerschaft bzw. bei Auftreten akromegaler Veränderungen in derselben sprechen. Meist handelt es sich bei der Akromegalie um gutartige Adenome; bei den malignen Formen, bei denen die Wucherung sehr rasch vor sich geht, können die Zellen sehr klein bleiben. In solchen Fällen kann unter Umständen erst durch die Bendasche Färbung die Herkunft derselben aus den Drüsenzellen festgestellt werden. Solche maligne Adenome sind früher meist für Sarkome gehalten worden. B. Fischer sagt, daß andersartige Tumoren, wie Karzinome, Sarkome, Endotheliome usw. niemals Akromegalie erzeugen können; dieser Satz besteht wohl sicher zu Recht, unsicher ist nur die Stellung jener Fälle von typischer Akromegalie, bei denen der pathologische Befund auf Adenokarzinom lautete. Ich verweise auf den Fall von Cagnetto. Dieser Autor beschreibt ein großes Adenokarzinom, vom glandulären Teil der Hypophyse ausgehend, mit reichlichen Sekretgranulis, welches Metastasen im Rückenmark setzte; in diesem waren ebenfalls chromophile Zellen nachweisbar. Es besteht in dieser Beziehung wieder eine bemerkenswerte Analogie zur Schilddrüse, bei welcher mit Metastasenbildung und Basedowischen Erscheinungen einhergehende Adenokarzinome beschrieben wurden. Wenn sich ferner in solchen Fällen mit maligner Entartung des Adenoms manchmal nur spärliche chromophile Zellen finden, wie dies in einem anderen Fall von Cagnetto der Fall war, so dürfte sich dies kaum gegen die Gültigkeit des oben angeführten Leitsatzes verwenden lassen, da bei malignen Tumoren häufig eine Anaplasie der Zellen eintritt, worauf Fischer mit Recht hinweist. Es sind ferner Fälle von Akromegalie beschrieben worden, bei welchen die Sektion zwar Tumoren aufdeckte, die vom drüsigen Teil der Hypophyse ausgingen, die aber zystisch degeneriert waren und nur noch wenig Drüsengewebe aufwiesen. Besonders sind endlich die Fälle mit kolloider Struma der Hypophyse als Gegenbeweis gegen den Leitsatz herangezogen worden, indem sich einerseits solche Strumen ohne eigentliche Adenombildung bei Akromegalie fanden, andererseits typische Strumen mit kleinen Adenomen ohne Akromegalie einhergingen. Als Beispiel für den ersteren Typus erwähne ich den Fall von Widal, Roy et Froin. Hier fand sich typische Akromegalie bei einem 66jährigen Mann und Atrophie und Sklerose der von Kolloidzysten durchsetzten Drüsensubstanz; trotz der Atrophie konnten aber doch ziemlich reichliche chromophile Zellen aufgefunden werden. Als Beispiel für den zweiten Typus verweise ich auf die Fälle von Zak und von Cagnetto. Im Falle von Cagnetto handelte es sich um eine 32jährige Frau ohne Akromegalie; die Hypophyse war 1,55 g schwer, also dreimal so schwer wie eine normale; mikroskopisch fand sich eine typische Struma, in welcher kleine adenomatöse Partien mit strumösen abwechselten. Auch hierfür gibt uns das analoge Verhalten der Schilddrüse den Schlüssel. Es gibt auch Fälle von Basedowischer Krankheit, bei denen in der Schilddrüse nur „Basedowinseln" gefunden werden.

Schon Pierre Marie hat den Zusammenhang der Akromegalie mit der Hypophyse erkannt; allerdings hat er angenommen, daß durch den Tumor das funktionierende Hypophysengewebe zerstört würde. v. Strümpell, Arnold u. a. hatten die Ansicht vertreten, daß die Vergrößerung der Hypophyse der der gipfelnden Teile koordiniert, also nur eine Teilerscheinung einer allgemeinen Stoffwechselerkrankung sei (endogene Theorie). Die Theorie der Überfunktion ist zuerst von Tamburini, Benda und Massalongo vertreten worden. Andere Autoren haben eine primäre Funktionsstörung der Keimdrüsen angenommen (Freund, Verstraeten, Stumme, E. Mayer). Von anderen Autoren endlich (Claude, Delille usw.) wurde die endogene Theorie dahin modifiziert, daß die Akromegalie eine pluriglanduläre Erkrankung sei.

Die Annahme eines Funktionsausfalles der Hypophyse bei der Akromegalie läßt sich heute nicht mehr aufrecht erhalten. Wir werden später sehen, daß Prozesse, welche die glanduläre Hypophyse destruieren, niemals zu akromegalen, sondern zu ganz andersartigen Erscheinungen führen; dasselbe lehrt auch die Hypophysenexstirpation bei Tieren. Die Annahme einer primären Funktionsstörung der Keimdrüsen ist schon deshalb unhaltbar, weil es, wie früher ausgeführt wurde, Fälle von Akromegalie gibt, bei denen die Keimdrüsen noch funktionieren, wenn die Krankheit schon lange Jahre voll ausgebildet ist. Gegen die endogene Theorie spricht unter anderem der Erfolg der partiellen Exstirpation des Hypophysentumores, der später noch genauer geschildert werden soll. Dieser stellt die Hypophyse ganz in den Mittelpunkt der Pathogenese der Akromegalie. Daß bei der Akromegalie sehr häufig andere Blutdrüsen miterkrankt sind, ist schon von Pineles betont worden; dadurch wird, wie wir gesehen haben, das Krankheitsbild sehr mannigfaltig. Der Umstand, daß diese Mitbeteiligung eine sehr verschiedenartige ist, daß z. B. von seiten der Schilddrüse einmal Symptome der Überfunktion, ein andermal solche der Insuffizienz auftreten, weist wiederum der Hypophyse eine prädominierende Stellung zu. Als Kardinalsymptome der Akromegalie können daher nur jene Erscheinungen angesehen werden, welche direkt auf die Funktionssteigerung der Hypophyse zu beziehen sind; daneben gibt es noch ein Heer sekundärer Symptome.

Außer dem Erfolg der chirurgischen Behandlung ist es besonders die Ähnlichkeit des pathologisch-anatomischen Befundes an der Hypophyse bei Akromegalie mit dem an der Schilddrüse bei Morbus Basedowii, die darauf hinweist, daß die Akromegalie durch eine Funktionssteigerung der glandulären Hypophyse zustande kommt.

Gegen diese Annahme ist eingewendet worden, daß sich in manchen Fällen, wie schon oben erwähnt, Strumen der glandulären Hypophyse fanden, bei welchen die degenerativen Erscheinungen vorherrschten, und daß andererseits Strumen oder kleine Adenome ohne Akromegalie vorkommen. Ich glaube, daß der Satz Kochers, daß Struma und Struma zweierlei ist, ebenso wie für die Schilddrüse auch für die glanduläre Hypophyse Geltung hat. Es wird heute niemanden mehr wundern, daß besonders bei veralteten Basedowfällen auch degenerierte Partien in der Schilddrüse vorhanden sind und daß andererseits kleine Adenome der Schilddrüse oft ohne alle Basedowischen Erscheinungen einhergehen. Der morphologische Befund zeigt uns den Funktionszustand nicht immer an. Endlich ist noch zu erwähnen, daß in seltenen Fällen von Akromegalie völlig normale Hypophysen gefunden wurden. In manchen dieser Fälle ist die Diagnose der Akromegalie zweifelhaft (Syringomyelie, angeborene abnorme Größe der Akra usw.) [1]. In anderen Fällen fand man dystopische Hypophysenadenome (Rachendach oder Keilbeinkörper), welche von versprengten Keimen ausgingen (Erdheim und Haberfeld).

Wenn wir das Gesagte überblicken, so scheint mir daher vorderhand vom Standpunkt der pathologischen Anatomie der Hypophyse kein Gegenargument gegen die Annahme vorhanden zu sein, daß die Akromegalie auf einer Funktionssteigerung der glandulären Hypophyse beruht. Diese Annahme hat in

---

[1] Auch hochwüchsige Eunuchoide wurden mit Akromegalie verwechselt. Z. B. finden wir von Gallais einen Fall als „Gigantisme acromégalique sans élargissement de la selle turcique" mit „Inversion sexuelle und Féminisme mental" beschrieben. In diesem Fall war mit $14^{1}/_{2}$ Jahren ganz plötzlich rasches Wachstum eingetreten, das auch im 25. Jahr noch in geringem Maße andauerte. Hände und Füße waren sehr lang und schmal. An der beigegebenen Abbildung ist nichts von Akromegalie zu sehen. Es besteht dabei typische eunuchoide Fettsucht.

letzter Zeit eine mächtige Stütze durch die klinische und pathologisch-anatomische Durchforschung der hypophysären Kachexie erfahren, eines Krankheitsbildes, welches in seinen wichtigsten Zügen geradezu ein Gegenstück zur Akromegalie darstellt. Denn bei der hypophysären Kachexie, die sich bei Zerstörung des glandulären Anteiles der Hypophyse entwickelt, kommt es zu einer eigenartigen Rückbildung und Verkleinerung vieler Organe, die von Simmonds mit Recht als Splanchnomikrie der bei der Akromegalie zu beobachtenden Splanchnomegalie gegenüber gestellt wurde: hochgradige Verkleinerung der Nebennieren, besonders der Rinde, der Thyreoidea der Keimdrüsen usw., auch die seinerzeit von mir in einem Falle beobachtete und später auch von anderen gefundene senile Osteoporose des Ober- und Unterkiefers könnte geradezu als ein Gegenstück zur Vergröberung der Kiefer und besonders der Unterkiefer bei der Akromegalie angesehen werden. Ein gegensätzliches Verhalten scheinen mir auch die Keimdrüsen und die sekundären Geschlechtscharaktere zu zeigen. Bei der hypophysären Kachexie kommt es nicht nur zu einer Art Späteunuchoidismus mit Rückbildung der Geschlechtsorgane, sondern auch zu einer auffallend starken Enthaarung des Körpers, zu einer Hypotrichosis. Demgegenüber finden wir bei der Akromegalie, wenigstens in den typischen Fällen, Hyperplasie der Geschlechtsorgane, ferner oft eine Hypertrichosis und beim weiblichen Geschlecht meist einen Umschlag in den heterosexuellen virilen Typ. Da sich alle diese Erscheinungen auch bei Fällen finden, bei denen die Funktion der Keimdrüsen erloschen ist, und die mikroskopische Untersuchung unter Umständen eine Degeneration der Keimdrüsen zeigt, so können sie nicht die Folge einer durch die gesteigerte Hypophysenfunktion hervorgerufenen Funktionssteigerung der Keimdrüsen sein. Auch die Annahme, daß sie durch die Steigerung der Hypophysenfunktion direkt hervorgerufen werden, ist unwahrscheinlich, da es ja auch Fälle von Akromegalie ohne Hypertrichosis gibt. Am wahrscheinlichsten erscheint mir daher der Schluß, daß sie auf einer indirekt hervorgerufenen Herabsetzung bzw. Steigerung der Nebennierenrindenfunktion beruhen. Damit stimmt überein, daß wir in solchen Fällen von Akromegalie Hyperplasie der Nebennierenrinde finden, während bei der hypophysären Kachexie anscheinend eine ganz besonders starke Rückbildung der Nebennierenrinde besteht.

Durch die schon früher erwähnten Implantationsversuche von B. Zondek und G. Aschheim wird es ferner sehr wahrscheinlich gemacht, daß dem Inkret des Hypophysenvorderlappens ein direkter fördernder Einfluß auf die generative Funktion der Keimdrüsen zukommt. Dadurch lassen sich vielleicht jene Fälle von Akromegalie erklären, bei denen die generative Funktion anfangs gesteigert ist oder sich ungeschmälert weit in den Verlauf der Krankheit hineinerstreckt. Bei den Fällen, bei denen sie frühzeitig erlöscht, könnte entweder eine Schädigung der generativen Funktion durch das Übermaß des inkretorischen Reizes angenommen werden, oder es könnte sich um Fälle handeln, bei denen der Tumor hauptsächlich nach oben wächst und dadurch einen Druck auf das in der Regio hypothalamica befindliche Keimdrüsenzentrum ausüben.

Für die Annahme einer Funktionssteigerung der glandulären Hypophyse bei der Akromegalie läßt sich auch der Erfolg der Operation heranziehen. Ebenso wie die Verkleinerung des Drüsenparenchyms beim Morbus Basedowii zu einem Rückgang der Basedowischen Erscheinungen führt, ebenso hat man nach einer teilweisen Resektion des Hypophysentumors bei der Akromegalie einen, wenn auch nur teilweisen Rückgang der akromegalen Erscheinungen beobachtet. Auch durch Radium- oder Röntgenbestrahlung des Tumors sind gewisse Erfolge erzielt worden. Wenn diese Erfolge nicht in allen Fällen erzielt werden konnten, so kann dies darauf beruhen, daß die Verkleinerung des Drüsenparenchyms infolge der Unübersichtlichkeit des Operationsfeldes nicht in genügender Weise gelang.

Endlich möchte ich noch der Ansicht Erdheims Erwähnung tun, daß es sich bei der Akromegalie um einen Partialhyperpituitarismus, ausschließlich auf der Funktionssteigerung der eosinophilen Zellen beruhend, handle. Mit dieser Annahme scheint mir vorderhand nicht viel gewonnen, weil wir nicht sicher wissen, ob die anderen Zellformen (basophile Zellen, Hauptzellen) eine andersartige innere Sekretion besitzen. Nur von den Schwangerschaftszellen wissen wir, daß sie unter Umständen in der Schwangerschaft akromegaloide, also im wesentlichen gleichgeartete Erscheinungen wie die eosinophilen Adenome hervorrufen. Da sie außerdem durch ihren Gehalt an zarten eosinophilen Granulis, wie E. J. Kraus betont, histologisch den eosinophilen Zellen sehr nahe stehen, so haben wir vorderhand keinen Anhaltspunkt dafür, daß sie eine andersartige innere Sekretion haben. Wenn Erdheim meint, daß sich in den späteren Stadien der Akromegalie durch den Druck des wachsenden eosinophilen Tumors auf die anderen Zellarten der Adenohypophyse zu dem Partialhyperpituitarismus ein Hypopituitarismus (Kachexie - Genitalstörung) hinzugeselle, so muß ich dem entgegenhalten, daß die Genitalstörung bei der Akromegalie im allgemeinen ganz anderer Natur ist als bei der hypophysären Kachexie, und daß die in den ganz späten Stadien der Akromegalie sich einstellende Kachexie ebensogut durch degenerative Erscheinungen im Hypophysentumor erklärt werden kann.

Sehr viel schwieriger sind bisher die Ergebnisse der pathologisch-physiologischen Forschungen mit dieser pathogenetischen Auffassung der Akromegalie in Einklang zu bringen. Daß die Ergebnisse, die man bei Exstirpation der Hypophyse erzielte, sich mit der Auffassung der hypophysären Kachexie als Ausfallserkrankung in Einklang bringen lassen, soll in dem betreffenden Kapitel ausführlich besprochen werden. Es liegen ferner auch einige Beobachtungen über günstige Erfolge bei der hypophysären Kachexie mit Verfütterung von Vorderlappenextrakten vor (Reye u. a.), hingegen ist die experimentelle Erzeugung von Akromegalie durch Implantation von Hypophysenvorderlappen oder durch Einverleibung von Vorderlappenextrakten noch nicht gelungen. Als sicherstehend kann man allerdings heute schon ansehen, daß vom Hypophysenvorderlappen ein wachstumsfördernder Einfluß ausgeht. Schon Exner ist es gelungen, durch Implantation mehrerer Hypophysen das Wachstum jüngerer Ratten zu beschleunigen. Eine gleiche Wirkung kommt der Einverleibung von Vorderlappenextrakten zu, sowohl im Tierexperimente als bei Fällen von hypophysärem Zwergwuchs (Biedl u. a.). Die ersten Tierexperimente stammen von Brailsford Robertson, neuere Versuche von B. N. Allen bei Kaulquappen, von R. Wulzen bei jungen Hähnen, von E. Uhlenhut bei Salamandern, von Evans und Long bei Ratten. Es gelang die Erzeugung von Riesenexemplaren dieser Tierspezies. Aber es gelang, wie ich bereits erwähnte, bisher niemals die experimentelle Erzeugung einer Akromegalie. Deshalb schien die bekannte Formel von Brissaud und von Launois und Roy sehr verlockend, daß Funktionssteigerung der Hypophyse vor dem Schluß der Epiphysenfugen zum Riesenwuchs, nach der definitiven Beendigung des Wachstums zur Akromegalie führe. Dieser Ansicht ist aber schon von Pierre Marie lebhaft widersprochen worden. Auch ich habe schon in der ersten Auflage dieses Buches eingehend dargelegt, daß sie nicht richtig sein kann. Allerdings gibt es Fälle, bei denen zuerst ein abnormales Wachstum und erst später eine Akromegalisierung eintritt, aber es gibt, wie ja früher ausführlich dargetan wurde, zahlreiche Fälle von

Frühakromegalie, bei denen sich die akromegalen Erscheinungen bei noch offenen Epiphysenfugen ausbilden. Hier findet sich also noch ein ungeklärter Punkt; denn entweder müssen wir annehmen, daß noch irgendein anderes, bisher unbekanntes Moment vorliegt, wenn Überfunktion des Hypophysenvorderlappens zu Akromegalie führen soll, oder wir müssen annehmen, daß bei der Akromegalie der Hypophysenvorderlappen zwar eine abnorm gesteigerte aber abwegige Funktion ausübt. Ich persönlich möchte eher der ersten Ansicht zuneigen, denn die große Mannigfaltigkeit der Typen bei jugendlichen Akromegalen und das fast regelmäßige Auftreten der späteren Akromegalisierung beim Riesenwachstum weist darauf hin, daß die zur Akromegalie führende adenomatöse Entartung des Hypophysenvorderlappens häufig mit Veränderungen in anderen Teilen des Blutdrüsenapparates und vielleicht auch mit einer abnormen Veranlagung anderer Gewebselemente vergesellschaftet ist. Speziell die in Entwicklung begriffenen Keimdrüsen und Nebennierenrinden können sich verschieden verhalten. Von dem Verhalten der Keimdrüsen dürfte es abhängen, ob der Epiphysenschluß vorzeitig oder normal oder verspätet erfolgt. Auch dürfte die Dimensionierung des Körpers dadurch beeinflußt werden. Vom Verhalten der Nebennierenrinde dürfte es abhängen, ob Hypertrichosis und damit beim weiblichen Geschlecht ein Umschlag in den heterosexuellen Behaarungstypus auftritt. Ob auch die Zirbeldrüse das Gesamtbild beeinflussen kann, läßt sich heute noch gar nicht übersehen.

Die Frage wird noch dadurch komplizierter, daß wir über die **Ätiologie** der Akromegalie, das ist über die Ursache der Hypophysenentartung ebenso wie über die Ursache der Entstehung der Basedowstruma oder der Nebennierenrinden- oder Keimdrüsengeschwülste so gut wie nichts wissen. Daß sich in der Vorgeschichte der Akromegalie manchmal Lues findet, will natürlich gar nichts sagen. Eine Zusammenstellung der Fälle aus der Literatur durch Rosenstern ergibt, daß es sich hier nur um eine ganz zufällige Komplikation handeln kann. Auch die Beobachtung, daß sich nach Encephalitis lethargica rasch eine Akromegalie entwickelte, steht vorderhand vereinzelt da.

Auch die bei der Akromegalie auftretenden Stoffwechselveränderungen finden durch die bisher nachgewiesenen physiologischen Wirkungen der Vorderlappenextrakte keine befriedigende Erklärung. Ob die Vorderlappenextrakte auf den Purinstoffwechsel wirken, ist meines Wissens nach noch nicht untersucht. Bernstein und ich konnten mit einem von der Firma Parke Davis uns zur Verfügung gestellten Extrakt eine Herabsetzung des Grundumsatzes und eine Steigerung des respiratorischen Quotienten erzielen, welch letztere bei schweren Fällen von Diabetes mellitus ausblieb. Die Erniedrigung des Grundumsatzes ist durch Zlozcower und andere bestätigt worden. Plaut, Knipping, Liebesny u. a. fanden, wie wir später sehen werden, daß bei Erkrankungen in der Gegend der Hypophyse häufig die spezifisch-dynamische Nahrungswirkung fehlt, und daß diese durch Einverleibung von Vorderlappenextrakten wieder hergestellt werden kann. Alle diese Versuche weisen auf eine Beeinflussung des Stoffwechsels durch den Hypophysenvorderlappen hin, ohne daß es bisher gelang, diese mit den Veränderungen des Stoffwechsels bei Akromegalie bzw. hypophysärer Kachexie in Einklang zu bringen. Auch die Erklärung der bei Akromegalie so häufig zu beobachtenden Störung im Kohlenhydratstoffwechsel scheint mir bisher auf unüberwindliche Schwierigkeiten zu stoßen. Rath und später Loeb nahmen an, daß bei der Akromegalie der Hypophysentumor auf ein in der Nähe gelegenes Zuckerzentrum drücke; der Diabetes bei Akromegalie sei also in Analogie zu der bisweilen bei Apoplexie auftretenden Glykosurie zu setzen. Dieser Ansicht hat sich Aschner angeschlossen. Aschner gelang es nachzuweisen, daß sich in der

Regio hypothalamica ein Zentrum befinde, dessen Reizung Glykosurie verursachte, die nach Durchschneidung der Nervi splanchnici nicht mehr auftrat und daher ähnlich wie die Claude-Bernardsche Piqûre wenigstens teilweise über das chromaffine Gewebe geht. Trotz der Bedeutung der Experimente Aschners kann ich seinen Schlüssen nicht beistimmen; es ist nicht einzusehen, warum gerade die bei der Akromegalie sich entwickelnden Hypophysentumoren auf dieses Zentrum drücken sollen, während die Hypophysentumoren ohne Akromegalie, die oft großenteils im Hypophysengang oder eventuell sogar extrasellär liegen und zu starken Hirndrucksymptomen Anlaß geben, keinen Diabetes erzeugen; im Gegenteil, wie wir später sehen werden, ist die Toleranzgrenze für Kohlenhydrate bei diesen Fällen so gut wie immer beträchtlich erhöht.

Pineles vermutete eine korrelative Erkrankung des Pankreas. Tatsächlich wurden von Hansemann und Dallemagne Atrophie des Pankreas beim akromegalen Diabetes gefunden. Es ist wohl sehr wahrscheinlich, daß in den mit schwerem Diabetes kombinierten Fällen von Akromegalie die insuläre Genese im Vordergrund steht. (Fall von K. S. Hetzel, der durch Insulin entzuckert wurde). Wir sehen ja bei der Akromegalie in der Periode der gesteigerten Wachstumstendenz oder später degenerative Erscheinungen in fast allen Organen auftreten und ebenso wie die empfindliche Keimdrüse kann wohl auch der Inselapparat rasch davon betroffen werden.

Schlesinger nahm sowohl das Vorkommen eines echten Pankreasdiabetes als auch das Auftreten eines Hirntumorendiabetes bei der Akromegalie an. G. Marinesco und E. D. P. Pulian berichten über einen Fall von Akromegalie mit Diabetes, den sie auf im Tuber cinereum vorgefundene Veränderungen zurückführen. Da sich aber auch Veränderungen in den Langerhansschen Inseln fanden, so ist dieser Schluß wohl nicht zulässig. Auch E. J. Kraus und A. Reisinger fanden in einem Falle degenerative Veränderungen im Inselorgan. Lorand vermutete, daß die bei Akromegalie auftretende Glykosurie infolge der Beziehung der Hypophyse zur Schilddrüse thyreogenen Ursprunges sei. Diese Ansicht kann wohl für einen Teil der Fälle zutreffen, nämlich für die, bei denen deutliche Erscheinungen der Hyperthyreose bestehen. Wie sollen wir aber die Neigung zur alimentären oder selbst zur spontanen Glykosurie bei jenen Fällen erklären, bei denen die Hyperthyreose vollkommen fehlt, ganz abgesehen von den Fällen mit schwerem, eventuell zum Koma führendem Diabetes: Naunyn und später Borchardt fassen den Diabetes bei der Akromegalie direkt als hypophysär, d. h. durch die Produktion eines glykosurieerzeugenden Agens auf. Eine gewisse Stütze scheint mir diese Anschauung durch die vorhin wiedergegebenen Untersuchungen von Bernstein und mir erhalten zu haben. Die Steigerung des RQ weist darauf hin, daß das glanduläre Extrakt irgendwie in den Kohlenhydratstoffwechsel regulierend eingreift, ohne daß ich aber in der Lage bin, vorderhand irgend etwas Genaueres darüber zu sagen. Wir sind also vorderhand noch ganz auf Vermutungen angewiesen.

Was endlich die Fettsucht, die man in einigen Fällen von Akromegalie beobachtete, anbelangt, so scheint es sich hauptsächlich um solche Fälle zu handeln, bei denen der Tumor mehr nach oben wächst und einen Druck auf die Regio hypothalamica ausübt (Falta, Kongreß f. inn. Medin, Wien 1913). Es könnte sich daher um eine zerebrale Fettsucht handeln. Auch W. Raab schließt sich dieser Ansicht an.

Differentialdiagnose. Der Schwerpunkt der Diagnose der Akromegalie liegt in dem unproportionierten Größerwerden der gipfelnden Teile, nicht in der Vergrößerung selbst, da diese angeboren sein kann. So findet sich z. B. ein Cranium progeneum bei vielen anderen Zuständen, die mit Akromegalie nichts zu tun haben (Sternberg). Verwechslung mit der Osteitis deformans Paget ist bei einer genaueren Untersuchung kaum möglich. Bei der Osteitis nimmt der Gehirnschädel hauptsächlich an Umfang zu, die langen Röhrenknochen zeigen sehr bald Verkrümmungen, die Veränderungen am Skelett sind asymmetrisch. Bei der Akropachie (Osteoarthropathie hypertrophiante pneumique) bleibt der Schädel unverändert, nur die Nase kann größer werden. Es besteht hier dorsolumbale, bei der Akromegalie zervikodorsale Kyphose; die Endphalangen zeigen die bekannte Trommelschlegelform, die Nägel Krümmung und Längsriefung; während die Knöchelgegend hauptsächlich aufgetrieben ist, zeigt, wie Souza Leithe hervorhebt, die Metarkarpal- respektive die Metatarsalgegend nur geringe Volumszunahme. Immerhin können unter Umständen keulenförmige Auftreibungen der Hände und Füße bei der Akropachie auftreten, die schon zur Verwechslung mit Akromegalie Veranlassung gegeben haben (vgl. den Fall von Schultze und Fischer). Der neuerdings durch Braun erfolgten Aufstellung eines Typus der „hypophysären Trommelschlegelfinger" ist von F. Högler mit Recht entgegengetreten worden. Kombination mit Basedowischen, respektive myxödematösen Symptomen kann die Akromegalie im Anfang übersehen lassen. Besonders aber können früh auftretende Genitalstörungen oder rheumatoide Schmerzen zuerst auf einen falschen Weg führen. Die Syringomyelie kann ebenfalls zu Volumszunahme der Extremitäten führen, doch finden sich daneben meist gleichzeitig Deformationen und die bekannte Dissoziation der Empfindungsqualitäten. Bei der gewöhnlichen Makrosomie sind immer nur einzelne Gliedmaßen, nie aber beide oberen und beide unteren Extremitäten gleichzeitig betroffen. Betrifft die Vergrößerung nur einzelne Akra, so ist die Diagnose Akromegalie daher sehr unwahrscheinlich. Fälle, bei denen Hände und Füße enorm vergrößert waren, ohne daß der Gesichtsschädel wesentliche Veränderungen aufwies, habe ich bei der Frühakromegalie angeführt (Pel, Demmer). Man darf nicht außer acht lassen, daß die Vergrößerung der Gesichtsakren sich erst viel später einstellen kann. Erb sah einen solchen Fall, bei dem die Extremitätenvergrößerung schon etwa 20 Jahre bestand, als Zunge und Nase größer zu werden begannen.

Endlich sei noch auf die Bedeutung des zuerst von Oppenheim geführten Nachweises der Sellavergrößerung mittels Röntgendurchleuchtung hingewiesen. Bei der Akromegalie findet sich am häufigsten Vertiefung des Sellabodens ohne wesentliche Erweiterung des Sellaeinganges, während bei den Tumoren der Hypophyse ohne Akromegalie Erweiterung des Sellaeinganges und Destruktion der Processus clinoidei häufiger ist; doch gibt es hiervon zahlreiche Ausnahmen.

Differentialdiagnostisch wichtig ist ferner, daß die Genitalstörungen eventuell initial eintreten können. Salbey berichtet von einem Fall, bei dem wegen Amenorrhoe und Schmerzen im Kreuz und Abdomen die Ovariektomie vorgenommen wurde. Einige Monate später entwickelte sich das Bild der Akromegalie.

Therapie. Die Therapie war früher völlig machtlos. Erst die von Horsley und Schloffer und von v. Eiselsberg inaugurierte, von Hochenegg zuerst mit Glück ausgeführte Resektion des Hypophysentumors brachte Erfolge. Betreffs der Operationsmethode verweise ich auf das Kapitel über Dystrophia adiposogenitalis. In den beiden ersten Fällen Hocheneggs (mitgeteilt von Stumme und Exner) verschwanden nicht nur die Hirndrucksymptome, sondern es trat auch ein Rückgang der akromegalen Erscheinungen ein. Die Zähne des Oberkiefers rückten zusammen, die Akra wurden kleiner, die Haut weicher und runzelig, die Menses kehrten wieder und die abnorme Behaarung bildete sich zurück; der Rückgang der akromegalen Skelettveränderungen ließ sich auch röntgenologisch nachweisen (Hochenegg). In zwei Fällen Exners trat nach der Operation eine Vergrößerung der Thyreoidea ein. Seither sind eine Anzahl weiterer Fälle zum Teil mit gutem Erfolg operiert worden (v. Eiselsberg, Kocher, Moskowitz, Lecène, Cushing, O. Hirsch, Pribram, Zondek u. a.). Besonders eklatant war der Erfolg in einem der Fälle von O. Hirsch, bei dem die rheumatoiden Schmerzen verschwanden, das Volumen der Akra zurückging, die Menses wieder auftraten und von da ab regelmäßig blieben. Hochenegg wies an der Hand eines dritten unglücklich verlaufenden Falles darauf hin, daß in Fällen von größtenteils extrasellärem Sitz des Tumors die Chancen der Operation voraussichtlich immer gering bleiben werden. Bedeutende Destruktion der Processus clinoidei und geringe Vertiefung des Sellabodens werden daher bei der Indikationsstellung ebenso wie Myodegeneratio cordis und Status lymphaticus berücksichtigt werden müssen.

Bei dem einen der von mir ausführlich beschriebenen, von O. Hirsch operierten Fälle trat eine wesentliche subjektive und objektive Besserung ein. Bei dem anderen Fall, den ich nach einem halben Jahr wiedersah, war jeder Erfolg ausgeblieben.

Sollte in Fällen von Akromegalie mit hochgradigen Hirndruckbeschwerden eine radikale Operation nicht möglich sein, so ist eventuell an eine Palliativtrepanation oder an den Antonschen Balkenstich zu denken.

Die Röntgentherapie der Akromegalie ist zuerst von Gramegna angegeben und von Béclère geübt worden (Technik siehe im Kapitel Dystrophia adiposo-genitalis). Auch durch sie kann Rückgang der Hirndrucksymptome und Besserung der Sehstörung erzielt werden. Seither sind mehrere günstige Erfolge mitgeteilt worden (Gunsett, Zondek u. a.). Noch wirkungsvoller ist meines Erachtens die Radiumbestrahlung. Ich verfüge über zwei Fälle, bei denen durch Bestrahlung vom Cavum pharyngonasale aus die schon sehr beträchtlichen Sehstörungen rückgängig gemacht und die Erblindung verhindert werden konnte. In beiden Fällen trat auch ein geringer Rückgang der akromegalen Erscheinungen auf. Bemerkenswert ist, daß in dem einen Fall die bisher regelmäßigen Menses von der ersten Bestrahlung an sistierten. Bei der Gefährlichkeit der Operation sollte man nach meiner Ansicht in jedem Falle zuerst eine Röntgen- oder Radiumbestrahlung versuchen.

Als Beispiel für die günstige Beeinflussung der Sehstörungen durch die Radiumbestrahlung führe ich folgenden Fall an:

Beobachtung XXX: A. P., 39 Jahre alt. Eintritt 16. 9. 21. Seit Ende 1916 zunehmendes Schwächegefühl und Abmagerung. Im Sommer 1918 bemerkt Patient, daß Nase, Zunge, Hände und Füße immer größer wurden. Mit 14 Jahren bestanden durch 8 Monate hindurch fast täglich heftige Kopfschmerzen. Eintritt der Pubertät Ende des 15. Lebensjahres. Bis zum Jahre 1917 normales Geschlechtsleben. Von da an bemerkte Patient Abnahme der Libido, welche Ende 1917 gänzlich erlosch und seither nicht wiedergekommen ist. Im Frühjahr 1920 durch einige Zeit hindurch wieder vereinzelte Pollutionen, die aber nach einigen Monaten wieder verschwanden.

Der Patient bot beim Eintritt schon das voll entwickelte Bild einer Akromegalie. Große plumpe Nase, auffallend breiter, kräftiger Unterkiefer mit Diastase der Schneidezähne, große Zunge, Thorax tief, stark entwickelte Kyphoskoliose, Hände kurz, plump, tatzenförmig, Finger kurz verdickt, Füße ebenso. Muskulatur kräftig entwickelt, ziemlich stark entwickeltes Genitale, Behaarung nicht abnorm.

Körpermaße: Körpergröße 167 cm, Nasenbreite 10 cm, Spannweite der Arme 177 cm, Olekranon bis Mittelfinger 45 cm, Akromion bis Olekranon 35 cm, Umfang des Handgelenkes 20 cm, Umfang des Mittelfingers $8^{1}/_{3}$ cm.

Condylus fibulae bis Ferse	45 cm
Trochanter bis Condyl. fib.	47 cm
Umfang über dem Fußgelenk	$25^{1}/_{2}$ cm
Fußlänge	26 cm.

Blutbild: Erythrozyten 3,62 Millionen, Leukozyten 4100 (davon 45 Neutroph., 0,9 Eos., 1,6 Basoph., 46,4 Lymphoz.).

Über die Verhältnisse der Sella turcica orientiert Abb. 54. Sie zeigt, daß der Hypophysentumor hauptsächlich nach oben wächst. Harn o. B.

Die Untersuchung des Augenhintergrundes ergibt normale Verhältnisse.

Über die bestehende Gesichtsfeldeinschränkung für Rot und Weiß orientiert die beigegebene Abbildung 56 und 57.

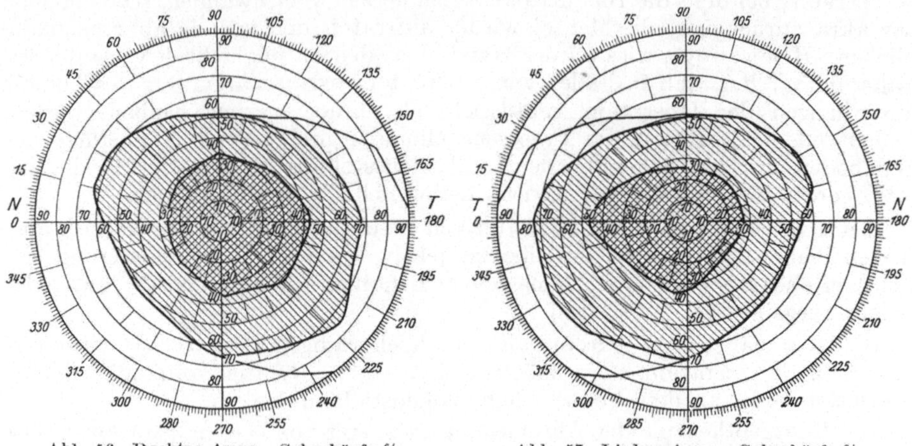

Abb. 56. Rechtes Auge. Sehschärfe $^6/_6$.   Abb. 57. Linkes Auge. Sehschärfe $^8/_{24}$.
Fundus normal. 29. 11. 1921.   Fundus normal. 29. 11. 1921.

5. 12. Es wird mittels der Belocqschen Schlinge ein Radiumpräparat mit 100 mg Radiummetall in das Cavum pharyngonasale eingeführt; dieses befindet sich in einem Dominiciröhrchen, welches durch ein ringförmiges Wattepölsterchen um 1 cm von der Schleimhaut distanziert ist. Dasselbe wird 3 Stunden belassen.

6. 5. 22. Patient gibt an, besser arbeitsfähig zu sein, die Stimmung ist besser, Potenz, wenn auch schwach, wieder zurückgekehrt, ein Koitus monatlich. Neuerliche Bestrahlung vom Rachendach aus 300 mg Stunden.

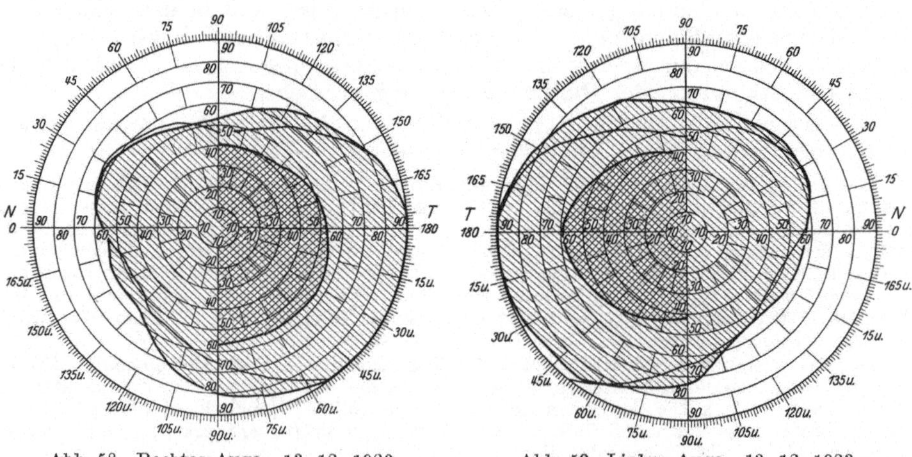

Abb. 58. Rechtes Auge. 13. 12. 1923.   Abb. 59. Linkes Auge. 13. 12. 1923.

28. 9. 22. Besserung anhaltend, Erythrozyten jetzt 4,64 Millionen. Gesichtsfeld jetzt normal.

Neuerliche Radiumbestrahlung (100 mg Elementstunden) vom Rachendach und von den Schläfen aus (je 200 mg Elementstunden). Die Körpermaße haben sich nicht wesentlich geändert.

6. 4. 23. Hat im März eine Grippe mit Fieber durchgemacht, fühlt sich wieder schwächer. Libido seit September wieder ganz verschwunden. Keine Pollutionen mehr. 5. Bestrahlung vom Rachendach und von den Schläfen aus (je 100 mg Elementstunden).

13. 12. 23. Potenz völlig erloschen, Körpermaße haben sich nicht wesentlich verändert. Sella turcica unverändert, hingegen Gesichtsfeld völlig normal. Siehe die Abb. 58 und 59. Erythrozyten 5,17 Millionen. Grundumsatz plus 12 bzw. plus 15 %, spezifisch-dynamische Eiweißwirkung: allmähliches Ansteigen von plus 7 % in der ersten Stunde auf plus 29 % in der vierten Stunde.

9. 12. 24. Befund unverändert. Gesichtsfeld vollkommen normal. Erythrozyten 4,6 Millionen. Klagt über starke Schweiße. 6. Bestrahlung vom Rachendach aus (100 mg Stunden).

November 1925. Befund unverändert. Klagt immer noch über Schweiße, besonders nachts, ist aber arbeitsfähig. Sella turcica unverändert. 4,77 Millionen Erythrozyten. Harnsäure am dritten Tag einer purinfreien Kost 1,09 bzw. 1,0 g. Grundumsatz jetzt 2143 bzw. 2159 (Sollgrundumsatz 1760) daher plus 27,4 bzw. 28,4 %. Augenhintergrund normal. Herzschatten 14,5 cm. Diarrhöen. Verbreiterung der Aortenschlinge auf 8 cm.

1. 3. 26. Zustand unverändert, Grundumsatz 1862 (Sollgrundumsatz 1764) = plus 4,1 %. Erythrozyten 4,32 Millionen. Im Harn kein Zucker, Aldehyd schwach positiv. Nach dreitägiger purinfreier Kost 0,95 bzw. 0,97 g Harnsäure. Sella turcica unverändert. Augenhintergrund normal. Gesichtsfeld normal.

Zusammenfassung: In diesem Falle konnte durch eine intensive Bestrahlung der Hypophyse die anfänglich bestehende deutliche Einschränkung des Gesichtsfeldes beseitigt werden, hingegen trat eine Besserung der Potenz nur vorübergehend auf, auch die akromegalen Erscheinungen änderten sich nicht wesentlich. Im Verlaufe einer 5jährigen Beobachtung trat eine weitere Vergrößerung der Sella turcica nicht auf. Es ist wohl der Schluß berechtigt, daß durch die Bestrahlung das Weiterwachsen des Tumors hintangehalten wurde.

Von der Schilddrüsentherapie kann man nur bei komplizierendem Myxödem einen Erfolg erwarten. Betreffs der Behandlung stärker hervortretender Basedowischer Symptome verweise ich auf das Kapitel über den Morbus Basedowii. Die Therapie ist sonst bei der Akromegalie nur symptomatisch; sie kann bestehende Schmerzen durch Antineuralgica zu lindern, eine eventuelle Herzinsuffizienz zu bekämpfen und den Kräfteverfall durch allgemein roborierende Maßnahmen hinauszuschieben versuchen.

B. Die hypophysäre Kachexie.

Begriffsbestimmung. Unter hypophysärer Kachexie versteht man ein eigenartiges Krankheitsbild, das durch eine sich allmählich entwickelnde, schwere Kachexie, hochgradige Abmagerung, Blässe und Runzelung der Haut, durch vorzeitig greisenhaftes Aussehen, durch Splanchnomikrie, Anämie, Ausfall der Haare, der Augenbrauen, der Zähne, Rückbildung der sekundären Geschlechtscharaktere und des Genitalapparates und Herabsetzung des Grundumsatzes charakterisiert ist und meist unter ziemlich plötzlich einsetzenden komatösen Erscheinungen zum Tode führt. Bei der Sektion finden sich schwerste Veränderungen des Hypophysenvorderlappen.

Historisches. O. Marburg hat die Ansicht geäußert, daß teilweiser Ausfall der Hypophyse zu Dystrophia adiposo-genitalis, vollkommener Ausfall derselben zu Kachexie führen könnte. Die von ihm aus der Literatur herangezogenen Fälle sind aber nicht für diese Ansicht beweisend. Es handelt sich durchwegs um Fälle von Hirntumoren, bei denen später infolge des zerebral bedingten Erbrechens Abmagerung eintrat. 1913 habe ich in meinem Blutdrüsenbuch auf Grund eines genau beobachteten Falles mich dahin ausgesprochen, daß es auch eine hypophysäre Dystrophie ohne Fettsucht aber mit Kachexie gebe. In meinem Fall war die Diagnose Hypophysenerkrankung klinisch gestellt und durch die Autopsie bestätigt worden. Die hochgradige Dystrophie der Hoden und des genitellen Hilfsapparates, die in diesem Falle retrograd war, sowie die Rückbildung der sekundären Geschlechtscharaktere war auf den Ausfall der glandulären Hypophyse bezogen worden. Bei der Sektion (Erdheim) fand sich die Hypophyse fast völlig durch eine Zyste ersetzt. Ferner fand sich Atrophie der Hoden, der Prostata, der Thymusdrüse und der Nebennierenrinde und senile Atrophie des Ober- und Unterkiefers. Es wurde die Vermutung ausgesprochen, daß an der Genitaldystrophie und der Rückbildung der sekundären Geschlechtscharaktere die hochgradige (sekundäre) Atrophie der Nebennierenrinde mit Anteil gehabt habe.

In seinen ausgezeichneten Arbeiten hat Simmonds später gezeigt, daß dem Krankheitsbild der „hypophysären Kachexie" gegenüber der sogenannten Dystrophia adiposogenitalis eine größere Selbständigkeit zukommt. Ferner hat Simmonds mit Nachdruck auf die hochgradige Atrophie der inneren Organe, die er als Splanchnomikrie bezeichnete, hingewiesen. Durch den Nachweis von Simmonds, daß dieses Krankheitsbild sich auch bei auf Embolien beruhenden nekrotischen Prozessen, die sich ausschließlich auf den Hypophysenvorderlappen beschränken, entwickeln kann, ist die pathogenetische Stellung der Hypophyse außer Frage gestellt worden.

Seither sind zahlreiche Fälle beschrieben worden, so daß man die hypophysäre Kachexie als eine nicht zu seltene Krankheit bezeichnen kann. Sie kann in jedem Lebensalter bei Kindern sowohl wie bei Greisen auftreten und scheint bei Frauen häufiger zu sein wie bei Männern.

Symptomatologie. Die Kachexie entwickelt sich meist ganz allmählich im Laufe von vielen Jahren und kann die höchsten Grade erreichen; die Gewichtsabnahme hat in einzelnen Fällen bis 25 kg betragen; bei Männern findet sich dabei manchmal die eunuchoide Fettverteilung angedeutet (eigene Beobachtung, v. Monakow); die Haut ist gewöhnlich gelblich fahl, manchmal schilfernd, meist stark gerunzelt, an Händen und Füßen manchmal glänzend. Die Gesichtszüge werden schlaff, die Haare am Kopf lichten sich stark, oft werden ganze Stellen des Kopfes ganz kahl, ebenso lichten sich die Augenbrauen stark oder fallen ganz aus, ebenso auch die Achsel- und Schamhaare. Die Zähne pflegen auszufallen, manchmal wird der Mund ganz zahnlos; es entwickelt sich Atrophie des Ober- und Unterkiefers

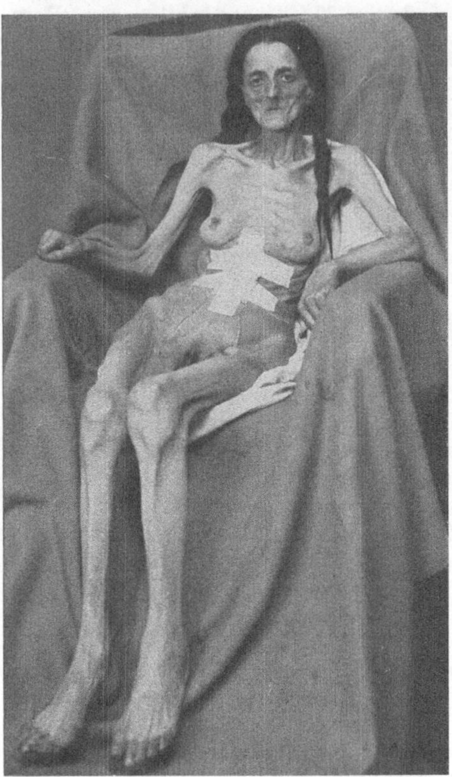

Abb. 60. 42jährige Patientin mit Cachexia hypophysipriva. (Nach H. Zondek, Die Krankheiten der endokrinen Drüsen. 2. Aufl. Berlin: Julius Springer 1926.)

(eigene Beobachtung, Zondek), das alles gibt dem Kranken ein greisenhaftes Aussehen.

Manchmal treten beim Beklopfen der Muskeln wurmartige Kontraktionen auf, wie man sie bei schwer Tuberkulösen in den letzten Stadien sieht; die Muskelbewegung wird nur langsam und mit geringer Kraft ausgeführt, es besteht meist eine beträchtliche Anämie, die Zahl der Leukozyten ist meist etwas herabgesetzt; manchmal auch erhöht. Der Blutzucker ist, soweit er untersucht wurde, normal gefunden worden, der Blutdruck normal oder niedrig, der Puls klein, oft bestehen Untertemperaturen.

In den weit vorgeschrittenen Fällen ist der Grundumsatz anscheinend regelmäßig stark herabgesetzt (Plaut, Zondek); Zondek fand in seinem Falle sogar einen O_2-Verbrauch von nur 69 ccm pro kg und Minute. Die spezifisch-dynamische Nahrungswirkung soll nach Plaut und Knipping nicht herabgesetzt sein.

In einem Falle Zondeks fiel der Wasserversuch nach Volhard sehr schlecht aus. Von 1000 ccm wurde nur 100 innerhalb der ersten vier Stunden ausgeschieden. 10 g NaCl wurden völlig zurückgehalten. Es bestand kein Durst. Die N-Ausscheidung im Harn betrug nur zwischen 2—4 g pro die. Ähnliche Verhältnisse finden sich aber bei allen Fällen schwerer Kachexie und sind für die hypophysäre Kachexie nicht charakteristisch.

Die Reflexe sind nur schwach auslösbar, auch psychisch pflegen sich die Kranken zu verändern, indem Energielosigkeit, Apathie und Zustände von Verwirrtheit auftreten, manchmal wurden epileptische Anfälle, ferner Schrift-, Sprach- und Gehstörungen und das Rhombergsche Phänomen beobachtet; schließlich tritt unter komatösen Erscheinungen der Tod ein. v. Monakow sah in einem Fall subletal eine Nephrose auftreten.

Mit der Entwicklung der Kachexie gehen Veränderungen in der Funktion der Keimdrüsen und eine Rückbildung des ganzen Genitalapparates einher. Bei Frauen zessieren die Menses, das äußere und innere Genitale atrophiert, besonders hochgradig ist die Atrophie des Uterus. Bei Männern (eigene Beobachtung) verschwinden Libido und Potenz; es kommt zu hochgradiger Atrophie der Hoden, zu einer hochgradigen Rückbildung von Penis und Prostata und der Samenkanälchen.

Ist der Ausfall der Hypophysenfunktion durch Geschwülste hervorgerufen, so treten zum typischen Krankheitsbild noch anderweitige Symptome hinzu: Kopfschmerzen, bitemporale Hemianopsie, Stauungspapille, vorübergehende Polyurie usw. Der Verlauf der Krankheit ist fast immer äußerst schleppend. Bei Frauen entwickelt sich das Krankheitsbild manchmal im Anschluß an eine Schwangerschaft; wahrscheinlich handelt es sich in solchen Fällen um Embolie in den

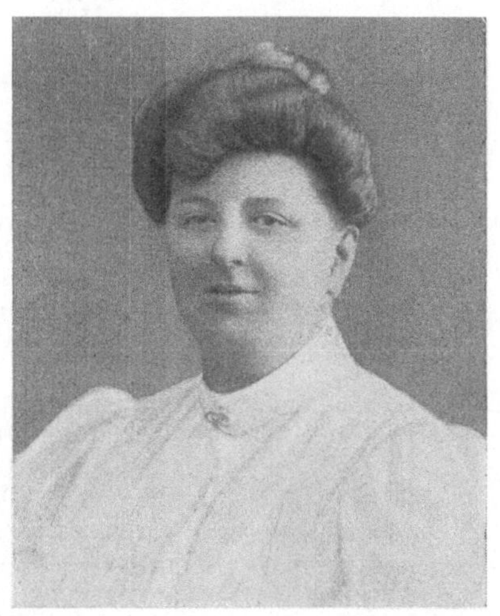

Abb. 61. Dieselbe Patientin 34jährig, vor Beginn des Leidens. (Nach H. Zondek.)

Hypophysenvorderlappen. Es können dann bis zur vollen Entwicklung der Kachexie viele Jahre vergehen. Bostroem beschreibt einen Fall, bei dem 17 Jahre, Simmonds einen, bei dem 18 Jahre verflossen, bis die Krankheit zum Tode führte. Der Tod erfolgt meist ziemlich plötzlich im Koma, manchmal unter Konvulsionen oder in anderen Fällen durch Komplikationen (Pneumonie usw.), oder durch die Grundkrankheit (Meningitis, Tuberkel, Miliartuberkulose, subarachnoidale Blutungen usw.).

Bei der historischen Bedeutung, die der bereits erwähnte, in der ersten Auflage beschriebene Fall meiner Ansicht nach hat, gebe ich hier die Krankengeschichte und den pathologisch-anatomischen Befund in extenso wieder:

Beobachtung XXXI [1]: J. G., 55jährig, Schneider, Eintritt in die Klinik am 30. Mai 1912. Anamnese teilweise von der Frau: Bis vor 10 Jahren ganz gesund. Damals starke Schmerzen in der Stirngegend, Schwindelanfälle und Erbrechen. Kam dadurch stark herunter, auch bestand hohes Fieber. Er mußte 6 Monate das Bett hüten, dann konnte er wieder seinem Berufe nachgehen, doch war seit jener Zeit die Libido hochgradig geschwächt und verschwand endlich ganz. Auch vollständige Impotenz stellte sich ein. Die Achselhaare sind allmählich ausgefallen. Seither sind die

---

[1] In der ersten Auflage Beobachtung XLV.

Schwindelanfälle seltener geworden. Im Laufe des Jahres 1910 entwickelte sich allmählich eine Schwellung der Schilddrüse und leichte Heiserkeit. Sonst bestanden keine Beschwerden. Dezember 1911 Influenza. War 6—7 Wochen bettlägerig, nachher heftige blitzartige Schmerzen in den Unterschenkeln und Ameisenlaufen daselbst. Auch waren die Beine druckschmerzhaft. Vor 5 Wochen angeblich plötzlich ein tonischer Krampf in der rechten Hand und dann auch in der linken Hand.

Hochgradig abgemagertes kachektisches Individuum. Haut blaß, trocken, schilfernd, die sichtbaren Schleimhäute blaß. Patient ist oft nicht recht besinnlich, rechte Pupille weiter wie links. Reaktion etwas träge. Augenhintergrund normal. Der Mittellappen der Schilddrüse apfelgroß, ziemlich hart, sich substernal fortsetzend, wie sich auch röntgenologisch nachweisen läßt. Halsumfang $44^1/_2$ cm. Stimme leicht schetternd. Chvostek I positiv. Elektrische Erregbarkeit normal.

Blutdruck (nach Gärtner) 90.

Blutuntersuchung: Erythrozyten 4 800 000,
                Hämoglobin (Sahli) $57^0/_0$,
                Leukozyten 15 000, davon
                Neutrophile $62^0/_0$,
                Lymphozyten $19^0/_0$,
                Gr. Monozyten $10^0/_0$,
                Eosinophile $9^0/_0$.

Pirquetsche Reaktion negativ. Patellarreflexe schwach. Hyperästhesie an beiden unteren Extremitäten. Nervenstämme leicht druckschmerzhaft. Besondere Hyperästhesie der Fußsohlen. Die Achselhaare fehlen vollständig. Schnurrbarthaare vorhanden. Backenbart fehlt fast vollständig. Behaarung am Körper fehlt mit Ausnahme der Schamhaare, die noch ziemlich reichlich vorhanden sind. Am Perineum fehlen die Haare vollständig. Der ganze Körper ist extrem mager, nur am Mons veneris findet sich noch ein Fettwulst angedeutet. Der Penis ist auffallend klein, die beiden Testikel sind weich, auch auffallend klein, Prostata kaum sichtbar. Brustwarzen ganz verkümmert.

Die Röntgenuntersuchung des Schädels ergab bedeutende Vergrößerung der Sella turcica auf Zweikronenstückgröße. Sellaeingang anscheinend intakt.

               Alimentäre Glykosurie (200 g D) negativ.
               Blutzucker $0,081^0/_0$.

Rasch zunehmende Kachexie, Entwicklung einer Pneumonie, die zu Temperatursteigerungen führt. Kernigsches Symptom wird positiv, Lumbalpunktion negativ. Am 5. Juli ergibt die Blutuntersuchung:

               Erythrozyten 3 300 000,
               Hämoglobin (nach Sahli) $45^0/_0$,
               Leukozyten 13 900, davon
               Neutrophile $58^0/_0$,
               Lymphozyten und gr. Mononukl. $17^0/_0$,
               Eosinophile $25^0/_0$.

Die Struma nimmt zusehends bedeutend an Umfang ab, so daß am 1. Juli der Umfang des Halses nur noch 39 cm beträgt.

Exitus am 23. Juli.

Obduktionsbefund (Assistent Erdheim): Haselnußgroße Zyste der Hypophyse mit hochgradiger Druckatrophie des Hypophysenparenchyms und Erweiterung der Sella turcica. Der Hypophysenstiel und die Gehirnbasis unverändert. Das Operculum sellae tief eingezogen. Hirnhernien mit Usur der Tubula vitrea im Bereich der hinteren und mittleren Schädelgrube. Die Windungen jedoch nicht abgeplattet. Wuchernde Struma (Langhans) vom Schilddrüsenmittellappen ausgehend, mit weitgehender Druckatrophie des eigentlichen Schilddrüsenparenchyms. Die Thymus klein, fettreich, die Nebennieren hochgradig atrophisch, wobei die Atrophie ausschließlich die Rinde betrifft, während die Marksubstanz reichlich entwickelt ist. Atrophie der Hoden, hochgradiger allgemeiner Marasmus, hochgradige senile Atrophie des Ober- und Unterkiefers bei fast vollständigem Mangel der Zähne. Lobulärpneumonie usw.

Die mikroskopische Untersuchung eines in sagittaler Richtung angelegten Schnittes der Hypophyse, die ich Herrn Kollegen Erdheim verdanke, ergab folgendes: Die Hypophyse ist zentral von einer einkammerigen glattwandigen Zyste eingenommen, die von einem teils homogenen, teils fadig geronnenen Inhalt erfüllt ist. Die Zyste weist zum größten Teil keinerlei Epithelauskleidung auf; nur ausnahmsweise begegnet man auf kurze

Strecken einem einschichtigen Lager von Epithelzellen. Das die Zyste umgebende Gewebe ist $1/_2$ mm dick und stellt das hochgradig druckatrophische, stark fibröse Drüsengewebe der Hypophyse dar. Dieses findet nach außen seinen Abschluß durch die fibröse Hypophysenkapsel.

Die mikroskopische Untersuchung eines Schilddrüsenstückes ergab einen scharf begrenzten, gutartigen, epithelialen Tumor mit zahlreichen kolloiderfüllten Hohlräumen, die durch rein epitheliale Septen voneinander abgegrenzt sind.

Die Epikrise lautete damals:

„Sicher ist in diesem Falle eine seit etwa 10 Jahren bestehende starke funktionelle Beeinträchtigung der Hypophyse mit allmählich zunehmender hochgradiger Kachexie. Die Krankheit wurde durch einen nicht näher definierbaren infektiösen Prozeß eingeleitet. Vielleicht hat dieser auch die Hypophyse ergriffen und zur Zystenbildung Anlaß gegeben. Jedenfalls finden wir seit jener Zeit eine Störung der germinativen Funktion, allmähliche teilweise Rückbildung der sekundären Geschlechtsmerkmale, leichte Atrophie des genitellen Hilfsapparates, besonders der Prostata. Vielleicht hat die hochgradige Atrophie der Nebennierenrinde an dieser Rückbildung des Genitales und der sekundären Geschlechtscharaktere mit Anteil.

Bemerkenswert ist in diesem Fall auch die ungemein rasche Verkleinerung der Struma. Diese war anfangs so hart, daß wir ursprünglich an einen malignen Prozeß dachten."

Pathologische Anatomie und Ätiologie. Die pathologischen Prozesse, welche zur Zerstörung der glandulären Hypophyse führen können, sind naturgemäß sehr verschiedener Art. Zondek beschreibt einen Fall mit einfacher bindegewebiger Durchwucherung der Hypophyse. Ätiologisch ist dieser Fall ganz unklar, doch spricht der Umstand, daß in der Familie überhaupt die Tendenz zu frühzeitigem Altern bestand, für die Annahme einer angeborenen Schwäche der Hypophyse. Auch Biedl-Raab meinen, daß das Zurückbleiben der gesamten Körperentwicklung auf einer primären Hypoplasie der Hypophyse beruhe.

In anderen Fällen wurde einfache Atrophie (Bostroem) oder schwielige Atrophie (Simmonds) oder Nekrose (Merkl) der Hypophyse beobachtet. In Fällen, bei denen sich das Krankheitsbild nach der letzten Entbindung oder im Anschluß an eine Puerperalsepsis entwickelte, ist anzunehmen, daß es sich um embolische Prozesse handelte. Wie Simmonds zeigte, hat Vorder- und Hinterlappen der Hypophyse getrennte Gefäßversorgung, woraus sich die isolierte schwere Veränderung des Vorderlappens erklärt. Auch bei Männern wurde Embolie in die Hypophyse (v. Monakow) beobachtet.

Eine große Rolle in ätiologischer Hinsicht spielen die Infektionskrankheiten. Die Tuberkulose der Hypophyse kann ganz isoliert vorkommen (Froböse) oder sie kann Teilerscheinung eines generalisierten tuberkulösen Prozesses sein. Schlagenhaufer beschreibt einen Fall von tuberkulöser Zerstörung des Hypophysenvorderlappens und gleichzeitiger tuberkulöser Zerstörung der Epiphyse, Haidkamp einen Fall von tuberkulöser Karies der Schädelbasis mit Übergreifen des Prozesses auf die Hypophyse, Weigert einen Fall mit Zerstörung der Hypophyse durch tuberkulöses Granulationsgewebe, W. Knoll einen analogen Fall bei Meningitis tuberculosa.

Eine noch größere ätiologische Rolle scheint die Syphilis zu spielen. Entweder finden sich Gummen oder eine sklerosierende Hypophysitis und Perihypophysitis. Auch hier kann der Prozeß von der Schädelbasis auf die Hypophyse übergreifen.

Aber auch andere Infektionskrankheiten dürften für die Hypophysitis ätiologisch in Betracht kommen. In meinem Fall war eine nicht definierbare Infektionskrankheit vorausgegangen, bei der Autopsie fand sich die Hypophyse in eine haselnußgroße Zyste verwandelt. Kufs beschreibt einen Fall von Zerstörung der Hypophyse durch eine Zystizerkusblase.

Auch Traumen (Schädelbasisfrakturen usw.) kommen ätiologisch in Betracht. In dem Falle von Reinhardt entwickelte sich die Kachexie im Anschluß an eine Schädelbasisfraktur und führte in $3^1/_2$ Monaten zum Tode. Bei der Autopsie fand sich die zerrissene Hypophyse in ein Narbengewebe umgewandelt.

Endlich sind eine Reihe von Fällen beschrieben worden, bei denen die Hypophyse durch Tumoren zerstört wurde. In dem Falle von Simmonds erfolgte die Zerstörung durch ein basophiles Adenom, in dem Falle von Lockwood durch einen cholesteatomähnlichen

Tumor; in dem Falle von Budde handelte es sich um ein primäres Hypophysenkarzinom, in dem Falle von Hegler um Zerstörung der Hypophyse durch ein Sarkom.

Von den übrigen pathologisch-anatomischen Befunden sei nochmals die von Simmonds besonders betonte und als Splanchnomikrie bezeichnete hochgradige Atrophie der inneren Organe erwähnt. In dem Falle von Simmonds wog z. B. das Herz bei einer 48jährigen Frau 115 g, die Milz 70 g, die Nebenniere 2 g, das Ovar $2^1/_4$ g. Die histologische Untersuchung solcher atrophischer Blutdrüsen ergab nur einfache Atrophie (eigene Beobachtung, Simmonds, Schlagenhaufer u. a.). Auch in den Testes findet sich meist nur einfache Atrophie, bei Lues manchmal aber auch luetische Fibrose. In solchen Fällen dürfte wohl der Prozeß in den Testes nicht nur sekundär, sondern demjenigen in der Hypophyse koordiniert sein. Ferner findet sich hochgradige senile Atrophie des Ober- und Unterkiefers bei Mangel der Zähne (eigene Beobachtung, Simmonds, Zondek).

Ob die im grauen Gebiete des Zentralnervensystems weit verbreiteten Zellveränderungen, die von A. Jakob beschrieben wurden, einen regelmäßigen Befund darstellen, läßt sich noch nicht sicher sagen.

Pathogenese. Es kann heute kaum einem Zweifel unterliegen, daß dieses in vielen Fällen scharf umrissene Krankheitsbild durch einen Ausfall der Funktion der Hypophyse und zwar des Hypophysenvorderlappens hervorgerufen wird, denn es gibt Fälle, bei denen der Hinterlappen vollkommen intakt gefunden wurde. Gerade die Fälle von isolierter Zerstörung des Hypophysenvorderlappens durch Embolie der Arterie beweisen dies. Wir können daraus mit großer Wahrscheinlichkeit den Schluß ziehen, daß vom Hypophysenvorderlappen ein hormonaler Einfluß ausgeht, der für das Gedeihen aller Organe von größter Bedeutung ist; fällt er weg, so kommt es zu hochgradiger Atrophie aller Organe und zu schwerem Marasmus des ganzen Organismus, der schließlich zum Tode führt. Die hypophysäre Kachexie verhält sich zur Akromegalie wie der Morbus Basedow zum Myxödem; denn die Splanchnomikrie, die Verkümmerung der anderen Blutdrüsen, die Verkümmerung des äußeren Genitales, die atrophischen Prozesse in den Knochen, die Rückbildung der Behaarung, das völlige Erlöschen der generativen Funktion bei der hypophysären Kachexie bilden das schönste Gegenstück zur Splanchnomegalie, zur Hyperplasie der anderen Blutdrüsen, zur Hyperplasie des Genitales, zur Osteophytbildung und Vergröberung des Skelettes, zur Hypertrichosis und zu der manchmal initial auftretenden Steigerung der generativen Funktion bei der Akromegalie.

Auch jugendliche Fälle von hypophysärer Kachexie sind beobachtet worden. In solchen Fällen kommt es neben der Kachexie auch zur Wachstumshemmung. Ich erwähne den Fall von Weigert (13jähriges Mädchen, im Wachstum zurückgeblieben, kachektisch, plötzlicher Tod unter Konvulsionen und Bewußtlosigkeit. Bei der Autopsie fand sich an Stelle der Hypophyse tuberkulöses Granulationsgewebe); ferner den Fall von Heidenkamp (tuberkulöse Karies der Schädelbasis bei einem 13jährigen Knaben), endlich den Fall von Simmonds (basophiles Adenom bei einem 9jährigen kachektischen Mädchen). Der Wachstumshemmung als Zeichen einer Störung der Hypophysenfunktion werden wir später noch bei dem hypophysären Zwergwuchs und bei der Dystrophia adiposo-genitalis begegnen.

Das regelmäßige Auftreten einer Genitaldystrophie bei der hypophysären Kachexie ist für die Frage der Genese der Genitaldystrophie von großer Bedeutung. Wie wir später sehen werden, finden wir die Genitaldystrophie beim Eunuchoidismus, beim Späteunuchoidismus und bei der bei krankhaften Prozessen in der Gegend der Hypophyse auftretenden Dystrophia adiposo-genitalis. Die Genitaldystrophie ist sehr häufig mit Fettsucht gepaart. Sie kann aber auch ohne Fettsucht vorkommen oder es kann die Fettsucht sich wieder zurückbilden; allerdings finden wir dann bei Männern anscheinend immer die für die

Dystrophia adiposo-genitalis charakteristische Fettverteilung angedeutet. Die Genitaldystrophie kann die Folge einer Beeinträchtigung der Keimdrüsen selbst sein. Dies zeigen z. B. mit Sicherheit die Fälle von traumatischem Späteunuchoidismus. In anderen Fällen müssen wir annehmen, daß die Genitaldystrophie die Folge eines in der Gegend der Hypophyse sitzenden krankhaften Prozesses ist. Die Erklärung dieses Zusammenhanges stößt aber auf große Schwierigkeiten. Vieles spricht dafür, daß der Ausfall der Funktion der Hypophyse und speziell der glandulären Hypophyse zu Genitaldystrophie führe. Dafür sprechen zahlreiche klinische Beobachtungen und auch der Ausfall des Tierexperimentes; denn die Exstirpation der Hypophyse und speziell des Hypophysenvorderlappens führt bei jugendlichen Tieren zu Genitaldystrophie. — Andererseits übt das Inkret des Vorderlappens, wie die bereits mehrfach zitierten Versuche von B. Zondek und S. Aschheim zeigen, einen ausgesprochen fördernden trophischen Einfluß auf den Follikelapparat aus. Es gibt allerdings, wie wir bei der Besprechung der Dystrophia adiposo-genitalis sehen werden, zahlreiche klinische Beobachtungen, wo sich Genitaldystrophie bei Prozessen an der Hirnbasis entwickelt, die die Hypophyse intakt lassen, und außerdem zeigen auch die Tierexperimente große Unstimmigkeit. Bei erwachsenen Tieren soll, wie früher erwähnt, die Exstirpation der Hypophyse nach den Angaben der meisten Autoren nicht zu Genitaldystrophie führen. Dem könnte allerdings entgegengehalten werden, daß die Beobachtungsdauer vielleicht zu kurz war, da auch beim Menschen die hypophysäre Kachexie sich meist erst längere Zeit nach der Erkrankung des Vorderlappens entwickelt. Tatsächlich liegen schon in der älteren Literatur einige Tierexperimente vor, bei denen sich längere Zeit nach Exstirpation der Hypophyse doch noch Genitaldystrophie entwickelt hat. Sehr wichtig ist das Ergebnis neuerer Untersuchungen von Philip E. Smith an Ratten. Exstirpation der Hypophyse führte bei jugendlichen Tieren zur Hemmung im Wachstum, bei älteren Tieren zu hochgradigem Gewichtsverlust. Bei allen Tieren kam es ferner zu einer Atrophie der Schilddrüse, der Nebennieren und der Geschlechtsorgane, schließlich zu allgemeiner Schwäche und Kachexie. Bei Verletzung der Hypothalamusgegend kam es ebenfalls zur Atrophie des Genitalsystems, aber zu extremer Fettsucht. Schilddrüse und Nebennieren blieben dabei intakt. Auch klinische Beobachtungen sprechen dafür, daß es auch eine Genitaldystrophie hypothalamischer Genese gibt. Es scheint mir daher der Standpunkt von Simmonds, daß der Späteunuchoidismus immer eine Folge einer Zerstörung der Hypophyse sei, vorderhand nicht gerechtfertigt, wenn ich auch zugeben muß, daß manche der von mir in der ersten Auflage beschriebenen Fälle von Späteunuchoidismus in das Kapitel der hypophysären Kachexie gehören mögen. Noch weniger gerechtfertigt erscheint es mir, wie dies Simmonds und W. Graubner tun, die multiple Blutdrüsensklerose, die in den typischen Fällen ein ebenso scharf umrissenes Krankheitsbild ist wie die hypophysäre Kachexie, mit dieser zusammenzuwerfen, da bei der multiplen Blutdrüsensklerose auch in anderen Blutdrüsen schwerste, dem Hypophysenleiden koordinierte, destruktive Veränderungen vorgefunden werden, worauf ja auch die Beimischung anderer klinischer Symptome (Myxödem, Addison usw.) hinweist. Ich komme auf diesen Punkt in den betreffenden Kapiteln noch zurück.

Was nun die Kachexie anbelangt, so zeigen die typischen Fälle von hypophysärer Kachexie, daß die isolierte Erkrankung des Hypophysenvorderlappens zur Kachexie führt. Wenn auch die sekundäre Atrophie anderer Blutdrüsen an der Entstehung der Kachexie mitbeteiligt sein mag, so ist der letzte Grund der Kachexie in diesen Fällen doch in der Hypophyse zu suchen. Andererseits gibt es Fälle von schwerer Kachexie, die nicht auf einer Erkrankung der

Hypophyse beruhen. Ich habe vor kurzem einen solchen Fall beschrieben, der infolge der frühzeitigen Ergreisung ganz wie ein Fall von hypophysärer Kachexie aussah. Dazu kam noch eine seit langem bestehende Potenzstörung und vollkommenes Fehlen der Libido, ferner Lues in der Anamnese und ein positiver Wassermann. Gegen die hypophysäre Kachexie sprach aber das Fehlen der Genitaldystrophie und ein normaler Grundumsatz. Die Autopsie ergab eine Aortitis luetica und eine geringgradige arteriosklerotische Schrumpfniere, die keine klinischen Symptome gemacht hatte, hingegen erwiesen sich die Blutdrüsen sowie auch die Ganglienzellengruppen der Regio hypothalamica bei der makroskopischen und mikroskopischen Untersuchung als normal. In einem zweiten ganz analogen Fall von schwerer Kachexie bei einer Frau konnte durch eine Neosalvarsankur Heilung erzielt werden. Es ist bemerkenswert, daß in beiden Fällen die Lues vorher nicht behandelt worden war. Es kann also die Lues an sich zu schwerer Kachexie führen. Ich möchte vermuten, daß in manchen Fällen der Literatur, bei welchen eine hypophysäre Kachexie diagnostiziert wurde, eine Lues ohne Zerstörung der Hypophyse vorgelegen hat. So findet sich in dem Falle von W. Graubner die Hypophyse zwar derb, die Kapsel verdickt, aber es fand sich doch reichlich Hypophysenparenchym erhalten. Auch in diesem Fall bestand eine Aortitis luetica.

Differentialdiagnose. Aus dem eben Gesagten geht hervor, daß man die Diagnose hypophysäre Kachexie nur dann zu stellen berechtigt ist, wenn bei schwerer Kachexie nicht nur eine Störung der generativen Funktion der Keimdrüsen, sondern auch eine richtige Genitaldystrophie vorhanden ist. Gegen hypophysäre Kachexie spricht auch, wenn der Grundumsatz nicht herabgesetzt ist. Die Differentialdiagnose gegenüber der multiplen Blutdrüsensklerose ist in den typischen Fällen nicht schwer, da Auftreten von typischen myxödematösen Symptomen (Besserung durch Thyreoidin), ferner von Addisonsymptomen (Pigmentierungen, Hypoglykämie usw.) ferner evtl. von tetanischen Krämpfen nicht zum Symptomenbild der hypophysären Kachexie gehören. In manchen Fällen wird allerdings die Differentialdiagnose auf große Schwierigkeiten stoßen. Das Auftreten von Späteunuchoidismus berechtigt an sich noch nicht zur Diagnose hypophysärer Kachexie. Darauf soll im betreffenden Kapitel noch näher eingegangen werden.

Therapie. In Fällen, wo auch nur ein Verdacht auf Lues vorliegt, sollte meines Erachtens immer eine energische antiluetische Kur versucht werden. Da, wie der oben erwähnte Fall zeigt, auch in vorgeschrittenen Fällen von luetischer Kachexie noch ein voller Erfolg möglich ist, so ist diese Möglichkeit auch bei einer auf hypophysärer Lues beruhenden Kachexie vorhanden. Dabei dürfte es wohl zweckmäßig sein, die antiluetische Kur mit Darreichung von Hypophysenvorderlappenpräparaten zu unterstützen. Letztere haben sich auch bei Fällen von hypophysärer Kachexie anderer Genese als vorteilhaft erwiesen. Reye, Bostroem, Lichtwitz, H. Zondek u. a. berichten über Körpergewichtszunahme unter dem Einfluß von Hypophysenvorderlappensubstanz. Bemerkenswert ist auch die Hebung des darniederliegenden Grundumsatzes, die H. Zondek in seinem Falle feststellte. Hingegen konnte eine günstige Beeinflussung der Genitaldystrophie beim Menschen bisher nicht beobachtet werden. Es ist allerdings fraglich, ob die im Handel befindlichen Präparate (Hypophysentabletten Freund und Redlich, Präphyson in Tablettenform oder in Ampullen zu subkutanen Injektionen, Antuitrin Parke Davis usw.) sehr wirksam sind. Es wäre möglich, daß bei den bisherigen Darstellungsmethoden das wirksame Prinzip größtenteils zerstört wird. Diese Annahme wird dadurch recht wahrscheinlich gemacht, daß es bei hypophysektomierten Ratten gelang, durch Homoiotransplantation alle Störungen (auch die Genitaldystrophie) wieder zu beseitigen.

C. Der hypophysäre Zwergwuchs.

Begriffsbestimmung. Im vorhergehenden Abschnitt haben wir als Folgeerscheinung einer hochgradigen Insuffizienz der Hypophysenvorderlappenfunktion zwei Kardinalsymptome: Die Kachexie und Genitaldystrophie kennen gelernt. Überall da, wo eine Störung der Funktion des Vorderlappens im noch nicht ausgewachsenen Organismus eintritt, kommt noch ein drittes Kardinalsymptom, nämlich die Wachstumshemmung, hinzu. Diese drei Kardinalsymptome sind aber nur selten in gleich starker Ausbildung nebeneinander vorhanden, es handelt sich dann um jugendliche hypophysäre Kachexie mit Wachstumshemmung, wie sie im vorhergehenden Abschnitt beschrieben wurde. Viel häufiger ist die Kombination von Wachstumshemmung mit Genitaldystrophie, wobei letztere unter Umständen auch nur verhältnismäßig wenig ausgebildet zu sein braucht. Da infolgedessen das klinische Bild des hypophysären Zwergwuchses ganz wesentlich von dem der hypophysären Kachexie abzuweichen pflegt, so rechtfertigt dieser Umstand eine gesonderte Darstellung.

Gegenüber der Behauptung von Biedl, daß man früher auf die hypophysäre Wachstumshemmung nicht geachtet habe, muß ich darauf hinweisen, daß in der ersten Auflage an der Hand eigener Beobachtungen und des aus der Literatur zusammengetragenen Materials dieses Kardinalsymptom des Funktionsausfalles des Vorderlappens mit Nachdruck betont und auch der Unterschied in der Dimensionisierung des Körpers und in den Ossifikationsverhältnissen gegenüber dem reinen Eunuchoidismus festgestellt wurde. In neuerer Zeit verdanken wir speziell Erdheim, Priesel und Simmonds eingehende Studien über diesen Gegenstand. Die wachsende Erkenntnis von der Natur dieses Leidens macht es wahrscheinlich, daß ein großer Teil der früher als „Paltaufscher Typ" beschriebenen Fälle hypophysäre Zwerge waren.

Symptomatologie. Es liegt in der Natur der Sache, daß die hypophysäre Wachstumshemmung je nach dem Grad der Funktionsstörung sehr verschieden sein kann; nur dann, wenn der Prozeß in der Hypophyse verhältnismäßig frühzeitig eintritt, kommt es zum wirklichen Zwergwuchs. In manchen Fällen ist die Wachstumhemmung ferner nur passager; wenn die Funktionsstörung aus irgendeinem Grunde verringert oder aufgehoben wird, so setzt das Wachstum wieder ein; da die Epiphysenfugen abnorm lang offen bleiben, so kann ein solch neuer Wachstumschub noch im dritten Dezennium eintreten. Die Dimensionierung richtet sich nach dem Verhältnis der Wachstumshemmung zur Genitaldystrophie. Wie ich in der ersten Auflage dieses Buches ausgeführt habe, bewirkt eine hochgradige hypophysäre Wachstumshemmung sowohl Offenbleiben der Epiphysenfugen als auch Hemmung in der Entwicklung der Knochenkerne; das deckt sich mit den späteren Ausführungen von Erdheim, nach welchen beim hypophysären Zwergwuchs sowohl die Knochenwucherung als auch der vom Knochenmark ausgehende Abbau des verkalkten Knorpels und der Ersatz des abgebauten Knorpels durch Osteoplasie gehemmt ist. Dadurch kommt es, wie ich seinerzeit ausführte, zur infantilen Dimensionierung, d. h. es bleibt das infantile Überragen der Oberlänge über die Unterlänge bestehen. Bei einer reinen Genitalstörung resultieren langes Offenbleiben der Epiphysenfugen und Hochwuchs mit Überragen der Unterlänge über die Oberlänge; bei den schweren Fällen von Hypophysenerkrankung überwiegt immer die Wachstumsstörung,

d. h. es kommt zum Zwergwuchs mit infantiler Dimensionierung und starker
Verspätung in der Entwicklung der Knochenkerne; auch die Nähte des Schädeldaches können offen bleiben (Simmonds, Erdheim). Die Körperlänge
beträgt dann oft nicht viel über einen Meter. Bei leichten Fällen kommt es
zu einer Interferenz beider Einflüsse, d. h. der Hypophysen- und der Genitalstörung, die sich in einer bald mehr infantilen, bald mehr eunuchoiden Dimensionierung äußert.

Die Genitaldystrophie ist immer verhältnismäßig stark ausgesprochen.
Manchmal findet sich Kryptorchismus. Die Hoden sind meist winzig klein
und die Prostata ist stark hypoplastisch, die sekundären Geschlechtscharaktere

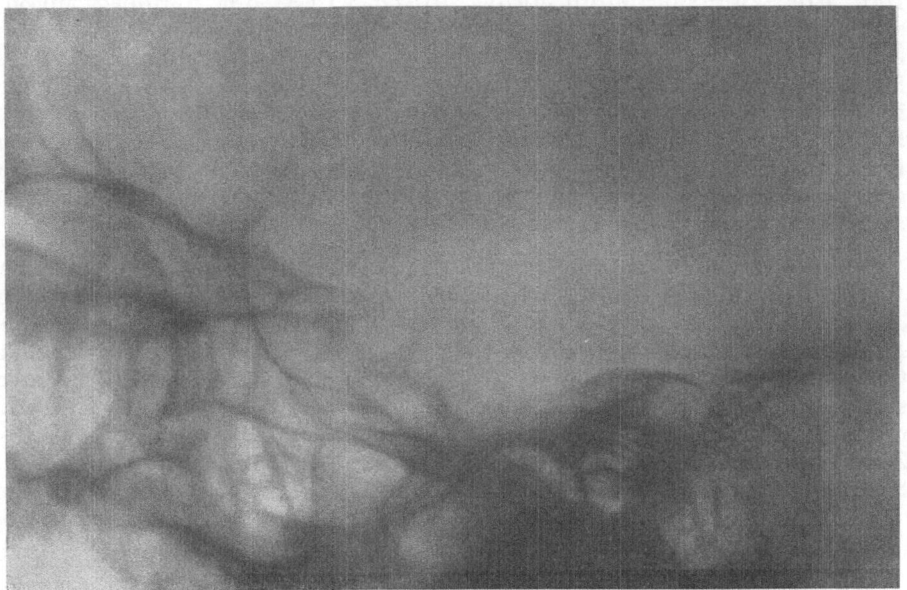

Abb. 62. Winzige Sella bei einem Falle von hypophysärem Zwergwuchs.

(Behaarung, Stimmwechsel usw.) fehlen, immer findet sich die eunuchoide
Fettverteilung. Ferner ist, worauf besonders J. Bauer hinweist, sehr häufig die
Gesichtshaut sehr runzelig, wodurch die Zwerge ein greisenhaftes Aussehen
erhalten (Geroderma).

Der Grundumsatz ist meist, in schweren Fällen sogar sehr stark herabgesetzt. Die spezifisch-dynamische Nahrungswirkung ist herabgesetzt oder
kann sogar fehlen (Plaut, Knipping, Staehelin, Kestner u. a.)[1]. Unter
Präphysoninjektionen soll sie wieder auftreten. Arnold und Peritz veranlaßten
in einem Falle von hypophysärem Zwergwuchs die Implantation eines kryptorchen Hodens; die spezifisch-dynamische Kohlenhydratwirkung, die vorher
fehlte, wurde jetzt positiv.

Außer der eunuchoiden Fettverteilung findet sich manchmal auch ausgesprochene Fettsucht. Manchmal findet sich endlich auch Kombination mit
Diabetes insipidus (Sprinzels, Nonne u. a.).

---

[1] Vgl. das Kapitel über hypophysäre Kachexie.

Die Intelligenz ist in den meisten Fällen normal. Die Psyche ist nicht kindlich (Gigon u. a.); da wo die Entwicklung der Intelligenz gestört ist, liegt wohl kein reiner Fall von hypophysärem Zwergwuchs vor (Kombination mit Hydrozephalus usw.); die körperliche Leistungsfähigkeit ist gut. In vielen Fällen ergibt die Röntgenuntersuchung Veränderungen der Sella. Entweder findet sich eine abnorm kleine Sella, ein Befund, der nach meiner Meinung nur mit großer Vorsicht verwertet werden kann, oder es finden sich Veränderungen der Sella, die auf einen Tumor hinweisen. Diese sollen im nächsten Abschnitt genauer beschrieben werden.

Pathologische Anatomie. An der Hypophyse selbst können sich naturgemäß die verschiedenartigsten Prozesse finden. In den Fällen von Peritz und Priesel finden sich z. B. kongenitale Entwicklungsstörungen; bei Peritz zog sich ein Bindegewebsstrang von der Hirnbasis durch den offenen Canalis craniopharyngeus bis zum Rachendach; auch in dem Falle von Priesel fand sich der Hypophysengang persistent, die Neurohypophyse war nicht in die Sella herabgestiegen, die Entwicklung des Vorderlappens war durch die mangelhafte Verbindung gestört. Im Falle Erdheim fand sich eine Hypophysengangsmischgeschwulst mit weitgehender Druckatrophie des Vorderlappens, auch im Falle Nonnes fand sich eine verkalkte Geschwulst in der Sella. Im Falle von E. J. Kraus fand sich nur Hypoplasie mit hochgradiger Verarmung des Vorderlappens und der Rachendachhypophyse an eosinophilen Zellen. Natürlich können alle möglichen Prozesse, die den Hypophysenvorderlappen in seiner Entwicklung hemmen, als Ursache der Wachstumhemmung auftreten. So fand z. B. B. Koether eine hochgradige Atrophie auf Grund einer abgelaufenen Entzündung. Die Thymusdrüse findet sich manchmal frühzeitig involviert, die übrigen Blutdrüsen sind meist auffallend klein; nur die Epithelkörperchen wurden von Priesel abnorm groß gefunden. Der pathologisch-anatomische Befund an den Keimdrüsen entspricht dem beim Eunuchoidismus.

Pathogenese. Alle Autoren sind heute darin einig, daß eine höhergradige Funktionsstörung des Vorderlappens im noch nicht erwachsenen Organismus zur Wachstumshemmung führt; damit stimmt auch das Tierexperiment völlig überein; denn es gelingt durch Hypophysenexstirpation bei jungen Tieren die charakteristische Wachstumhemmung zu erzeugen. Schwierig scheint hingegen die Erklärung des Umstandes, daß unter den angeführten Fällen von Zwergwuchs bei Menschen manche sind, die eine hochgradige Entwicklungsstörung des Vorderlappens aufweisen, ohne daß es zur Kachexie gekommen war. Man hat zur Erklärung dieses Umstandes die Formel aufgestellt, daß Hypophysenausfall im erwachsenen Organismus zur Kachexie, im jugendlichen Organismus zur Wachstumshemmung führe (Priesel, W. Knoll). Diese Formel möchte ich ablehnen; denn erstens gibt es, wie wir gesehen haben, auch jugendliche Fälle von hypophysärer Kachexie, zweitens ist es kaum denkbar, daß ein Inkret, dessen Ausfall im erwachsenen Organismus schwerste Kachexie erzeugt, im viel empfindlicheren jugendlichen Organismus fehlen könnte, ohne daß die gleiche Wirkung zutage trete. Es bleibt daher nur die Annahme, wenn ich sie auch nicht beweisen kann, daß in allen diesen Fällen noch Reste von Vorderlappengewebe eventuell auch am Rachendach vorhanden waren, welche ausreichten, um die Kachexie zu verhindern, nicht aber den Anforderungen genügten, welche der wachsende Organismus an die Hypophyse stellt. Sowohl für den Fall von Erdheim wie Priesel trifft dies zu. In anderen Fällen darf man wohl mit der Möglichkeit von ektopischem Hypophysengewebe rechnen, solange der Gegenbeweis nicht erbracht ist.

Die **Therapie** ist bisher leider noch recht unzureichend, es liegen allerdings einzelne recht ermutigende Angaben vor, daß es durch Injektion von Vorderlappenextrakt gelang, das Wachstum anzuregen, besonders wenn die

Behandlung in der dritten Wachstumperiode [1] (nach dem dreizehnten Lebensjahr, Biedl) vorgenommen wurde. Eine günstige Wirkung auf die Genitaldystrophie konnte beim Menschen bisher nicht erzielt werden.

Differentialdiagnose. Differentialdiagnostisch kommen alle übrigen Formen des Zwergwuchses in Betracht, weshalb hier eine kurze Schilderung der einzelnen Typen gegeben werden soll.

Der primordiale Zwergwuchs (Nanosomia primordialis, Pygmaeismus) (vgl. Kap. XII) ist dadurch charakterisiert, daß er schon bei der Geburt besteht, daß dann die Entwicklung, abgesehen von der Kleinheit, normal vor sich geht, daß das Genitale sich normal entwickelt, die Epiphysenfugen zur richtigen Zeit verknöchern und auch die Intelligenz sich normal entfaltet. Der primordiale Zwergwuchs ist häufig vererbbar.

Viel schwieriger ist die Definition des Paltaufschen Zwergwuchses. Solche Individuen sind bei der Geburt normal groß und zeigen zuerst eine normale Entwicklung. Erst später, allerdings meist noch in früher Jugend, bleiben sie plötzlich im Wachstum stehen. Die Epiphysenfugen bleiben offen. Es findet ein ganz langsames Weiterwachsen statt, nur in seltenen Fällen wird die Hemmung später durchbrochen. Die Entwicklung der Knochenkerne ist fast in allen Fällen nur wenig verzögert, die Entwicklung der Intelligenz ist normal, hingegen bleiben das Genitale und die sekundären Geschlechtscharaktere fast immer in der Entwicklung zurück. Wie schon erwähnt, dürften die meisten der hierher gezählten Fälle zum hypophysären Zwergwuchs gehören.

Ich möchte hierfür einige Beispiele anführen: Der englische Zwerg Jeffery begann im 30. Lebensjahr wieder zu wachsen. In dem Falle von Schaafhausen handelte es sich um einen 61jährigen Mann von 94 cm Länge; mehrere Glieder der Familie waren ebenfalls zwerghaft, das Genitale war infantil, der Gesichtsausdruck kindlich. Die Nähte am Schädel waren alle, die Epiphysenfugen fast alle offen. Vielleicht gehören auch die Beobachtungen von Schauta, Ranke und von Voit hierher. Hitschmann beschreibt einen 35jährigen Mann, der einer normalen Familie entstammte und bis zum 5. Jahr sich normal entwickelte. Dann blieb er im Wachstum zurück, wuchs aber noch bis zum 25. oder 26. Jahr. Er war 108 cm hoch, bartlos, die Stimme war nicht mutiert, die Schilddrüse normal. Die Röntgenuntersuchung zeigte $1^1/_2$ cm breite Epiphysenfugen, die Intelligenz war normal, er gehörte als Schauspieler einer Liliputanertruppe an.

Ein zweiter Fall von Hitschmann betrifft eine $22^1/_2$jährige Sängerin; die Hemmung im Wachstum begann bei ihr erst im 10. Lebensjahr. Sie war 125 cm hoch, grazil, die Intelligenz war normal, die Epiphysenfugen waren zum großen Teil noch offen.

Joachimsthal beschreibt mehrere Mitglieder einer Liliputanertruppe, darunter ein 30jähriges Individuum, bei dem die Wachstumshemmung im 3. Jahr eingetreten war; mit 15 Jahren war es 90 cm, mit 30 Jahren 100 cm hoch. Der Gesichtsausdruck war kindlich, die Stimme nicht mutiert, Scham- und Achselhaare fehlten. Alle Epiphysenfugen waren erhalten. Die Knochenkerne waren wie bei einem 10jährigen Individuum entwickelt. Bei einem 36jährigen Individuum war die Hemmung im 7. Jahr eingetreten, mit 22 Jahren

---

[1] Biedl stützt sich auf die Untersuchungen von R. Brailsford Robertson, nach welchem das Tethelin (ein Extrakt aus dem Vorderlappen) bei Mäusen das Wachstum in der zweiten Wachstumsperiode unbeeinflußt ließ, in der dritten aber förderte.

war es 106, mit 36 Jahren 128 cm hoch, die Epiphysenfugen waren erhalten, die Knochenkerne waren wie bei einem 10jährigen Individuum entwickelt. Bei einem 33jährigen Individuum war die Hemmung im 10. Jahr eingetreten, mit 20 Jahren war es 109, mit 33 Jahren 134 cm hoch; bei einer 30jährigen Frau war die Hemmung im 8. Jahr eingetreten, mit 19 Jahren war sie 103, mit 30 Jahren 132 cm hoch. Dem Paltaufschen Typus gehört wahrscheinlich auch die berühmte Zwergin Helene Gübler, genannt die Puppenfee, an. Sie war bei der Geburt normal, mit 6 Jahren hörte sie zu wachsen auf, mit 20 Jahren war sie 106 cm hoch.

Zwischen dem Paltaufschen und dem primordialen Zwerg gibt es zahlreiche Übergänge. So gibt es z. B. Fälle, die erst in den Kinderjahren im Wachstum stehen bleiben, bei denen sich aber die Epiphysenfugen zur richtigen Zeit schließen und die Genitalentwicklung normal ist (Fälle von Joachimsthal). Die Annahme von Leri, daß solche Fälle hypophysärer Genese sind, halte ich für ganz unbegründet. Andererseits gibt es Zwerge, die ganz dem primordialen Typus entsprechen, bei denen aber die Epiphysenfugen offen bleiben. Bei einer von Kraus beschriebenen Zwergin mit erhaltenen Epiphysenknorpeln waren die Geschlechtsorgane ganz normal entwickelt. Sie konzipierte; durch Kaiserschnitt wurde ein übernormal schweres und großes Kind entbunden. Der typische Paltaufsche Zwerg unterscheidet sich wesentlich vom echten Infantilismus, bei letzterem bleiben nicht alle Epiphysenfugen offen, es ist nur die Verknöcherung hochgradig verzögert, wir finden daher völlig offen nur jene, die auch sonst am spätesten zu verknöchern pflegen. Auch die Psyche des Paltaufschen Zwerges ist gewöhnlich nicht kindlich. Ich halte daher die von v. Hansemann eingeführte Bezeichnung „infantiler Zwerg" nicht für treffend.

Gegenüber den erwähnten Typen ist beim hypophysären Zwergwuchs die Genitaldystrophie exzessiv und findet sich in den schwereren Fällen auch eine deutliche Hemmung in der Entwicklung der Knochenkerne. Dazu kommt noch, daß die Erscheinungen des Eunuchoidismus viel stärker ausgesprochen sind und die Gesichtshaut stark runzelig ist (Geroderma). Die Diagnose wird noch weiter unterstützt, wenn die Röntgenuntersuchung eine Veränderung der Sella ergibt.

Die Unterscheidung von der Thyreoaplasie (sporadischem Kretinismus) oder vom schweren kindlichen Myxödem, die ebenfalls zu Zwergwuchs führen, ist nicht schwierig, da für diese das Vorhandensein von Myxödem und vor allem die schwere Störung in der Entwicklung der Intelligenz charakteristisch sind. Sehr schwierig kann aber die Unterscheidung gegenüber jenen Fällen von endemischem Kretinismus sein, bei welchen anscheinend auch die Hypophyse stark entartet ist. J. Bauer hat solche Fälle beschrieben; bei ihnen fand sich auch die greisenhafte Haut und die extreme fötale Hypoplasie des Genitales, während Erscheinungen von Myxödem fehlten. Es fanden sich aber noch Zeichen anderweitiger Entwicklungshemmung, vor allem der Psyche.

D. Die Dystrophia adiposo-genitalis (Typus Fröhlich).

Historisches. Das Vorkommen von Fettsucht, bzw. von Genitaldystrophie bei Hypophysentumoren bzw. bei krankhaften Prozessen in der Gegend der Hypophyse wurde schon von Babinski, Anderson, Schuster, Uhthoff u. a. erwähnt. Im Jahre 1901 prägte dann A. Fröhlich bei der Vorstellung eines aus der Ambulanz v. Frankl-Hochwarts stammenden Falles zuerst den diagnostischen Satz, daß rasch sich entwickelnde Fettsucht, Infantilismus der Genitalien und myxödemartige Hautveränderungen an einen Hypophysentumor denken lassen.

Seither ist die Kasuistik enorm angewachsen. Während man anfangs geneigt war, dieses Syndrom regelmäßig auf eine Erkrankung der Hypophyse zu beziehen, eine Anschauung, die durch die Erzeugung eines analogen Syndroms bei Tieren durch Hypophysenexstirpation (Paulesco, Biedl, Cushing, Aschner) gestützt schien, hat zuerst Erdheim die Entstehung der Fettsucht auf die Schädigung eines in der Regio hypothalamica befindlichen trophischen Zentrums zurückgeführt. Später wurde von Tandler und Grosz die besondere Stellung des Eunuchoidismus, von mir die des Späteunuchoidismus, von Simmonds die der hypophysären Kachexie hervorgehoben. Der Umstand, daß Stichverletzung in der Regio hypothalamica bei Tieren zum Auftreten dieses Syndroms führt (Aschner, Camus und Roussy, Bailey und Bremer u. a.) und ferner die Beobachtung, daß dieses Syndrom bei krankhaften Prozessen in der Gegend der Regio hypothalamica bei anscheinend normaler Hypophyse auftreten könne, haben viele Kliniker in jüngster Zeit zu der Ansicht geführt, daß dieses Syndrom ausschließlich hypothalamischer Genese ist, während andere sowohl eine hypophysäre wie hypothalamische Genese annehmen. Beide Formen zusammen bezeichnen Biedl und Raab als kephalogen.

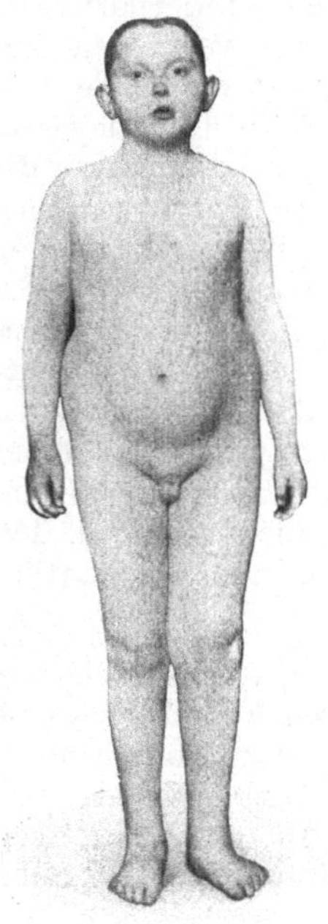

Abb. 63.
Dystrophia adiposo-genitalis.
(Beobachtung XXXII.)

Begriffsbestimmung. Unter Dystrophia adiposo-genitalis versteht man ein Syndrom, welches, wie schon der Name sagt, durch die Kombination von Genitaldystrophie und Fettsucht charakterisiert ist. Die Genitaldystrophie ist wiederum charakterisiert durch schwere dystrophische Veränderungen der Keimdrüsen und durch Entwicklungshemmung oder Rückbildung des genitellen Hilfsapparates und der sekundären Geschlechtscharaktere. Es handelt sich also um einen Früh- bzw. Späteunuchoidismus. Die Fettsucht ist durch eine besondere Fettverteilung charakterisiert, die allerdings nur beim Manne deutlich hervortritt. Bei Entwicklung des Krankheitsbildes im jugendlichen Alter kommt es außerdem zu Wachstumshemmung und Hemmung der Ossifikation (Falta), ferner kommen dazu häufig Polyurie, sehr häufig Hirndrucksymptome und Drucksymptome von seiten der Nervi optici und anderer Hirnnerven. Sowohl die Fettsucht, wie die Genitaldystrophie können auch isoliert vorkommen. Bei der Sektion finden sich krankhafte Prozesse in der Hypophyse selbst oder in der Gegend der Regio hypothalamica.

Symptomatologie. Eines der wichtigsten Symptome ist die Verfettung mit einem ganz bestimmten Typus der Fettverteilung, wie er sich auch bei primärer Entwicklungshemmung der Genitalien findet. Die Übereinstimmung in der

Fettverteilung bei beiden Typen (der primär genitellen und der kephalogenen Dystrophia adiposo-genitalis) hat v. Noorden zuerst betont. Die Fettanhäufung ist hauptsächlich an den Hüften, den Nates, am Mons veneris und an den Mammae lokalisiert.

Der folgende Fall zeigt die typische Fettverteilung:

Beobachtung XXXII: L. J., 10½ Jahre. Eintritt in die Klinik Juni 1909. Schwer hereditär belastet. Vater und zwei Schwestern desselben sind geisteskrank. Ein achtjähriger Bruder ist sehr schwerhörig. Vor drei Jahren begannen heftige Kopfschmerzen, die sich allmählich steigerten, in letzter Zeit auch hier und da leichte Schwindelanfälle. Bisweilen sieht der Knabe auch undeutlich und verschwommen. Manchmal tritt heftiges Durstgefühl, Polydipsie, Polyurie auf. Die Fettsucht hat sich in der letzten Zeit erst entwickelt. Seit zwei Jahren auch Stillstand im Wachstum.

Der Knabe ist für sein Alter eher klein.

Körperlänge 131 cm,
Schädelumfang 56 cm,
Jugulum-Symphyse 45½ cm,
Brustumfang 80 cm,
Distanz der Spinae 30 cm,
obere Extremitäten 62 cm,
Oberarm 24½ cm,
Spin. a. s. bis unt. Patellarrand 38 cm,
von da bis Mall. int. 31 cm.

Der Knabe ist sehr fett, besonders in der Beckengegend, an der Außenseite der Oberschenkel und am Mons veneris. Der Penis ist abnorm klein, die Hoden ebenfalls klein, die Mammae sind sehr fettreich. Genua valga.

Die Intelligenz ist normal, der Nervenstatus ergibt, außer nystaktiformen Zuckungen bei allen Endstellungen normale Verhältnisse. Fundus und Perimetrie sind normal, die Entwicklung des Handskeletts ungefähr dem Alter entsprechend, keine alimentäre Glykosurie (100 g D.).

Die Röntgenuntersuchung des Schädels ergibt:

Sella turcica nicht vertieft, doch Sellaeingang auffallend breit, Clivi dabei etwas zugeschärft.

Adrenalin 0,001, subkutan, keine Glykosurie.

Diagnose: Dystrophia adiposo-genitalis, Hypophysengangstumor?

Als einen weiteren typischen Fall von Dystrophia adiposo-genitalis führe ich folgende Beobachtung an:

Beobachtung XXXIII[1]: L. S. B., aus Rußland, 16 Jahre. Eintritt in die Klinik am 1. 11. 11. Familienanamnese ohne Belang. Mit 9 Jahren machte Patientin eine fieberhafte Erkrankung angeblich Typhus durch. Nach der Genesung begann das Körpergewicht allmählich anzusteigen. Sie ißt angeblich seit dieser

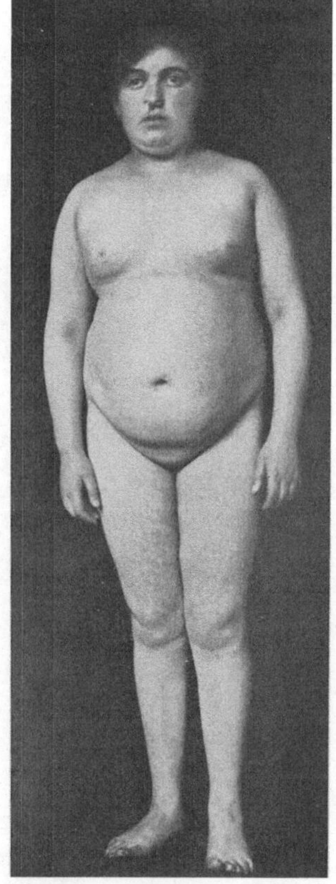

Abb. 64.
Dystrophia adiposo-genitalis.
(Beobachtung XXXIII.)

Zeit ziemlich viel, besonders aber ist der Durst gesteigert, so daß sie nachts mehrfach aufstehen muß, um zu trinken. Auch uriniert sie häufig. Sonst glaubt Patientin bis vor 3 Jahren gesund gewesen zu sein. Um diese Zeit stellten sich allmählich starke Kopfschmerzen ein, besonders nachts. Sie klagte über Ameisenlaufen in den Händen und bemerkte, daß das Sehvermögen abnahm. Ein Augenarzt hatte ihr schon damals das Lesen verboten. In der letzten Zeit haben die Kopfschmerzen, besonders nachts, immer mehr zugenommen, die Patientin ermüdet leicht, vor vier Monaten bemerkte sie eines Tages, daß sie auf dem linken Auge gar nichts sehe. Ein Augenarzt konstatierte Ende Mai 1910 Hemianopsia bitemporalis, Atrophia nervorum optic. Visus oculi dextri 10:40, Visus oculi sinistri 10:70. Anfang August 1911 wurde der Befund dahin ergänzt: Visus oculi dextri 10:50, oculi sinistri: Zählt Finger hart vor dem Auge.

Gegenwärtig bestehen fast täglich Kopfschmerzen, seit sechs Monaten besteht Haarausfall, die Nägel sind aber nicht brüchig geworden, die Patientin ist fast immer allen

---

[1] Der Fall ist auch bei O. Hirsch ausführlich publiziert.

Dingen gegenüber, die um sie vorgehen, sehr gleichgültig und teilnahmslos, gähnt auffallend viel, schläft jedoch bei Nacht sehr wenig. Sie schwitzt angeblich kaum. Es besteht kein Erbrechen. Die Menses sind bisher nicht eingetreten.

Die Patientin ist klein, etwa 145 cm. Der Knochenbau ist grazil, die Muskulatur dürftig entwickelt, das Fettpolster sehr reichlich. Besonders fett sind die Mammae, in

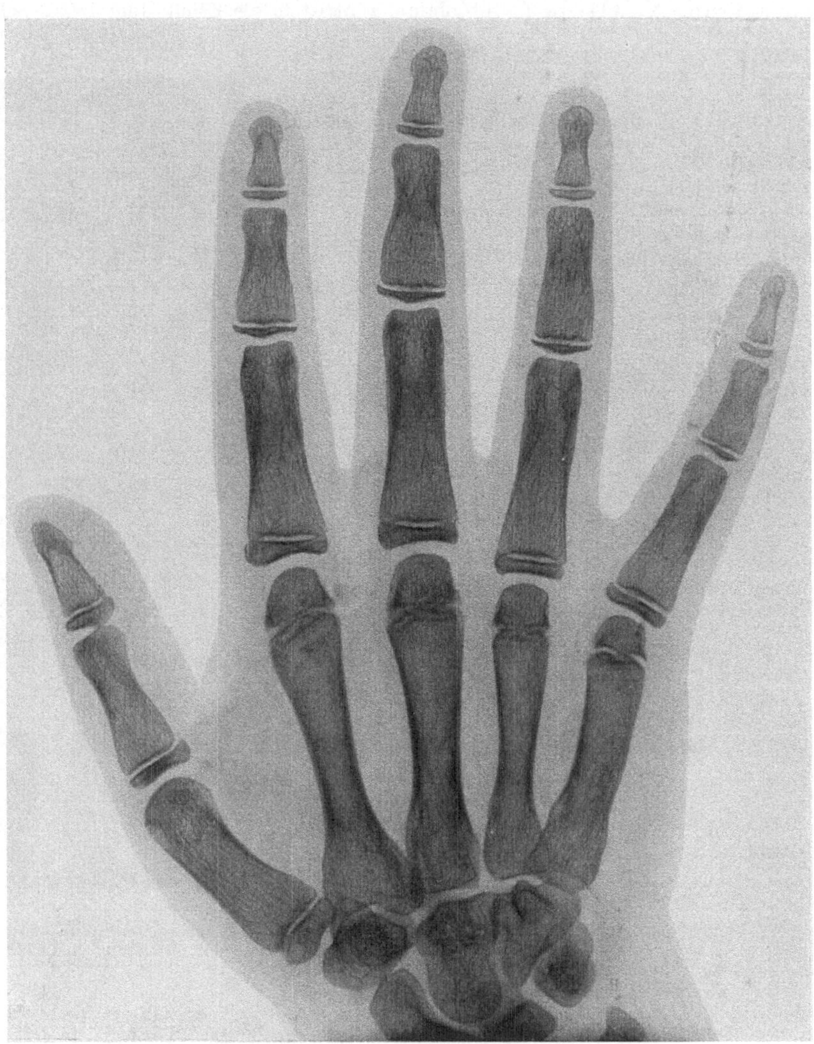

Abb. 65. Röntgenogramm bei Beobachtung XXXIII (Abb. 64).

denen aber keine Spur von Drüsensubstanz zu tasten ist. Die Warzen sind klein und eingezogen. Besondere Fettanhäufung findet sich ferner an den Hüften, an der Außenseite der Oberschenkel und am Mons veneris. Die Achselhöhlen, sowie der Mons veneris sind nur von ganz spärlichen Haaren besetzt. Das Genitale ist rudimentär. Die kleinen Labien sind kaum ausgebildet. Die Klitoris ist sehr kurz, Hymen intakt. Der Uterus sehr klein, die Ovarien sind nicht zu tasten.

Die Patientin zeigt große Schwerfälligkeit im Denken. Sie spricht zwar genügend deutsch, antwortet aber nur auf ganz einfache Fragen. In russischer Sprache konversiert sie ziemlich geläufig. Sie liegt viel im Bett und ist gegen ihre Umgebung gleichgültig, während der Untersuchung gähnt sie oft.

Das linke Auge ist amaurotisch, die Pupillen sind reaktionslos, jedoch ist konsensuelle Reaktion vorhanden. Rechts besteht temporale Hemianopsie und temporale hemiopische Pupillenreaktion. Visus rechts 1 : 10. Beide Papillen sind scharf begrenzt und blaß atrophisch. Die Reflexe sind normal. Der Hals ist kurz, dick, die Thyreoidea nicht zu tasten. Die Fossae supra- und infraclavicularis, sowie die Interkostalräume sind durch das Fettpolster ganz verstrichen. Die Bauchdecken sind äußerst fett. Das Fettgewebe der Haut ist überall stark druckempfindlich. Die Harnmenge beträgt durchschnittlich 4000, das spezifische Gewicht 1008.

Hämoglobin nach Sahli 75%, Leukozyten 8400, davon Neutroph. 56,1%, Lymphoz. 35,8%, Eos. 3,2%, Große Mono. 4,9%. Körpergewicht 62 kg. Temperatur schwankt zwischen 36 und 36,6. Alimentäre Glykosurie (200 g D) negativ.

Der Blutzucker beträgt 0,0826% (Dr. Bernstein).

Röntgenuntersuchung: Schädeldach von normaler Größe und Form. Innenfläche glatt, Nähte vorhanden, Sella mäßig erweitert und vertieft. Ihr Boden zeigt sich asymmetrisch vorgewölbt und verdünnt. Lehne verdünnt. Processus clinoid. ant. erhalten. Keilbeinhöhle geräumig. Die Ossifikation des Handskelettes entspricht annähernd dem Alter.

Die Patientin wurde am 29. 11. 11 von Dr. O. Hirsch auf endonasalem Wege in Lokalanästhesie auf der Klinik Urbantschitsch operiert. Es wurde das Septum submukös reseziert, die beiden Keilbeinhöhlen eröffnet, der Sellaboden aufgemeißelt und der Tumor teils kürettiert, teils durch Saugen mittels Glasrohres herausbefördert. Die Gesamtmasse betrug, das Blut mit eingerechnet, 45—50 ccm. Die ersten zwei Tage nach der Operation waren fieberfrei, am dritten Tage plötzlich 39,5. Erbrechen, welches etwa fünf Tage dauerte, wahrscheinlich Hämatom im Duralsack der Hypophyse, welches in Suppuration überging, sich teils resorbierte, teils abfloß (Hirsch), das Fieber war durch einige Tage sehr hoch, 39—40,5. Die dritte und vierte Woche nahm es allmählich ab. Ende der vierten Woche wurde die Patientin wieder auf die erste medizinische Klinik transferiert. Die Patientin macht jetzt einen ganz veränderten Eindruck, sie ist unvergleichlich lebhafter, interessiert sich für die Umgebung und antwortet prompt auf alle Fragen. Der Haarausfall ist vermindert. Der Durst besteht noch weiter. Sie gähnt viel seltener, die Behaarung am Mons veneris und in den Achselhöhlen hat zugenommen, die Sehschärfe des rechten Auges ist von 1 : 10 auf 1,67 : 10 angestiegen. Die Kopfschmerzen hörten nach der Operation gänzlich auf, nach vier Wochen stellten sie sich allerdings wieder ein; sehr bemerkenswert ist der Blutbefund. Die Differentialzählung ergibt jetzt:

Neutroph. 71%, Lymphoz. 25%, Eosinoph. 1%, Monoz. 2%, Übergangsformen 1%. Nach 100 g Traubenzucker tritt jetzt eine deutliche Reduktion auf. Die Patientin hat um 6 kg abgenommen.

Bei höheren Graden der Verfettung ist auch die Bauchwand besonders in ihren unteren Partien ergriffen, es kann hier zur Bildung so dicker Fettschwarten kommen, daß man sich in einigen Fällen genötigt sah, durch operative Entfernung des Fettwulstes dem Patienten Erleichterung zu verschaffen. Die Fossae supra- und infracKlaviculares können durch Fettwülste ganz verstreichen. Ferner findet sich häufig eine kragenförmige Fettansammlung am Halse und, wie Launois und Cleret sich ausdrücken, eine Fettmanschette oberhalb der Malleolen. Die Fettsucht kann exzessive Grade erreichen; aber auch da, wo sie nur verhältnismäßig gering entwickelt ist, lenkt sie durch ihre charakteristische Verteilung sofort die Aufmerksamkeit auf sich. Es wird ferner sehr häufig in der Literatur hervorgehoben, daß trotz sehr geringer Nahrungsaufnahme, ja trotz Entwicklung einer gewissen Kachexie ante exitum die Rückbildung der Fettsucht nur sehr gering war. Tritt Abmagerung ein, so bleibt die charakteristische Fettverteilung angedeutet. Ich werde später einen Fall mitteilen (Beobachtung XXXV), bei dem es in sehr kurzer Zeit zur Ausbildung einer starken Adipositas kam, dann stellten sich durch Monate hindurch Anfälle von zerebralem Erbrechen ein, wodurch die Nahrungsaufnahme durch Tage hindurch behindert wurde. Der Knabe nahm jetzt zwar an Körpergewicht stark ab, doch blieb durch den Fettwulst am Mons veneris und durch die zarte Beschaffenheit der Haut der Typus auch jetzt noch unverkennbar.

Diese Form der Fettsucht ist dadurch charakterisiert, daß sie diätisch sehr schwer zu beeinflussen ist. Sie ist also keine Überfütterungsfettsucht. Bei manchen Fällen kommt es trotz hochgradiger Störung in der Nahrungsaufnahme nur zu einer geringen Abnahme des Fettes, ja es kann der Kranke kachektisch werden, ohne daß das massenhaft angesammelte Fett verbraucht wird (Gottlieb und Raab). In anderen Fällen kommt es allerdings dann mit der zunehmenden Kachexie doch zum hochgradigen Fettschwund (Fall von Weygandt).

Es ist zu erwarten, daß bei der Dystrophia adiposo-genitalis, ähnlich wie bei der primär genitellen Adipositas die Muskeln mit Fett durchwachsen sind, wie man dies bekanntlich bei kastrierten Tieren findet. Bisher ist auf diese Verhältnisse noch wenig geachtet worden, nur Marinesco und Goldstein berichten über einen Fall von typischer Dystrophie mit mikroskopisch festgestellter Schädigung der Hypophyse durch einen Hydrozephalus, bei dem sich anscheinend diese Fettdurchwachsung der Muskeln fand. Marinesco und Goldstein nehmen allerdings eine spezifische Ernährungsstörung der Muskeln an.

In Fällen von Hypophysengangsgeschwülsten wurde nach operativer Entfernung eines Teiles der Geschwulst mehrfach Abnahme der Fettsucht beobachtet (v. Frankl-Hochwart, eigene Beobachtungen u. a.). In dem von mir mitgeteilten, von O. Hirsch operierten Falle (Beobachtung XXXIII) erfolgte nach der Operation in kurzer Zeit eine Abnahme um 6 kg.

Die Fettsucht kann isoliert, d. h. ohne Genitaldystrophie vorkommen und auch da oft exzessive Grade erreichen. Sie kann auch mit Polyurie kombiniert sein. Marburg fand unter 32 obduzierten Fällen von kephalogener Fettsucht nur 12 mal Genitaldystrophie. Auch in der großen Zusammenstellung von Gottlieb finden sich zahlreiche solche Fälle angeführt. Ich erwähne besonders die Fälle von Nothnagel, Erdheim, Bregmann und Steinhaus, v. Jaksch.

Neben der Verfettung findet sich bei der typischen Dystrophia adiposo-genitalis eine Entwicklungshemmung des Genitales und der sekundären Geschlechtscharaktere; bei männlichen Individuen bleibt der Penis ganz klein, er kann eventuell in dem Fettwulste ganz verborgen sein, das Skrotum bleibt ebenfalls klein, die Hoden können ganz winzig bleiben und sind meist einseitig oder doppelseitig nicht oder unvollkommen deszendiert. Auch die Prostata bleibt abnorm klein; bei weiblichen Individuen bleibt das äußere und innere Genitale ganz infantil, die kleinen Labien sind nur ganz wenig ausgebildet, die Klitoris ist kurz, der Uterus infantil, die Ovarien sind eventuell überhaupt nicht zu tasten, die Brüste sind zwar meist sehr fettreich, aber arm an Drüsensubstanz, die Warzen sind klein und eingezogen. Ferner bleibt die Behaarung der Achselhöhlen, der Schamgegend und des Perineums aus, oder es entwickeln sich in der Schamgegend nur spärliche borstige Haare; Männer bleiben bartlos. Bei Frauen ist allerdings der Haarmangel nicht immer deutlich ausgesprochen (Bollack und Hartmann). Die Stimme mutiert beim männlichen Geschlecht nicht oder nur unvollkommen. Die Vita sexualis entwickelt sich nicht, die Menstruation und wohl auch die Ovulation kommt nicht in Gang. In einzelnen Fällen, in denen sich die Krankheit erst nach eingetretener Pubertät entwickelt hat, wird über nachträgliches Ausfallen der Bart- und Schamhaare berichtet; bei Männern kommt es zur Impotenz. Erektion und Ejakulation hören auf, bei Frauen zessieren die Menses. Bei beiden Geschlechtern verschwindet die Libido. Auch eine teilweise Rückbildung des einmal vollentwickelten genitellen Hilfsapparates kommt vor.

Auch die Genitaldystrophie kann isoliert vorkommen, doch findet sich dann, wie schon erwähnt, fast immer die abnorme Fettverteilung angedeutet.

Als okulären Typus beschreibt O. Hirsch eine Form, bei welcher die Fettsucht fehlt, leichte Erscheinungen von Genitaldystrophie vorhanden sind, aber die Augensymptome ganz in den Vordergrund treten.

Die Haut zeigt bei der Dystrophia adiposo-genitalis eine ganz charakteristische Beschaffenheit. Sie wird oft als alabasterartig bezeichnet, ist auffallend zart und weiß, fühlt sich meist kühl an und ist manchmal trocken und leicht schilfernd. In manchen, anscheinend seltenen Fällen treten myxödemartige Schwellungen der Haut deutlicher hervor. In einigen Fällen wird starker Haarausfall angegeben, auch trophische Veränderungen der Nägel wurden beobachtet (Raab).

Raab beschreibt Fälle von Dystrophia adiposo-genitalis mit Alopecia areata, ja mit völligem Ausfall der Haare. Dieses Verhalten erinnert an die Progeria, welche im Kapitel multiple Blutdrüsensklerose besprochen werden wird.

Die ersten Respirationsversuche an zwei Fällen von kephalogener Dystrophie finden sich in der zweiten Auflage der Fettsucht von Noordens. Diese von Porges ausgeführten Versuche ergaben ziemlich normale Werte; es handelte sich hier um zwei ganz sichere Fälle von kephalogener Dystrophie, die von Frankl-Hochwart beschrieben wurden. Später fand Bernstein in einem meiner Fälle eine deutliche Herabsetzung.

Seither ist eine größere Anzahl von Untersuchungen durchgeführt worden (Labbé, Plaut, Thierny, Grafe, Liebesny u. v. a.). Die Befunde sind nicht gleichmäßig. In manchen Fällen wurde der Grundumsatz normal oder sogar etwas erhöht, in anderen Fällen herabgesetzt gefunden. Labbé findet z. B. eine Herabsetzung von $13-30\%$. Zondek findet den Grundumsatz meist nicht herabgesetzt, manchmal sogar etwas erhöht. Thierny beschreibt einen Fall mit einer Herabsetzung von 31%. Nach sechswöchiger Behandlung mit Vorderlappensubstanz stieg der Umsatz auf $+8\%$ an. Wir selbst sahen einen Fall mit Herabsetzung des Grundumsatzes auf -20%. Nach einer intensiven Radiumbestrahlung der Hypophyse wurde der Grundumsatz normal, ohne daß aber die Fettsucht dadurch beeinflußt wurde.

Die spezifisch-dynamische Nahrungswirkung findet sich nach Plaut, Knipping u. a. bei Fällen von Dystrophia adiposo-genitalis herabgesetzt. Es ist sicher bemerkenswert, daß man die herabgesetzte oder fehlende spezifisch-dynamische Nahrungswirkung durch Zufuhr von Hypophysenvorderlappensubstanz wieder zur Norm zurückbringen kann. Knipping hat auch im Tierexperiment gezeigt, daß die spezifisch-dynamische Nahrungswirkung nach Herausnahme der Hypophyse fehlt und durch Präphyson wieder hervorgerufen werden kann. Es liegt der Gedanke nahe, dieses Verhalten differentialdiagnostisch zu verwerten. Die spezifisch-dynamische Nahrungswirkung fehlt aber auch bei vielen anderen Zuständen (Insuffizienz der Schilddrüse, der Keimdrüsen und, wie Liebesny gezeigt hat, bei einer Reihe von vegetativen Neurosen), so daß man vorderhand mit diesem Kriterium nicht viel anfangen kann. Komplizierend wirkt noch, daß auch der Ausfall der Keimdrüsenfunktion den Grundumsatz manchmal beeinflußt.

Die Assimilationsgrenze für Kohlenhydrate scheint bei den meisten Fällen von Dystrophia adiposo-genitalis erhöht zu sein. Nur in ganz vereinzelten Fällen (z. B. Fall von Link mit Hypophysentumor ohne Akromegalie, Fälle von A. Verron) wurde Diabetes konstatiert. Hier handelt es sich wohl um zufällige Kombination mit einer Erkrankung des Inselorgans. Untersuchungen über den Blutzuckergehalt sind bisher sehr spärlich. Cushing gibt an, in einigen Fällen einen abnorm niedrigen Blutzuckergehalt gefunden zu haben. Bernstein hat bei zweien der von mir mitgeteilten Fälle den Blutzucker bestimmt. Beide sind sichere Fälle, bei dem einen ist die Diagnose durch die Operation, bei dem anderen durch die Sektion verifiziert. Die Werte betrugen in dem einen Falle $0,083\%$, im anderen $0,081\%$, waren also normal.

Die Untersuchungen über den Purinstoffwechsel ergaben, daß die endogene Harnausscheidung meist an der unteren Grenze der Norm liegt; auch der exogene Faktor ist meist etwas herabgesetzt (Falta und Nowaczynski, Fleischmann).

Als Beispiel führe ich folgenden Fall an:

Beobachtung XXXIV: W. G., 28 Jahre alt, Eintritt in die Klinik am 1. 5. 12. Seit einem Jahre Kopfschmerzen ohne bestimmte Lokalisation. Schwindel, Erbrechen, Ohrensausen in Intervallen von Monaten, seit drei Monaten fast wöchentlich auftretend. Seit der Kindheit geringes Sehvermögen links. In den letzten 6 Monaten Abnahme desselben beiderseits, links Amaurose, rechts noch geringes Sehvermögen, Gewichtszunahme in den letzten Monaten. Seit 9 Monaten Ausbleiben der Menses. Lues negiert.

Befund an Lungen, Herz usw. normal; ziemlich fett, besonders am Abdomen; Pupillen different, linke größer als rechte. Linke entrundet, lichtstarr, rechte träg reagierend. Akkommodation beiderseits gut, Bulbus frei, kein Nystagmus. Korneal- und Konjunktivalreflexe vorhanden. Fundus normal, rechts temporale Hemianopsie, basale Einschränkung des Gesichtsfeldes, links Amaurose; Fazialis frei, Gesicht hyperalgetisch; Trigeminus, Sensibilität, Temperaturempfindung, Schmerzempfindung, Motilität, motorische Kraft normal. Patellarreflexe lebhaft. Babinski links suspekt. Bauchreflexe vorhanden. Kein Schwindel, kein Doppeltsehen.

Röntgenbefund: Sella turcica ganz geringfügig, insbesondere im infundibularen Anteil erweitert. Der Befund ist nicht unbedingt für Hypophysentumor, sondern auch für anderweitige Hirntumoren zu verwerten.

Alimentäre Glykosurie (100 g D) negativ (200 g D) Spur.

Die Untersuchung der Harnsäureausscheidung bei purinfreier Kost ergab folgende Werte:

0,287—0,334—(20 g Natr. nucl. per os), 0,513—0,206—0,298—0,214.

Der endogene Faktor liegt also tief. Zufuhr von Purin steigert die Harnsäureausscheidung sehr wenig.

Harnmengen bis 2400 von spezifischem Gewicht zwischen 1005 und 1010.

Untersuchung des Gaswechsels (Bernstein), Mittel aus sieben Untersuchungen:

$$CO_2 \text{ Ausscheidung } 2,29,$$
$$O_2 \text{ Verbrauch } 2,94.$$

Blutuntersuchung: Erythrozyten 4 600 000, Hämoglobin 84, Leukozyten 7800, davon Neutroph. P. 74,1%, Lymphoz. 19,5%, Eosinoph. 0,7%, Monon. 5,7%.

Im Beginn des Aufenthaltes auf der Klinik war die Patientin sehr schläfrig, teilnahmslos. Später entwickelte sich bei ihr ein der Korsakoffschen Psychose ähnliches Krankheitsbild (Transferierung auf die Klinik v. Wagner). Zunehmende Schwäche, in der letzten Zeit auch Babinski beiderseits +, Fazialisparese links und Paresen der unteren Extremitäten. Pneumonie, Exitus.

6. 8. 12. Die Obduktion (Erdheim) ergab: Zystischer Tumor von Apfelgröße an der Gehirnbasis, entsprechend dem Infundibulum mit Vorwölbung des Tumors in den dritten Ventrikel und Abgang des Hypophysenstieles von seiner unteren Fläche. Der Tumor dehnt den Circulus arteriosus maximal aus und höhlt beide Schläfenlappen bedeutend aus; am vorderen Tumorpol liegen die plattgedrückten Nervi optici, welche zwischen Tumor und Art. cerebr. ant. eingeklemmt sind und an dieser Stelle eine Durchquetschung zeigen, links mehr als rechts; der untere Tumorpol liegt im Sellaeingang und erweitert diesen. Die Sattellehne ist mäßig usuriert, der Sattelboden deutlich, aber mäßig vertieft. In der Sella die vollkommen normalgroße Hypophyse mit leicht konkaver Beschaffenheit ihrer oberen Fläche. Der Tumor ist eine unilokuläre dünnwandige Zyste, in deren klarem leicht gelblichen Inhalt konsistentere opake Gebilde flottieren. Allgemeine Adipositas.

Die Ansprechbarkeit der vegetativen Nerven (im Pilokarpin- bzw. Adrenalinversuch) ist meist herabgesetzt. Meist besteht verringerte Neigung zu Schweißen.

Erwähnen möchte ich hier die Angabe von v. Frankl-Hochwart und Fröhlich, daß bei der kephalogenen Dystrophie Blasenstörungen nicht selten sind. Man hatte sie meist auf Kompression des Pes pedunculi durch den wachsenden Hypophysentumor bezogen; die beiden Autoren sprachen die Vermutung aus, ob nicht eventuell Herabsetzung der Funktion des Hinterlappens und Wegfall des Pituitrinum infundibulare daran Schuld sein können.

Sehr häufig ist die Dystrophia adiposo-genitalis mit Polyurie bzw. Polydipsie kombiniert. In manchen Fällen handelt es sich nur um vorübergehende Polyurie. In anderen Fällen kann das klinische Bild ganz den Anschein des schweren Diabetes insipidus gewinnen. Die Kombination mit Polyurie kommt nicht nur bei Hypophysenerkrankungen sondern auch bei Erkrankungen, welche die Nachbarschaft der Hypophyse (Chiasmagegend, Regio hypothalamica usw.) betreffen, vor. Oppenheim hat zuerst darauf hingewiesen, daß bei gummösen Erkrankungen des Chiasmas sehr häufig Polyurie auftritt. Von 36 Fällen aus der Literatur mit basaler luetischer Meningitis hatten 12 Polyurie. Oppenheim selbst führte zwei Fälle mit Autopsie an. Spanbeck und Steinhaus fanden unter 50 Fällen mit temporaler Hemianopsie 11 mal Diabetes insipidus. Sie selbst führen einen Fall mit typischer Hemianopsie an, der sechs bis sieben Liter Harn vom spezifischen Gewicht 1002 ausschied; Quecksilber und Jodbehandlung brachte völlige Heilung. Seither sind eine große Anzahl von Fällen beobachtet worden, auf die ich beim Diabetes insipidus näher eingehen will.

Hier sei nur als Beispiel ein Fall genauer angeführt, der auch in anderer Beziehung bemerkenswert ist.

Beobachtung XXXV: Sch. A., 15 Jahre alt, Eintritt Sept. 1909. Vater und Mutter gesund, kein Nervenleiden in der Familie. Die Mutter hatte vier Geburten und drei Aborte. Das erste Kind ist völlig gesund, der Patient ist das zweite. Das dritte und vierte Kind hatten vorübergehend Krankheiten, die ohne Bedeutung sind.

Der Patient hatte schon bei der Geburt einen auffallend großen Kopf. Im 6. Monat kam der erste Zahn, mit 2 Jahren begann der Patient zu gehen. Er war auffallend groß um diese Zeit, ein Riesenknabe. Mit 3 Jahren zeigte sich allmählich ein Strabismus concomitans, der auch jetzt noch besteht. Der Knabe hatte in der Schule gut gelernt, war sogar sehr intelligent und lebhaft. Vom 12. Jahr an trat allmählich Verschlechterung des Sehvermögens auf, es kam öfters zu Schwindel, der Knabe hatte sehr viel Durst, mußte sehr viel trinken und sehr viel urinieren. Auch ist es der Mutter aufgefallen, daß der Knabe um diese Zeit einen auffallend starken Appetit hatte. Auch mußte er sehr viel ausspucken. Allmählich beträchtliche Körpergewichtszunahme.

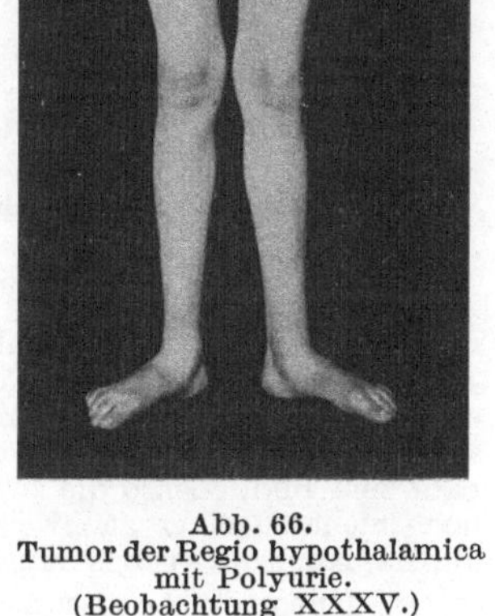

Abb. 66.
Tumor der Regio hypothalamica mit Polyurie.
(Beobachtung XXXV.)

1908 war der Patient auf der Klinik von Neusser. Aus dem dortigen Status sei hervorgehoben: es besteht starker Panniculus adiposus. Körpergewicht 46,8 kg. Leichter Strabismus concomitans convergens. Die Bewegungen der Bulbi sind aber nach allen Richtungen frei. Der Penis klein, keine Krines, Patellarreflexe lebhaft, temporale Abblassung beider Papillen, Gesichtsfeld normal. Harnmenge zwischen 2500 und 4500. Spezifisches Gewicht um 1008.

Nach Angabe der Mutter begann die Abmagerung während des erwähnten Aufenthaltes auf der Klinik. Seither bestehen auch starke Kopfschmerzen, die etwa zweimal wöchentlich auftreten und besonders in der Stirngegend lokalisiert sind. Während solcher Anfälle besteht starkes Hitzegefühl und Rötung der Gesichtshaut mit Schweißausbruch, Schwindel und Flimmern vor den Augen und meist intensives Erbrechen. Zwischendurch besteht starke Schlafsucht, der Knabe schläft dann oft 12 Stunden ununterbrochen. Ferner ist der Mutter der häufige Zwang zum Gähnen aufgefallen. Der Knabe gibt an, daß ab und zu Erektionen auftreten, die Polyurie ist jetzt sehr bedeutend. Sie beträgt jetzt bis 7 l täglich, er muß oft nachts zum Urinieren aufstehen. Seit einem Jahr ist der Patient nach der bestimmten Angabe der Mutter nicht mehr gewachsen.

Der Knabe ist hoch aufgeschossen, der Körper zeigt folgende Maße:

Jugulum-Spina a. s. 38,5 cm,
Jugulum-Symphyse 46 cm,
Vertebra prom.-Os coccyg. 47 cm,
Brustumfang 72 cm,
Beckenumfang 71 cm,
Obere Extremitäten 68 cm,
Untere Extremitäten 72 cm.

Das Gesicht hat einen kindlicheren Ausdruck als dem Alter entspricht. Die Intelligenz ist völlig normal, eher reifer als dem Alter entsprechend. In den Achselhöhlen und in der Schamgegend fehlt jede Behaarung, ebenso am Perineum. Der Knabe ist extrem abgemagert, besonders an den Extremitäten; am meisten Fett befindet sich an der Außenfläche der Oberschenkel. Sehr fettreich ist der Mons veneris. Der Penis ist klein, die sehr kleinen Hoden stecken beiderseits im Leistenkanal.

Der Strabismus besteht unverändert fort. Die Untersuchung des Augenhintergrundes ergibt beiderseitige temporale Abblassung der Papillen. Perimeter normal.

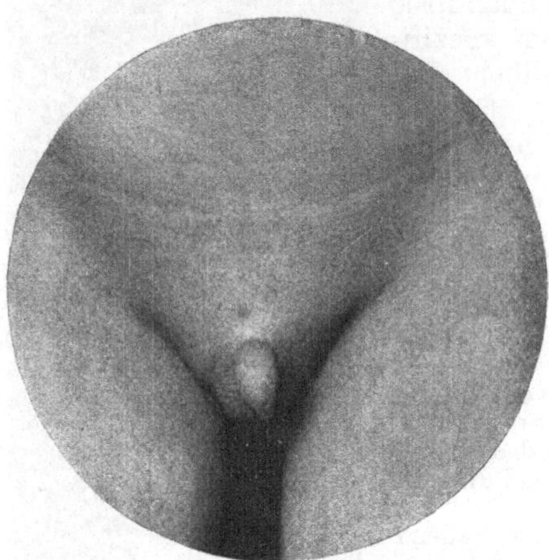

Abb. 67. Genitale von Beobachtung XXXV.
(Vgl. Abb. 66.)

Die Röntgenuntersuchung, die schon vor dem Eintritt in die Klinik ausgeführt worden war, ergab vollständig normale Verhältnisse der Sella turcica. Die Untersuchung des Handskelettes ergibt, daß die Epiphysenfugen ebenso wie die Anlage des Handskelettes dem Alter vollständig entsprechen. Die Patellarreflexe sind sehr lebhaft, sonst ergibt die Aufnahme des Nervenstatus nichts Besonderes.

Alimentäre Glykosurie 100 g D. negativ.

Die Harnmengen betragen zwischen 4000 und 6700. Das spezifische Gewicht 1002 bis 1003.

Während des Aufenthaltes auf der Klinik trat ein solcher Anfall von Kopfschmerzen und Erbrechen auf, wie er in der Anamnese beschrieben ist. Derselbe dauerte durch $2^1/_2$ Tage an, das Erbrechen war unstillbar, Nahrungsaufnahme während dieser Zeit null. Flüssigkeitsaufnahme sehr gering, nur 1600 resp. 500, resp. 1050. Das spezifische Gewicht stieg bis auf 1013. Der Knabe magerte in dieser Zeit um 3 kg ab, von $37^1/_2$ auf $34^1/_2$ kg.

Der Patient starb ein halbes Jahr nach dem Austritt aus der Klinik.

Zusammenfassung: Der Patient bot, als er in unsere Klinik kam, vollkommen das Bild der Dystrophia adiposo-genitalis. Da die Sella turcica sich röntgenologisch normal erwies, so ist wohl anzunehmen, daß ein Tumor von oben herab drückt. Auch der Diabetes insipidus paßt zum Bild, ebenso die zweifellose temporale Abblassung der Papillen, welche allerdings noch nicht zu einer nachweisbaren Hemianopsie geführt hat. Bemerkenswert ist ferner, daß das Konzentrierungsvermögen der Niere unter gewissen Umständen noch vorhanden war.

v. Frankl-Hochwart hob zuerst hervor, daß bei Hypophysentumoren ohne Akromegalie die Temperatur oft auf subnormale Werte eingestellt ist. Er selbst beobachtete dies unter zehn Fällen dreimal. Andererseits kommt es bei Fällen von Dystrophia adiposo-genitalis bisweilen zu Hyperthermie. Cushing berichtete, daß bei hypophyseopriven Tieren Injektion von glandulärem Extrakt zu Temperatursteigerung führt, während sie bei normalen Tieren niemals nach der Injektion auftritt. Cushing wollte diese „Thermoreaktion" als hypophysär bedingt auffassen. Doch haben spätere Untersuchungen dieses Verfahren als unzuverlässig erwiesen, da man einen positiven Ausfall auch bei Zuständen, die mit der Hypophyse sicher nichts zu tun haben, beobachtete. Der Nachweis eines Wärmezentrums in der Regio hypothalamica, sowie die Beziehung desselben zum Hypophysenhinterlappen (Hashimoto), lassen es begreiflich erscheinen, daß bei krankhaften Prozessen in dieser Gegend Störungen der Wärmeregulation, sowohl tiefere Einstellung der Temperatur als auch eine gewisse Labilität der Einstellung vorkommen.

Fast regelmäßig finden sich bei der Dystrophia adiposo-genitalis Veränderungen des Blutbildes und zwar meist leichte Herabsetzung der Erythrozytenzahl und fast regelmäßig eine nicht unbeträchtliche Herabsetzung des Hämoglobins. Die Leukozytenzahl ist ferner oft vermindert. Fast in allen Fällen ist die Zahl der neutrophilen Leukozyten relativ stark herabgesetzt, die der mononukleären und besonders der Lymphozyten dementsprechend stark relativ und absolut erhöht. Die eosinophilen Zellen zeigen in manchen Fällen eine beträchtliche Vermehrung. Nach der Operation kann das Leukozytenbild zur Norm zurückkehren. Manchmal fand sich aber auch nach der Operation starke Mononukleose. Auch der Hämoglobingehalt fand sich in diesen Fällen nach der Operation noch stark herabgesetzt.

Ein Symptom, welches, wie wir später sehen werden, für die Annahme einer Mitbeteiligung der Hypophyse von besonderer Wichtigkeit ist, ist die Wachstumshemmung. Es ist, wie ich hier nochmals betonen muß, nicht richtig, wenn Biedl behauptet, daß die Wachstumsstörung als differential-diagnostisches Moment früher nicht gewertet worden ist. In der ersten Auflage habe ich auf die große Bedeutung derselben bereits ausführlich hingewiesen, die bis dahin vorliegenden Fälle in der Literatur zusammengestellt und eigene Beobachtungen beigebracht. Das Resultat dieser Untersuchungen ging dahin, daß bei der Dystrophia adiposo-genitalis sich sehr häufig Wachstumsstörungen, Störungen der Ossifikation und der Dentition finden. Was die Wachstumsstörung anbelangt, so hat schon v. Frankl-Hochwart darauf hingewiesen, daß die Fälle von Hypophysentumoren ohne Akromegalie, wofern es sich um jugendliche Individuen handelt, im Wachstum zurückbleiben. Was die Dimensionierung des Skelettes anbelangt, so habe ich in der ersten Auflage auf Grund des Studiums meiner Fälle folgende Kriterien für die Differentialdiagnose der kephalogenen und der primär genitellen Dystrophie angegeben.

Die Dimensionierung ist manchmal mehr infantil, manchmal mehr eunuchoid, d. h. die Unterlänge überragt in letzterem Fall die Oberlänge deutlich. Es scheint, daß hier zwei Faktoren im entgegengesetzten Sinne wirken. Der eine ist die Genitalstörung. Diese macht Hochwuchs und Überragen der Unterlänge über die Oberlänge, der andere ist die Wachstumsstörung, bedingt durch den komplizierenden Ausfall der Hypophysenfunktion. Je nachdem der eine oder der andere Faktor stärker hervortritt, nähert sich die Dimensionierung mehr der eunuchoiden oder mehr der infantilen. Bei den schweren Fällen ist sie wohl meist infantil.

Auch in den Ossifikationsverhältnissen besteht ein deutlicher Unterschied zwischen der kephalogenen Dystrophie und dem Eunuchoidismus. Wie wir später sehen werden, ist bei letzterem nur der Epiphysenschluß gestört, die Entwicklung der Knochenkerne aber, soweit die bisherigen Beobachtungen reichen, nicht wesentlich verzögert. Dafür ist aber die Verzögerung des Schlusses gewisser Epiphysenfugen sehr hochgradig und dauert bis in das späte Alter an. Betrachten wir nun einige Fälle mit kephalogener Dystrophie. Ein von v. Eiselsberg und von v. Frankl-Hochwart mitgeteilter Fall (Beobachtung 39 in der ersten Auflage), war, als ich ihn untersuchte, $27^1/_2$ Jahre alt. Die ersten Symptome hatten mit 19 Jahren eingesetzt, die Ossifikationsverhältnisse waren vollständig normal. Bei einem so spät einsetzenden Eunuchoidismus wären gewisse Epiphysenfugen noch offen geblieben und es wäre sicher noch ein Weiterwachsen um einige Zentimeter erfolgt. Im Falle L. J., Beobachtung XXXII und im Falle L. S. B., Beobachtung XXXIII entsprachen die Ossifikationsverhältnisse annähernd der Norm.

Ganz anders liegen die Verhältnisse in den Fällen mit früh einsetzender schwerer Wachstumsstörung. Bei dem folgenden Falle (Beobachtung XXXVI)

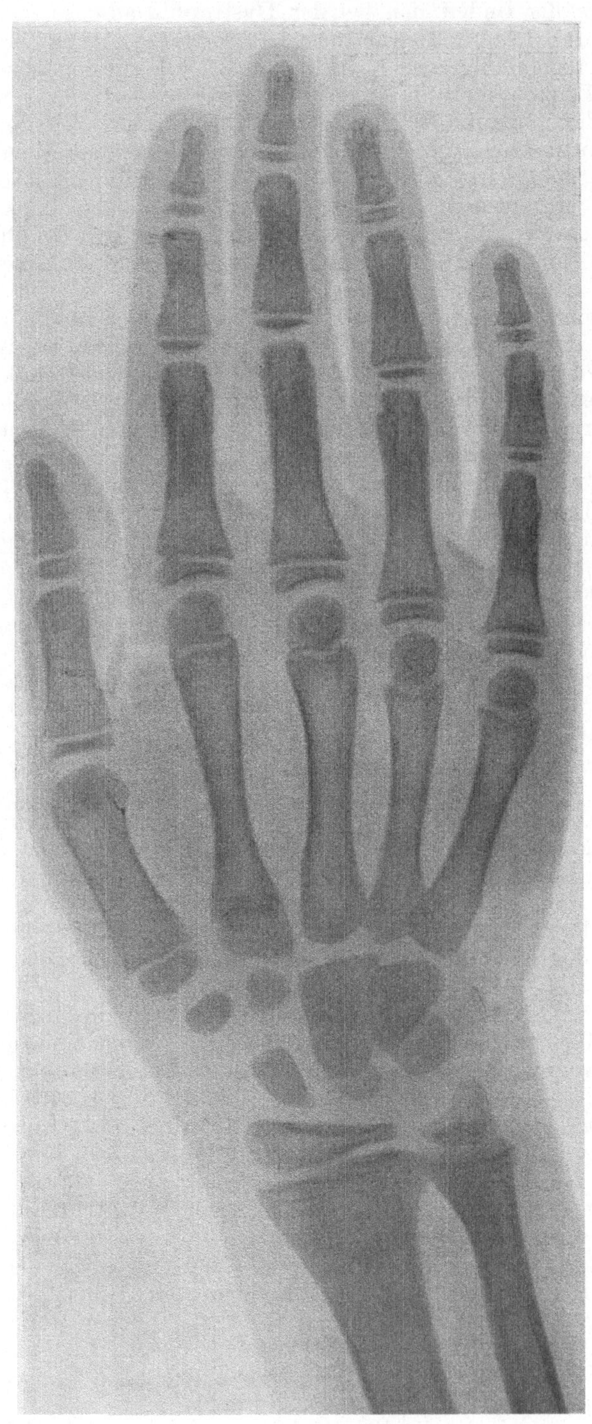

Abb. 68. Röntgenogramm der Hand eines Falles von jugendlicher Dystrophia adiposo-genitalis.

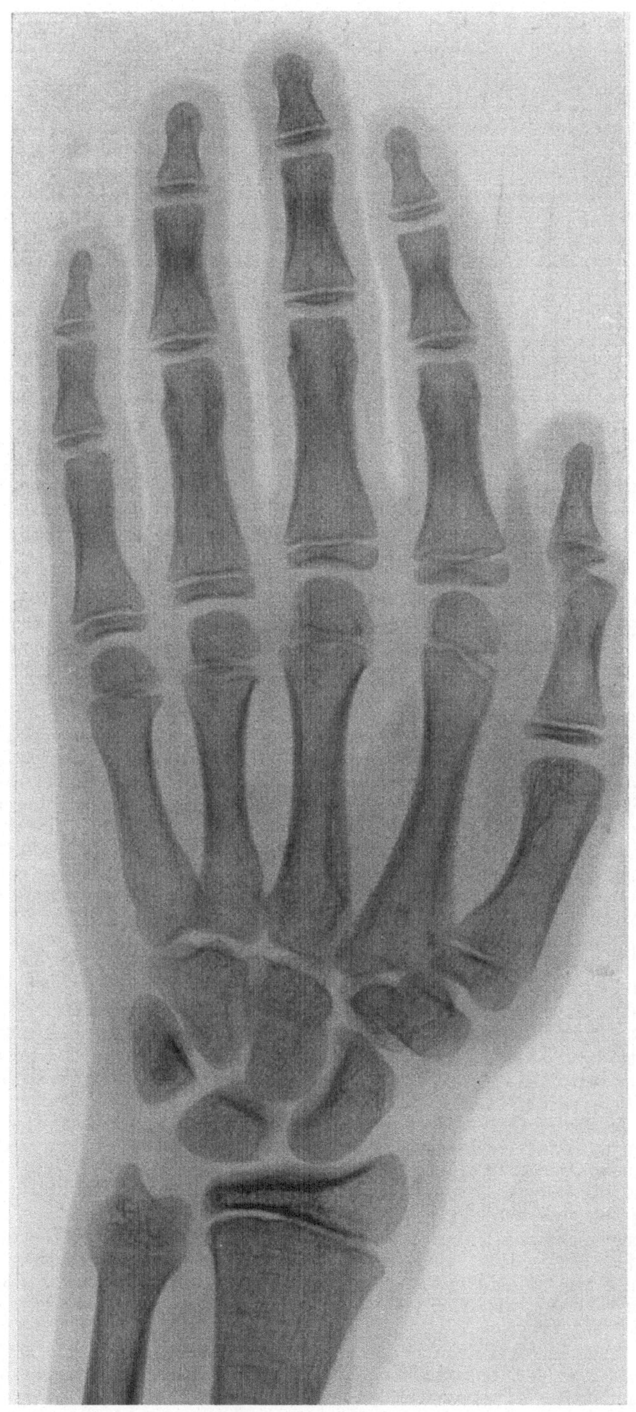

Abb. 69. Röntgenogramm der Hand eines gleichalterigen, normalen Knaben.

21*

entspricht die Entwicklung der Knochenkerne nicht der eines 15 jährigen, sondern der eines 8—9 jährigen Knaben. Ich verweise auf das Röntgenogramm dieses Falles neben dem eines normalen 15 jährigen, gleichalterigen Knaben. Abb. 68 und 69.

Beobachtung XXXVI: Fall F.: 15 jährig. Eintritt in die Klinik September 1912. Die Mutter des Patienten gibt an, daß die Geburt normal war, sie kann nicht mit Sicherheit angeben, wann die Wachstumsstörung eingesetzt hat, angeblich soll bis zum achten Jahr Rachitis bestanden haben. Das Kind habe erst sehr spät laufen gelernt. Abdomen war damals aufgetrieben. Jedenfalls muß angenommen werden, daß die Wachstumsstörung sehr weit zurückreicht. Es bestehen Fettstühle, die, wie die Mutter angibt, bestehen, solange sie sich erinnern kann. Mit sechs Jahren Masern. In frühester Jugend soll er viel geschwitzt haben. In der letzten Zeit magerte er ab, fühlte sich sehr schwach; er wurde still und traurig. Er klagt auch über heftigen Schwindel und über Kopfschmerzen. Seit 3 Wochen diarrhoische Entleerungen, die ebenfalls fettig aussehen. Die Entwicklung der Intelligenz war anscheinend normal.

Der Knabe mißt 121 cm, die Spannweite beträgt 121 cm, Unterlänge (von der Spina a. s. bis zum Mall. int.) 63 cm. Der Schädel hat die Form eines Turmschädels, der größte Umfang mißt $61^1/_2$ cm. Die Tubera frontalia springen etwas vor, keine Sattelnase. Die Zähne sind sehr schadhaft, die Schneidezähne mehrfach gerieft, einzelne Zähne dem Milchgebiß angehörend. Genua valga. Die Gesichtsfarbe ist blaß, die Haut des ganzen Körpers ist weiß, auffallend zart, ganz weiblich. Der Patient ist mager, doch besteht etwas Fettansatz an den Hüften und Nates, in der Unterbauchgegend und etwas deutlicher am Mons veneris. Kein Rosenkranz, keine Verkrümmung der Extremitäten. Keine Drüsen fühlbar. Befund über den Lungen normal. Die Herztöne sind rein, nach mehrmaligem Aufsitzen Extrasystolen. Die Untersuchung mit dem Elektrokardiographen ergibt komplette Dissoziation.

Die Entwicklung des Genitales ist hochgradig zurückgeblieben, der Penis sehr klein, Vorhaut stark entwickelt. Die Leistenkanäle für zwei Finger durchgängig, die Hoden liegen im Leistenkanal und treten nur bei starkem Husten etwas herab. Sie sind etwa bohnengroß und sehr weich, die Nebenhoden kaum abgrenzbar. Die Behaarung am Stamm und am Genitale fehlt vollständig.

Wassermannsche Reaktion negativ. Alimentäre Glykosurie (200 g. D) negativ.

Blutuntersuchung: Erythrozyten 4 800 000, Hämoglobin $45^0/_0$, Leukozyten 5900, davon Neutroph. P. $64^0/_0$, Lymphoz. $25^0/_0$, Gr. Mono. $4^1/_2{}^0/_0$, Eosinoph. $5^1/_2{}^0/_0$, Mastzellen $1^0/_0$.

Die Augenuntersuchung ergibt etwas prominente Bulbi, schiefe Lidspalten, Pupillen weit, Optici blaß, scharf begrenzt, Gefäße besonders die Venen und die peripheren und makulären Äste beträchtlich geschlängelt, ohne Erweiterung, alte Neuritis? (Dozent Ulbrich.)

Röntgenuntersuchung: Schädel auffallend groß und hoch (Hydrozephalus). Sella von normalen Dimensionen, nur im Eingang etwas erweitert, ihre Konturen erhalten, die Erweiterung des Sellaeinganges dürfte nur eine Teilerscheinung der hydrozephalen Schädelausdehnung sein (Prof. Schüller).

Die Untersuchung des resp. Gaswechsels (Dr. Bernstein) ergibt:

CO_2-Ausscheidung: 5,14 ⎫
O_2-Verbrauch: 6,11 ⎭ Mittel aus drei gutstimmenden Untersuchungen.

Die Temperatur ist sehr tief eingestellt, gewöhnlich zwischen 36 und 36,4.

Injektion von 4 ccm Pit. gland. intramuskulär: nur leichte Temperatursteigerung bis 37.

6. 11. Injektion von 5 ccm Pit. gland. intramuskulär vormittags 9 Uhr: Nachmittag Anstieg der Temperatur bis 38,5 (4 Uhr). Um 8 Uhr noch 38. Am anderen Morgen Temperatur wieder 36,2, keine subjektiven Erscheinungen.

Die Untersuchung des Gaswechsels nach der Injektion zeigt ein sehr starkes Absinken der Kohlensäureproduktion und des Sauerstoffverbrauchs. Dabei beträchtliches Ansteigen des respiratorischen Quotienten.

Wiederholung des Versuchs am 13. 11. mit 5 ccm Pit. gland. (intramuskulär), wieder Temperatursteigerung bis über 38^0 C.

Die Harnmengen schwanken zwischen 2000 und 4000. Das spezifische Gewicht schwankt dementsprechend zwischen 1010 und 1006, nur selten 1010 überschreitend.

Im Anfang mehrere Stuhlgänge täglich, später dann nur ein bis zwei. Die Stühle sind mehr oder weniger breiig, weißlich, fettglänzend, mikroskopisch massenhaft Seifen-Fettsäurenadeln und Neutralfett.

Appetit und Allgemeinbefinden heben sich rasch, rascher Anstieg des Körpergewichts von 24 kg bis $32^1/_2$ kg im Verlauf von 5 Wochen, dabei deutliches Hervortreten der abnormen Fettverteilung an Nates, Mons veneris usw.

Die Intelligenz des Knaben ist ziemlich gut entwickelt, Temperament ist heiter. Die Klagen über Kopfschmerzen sind geringer.

Die Röntgenuntersuchung des Handskelettes ergibt hochgradige Entwicklungsstörung der Ossifikation. Die Entwicklung der Knochenkerne entspricht ungefähr derjenigen bei einem 8—9 jährigen Knaben.

Auch in dem folgenden Fall tritt die Wachstumsstörung deutlich hervor.

Beobachtung XXXVII: M. S. P., 41 Jahre, aus Palästina. Eintritt in die Klinik Mai 1911. Familienanamnese o. B. Der Patient gibt an, daß sein Genitale seit Kindheit immer dieselbe Größe gehabt habe. Trotzdem der Penis winzig klein ist, kommt es doch zu Erektionen. Mit 22 Jahren erster Koitus. Der Koitus wurde bis zum 26. Lebensjahr monatlich mehrere Male ausgeführt. Das Wollustgefühl sei sehr stark, zu einer Ejakulation sei es aber nie gekommen. Auch jetzt kommt es noch bisweilen zu Erektionen, die bisweilen 6—8 Stunden andauern und mit starkem Wollustgefühl verbunden sind. Wir selbst hatten Gelegenheit, eine solche Erektion zu beobachten, der Penis maß dabei etwa 3 cm.

Der Patient leidet seit 4 Jahren an heftigem rechtsseitigen Kopfschmerz. Es besteht bei ihm eine leichte rechtsseitige Ptose und eine Parese der Mm. obliquus sup., obliquus inf. und rectus inf. mit Doppelbildern.

Der Patient ist 154 cm hoch, Spannweite 172 cm, Unterlänge 97 cm; er ist ziemlich fett, reichliche Fettauflagerung auf den Hüften und am Mons veneris. Barthaare fehlen vollständig, in den Achselhöhlen und am Mons veneris nur spärliche Behaarung. Der Penis ist winzig, es besteht leichte Hypospadie. Der Hodensack ist ganz klein, beide Hoden kryptorch.

Röntgenuntersuchung: Beide Clivi zugeschärft. Sellaeingang erweitert. Sellaboden nicht wesentlich vertieft.

Untersuchung des Augenhintergrundes: beide Papillen verwaschen, alte Neuritis.

Blutuntersuchung: Erythrozyten 5 000 000, Leukozyten 10 000, davon Hämoglobin 65⁰/₀, nach Sahli, Neutroph. P. 50,1⁰/₀, Gr. Mono. 15,0⁰/₀, Lymphoz. 24,4⁰/₀, Eosinoph. 0,5⁰/₀, Adrenalin subkut. 0,001, keine Glykosurie.

Ich hielt den Fall anfangs für ein Eunuchoid, bei dem noch eine gewisse Funktion der Keimdrüse erhalten wäre. Auch die Dimensionierung des Körpers schien mir in diesem Sinne zu sprechen. Gegen reinen Dysgenitalismus spricht aber

1. die Wachstumsstörung (die Eltern des Patienten sind große Leute),

2. die Augenmuskelstörungen, Hirndrucksymptome und die Röntgenuntersuchung.

Da die Genitalstörung schon in frühester Jugend eingesetzt hat, die Augenmuskelstörungen aber erst vor etwa vier Jahren sich allmählich bemerkbar machten,

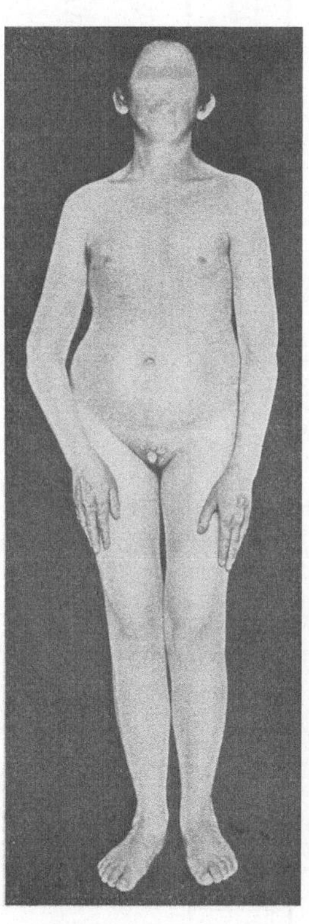

Abb. 70.
Teratom der Hypophyse.
(Beobachtung XXXVII.)

so muß man an einen sich sehr allmählich entwickelnden Hypophysentumor denken. Es könnte dieser ein Teratom sein.

Es gleicht also die Wachstumsstörung in solchen Fällen der beim Hypothyreoidismus. Als auf ein weiteres Beispiel verweise ich auf den Fall von Bournier, der zeigt, daß bei hohen Graden von Wachstumsstörung auch der Schluß gewisser Epiphysen stark verzögert ist. Bei dem 26 jährigen Patienten waren die proximalen Epiphysen der Phalangen und des Metakarpus I und die distalen von Ulna und Radius noch offen. Ferner verweise ich auf den von Sprinzel mitgeteilten Fall, bei dem die Ossifikation noch stärker zurückgeblieben war als in meinem Falle F. (Beobachtung XXXVI).

Aus alledem scheint hervorzugehen, daß die Ossifikationsstörung bei leichten Graden der kephalogenen Dystrophie nicht sehr ausgesprochen ist, bei schweren Graden aber in gleicher Weise das

Tabelle.

Autor	Alter und Geschlecht	Fettsucht	Genitaldystrophie	Hypophyse	Diabetes insipidus	Anmerkungen
Jaksch, Med. Klinik 1912. Nr. 8		++		normal		Syringomyelie, geringer Hydrozephalus.
Bauer Th. und Wassing, Wien. klin. Wochenschr. S. 1236. 1913	16 ♂	++		kleines basophiles Adenom des Vorderlappens		keine Wachstumshemmung, Epilepsie.
Marañon u. Pintos, N. Iconogr. Salp. Bd. 28, S. 185. 1916		+	+	normal		traumatische Läsion an der Baileyschen Stelle.
Lerebouillet, Mouzon et Cathala, Rev. neurol. Tom. 27, p. 1198, 1920		+	+	normal		Tumor des III. Ventrikels.
Frank, Berl. klin. Wochenschr. S. 396, 1912		+	Späteunuchoidismus	Kugel	+	Schußverletzung.
Eichler, Münch. m. Wochenschr. Nr. 39, 1918	♂	angedeutet	Späteunuchoidismus	?		Schädelbasisfraktur.
Santangelo, Cervello. Vol. 2, p. 145, 1923		+++ (Zunahme um 68 kg)		Sella normal	+	postenzephalitisch.
Santangelo, ibidem		++		Sella normal		
M. Meyer, Zeitschr. f. d. ges. Neurol. u. Psychiatr. Bd. 20, S. 327. 1913	35 ♀	++	seit 8 Jahren Amenorrhöe, Haarausfall	normal (auch Infundibulum)	+	enzephalitischer Herd in beiden Corp. maxillaria. Psychische Störungen.
Nonne, Dtsch. Zeitschr. f. Nervenheilk. Bd. 35, S. 1. 1916	15 ♂	++	seit 6 Monaten Amenorrhöe	normal	+	Gliom zwischen Pons und Zwischenhirnboden. Patient zuerst klein, dann normal gewachsen.
,,	22 ♂	++	+	normal	+	Gliom an der Basis des Pons, Kompression des Zwischenhirns. Verlegung des Infundibulum.

Launois et Cleret, Gaz. d. hôp. civ. et milet. 1910. Nr. 5 u. 7	33 ♂	+++	++	kirschgroßes basophiles Adenom im Vorderlappen, Hinterlappen intakt		
Gottlieb, Zeitschr. f. angew. Anat. u. Konstitutionslehre Bd. 7, S. 60. 1920	27 ♂	+	++ (offene Epiphysenfugen, lange Extremitäten)	multilokuläre Zyste der Pars interm. Vorderlapp. noch vorhanden		keine Wachstumsstörung.
,,	54 ♂	+	+	Psammom, die ganze Hypophyse zerstört		158 cm.
,,	32 ♂	++	++	Angiokavernom des Vorderlappen (etwa $1/10$ des Vorderlappen durch Geschwulst ersetzt)		
,,	42 ♂	?		Chondrom des Keilbeins, Hypophyse und Stiel zerstört		
Luce, Dtsch. Zeitschr. f. Nervenheilk. Bd. 68 u. 69, S. 187. 1921		++ (seit dem 11. Jahr	+	normal		hämorrhagische Geschwulst des Pons, auf den Boden des Zwischenhirns übergreifend, reicht bis zur Hypophyse, Hydrozephalus.
Raab, Nr. 6 Wien. Arch. f. inn. Med. 7, S. 443. 1924		++	+	fast normal		Tuberkulom, totale Zerstörung der Zwischenhirnbasis, Übergang in Kachexie ohne Verbrauch des massenhaft angesammelten Fettes.
Falta, Erkrankungen der Blutdrüsen 1913	♂	++ (dolorosa)	Impotenz	normal		chronischer Hydrozephalus, Potus.
Pick, Dtsch. med. Wochenschr. 1911. Nr. 42	♂	+++	++	Hypophyse und Infundibulum nach rechts gedrängt, abgeplattet. Rachendachhypophyse vergrößert. (Reichlich eosinophile Zellen.)	1	Tumor, knochenhart, aus der Sella nach oben sich vorwölbend. Hypertrophie der Nebennieren.
Fleckseder Wien. med. Wochenschr. 1916, Nr. 26, S. 1007		++ Fettpolster trotz schwerster Kachexie sehr gut entwickelt	Scham- und Achselhaare fehlen. (Exstirpation des Uterus und der Adnexe 14 Jahre früher)	Hinterlappen, Pars interm. und Stiel von Metastasen durchsetzt, starke Atrophie des Vorderlappens	+	Melanosarkom von einem Naevus am Vorderarm ausgehend.

Auftreten der Knochenkerne und den Epiphysenschluß betrifft, während beim reinen Eunuchoidismus nur der Epiphysenschluß verzögert ist, diese Störung aber bis in das höhere Alter andauert.

Hier sei kurz erwähnt, daß H. Mooser einen Fall von endogener Fettsucht mit hochgradiger Osteoporose (Gibbus der Wirbelsäule, Osteoporose der Schädelknochen, des Brustbeines, der Rippen) beschrieben hat. Bei der Sektion fand sich Atrophie der Wirbelsäule, hochgradige Atrophie der Knochen und Fraktur der Rippen. Außerdem fand sich Sklerose der Schilddrüse, der Epithelkörperchen und der Hoden; die Hypophyse war normal. v. Reichmann beschrieb einen Fall von Adenom der Hypophyse mit Osteoporose, in einem zweiten Fall von Osteoporose fand sich die Sella erweitert.

Ferner sei hier gleich das eigenartige Syndrom: Retinitis pigmentosa, Polydaktylie, Fettsucht, Genitalhypoplasie und geistige Minderwertigkeit (Bardet, Biedl, Raab) erwähnt. Dengler beschrieb einen Fall mit sechs Zehen an beiden Füßen und gespaltenen Epiphysenkernen im distalen Ende der Ulna. Die Polydaktylie kann auch in dem Syndrom fehlen (Lawrence und Moon, Solis Cohen und E. Weiß).

Je nach der Natur des Prozesses ergibt die Röntgenuntersuchung entweder Erweiterung des Sellaeinganges mit Destruktion der Processus clinoidei eventuell mit Vertiefung des Sellabodens (besonders bei den Hypophysengangstumoren), hingegen bei extrasellären Prozessen Zuschärfung des Processus clinoidei und erst später Destruktion derselben (Erdheim und Schüller), ferner Vertiefung der Impressiones digitatae, bei jugendlichen Individuen eventuell Nahtzerreißung, Vergrößerung des Schädels und wesentliche Verdünnung seiner knöchernen Wände.

Genaue anatomische Studien verdanken wir neuerdings Raab. Raab zeigt, daß sich der Hypophysenstiel bogenförmig über die Dorsumkante nach rückwärts legt. An dieser Stelle verlaufen die Sekretbahnen und unmittelbar darüber liegen anscheinend die wichtigsten Zentren für Genital- und Fetttrophik. Es sei daher verständlich, daß nur ein leichter Druck von oben oder von unten genügt, um schädigend zu wirken. Raab glaubt, daß ein plumpes, breites, hohes Dorsum sellae schon bei verhältnismäßig geringen Druckänderungen solche Schädigungen herbeiführen kann. Endlich sei erwähnt, daß sich bei verkalkten Tumoren oder Gummen häufig Schatten am Sellaeingang oder oberhalb der Sella nachweisen lassen.

Zu den eben geschilderten Erscheinungen gesellt sich noch je nach dem Prozeß, welcher vorliegt, eine Reihe mannigfaltiger Symptome. Am häufigsten sind es Drucksymptome, wie man sie bei Tumoren der mittleren Schädelgrube anzutreffen pflegt: Kopfschmerz, der meist nicht genau lokalisiert ist, ferner Sehstörungen (bilaterale Hemianopsie oder einfache Amblyopie und Amaurose, genuine Atrophie, nicht selten auch Stauungspapille). Zuerst tritt bilaterale Hemianopsie für Farben auf, später erst für weiß; in ganz seltenen Fällen kann es durch Zerstörung eines Tractus opticus durch die Geschwulst auch zu homonymer Hemianopsie kommen (ein Fall von O. Hirsch), ferner Schwindel, Schlafsucht, häufiges Gähnen (nachts aber wenig Schlaf), Apathie, eventuell psychische Störungen, bisweilen auch Ausfluß von Zerebrospinalflüssigkeit aus der Nase. Dazu kommen Augenmuskelparesen, Geruchs-, Geschmacks- und Hörstörungen, Erbrechen, Erscheinungen eines Hydrozephalus, doppelseitige klonische Zuckungen, eventuell Paresen der Extremitäten. Durch Hereinwachsen des Tumors in die Orbita kann auch Exophthalmus auftreten (Fall von Pechkranz). Raab weist auf das häufige Zusammentreffen von Dystrophia adiposo-genitalis mit Migräne hin, die vielleicht im Sinne Spitzers auf Liquorstauung zurückzuführen sei.

Bemerkenswert sind endlich gewisse Veränderungen der Psyche. v. Frankl-Hochwart hob hervor, daß diese Patienten eine merkwürdige Ruhe und Resigniertheit und trotz der bestehenden Kopfschmerzen oft heiteres Temperament zeigen. Bei den jugendlichen Individuen kontrastiert jedenfalls das heitere Temperament (Fall F., Beobachtung XXXVI und Fall von Sprinzels) stark mit der Stupidität und Morosität der kindlichen Hypothyreose. In manchen Fällen von hypophysärer Dystrophie kann es allerdings auch zu einem recht beträchtlichen Grad von Teilnahmslosigkeit kommen, die dann eventuell durch die Operation einer wesentlichen Besserung zugänglich ist (vgl. Beobachtung XXXIII). Hier und da kommt es auch zu mehr oder weniger ausgesprochenen Psychosen, z. B. Korsakowscher Psychose (O. Kankeleit). Endlich sei erwähnt, daß auch die hypophyseopriven Hunde eigenartige psychische Veränderungen zeigen.

Pathologische Anatomie. Die pathologisch-anatomischen Prozesse, die bei diesem Syndrom gefunden wurden, sind äußerst mannigfaltig. Am häufigsten sind es Tumoren der Hypophyse selbst. Die ersten ausführlichen Zusammenstellungen der Hypophysentumoren ohne Akromegalie finden sich bei Kollarits und bei v. Frankl-Hochwart.

Letzterer hat 97 Fälle von Tumoren der Hypophyse (ohne Akromegalie) zusammengestellt. Darunter sind 12 Karzinome, 13 Adenome [1], 9 Strumen und 27 Sarkome. Unter den Karzinomen sind die Hypophysengangs-Plattenepithelkarzinome, welche Erdheim beschrieb, besonders bemerkenswert. Diese gehen von Plattenepithelhaufen aus, welche in dem vom glandulären Vorderlappen sich in den Hypophysenstiel erstreckenden Fortsatz liegen und als Reste des Hypophysenganges versprengte Keime des Mundektoderms darstellen. (Vgl. Abb. 34.) Histologisch bestehen sie aus dicht nebeneinander stehenden Epithelnestern und konzentrischen Schichtungskugeln. Erdheim vergleicht sie den Adamantinomen, welche aus Resten der Zahnanlage, also ebenfalls aus versprengten Keimen des Mundektoderms entstehen. Es ist leicht einzusehen, daß die Hypophysenganggeschwülste meist zuerst zu einer Erweiterung des Sellaeinganges führen. Die glanduläre Hypophyse kann dann, wie in dem Falle von Bregmann und Steinhaus, makroskopisch normal aussehen.

Weiterhin sind nach v. Frankl-Hochwart beobachtet worden: 15 Zysten, darunter der interessante Fall L. K., der von v. Eiselsberg operiert und genauer von Bychowski beschrieben wurde. Ferner ein vaskulärer Tumor unbestimmter Natur, 3 Gliome, 2 Teratome, 7 Tuberkel, 3 Gummen, je ein Steatom, Chondrom und Fibrom.

Einen sehr bemerkenswerten Fall von Zyste der Hypophyse hat Marañon mitgeteilt. Es handelte sich um einen etwa 40 jährigen Mann mit typischer Dystrophie. Makroskopisch war die Hypophyse anscheinend normal, bei der mikroskopischen Untersuchung fanden sich mehr als drei Viertel des drüsigen Teiles durch einen alten hämorrhagischen Herd zerstört. Gottlieb beschrieb einen Fall von multilokulärer Zyste.

Auch nach Schädelbasisfrakturen oder Schußverletzungen kann sich eine Dystrophia adiposo-genitalis entwickeln. Viel zitiert ist der Fall von Madelung. Es handelte sich um ein 9 jähriges Mädchen. Im Alter von 6 Jahren Schußverletzung mit einem Flobertgewehr. Das Mädchen ist geistig zurückgeblieben, sehr ruhig. Bedeutende Adipositas, die erst nach der Verletzung sich entwickelte (die Patientin war damals 5 Monate bettlägerig). Die Kugel war vom linken Auge in die Sella turcica eingedrungen; leichtes Nachschleppen des linken Beines und Schwäche des linken Armes.

Außer diesen von der Hypophyse aus sich entwickelnden Tumoren sind es, wie schon früher erwähnt, Prozesse in der Umgebung der Hypophyse, welche bei Fällen von Dystrophia adiposo-genitalis gefunden werden. Hierher gehören Tumoren, welche von den Hirnhäuten oder vom Knochen ausgehen, oder Hirntumoren. Überhaupt können alle möglichen Hirnprozesse zu Genitalstörungen und Adipositas führen, wofern sie nur anscheinend eine Drucksteigerung im dritten Ventrikel hervorrufen. Schon 1855 berichtete Fr. König von einem Fall, der mir hierher zu gehören scheint. Es handelte sich um ein 18 jähriges Mädchen mit unentwickeltem Genitale; sie hatte nie menstruiert. Das Sehvermögen war gestört. Der Kopf war sehr groß. Es fand sich Hydrops aller Ventrikel und Atrophie der Sehnerven, im Kleinhirn links ein Echinokokkus. Der Fall wurde wegen der mangelhaften Verknöcherung des Beckens von A. Paltauf dem echten Zwergwuchs zugerechnet. Die erste genaue Beschreibung solcher Fälle verdanken wir E. Müller, nachdem Axenfeldt bereits 1903 darauf hingewiesen hatte, daß Geschwülste an der Hirnbasis schon im Beginn

---

[1] Daß nicht jedes Adenom eine gesteigerte Funktion haben und zur Akromegalie führen muß, habe ich schon früher besprochen.

der Erkrankung dauernde Amenorrhöe erzeugen können. In manchen von den Müllerschen Fällen entwickelte sich auch eine ausgesprochene Fettsucht. In den beiden autoptischen Fällen handelte es sich um einen Kleinhirntumor resp. um einen Tumor des Okzipitallappens; in den drei nur klinisch beobachteten Fällen wahrscheinlich um sekundären Ventrikelhydrops bei Hirntumoren.

Marinesco und Goldstein beschrieben zwei Fälle von Hydrozephalus mit Genitalhypoplasie und Fettsucht (keine Autopsie!). Sie waren von kleiner Statur wie die Fälle von E. Müller. Neurath berichtete ferner über Fälle von Hydrozephalus mit Fettsucht bei Kindern. Die Genitalstörung war nicht immer deutlich. Man wird aber bedenken müssen, daß bei Kindern die Genitalstörung in einem früheren Alter nicht so sehr hervortreten wird wie bei Adoleszenten. Auch Fall 2 und Fall 3 von Babonneix und Paisseau gehören der eben besprochenen Gruppe an. Im Fall 2 hat sich wie im Fall 1 von Neurath der Hydrozephalus nach Scharlach entwickelt.

Es können überhaupt die verschiedensten Infektionskrankheiten zu Dystrophia adiposogenitalis führen. Hauptsächlich dürfte es sich dabei um Entwicklung eines Hydrozephalus, manchmal vielleicht auch um meningeale Veränderungen handeln. Den Scharlach habe ich bereits erwähnt. Es wurden aber auch Fälle nach Keuchhusten (Albertario, Raab), nach Gelenkrheumatismus (Raab), nach Influenza (Fendel), nach Meningitis epidemica (Raab), nach Angina (Raab) usw. beobachtet. Aus neuester Zeit liegen eine Reihe von Beobachtungen über Entwicklung von Dystrophia adiposo-genitalis nach Enzephalitis vor. Ein besonders instruktiver Fall ist der von M. Meyer. Entwicklung von Fettsucht, bzw. Genitaldystrophie bei Encephalitis lethargica ist relativ häufig (v. Economo). Ich erwähne besonders die Fälle von Levet, Nobecourt, Stiefler, Santangelo, Raab. In manchen Fällen bestand dabei auch Polyurie.

Bei Infektionskrankheiten kann aber auch die Hypophyse direkt mitergriffen werden. Fahr beschrieb akute Hypophysitis bei einem Fall von Sepsis nach Furunkulose. Vorder- und Hinterlappen waren gleichmäßig entzündlich infiltriert. Bei Besprechung der hypophysären Kachexie wurde schon darauf hingewiesen, daß chronisch entzündliche Prozesse in der Hypophyse häufig zu Sklerose führen.

Besonders häufig führt die Syphilis zu Dystrophia adiposo-genitalis, und zwar sind es entweder syphilitische Veränderungen in der Hypophyse selbst oder in den Meningen bzw. in der Regio hypothalamica. Weigert, Virchow, in jüngster Zeit besonders Nonne haben auf das häufige Vorkommen syphilitischer Veränderungen in dieser Gegend hingewiesen. Simmonds fand unter 12 systematisch untersuchten Fällen von Lues 5 mal spezifische Veränderungen in der Hypophyse.

Die Lokalisation der bei Dystrophia adiposo-genitalis autoptisch festgestellten Befunde ist daher sehr verschieden. Gottlieb hat das große in der Literatur vorliegende Material in einer Tabelle zusammengestellt, aus welcher dies deutlich hervorgeht. Zur Illustration teile ich hier eine kleine von mir zusammengestellte Tabelle mit. Wie die Tabelle zeigt, gibt es Fälle, bei denen ausschließlich die Hypophyse erkrankt zu sein scheint und zwar kann der Vorderlappen allein erkrankt sein, z. B. in dem Fall von Launois und Cleret, bei welchem sich nur ein kirschgroßes basophiles Adenom des Vorderlappens fand, oder in dem Fall von Berblinger (malignes Hauptzellenadenom des Vorderlappens ohne Veränderung der Zwischenhirnganglienzellen), oder es kann der Hinterlappen allein von dem pathologischen Prozeß ergriffen sein, so fand sich z. B. in einem Falle von Gottlieb eine multilokuläre Zyste der Pars intermedia, während der Vorderlappen noch intakt war. Ferner Fälle, bei denen sowohl Vorderlappen wie Hinterlappen zerstört sind, z. B. findet sich in einem Falle von Gottlieb die ganze Hypophyse durch ein Psammom zerstört, ferner gibt es Fälle, bei denen die Hypophyse vollkommen intakt gefunden wurde, aber der an der Basis des Zwischenhirns vorhandene Prozeß so nahe an das Infundibulum heranreichte, daß mit einer Verlegung des Sekretstromes, der nach der Annahme vieler Autoren von der Hypophyse zum Zwischenhirn geht, gerechnet werden könnte. So findet sich in einem Falle von Nonne ein Gliom an der Basis des Pons mit Kompression des Zwischenhirnes und Verlegung des Infundibulums oder in dem Falle von Luce eine hämorrhagische Geschwulst des Pons, die auf den Boden des Zwischenhirnes übergegriffen hatte und bis zum Infundibulum reichte; endlich gibt es

Fälle, bei denen der Prozeß sich ausschließlich auf das Zwischenhirn beschränkt und Hypophyse und Infundibulum völlig intakt läßt. Auch die traumatischen Läsionen, welche den Symptomenkomplex der Dystrophia adiposo-genitalis hervorrufen, können anscheinend an verschiedener Stelle sitzen; denn Frank berichtete von einem Fall von Dystrophia adiposo-genitalis mit Diabetes insipidus durch Schußverletzung, bei welchem das Projektil nach der Röntgenuntersuchung innerhalb der Sella lag, während Marañon von einem Falle berichtete, bei dem die Hypophyse vollkommen normal war, sich die Läsion aber an jener Stelle des Tuber cinereum fand, durch deren Verletzung im Tierexperiment das Syndrom der Dystrophia adiposo-genitalis erzeugt werden soll. Endlich soll nicht unerwähnt bleiben, daß es auch Fälle mit Zerstörung des Infundibulums, des Hinterlappens und der Zwischenhirnganglien gibt, bei denen der Vorderlappen intakt war und die Dystrophia adiposo-genitalis fehlte (Berblinger).

Pathogenese. Bei dieser Verschiedenheit der pathologisch-anatomischen Befunde ist es verständlich, daß die Ansichten der einzelnen Autoren über die pathogenetische Bedeutung der Hypophyse für das Krankheitsbild der Dystrophia adiposo-genitalis weit auseinandergehen. Unter dem Einfluß der Fröhlichschen These stand die Hypophyse lange Zeit allein im Mittelpunkt der Diskussion; dazu kam noch, daß nach Exstirpation der Hypophyse bei jungen Tieren ein Zustand beobachtet wurde, der in allen Einzelheiten dem der Dystrophia adiposo-genitalis beim Menschen glich und dessen Entstehung daher auf den Ausfall der Hypophyse bezogen wurde. Die Frage drehte sich anfangs mehr darum, ob der Vorderlappen oder der Hinterlappen für das Zustandekommen der Dystrophia adiposo-genitalis anzuschuldigen sei. B. Fischer z. B. führte sowohl die Fettsucht wie die Genitaldystrophie auf die Funktionsschädigung des Hinterlappens zurück. Erdheim hat aber schon frühzeitig darauf hingewiesen, daß auch bei extrasellarsitzenden Tumoren Fettsucht ein häufiger Befund sei, und Aschner gab als erster an, daß die Genitaldystrophie auch durch eine Verletzung der Regio hypothalamica erzeugt werden könne. Ich selbst kam in der ersten Auflage dieses Buches 1913 zum Schluß, daß sowohl der Ausfall des Hypophysenvorderlappens, als auch Zerstörung einer oberhalb der Hypophyse gelegenen Stelle der Regio hypothalamica zur Genitaldystrophie führen könne. Auch die Fettsucht führte ich auf eine Funktionsverminderung des Hypophysenvorderlappens zurück, während der Hinterlappen nur mit dem Diabetes insipidus zu tun hätte. In neuer Zeit führten die interessanten Experimente von Camus und Roussy, von Bailay und Bremer, von Houssay und ebenso die ungeheure Verschiedenheit der pathologisch-anatomischen Befunde bei der Dystrophia adiposo-genitalis auch viele Kliniker immer mehr zu der Anschauung, daß sowohl Fettsucht wie Genitaldystrophie (wie Diabetes insipidus) ausschließlich von einer Schädigung der hypothalamischen Zentren abhänge (Léréboullet, Nonne u. a.), doch gibt es auch Kliniker, die an der hypophysären Genese festhalten (Fromont). Biedl und Raab nahmen einen vermittelnden Standpunkt ein. Der Vorderlappen der Hypophyse sei eine echte Wachstumdrüse, ihr kämen die wichtigsten fördernden Impulse auf das Wachstum zu. Ausfall des Vorderlappens führe höchstens zu einfacher Atrophie des Genitalapparates, hingegen sei der Zwischenlappen der Hypophyse eine Stoffwechseldrüse (der Hinterlappen sei kein Inkretorgan), welche durch hormonale Beeinflussung den in der Regio hypothalamica gelegenen Zentralapparat für den Stoffwechsel, für die Wärmeregulation und für andere vegetative Funktionen funktionstüchtig erhalte. Durch Ausfall des Intermediahormons komme es daher (über das Stoffwechselzentrum) zu degenerativer Genitalstörung und zur Fettsucht. Daneben gebe es auch eine zerebrale Fettsucht. Von anderen

Ansichten möchte ich noch die von Gottlieb erwähnen, nach der das wirksame Inkret der Hypophyse im Vorderlappen gebildet, im Hinterlappen aktiviert und schließlich durch das Infundibulum dem Stoffwechselzentrum zugeführt werden soll.

Wenn ich nun eine Analyse der vorgebrachten Anschauungen versuche, so möchte ich vorerst hauptsächlich auf klinischem Boden bleiben und mich vor allem auf diejenigen klinischen Typen, die unter Umständen isoliert zur Beobachtung kommen, stützen. Über das bei Dystrophia adiposo-genitalis häufig auftretende Begleitsymptom der Polyurie und seine Beziehung zur Infundibulardrüse wird im Kapitel Diabetes insipidus ausführlich gesprochen werden.

Was die Genitaldystrophie anbelangt, so handelt es sich um ein Syndrom, das wir als Eunuchoidismus, respektive als Späteunuchoidismus bezeichnen können, und das sich vollkommen mit jenem Syndrom deckt, das im Kapitel Keimdrüsen genauer besprochen werden soll. Die Genitaldystrophie geht bei diesen Zuständen bekanntlich sehr häufig mit Fettsucht einher und dabei findet sich, wenigstens beim Manne, eine ganz typische Fettverteilung, die auch dann angedeutet ist, wenn eine richtige Fettsucht fehlt. Bei der Frau ist die Fettverteilung weniger charakteristisch. Es wird dort ausgeführt werden, daß wir über die Pathogenese dieser Fälle noch nichts Sicheres wissen. Wenn auch sicher ist, daß durch eine primäre Schädigung der Keimdrüsen das übrige Syndrom und auch die Fettsucht mit der charakteristischen Fettverteilung erzeugt werden kann, so muß doch mit der Möglichkeit gerechnet werden, daß sowohl beim Eunuchoidismus, wie bei manchen Fällen von Späteunuchoidismus die primäre Entwicklungshemmung, bzw. Schädigung in den hypothalamischen Zentren liegt. Bei manchen Fällen von Späteunuchoidismus ist dies sogar sehr wahrscheinlich. Hingegen fehlt bei diesen Fällen, soweit sie sich in der Jugend entwickeln, jeder Anhaltspunkt für eine hypophysäre Genese, da bei ihnen die Wachstumshemmung fehlt, ja sogar meistens Hochwuchs vorhanden ist. Dasselbe gilt auch für die seltene Kombination von akromegalem Riesenwuchs + Eunuchoidismus. Da wir die charakteristische Fettverteilung auch bei primärer Schädigung der Keimdrüsen sich entwickeln sehen, so ist es mehr als wahrscheinlich, daß diese mit dem Keimdrüsenausfall direkt zusammenhängt. Ja es wäre möglich, daß nicht nur die Fettverteilung, sondern auch die Fettsucht in solchen Fällen schließlich auf dem Ausfall der Keimdrüsenfunktion beruht.

Andererseits scheint mir vom klinischen Standpunkt aus kaum ein Zweifel darüber zu bestehen, daß die Genitaldystrophie auch prähypophysären Ursprungs sein kann. Dafür spricht das Auftreten der Genitaldystrophie bei jenen Fällen von hypophysärer Kachexie, bei welchen der Krankheitsprozeß ausschließlich auf den Hypophysenvorderlappen beschränkt ist; besonders wichtig sind in dieser Hinsicht die Fälle mit Embolie in die den Vorderlappen versorgende Arterie. Die Auffassung Biedls, daß es sich in solchen Fällen nicht um degenerativ-dystrophische, sondern bloß um aplastische Veränderungen der Keimdrüsen handelt, kann ich nicht teilen, da sich die in schweren Fällen von hypophysärer Kachexie beobachtete Genitaldystrophie in nichts von der bei der Dystrophia adiposo-genitalis unterscheidet. Auch die neueren Ergebnisse des Tierexperimentes sprechen, wie eingangs erwähnt, für die Existenz einer hypophysären Genitaldystrophie. Ob die Genitaldystrophie in solchen Fällen direkt durch den Ausfall der hormonalen Beeinflussung der Keimdrüsen oder indirekt durch den Ausfall der hormonalen Beeinflussung von Zentren in der Regio hypothalamica zustande kommt, läßt sich heute wohl noch nicht entscheiden. Daß man durch das Vorderlappenextrakt die Genitaldystrophie beim Menschen bisher nicht in völlig überzeugender Weise beheben konnte, ist gewiß ein berücksichtigungswertes Argument. Es darf aber nicht vergessen werden, daß es bisher nicht gelang, das Inkret zu isolieren, daß vielmehr bei der bisherigen Darstellungsmethode dieser Extrakte die Wirksamkeit anscheinend zum größten Teil verloren geht.

Was nun die Fettsucht anbelangt, so wird heute von fast allen Autoren eine rein zerebrale Form der Fettsucht zugegeben. Diese Annahme hat zweifellos bei jenen Fällen, bei denen sich die Fettsucht im Anschluß an das Auftreten von Prozessen in der Regio hypothalamica entwickelt, die Genitaldystrophie aber fehlt (die Fettsucht also nicht auf dem Umweg über die Keimdrüsen zustande gekommen sein kann), und die Hypophyse intakt ist, sehr viel für sich. Der makroskopische und mikroskopische Befund einer intakten Hypophyse wäre an und für sich noch kein sicherer Beweis dafür, daß die Fettsucht nicht doch hypophysärer Genese ist, weil die Funktion der Hypophyse durch den unmittelbar benachbarten Krankheitsherd irgendwie behindert sein könnte; hingegen läßt sich die hypophysäre Genese bei jenen jugendlichen Fällen mit Sicherheit ausschließen, bei denen keine Wachstumhemmung vorhanden ist. Für die Existenz einer hypothalamischen Fettsucht spricht auch, wie früher ausgeführt wurde, das Tierexperiment (Philip E. Smith u. a.). Viel schwieriger zu entscheiden ist die Frage, ob es auch eine prähypophysäre Fettsucht gibt. Es läßt sich nicht leugnen, daß in manchen Fällen der menschlichen Pathologie z. B. in Fällen, bei denen ein relativ kleines basophiles Adenom im Vorderlappen gefunden wurde, die Theorie vom Druck der Geschwulst auf die Regio hypothalamica sehr gezwungen erscheint. Soweit ich aus der Literatur und eigenen Beobachtungen entnehmen kann, scheint es sich in solchen Fällen immer um eine Kombination von Fettsucht und Genitaldystrophie zu handeln. Es könnte also mit der Möglichkeit gerechnet werden, daß die Fettsucht in diesen Fällen nicht direkt, sondern indirekt durch den Ausfall der Keimdrüsenfunktion hervorgerufen wird. Andererseits sprechen die Erfahrungen bei der hypophysären Kachexie geradezu gegen die Annahme einer prähypophysären Fettsucht, denn lange dauernder Ausfall der Vorderlappenfunktion erzeugt nicht Fettsucht, sondern Kachexie. Man könnte nun annehmen, wie ich dies in der ersten Auflage dieses Buches getan habe, daß Herabsetzung der Funktion des Vorderlappens auf dem Umweg über die dadurch bedingte Keimdrüsendystrophie zu Fettsucht, der völlige Ausfall der Funktion zu Kachexie führe. Fällt die Sekretion dieses Hormons ganz aus, so wäre anzunehmen, daß die dadurch bedingte schwere Verkümmerung der Organe den durch den Ausfall der Keimdrüsenfunktion bedingten ansatzfördernden Einfluß weit überkompensiert. Man sollte dann erwarten, daß es Fälle gibt, bei denen sich die Kachexie nach einem Stadium der Fettsucht entwickelt; tatsächlich beschreibt Weygandt einen Fall vom Gliosarkom der Hirnbasis mit Druckatrophie der Hypophyse, bei welchem es zuerst zu einer enormen Fettsucht und dann zu einer ausgesprochenen Kachexie kam; in diesem Falle konnte allerdings im Vorderlappen noch Drüsengewebe histologisch nachgewiesen werden. In anderen Fällen von Dystrophia adiposo-genitalis kam es später zu Kachexie, ohne daß eine wesentliche Einschmelzung der Fettmassen eintrat. Raab beschreibt einen solchen Fall. Diese Beobachtungen sind also für die obige Annahme nicht beweisend.

Eine wichtige Stütze für die Annahme einer prähypophysären Fettsucht wäre ein therapeutischer Erfolg durch Vorderlappenextrakt. Dieser ist aber auch noch nicht sichergestellt (siehe später).

Auch die Tierexperimente geben in dieser Hinsicht bisher noch keine ganz klare Antwort. In den älteren Versuchen wurde nach Exstirpation der

Hypophyse bei jungen Hunden Genitaldystrophie und Fettsucht beobachtet. Auch bei erwachsenen Tieren kam es manchmal bei länger dauernder Beobachtung zu Fettsucht. Es scheint in diesen Versuchen aber immer eine Verletzung des Infundibulums stattgefunden zu haben. Denn bei Ratten führten die analogen Experimente, wie schon mehrfach erwähnt, zu Genitaldystrophie und Kachexie und zu der für die menschliche hypophysäre Kachexie charakteristischen Atrophie von Schilddrüse und Nebennierenrinde. Alle diese Erscheinungen konnten durch tägliche Implantation von Hypophysengewebe zum Rückgang gebracht werden. Wenn diese Befunde bei verbesserter Technik auch an anderen Tiergattungen bestätigt würden, so würden sie den Schluß rechtfertigen, daß alleinige Exstirpation der Hypophyse niemals zur Fettsucht führt.

Damit würde auch der Annahme einer „infundibularen" Fettsucht der Boden entzogen. Von anderer Seite wird ja die Ursache der „hypophysären" Fettsucht nicht in einer Funktionsstörung des Vorderlappens, sondern der Infundibulardrüse (Pars intermedia + Infundibulum) gesehen. Wie schon erwähnt, hat zuerst B. Fischer diese Ansicht vertreten, ihm hat sich später Biedl angeschlossen. In neuester Zeit haben Coope und Chamberlain und W. Raab sehr wichtige, bereits im Abschnitt Physiologie geschilderte Tatsachen beigebracht, die die Ansicht Biedls zu stützen geeignet erscheinen. Durch Injektion von Pituitrin inf. kann die Leber von Tieren mit Fett angereichert werden. Injektion in die Hirnventrikel setzt den Fettgehalt des Blutes herab; bei vorheriger Zerstörung des Infundibulums + des Tuber cinereum und nach vorheriger Durchschneidung des Halsmarkes fehlt diese Wirkung. Wir selbst hatten schon früher gezeigt, daß Injektion von Pituitrin inf. beim Menschen zu einer Steigerung des Grundumsatzes, nicht aber zu einem Ansteigen des R. Q. führt, was auf eine ausschließliche Anfachung der Fettverbrennung hindeutet. Raab nimmt daher an, daß das hypothalamische Fettzentrum, das den Fettabbau in der Leber reguliere, durch die Infundibulardrüse tonisiert werde. Bei Zerstörung dieser Zentren oder Wegfall dieser Tonisierung komme es zur Fettsucht. Man wird mit diesen wichtigen Tatsachen in Zukunft zu rechnen haben, eine völlig befriedigende Klärung der Verhältnisse scheinen sie mir vorderhand nicht zu bringen. Einerseits ist der Beweis für die Annahme Raabs noch nicht erbracht, daß das unter dem Einfluß des Pituitrin inf. in der Leber angesammelte Fett später durch das Pituitrin selbst zerstört werde. Andererseits bleiben auch unter dem Gesichtswinkel der Raabschen Hypothese manche klinische Beobachtungen schwer verständlich. Nach dieser Anschauung sollte man erwarten, daß das Pituitrin inf. ein souveränes Mittel gegen die Fettsucht sei, was bekanntlich nicht der Fall ist. Raab selbst fühlt die Wichtigkeit dieses Einwandes und sucht ihn durch den Hinweis zu entkräften, daß in den Fällen, bei denen die Zentren zerstört seien, die Zufuhr von Pituitrin nichts nützen könne, in den Fällen, bei denen nur die Infundibulardrüse Schaden gelitten habe, das Pituitrin inf. entweder direkt in den Zerebrospinalraum gebracht werden oder sonst in enormen Dosen verwendet werden müßte, die durch die Wirkung auf die Gefäße wohl nicht harmlos wären. Nun muß aber dagegen eingewendet werden, daß auch die diuresehemmende Wirkung des Pituitrin. inf. bei intralumbaler Einverleibung viel intensiver ist als bei intravenöser, und doch ist das Pituitrin bei subkutaner Zufuhr, wie wir später sehen werden, ein souveränes Mittel gegen den Diabetes insipidus. Wenn ferner die Funktion des Fettzentrums ebenso wie die des diuresehemmenden Zentrums von der Tonisierung durch Pituitrin abhängig ist, dann müßte Zerstörung der Infundibulardrüse regelmäßig sowohl Fettsucht wie Diabetes insipidus zur Folge haben, eine Dissoziierung dieser beiden Syndrome wäre nur bei Zerstörung des betreffenden

Zentrums und Erhaltensein des Pituitrinzuflusses möglich. Ob dies zutrifft und ob sich auch die die Fettsucht meist begleitende Genitaldystrophie in analoger Weise erklären läßt, ist bei der Verworrenheit der pathologisch-anatomischen Befunde bisher kaum zu entscheiden.

Die bisherigen Ausführungen zeigen, daß die Pathogenese der Dystrophia adiposo-genitalis heute noch nicht völlig geklärt ist. Die Unterscheidung einer hypophysären und einer hypothalamischen Form (Biedl, Marañon, Schiff u. a.) ist jedenfalls, gleichgültig, ob man mehr der Annahme einer „prähypophysären" oder einer „infundibularen" Fettsucht zuneigt, so lange unsicher, als es nicht gelingt, zu einer spezifischen hormonalen Therapie zu gelangen. Die klinischen Erfahrungen und die Ergebnisse der experimentellen Forschung lassen es mir viel wahrscheinlicher erscheinen, daß die Fettsucht nur hypothalamischer Genese ist. Was die genitale Dystrophie anbelangt, so kann diese — und ist es wahrscheinlich meist — auch hypothalamischer Genese sein. Sie könnte aber auch auf einer gleichzeitig vorhandenen Funktionsstörung der Hypophyse beruhen oder durch sie verstärkt werden. Sicher hypophysären Ursprungs ist die Wachstumshemmung. Gleichzeitig auftretende Polyurie wäre, wie wir später sehen werden, entweder als hypothalamisch oder als Folge der Zerstörung der Pars intermedia + Hinterlappen aufzufassen. Damit erklärt sich am leichtesten die Verschiedenheit der pathologisch-anatomischen Befunde. Nur bei Beschränkung des pathologisch-anatomischen Prozesses auf den Vorderlappen kommt der Ausfall der Adenohypophysenfunktion isoliert zur Geltung. Hier kommt es zum Krankheitsbild der hypophysären Kachexie mit der Wachstumsstörung, der „hypophysären" Genitaldystrophie, der schweren Atrophie, insbesondere der Schilddrüse und der Nebennierenrinde und der hochgradigen Herabsetzung des Grundumsatzes. Sitzt der Krankheitsherd extrasellär, so kommt es zur reinen Dystrophia adiposo-genitalis zerebralen Ursprungs mit der Fettsucht und der Genitaldystrophie, evtl. mit Polyurie, ohne Herabsetzung des Grundumsatzes. Durch Fernwirkung auf die Hypophyse oder durch Mitergriffensein derselben oder dadurch, daß der Krankheitsprozeß ursprünglich von der Hypophyse ausgeht, kann es endlich zu Krankheitsbildern kommen, welche die Züge beider Typen in sich vereinigen[1]. Diese Anschauung entbehrt noch einer gesicherten pathologisch-anatomischen Grundlage. Systematische histologische Untersuchungen der Regio hypothalamica sind daher dringend notwendig.

Differentialdiagnose. Bei der Differentialdiagnose ist vor allem zu berücksichtigen, ob nicht ein reiner Eunuchoidismus (oder Späteunuchoidismus) vorliegt. Bei diesem fehlen alle Symptome des Hirndrucks, auch zeigt die Röntgenuntersuchung eine normal große Sella. Von großer Bedeutung ist ferner das Größenwachstum, denn beim Früheunuchoidismus findet sich Hochwuchs oder zumindest keine Wachstumshemmung und die eunuchoide Dimensionierung des Skelettes, bei der zerebralen Dystrophia adiposo-genitalis findet sich hingegen, wenn, wie dies meist der Fall ist, die Funktion der Hypophyse beeinträchtigt ist, Wachstumshemmung (Falta); in manchen Fällen werden auch die Ossifikationsverhältnisse differentialdiagnostisch zu verwerten sein. Eine begleitende Polyurie weist jedenfalls auf einen zerebralen Ursprung hin, ebenso auch die Komplikation mit Epilepsie.

Sehr schwierig ist in den meisten Fällen die genaue Differenzierung des Prozesses, welcher zur Dystrophia adiposo-genitalis geführt hat, und doch wäre dies für die Indikationsstellung zur Operation von großer praktischer

---

[1] Ich möchte nicht unterlassen, darauf hinzuweisen, daß dieser Standpunkt sich von dem von mir in der zweiten Auflage des Bergmann-Staehelinschen Handbuches der inneren Medizin (Band IV/2) vertretenen nicht unwesentlich unterscheidet.

Bedeutung. Hier gibt die Röntgenuntersuchung oft wichtige Aufschlüsse. Tumoren, welche vom Hypophysenapparat selbst ausgehen, vertiefen, wenn sie intrasellär liegen, den Sellaboden, während Tumoren, welche vom Hypophysengang ausgehen, hauptsächlich den Sellaeingang erweitern, diese können aber natürlich, wenn sie groß werden, auch den Sellaboden vertiefen. Intrakranielle Prozesse schärfen die Processus clinoidei zunächst zu. Ausnahmsweise können ähnliche Zerstörungen — ich folge der Darstellung Schüllers — auch durch ein Aneurysma der Arteria carotica, durch ein Endotheliom der Dura mater oder durch basale Tumoren der mittleren Schädelgrube erzeugt werden. Bei Caries tuberculosa oder bei primären Tumoren des Keilbeinkörpers tritt die Infiltration des Keilbeinkörpers im Röntgenbild stark hervor, wodurch die Unterscheidung gewöhnlich gelingt. Endlich können die Processus clinoidei auch durch Tumoren des Kleinhirnbrückenwinkels von hinten her usuriert und zugeschärft werden. Die feineren Details der Knochenusuren sind für die röntgenologische Diagnose allein richtunggebend, da, wie Schüller betont, die Tumoren röntgenologisch nur sichtbar werden, wenn sie verkalkt sind oder wenn sie in eine der pneumatischen Höhlen des Schädels hineinragen. Abgesehen von der röntgenologischen Untersuchung spricht gegen primäres Ergriffensein des Hypophysenapparates, wenn frühzeitig Druckerscheinungen von seiten ferner abliegender Hirnnerven oder Symptome eines Hydrozephalus vorhanden sind.

Die Differentialdiagnose gegenüber den Zirbeldrüsentumoren kann auf Schwierigkeiten stoßen. Bei den typischen, in der frühesten Jugend einsetzenden Fällen von Zirbeldrüsentumoren ist die Diagnose allerdings leicht, da sie mit prämaturer Entwicklung der Genitalien einhergehen. Es kann aber der Zirbeldrüsentumor auf die Regio hypothalamica drücken und dadurch selbst bei jugendlichen Fällen zu Dystrophia adiposo-genitalis führen (siehe den Fall von Raymond und Claude im Kapitel Epiphyse).

Wenn es sich nicht um Tumoren oder Zysten handelt, sondern um pathologische Prozesse, die Teile der Hypophyse oder der Regio hypothalamica zerstören (Gummen, enzephalitische Herde usw.), kann die Röntgenuntersuchung natürlich vollständig versagen. Vorausgegangene Infektionskrankheiten (Scharlach, Keuchhusten) lassen eventuell an Meningitis serosa oder Hydrozephalus als Ursache der Dystrophia adiposo-genitalis denken. Bei der großen Bedeutung der Lues wird natürlich auf sonstige Zeichen der Lues zu achten sein. Wichtig ist endlich die Untersuchung des Gesichtsfeldes und des Augenhintergrundes (bei Zirbeldrüsentumoren, die manchmal auch zu Dystrophia adiposo-genitalis führen, Stauungspapille!), besonders deshalb, weil von ihr oft die Indikation zu einem operativen Eingriff abhängt.

H. Oppenheim und später Kahlmeter haben darauf aufmerksam gemacht, daß bei manchen Fällen von Hypophysentumor die Symptome (vorübergehende Augenmuskellähmungen, anfallsweise auftretende Schmerzen in den Beinen vom Typus der lanzierenden Schmerzen, Sehstörungen, Gleichgewichtsstörungen, Veränderungen der Psychse und Abnahme der generativen Funktion) so gruppiert sein können, daß dadurch anfangs Tabes bzw. progressive Paralyse vorgetäuscht wird.

Therapie. Schloffer, v. Eiselsberg (bei Fällen von v. Frankl-Hochwart), O. Hirsch und Cushing haben die ersten Operationen teilweise mit gutem Erfolge ausgeführt. Die jetzt geübten Methoden sind alle intrakraniell. Schloffer und v. Eiselsberg bahnten sich den Weg zur Hypophyse durch Aufklappung der Nase, O. Hirsch endonasal, Chiari und Kahler paranasal. Nach Cushing soll bei bedeutender Ausbuchtung der Sella von unten her operiert werden, während die Tumoren der „poche pharyngienne" von oben her anzugeben sind.

Der Erfolg besteht allerdings hauptsächlich nur in Beseitigung der Hirndrucksymptome; die quälenden Kopfschmerzen verschwinden und das Sehvermögen bessert sich, nur in wenigen Fällen tritt daneben auch ein Rückgang der dystrophischen Erscheinungen auf, die Patienten verlieren einige Kilo von ihrem Fett; in einzelnen Fällen sproßten sogar Haare an den Pubes und in den Achselhöhlen, es traten Erektionen auf, bei einigen weiblichen Fällen wurde mehrere Monate nach der Operation eine geringe menstruelle Blutung beobachtet. Bemerkenswert ist die Besserung des Blutbildes nach der Operation bei einem meiner Fälle. Auch der geistige Zustand änderte sich, die Kranke wurde viel regsamer. Schon die Beseitigung der Drucksymptome allein und die Rettung vor völliger Erblindung kann als ein eklatanter Erfolg bezeichnet werden. Die leider meist nur geringen Erfolge bezüglich der dystrophischen Störung sind wohl so zu erklären, daß durch die Beseitigung des erhöhten Druckes das noch vorhandene Vorderlappenparenchym wieder besser funktionieren kann, bzw. daß der Druck auf die in der Regio hypothalamica befindlichen Zentren nachläßt. Ich brauche wohl kaum zu betonen, daß bei der Indikationsstellung äußerste Vorsicht geboten ist. Abgesehen von der Gefährlichkeit der Operation ist zu berücksichtigen, daß die Entfernung oder Zerstörung von funktionierendem Vorderlappenparenchym manchmal kaum zu vermeiden sein wird, und daß dadurch eine Kachexie herbeigeführt werden kann. Die Operation ist daher nur bei quälenden Hirndrucksymptomen respektive bei rascher Zunahme der Sehstörung indiziert. Das Tumorgewebe kann bei keiner der genannten Methoden radikal entfernt werden, daher die häufigen Rezidive.

Bei Fällen mit hochgradigen quälenden Hirndrucksymptomen, bei denen eine Radikaloperation nicht möglich oder nicht ratsam erscheint, kann vielleicht die Palliativtrepanation oder der Antonsche Balkenstich Linderung bringen. Vor jeder Operation sollte meiner Ansicht nach ein Versuch mit Röntgen- oder Radiumbestrahlung gemacht werden. Ich habe in der letzten Zeit die Radiumbestrahlung vorgezogen, da es sehr leicht möglich ist, ein hochaktives Radiumpräparat (50—100 mg Radiummetall), durch Wattepölsterchen von der Schleimhaut distanziert, mittels des Belloqueschen Röhrchens in das Cavum pharyngonasale zu bringen. O. Hirsch empfiehlt, bei allen strahlenrefraktären Fällen die Operation zu versuchen, da es sich um Zysten handeln kann, die die besten Chancen geben.

Die hormonale Therapie ist sehr wenig wirksam. Pituitrin infundibulare versagt ganz. Aber auch die Erfolge bei Zufuhr von Hypophysenvorderlappensubstanz sind zweifelhaft. Gegen die Fettsucht wird Thyreoidin manchmal mit einigem Erfolg verwendet.

E. Der Diabetes insipidus.

Begriffsbestimmung. Der Diabetes insipidus besteht in einer Störung des Wasserhaushaltes bei gesunden Nieren. Diese ist durch eine Polyurie, welche bei Wasserentziehung zwangsläufig weitergeht, charakterisiert. Der Diabetes insipidus kommt entweder isoliert oder, was häufiger der Fall ist, in Gemeinschaft mit anderen Krankheitsbildern, besonders häufig mit der Dystrophia adiposogenitalis vor. Er beruht wahrscheinlich auf einer Erkrankung des Infundibularapparates.

Symptomatologie. Die Polyurie bei Diabetes insipidus unterscheidet sich prinzipiell von der Polyurie bei der primären Polydipsie. Bei letzterer, die sich bei manchen Geisteskranken oder sonst psychisch nicht ganz normalen Individuen findet, führt die Wasserentziehung rasch zu einer Verminderung der Harnmenge mit entsprechendem Anstieg des spezifischen Gewichtes, wobei im Blut nur vorübergehend eine geringfügige Eindickung eintritt und Verdurstungserscheinungen fehlen (Korányi, Erich Meyer u. a.). Die Polyurie ist durch Wasserentziehung heilbar, während die Reaktion des echten Diabetes insipidus auf die Wasserentziehung zwar, wie wir später sehen werden, nicht einheitlich ist, regelmäßig aber zu schweren Störungen des Allgemeinbefindens führt. Die bei Diabetes insipidus vorhandene Störung des Wasserhaushaltes kann nicht nur quantitativ sehr verschieden sein — es gibt Fälle, bei denen die Harnmenge nur 3—4 Liter beträgt, in anderen werden dauernd um 20 Liter pro Tag ausgeschieden — es finden sich bei den einzelnen Fällen auch sehr beträchtliche qualitative Unterschiede in bezug auf die Beeinflussung durch Änderungen der Diät und der Wasserzufuhr, durch Diuretika, durch die Pituitrinmenge, die notwendig ist, um einen Harn von normaler Konzentration zu erzeugen, und endlich in bezug auf die Chemie des Blutes. Auf Grund dieser Verschiedenheiten hat W. H. Veil zwei Formen des Diabetes insipidus unterschieden. Der hyperchlorämische Diabetes insipidus sei charakterisiert: durch eine Hyperosmose und Hyperchlorämie des Blutes, ferner durch eine zwangsläufige Wasserausscheidung im Durstversuch, wobei es unter starkem Körpergewichtsverlust zu einer weiteren Eindickung des Blutes und zu schweren Verdurstungserscheinungen kommt, und das spezifische Gewicht im Harn verhältnismäßig nur wenig ansteigt. Ferner sei diese Form durch eine prompte Wirkung des Pituitrins charakterisiert. Bei Injektion einer verhältnismäßig kleinen Menge von Pituitrin sinkt nach W. H. Veil die Harnmenge rasch bis zu normalen oder nahezu normalen Werten, das spezifische Gewicht im Harn steigt ebenfalls bis zu nahezu normalen Werten, der Durst verschwindet, die Wasseraufnahme wird normal, das Körpergewicht nimmt gewöhnlich durch Wasseransatz beträchtlich zu. Bei dieser Form findet sich ferner nach Veil nur eine geringfügige Theozinwirkung und endlich eine günstige Beeinflussung durch molenarme und besonders durch kochsalzarme Kost, durch welche die Harnmenge gewöhnlich ohne Änderung der Harndichte um mehrere Liter herabgedrückt werden könne. Bei der anderen, der sogenannten hypochlorämischen oder normochlorämischen Form findet sich nach Veil Neigung zur Hyposmose und Hypochlorämie des Blutes. Bei Wasserentziehung sinkt zwar auch die Diurese unter geringem Anstieg des spezifischen Gewichtes ab, es besteht aber nicht zwangsläufige Wasserausscheidung, der Wasserbestand des Körpers bleibt erhalten, die Zusammensetzung des Blutes ändert sich nicht. Ebenso ist auch die Kochsalzbilanz ziemlich normal, Theozin bewirkt hier eine starke Hyperchlorurie mit nachfolgender Reparation. Pituitrin wirkt in diesen Fällen fast gar nicht. Endlich ändert sich bei Übergang zu einer kochsalzarmen Kost die Polyurie fast nicht, das spezifische Gewicht sinkt dabei noch weiter ab.

Diese scharfe Trennung der beiden Formen läßt sich heute nicht mehr aufrecht erhalten. So hat Hecht einen Fall beschrieben, der zuerst hyperchlorämisch, dann hypochlorämisch war. Auch E. Meyer und Meyer-Bisch haben beobachtet, daß die anfänglich vorhandene Hyperchlorämie unter dem Einfluß von Aderlässen verschwand. Frank hat Fälle von hyposmotischem Diabetes insipidus beobachtet, die sehr gut auf Pituitrin reagierten. J. Bauer und B. Aschner beschrieben einen Fall mit einer täglichen Ausscheidung von 20 Liter, welcher hyposmotisch war, starke Labilität der Wasser- und Kochsalzbilanz zeigte, im Durstversuch einen enormen Gewichtsverlust aber mit Herabsetzung des Chlorspiegels im Blute zeigte, starke Theozinwirkung aufwies, bei dem ferner kochsalzarme Kost die Harnmenge nicht günstig beeinflußte, aber Pituitrin sich stark wirksam erwies. Was speziell die Verschiedenheit der Pituitrinwirkung anbelangt, so scheint mir in manchen Fällen von hypo- oder normochlorämischem Diabetes insipidus die Angabe, daß das Pituitrin nicht gewirkt habe, nicht genügend gestützt zu sein. Und zwar einerseits deshalb, weil die einzelnen im Handel befindlichen Pituitrinpräparate sehr verschiedene Wirksamkeit zeigen und andererseits deshalb, weil diese Versuche häufig zu kurzdauernd waren, und zu geringe Pituitrinmengen verwendet wurden. Was den ersten Punkt anbelangt, so haben wir einen Fall beobachtet, bei welchem durch dreimal täglich 0,4 ccm Pituitrin Parke-Davis oder Pituitrin Heisler in achtstündigen Intervallen bei ziemlich molenarmer Kost die Harnmenge von etwa 12—13 auf $1^1/_2$—2 Liter herabgedrückt werden konnte, wobei das spezifische Gewicht auf 1020—1026 stieg. Der Zustand war während einer dreimonatigen Beobachtung vollkommen stationär, so daß es möglich war, die Güte einzelner im Handel befindlicher Pituitrinpräparate genauestens festzustellen. Pituglandol Roche erwies sich annähernd um $^1/_3$, das Pituisan annähernd um $^2/_3$ schwächer als die oben erwähnten Präparate. Sanabo erwies sich fast als wirkungslos (vgl. die später angeführten Untersuchungen von P. Trendelenburg). Wenn daher in einzelnen Fällen eine Pituitrinresistenz auf Grund einer zweitägigen Darreichung von Pituglandol behauptet wird, so scheint mir dies nicht überzeugend, um so mehr als z. B. in den einschlägigen Fällen von E. Meyer doch eine gewisse Wirkung unverkennbar ist. Auch in einem Falle von Grote stieg nach 3 ccm Hypophysin das spezifische Gewicht auf 1020 an, wobei die Harnausscheidung vorübergehend ganz aussetzte. Auch diesen Fall kann man unmöglich als ganz pituitrinresistent bezeichnen. Depisch und Högler haben einen Fall von normochlorämischem Diabetes insipidus untersucht, der sich im übrigen fast ganz wie der hypochlorämische Typ verhielt (keine Änderung des Blutes im Durstversuch), bei dem aber die Harnmenge unter starker Herabsetzung des Durstgefühles durch allerdings große Dosen von Pituitrin (Heisler bzw. Parke-Davis 5×1 ccm) in einigen Tagen von 12 auf 4 Liter herabzudrücken war. Bei völliger Entziehung des Kochsalzes sank die Harnmenge sogar bis auf 2 Liter; das spezifische Gewicht stieg aber in den Einzelportionen nicht über 1007 an.

Weitere Untersuchungen von Depisch und Högler haben aber ergeben, daß es sich auch in solchen Fällen nur um eine Frage der Dosierung bzw. einer rationellen Verteilung der Injektionen handelt. Bei Verwendung eines hochaktiven Präparates (Chemosan) und Injektion in zweistündigen Intervallen gelang es in solchen bisher als pituitrinresistent angesehenen Fällen auch bei kochsalzhaltiger Kost vollkommen normale Verhältnisse (Harnmenge, spezifisches Gewicht und Chloridkonzentration) zu erzielen. Durch die kleinen Intervalle werden die Injektionen größerer Mengen auf einmal und die dadurch bedingten Überdosierungserscheinungen (Krämpfe im Abdomen, eventuell Diarrhöen) vermieden. Der Pituitrinbedarf stieg in diesem Falle mit dem Kochsalzgehalt der Kost. Überdies hat W. H. Veil selbst vor kurzem einen Fall von normochlorämischem Diabetes insipidus beschrieben, bei dem Pituitrin wirksam war. Man kann also nach den bisherigen Erfahrungen höchstens von pituitrinunterempfindlichen Fällen sprechen, d. h. von Fällen, bei denen ceteris paribus größere Pituitrinmengen nötig sind als bei den pituitrinempfindlichen.

Bezüglich der Störungen im Wasserhaushalt sei noch erwähnt, daß es Fälle gibt, die eine Kochsalzzulage prompt, und solche, die sie sehr verzögert ausscheiden (Lichtwitz u. a.), und solche mit großen Schwankungen in der NaCl-Ausscheidung (E. Toniessen), ferner, daß Zulage von Kochsalz die Harnmenge und den Durst enorm steigert, während Na_2HPO_4 nur wenig wirkt (Tallquist, Erich Meyer). Depisch und Högler zeigten, daß das Na bei solchen Versuchen prompt im Harn erscheint, während die Cl-Ausscheidung zurückgedrängt wird, und daß auch $NaHCO_3$ und $KHCO_3$ weniger harntreibend wirken.

Ich entnehme der Arbeit von Depisch und Högler eine kleine Tabelle, die dies zeigt.

Zulage	Harn-menge	Spez. Gew.	Zulage	Harn-menge	Spez. Gew.	Cl
—	5405	1001	—	4090	1004	2,00
25 g $NaHCO_3$	7565	1002	—	3910	1005	1,01
—	5300	1001	22 g Na_2HPO_4 krist. . .	4201	1004	0,88
21 g Na_2HPO_4 krist. . .	6260	1005	22 g Na_2HPO_4 krist. . .	3640	1007	0,66
—	5460	1001	18 g Na_2HPO_4 sicc + 6 g			
20 g $KHCO_3$	6070	1002	krist.	3910	1008	0,66
—	5300	1002	—	3750	1007	1,36
17 g NaCl.	9275	1004	—	3500	1005	1,0

Während interkurrenter fieberhafter Infektionskrankheiten sinkt die Harnmenge gewöhnlich stark ab, und es steigt das spezifische Gewicht dabei sehr bedeutend an. Ich sah einen Fall, bei welchem während einiger Tage mit gehäuften stenokardischen Anfällen die Harnmenge von nahezu 10 000 auf 1780 fiel und das spezifische Gewicht von 1002 auf 1019 stieg. In einem anderen meiner Fälle stieg das spezifische Gewicht nach einem $2^1/_2$ tägigen heftigen Erbrechen (Hirntumor) von 1002 auf 1013. Während bei dem sogenannten idiopathischen Diabetes insipidus die Störung im Wasserhaushalt meist ziemlich stationär ist, können sich bei Fällen mit pathologischen Prozessen in der Gegend der Hypophyse oder Regio hypothalamica sehr bedeutende Schwankungen finden, ja es kann die Störung wieder vollkommen verschwinden. Erich Meyer berichtet über einen Fall von traumatischem Diabetes insipidus, der im Verlauf von einigen Monaten ausheilte, Jungmann über einen Fall mit Zerstörung des Hypophysenvorderlappens durch Abszedierung, bei dem sich nach Abklingen der Polyurie noch eine Hyperchlorämie und Hyperosmose des Blutes fand.

Von sonstigen aber nicht konstanten Symptomen seien erwähnt: die Neigung zu Kopfschmerzen, Flimmern vor den Augen, Schwindel, ferner die bisweilen vorhandene Labilität der Wärmeregulation, ferner die von E. Meyer in einzelnen Fällen beobachtete Hyperglykämie. Der Blutdruck liegt in den schweren Fällen meist an der unteren Grenze der Norm. Die Herzgröße ist normal, oft besteht deutliche Übererregbarkeit der Vasomotoren. In den schweren Fällen sind die Individuen gewöhnlich sehr mager und bei längerer Dauer des Leidens in seiner schweren Form kann sich ein kachektischer Zustand entwickeln (Umber).

Wie eingangs erwähnt, findet sich der Diabetes insipidus manchmal isoliert, manchmal ist er ein Begleitsymptom anderer Krankheitsbilder; besonders häufig ist er mit Genitaldystrophie oder mit Fettsucht oder mit beiden Zuständen vergesellschaftet; ferner wurde Diabetes insipidus bei Akromegalie, und bei multipler Blutdrüsensklerose (Veit-Hochstetter) beobachtet. Sehr bemerkenswert sind Fälle, bei denen der Diabetes insipidus nur in der Schwangerschaft besteht und dann wieder verschwindet (Novak) oder nach einer Schwangerschaft zugleich mit Amenorrhöe und Fettsucht auftritt (Kämmerer und Lorber). Umber sah einen Fall mit Zysten der Ovarien, bei welchem der Diabetes insipidus nach der Operation sich weitgehend besserte. Diabetes insipidus findet sich ferner manchmal gemeinsam mit Epilepsie oder mit Migräne oder Hirndrucksymptomen (Tumoren, Hydrozephalus usw.) Endlich sei hier ein eigenartiges Krankheitsbild erwähnt, das von A. Hand, später besonders von

A. Schüller beschrieben wurde; auch von A. Christian, Ch. A. Thompson, J. J. Keegan, A. D. Dunn, ferner von R. Kyrklund wurden einschlägige Fälle mitgeteilt. Es handelt sich um Diabetes insipidus bei Kindern zusammen mit Exophthalmus und mit Defekten am Schädeldach, am Keilbeinkörper, am Darmbeinteller, an den Extremitätenknochen usw. Schüller faßt diese Fälle als Dyspituitarismus auf. Es wäre aber wohl auch möglich, daß in diesen Fällen die Knochenerkrankung das Primäre ist und der Exophthalmus und Diabetes insipidus sekundär durch Druck infolge der Schädeldeformität zustande kommen.

Pathologische Anatomie. Entsprechend der großen Anzahl von Krankheitsbildern, mit denen der Diabetes insipidus vergesellschaftet sein kann, sind auch die pathologisch-anatomischen Befunde sehr verschiedenartig. Schon vor langer Zeit war aufgefallen, daß bei Diabetes insipidus sehr häufig Läsionen des Gehirns festgestellt werden können. Kahler sen. hat schon 22 derartige Fälle aus der Literatur gesammelt. Erst viel später wurde die Aufmerksamkeit auf die Hypophyse gelenkt. Leschke hat die Literatur bis 1919 zusammengestellt und das Beobachtungsmaterial in folgende Gruppen geteilt:

I. Diabetes insipidus wurde bei folgenden Erkrankungen der Hypophyse beobachtet:

1. bei Verletzungen der Hypophyse,
2. bei Akromegalie,
3. bei Dystrophia adiposo-genitalis,
4. bei Hypophysengangsgeschwülsten,
5. bei Karzinommetastasen in der Hypophyse. Fälle von Simmonds, in neuester Zeit auch ein Fall von G. Domagk (Hinterlappen),
6. bei Basistumoren mit Übergreifen auf die Hypophyse,
7. bei Sarkom der Hypophyse.

Die Erkrankung der Hypophyse findet sich sehr häufig auf den Hinterlappen beschränkt. Marañon hat 22 derartige Fälle aus der Literatur zusammengestellt.

II. Diabetes insipidus bei Erkrankung des Zwischenhirns oder seiner nächsten Umgebung bei Intaktheit der Hypophyse

1. bei Trauma des Zwischenhirns,
2. bei Geschwülsten des Zwischenhirns,
3. bei Entzündungen und Erweichungen im Zwischenhirn,
4. bei Infundibulumtuberkulose,
5. bei Syphilis des Zwischenhirns,
6. bei Erkrankung der Zirbeldrüse,
7. bei Hydrocephalus internus,
8. bei Epilepsie und Migräne,
9. bei Apoplexie,
10. bei Verletzung der Schädelbasis.

Aus neuester Zeit wären noch besonders zu erwähnen die Fälle von Diabetes insipidus nach Enzephalitis (K. Beringer und P. György, G. W. Hall, E. Lignorelli u. a.), ferner die Fälle von L'Hermitte und von F. H. Levy, bei denen eine genaue histologische Untersuchung der Regio hypothalamica vorliegt. In dem Falle von L'Hermitte handelte es sich um Lues. Die Hypophyse erwies sich als unversehrt, hingegen fanden sich schwere Veränderungen der Meningen, der Gefäße und der nervösen Elemente des Infundibulums und des Tuber cinereum. Auch in dem Falle von Levy war die Hypophyse unversehrt, nur die Kernsysteme im Tuber und im Hypothalamus, bei deren Läsion im Tierexperiment Diabetes insipidus auftritt, waren erkrankt. Ferner ist hier ein Fall von E. J. Kraus mit traumatischer Enzephalitis zu erwähnen.

In anderen Fällen war zwar die Hypophyse erkrankt, es fanden sich aber bei der histologischen Untersuchung auch Veränderungen in der Parinfundibulargegend (z. B. Fall von Camus, Roussy und Le Grand).

Die verschiedene Lokalisation der angeführten Prozesse bereitet einer einheitlichen pathogenetischen Auffassung des Diabetes insipidus die größten Schwierigkeiten. Ich werde darauf später zurückkommen.

Pathogenese. Für die Pathogenese des Diabetes insipidus sind hauptsächlich zwei Fragen von Wichtigkeit:

1. Wie kommt die Störung im Wasserhaushalt zustande?

2. In welcher Beziehung steht die Störung des Wasserhaushaltes zur Hypophyse bzw. zu den Zentren in der Regio hypothalamica?

Schon in der Frage, wie die Störung im Wasserhaushalt zustande kommt, stoßen wir auf wesentliche Meinungsverschiedenheiten. Zuerst wurde die Ansicht vertreten, daß in jedem Fall von Diabetes insipidus die Polydipsie das primäre, die Polyurie das sekundäre Moment darstelle (Nothnagel u. a.). Später gewann die Ansicht Raum, daß die Polydipsie nur eine Folge der primären Polyurie sei. Fr. Kraus legte dabei hauptsächlich Gewicht auf die Feststellung einer bestehenden Tachyurie. Unter den Vertretern der primären Polyurie standen sich wieder zwei Gruppen gegenüber, indem Tallquist und Erich Meyer die Ursache der Polyurie in einer Aufhebung bzw. Verminderung der Konzentrationsfähigkeit der Nieren, Forschbach und Weber, Finkelnburg u. a. in einer primären Vermehrung der Wasserausscheidung sahen.

Mit der Einführung der physikalisch-chemischen Betrachtungsweise in die Klinik kam noch eine dritte Gruppe von Autoren hinzu, welche die Ursache der Polyurie nicht mehr in die Nieren, sondern in die Gewebe verlegte und ein herabgesetztes Wasserbindungsvermögen der Kolloide annahm. Erich Meyer und Meyer-Bisch paßten sich später diesem Standpunkte an, indem sie nur in den leichten Fällen für eine Herabsetzung der Konzentrationsfähigkeit der Nieren, in den schweren mit Hyperchlorämie und Hyperosmose einhergehenden Fällen aber auch für eine Herabsetzung des Wasserbindungsvermögens der Kolloide eintraten.

Nach dem, was früher über die Störung des Wasserstoffwechsels beim Diabetes insipidus gesagt wurde, ist wohl die Zwangspolyurie als das wichtigste Charakteristikum des Diabetes insipidus anzusehen. Wenn einem normalen Organismus das Wasser entzogen wird, so schränkt er die Wasserausscheidung entsprechend ein. Da die im Stoffwechsel freiwerdenden Molen ausgeschieden werden müssen, so steigt das spezifische Gewicht des Harns entsprechend an. Beim Diabetes insipidus steigt bei Wasserentziehung das spezifische Gewicht des Harnes aber nur wenig an, die Wasserausscheidung dauert an und es ist daher die Annahme naheliegend, daß die Polyurie deshalb weitergeht, weil die Nieren die Konzentrationsfähigkeit verloren haben und daher gezwungen sind, die noch verfügbaren Wasserdepots im Körper zu mobilisieren, damit die Ausscheidung der Molen ermöglicht werde. Je nachdem das Wasser den Geweben oder auch dem Blute entzogen wird, wird die Blutkonzentration gleich bleiben oder zunehmen. Dieser Schluß ist aber gar nicht zwingend, denn wenn man annimmt, daß in den Nieren ein abnormaler Reiz zur Wasserausscheidung besteht, so muß schließlich bei Fortdauer der Polyurie das Wasser doch den Geweben entnommen werden. Aber auch die Annahme einer besonderen Labilität der Wasserbindung in den Kolloiden kann aus diesem Verhalten des Diabetes insipidus nicht widerlegt werden, wenn man annimmt, daß jede Wassersekretion der Niere, wie sie beim Diabetes insipidus ja auch beim Dursten vorhanden ist, die Kolloide veranlaßt, Wasser in das Blut nachzuschieben.

Gibt es nun einen Anhaltspunkt dafür, daß das Wasserbindungsvermögen der Kolloide beim Diabetes insipidus abnorm gering ist? Ich will bei Besprechung dieser Frage von Zuständen ausgehen, bei denen wir alle Ursache haben, ein vermehrtes Wasserbindungsvermögen der Kolloide anzunehmen. Nehmen wir als Beispiel die nephrotischen Ödeme. Bei diesen sehen wir, daß bei Zufuhr von Na-Salzen das Körpergewicht unter Verminderung der Wasserabgabe durch die Nieren steigt bzw. bei Entziehung von Na-Salzen unter vermehrter Wasserabgabe durch die Nieren sinkt. Bei diesem Vorgange spielen die Kationen eine beherrschende Rolle, da bei gleichem Anion z. B. Chlor die Na-Ionen quellend, die Ca- bzw. K-Ionen entquellend wirken. Schon beim normalen Organismus finden wir, nur viel weniger ausgesprochen, das gleiche Verhalten, da unter einer kochsalzreichen Kost das Körpergewicht etwas steigt, bei Kochsalzentziehung sinkt. Wir haben also in dem Verhalten des Körpergewichtes gegenüber der Zufuhr von Kochsalz einen Prüfstein für die Quellungsfähigkeit der Kolloide. Der Diabetes-Insipidus-Kranke verhält sich nun, wie Untersuchungen von Depisch und F. Högler ergeben haben, in dieser Hinsicht wie ein Normaler. Beim Übergang von einer kochsalzfreien zu einer kochsalzreichen Kost fanden Depisch und Högler in mehreren Fällen ebenso ein Ansteigen des Körpergewichtes, wie es der normale Organismus zeigen würde, und umgekehrt einen Abfall beim Übergang zur kochsalzfreien Kost. Wurde die Polyurie durch Pituitrin beseitigt, so änderte sich an diesem Verhalten nichts Wesentliches. Auch da, wo die polyuriesteigernde Eigenschaft des Kochsalzes beim Diabetes insipidus sehr stark hervortritt, scheint sie also nicht auf einer Änderung in der Quellungsfähigkeit der Kolloide zu beruhen; aber auch bei einem Fall von jenem Typus, bei welchem die Ausscheidung zugelegten Kochsalzes sehr verzögert erfolgt und die Polyurie verhältnismäßig wenig beeinflußt wird, zeigte das Körpergewicht ein ähnliches Verhalten.

F. Brunn hat zwar gefunden, daß im akuten Versuche, d. h. bei einmaliger Zufuhr einer wässerigen Na-Chloridlösung beim Diabetes insipidus die Diuresebeschränkung, wie man sie bei normalen Individuen sieht, nicht eintritt. Allein dagegen läßt sich einwenden, daß, da der Ausfall dieses Versuches beim normalen Individuum in hohem Grade vom Wasserbestand im Organismus abhängt (F. Högler und K. Ueberrack, Nonnenbruch), beim Diabetes insipidus schon beim Beginn des Versuches kaum dieselben Bedingungen wie unter normalen Verhältnissen vorhanden sein werden. Soweit das Verhalten des Kochsalzstoffwechsels in Betracht kommt, läßt sich daher meiner Ansicht nach ein Anhaltspunkt für eine Störung im Wasserbindungsvermögen der Kolloide beim Diabetes insipidus nicht gewinnen. Untersuchungen in anderer Richtung, aus denen man dies erschließen könnte, sind mir nicht bekannt. Nach dem ganzen Verhalten des Diabetes insipidus bei der Zwangspolyurie scheint mir die Annahme am natürlichsten, daß die Nieren unter einem dauernd abnormen Reiz beständig Wasser auszuscheiden gezwungen sind. Dieser abnorme Reizzustand könnte auch durch Wegfall einer sonst regulatorisch wirkenden Hemmung bedingt sein. Ob es sich hier um eine Störung der Rückresorption (O. Klein) durch eine Änderung des Kapillartonus handelt, muß ich dahingestellt sein lassen. Kochsalz erhöht diesen Reizzustand in hohem Grade; dabei muß das Cl-Ion eine besondere Wirkung haben, da andere Na-Salze (besonders Na_2HPO_4) nicht oder viel weniger wirken. Es ist daher verständlich, daß wir bei kochsalzreicher Kost mehr Pituitrin brauchen, um diesen Reizzustand zu beseitigen. Bevor wir auf die Frage eingehen, ob dieser

Reizzustand mit der Hypophyse oder mit den Zentren der Regio hypothalamica etwas zu tun hat, wollen wir uns zuerst mit der Frage beschäftigen, welcher Art die Störung des Wasserstoffwechsels bei Zufuhr von Pituitrin ist.

Wie vo n d en Velden zuerst gezeigt hat, wirkt das Pituitrin beim Menschen außerordentlich diuresehemmend; dies wurde seither von allen Seiten bestätigt. Am deutlichsten läßt sich, wie zuerst Modrakowski und Halter in meinem Laboratorium, dann Veil, Leschke, Saxl und Brunn, Steuding u. a. gezeigt haben, die diuresehemmende Wirkung bei reichlichem Angebot von Wasser demonstrieren. Nach Infundibulininjektion steigt das spezifische Gewicht an, die Molen (Chlor, Harnstoff, nach Daniel und Högler auch Na, K, usw.) werden, solange noch genügend Wasser vorhanden ist, prompt ausgeschieden. Es handelt sich also ausschließlich um eine Hemmung der Wasserdiurese. Bei großen Dosen von Infundibulin kommt es zu völliger Anurie und zu starker Hydrämie. Die Untersuchungen von Daniel und Högler mit verschiedenen, nicht zu konzentrierten Salzlösungen ($NaCl$, $NaHCO_3$, Na_2HPO_4, KCl, $CaCl_2$, $MgCl_2$), ferner mit Lösungen von Harnstoff oder Traubenzucker zeigen ferner, daß das Infundibulin die Wasserdiurese auch dann deutlich hemmt, wenn gleichzeitig mit dem Wasser Elektrolyte, bzw. Anelektrolyte, zugeführt werden, welche an sich stark diuretisch wirken ($CaCl_2$, KCl, $\overset{+}{U}$, D usw.). Bemerkenswert ist, daß bei Verwendung von K-, Ca- und Mg-Salzlösungen die normalerweise auftretende Eindickung des Blutes zuerst ebenfalls auftritt, dann aber einer starken Verdünnung des Blutes Platz macht. Die Salzdiurese wurde in allen diesen Versuchen nicht beeinflußt. Nach den früheren Untersuchungen von Daniel und Högler bewirken Na-Salze eine vermehrte Quellung der Blut- und Gewebskolloide und Diuresehemmung, während K-, Ca- und Mg-Salze zur Entquellung und Förderung der Wasser- und Salzdiurese führen. Durch Pituitrin wird diese Quellung bzw. Entquellung nicht verhindert, auch die Steigerung der Salzdiurese wird nicht gehemmt, sondern nur die Wasserdiurese.

Werden hingegen, wie Molitor und E. P. Pick im Kaninchenversuch gezeigt haben, starke hypertonische Lösungen von Harnstoff oder NaCl oder Zucker in das Blut eingespritzt, so kommt es zu einer Durchbrechung der Diuresehemmung. Molitor und Pick haben ferner im Tierversuch gezeigt, daß einerseits durch Kontraktion der Splanchnikusgefäße, andererseits durch Inkrafttreten der Lebervenensperre unter Pituitrin eine starke Verkleinerung des Lebervolumens einsetzt und daß die von E. Meyer beobachtete Verringerung der Lymphbildung und Eindickung der Lymphe damit in Zusammenhang stehen dürfte. Außerdem tritt eine Kontraktion aller Kapillaren ein (Krogh und Rehberg). Dadurch kommt es zu einer Plasmaverschiebung mit Hyperplasmie im großen Kreislauf.

Ferner sei nochmals darauf hingewiesen, daß nach den Untersuchungen von Molitor und Pick das Pituitrin inf. bei intralumbaler Einverleibung viel intensiver diuresehemmend wirkt als bei subkutaner bzw. intravenöser, daß die diuresehemmende Wirkung bei Paraldehyd- nicht aber bei Chloretonnarkose ausbleibt, und endlich, daß nach den Untersuchungen von Hoff und Wermer auch bei Menschen im Schlaf, in der Hypnose und bei gewissen Erkrankungen des Gehirns (Tumoren, progressive Paralyse) die diuresehemmende Wirkung erlischt.

Es ist gegenwärtig noch eine lebhafte Diskussion darüber im Gange, ob das Pituitrin inf. dadurch diuresehemmend wirkt, daß es die Wasserausscheidung in den Nieren sperrt oder dadurch, daß es den Quellungszustand der Blut- und Gewebskolloide ändert. Oehme, Modrakowski und Halter, Frommherz und Hecht, Bauer und Aschner deuteten die nach Pituitrin auftretende Hydrämie als die Folge einer Nierensperre. Veil, Molitor und Pick u. a. sprechen sich mehr für die Gewebswirkung des Pituitrins aus.

Die Angelegenheit scheint mir bisher nicht spruchreif zu sein. Denn nach den erwähnten Untersuchungen von Molitor und Pick muß angenommen werden, daß das Pituitrin inf. in erster Linie am hypothalamischen diuresehemmenden Zentrum angreift. Andererseits zeigen neuere Untersuchungen von Daniel und Högler, daß nach Zufuhr von Wasser oder gewisser Salzlösungen (z. B. $CaCl_2$) unter Pituitrin inf. eine derartige Hydrämie auftritt, daß sogar eine Abgabe von Flüssigkeit aus den Geweben in das Blut angenommen werden muß, und daß dabei die Mobilisierung von Kochsalz und Harnstoff genau so wie ohne Pituitrin vor sich geht. Da nach Oehme das Infundibulin auch bei entnervten Nieren diuresehemmend wirkt, so scheint nur die Annahme übrig zu bleiben, daß das Infundibulin neben seiner Wirkung auf das diuresehemmende Zentrum auch die Nieren direkt (Änderung des Kapillartonus?) beeinflußt.

Wahrscheinlich ist, daß neben dem diuresehemmenden Zentrum sich im Hirnstamm ein oder mehrere diuresefördernde Zentren befinden, worauf schon

die Stichpolyurien, die man als Reizsymptome auffassen muß, hinweisen, und
daß beide durch höher gelegene Zentren beeinflußt werden; vielleicht findet
das Ausbleiben der Infundibulinwirkung bei Ausschaltung des Großhirns in
einem dadurch erzeugten Erregungszustand des einen oder des anderen der
diuresefördernden Zentren ihre Erklärung.

Das Ergebnis der angeführten Untersuchungen scheint mir daher für die
Annahme zu sprechen, daß der Mechanismus der Störung im Wasserhaushalt des unter Pituitrinwirkung gesetzten Organismus geradezu das Gegenstück von dem des Diabetes insipidus ist. In
letzterem Falle handelt es sich um eine Tachyurie mit konsekutiver Polyurie,
im ersteren um eine Bradyurie mit konsekutiver Oligurie; in beiden Fällen
handelt es sich fast ausschließlich um eine Störung der Wasserausscheidung,
während die Ausscheidung der Molen fast ungestört vor sich geht. In beiden
Fällen scheint mir kein Anhaltspunkt dafür vorhanden zu sein, daß die Quellungs-
bzw. Entquellungsfähigkeit der Kolloide durch Salze abnormal ist.

Wir wollen uns nun der zweiten Frage zuwenden, ob sich die bei Diabetes
insipidus vorhandene Störung des Wasserstoffwechsels durch eine Erkrankung
des Infundibularapparates erklären läßt.

Zuerst hat man das häufige Zusammentreffen von Diabetes insipidus und
von Prozessen im Hirn auf eine Reizung des von Eckhardt nachgewiesenen
Wasserstichzentrums bezogen. Erst viel später wurde durch das häufige Zusam-
mentreffen von Diabetes insipidus mit Dystrophia adiposo-genitalis und durch
das Auftreten von vorübergehendem Diabetes insipidus bei Operationen an der
Hypophyse die Aufmerksamkeit auf die Hypophyse gelenkt. Da Magnus und
Schäfer aus der Hypophyse und besonders aus dem Hinterlappen ein diurese-
förderndes Extrakt gewonnen hatten[1], so glaubte man, das Auftreten des
Diabetes insipidus durch eine Reizung des Hinterlappens erklären zu können.
Mit dem Nachweis der stark diuresehemmenden Wirkung des Intermedia-
extraktes mußte diese Anschauung, die auch in der ersten Auflage meines Buches
vertreten wurde, fallen gelassen werden, es fand die von E. Frank vertretene
Anschauung, daß der Ausfall des Infundibularhormons durch Zerstörung des
Organs zum Diabetes insipidus führe, fast allgemeine Anerkennung. Man vermutete, daß sich auch beim sogenannten idiopathischen Diabetes insipidus
Prozesse im Hypophysenhinterlappen nachweisen lassen würden. Da wo die
pathologischen Prozesse nicht im Hinterlappen selbst, aber in dessen un-
mittelbarer Umgebung gefunden wurden, nahm man eine Störung des Sekretabflusses an. In neuerer Zeit wurde diese Anschauung fast vollkommen durch eine
andere verdrängt. Camus und Roussy, Aschner, Bailey und Bremer,
Houssay, Leschke u. a. teilten mit, daß nach Exstirpation der Hypophyse
bei völliger Schonung des Stieles kein Diabetes insipidus auftrete, auch
Unterbindung des Hypophysenstieles (Morawski) führt nicht zu Diabetes
insipidus, woraus geschlossen wurde, daß auch die Absperrung des Sekretstromes nicht zu Diabetes insipidus führe. Hingegen fanden die oben erwähnten Autoren regelmäßig Polyurie bei Verletzung einer ganz umschriebenen Stelle der Parinfundibulargegend des Hypothalamus. Unter dem
Eindruck dieser Entdeckung hat Leschke die pathologisch-anatomischen
Befunde revidiert und ist zu dem Schluß gekommen, daß der Diabetes
insipidus beim Menschen nichts mit der Hypophyse zu tun habe, sondern
regelmäßig auf einer Zerstörung eines im Hypothalamus gelegenen Zentrums

---

[1] Dieser Befund erklärt sich anscheinend daraus, daß beim Narkotisierten das
Pituitrin inf. nicht diuresehemmend, sondern unter Umständen sogar diuresefördernd
wirkt (Molitor und Pick).

beruht. Dieser Auffassung steht die geradezu spezifische Wirkung des Infundibulins beim Diabetes insipidus entgegen. Eine überraschende Wendung nahm die Frage durch die experimentellen Ergebnisse der jüngsten Zeit. Houssay und Rubio fanden, daß auch nach völliger Entnervung der Nieren, die Verletzung der Infundibulargegend noch Polyurie erzeugt; Camus und Gournay bestätigten dies. Nach ihnen soll die Zwischenhirnstichdiurese auf einer dadurch bedingten Störung des Purinstoffwechsels beruhen. Man war dadurch doch wieder zu der Annahme einer hormonalen Wirkung gezwungen. Unter diesen Umständen glaubte E. Frank die Annahme eines wasserregulierenden Zentrums überhaupt in Frage stellen zu können, indem er darauf hinwies, daß im Gegensatz zur raschen und vorübergehenden Wirkung des Zucker-, Wasser- und Salzstiches am Boden des vierten Ventrikels die Polyurie bei Verletzung der Parinfundibulargegend meist erst nach einiger Zeit sich entwickelt und meist lange andauert. Es sei daher wahrscheinlich, daß es bei diesen Eingriffen durch Blutung oder Ödem oder Exsudat zu einer Behinderung des Sekretabflusses durch den Hypophysenstiel oder eventuell zu einem dauernden Versiegen der Inkretion komme. Den Umstand, daß Exstirpation der Hypophyse nicht zu Diabetes insipidus führe, erklärt E. Frank dadurch, daß am Hypophysenstiel noch immer Reste der Pars tuberalis stehen bleiben[1]. Eine einheitliche Erklärung aller vorliegenden Befunde scheint heute noch nicht möglich, wenn auch die Kritik Franks sehr viel für sich hat. Ich möchte derselben noch hinzufügen, daß es mir überhaupt nicht angängig erscheint, den sogenannten Hypothalamusstich mit dem Zucker-, Wasser- oder Salzstich am Boden des vierten Ventrikels in Analogie zu bringen, denn die nach letzteren auftretende Glykosurie bzw. Polyurie und Chlorurie ist zweifellos ein Reizsymptom, wofür schon das rasche Auftreten und Wiederverschwinden spricht. Der Reiz wird auf nervösen Bahnen zu den Erfolgsorganen geleitet, da er nach Durchschneidung dieser Bahnen ausbleibt. Wäre die beim „Hypothalamusstich‟ auftretende Polyurie ein Reizsymptom, so müßten von diesen Zentren nicht diuresehemmende, sondern diuresefördernde Impulse ausgehen, damit wird aber weder die oft sehr lange Dauer der Wirkung noch ihr Weiterbestehen bei Entnervung der Nieren erklärt. Die Dauer der Polyurie nach Verletzung der Parinfundibulargegend kann also nur durch Zerstörung eines diuresehemmenden Zentrums erklärt werden.

Wenn die bisher angeführten Ergebnisse der experimentellen Forschung sich auch in vielfacher Hinsicht noch widersprechen, so scheint doch daraus hervorzugehen, daß zwischen der Infundibulardrüse und gewissen hypothalamischen Zentren funktionelle Beziehungen bestehen, die — wie ich annehmen möchte — wechselseitig sind.

Einerseits ist anzunehmen, daß diese Zentren von der Infundibulardrüse aus tonisiert werden (Biedl). Die früher angeführten Untersuchungen von E. Pick und seinen Mitarbeitern stützen diese Annahme. Nach dieser Anschauung könnte also Diabetes insipidus ebenso bei Zerstörung der hypothalamischen diuresehemmenden Zentren wie bei Zerstörung des Hinterlappens auftreten.

---

[1] Im weiteren Verlauf seiner Ausführungen nimmt E. Frank merkwürdigerweise an, daß der Diabetes insipidus nicht durch das Versiegen einer Inkretion, sondern durch eine Parasekretion der Infundibulardrüse zustande komme, indem bei Verlegung der Sekretstraße am Hypophysenstiel das Sekret direkt in das Blut gelange und ebenso wie intravenös injiziertes Infundibulin nicht diuresehemmend sondern diuresefördernd wirke. Dieser an und für sich ganz unwahrscheinlichen Hypothese, die auch mit dem, was Frank im ersten Abschnitt seiner Ausführungen sagt, kaum in Einklang zu bringen ist, haben Daniel und Högler in zahlreichen sorgfältigen Untersuchungen den Boden entzogen, indem sie zeigten, daß in allen ihren Wasser- und Salzwasserversuchen das Infundibulin bei intravenöser Injektion ebenso diuresehemmend wirkt wie bei subkutaner.

Diese Anschauung würde voraussetzen, daß das Pituitrin bei subkutaner oder intravenöser Einverleibung seine diuresehemmende Wirkung nicht nur durch verstärkte Tonisierung der parinfundibularen Zentren entfaltet, sondern daß es auch peripher wirkt, weil sonst alle Fälle, bei denen die Zentren zerstört sind, pituitrinrefraktär sein müßten. In weiterer Folge wäre wohl anzunehmen, daß die bei Ausschaltung des Großhirns auftretende Pituitrinresistenz nicht durch Unerregbarkeit der diuresehemmenden Zentren, sondern anderweitig zustandekommt. Schwer erklärlich bleiben aber auch nach dieser Theorie jene Fälle, bei denen der Hinterlappen zerstört ist, ohne daß Diabetes insipidus auftrat (fehlende Tonisierung der Zentren durch mangelndes Inkret).

Nach v. Hann soll in solchen Fällen regelmäßig auch der Vorderlappen zerstört sein. v. Hann nimmt an, daß der Vorderlappen ein diureseförderndes Sekret erzeuge; wenn dieses ebenfalls ausfällt, so käme es nicht zum Diabetes insipidus. Fodor und Jankovich u. a. haben sich dieser Anschauung angeschlossen, sie ist aber auch auf energischen Widerspruch gestoßen (J. Bauer u. a.). Gegen diese Anschauung läßt sich vor allem einwenden, daß die Annahme eines diuresefördernden Prinzips im Vorderlappen rein hypothetisch ist, ferner daß auch Fälle mitgeteilt sind, bei denen der Vorderlappen mitergriffen war und doch Diabetes insipidus bestand. Ich erwähne z. B. den Fall von N. Schereschewskij (ein Fall von hypophysärer Kachexie mit Diabetes insipidus nach Trauma, bei dem sich Atrophie des Vorderlappens, fast völliger Schwund der Intermediärsubstanz und zahlreiche punktförmige Blutungen um den dritten und um die beiden Seitenventrikel fanden). J. Bauer nimmt an, daß in solchen Fällen der Prozeß auch auf die diuresefördernden Zentren im Hypothalamus übergegriffen habe; doch fehlen auch für diese Annahme vorderhand alle Anhaltspunkte.

Es ist aber noch eine andere Beziehung zwischen Parinfundibularzentren und Hypophysenhinterlappen denkbar. Ich habe in meinem Buche seinerzeit die Ansicht vertreten, daß „alle Blutdrüsen ihre zentralen Projektionsfelder haben". Die Zentren würden daher einerseits durch das Pituitrin inf. tonisiert, andererseits würde der Hinterlappen vom Zentrum aus trophisch und funktionell beeinflußt. Wir hätten hier eine ganz ähnliche wechselseitige Beeinflussung vor uns, wie wir sie zwischen sympathischem Nervensystem und Adrenalsystem annehmen. Ich erinnere daran, daß vom Hypothalamus Nervenfasern zum Hinterlappen ziehen. Es wäre also denkbar, daß bei Zerstörung der Zentren der Hinterlappen atrophiert (vielleicht trifft dies bei dem Falle von H. Kiyono zu) oder zum mindesten in seiner Funktion gestört wird, so daß die Pituitrinsekretion sich dem Bedarf nicht mehr entsprechend anpassen kann und die Funktionsschwäche bei abnormer Belastung (molenreiche Kost), manifest würde. Vielleicht lassen sich so jene Fälle von Diabetes insipidus erklären, bei denen die Zentren oder die Verbindung derselben mit dem Hinterlappen zerstört, der Hinterlappen selbst aber noch erhalten war.

Endlich wäre noch zu erörtern, inwieweit abnorme Erregung diuresefördernder Zentren sich am Zustandekommen des Diabetes insipidus beteiligen kann. Von den verschiedensten Punkten des Zentralnervensystems aus kann bekanntlich Polyurie erzeugt werden: Von der Großhirnrinde aus (Bechterew), vom Gyrus sigmoides aus (Ucho), von der Gegend der Formatio reticularis aus (Jungmann und Erich Meyer, Brugsch, Dresel und Levy), durch Reizung der Nn. splanchnici usw. W. H. Veil vermutet, daß bei den normo- bzw. hypochlorämischen Fällen Veränderungen in der Gegend des Wasser- und Salzstiches vorliegen, da es bei Verletzung dieser Gegend nicht nur zu Polyurie, sondern auch zu Polychlorurie und Hypochlorämie kommt. Allerdings müßte es sich dann um einen dauernden Reizzustand (nicht um eine Ausfallserscheinung) handeln. Bei der primären Polydipsie könnte man auch an eine Übererregbarkeit des Durstzentrums denken.

Nun unterliegt es ja keinem Zweifel, daß das Zentralnervensystem in der verschiedensten Weise in die Funktion der Nieren eingreift. Bei nervösen Erregungen wird z. B. ein reichlicher Harn von niedrigem spezifischem Gewicht und heller Farbe abgeschieden. Bei manchen Geistes- und Nervenkranken auftretende Polyurien mögen auf einem erhöhten Erregungszustand solcher diuresefördernden Zentren beruhen. Auch bei manchen der in der letzten Zeit beschriebenen Fälle von Oligurie (J. Bauer, W. H. Veil u. a.) hat man an einen zentralen Ursprung gedacht. Was aber den echten Diabetes insipidus anbelangt, so möchte ich glauben, daß das klinische Bild auf einen hormonalen Ursprung hinweist. Der hormonale Charakter des Diabetes insipidus wird schon durch die bemerkenswerten Ähnlichkeiten, die zwischen ihm und dem Diabetes mellitus bestehen, sehr wahrscheinlich. Ich möchte nur darauf hinweisen, daß bei beiden sich eine Abhängigkeit der spezifischen Störung von der Belastung findet (beim Diabetes insipidus Abhängigkeit der Polyurie vom Molengehalt, beim Diabetes mellitus Abhängigkeit der Glykosurie vom Zuckerwert der Nahrung), und daß zur Beseitigung der spezifischen Stoffwechselstörung die Pituitrinzufuhr ebenso dem Molengehalt der Nahrung angepaßt werden muß wie beim Diabetes mellitus die Insulinzufuhr dem Zuckerwerte. Auch Zustände relativer Pituitrinresistenz beim Diabetes insipidus finden ihr Analogon in den seltenen insulinresistenten Fällen beim Diabetes mellitus.

Ich möchte daher bei Besprechung dieses dunkelsten Kapitels der Blutdrüsenlehre zu folgendem Schlusse kommen: Die Tierexperimente und die pathologisch-anatomischen Befunde weisen darauf hin, daß die Zerstörung bzw. Erkrankung des Infundibularapparates zu Diabetes insipidus führt. Die Beziehungen zwischen Hormon- und Nervenapparat sind aber noch nicht völlig geklärt.

Differentialdiagnose. Das wichtigste Unterscheidungsmerkmal zwischen der primären Polydipsie und dem Diabetes insipidus ist der Durstversuch, bei welchem der echte Diabetes insipidus schwere Störungen des Allgemeinbefindens zeigt, während sie bei der primären Polydipsie ausbleiben. Regnier und Veil sahen zwar bei Vieltrinkern mit dem plötzlichen Entzug der Flüssigkeit Durst und Eindickung des Blutes auftreten; aber diese Störung gleicht sich nach wenigen Tagen aus, während beim echten Diabetes insipidus eine länger dauernde Verminderung der Flüssigkeitszufuhr geradezu unmöglich ist. Bei den Fällen von geringgradigem und besonders von passagerem Diabetes insipidus wird die Differenzierung durch den Durstversuch begreiflicherweise oft weniger scharf sein oder ganz mißlingen. Gerade bei den letzterwähnten Fällen finden sich aber meist anderweitige Zeichen eines in der Gegend des Infundibulums befindlichen krankhaften Prozesses, wodurch die Diagnose gesichert wird. R. Bauer geht daher wohl zu weit, wenn er dem Durstversuch fast jede Bedeutung abspricht, da auch der von ihm mitgeteilte Fall durch den Ausfall des Durstversuches von vornherein als Polydipsie charakterisiert war. Daß Fälle von Polydipsie auch auf Pituitrin reagieren, ist nicht merkwürdig, da auch bei normalen Fällen, wenn sie viel Flüssigkeit zuführen, bekanntlich eine starke Pituitrinwirkung auftritt. Man wundert sich ja auch nicht darüber, daß bei normalen Menschen durch Insulin Hypoglykämie erzeugt wird. Das Auftreten eines Diabetes insipidus kann manchmal für die pathogenetische Auffassung anderer Leiden von großer Bedeutung sein, indem es auf den hypothalamischen Ursprung derselben hinweist (vgl. z. B. das Kapitel Späteunuchoidismus).

Therapie. Die Therapie des Diabetes insipidus soll zunächst eine ätiologische sein, d. h. man soll versuchen, den den Diabetes insipidus erzeugenden pathologischen Prozeß zur Ausheilung zu bringen. Dies gelang meines Wissens bisher nur in den seltenen Fällen von luetischer Ätiologie.

Bei operativen Eingriffen, die man wegen Gefahr der Erblindung bei Hirntumoren vorgenommen hat, hat man in einzelnen Fällen wohl durch Druckentlastung Verringerung der Polyurie gesehen. Wegen der Gefährlichkeit des Eingriffes dürfte die Polyurie allein wohl kaum eine Operation rechtfertigen.

In der großen Mehrzahl der Fälle bleibt uns also nur die Behandlung des Symptoms der Polyurie, die einerseits durch Entlastung (molenarmer Kost), andererseits durch Ersatz (Infundibulin) erfolgt. Betreffs der im Handel befindlichen Infundibulinpräparate habe ich schon erwähnt, daß sie nicht gleichwertig sind, und daß sich nach meinen Erfahrungen das Pituitrin Parke-Davis, das Heislersche Pituitrin und insbesondere das Hypophysenextrakt (Infundibulin) Chemosan als wirksam erwiesen. Auch P. Trendelenburg fand enorme Unterschiede in der Wirksamkeit der käuflichen Pituitrinpräparate. 1 ccm Pituitrin Parke-Davis entsprach nach seiner uterustonisierenden Eigenschaft 31 mg frischer Drüse, 1 ccm Pituglandol 6 mg, 1 ccm Hypophysin 4,5—6,2 mg, 1 ccm Hypophen 3,2 mg. Die Wirksamkeit von Pituitrin Schering, von Coluitrin, von Pituloben, von Hypormon u. a. war minimal.

Ebenso wie bei der Insulinbehandlung des Diabetes mellitus muß auch beim Diabetes insipidus die Infundibulinzufuhr der Intensität des Leidens und der Belastung durch die Nahrung angepaßt werden und infolge der kurzdauernden Wirkung mehrfach am Tage erfolgen.

Bei Fällen mit größerem Pituitrinbedarf erreicht man durch Steigerung der Einzeldosis nichts, weil dann Überdosierungserscheinungen (Krämpfe im Bauch, eventuell Diarrhöen) auftreten. In solchen Fällen kann man durch häufige Injektionen kleiner Dosen (eventuell zweistündlich während des Tages) normales spezifisches Gewicht, ja sogar normale Chloridkonzentration des Harns erzielen (Depisch und Högler).

Die von mehreren Autoren empfohlene Lumbalpunktion (Herrich, J. Fromont, G. W. Hall) hat sich uns ebenso wie Umber nicht als wirksam erwiesen. Auch vom Neucesol (Enzinger) haben wir keinen Erfolg gesehen.

VII. Die Erkrankungen der Zirbeldrüse.
(Glandula pinealis, Epiphyse.)

Anatomie und Entwicklungsgeschichte. Die Zirbeldrüse entsteht durch eine Ausstülpung der Decke des dritten Ventrikels. Nach Hochstetter ist die erste Anlage des Organs bereits im Beginn des 2. Embryonalmonats zu erkennen. Ungefähr in der fünften Embryonalwoche entwickelt sich zwischen der Commissura posterior und der Commissura habenularum eine dünne Epithelausstülpung, die sich später verdickt und in das mesodermale Gewebe eindringt. Die ektodermalen Zellen sondern sich in die eigentlichen Gliazellen und in die spezifischen Pinealzellen (L. v. Meduna). Die Spezifität der Pinealzellen geht nach diesem Autor auch daraus hervor, daß bei der amaurotischen Idiotie, bei der alle Nervenzellen degenerieren, die Zirbeldrüse unversehrt bleibt. Die Zirbel ist bei verschiedenen Tierklassen sehr verschieden stark entwickelt. Nach Krabbe ist sie zum Beispiel absolut rudimentär bei den Edentaten, teilweise rudimentär bei gewissen Zetazeen und bei den Elefanten, besonders stark entwickelt zum Beispiel beim Pferd. Beim erwachsenen Menschen stellt sich eine etwa 1 cm lange und 0,5 cm breite flache Vorwölbung dar, welche durch die dorsale Lippe zur Commissura habenularum, durch die ventrale zur Commissura posterior in Verbindung tritt. Das mittlere Gewicht der Zirbel beträgt nach Uemara und Berblinger etwa 160 mg. Zwischen den

beiden Lippen senkt sich der Recessus pinealis vom dritten Ventrikel in die Drüse
ein. Beim Neugeborenen ist sie mehr kugelig und enthält unregelmäßige Follikel mit
polygonalen Zellen und gegen den Rezessus zu Gliagewebe. Nach Aschner nimmt
das Volumen der Zirbeldrüse über die Pubertät bis etwa zum Abschluß des Längenwachstums zu. Beim Weibe ist das Gewichtsverhältnis der Zirbel des Neugeborenen zu derjenigen nach der Pubertät 1: 4,65, beim Manne 1: 3,74. Zahlreiche
neuere Untersuchungen über die Histologie der Zirbeldrüse (Askanazy, Krabbe,
Marburg, H. Schlesinger, v. Volkmann) stimmen darin überein, daß wenn auch
verhältnismäßig schon frühzeitig in der Zirbeldrüse regressive Veränderungen auftreten,
so doch bis zum höheren Lebensalter funktionsfähiges Gewebe erhalten bleibt. Die
Zirbel besteht aus Gliazellen und Nervenzellen, der Hauptmasse nach aber aus den
sogenannten Pinealzellen, welch letztere in ein von den Ausläufern der Nervenzellen und
Gliazellen gebildetes fibrilläres Netzwerk eingelagert sind. Diese Zellen haben relativ

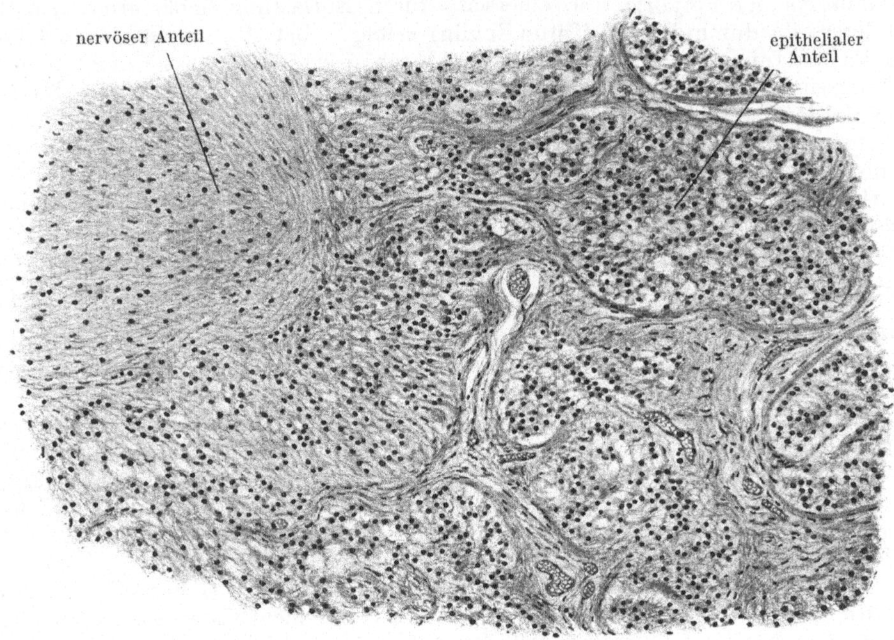

Abb. 71. Epiphyse des Menschen.

große Kerne, sind chromatinreich und zeigen häufig Amitose. In den Zellen finden sich
ferner kleine Kugeln, die sogenannten Corpora arenacea oder Hirnsand, die Follikel bilden
bisweilen Zystchen. Im höheren Alter kommt es nach H. Schlesinger zu fleckweise
gliöser Degeneration und häufig zu Zystenbildung.

Pathologische Anatomie. Die bisher bekannten Erkrankungen der Zirbel bestehen
hauptsächlich in Zystenbildung, Hämorrhagien (bei Typhus Ghon und Roman). Gummen
und Tumoren. Neumann stellt 20 Tumoren aus der Literatur zusammen und fügt zwei
eigene Fälle hinzu; es handelte sich um Sarkome, Karzinome, Teratome, Gliome, Psammome
und Zysten. Es sind hauptsächlich jugendliche Individuen, daher sind es wohl größtenteils, wie Neumann annimmt, angeborene Entwicklungsanomalien; diese sind beim
männlichen Geschlecht viel häufiger. Die Teratome enthalten Haarbälge, Talgdrüsen,
Knorpel, Fett, glatte Muskelfasern usw. (Weigert u. a.). Nach M. Askanazy gehören
manche der als Sarkom oder Alveolarsarkom gedeuteten Fälle, wie zum Beispiel diejenigen
von Östreich-Slavyk, Goldzieher und Ogle zu den Teratomen.

Nach W. Berblinger müssen die Geschwülste Kernkugeln enthalten, wenn die
Annahme, daß sie vom Zirbelgewebe selbst ausgehen, berechtigt sein soll. Solche Zirbelgeschwülste nennt man nach Krabbe Pinealome.

G. Horas und Perc. Bailey teilen 12 Fälle von Tumor aus dem Cushingschen
Material mit; darunter befand sich ein Teratom, die übrigen waren Pinealome.

Symptomatologie. Die Symptome, welche durch Erkrankungen der Zirbel
hervorgerufen werden, sind einerseits Lokalsymptome, andererseits eigentümliche trophische Störungen. Die ersteren sind durch den Druck des vergrößerten Organs auf die benachbarten Hirnteile (Thalami, Regio hypothalamica, Pulvinar, Pons, Zerebellum, Corpus callosum usw.) und durch
Stauung in den Hirnventrikeln bedingt. Wächst die Geschwulst nach rückwärts, so kommt es durch Verschluß des Aquaeductus Sylvii zur Stauung
im vierten Ventrikel, wächst sie nach vorne, zum Hydrozephalus des dritten
Ventrikels und der Seitenventrikel. Die Drucksymptome bestehen in motorischen Reiz- oder Lähmungserscheinungen (Ophthalmoplegie, Déviation con-
jugée, Veränderungen der Pupillenreaktion, Nystagmus, Ataxie, epileptiforme
meist bilaterale Krämpfe, Paresen, Nackenstarre, Stauungspapille oder seltener
genuine Atrophie, Schwerhörigkeit, Schwindel, Kopfschmerzen, Erbrechen, eventuell Pulsverlangsamung, Schlafsucht, eventuell vorübergehende psychotische
Erscheinungen und terminales Koma). Es
sind dies Erscheinungen, welche alle den
Vierhügeltumoren ebenfalls zukommen.

Neben diesen Symptomen können, wenn
der Tumor sich im sehr frühen Kindesalter
entwickelt, eigenartige trophische Störungen
auftreten, welche in einer abnorm raschen
Körperentwicklung und in einer prämaturen
Entwicklung der Genitalien bestehen und
denen ungemein ähnlich sind, welche wir bei
den Adenomen der Nebennierenrinde kennen
lernen werden. Hierher gehören die Fälle
von Östreich-Slavyk, von Ogle, von
Marburg, von v. Frankl-Hochwart, von
Raymond und Claude, Hejmans van
den Bergh, van Hasselt, Odermatt,
E. Böhm, M. Goldzieher, Holzhauer,
Takeya. Es handelte sich durchswegs um
Kinder unter zehn Jahren.

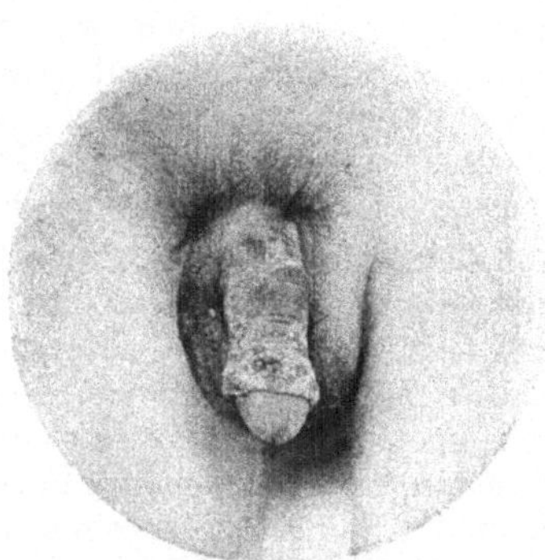

Abb. 72. Hypertrophie des äußeren
Genitales eines 4½jährigen Knaben von
123 cm Körperlänge. (Penis 6 cm lang,
Behaarung am Mons veneris.)
(Nach v. Frankl-Hochwart,
Zeitschr. f. Nervenheilk. 1900.)

Sehr bedeutend war die frühzeitige Entwicklung der Genitalien in dem Fall von Ogle.
Es handelte sich um einen 6 jährigen Knaben, der unter den Erscheinungen eines Hirn-
tumors starb. Der Knabe hatte in der letzten Zeit masturbiert. Der Penis war wie bei
einem 17 jährigen Jüngling entwickelt. Der Mons veneris war stark behaart. Die Testes
waren anscheinend nicht vergrößert. Bei der Autopsie fand sich ein Alveolarsarkom der
Zirbeldrüse. Im Falle von Östreich-Slavyk handelte es sich um einen 4 jährigen Knaben;
vom dritten Lebensjahr an bestand eine auffallende Körperentwicklung; der Penis war
9 cm lang, das Genitale war mit bis 1 cm langen Haaren bedeckt. Der Knabe war 108 cm
lang und 20 kg schwer; diese Maße entsprechen einem 7—8 jährigen Knaben. Die Mammae
waren hypertrophisch und enthielten Kolostrum. Anfangs bestand auch Heißhunger, der
sich später wieder verlor. Der Fall ist auch von Heubner beschrieben worden. Der bei
der Autopsie gefundene Tumor wurde von Östreich-Slavyk als Psammosarkom, von
Askanazy aber als Teratom angesprochen. In dem Falle von v. Frankl-Hochwart
handelte es sich um ein 5½ jähriges Kind, dessen Körperlänge der eines 9 jährigen Knaben
entsprach; die Entwicklung des Penis und des ganzen Genitales und der sekundären Geschlechtscharaktere entsprach aber der eines 15 jährigen Knaben; es traten häufig Erektionen auf. Die Stimme war tief; außerdem zeigte sich eine prämature geistige Entwicklung (Gedanken über Unsterblichkeit der Seele); auch Östreich-Slavyk bezeichnen den
von ihnen beobachteten 4 jährigen Knaben als altklug.

In den meisten Fällen wird der Ernährungszustand als sehr gut angegeben.
In einigen Fällen, anscheinend in solchen, die sich später entwickeln, kam es
sogar zu exzessiver Adipositas.

So z. B. in dem Falle von O. Marburg; hier handelte es sich um ein 9 jähriges Mädchen,
bei dem sich gleich im Beginn der Erkrankung (acht Monate früher) Fettsucht entwickelte,

die schließlich, besonders an Brust und Bauch exzessiv wurde. Bei der Obduktion fand sich ein zusammengesetzter Tumor der Epiphyse, aus Gewebe der Zirbeldrüse, des Ependyms, des Plexus chorioideus und aus Glia bestehend. Außerdem fand sich eine geringgradige kolloide Schilddrüsenstruma und ein geringer Status lymphaticus; die Keimdrüsen und die Hypophyse waren normal. Auch in dem von Bailey und Jelliffe mitgeteilten Fall, einem 12 jährigen Knaben, bestand Fettsucht, das Genitale war normal. Die Autopsie ergab ein Teratom der Zirbeldrüse.

Bei den Zirbeltumoren, die bisher bei Erwachsenen oder Adoleszenten beobachtet wurden, traten entweder überhaupt keine besonderen trophischen Erscheinungen auf (zum Beispiel in dem Falle von Neumann, 27 jähriger Mann oder im Falle von Askanazy, 19 jähriger Mann) oder die trophischen Erscheinungen waren ganz andersartig. Es kam nämlich entweder zur Adipositas, die wie in dem Falle Müllers exzessive Grade erreichte (Zunahme des Körpergewichts von 55 auf 79,5 kg; andere Fälle von Adipositas bei Zirbeldrüsentumoren oder von Tumoren, die die Zirbeldrüse zerstörten, sind von Coats, Daly, Falkson, Kny, König, Nothnagel, Apert und Porak, K. Löwenthal u. a. beschrieben worden). Oder es entwickelte sich eine auffallende Kachexie, wobei die Haut pastöse Beschaffenheit zeigte. In einzelnen Fällen wurde Polyurie (Hejmans van den Bergh, van Hasselt), in anderen Thymuspersistenz, in einem Falle Neumanns Kropfbildung beobachtet. Es kann dabei auch zur Atrophie der Genitalien und der Mammae kommen.

Pathogenese. Die Deutung der bei den Erkrankungen der Zirbel auftretenden trophischen Erscheinungen ist noch ganz unsicher. Aus der klinischen Beobachtung geht hervor, daß die Erscheinungen des Hypergenitalismus und der Pubertas praecox nur dann auftreten, wenn sich die pathologischen Prozesse in der Zirbeldrüse im frühen Kindesalter entwickeln, während die Entwicklung derselben bei Erwachsenen höchstens zu Fettsucht führt. Über die pathologisch-anatomische Natur der Tumoren bestehen aber noch Meinungsverschiedenheiten. M. Askanazy glaubt, daß es sich bei den im Kindesalter auftretenden, mit Pubertas praecox einhergehenden Tumoren immer um Teratome oder um Chorionepitheliome handelt, welch letztere als Äquivalente von Teratomen aufzufassen seien. Während also M. Askanazy jedes embryonale Teratom als eine Art Pseudoschwangerschaft ansieht, das zu einer vorzeitigen Reifung und einer Reizung der Genitalsphäre führe, eine Ansicht, der sich auch Hart anschließt, sehen andere die Ursache in einem Hyperpinealismus, indem sie auf die Ähnlichkeit der Tumorstruktur mit der Struktur der Zirbeldrüse bei Neugeborenen hinweisen (Löwenthal); andere wieder, wie O. Marburg, sehen die Ursache der Pubertas praecox in einem durch das Tumorgewebe bedingten Ausfall der Zirbelfunktion. W. Berblinger berichtet über einen Fall mit typischem Pinealom. Hier bestand Hodenhypertrophie, die der Autor als Ausfallssymptom auffaßt. Krabbe endlich hält auch die Ausfallstheorie nicht für richtig, da die Zerstörung der Zirbeldrüse fehlen kann. Auch Horrax und Bailey halten die Frage des Hypergenitalismus noch für ungeklärt, da sich unter den Fällen mit Entwicklung des Pinealoms vor der Pubertät kaum ein Drittel mit Hypergenitalismus finden. M. Laignel-Lavastine untersuchte bei 75 Fällen mit verschiedenen Hirn- und Nervenkrankheiten die Zirbel und fand sehr häufig pathologische Veränderungen, ohne daß sich bestimmte Beziehungen zu den betreffenden Krankheiten konstruieren ließen.

Auch die pathologische Physiologie hat uns bisher keine Ergebnisse gebracht, welche die Entwicklung der Pubertas praecox bei Zirbeldrüsentumoren zu erklären vermöchten. Foà sah bei jungen Hähnen nach Exstirpation der Epiphyse eine vorzeitige und außergewöhnliche Entwicklung der Hoden und mancher sekundärer Geschlechtscharaktere. Diese Ergebnisse wurden von U. Sarteschi (bei Säugetieren), ferner von G. Clemente und Izava Yositame bestätigt. Exner und Boese konnten aber nach Exstirpation der Zirbel bei jungen Tieren eine prämature Entwicklung nicht beobachten. Auch W. E. Dandy, welcher die Zirbel von vorneher durch den Balken entfernte, sah in zahlreichen Versuchen weder bei jungen noch alten Hunden irgendeine Änderung auftreten. Ebensowenig fanden W. Kolmer und R. Löwy bei jungen Ratten nach der Zerstörung der Zirbel durch den Thermokauter eine Änderung in der Genitalsphäre. Zu ganz anderen Resultaten kam Mc Cord. Er fand bei Fütterung oder Injektion von Zirbeldrüsensubstanz bei jungen Tieren schnelleres Wachstum, und zwar trat die Wachstumsbeschleunigung bei männlichen Tieren rascher hervor als bei weiblichen. Auch die Angaben über Beeinflussung der Zirbel durch die Keimdrüsen stimmen nicht überein. Biach und Hulles beobachteten nach Exstirpation der Keimdrüsen im jugendlichen Alter bei männlichen und weiblichen Tieren Atrophie der Zirbel. Nach Kolmer und Löwy hat aber die Kastration gar keinen Einfluß auf die Zirbel. Nach diesen Autoren soll die Zirbeldrüse die Zirkulationsverhältnisse in den Plexus chorioideae und damit die Liquorbildung beeinflussen.

Eine einheitliche Erklärung für das Zustandekommen der bei Zirbeltumoren auftretenden prämaturen Entwicklung kann daher heute noch nicht gegeben werden. Ich möchte es nicht unterlassen, noch auf eine andere Möglichkeit hinzudeuten, nämlich die, daß die trophischen Wirkungen der Zirbeldrüsentumoren im frühesten Kindesalter über das Nebennierenrindensystem gehen, die ja bekanntlich ebenfalls zu vorzeitiger Reifung führen (vgl. das entsprechende Kapitel). Jedenfalls ist es bemerkenswert, daß Raymond und Claude in ihrem Fall Hyperplasie der Nebennierenrinde fanden.

Ich will diesen in mancher Beziehung interessanten Fall hier noch näher anführen. Es handelte sich um einen 10jährigen Knaben. Die Krankheit begann im siebenten Lebensjahr mit allmählicher Erblindung und zunehmender Adipositas. Der Knabe war mit zehn Jahren 138 cm hoch (entsprechend etwa einem 13jährigen Knaben) und 39 kg schwer. Besonders am Abdomen und an den Hüften war viel Fett angehäuft. Die Schamhaare waren gut entwickelt, auf der Oberlippe war ein Anflug von Bart vorhanden. Penis und Hoden waren klein. Histologisch zeigten die Hoden keine Spermatogenese, die Zwischenzellen waren aber sehr gut entwickelt. Das weniger starke Hervortreten der prämaturen Genitalsentwicklung könnte in diesem Falle durch eine Beeinträchtigung der Hypophysenfunktion (oder der Regio hypothalamica?) hervorgerufen sein, denn der kleinapfelgroße Epiphysentumor hatte zu einer starken Erweiterung der Seitenventrikel und des dritten Ventrikels und zu einer hochgradigen Abflachung der Hypophyse geführt.

Was endlich die Fettsucht anbelangt, so wurde diese von Marburg als Hyperpinealismus gedeutet. Diese Deutung kann wohl nicht mehr aufrecht erhalten werden, da sich bei Erwachsenen Fettsucht auch dann finden kann, wenn die Zirbeldrüse zerstört ist. Bei der räumlichen Nähe der im Kapitel Hypophyse beschriebenen Stoffwechselzentren liegt heute die Deutung dieser Fettsucht als zerebrale Fettsucht wohl am nächsten. Sie hätte also mit der Störung der Zirbelfunktion an sich nichts zu tun. In manchen Fällen wäre auch an eine Beeinflussung der Hypophysenfunktion durch den Tumor zu denken. Ob die bei Injektion von Zirbelextrakten beobachtete Körpergewichtszunahme (Zirbelmast) oder die von J. Ott und I. C. Scott gefundene laktagoge Wirkung der Zirbelextrakte oder endlich die durch R. Hofstätter gerühmte günstige Beeinflussung geschlechtlicher Übererregung durch Epiglandol mit der spezifischen Funktion der Zirbel etwas zu tun hat, muß ich vorderhand noch dahingestellt sein lassen.

Die **Diagnose** der Zirbeltumoren ist beim Erwachsenen kaum möglich, da die durch sie erzeugten Symptome sich von denen bei Tumoren der Vierhügelgegend nicht unterscheiden. Initiale Kopfschmerzen, besonders im Hinterhaupt, frühzeitige Stauungspapille, Schwindel, Schlaflosigkeit, Konvulsionen, später Somnolenz, Augenmuskellähmungen kombiniert mit Ataxie (Nothnagel) und Hörstörungen lassen, wenn sie vereint vorkommen, nach Marburg an die Möglichkeit eines Zirbeltumors denken. Erschwerend für die Diagnose dürfte wohl auch sein, daß die Zirbeltumoren, wie oben erwähnt, wahrscheinlich durch Beeinträchtigung der in der Regio hypothalamica gelegenen Stoffwechselzentren oder der Hypophysenfunktion ebenfalls zu Dystrophia adiposogenitalis führen können. Hingegen ist die Diagnose im Kindesalter durch die Kombination von allgemeinen Hirntumorsymptomen neben Symptomen der Vierhügelerkrankung mit prämaturer Entwicklung des Körpers, der Psyche und der Genitalsphäre möglich und von v. Frankl-Hochwart zum erstenmal in vivo gestellt worden. Bemerkenswert ist, daß die psychische Frühreife anscheinend nur den Zirbeldrüsentumoren zukommt. Die Erfolge der **Behandlung** (Operation, Bestrahlung, Organpräparate) sind bisher noch unbefriedigend.

VIII. Die Erkrankungen des Nebennierenapparates.

Anatomie und Entwicklungsgeschichte. Die Nebennieren wurden zuerst 1563 von dem Anatomen Bartholomäus Eustachius Sancto severinatus in einer Abhandlung de glandulis, quae renibus incumbunt, beschrieben und nach ihm glandulae renales Eustachii benannt. Die Nebennieren sind paarige Organe, welche dem oberen Teil der Nieren kappenförmig aufsitzen. Ihre Breite beträgt nach v. Neusser und Wiesel 40—50 mm, ihre Höhe 30—35 mm, ihre Dicke 2—8 mm, ihr Gewicht bei Frauen durchschnittlich 10,6 g, bei Männern 11,6 g. Nach neueren Untersuchungen von A. Materna kommen aber große Schwankungen im Gewicht der Nebenniere vor (beide zusammen 5,5—13 g). Die Nebennieren bestehen aus zwei entwicklungsgeschichtlich selbständigen Teilen, der Rinde und dem Mark. Die sogenannte intermediäre Zone gehört der Rinde an. Die Rinde ist zäh, das Mark weich, bei letzterem treten oft schon wenige Stunden nach dem Tode autolytische Vorgänge ein (v. Giercke). Die Rinde besteht aus Zellsträngen, deren Zellen mit stark glänzenden, meist doppelt brechenden Körnchen von lipoidem Charakter gefüllt sind. Das Mark enthält reichlich Nerven und multipolare Ganglienzellen und ferner Nester von eigenartigen Zellen, welche, wie Henle 1865 entdeckte, Chromsäure unter Bräunung aufnehmen. Sie werden daher als chromaffine Zellen bezeichnet. Zur Darstellung derselben werden am besten frische, höchstens $^1/_2$ cm dicke Organscheibchen sechs Stunden in Müllerlösung belassen und dann in 10% Formalin übertragen. Die Chromreaktion deckt sich nicht vollständig mit der postmortal restierenden histochemischen Brenzkatechinreaktion (Grünfärbung mit Eisenchlorid), die, wie wir später sehen werden, eine Reaktion auf das spezifische Inkret des Markes (Adrenalin) darstellt (Kutschera-Aichbergen).

Von den Arterien des Zwerchfelles, ferner von der Aorta und von der Arteria renalis führt je eine Arterie zur Nebenniere. Diese bilden subkapsulär ein Gefäßnetz, von dem aus die Zellschläuche der Rinde mit einem feinen Kapillarnetz umsponnen werden, welches sich auch in das Mark fortsetzt. Doch gibt es auch sogenannte Arteriae perforantes, welche die Rinde durchsetzen und erst im Mark in ein Kapillarnetz übergehen. Aus den sinuösen Erweiterungen des Markes bildet sich in jeder Nebenniere die Vena zentralis, die rechts direkt in die Vena cava inferior, links in die Nierenvene mündet. In der Wand der Markvenen finden sich mächtige Längsmuskelwülste (v. Brunn, Kolmer, M. Kashiwasi u. a.). Maresch erbrachte durch Serienschnitte und durch Korrosionspräparate den Beweis, daß durch die Kontraktion dieser Muskelwülste die Ausmündung der zahlreichen Mark- und Rindengefäße, welche „als zarte Endothelröhrchen mit kaum angedeuteter bindegewebiger Wand" die mächtige muskuläre Venenwand durchbohren, gesperrt werden können.

In die Nebennieren münden marklose Fasern vom Ganglion semilunare, vom Plexus renalis und suprarenalis und markhaltige Fasern vom Vagus, Phrenikus und Splanchnikus ein. Die sekretorischen Fasern verlaufen im Splanchnikus und sollen von den vorderen Wurzeln des unteren Brustmarkes kommen.

Echte Beinebennieren, welche aus Rinde und Mark bestehen, sind selten. Hingegen gibt es Anhäufungen von chromaffinem Gewebe außerhalb der Nebennieren. Die größeren

werden nach **Kohn** als Paraganglien bezeichnet. Solche Zellhaufen finden sich an der
Karotis, in den sympathischen Grenzstrangganglien und im Plexus solaris, im linken
Ganglion stellatum, an den Abgängen der linken Arteria coronaria und mesenter. super.,
ferner am Nierenhilus und längs des Verlaufes der sympathischen Nerven (**Zuckerkandl,
Kohn**). Beim Erwachsenen ist die Gesamtmenge des extramedullär gelegenen chromaffinen
Gewebes nicht geringer als die des medullären Teiles; beim Neugeborenen ist sie größer.
Anhäufungen von Rindensubstanz können sich im Nierenhilus, eventuell in der Nieren-
substanz selbst, längs der Venae suprarenales und an den inneren Genitalien finden.
Schmorl fand sie in 92% der Fälle, **Wiesel** an den Genitalien neugeborener Knaben in

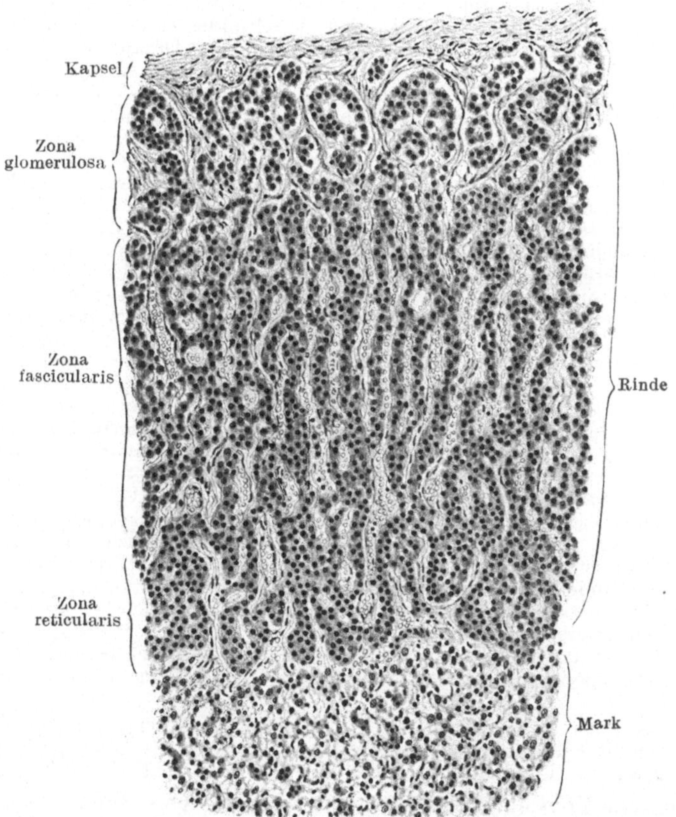

Abb. 73. Nebenniere des Menschen.

76,5%, **Aichel** vermißte sie im Ligamentum latum neugeborener Mädchen niemals. Auch
von ihnen bildet sich ein Teil später zurück.

Ebenso wie die Anatomie ergaben auch embryologische und phylogenetische Studien,
daß der Nebennierenapparat aus zwei selbständigen Systemen besteht, welche bei den
niederen Tierklassen segmental angeordnet sind und dauernd getrennt bleiben. Bei den
Fischen ist das Interrenalsystem und das Adrenalsystem getrennt, bei den Amphibien findet
sich Mark und Rinde aneinander gelagert, bei den Vögeln ist bereits eine Durchwachsung
vorhanden, die bei den Säugetieren die höchste Entwicklungsstufe erreicht (E. **Bloch**). Das
chromaffine oder Adrenalsystem ist als ein Teil des sympathischen Systems ektodermalen
Ursprunges.

Die Primitivzellen differenzieren sich schon in einer sehr frühen Periode in zwei verschiedene Formen, in die Vorform der sympathischen Nervenzellen und in die sogenannten
Phäochromoplasten, aus denen die chromaffinen Zellen hervorgehen. Auch nach der Geburt findet noch eine Einwanderung von Sympathikuszellen statt. Bei auftretendem Adrenalinmangel soll nach E. **Bloch** eine Neuwucherung von Zellen einsetzen, die sich in

chromaffine Zellen umwandeln. Das Rindengewebe — das sogenannte Interrenalsystem — entwickelt sich aus dem ventralen Teil des Mesoderms, und zwar ganz in der Nähe jener Stelle des Zölomepithels, aus der die Keimdrüsen hervorgehen. Nebennierenrinde und Keimdrüsen sind dem Wolfschen Gang angelagert, daher erklärt sich die Topographie der aus Rinde allein bestehenden akzessorischen Nebennieren längs des ganzen Weges, den die Keimdrüsen zurücklegen, ja in den Keimdrüsen und Nieren selbst (Soulié). Durch den Deszensus der Genitalorgane werden kleinere Komplexe beider Systeme weit nach abwärts verschleppt.

Über die Entwicklung, während des Fötallebens und in den ersten Lebensjahren verdanken wir Landau eine ausführliche Studie, der die folgenden Ausführungen entnommen sind. Schon im zweiten Fötalmonat drückt das benachbarte Renalorgan eine tiefe und breite Furche in die Kaudalfläche des bis dahin kugelrunden Interrenalorgans. Im fünften Monat sammeln sich die Sympathogonien im Zentrum des Organs in der Umgebung der Zentralvene. Im sechsten Monat beginnen Ausstülpungsprozesse um die Zentralvenen, dadurch kommt es zur Oberflächenvergrößerung des Organs, auch die anderen Nachbarvenen veranlassen Windungen und Furchungen. Das Organ nimmt rasch an Größe zu, so betragen z. B. die Maße im vierten Fötalmonat 8: 8: 3 mm, im achten Fötalmont 25: 20: 9 mm. Beim Neugeborenen findet sich in der Rinde eine verhältnismäßig breite primäre Glomerulosa. Nun beginnt ein Umbau in der Nebenniere, wodurch sie im Verhältnis zu den anderen Organen kleiner wird. So beträgt z. B. das Verhältnis der Nebenniere zur Niere im sechsten Fötalmonat 1: 2, beim Neugeborenen 1: 3, beim Erwachsenen aber 1: 28. Es folgt nun eine Einschmelzung der inneren Rindenschichten, die zu einer Degeneration der primären Faszikulo-Retikularis führt, während der übrige Teil der Rinde und der Marksubstanz weiter wächst. Die Marksubstanz wächst dabei in das zerstörte Rindengewebe hinein. Die Glomerulosa nimmt gegen Ende der zweiten Woche das Dreifache der ursprünglichen Breite ein. Jetzt beginnt auch die Umschichtung in radiäre Zellsäulen und der Übergang in die primäre Faszikulata. Dieser Einschmelzungsprozeß dauert bis gegen Ende des ersten Halbjahres, die Rinde differenziert sich in die sekundäre Faszikulata und in die bleibende Glomerulosa. In der zweiten Hälfte des ersten Lebensjahres und im zweiten Lebensjahr schwindet die bindgewebig organisierte Einschmelzungszone vollständig, Mark und Rinde berühren sich jetzt, aber es besteht eine scharfe Grenzlinie. Gleichzeitig verwandelt sich die innerste Schicht der Faszikulata in die Retikularis, so daß jetzt erst die Dreiteilung der Nebennierenrinde deutlich hervortritt.

Die Nebenniere wächst bei den übrigen Säugetieren im embryonalen Leben viel langsamer. Sie erleidet aber auch nicht jene starke Rückbildung wie beim Menschen. Die äußere Oberfläche ist beim Menschen viel stärker gefurcht, auch die innere Berührungsfläche zwischen Rinde und Mark ist viel größer. Je höher wir in der Tierklasse emporsteigen, desto größer werden die Komplexe beider Systeme, welche zu einem einheitlichen Organ, der Nebenniere verschmelzen. Dies und die innige Berührung zwischen beiden Systemen innerhalb der Nebenniere weist darauf hin, daß die frühere völlige physiologische Selbständigkeit später wenigstens teilweise einer gemeinsamen Funktion Platz macht (Biedl).

Beim Weibe findet im geschlechtsreifen Alter noch eine geringe Zunahme der Glomerulosa statt, auch die Rindenhypertrophie in der Schwangerschaft betrifft die Glomerulosa. Im höheren Alter ist die Zona glomerulosa atrophisch und enthält auch weniger Lipoid.

Pathologische Physiologie der Nebennieren. Die von Brown-Séquard aufgestellte These, daß die Exstirpation beider Nebennieren den Tod der Versuchstiere herbeiführe, hat vielen Widerspruch erfahren. Erst die Untersuchungen von Biedl, Hultgren und Anderson, bei welchen das Vorhandensein akzessorischer Nebennieren berücksichtigt wurde, haben zu der sicheren Erkenntnis geführt, daß Rindensystem und chromaffines Gewebe in gleicher Weise lebenswichtig sind.

Biedl konnte gleichzeitig den wichtigen Nachweis erbringen, daß nicht der durch Verletzung sympathischer Nervenplexus gesetzte Operationsschock an dem Tod der Versuchstiere schuld sei, da nach Verlagerung der Nebennieren unter die Haut auch die jetzt sehr vereinfachte Entfernung des Organs regelmäßig letal wirkte. Nach Entfernung beider Nebennieren zeigen die Versuchstiere nach einer Latenzzeit zunehmende Apathie, Adynamie, Paresen und Abmagerung. Nach den Untersuchungen von Asher und seinen Mitarbeitern Mauerhofer, Erni und Marti entstehen in den Muskeln nebennierenloser Tiere bei der Arbeit giftige Stoffe, da Muskelpreßsaft solcher Tiere bei anderen nebennierenlosen

Tieren schwere Ermüdungserscheinungen hervorruft. Blutdruck und Körpertemperatur sinken allmählich ab, ebenso der Blutzuckergehalt (O. Porges, Bierri und Malloisel), Phloridzininjektion erzeugt jetzt keine oder nur minimale Glykosurie (Eppinger, Falta und Rudinger), das Glykogen schwindet rasch aus Leber und Muskeln (Porges); auch der Grundumsatz sinkt (Aub, Forman und Bright). Es besteht erhöhte Empfindlichkeit gegen Gifte (O. Schwarz), das Blut soll toxisch wirken; der Tod erfolgt meistens unter Konvulsionen. Dieses Symptomenbild zeigt große Ähnlichkeit mit den perakuten Fällen von Morbus Addisonii. Entfernung der Nebennierenrinden allein führt nach A. Bornstein und Gremels unter · starker Überventilation zum Tod (vgl. auch später). Die Frage, welche Symptome des Morbus Addisonii auf den Ausfall des Rindensystems und welche auf den Ausfall des Marksystems zu beziehen seien, ist heute noch nicht völlig geklärt. Bevor ich auf sie eingehe, möchte ich das Wichtigste, was wir über die physiologische Bedeutung der Nebennieren wissen, kurz erwähnen.

Der wirksame Bestandteil des **chromaffinen Gewebes** ist das Adrenalin. Nach den wichtigen Vorarbeiten v. Fürths wurde es zuerst von Takamine und Aldrich kristallinisch dargestellt. Spätere Untersuchungen von Aldrich, v. Fürth, Pauli u. a. führten dann zur Feststellung der Konstitutionsformel. Das Adrenalin ist ein Dioxyphenyläthanolmethylamin und hat die Formel $C_9H_{13}NO_3$. Stolz und unabhängig von ihm Dakin gelang dann die synthetische Darstellung des optisch inaktiven Adrenalins, Flächer die Trennung in das Rechts- und Linksadrenalin. Das Linksadrenalin ist viel wirksamer und mit dem im Körper produzierten identisch (Abderhalden). Wahrscheinlich bildet der Organismus das Adrenalin aus den aromatischen Spaltungsprodukten des Eiweißes, Tyrosin und Phenylalanin respektiv Oxyphenylserin (Halle, Fränkel, Friedmann). Adrenalin ist löslich in verdünntem Alkohol und Glyzerin, unlöslich in absolutem Alkohol und Äther, ist gegen Säuren widerstandsfähig, wird aber leicht von Alkalien zerstört. Es verträgt Erhitzen bis 110°; es ist dialysierbar. Nach den Untersuchungen von Straub beruht die leichte Oxydierbarkeit des Adrenalins auf der Orthostellung der beiden OH-Gruppen.

Von chemischen Methoden zum Nachweis des Adrenalins seien hier nur erwähnt: die Eisenchloridprobe (Vulpian), die Sublimatprobe (Comesatti), die Jodreaktion (Vulpian, Schur, Fränkel und Allers, G. Bayer), die Kaliumpermanganat-Milchsäureprobe (Zanfrognini), die Methode von Folin und Cannon, (Phosphorwolframsäure), ferner die Methoden von Okamoto und von Proebsting; endlich die Kaliumpersulfatmethode (Ewins).

Nach Kutschera-Aichbergen gibt das Adrenalin in den Geweben mit ammoniakalischer Silberlösung die typische Reaktion der Brenzkatechinderivate. Das Mark der Nebennieren wird dadurch dunkelgrau gefärbt und zwar sind es die Granula im Protoplasma der Markzellen, die sich färben. Manchmal färben sich auch die interzellulären Sekretkanälchen. Doch finden sich auch gefärbte Kanälchen in den Kapillaren der Rinde, besonders an der Grenze der Faszikulata und Glomerulosa.

Die chromierbare Substanz ist nicht identisch mit dem Adrenalin, sie ist nicht durch Silber reduzierbar und ist daher nicht eine unmittelbare Vorstufe des Adrenalins. Sie gehört zu den Emulsionskolloiden und ist nach Kutschera-Aichbergen wahrscheinlich identisch mit dem das Adrenalin bildenden Ferment. Nach den Untersuchungen von Kolmer läßt sie sich auch niemals in den Gefäßen nachweisen.

Ich beschränke mich darauf, die wichtigsten physiologischen Wirkungen des Adrenalins kurz zu skizzieren. Das Adrenalin wirkt durch Verengerung der peripheren Gefäße intensiv blutdrucksteigernd, ferner bewirkt es meist zuerst

Pulsverlangsamung, dann Pulsbeschleunigung, erstere ist durch reflektorische Erregung des Vaguszentrums bedingt und gehört zu den sogenannten Nebenwirkungen des Adrenalins (Biedl). Andere Nebenwirkungen sind die Abflachung der Atmung und nach Biedl vielleicht auch die Steigerung der Erregbarkeit der quergestreiften Muskeln. Das Adrenalin beeinflußt das Elektorkardiogramm in der Weise, daß die Vorhofzacken und die Nachschwankungen größer und die R-Zacken kleiner werden. Die Überleitungszeit wird verkürzt, die Kontraktionskraft der Kammer wird erhöht und der Tonus der Wandmuskulatur verstärkt. Alle diese Wirkungen sind gleich gerichtet der Reizung der Nervi accelerantes. Das Adrenalin wirkt auf Magen und Darm und Bronchialmuskulatur erschlaffend, nur auf die drei Sphinkteren (den pylorischen, den ileozökalen und den innern Analsphinkter) kontrahierend. Der Uterusmuskel wird durch Adrenalin kontrahiert oder erschlafft (Falta und Fleming), wobei vielleicht das Kationenmilieu bestimmend ist (M. Turolt). Wahrscheinlich verhält sich die Harnblase ebenso. Unter Umständen tritt Mydriasis auf. Durch Reizung des Musculus palpebralis kommt es zu Lidspaltenerweiterung, durch Reizung des Musculus orbitalis zu Protrusio bulbi (Wessely, Langley, Lewandowski). Die Nierengefäße reagieren auf minimale Dosen mit Erweiterung und Diurese (Jonescu). Adrenalin kann unter Umständen Speichelfluß und Tränensekretion, ja sogar in großen Dosen (beim Meerschweinchen) auch Schweißsekretion hervorrufen (Falta und Ivcovič). Schweißbildung nach Adrenalin wurde auch von R. Bauer, R. Schmidt, Bartach-Lade, Friedlang, Wentjes u. a. beobachtet. Adrenalin bewirkt Hyperglykämie und Glykosurie (F. Blum, Metzger und Zültzer). Die Hyperglykämie kommt durch Mobilisierung von Glykogen in der Leber zustande. Die glykogenmobilisierende Wirkung des Adrenalins geht mit einer Säuerung in der Leber einher und kann durch Alkali gehemmt werden (Underhill, Fröhlich und Pollak, Elias und Sammartino, Gottschalk und Pohle). Es kommt dabei zur Bildung von Milchsäure und zu einer Vermehrung der H-Ionen im Pfortaderblut. Durch Adrenalin soll die Kalziumkonzentration in der Zelle erhöht werden (S. G. Zondek), daher wirke die Darreichung von Kalium (Parasympathikusreizung) hemmend (F. Kraus und S. G. Zondek). Der Verlauf der Hyperglykämiekurve wird aber nach Untersuchungen von Hasenöhrl und Högler durch Kalium- bzw. Kalziumsalze nicht beeinflußt. Sehr wichtig ist, daß die blutzuckererniedrigende Wirkung des Insulins durch Adrenalin bei entsprechender Füllung der Glykogendepots in der Leber aufgehoben werden kann. Adrenalin steigert den Hungereiweißumsatz. Ferner erhöht es den respiratorischen Stoffwechsel nicht unbeträchtlich. Dabei steigt der respiratorische Quotient vorübergehend an (Bernstein und Falta, Roth und Fuchs, W. Löffler, Boothby und Sandiford, R. Weiß und M. Reis). Adrenalin bewirkt in großen Dosen beim Hund Mehrausscheidung von Harnsäure und Allantoin (Falta). Dies kommt durch Erhöhung des Sympathikustonus zustande (Pohl). Auch die Kreatininausscheidung wird gesteigert. Adrenalin führt oft zu Temperatursteigerung.

Adrenalin erzeugt ferner Hyperleukozytose, die eosinophilen Zellen verschwinden dabei aus dem strömenden Blute. Über die Veränderung der Leukozytenformel sind die Ansichten sehr geteilt; Bertelli, Falta und Schweeger und später Scorczewski und Wasserberg fanden zuerst ein relatives Überwiegen der Neutrophilen, dann der mononukleären Zellen. Schwenker und Schlecht, Frey, P. Schenk, O. Heß u. a. fanden zuerst eine relative Zunahme der Lymphozyten, Kagi ein wechselndes Verhalten. Auch Schoen und Berchtold finden im venösen Blut Regellosigkeit, hingegen im Blut der aus dem Knochenmark kommenden Vena nutritia neutrophile Hyperleukozytose. Shimizu fand die gleichen Veränderungen in der Mesenterialvene. Die von Frey auf dem zweiphasischen Verlauf begründete funktionelle Milzdiagnostik, beruhend auf der Vorstellung, daß die Lymphozytenvermehrung durch Auspressung der Lymphozyten aus der Milz zustande komme, wird von den meisten Autoren mit Recht abgelehnt, da auch entmilzte Menschen und Tiere den gleichen Verlauf der Leukozytenkurve zeigen können. Endlich erzeugt das Adrenalin durch Plasmaaustritt Hyperglobulie im venösen Blut (O. Heß, Bertelli, Falta und Schweeger), die nach gleichzeitiger Unterbindung des Ductus thoracicus vermißt wird (Donath).

Das Adrenalin wirkt in erster Linie auf die rein sympathischen Nervenendigungen und zwar auf die sogenannte Myoneuraljunktion (Langley, Elliot), es ist daher ein Sympathikushormon. Bei Ausschaltung der sympathischen Antagonisten durch Nikotin oder Ergotamin wirkt Adrenalin bei Erregung der vagalen Endapparate auch vagotrop (R. Kolm und C. P. Pick, C. Amsler).

Es kann heute als sicherstehend angesehen werden, daß von den Nebennieren dauernd Adrenalin durch die Nebennierenvenen an das zirkulierende Blut abgegeben wird. Nach Ehrmann soll das Nebennierenvenenblut $^1/_2$ Millionstel Adrenalin, nach Trendelenburg 1,25 γ pro ccm enthalten. Biedl berechnete, daß in 24 Stunden etwa 4,3 mg an das Blut abgegeben werde. Nach Stewart und Rogoff beträgt diese Menge sogar etwa 20 mg. Ferner kann als sicherstehend angesehen werden, daß die Adrenalinabgabe durch Reizung der die Nebennieren versorgenden sympathischen Splanchnikusäste gesteigert wird (Biedl, Asher, Stewart und Rogoff, Houssay und Molinelli, Anrep, Trendelenburg, Tscheboksaroff, Tournade und Chabrol u. a.). Der Nachweis dieser Steigerung beruht hauptsächlich auf physiologischen Methoden (Laewen-Trendelenburgsche Methode, Katzendarmmethode oder Untersuchung des Blutdruckes am Tier nach Exstirpation aller Baucheingeweide, Erweiterung der Pupille nach Exstirpation des Ganglion coeliacum superius, Nebennierenvene-Jugularisanastomose). Die Wirkung der Splanchnikusreizung bleibt aus, wenn die Nebennieren vorher unterbunden oder abgeklemmt werden. Als ebenso sicher kann angesehen werden, daß der Zuckerstich zum Teil auf einer Ausschüttung von Adrenalin beruht, da er nach Durchschneidung der zu den Nebennieren ziehenden Splanchnici unwirksam wird. R. Kahn konnte dabei zeigen, daß beim Kaninchen die rechte Nebenniere vom rechten und linken, die linke Nebenniere nur vom linken Splanchnikus versorgt wird. Freund und Marchand haben diese Annahme abgelehnt, da in ihren Versuchen nach Exstirpation der Nebennieren der Zuckerstich doch zu einem Ansteigen des Blutzuckerspiegels führte. Gegen diesen Schluß wendet Kutschera-Aichbergen mit Recht ein, daß es dabei niemals zu einer Zuckerausscheidung kam und auch die Wirkung auf den Blutzucker geringer und weniger regelmäßig war. Daß der Zuckerstich nicht ausschließlich über die Leber geht, zeigten auch die Versuche von Jarisch. Denn Jarisch konnte zeigen, daß der Zuckerstich noch wirksam ist, wenn nur die Innervation der Nebennieren erhalten, die Leber jedoch nervös isoliert ist. Damit stimmt auch überein, daß Splanchnikusreizung den Grundumsatz erhöht (Melver und Bright) und daß nach Exstirpation einer Nebenniere die Durchschneidung des zur zurückgelassenen Drüse ziehenden Sympathikus den Gaswechsel langsam absinken läßt (Aub, Forman und Bright). Alle diese Beobachtungen sprechen gegen die Annahme von Gley, daß das Adrenalin nicht ein Inkret, sondern ein Exkret sei und daher keine physiologische Bedeutung habe.

Diese Untersuchungen lassen es auch als sehr wahrscheinlich erscheinen, daß bei nervösen Erregungen eine Ausschüttung von Adrenalin eintritt (Falta und Priestley). W. C. Cannon und seine Mitarbeiter haben diese Frage in zahlreichen Versuchen studiert. Bei Zusatz von Blut, das von in Erregung versetzten Tieren stammt, fand Cannon eine deutliche Hemmung der Peristaltik und des Tonus des überlebenden Darmes, nicht aber, wenn vor der Erregung die Nebennieren exstirpiert worden waren. Nach Cannon vermehrt auch Abkühlung die Adrenalinsekretion, wodurch eine Wiedererwärmung eintritt. Wenn die Nebennieren exstirpiert worden waren, so fehlte diese Wirkung. Auch die Wärmebildung im Fieber soll auf vermehrter Adrenalinsekretion beruhen. Cannon kommt zu dem Schluß, daß zu Zeiten körperlicher und geistiger Anstrengung der neurosekretorische Mechanismus durch die Nebennieren in Tätigkeit gehalten wird.

Lange Zeit war die Frage strittig, ob die Nebennieren an der Erhaltung des normalen Blutdruckes beteiligt sind. Sicher ist, daß das Absinken des Blutdruckes nach Nebennierenexstirpation erst nach einer gewissen Latenz auftritt. Man darf aber nicht vergessen, daß sich bei allen tierischen Organismen auch extrasuprarenales chromaffines Gewebe findet. Gegen die Annahme, daß sich die Nebennieren unter normalen Verhältnissen an der Regulation des Blutdrucks beteiligen, ist auch eingewendet worden, daß schon im rechten Herzen das Adrenalin in solcher Verdünnung vorhanden ist, daß es mit den physiologischen Methoden nicht mehr nachgewiesen werden kann. In dieser Hinsicht ist aber große Vorsicht geboten, da alle physiologischen Methoden, speziell diejenigen, welche das Vorhandensein von Adrenalin aus der Gefäßkonstriktion erschließen, recht unsicher sind, sobald es sich nicht um reine Adrenalinlösungen, sondern um Plasma handelt. (Serum ist hierzu überhaupt nicht zu verwenden, da bei der Blutgerinnung aus den Blutplättchen konstriktorische Substanzen entstehen. O. Connor, Falta und Flemming). Zuverlässiger scheinen mir in dieser Hinsicht jene Methoden, die auf der hemmenden Wirkung des Adrenalins auf Peristaltik und Tonus des Darmes aufgebaut sind. F. Högler konnte in allerdings noch spärlichen Versuchen eine deutliche hemmende Wirkung des Plasmas normaler Individuen nachweisen. Daß die Nebennieren mit der Erhaltung des normalen Blutdruckes etwas zu tun haben müssen, scheint mir aus folgender Überlegung hervorzugehen. Nach der vorhin erwähnten Schätzung Biedls, Stewarts und Rogoffs werden innerhalb von 24 Stunden 4,3 mg bzw. etwa 20 mg[1] Adrenalin an das Blut abgegeben. Nun kann man durch 1 mg Adrenalin subkutan in manchen Fällen den Blutdruck durch fast eine Stunde erhöht erhalten. Daß das Adrenalin während dieser Zeit ständig ins Blut gelangen muß, geht daraus hervor, daß bei intravenöser Infusion die Wirkung des Adrenalins sofort aufhört, wenn die Zufuhr von Adrenalin sistiert wird. Wenn also 1 mg Adrenalin den Blutdruck eine Stunde hindurch erhöhen kann, so ist nicht einzusehen, warum ein Vierundzwanzigstel von 4,3 mg bzw. 20 mg Adrenalin nicht doch eine Wirkung auf den Blutdruck ausüben sollte.

In neuester Zeit ist überdies die Beteiligung des Adrenalorgans an der Regulation von Blutdruck und Blutzucker mittels der Methode von A. Tournade und Chabrol mit viel größerer Genauigkeit festgestellt worden. Nach diesem Verfahren wird eine Nebennierenvene-Iugularisanatomie zwischen 2 Hunden angelegt und so das Sekret einer Nebenniere des einen Hundes (Spender) in das Blut des anderen Hundes (Empfänger) geleitet. Es ließ sich auf diese Weise folgendes feststellen:

1. Faradisation des N. splanchnicus beim Spender führt zu einem sofortigen Anstieg des Blutdruckes und des Blutzuckers beim Spender, außerdem zu Hemmung der Darmbewegung, zu Verengerung der Nierengefäße und zu Zusammenziehung der Milz. Beim Empfänger kommt es ebenfalls zu Blut-

---

[1] Damit stimmen die Bestimmungen der Adrenalinproduktion beim Tier annähernd überein (Trendelenburg) (0,15 γ in der Minute pro kg Tier).

drucksteigerung, die etwas später einsetzt und etwas länger andauert, zu Hemmung der Darmbewegung, zu Verengerung der Nierengefäße, auch wenn die Nieren vorher enerviert worden waren, und zu Zusammenziehung der Milz, ferner zu Dilatation der Pupille, wenn vorher das Ganglion cerv. sup. exstirpiert worden war, und zu Beschleunigung der Aktion des vorher enervierten Herzens. Dieser Effekt entspricht etwa $^1/_{20}$ mg Adrenalin, das durch die Reizung ausgeschüttet wurde (Tournade und Chabrol).

2. Mechanische Reizung des Bulbus erzeugt Hyperadrenalinämie (Houssay und Molinelli);

3. Erzeugung von Asphyxie durch Zusammendrücken der Luftröhre oder Erzeugung einer starken Anämie durch Embolie beim Spender führt ebenfalls zu Hyperadrenalinämie;

4. sensible Reizung des N. ischiadicus erzeugt eine schwache und inkonstante Hyperadrenalinämie;

5. Werden beim Empfänger beide Nebennieren entfernt, dann sinkt nach 2—10 Stunden der Blutdruck ab. Wird nun die vorher abgeklemmte Anastomose freigegeben, so tritt sofort Erholung ein, sogar wenn der Hund schon moribund war. Schneidet man beim normalen Hund die Nn. splanchnici durch, so sinkt beim nebennierenlosen Empfänger der Blutdruck sofort wieder ab;

6. Kokainisierung des Bulbus beim Spender erzeugt Sinken des Blutdruckes beim Empfänger;

7. Aderlässe von 100—200 ccm beim Spender rufen beim Empfänger sofort eine Mehrproduktion von Adrenalin hervor;

8. Durch elektrische Reizung des zentralen Vagusendes wird stärkste Adrenalinsekretion erzeugt (Houssay und Molinelli);

9. Durch intravenöse Insulininjektion beim Spender kommt es zu Hypoglykämie beim Spender und zu Hyperglykämie beim Empfänger (Gegenregulation) (Houssay, Lewis und Molinelli).

Als Hauptabflußwege des Adrenalins ins Blut sind die Nebennierenvenen anzusehen. Kutschera-Aichbergen weist aber darauf hin, daß noch ein zweiter Abflußweg möglich sei. Nach Kolmer finden sich nämlich ausgedehnte Kommunikationen zwischen Mark und Zona reticularis. Von hier könne, speziell bei Infunktiontreten der Mareschschen Sperrvorrichtung oder bei Stauung das Blut in die Kapselvenen ausweichen. Die Kapselvenen anastomosieren mit den Interkostalvenen und mit dem perirenalen und retroperitonealen Venennetzen, die in die Vena cava münden. Durch Injektion in die Vena centralis konnte aber auch eine Verbindung mit der Vena lienalis und mit den Venae pancreaticae, also mit dem Wurzelgebiet der Pfortader nachgewiesen werden. Dadurch würde die Verteilung des Blutes und auch des Adrenalins in die Zentralvene und in die peripheren Abflußwege reguliert. Bei Abfluß durch die Vena centralis komme die blutdrucksteigernde, bei Abfuhr in das Pfortadergebiet die glykogenmobilisierende Wirkung des Adrenalins voll zur Geltung. Dadurch erkläre sich, daß nach Unterbindung der Vena cava beträchtliche Hyperglykämie auftrete. Auch die starke Hyperglykämie nach dem Blutzuckerstich und das Ausbleiben der Blutdrucksteigerung erkläre sich dadurch, daß durch Auslösung des Sperrmechanismus das Adrenalin kapselwärts ausweicht und dort in die Pfortader gelangt. So interessant diese Ausführungen auch sind, so wird meiner Ansicht nach dadurch die stark glykosurische Wirkung des Adrenalins bei subkutaner Injektion nicht verständlich. Überdies konnte H. Tammann in den Rindenkapillaren kein Adrenalin nachweisen und meint, daß beim Menschen den venösen Abflußwegen durch die Kapselvenen nur eine sehr geringe Bedeutung zukomme.

Die Zirkulationsverhältnisse des Adrenalins sind überhaupt sehr kompliziert. Das adrenalinhaltige Kavablut gelangt zunächst ins rechte Herz und in die Lungen. Die Lungengefäße verhalten sich refraktär; hier wird kaum Adrenalin verbraucht (Brodie und Dixon). Von den Lungen gelangt es ins linke Herz und von da in den großen Kreislauf. Die Koronargefäße beider Herzhälften werden durch das Adrenalin erweitert, das Herz also besser durchblutet (Langendorf). Derjenige Teil des adrenalinhaltigen Blutes, welcher das Gehirn durchfließt, büßt ebenfalls von seinem Adrenalingehalt kaum ein; die Hirngefäße erweitern sich (Gerhardt). Hingegen tritt ein starker Verbrauch von Adrenalin in den anderen peripheren Kapillargebieten des Körpers (besonders in den Muskeln und im Darm) auf (Elliot, Carnot et Josserand, Falta und Priestley). Es ist daher anzunehmen, daß das aus jenen Organen strömende Blut (Extremitätenvenen, Vena portae) adrenalinfrei oder wenigstens adrenalinarm ist. Ich habe deshalb schon vor vielen Jahren die Forderung erhoben, daß man den Adrenalinnachweis im arteriellen und nicht im venösen Blut versuchen müsse. Es ist aus diesem Grunde ferner zu erwarten, daß stärkere Entladung des chromaffinen Gewebes zu einer ganz bestimmten Blutverteilung führt. Beim Hund fanden wir nach Injektion von Adrenalin leichte Hyperämie der Lungen, des Herzens, des Gehirns, der Nieren, stärkere Hyperämie des peripheren Venensystems und vor allem der Leber und der Pfortaderwurzeln, während die übrigen Kapillarsysteme blutarm waren. Es wird dadurch eine größere Blutmenge in jene Organe gedrängt, welche der Sitz der lebenerhaltenden Zentren und der Regulation des Stoffwechsels sind und vielleicht dadurch deren Aktivität erhöht. Cannon hat später eine ähnliche Anschauung entwickelt.

Aus den bisherigen Ausführungen geht hervor, daß dem Adrenalin sehr intensive und sehr mannigfache Wirkungen zukommen. Ich bin der Ansicht, daß man den Wald vor lauter Bäumen nicht sieht, wenn man daraus nicht auf eine große physiologische Bedeutung des chromaffinen Gewebes schließt, wenngleich ich auch die großen Schwierigkeiten eines exakten Nachweises derselben nicht übersehe. Es ist vielmehr mit großer Wahrscheinlichkeit anzunehmen, daß das chromaffine Gewebe sich durch eine entsprechende, durch das Zentralnervensystem erfolgende Abstufung der Adrenalinproduktion an der Regulation des Blutdruckes, der Blutverteilung und des Tonus aller sympathisch innervierten Organe beteiligt, ferner, daß es als ein Gegenregulator des Insulins in die Regulation des Blutzuckerspiegels eingreift. Darauf deutet schon die Beobachtung hin, daß Fälle von Nebenniereninsuffizienz (Diabète bronzée, Addison) sehr insulinüberempfindlich sind (W. Falta, Marañon, Umber), und daß bei ihnen durch gleichzeitige Zufuhr von Adrenalin das Auftreten der hypoglykämischen Erscheinungen verhindert werden kann. Von einschlägigen experimentellen Untersuchungen seien hier nur erwähnt, daß bei Tauben nach Entfernung der Nebennieren Insulin zu einer stärkeren Herabsetzung des Blutzuckers führt (Sundberg), daß nach großen Dosen von Insulin eine Vergrößerung des Nebennierengewebes auftritt und daß dann allmählich das Insulin die Fähigkeit verliert, den Blutzucker stark herabzusetzen (Riddle, Honeywell und Fischer), ferner daß bei der Insulinvergiftung anscheinend eine Mehrproduktion von Adrenalin einsetzt (Cannon, MacIver und Bliß, Trendelenburg). Es ist nicht unwahrscheinlich, daß das chromaffine Gewebe noch in andere Faktoren des Stoffwechsels regulierend eingreift, daß es die Muskelkraft beeinflußt (ob direkt oder via Zuckerstoffwechsel ist fraglich) und daß es auch für die Blutbildung und den Plasmagehalt des strömenden Blutes von einer gewissen Bedeutung ist.

Über die Funktion der zum chromaffinen Gewebe gerechneten Karotisdrüse wissen wir noch sehr wenig. Betke und später N. Fischer fanden nach Exstirpation derselben bei jungen Katzen Störungen im Knochenwachstum und in der Dentition. Nebennieren und Epithelkörperchen waren vergrößert.

Auch über die Funktion des Rindensystems ist noch wenig Sicheres bekannt. Nach Jacoby enthält es eine Oxydase. Lohmann stellte Cholin aus der Rinde dar. Cholin wirkt tonisierend auf die autonomen Nerven. Es findet sich aber auch in vielen anderen Organen; auch wissen wir noch nicht, ob es vom Rindensystem in die Blutbahn abgegeben wird. Die Annahme eines Système cholinogène (Gautrelet) als eines antagonistischen Regulators gegenüber dem chromaffinen System ist daher nicht genügend gestützt. Dasselbe gilt auch von den einschlägigen Versuchen Goldziehers.

Die Nebennierenrinde zeichnet sich durch ihren Reichtum an Cholesterin aus. Nach Chauffard enthalten die Nebennieren plötzlich Verstorbener 42—56⁰/₀₀ Cholesterin. Die Beziehung zum Cholesterinstoffwechsel ist daher in der letzten Zeit viel studiert worden. Chauffard nimmt an, daß das Cholesterin in der Nebennierenrinde gebildet werde. Von hier aus erfolge die Regulation des Cholesterinspiegels im Blute. Bei manchen Formen von Hypercholesterinämie wie z. B. bei der Hypertonie sei auch der Choleringehalt der Nebennieren erhöht. Andere Formen hätten hingegen mit den Nebennieren nichts zu tun. Demgegenüber vertritt die Aschoffsche Schule die Anschauung, daß die Nebennierenrinde nur der Stapelort für das im Blute kreisende Cholesterin sei. Durch lipoidreiche Nahrung könne man die Nebennierenrinde zu bedeutender Vergrößerung bringen. Zuerst komme es zu einer Anhäufung von Lipoiden in der innersten Rindenschichte, bei langdauernder Darreichung aber zu echter Hypertrophie (Hueck). Im Hungerzustand sei die Nebennierenrinde allerdings oft lipoidreich, aber, wie Landau hervorhebt, nur infolge des starken Abbaues von Lipoiden in den Organen und des dadurch bedingten hohen Lipoidgehalt des Blutes. Blutlipoidgehalt und Nebennierenlipoidgehalt gingen meist parallel; eine Ausnahme hiervon mache der Ikterus (Widal), die Ermüdung (Wacker und Hueck) und perakute Infektionen (Weltmann), hier finde sich reichlich Lipoid im Blut aber wenig in der Nebennierenrinde.

Nach Nebennierenexstirpation tritt eine starke, die physiologische Grenze weit überschreitende Hypercholesterinämie auf. Diese führt zu Ablagerung von Lipoid in den Geweben des retikulo-endothelialen Apparates und zu einer vermehrten Cholesterinausscheidung durch die Galle (Landau). Diese Lipoide werden aus dem rapid einschmelzenden Fettgewebe frei. Durch Fütterung von Cholesterin wird die Lebensdauer nebennierenektomierter Tiere verlängert (Wacker und Hueck). Bei Morbus Addisonii sei der Lipoidgehalt des Blutes deshalb nicht erhöht (G. Marañon und A. Soler finden ihn sogar erniedrigt), sondern wechselnd, weil bei der langsamen Entwicklung des Zustandes die Möglichkeit besteht, daß das in vermehrter Menge abgebaute Cholesterin durch die Galle ausgeschieden wird. Das Sinken des Cholesterinspiegels im Blute sei als ein bedrohliches Symptom bei Addison aufzufassen. Landau kommt zu dem Schluß, daß die Lipoidaufnahme in die Rindensubstanz und die Anwesenheit von Lipoid in der Rinde unbedingt lebenswichtig und daß die Funktion der Rinde eine Vorbedingung für die Funktion des Markes sei. Damit trete die Rinde auch in Beziehung zum Erregungszustand der sympathischen Nerven.

Der Gedankengang, wie ihn Landau entwickelt, ist neu und interessant, er ist aber deshalb nicht völlig befriedigend, weil er den Tod der nebennierenlosen Tiere nicht erklärt. Denn wenn die Nebennierenrinde nur ein Stapelplatz des Cholesterins ist, so ist eigentlich nicht einzusehen, warum die Tiere eingehen, da ihnen doch reichlich Cholesterin in der Nahrung zugeführt wird. Wenn wir aber annehmen, daß der Lipoidgehalt der Nebennierenrinde für die Funktion des Markes notwendig ist, dann kommen wir letzten Endes darauf hinaus, daß das Mark das lebenswichtige Element ist. Die Landausche Hypothese hat bisher sehr wenig Beziehung zur Pathologie der Nebennieren, einerseits zu jenen foudroyanten Erscheinungen, welche beim Addison auftreten und die viele Autoren, wie wir später hören werden, auf den Ausfall der Rinde zu beziehen geneigt sind, andererseits zu der Beeinflussung der Genitalsphäre und der sekundären Geschlechtscharaktere, die von der Nebennierenrinde ausgeht. Experimentell ist diese Frage allerdings noch wenig bearbeitet. Marine und Braunau finden bei Ratten Steigerung des Gaswechsels nach Exstirpation oder Durchfrieren der Nebennieren, dabei vermehrtes sexuelles Bedürfni-, gesteigerte Darmperistaltik und weiche Stühle. Wenn ein Teil der Rinde erhalten blieb oder akzessorische Rinden vorhanden waren, blieb die Steigerung des Gaswechsels aus. Auch nach Scott ruft Zerstörung der Nebennierenrinde eine bedeutende Erhöhung des Gaswechsels hervor. Nach A. Bornstein und Holm bzw. A. Bornstein und H. Gremels kommt es nach Exstirpation der Nebennierenrinden bei Tieren zu Überventilation (verbunden mit Absinken der alveolaren CO_2-Spannung und Ansteigen der Zahl der Atemzüge), ferner zu Abfall der Temperatur, zu Ansteigen des Hämoglobingehaltes des Blutes und zu Tod. Es muß mehr als die Hälfte der Rinde einer Nebenniere zurückgelassen werden, um das Tier am Leben zu erhalten. Nach Jaffé und Marine zeigten während der Gravidität die interstitiellen Zellen des Ovariums und die Rindenzellen bei manchen Tieren Hypertrophie. Entfernung der Ovarien erzeugte Hypertrophie der Nebennierenrinde. Bei doppelseitiger Entfernung der Nebennieren trat bei der großen Mehrzahl der weiblichen Tiere Hypertrophie der interstitiellen Zellen auf. Hingegen zeigten die Hoden keine besondere Veränderung. In viel höherem Maße als bisher die pathologische Physiologie lehrt uns die menschliche Pathologie, daß von den Nebennierenrinden mächtige Einflüsse auf die Genitalsphäre ausgehen. Es soll diese Frage daher in den betreffenden Kapiteln ausführlich besprochen werden.

A. Unterfunktionszustände des Nebennierenapparates.

1. Die Addisonsche Krankheit.

Begriffsbestimmung. Im Jahre 1885 beschrieb Th. Addison das nach ihm benannte Krankheitsbild in einer „Die Erkrankung der Nebennieren und ihre Folgen" betitelten Abhandlung. Die Krankheit entwickelt sich meist im dritten oder vierten Dezennium gewöhnlich ganz schleichend mit Adynamie und Apathie. Dazu gesellen sich Störungen des Digestionstraktus (Obstipation oft abwechselnd mit Diarrhöen) und Pigmentierungen der Haut und der Schleimhäute; die Kranken gehen unter zunehmender Kachexie, nicht selten auch unter stürmischen terminalen Erscheinungen zugrunde; die Autopsie ergibt fast immer eine Erkrankung beider Nebennieren, meist tuberkulöse Verkäsung. Die Schilderung Addisons umfaßt schon alle wesentlichen Züge.

Symptomatologie. Die Krankheit befällt meist von Jugend auf schwächliche Individuen, welche nicht selten mit Tuberkulose hereditär belastet sind. Meist sind es Individuen im mittleren Lebensalter, die ergriffen werden; Erkrankungen im Kindes- oder Greisenalter sind sehr selten. Die Krankheit äußert sich fast immer zuerst in leichter Ermüdbarkeit, Unlust zur Arbeit und Apathie; dazu treten zeitweilig Kopfschmerzen, schlechter Schlaf, bisweilen hartnäckige Schlaflosigkeit, seelische Verstimmung und Depression, oft auch abnorme Erregbarkeit, ferner Abnahme des Gedächtnisses, Ohrensausen, Schwindel und häufige Ohnmachten,

Gähnen, Singultus und rheumatische Schmerzen im Kreuz und in den Extremitäten, bisweilen auch epileptiforme Krämpfe. Besonders in den späteren Stadien können äußerst stürmische Erscheinungen von seiten des Nervensystems auftreten: Heftige Delirien, akute Verwirrtheit, Konvulsionen, tiefe Benommenheit und Koma. Die Symptome von seiten des Digestionstraktus sind sehr mannigfaltig. Die Patienten klagen über Druck im Magen, Aufstoßen, Übelkeit, Sodbrennen, zeitweises Erbrechen und epigastrische Schmerzen. In den späteren Stadien findet sich meist Verminderung respektive Versiegen der Salzsäure- und Fermentproduktion. Diarrhöen wechseln oft mit Verstopfung ab. Die Diarrhöen können krisenartig mit großer Heftigkeit auftreten, mit Wadenkrämpfen einhergehen und das Bild der Cholera nostras vortäuschen. In den Endstadien findet sich oft unstillbares Erbrechen. Dazu können sich Leibschmerzen und Verstopfung gesellen. Der Leib ist dann eingezogen, die Bauchdecken sind gespannt, der Puls wird klein, es entsteht ganz das Bild der Peritonitis (Ebstein). Die Pseudoperitonitis der Addisonschen Krankheit unterscheidet sich von der echten Peritonitis nach Ortner dadurch, daß sich bei ersterer nicht nur die Bauchmuskeln, sondern auch die Extremitätenmuskeln gespannt finden.

In den späteren Stadien tritt die Adynamie stark hervor. Die Adynamie läßt sich oft schon frühzeitig infolge der abnorm raschen Ermüdbarkeit der Muskulatur durch das Dynamometer nachweisen (Sezary). Der Puls ist schon frühzeitig auffallend klein und weich, der Blutdruck herabgesetzt, die Wurfkraft des Pulses erniedrigt (Münzer). Als Zeichen des erniedrigten Blutdruckes findet sich nach Sergent bei Prüfung auf Dermographie eine einfache weiße Linie ohne jede Andeutung eines rötlichen Hofes (ligne blanche surrénale). Schon bei leichter körperlicher Anstrengung kommt es zu Dyspnoe. L. G. Rowntree fand während des Schockanfalles mehrmals eine eigenartige Atmung, die, ähnlich wie die Cheyne-Stokessche Atmung, durch Pausen unterbrochen war, die sich aber von letzterer dadurch unterschied, daß die Atembewegungen nicht allmählich ab- bzw. zunahmen und die Wiederaufnahme der Atmung sich durch einen Seufzer einleitete (Biotscher Typ). Ödeme werden auch später fast nie beobachtet. Arteriosklerose ist äußerst selten; wenn sie vorhanden ist, fehlt die Blutdrucksteigerung.

Das Blutbild zeigt stets Veränderungen. Erythrozytenzahl und Hämoglobingehalt sind fast immer herabgesetzt, die Zahl der Leukozyten ist meist normal. v. Neusser hat zuerst Lymphozytose beobachtet. In den Fällen der Literatur, in denen die Leukozytenformel angegeben ist, besonders bei Bittorf und Münzer, und in den von mir beobachteten Fällen war stets Lymphozytose vorhanden. Hypereosinophilie ist nicht konstant (eigene Beobachtungen, Rombach, H. Zondek u. a.). Auch die großen mononukleären Zellen sind oft vermehrt, die neutrophilen Zellen relativ und absolut stark vermindert, bisweilen bis zu 40%. Häufig finden sich auch sonst Zeichen des Status lymphaticus: Schwellung der Lymphdrüsen, der Tonsillen, der Zungengrundpapillen usw. Auch Thymushyperplasie wurde in einigen Fällen beobachtet (Wiesel, Kahn, Hedinger, W. Löffler).

Von Veränderungen des Stoffwechsels ist besonders die Abmagerung zu erwähnen. Nur in ganz seltenen Fällen wurde eine bis zum Tode bestehende Fettleibigkeit beobachtet (Bittorf). Untersuchungen über den Grundumsatz sind bisher noch spärlich. W. Löffler fand in einem Fall eine ziemlich starke Herabsetzung; in einem zweiten Fall keine Herabsetzung, bei letzterem waren aber gleichzeitig Basedowsymptome vorhanden. Rowntree fand in acht Fällen den Grundumsatz normal, in vier Fällen etwas herabgesetzt. Die gastrointestinalen Störungen sind wohl die Hauptursache der Abmagerung. Die wenigen Untersuchungen über den Eiweißstoffwechsel sind zu kurzfristig. Wolf und Thacher fanden die endogene Harnsäure- und Kreatininausscheidung sehr niedrig. Die Nierenfunktion scheint in den letzten Stadien oft gestört zu sein[1]. Rowntree fand in manchen Fällen, besonders vor dem Tode und zur Zeit wesentlicher Verschlechterung Vermehrung des Harnstoffes im Blut und eine verlangsamte Ausscheidung des Wassers im Wasserversuch. Hingegen fanden sich bisher nie Zeichen einer Störung der Leberfunktion. Lepehne fand keine Vermehrung des Bilirubingehaltes des Serums im Gegensatz zur perniziösen Anämie. In drei Fällen von Morbus Addisonii fanden Eppinger, Rudinger und ich sehr hohe Toleranz für Traubenzucker und Ausbleiben der Glykosurie nach Adrenalininjektion. Auch in einem Falle Pollaks trat nach 2 mg Adrenalin kein Zucker auf. Csepai, Fornet und Toth fanden die Wirkung des Adrenalins auf den Blutdruck bei Addison herabgesetzt. Später fand O. Porges ausgesprochene Hypoglykämie (bis $0{,}033^0/_0$), während bei anderen Kachexien der Blutzuckerspiegel normal hoch lag. Die seitherigen Angaben über den Blutzuckergehalt sind sehr verschieden. S. Bernstein fand in mehreren Fällen Hypoglykämie. Rowntree fand den Blutzucker bei allen seinen Fällen an der unteren Grenze der Norm, bei zwei Fällen sogar bis auf $45\,\mathrm{mg}{}^0/_0$ herabgesetzt. H. Zondek fand bei vier Fällen den Blutzucker an der unteren Grenze der Norm, bei anderen Fällen normal. Gyotoki und Momose fanden in vier Fällen keine Herabsetzung des Blutzuckers und einen typischen Verlauf der alimentären Glykämiekurve. Da es sich bei den Nüchternblutzuckerwerten im allgemeinen doch nur um verhältnismäßig kleine Ausschläge handelt, so wird es zweckmäßig sein, bei solchen Untersuchungen den Zuckerwert der vorhergehenden Diät zu berücksichtigen, da derselbe nach Untersuchungen von Radoslaw einen Einfluß auf den Nüchternblutzuckerwert ausübt. Die Körpertemperatur ist oft herabgesetzt, bei stürmischen Erscheinungen fanden sich jedoch oft plötzliche Temperatursteigerungen eventuell bis zu hyperpyretischen Werten.

Die Ausnützung der Nahrung ist, wofern nicht Diarrhöen bestehen, meist normal. Nur in seltenen Fällen wurde über Störungen der Fettresorption berichtet; manchmal finden sich in den diarrhöischen Stühlen Schleimbeimengungen und unverändertes Bilirubin. Dabei fehlen pathologische Veränderungen der Darmschleimhaut. Häufig besteht Indikanurie. In den späteren Stadien finden sich sehr oft Störungen der Genitalfunktion, Schwäche, respektive Ausbleiben der Menstruation, bei Männern Sinken oder Erlöschen der Potenz.

Die diagnostisch sehr wichtigen abnormen Pigmentierungen beginnen meist an unbedeckten Körperstellen oder dort, wo die Kleider drücken, oder an Stellen, auf die gewisse Reize, z. B. Pflaster, eingewirkt haben. Besondere Prädilektionsstellen sind die Lidränder, die Warzenhöfe, die Linea alba, die Genitalien, die Analfalten, die Falten der Hohlhand; Hohlhand, Fußsohle und auch die Nagelbetten bleiben gewöhnlich frei. In manchen Fällen sollen auch die Haare dunkler geworden sein. Die pigmentierten Stellen sind hellbraun bis dunkelbraun, in manchen Fällen kann fast der ganze Körper Bronzefarbe annehmen. Pigmentverschiebungen sind nicht häufig. In seltenen Fällen treten diskrete, scharf umschriebene braunrote Flecken bei sonst unveränderter Haut auf (Trebitsch). Die Schleimhautpigmentierungen sind fast immer fleckig und schwarzblau. Sie finden sich am Lippenrand, in der Wangenschleimhaut, am weichen Gaumen und am Zungenrand. Auch Pigmentierungen der Vaginal- und Rektalschleimhaut wurden beobachtet. Das Hautpigment liegt in den tieferen Zellagen des Rete Malpigii und ist eisenfrei. In manchen Fällen setzt die Pigmentierung verhältnismäßig frühzeitig ein. Diese Fälle zeigen gewöhnlich einen verhältnismäßig raschen Verlauf (Fahr und Reiche). In anderen Fällen setzt sie erst

---

[1] A. Müller-Deham: Wien. Arch. f. inn. Med. **3**. S. 333. 1922 und Rosenow, G.: Med. Klinik. 1925. S. 202.

kurze Zeit vor dem Tode ein (W. Löffler). In seltenen Fällen wurde auch Kombination von Morbus Addisonii mit Hämachromatose beobachtet (Foà, Bittorf u. a.). Die Pigmentierung ist außerordentlich häufig. In der Statistik Lewins, die sich auf 561 obduzierte Fälle stützt, findet sie sich in 72%, doch glaubt Bittorf, daß dieser Wert noch zu niedrig ist. Rabinowitz beobachtete Fälle mit perakutem Verlauf, die sich mit dem Auftreten einer Purpura einleiteten.

Der **Verlauf** des Morbus Addisonii ist sehr mannigfaltig. Es gibt perakute Fälle, bei denen die Destruktion der Nebennieren durch Blutungen, Thrombosen usw. erfolgt; hier kann in wenigen Tagen der Tod unter stürmischen zerebralen und intestinalen Erscheinungen eintreten. Die Pigmentierung fehlt. Ein instruktives Beispiel hierfür bietet der Fall von Wiesel: Infektiöser Darmkatarrh; am zweiten Krankheitstag plötzliches Sinken des Blutdruckes, starke Bauchschmerzen und Meteorismus; nach 48 Stunden Tod. Die Autopsie ergab frische Thrombose mit Hämorrhagien beider Nebennieren.

Über einen sehr interessanten Fall berichtete Brodnitz, den ich genauer anführen will.

Es handelte sich um einen 36 jährigen, kräftig gebauten, sehr fetten, bisher gesunden Mann. Vor zwei und vier Jahren traten plötzlich heftige Darmkoliken auf, die nach einigen Stunden wieder verschwanden und nur von einer starken Abgeschlagenheit gefolgt waren. Auch jetzt trat wieder ganz plötzlich eine solche Kolik auf. Der Gesichtsausdruck ist ängstlich, der Puls hart und voll, 50 bis 60 Schläge in der Minute, die Temperatur normal oder leicht subnormal. Auf Morphiuminjektion keine Besserung. Dieser Zustand dauert zwei Tage, dann wird zur Operation geschritten. Am Jejunum, respektive Ileum findet man an drei Stellen auf 10—20 cm den Darm strangartig kontrahiert. Sonst war der Befund negativ. Im Laufe des vierten Tages traten Erscheinungen von Peritonitis auf: Tympanites, der Puls wurde weich, fadenförmig, sehr frequent. Erbrechen, Temperaturanstieg auf 39° C, am fünften Tage Exitus. Bei der Autopsie fand sich hochgradige Blähung des Magens und Duodenums, des Dünndarms und des Kolons. Keine Peritonitis. Vollständige Zerstörung der rechten, teilweise Zerstörung der linken Nebenniere. Bei der mikroskopischen Untersuchung zeigte die linke Nebenniere an einer Stelle stärkere Bindegewebsentwicklung mit hämorrhagischem Pigment, kurz, Zeichen einer früher stattgehabten Blutung.

Als ein weiteres Beispiel führe ich den Fall von Karakascheff an.

Ein 18 jähriger junger Mann erkrankte plötzlich an Kopf- und Leibschmerzen und fühlte sich sehr unwohl, ging aber noch herum. Erst nach drei Tagen wurden die Erscheinungen stärker, es kam zu Erbrechen und endlich zu Bewußtlosigkeit. Die Autopsie ergab ältere totale Zerstörung der rechten Nebenniere, wahrscheinlich durch Thrombose und ganz frische Infarzierung der linken Nebenniere. Der Tod erfolgte fünf Tage nach Beginn der Erkrankung.

In anderen Fällen dauert es immerhin Wochen. Hier tritt die Adynamie schon stark hervor.

In dem Falle von Straub entwickelten sich innerhalb von zwei Wochen Asthenie, Adynamie, Pigmentierungen, die eisenfrei waren, der Blutdruck sank nur wenig. Auch psychische Störungen (zuerst mehr Erregung, dann Apathie) traten auf. Die Autopsie ergab ein zirrhöses Karzinom des Pylorus mit Metastasen im retroperitonealen Gewebe, besonders am Hilus der linken Niere, in Lungen und Pleura, ferner beiderseitige Thrombose der Nebennieren. Die ältere konnte ungefähr mit dem Beginn der Addisonschen Krankheit zusammenfallen.

Bisweilen wurde auch ein schubweises Auftreten der stürmischen Erscheinungen bei den subakuten Fällen beobachtet. Der chronische Morbus Addisonii zeigt meist Remissionen, mit denen auch die Pigmentierung zurückgehen kann. Es sind Fälle von 10 jähriger Dauer beobachtet. Da die Remissionen jahrelang andauern können, so ist große Vorsicht bei der Annahme einer Heilung geboten.

Solche Individuen mit chronischem Morbus Addisonii sind meist sehr labil; körperliche Anstrengungen, Aufregungen oder geringfügige komplizierende Erkrankungen können zu tödlichen Kollapsen führen.

Pathologische Anatomie. Angeborene Bildungsfehler des Nebennierenapparates finden sich oft mit anderen Mißbildungen kombiniert. Monti und Weichselbaum und

Miloslawich teilten Fälle mit einseitiger Aplasie der Nebennieren und der zugehörigen Nieren mit. Bei Lebzeiten bestanden keine Ausfallserscheinungen. Zander führt 42 Fälle von Hemizephalie an, bei denen die Nebennieren stets verkleinert gefunden wurden. Konstant ist dieser Befund auch bei anderen Mißbildungen dann, wenn die vordere Großhirnhemisphäre fehlt. Elliot und Armour fanden in einem Fall von Anenzephalie das Nebennierenmark und die Paraganglien normal, während die Rinde vollständig fehlte. Alessandrini fand in drei Fällen von Anenzephalie die Nebennieren außerordentlich hypoplastisch; das Verhältnis des Nierenvolumens zum Volumen der Nebennieren betrug 1:86, 1:84 und 1:39, während es sonst beim Neugeborenen 3:1 beträgt. Nach Landau bietet die Nebenniere bei Anenzephalie ein Miniaturbild der Säuglingsniere. Auch die charakteristische Degenerationsschicht zwischen Rinde und Mark ist vorhanden, aber verfrüht ausgebildet. Die Rinde ist hypoplastisch, die Entwicklung der Marksubstanz vollzieht sich ziemlich normal. Dies weist nach Landau auf eine weitgehende Analogie zwischen Entwicklung des Vorderhirns und der Nebennierenrinde, die beide durch ihre stärkere Furchung und Größe eine phylogenetische Neuerwerbung darstellen, hin. Fr. W. Browne beschreibt ein eigenartiges Syndrom bei Anenzephalie: Entwicklungshemmung der Schädelbasis, Exophthalmus, Vortreten der Zunge, beträchtliche Fettanhäufung, Thymushyperplasie, Wachstumshemmung, Fehlen von Hypophyse und Sella und der Tractus optici, dabei einseitiges oder doppelseitiges Fehlen der Nebennieren. A. Kohn vermißte bei Anenzephalie das Infundibulum und die Pars nervosa der Hypophyse. Im Vorderlappen waren die oxyphilen Zellen selten und fanden sich eigenartige basophile Zellen. Daß die Hypophyse bei Anenzephalie normal entwickelt sein kann, zeigen vier Fälle von D. L. Barlow. J. Neumann beschrieb einen Fall von Mikrozephalie und Imbezilität, der im 23. Lebensjahr an Morbus Addisonii starb. Es war dies das 10. von 23 Kindern (die Zwillingsschwester war normal). Zwei Brüder starben im 14. bzw. 23. Jahr an Addison, bei dem letzteren wurde eine rein primäre Nebennierenatrophie gefunden. Czerny fand bei fünf Fällen von angeborenem Hydrozephalus die Nebennierenmarksubstanz völlig fehlend. H. Strauß beschreibt einen Fall von kongenitaler Aplasie beider Nebennieren, bei dem sich addisonähnliche Erscheinungen erst im 25. Lebensjahr entwickelten. Die Funktion des übrigen Nebennierensystems muß daher lange Zeit ausgereicht haben. Ulrich beobachtete bei einem Erwachsenen vollständige Aplasie des Nebennierenmarkes; auch hier müssen wohl die Paraganglien besonders stark entwickelt gewesen sein.

Praktisch wichtig ist die von Wiesel, Hedinger, Goldzieher u. a. beschriebene Hypoplasie des chromaffinen Gewebes, die meist mit Enge des Gefäßsystems, mit Hypoplasie der Genitalien, mit Status lymphaticus und bisweilen mit großem Parenchymwert der Thymusdrüse verbunden ist. Nach Wiesel sind solche Individuen für den Morbus Addisonii besonders disponiert. Akute Zerstörung der Nebennieren kann durch Blutung, durch Thrombose der Nebennierenvenen (Virchow, Carrington, Karakascheff, Goldzieher, Simonds u. a.) oder durch Vereiterung (Janowsky), durch kapilläre Embolie (Simmonds) erfolgen. Blutungen in die Nebenniere finden sich besonders häufig beim Säugling. Wahrscheinlich besteht hier eine Blutungsbereitschaft infolge der starken Durchblutung beim Abbau der inneren Rindenschichte (Noeggerath-Eckstein). Solche Blutungen finden sich auch bei den verschiedensten Infektionskrankheiten. Meist kommt es nicht zu Ausfallserscheinungen im Sinne des Morbus Addisonii, da beim Säugling das extrasuprarenale Gewebe verhältnismäßig reichlich ist. In manchen Fällen war der durch die Blutung entstandene Tumor palpabel. Manche Kinder überlebten diesen Zustand, dann fanden sich später Hämosiderinablagerungen, bzw. Kalkablagerungen.

Viel häufiger findet sich einfache Atrophie oder Sklerose (Roloff, Simmonds, Bittorf, Goldzieher, J. J. Conybeare, letzterer 7mal unter 219 Fällen). Bittorf stellt 47 Fälle von echter Atrophie respektive Zirrhose der Nebennieren zusammen und fügt selbst noch drei Fälle hinzu. Die Nebennieren sind in solchen Fällen stark verkleinert oder eventuell ganz geschrumpft, und oft mit der Umgebung verwachsen. Die mikroskopische Untersuchung ergibt meist eine sehr bedeutende Reduktion des Parenchyms, Verfettung und eventuell Nekrose der Zellen. In einem Fall von H. R. Wahl fand sich fast vollständige Atrophie der Rinde, das Mark vergrößert, mit vielen embryonalen Neurozyten. Über weitere Fälle von reiner Nebennierenatrophie berichten R. Bloch ferner Siemerling und Kreuzfeld bei einem Fall von diffuser Hirnsklerose, ferner J. Neumann bei dem bereits oben angeführten Fall. Bei den Schrumpfnebennieren kann nur die Rinde betroffen sein, wie in den Fällen von Rößle, Landau. Bei der Zirrhose findet man Verdickung resp. Obliteration der Gefäße und Verwachsung des Organes mit der Umgebung. Die Sklerosen entstehen bisweilen auf luetischer Basis (Schwyzer, Esser). Esser fand Gummen bei einem Neugeborenen mit addisonähnlichen Symptomen. Die Lues scheint besonders häufig in den Nebennieren lokalisiert. Paasche, v. Giercke u. a. fanden massenhaft Spirochäten in anscheinend normalem Gewebe. Auch de Figueredo fand unter 90 Fällen von Syphilis 75mal syphilitische Veränderungen oder Nebennieren mit Spirochäten. Oft sind die Nebennieren von syphilitischem Granulationsgewebe umgeben (Landau).

H. Schlesinger, J. Bauer und Mc Cutcheon teilen je einen Fall von Amyloidose der Nebennieren mit, die unter dem Bild des typischen Addison verlief. In dem Fall von Bauer war fast ausschließlich die Rinde, in dem Fall von Schlesinger Rinde und Mark, in dem Fall von Mc Cutcheon nur die Rinde betroffen. In diesem Fall fand sich auch ein großes Hypernephrom. Lichtwitz sammelte aus der Literatur 4 Addisonfälle, die mit Sklerodermie kompliziert waren, und fügte einen fünften hinzu. Am häufigsten ist Tuberkulose der Nebennieren, meist beiderseitig, nicht selten isoliert. Oft finden sich aber sonst im Körper noch tuberkulöse Herde. Unter 549 Fällen der Literatur fand Elsässer in 17 $^0/_0$ isolierte Nebennierentuberkulose, in 43 $^0/_0$ Kombination mit Lungentuberkulose, bei den übrigen tuberkulöse Herde in anderen Organen. In 472 Fällen war die Erkrankung der Nebennieren doppelseitig. J. J. Conybeare fand unter 22 Fällen von Addison mit Tuberkulose der Nebennieren 6 mal auch in anderen Organen tuberkulöse Prozesse. Nach F. Schwarz gibt es zwei Typen der Nebennierentuberkulose, einen mit allgemeiner Verkäsung und einen mit epitheloiden und Riesenzellen. Auch im Säuglingsalter kann es, wenn auch sehr selten, zu tuberkulöser Verkäsung der Nebennieren kommen (Noeggerath). Auch Tumoren können die Nebennieren zerstören. Bittorf berichtet über zwei Fälle von Hypernephromen mit Addisonsymptomen (vgl. auch den Fall von Mc Cutcheon). Berner berichtet über einen Fall von Ganglioneurom der Nebennieren, A. Baumwart von einem Fall von Addison durch Zerstörung des Nebennierenmarkes und des Grenzstranges durch Metastasen eines Lymphangioendothelioms.

Es gibt nun auch Fälle von Morbus Addisonii, bei denen die Nebennieren gesund gefunden wurden; Nieszkowski und Virchow haben zuerst solche Fälle mitgeteilt. Lewin fand dies in 12$^0/_0$ unter 561 Fällen, die er aus der Literatur zusammenstellte. Ferner gibt es Beobachtungen, bei welchen klinisch keine Zeichen des Morbus Addisonii vorlagen, die Autopsie aber Destruktion beider Nebennieren ergab. Ferner gibt es seltene Fälle (Jürgens, Bramwell, Pende und Varvaro), bei welchen bloß Veränderungen im Sympathikus gefunden wurden; sonst sind Veränderungen im Sympathikus nur selten und meist geringfügig (v. Kahlden, Martineau). In einem Fall von W. Löffler waren im Plexus solaris und im Grenzstrang keine chromierbaren Zellen zu erkennen.

Sehr verschiedenartig sind ferner die Angaben über die Beteiligung von Rinde und Mark. Wiesel beobachtete in fünf Fällen von Morbus Addisonii, daß das gesamte chromaffine Gewebe zerstört war, während die Rinde weniger affiziert erschien. Er vermutete, daß der destruierende Prozeß primär im chromaffinen Gewebe einsetze und erst sekundär auf die Rinde übergreife. Von anderen Autoren, in neuester Zeit von W. Löffler, werden Fälle mit alleiniger Zerstörung des Markes berichtet. Karakascheff teilte andererseits Fälle mit, bei welchen hauptsächlich die Rinde erkrankt war und sah in der Erkrankung der Rinde die alleinige Ursache des Addisonschen Symptomenkomplexes. Ebenso teilten Fahr und Reiche fünf Fälle von Addison mit, bei denen das Nebennierenmark gut erhalten und chromierbar war, die Rinde aber schwerste Veränderungen zum Teil im Sinne einer Atrophie, zum Teil im Gefolge von stärkerer Infiltration mit Rund- und Plasmazellen zeigte. In der großen Mehrzahl der Fälle findet sich sowohl Rinde wie Mark erkrankt. Doch finden sich, wie W. Löffler betont, in den meisten Fällen oft noch ausgedehnte Rinden- und Markpartien erhalten. In den Rindenpartien sind oft Zeichen von Regeneration vorhanden. Von sonstigen pathologisch-anatomischen Befunden erwähne ich nur die fast regelmäßig beobachtete braune Atrophie des Herzens und die Atrophie der Keimdrüsen. Genaue Untersuchungen über die Hoden liegen von Kyrle vor. Kyrle fand mangelhafte Spermatogenese und auch Veränderungen des interstitiellen Gewebes.

Sehr bemerkenswert ist, daß die Nebennieren bei Infektionskrankheiten und Intoxikationen sehr oft besonders stark erkranken. Eine besondere Affinität hat das Diphtherietoxin zu den Nebennieren. Nach Injektion von Diphtherietoxin finden sich im Tierexperiment die Nebennieren immer stark hyperämisch und von Blutungen durchsetzt (Roux und Yersin). Bei den verschiedensten Infektionskrankheiten finden sich häufig Nekrosen, Blutungen, Ödeme der Nebennieren (Oppenheim und Loeper, Ingier und Schmorl). Es handelt sich dabei hauptsächlich um Schädigungen der Rindensubstanz. In manchen Fällen ist eine akute Insuffizienz des Nebennierenapparates und besonders des chromaffinen Gewebes wohl eine wichtige Ursache der Herzinsuffizienz. In solchen Fällen zeigen die Nebennieren einen wesentlich reduzierten Adrenalingehalt (Comessatti, Schmorl, Goldzieher). Auch bei Verbrennungen fand Kolisko die Nebennieren schwer verändert, Luksch die Chromierarbeit des Nebennierenmarkes stark vermindert.

Endlich sei noch ein seltener Befund von Recklinghausen erwähnt. Bei einem an Konvulsionen verstorbenen 18 jährigen Zwerg fand sich eine wahrscheinlich sehr chronische tuberkulose Verkäsung beider Nebennieren. Ich komme auf diesen Fall später noch zurück.

Pathogenese. Es sind hauptsächlich drei Fragen zu erörtern: 1. Beruht die Addisonsche Krankheit immer auf einer Erkrankung der Nebennieren? 2. Beruht sie auf einer Erkrankung des chromaffinen oder des interrenalen Gewebes oder beider? Und 3. Gibt uns die pathologische Physiologie Anhaltspunkte, die das Zustandekommen der verschiedenen Symptome zu erklären geeignet sind?

Was die erste Frage anbelangt, so wurde schon bei der Besprechung der pathologischen Anatomie auf jene Fälle von Morbus Addisonii hingewiesen, bei welchen die Nebennieren intakt gefunden wurden, — es sind dies allerdings fast nur Fälle der älteren Literatur, — ferner auf jene Fälle, bei denen klinische Zeichen des Morbus Addisonii fehlten, die Autopsie aber Destruktion beider Nebennieren ergab. Was die ersteren Fälle anbelangt, so hat v. Neußer den Gedanken ausgesprochen, daß eine Schädigung in den Splanchnicis selbst oder sonst an einem Punkt des sympathischen Systems zu Morbus Addisonii führen könne. Es gibt aber nur wenige Fälle der älteren Literatur, für welche diese Deutung zutreffen könnte. Eine Deutung der eben erwähnten Ausnahmen ist viel wahrscheinlicher in der Tatsache zu suchen, daß die Nebennieren nur einen Teil des chromaffinen bzw. Interrenalsystems repräsentieren. Jedenfalls muß in allen Fällen, bei denen sich irgendwelche Zweifel an der pathogenetischen Stellung der Nebennieren ergeben, auch der außerhalb der Nebennieren gelegene Teil des Nebennierenapparates berücksichtigt werden. Doch ist die Annahme nicht von der Hand zu weisen, daß es auch eine geringfügige eventuell vorübergehende Insuffizienz des Nebennierenapparates ohne schwere pathologisch-anatomische Veränderungen desselben gibt. So beschrieben M. Lucien und I. Parisaud Fälle mit Neigung zu Kopfschmerzen, Erbrechen, Diarrhöen, zu Kollaps und Konvulsionen und stark pigmentierter Haut. Lereboullet beschreibt bei Kindern, die an Lues congenita, an Scharlach oder Diphtherie erkrankt waren, ein Symptomenbild, das aus Vasomotorenschwäche, niedrigem Blutdruck und starker Pigmentierung der Haut besteht, und faßt dieses als eine forme fruste des Morbus Addisonii auf. Holfeld und Peiper teilen mit, daß sie nach Bestrahlung des oberen Abdomens zweimal vorübergehend Symptome des Morbus Addisonii beobachteten.

Sehr schwierig ist das Verständnis der seltenen mit einseitiger Erkrankung des Nebennierenapparates einhergehenden Fälle von Morbus Addisonii, die nach Exstirpation der kranken Nebennieren geheilt wurden. v. Neußer hat eine reflektorische Beeinflussung der gesunden Nebenniere nach Art der reflektorischen Anurie, Bittorf eine Schädigung derselben durch abnorme Stoffwechselprodukte der kranken Nebenniere angenommen.

Was die zweite Frage anbelangt, so wird in den meisten Monographien und Abhandlungen (Bittorf, v. Neußer und Wiesel, Biedl, W. Löffler, H. Zondek usw.) der Standpunkt vertreten, daß bei Morbus Addisonii eine Funktionsstörung beider Nebennierensysteme vorliegt.

Von den Symptomen des Morbus Addisonii beruhen nach Ansicht dieser Autoren auf Funktionsverminderung des chromaffinen Gewebes der niedrige Blutdruck, der niedrige Blutzuckerspiegel, die abnorm hohe Toleranz für Traubenzucker, das Ausbleiben der Adrenalinglykosurie, die Adynamie und die Pigmentierungen. Auf den Ausfall des Rindensystems werden von den meisten Autoren die Erscheinungen von seiten des Magen-Darmkanals (Erbrechen, Diarrhöen usw.) und die psychischen Veränderungen, die Konvulsionen, die Delirien, das Koma usw. zurückgeführt. Auch W. Löffler vertritt diese Unterscheidung von „Marksymptomen" und „Rindensymptomen". Bei primärem Markausfall sollen die „Marksymptome" verhältnismäßig früh eintreten. Bei primärer Rindenerkrankung soll die Erkrankung längere Zeit latent bleiben, dann komme es zu einem raschen Verlauf. In diesen Fällen sollen, wie die Fälle von Fahr und Reiche zeigen, die Pigmentierungen erst kurze Zeit vor dem Tode auftreten.

Hier sei noch die Ansicht von E. Sergent erwähnt. Es handle sich beim Addison um ein Syndrome mixte. Das Syndrome d'insuffisance pure umfasse die Asthemie, die Störungen im Verdauungskanal, die Abmagerung, die Hypotonie und Hypothermie und die Krämpfe des akuten Stadiums, während zum Syndrome pericapsulaire (durch Reizung des nervösen perikapsulären Plexus) die Melanodermie und die lumbalen und abdominalen Schmerzen gehören sollen[1]. Nach A. Sézary seien alle diese Symptome mit Ausnahme der Asthenie nicht charakteristisch, sondern kämen bei allen möglichen Blutdrüsen- und anderen Erkrankungen vor.

Über das Zustandekommen der Pigmentierungen bei Morbus Addisonii sind wir heute schon ziemlich gut unterrichtet. Das Pigment ist stets eisenfrei. Es gibt bei der Reduktion mit Jodwasserstoffsäure kein Hämopyrrol und bei der Oxydation keine Hämatinsäure. Man hat daher eine Beziehung zum Blutfarbstoff abgelehnt und in den aromatischen Spaltungsprodukten des Eiweißes die Muttersubstanzen gesehen. Als solche kommen wahrscheinlich das p-Oxyphenyläthylamin (Neuberg), das Dioxyphenyläthylamin (Guggenheim) eventuell auch das Oxy- bzw. Dioxyphenylzystein (Brahn) in Betracht.

Sowohl in der normalen Haut wie in der Haut des Addisonkranken erfolgt die Pigmentbildung in den untersten Schichten des Epithels, von wo es die Chromatophoren in die Tiefe transportieren. E. Meirowsky zeigte zuerst, daß die überlebende Haut im Brutschrank noch Pigment zu bilden vermag und Königstein gelang der Nachweis, daß die Haut von Tieren, denen die Nebennieren entfernt worden waren, schon wenige Stunden nachher Pigment in vermehrter Menge zu bilden vermag und daß diese Fähigkeit nach Infusion von Adrenalin wieder verloren geht. Diese Versuche sind durch Biedl und Hoffstätter bestätigt worden. Später fand Meirowsky, daß Extrakte zerriebener Menschenhaut auch in Adrenalinlösung Pigment zu bilden vermögen und Bittorf, daß die Haut von Addisonkranken in Adrenalinlösung stärker nachdunkelt als gleich stark pigmentierte Haut von Nichtaddisonkranken.

Nach den Untersuchungen von Br. Bloch findet sich in der Haut ein spezifisches Oxydationsferment, die Dopaoxydase. Diese bildet aus Dioxyphenylalanin (Dopa) einen Farbstoff. Nach Bloch soll das Dioxyphenylalanin eine Vorstufe des Melanins sowie des Adrenalins sein. Die Umwandlung des Dioxyphenylalanins zu Adrenalin erfolgt nach Bloch und Löffler im chromaffinen Gewebe. Wenn bei Morbus Addisonii diese Umwandlung nicht mehr in genügender Weise vor sich geht, so finden sich diese Vorstufen des Adrenalins im Überschuß in anderen Organen und besonders in der Haut und gehen daselbst durch Oxydation, eventuell durch Oxydation + Kondensation in Pigment über. Es handelt sich also nach Bloch nicht um eine Vermehrung des Fermentes, sondern der Pigmentvorstufen.

Die Blochschen Arbeiten waren deshalb von besonderer Wichtigkeit, weil Bloch zum ersten Male zeigte, daß die Muttersubstanzen der Pigmente in beim Eiweißabbau frei werdenden Brenzkatechinderivaten (Tyrosin, Phenylalanin) zu suchen seien.

Während aber Bloch und seine Mitarbeiter den pigmentführenden Zellen der Kutis die Fähigkeit der Pigmentbildung absprechen und das Hauptgewicht auf das Kreisen von Vorstufen im Blute legen, so nehmen Meirowsky, zum Teil auch Bittorf, in neuester Zeit auch Thannhauser, Moncorps, St. Rothman an, daß die Pigmentzellen der Haut selbst imstande sind, die zur Pigmentbildung nötigen Muttersubstanzen zu bilden. Sehr wichtig sind in dieser Hinsicht die Befunde von St. Rothman, daß während der Zeit

---

[1] Vgl. auch das von Castellino und Pende beschriebene Syndrom bei Erkrankungen des Plexus coeliacus.

erhöhter Pigmentbildung durch starke Belichtung Erscheinungen einer Sympathikushypotonie (Blutdrucksenkung, Hypoglykämie usw.) auftreten und zugleich mit dem Beginn des Pigmentierungsprozesses der Tyrosingehalt des Blutes absinkt.

Die nahe Verwandtschaft des Addisonpigmentes mit den Melaninen geht auch daraus hervor, daß Neuberg in den Tumoren eines Falles von Melanom der Nebennierenrinde ein Ferment nachwies, welches auf Zusatz von Adrenalin, respektiv Oxyphenyläthylamin eine Pigmentbildung erkennen ließ. Ferner hat Jaeger aus einem Melanom ein Enzym gewonnen, das Adrenalin unter Pigmentbildung zersetzte. Jaeger nahm an, daß das Adrenalin die Muttersubstanz für alle eisenfreien Pigmente des Organismus sei.

Wenn wir die pathologisch-anatomischen Befunde und die Ergebnisse der pathologischen Physiologie zu Rate ziehen, so scheint mir die Frage, ob und in welchem Umfange die Rinde sich am Zustandekommen des Addisonsyndroms beteiligt, noch völlig ungeklärt zu sein. Denn es gibt Fälle mit dem voll entwickelten Symptomenbild des Addison, bei welchen nur das Mark, bzw. das chromaffine System erkrankt gefunden wurde. Dazu kommt noch, daß wir heute mit der Möglichkeit rechnen müssen, daß manche Symptome, die man früher mangels einer anderen Erklärung als Rindensymptome deutete, auf einem relativen Überwiegen der Insulinproduktion beruhen. Denn wenn die Gegenregulation durch das Adrenalinorgan wegfällt oder insuffizient ist, so muß schon die normale Insulinsekretion genügen, um hypoglykämische Erscheinungen hervorzurufen. Auf diese Weise dürften der Glykogenschwund in der Leber und die im akuten Stadium auftretenden Krämpfe, die ganz den Charakter hypoglykämischer Krämpfe an sich tragen, zu erklären sein. Wenn es nun auch Fälle gibt, bei denen nach dem Sektionsbefund nur das Interrenalsystem ergriffen zu sein scheint, so könnte man immer noch einwenden, daß eine ausreichende Funktion des chromaffinen Systems nur bei gleichzeitiger Intaktheit der Rinde möglich ist, oder daß die Nachbarschaft schwerer pathologischer Veränderungen in der Rinde die Funktion des Markes beeinträchtigt. Auch die oben geschilderten Ergebnisse der experimentellen Physiologie haben bisher keinen sicheren Anhaltspunkt für das Zustandekommen der „Rindensymptome" zu geben vermocht; auch weisen, wie wir später sehen werden, die Erfahrungen aus der menschlichen Pathologie auf eine spezifische Rindenfunktion hin, die in einer ganz anderen Richtung liegt.

Differentialdiagnose. Für die Differentialdiagnose sind die Pigmentierungen von großer Bedeutung. Die Zahl der Fälle von Morbus Addisonii ohne Melanoderma ist, wie Bittorf hervorhebt, geringer, als nach den älteren Statistiken zu erwarten wäre. Doch gibt es, wie wir gehört haben, sichere Fälle von Morbus Addisonii, bei denen die Pigmentierung verhältnismäßig sehr spät einsetzt. Auch E. Sergent beschreibt das Syndrom der akuten Nebenniereninsuffizienz ohne Melanodermie. Ähnliche Pigmentierungen der Haut wie bei Addison finden sich jedoch auch bei normalen Individuen, ferner bei juckenden Hautkrankheiten und Ungeziefer, bei Arsengebrauch, in der Gravidität, bei chronischen Herzleiden und bei Phthisis pulmonum; bei leichteren Graden der letzteren können Abmagerung und geringe Hypotonie leicht fälschlicherweise den Verdacht auf Morbus Addisonii erwecken; es ist daher wichtig, daß bei allen den aufgezählten Zuständen die Schleimhäute frei bleiben. Bei den kachektischen Tuberkulösen können die Pigmentierungen ganz addisonähnlich werden. Hier ist es überhaupt fraglich, ob die Pigmentierungen nicht direkt auf eine Schädigung der Nebennierenfunktion zurückzuführen sind, eine Ansicht, die Laignel-Lavastine vertreten hat.

Bei der Cirrhose bronzée ist das Timbre der Haut mehr bleigrau; auch hier sind die Schleimhäute nur selten und mehr in diffuser Form befallen (Heller). Hier ist auf die Lebererkrankung und die eventuell komplizierende Pankreaserkrankung (Diabetes) zu achten. Natürlich ist daran zu denken, daß auch Cirrhose bronzée und Addisonsche Krankheit zusammen vorkommen können, wenn der sklerosierende Prozeß bei der Cirrhose bronzée in stärkerem Grade auch den Nebennierenapparat mitergreift (Foà, Bittorf). Bekanntlich sind auch bei der Sklerodermie Pigmentierungen häufig. Daraus darf nicht ohne weiteres auf eine Komplikation der Sklerodermie mit Addisonscher Krankheit geschlossen werden, da Pigmentierungen der Sklerodermie als solcher zugehören. Auch bei der Pellagra werden ähnliche Pigmentierungen beobachtet (v. Neußer). Angaben über die charakteristischen Erytheme in der warmen Jahreszeit sichern die Diagnose. Arsenmelanose und Argyrose zeigen eine andere Farbennuance. Auch bei Leukämie wurden Pigmentierungen beobachtet. v. Neußer vermutete leukämische Infiltration der Nebennieren, später hat Ziegler in einem solchen Falle diese tatsächlich gefunden. Sehr häufig sind Pigmentierungen bei Morbus Basedowii. Die Komplikation mit Morbus Addisonii ist aber sehr selten. Solche Fälle, bei denen die Diagnose durch die Autopsie erhärtet wurde, sind von Fletscher und Greenhow mitgeteilt worden. In vivo wird eine solche Diagnose wohl nur mit großer Vorsicht zu stellen sein, da stark pigmentierte Fälle von Morbus Basedowii mit kachektischen Symptomen, wie sie in den späteren Stadien dieser Krankheit vorkommen, leicht den Eindruck eines gleichzeitig bestehenden Morbus Addisonii erwecken können.

Sehr schwierig ist die Abgrenzung gegenüber kachektischen Zuständen bei okkulten Karzinomen und Lebererkrankungen, bei welchen auch Melanoplaquie der Mundschleimhaut vorkommen kann (Schultze). Hier und in den von Grawitz beschriebenen addisonähnlichen Anämien kann der Nachweis einer Hypoglykämie und einer Mononukleose mit Hypereosinophilie sehr wichtig sein.

Die Diagnose des akuten Morbus Addisonii kann sehr schwierig sein. Brodnitz weist auf die Wichtigkeit des folgenden Syndroms hin: außerordentliche Verlangsamung des vollgespannten Pulses bei normaler Temperatur; anfallsweise auftretende heftige Darmkoliken, Fehlen der Peristaltik und isolierte Darmblähung. Brodnitz vermutet, daß in manchen Fällen von postoperativem spastischem Darmverschluß Thrombose der Nebennierenvenen vorliege.

Prognose und Therapie. Die Prognose des Morbus Addisonii ist immer sehr dubiös. Die wenigen sicheren Fälle von Heilung betreffen meist luetische Erkrankungen der Nebennieren, teils mit, teils ohne spezifische Behandlung (Merckel und Birch-Hirschfeld, M. Crohn, W. H. Deaderick u. a.); in einem Fall von Oesterreich führte die Exstirpation der einen tuberkulös erkrankten Nebenniere zur Heilung. Auch in Fällen von Hypernephromen mit Addisonerscheinungen wurde Heilung durch Operation beobachtet (Bittorf). Als ätiologische Therapie kann man bei Verdacht auf tuberkulöse Erkrankung der Nebennieren eine Tuberkulinkur versuchen. Ich habe in mehreren Fällen eine auffallende Besserung davon gesehen.

Die Angaben über die Erfolge der hormonalen Ersatztherapie sind noch recht unbefriedigend. Zufuhr kleiner Dosen Adrenalin per os sind wohl wirkungslos, da nach unseren Untersuchungen selbst mehr als 20 mg pro die keine besondere Wirkungen hatten. Nur wenn wir bei Tieren die Dosis noch weit höher steigerten, sahen wir erst nach tagelanger Zufuhr Hyperglykämie auftreten (Falta u. Turin).

Subkutane Injektion von Adrenalin dürfte auf die Dauer wenig ratsam sein. Boinet sah Kollapserscheinungen. Auch nach Injektion des Glyzerinextraktes aus der ganzen Nebenniere traten in dem Falle Boinets nach einiger Zeit Aufregungszustände, Tremor und Schlaflosigkeit auf. In neuester Zeit wird auch

Ephedrin empfohlen, das den Blutdruck hebt, ohne toxisch zu wirken. Vielleicht ist doch durch perorale Zufuhr von Tabletten aus dem ganzen Organ ein geringer Erfolg zu erzielen. Magnus-Levy gibt an, daß die Pigmentierungen sich bei einigen Fällen von Morbus Addisonii durch Zufuhr von Nebennierentabletten aufgehellt haben. In neuester Zeit berichtet L. G. Rowntree über Versuche mit dem sogenannten Muirheadverfahren. Dasselbe beruht auf reichlicher Zufuhr von Adrenalin (0,3—0,9 ccm Adrenalin subkutan und per rectum) und von Nebennierensubstanz (0,3—0,6 mg pro die). Manchmal besteht eine Intoleranz bei Einnahme von ganzen Nebennieren, nicht aber von Nebennierenrinde. Rowntree sah in mehreren seiner Fälle ausgesprochene Besserung, ja sogar Abnahme der Pigmentierungen. L. Sergent empfiehlt Extrakte der ganzen Drüse gleichzeitig mit Injektion öliger Cholesterinlösungen.

Die schönen Untersuchungen von v. Haberer und Stoerk über die Einheilung gestielter Nebennieren in die Niere lassen eine praktische Verwertung leider kaum erwarten, da, abgesehen von der nötigen Stielung, wahrscheinlich nur die Autotransplantation der Nebenniere möglich ist[1].

Wir sind daher hauptsächlich auf die symptomatische Therapie angewiesen. Grawitz empfahl Magenspülungen mit Kochsalzlösung, vorwiegend vegetabilische Kost, Vermeidung von Alkohol und Salzsäuremedikation. Grawitz sah einen Fall, der alle Symptome des Morbus Addisonii dargeboten hatte und unter dieser Behandlung genas. Auch die Hautpigmentierungen verschwanden. Der Fall wurde noch drei Jahre hindurch beobachtet. Sehr wichtig ist bei Addisonkranken die Vermeidung jeder stärkeren Anstrengung. Boinet berichtet über sieben Fälle von rapidem Tod bei Morbus Addisonii unmittelbar im Anschluß an eine stärkere Ermüdung.

Von der Beobachtung ausgehend, daß Hunde nach der Exstirpation der Nebennieren rasch ihr Glykogen bis auf Spuren verlieren, hat O. Porges in einigen Fällen von Morbus Addisonii die Adynamie durch Zufuhr großer Kohlehydratmengen (besonders von Lävulose) mit gutem Erfolg bekämpft. Auch Gautrelet hat über günstige Erfolge berichtet. Gegen die Durchfälle werden Adrenalinklysmen empfohlen (Eppinger und v. Noorden).

Im übrigen kann man es mit einer rein roborierenden Behandlung (Arsenpräparate eventuell Kalzium + Arsen usw.) versuchen.

Was die therapeutische Verwendung des Adrenalins bei anderen Krankheiten anbelangt, so erwähne ich hier nur kurz die Stillung von Blutungen, die Anwendung des Adrenalins bei Kollapszuständen, die Verwendung bei der Phosphorvergiftung und bei der Osteomalazie.

2. Isolierte Ausfallserscheinungen der Nebennierenrinde.

Bei der Besprechung der Pathogenese des Morbus Addisonii wurde darauf hingewiesen, daß man über den Anteil, den die Zerstörung der Nebennierenrinde am Symptomenkomplex des Morbus Addisonii hat, noch nichts Sicheres weiß. Es wurden zwar, wie oben erwähnt, von manchen Autoren die Intoxikationserscheinungen, die sich bei akuten Fällen und in den Endstadien des Morbus Addisonii einzustellen pflegen, auf den Ausfall der Nebennierenrinde bezogen. Bisher hat uns aber die experimentelle Pathologie noch keine sicheren Anhaltspunkte für diese Annahme gegeben. Auch gibt es klinische Beobachtungen, die, wie aus dem Folgenden hervorgehen wird, mit dieser Annahme schwer in Einklang zu bringen sind.

Betrachten wir zuerst die Mißbildungen. Bei der Anenzephalie findet sich, wie eingangs ausgeführt wurde, neben Anomalien in der Entwicklung der Genital-

---

[1] Conybeare verwendete fötale Nebennieren ohne Erfolg. Bei einseitiger Erkrankung hat die Exstirpation der kranken Nebennieren Heilung gebracht (R. Österreich: Zeitschr. f. klin. Med. 31. S. 123. 1897).

organe auch Aplasie der Nebennieren. Apert weist darauf hin, daß es sich bei der Aplasie der Nebennieren hauptsächlich um einen Rindendefekt handelt. Ich erwähne nochmals den von Elliot und Armour mitgeteilten Fall von Anenzephalie, bei dem Nebennierenmark und Paraganglien intakt waren. Auch da, wo die Nebennieren ganz fehlen, können wie in dem Falle Aperts die Paraganglien normal sein. Die Aplasie der Nebennierenrinde beim Neugeborenen ist um so bemerkenswerter, als hier die Nebennierenrinde bekanntlich besonders mächtig entwickelt ist.

Nun geben uns die Erscheinungen, die unter Umständen bei Adenomen der Nebennierenrinde zu beobachten sind, einen Fingerzeig, in welcher Richtung die spezifischen Ausfallerscheinungen der Nebennierenrinde zu suchen sind. Wir werden später sehen, daß bei solchen Hyperplasien der Nebennierenrinde im jugendlichen Alter abnorm schnelles Wachstum des Organismus, prämature Entwicklung der sekundären Geschlechtscharaktere und der Genitalien, bei Erwachsenen abnorme Behaarung aufzutreten pflegen. Es liegt daher der Gedanke nahe, daß dort, wo Erscheinungen entgegengesetzter Richtung sich entwickeln, eine Insuffizienz der Nebennierenrinde vorliege.

Ferner habe ich im Kapitel Hypophyse bei Besprechung der hypophysären Kachexie darauf hingewiesen, daß es bei dieser Krankheit zu einer starken Rückbildung der Behaarung am Stamm und im Gesichte kommt, und daß sich dabei regelmäßig eine hochgradige Atrophie der Blutdrüsen, insbesondere der Nebennierenrinde findet. Wir werden ferner später bei der multiplen Blutdrüsensklerose sehen, daß eine Rückbildung der sekundären Geschlechtscharaktere beim Mann zwar durch den Ausfall der Keimdrüsenfunktion eintreten könne, daß aber bei der Frau der bloße Ausfall der Keimdrüsenfunktion für gewöhnlich eine deutliche Rückbildung nicht zur Folge hat. Erst bei Fällen, bei denen der sklerosierende Prozeß zahlreiche Blutdrüsen ergreift, scheint beim Weibe eine deutliche und beim Manne eine hochgradige Rückbildung der Behaarung und der Genitalorgane einzutreten. In den Fällen von multipler Blutdrüsensklerose, bei welchen eine Autopsie vorliegt, wurde aber bisher immer eine starke Sklerosierung der Nebennierenrinde gefunden. Ferner wäre beim Eunuchoidismus darauf zu achten, ob sich in solchen Fällen neben der Hypoplasie der Keimdrüsen nicht immer auch eine solche der Nebennierenrinde findet. (Fall von Klapproth: Früheunuchoidismus mit Hypospadie und Hypoplasie der Nebennierenrinde.)

Endlich haben Variot und Pironneau einen Fall beschrieben, der durch hochgradige Wachstumsstörung, durch Fehlen jeglicher Behaarung (auch Augenbrauen, Wimpern, auch fast völliges Fehlen der Behaarung am Kopfe) und durch ein greisenhaftes Aussehen ausgezeichnet war. Sie bezeichnen diesen Fall als Nanisme type senile und weisen auf zwei ganz analoge Beobachtungen von Gilford Hastings respektive Sir Hutchinson hin. In dem letzteren Falle wurden bei der Autopsie die Nebennieren sklerotisch gefunden. Variot nimmt daher an, daß diese Vegetationsstörung auf einem Ausfall der Nebennierenrindenfunktion beruhe. Es scheint mir aber in dem Falle von Hutchinson die Untersuchung der anderen Blutdrüsen nicht hinreichend genau gewesen zu sein. Auch Gilford Hastings weist darauf hin. Ich halte es nicht für unmöglich, daß dies Fälle von multipler Blutdrüsensklerose im Kindesalter waren, obwohl ich nicht in der Lage bin, dies zu beweisen. Es lassen sich gegen diese Annahme vielleicht auch einige Einwände machen. Immerhin wäre mit der Möglichkeit zu rechnen, daß die bei diesen Fällen beobachteten Anomalien der Behaarung mit der Sklerosierung der Nebennierenrinde zusammenhängen. Ich werde diese Fälle erst bei der multiplen Blutdrüsensklerose genauer besprechen.

Es ist auch zweifelhaft, ob der von v. Recklinghausen beschriebene Zwerg unter die Rindeninsuffizienz einzureihen ist. Bei einem 18jährigen, an

Konvulsionen verstorbenen Zwerg fand v. Recklinghausen eine wahrscheinlich chronische tuberkulöse Verkäsung beider Nebennieren. Das Individuum war 95 cm hoch und 10 $\frac{1}{2}$ kg schwer. Diese Maße entsprechen ungefähr einem 3—4jährigen Kinde. Die Epiphysenfugen waren erhalten, der Penis und die Hoden waren ziemlich klein. Wenn man schon an einen Nebennierenausfall als Ursache der Wachstumstörung denken wollte, so müßte man wohl die Nebennierenrinde anschuldigen, da Hypoplasie des chromaffinen Gewebes eher hochaufgeschossene schwächliche Individuen erzeugt. Ich halte es aber für wahrscheinlicher, daß hier eine zufällige Komplikation von Zwergwuchs mit Nebennierenverkäsung vorliegt.

Überblicken wir das vorliegende Material, so scheint es nicht sicher, ob die bisher mitgeteilten Fälle auf einen isolierten Ausfall der Nebennierenrindenfunktion zurückzuführen sind. Die Beobachtungen scheinen aber in dem Sinne zu sprechen, daß von der Nebennierenrinde ein fördernder Einfluß auf die Genitalsphäre und besonders auf die Behaarung ausgeht, eine Annahme, die, wie wir sehen werden, durch entsprechende Erscheinungen bei hyperplastischen Zuständen der Nebennierenrinde eine wesentliche Stütze erfährt. Für die Annahme, daß der Ausfall der Nebennierenrinde zu Intoxikationserscheinungen führt, kann aus diesen Beobachtungen jedenfalls kein Anhaltspunkt gewonnen werden.

B. Überfunktionszustände des Nebennierenapparates.

Hier interessieren uns hauptsächlich die Tumoren des Nebennierenapparates, die, wenn auch nicht immer, so doch häufig mit Überfunktionszuständen einhergehen.

1. Tumoren, welche vom chromaffinen Gewebe ausgehen, scheinen sehr selten zu sein. Herxheimer unterscheidet drei Arten von Tumoren der Marksubstanz: 1. die Paragangliome vom chromaffinen System, bzw. von den Paraganglien ausgehend — reine Sympathikustumoren —; 2. die Ganglioneurome, enthaltend Ganglienzellen und marklose Nervenfasern (Fälle von Oberndorfer, Hook, Berner) und 3. die Neuroplastome, hauptsächlich aus Sympathikuszellen bestehend, während die häufigen Metastasen in der Leber große, atypische, sarkomähnliche Zellen zeigen. Ich führe nur die folgenden Beispiele an. Küster beschrieb zwei Fälle von Gliomen der Nebenniere; der eine Fall betraf ein 14monatiges Kind, dessen rechte Nebenniere völlig in einen Tumor umgewandelt war, in der linken Nebenniere fand sich an Stelle des Markes ein Tumor. Es waren zahlreiche Metastasen vorhanden.

In dem zweiten Falle handelte es sich um einen zufälligen Befund. Küster deutete diese Tumoren als Gliome, Wiesel als aus Bildungszellen des Sympathikus bestehend, doch hat Schilder später ein sicheres Gliom des Sympathikus beschrieben und auch den Fall Küsters als Gliom aufgefaßt. Weiterhin sind chromaffine, teilweise auch von den Paraganglien ausgehende Tumoren, von Weichselbaum, Manasse, Stangl, Mönckeberg, Kolisko, Hausmann beschrieben worden. In dem Falle von Kolisko (mitgeteilt von v. Neußer und Wiesel) handelte es sich um einen kräftigen sonst gesunden Mann, der plötzlich bei einer Kokainanästhesierung wegen Zahnextraktion starb. Es fand sich eine doppelseitige Nebennierengeschwulst aus chromaffinem Gewebe mit sehr reichlichem Adrenalingehalt. v. Neußer und Wiesel deuten diesen Fall als Adrenalinintoxikation durch Freiwerden großer Adrenalinmengen. Sehr interessant ist ein Fall von Wiesel, ein Sympathikustumor bei einem zweijährigen Kinde mit Arteriosklerose, welche der durch Adrenalin beim Tier experimentell erzeugten Sklerose histologisch glich. Es scheinen also diese

Tumoren mit Überfunktion des chromaffinen Gewebes einhergehen zu können. Dafür spricht auch die häufig beobachtete Herzhypertrophie.

Ferner wäre hier ein Fall von Kawashima zu erwähnen. Bei diesem fanden sich multiple, von den Bindegewebsscheiden der Nerven ausgehende Hautfibrome und gleichzeitig Nebennierenmarktumoren. Kawashima diskutiert den Zusammenhang von Neurofibromen mit Erkrankungen des Nervensystems. Er weist darauf hin, daß die Neurofibrome sehr häufig mit Allgemeinerscheinungen (Ernährungsstörung, intellektueller Störung, gastrointestinalen Leiden, gewissen Sehstörungen, Kopfschmerzen, Krämpfen, depressiven Zuständen und Veränderungen in der Sexualsphäre) einhergehen und glaubt, daß sie ebenso wie die Allgemeinerscheinungen Symptome einer Erkrankung des Nervensystems seien. Ferner seien noch zwei Fälle von Paragangliomen erwähnt, die M. Herde mitteilt. In beiden Fällen handelte es sich um chromaffine Tumoren, in dem einen Fall bestand Arteriosklerose, in dem anderen genuine Schrumpfniere. Ferner erwähne ich noch einen Fall von Suzuki (chromaffiner Tumor des Nebennierenmarkes) und von E. Hedinger (Struma medullaris cystica suprarenalis). Ferner sei hier noch erwähnt ein Fall von Labbé, Pinel und Doumer, eine 28jährige Frau, die Anfälle von Übelkeit, Erbrechen, vasomotorischen Störungen und krisenhafter Erhöhung des Blutdruckes zeigte. Die Anfälle begannen mit Frösteln und Erblassen, dann kamen Herzklopfen, Tachykardie und Schweißausbrüche hinzu, die Extremitäten wurden kalt und zyanotisch. In den letzten Wochen trat leichte Albuminurie, ferner Erhöhung des Rest-N und stärkere Erhöhung der Körpertemperatur zugleich mit Blutdrucksteigerung hinzu. Während eines solchen Anfalles erfolgte der Exitus unter den Erscheinungen von Lungenödem. Bei der Autopsie fanden sich nur geringe nephritische Veränderungen der Nieren, in der linken Niere aber ein Paragangliom, welches aus Nebennierenmarkzellen bestand. Die Autoren deuten die Anfälle als Folge der Überproduktion von Adrenalin. Diese Anfälle stünden in einem gewissen Gegensatz zu den mit Gefäßkollaps einhergehenden Krisen bei Morbus Addisonii.

Endlich sei noch der Fall von E. Biebl und P. Wichels erwähnt: Es handelte sich um einen 36jährigen Mann mit Hypertonie, mehrfachen Apoplexien und mit Glykosurie. Es fanden sich bei der Sektion in beiden Nebennieren Markgeschwülste.

Die Frage, ob es außer bei Tumoren Überfunktionszustände des chromaffinen Gewebes gibt, ist viel diskutiert worden. Es ist merkwürdig, daß sich zahlreiche Autoren dieser Frage gegenüber, wenigstens soweit sie das chromaffine Gewebe betrifft, völlig ablehnend verhalten. Bei den Tumoren des chromaffinen Gewebes haben wir eine Reihe von klinischen Zuständen kennen gelernt, die man mit großer Wahrscheinlichkeit als Folgen einer gesteigerten Funktion des chromaffinen Gewebes auffassen kann.

Ist man nun berechtigt, ähnliche klinische Zustände als Ausdruck einer Überfunktion des chromaffinen Gewebes aufzufassen, auch wenn ein pathologisch-anatomisches Korrelat hierfür bisher nicht nachzuweisen war?

Ursprünglich haben französische Autoren (Pilliet, Vaguès, Aubertin et Ambard) versucht, die Blutdrucksteigerung bei der interstitiellen Nephritis durch eine Funktionssteigerung der Nebennierenrinde zu erklären, da sie mehrfach bei Fällen mit Hypertonie auffallend große Nebennierenrinden beobachteten. Josué hat ein gleiches für die mit Hypertonie einhergehende Atheromatose angenommen. Nachdem man aber die Bedeutung des chromaffinen Gewebes für die Blutdruckregulation erkannte, faßte Beaujard die Blutdrucksteigerung als Regulativ gegen die vermehrte Zirkulation giftiger Stoffe im Organismus auf, welche durch die verminderte Eliminationsfähigkeit der Nieren bedingt würde.

Eine hinreichende Begründung dieser Hypothese steht heute noch aus. Wenn man auch, wie viele Autoren (z. B. Landau) dies heute tun, die Funktion des Nebennierenmarkes von dem funktionellen Zustand der Nebennierenrinde in gewisser Hinsicht abhängig macht (Landau fand z. B. bei Zuständen, die mit permanenter Blutdrucksteigerung einhergehen, die Nebennierenrinde sehr lipoidreich), so müßte man doch für die Pathogenese dieser Zustände in erster Linie das chromaffine Gewebe verantwortlich machen, sofern man sie überhaupt mit dem Nebennierenapparat in Verbindung bringen will. Es wäre daher die Frage so zu formulieren, ob sekundäre Überfunktionszustände des chromaffinen Gewebes als Reaktion auf anderweitige Prozesse im Körper vorkommen, die eventuell durch einen dauernden reflektorischen Übererregungszustand in den in der Medulla oblongata oder im Hirnstamm gelegenen Zentren dieses Systems ausgelöst würden; auch wäre noch die Möglichkeit, die wir auch beim Morbus Basedowii diskutierten, in Erwägung zu ziehen, daß diese Zentren sich aus einem noch nicht durchsichtigen Grunde primär in einem Übererregungszustand befinden. In diesem Falle könnten wir von einer echten Neurose sprechen.

Wiesel war der erste, welcher die mit Hypertonie einhergehenden Krankheitsprozesse auf einen Überfunktionszustand des chromaffinen Systems zurückführte. Er fand bei 22 chronischen und einigen akuten Fällen von Nephritis, ferner in einem Falle von Aorteninsuffizienz — alle Fälle zeigten Herzhypertrophie — Hyperplasie des chromaffinen Gewebes, welche sowohl das Nebennierenmark wie die Paraganglien betraf. Später haben Schur und Wiesel versucht, den gesteigerten Adrenalingehalt des Blutserums in solchen Fällen mittels der Ehrmann-Meltzersschen Reaktion nachzuweisen. Die Hyperplasie des chromaffinen Gewebes wurde von zahlreichen Autoren, von denen ich nur Schmorl, Goldzieher und Molnar und Comesatti nenne, bestätigt. Schmorl und Goldzieher fanden auch den Adrenalingehalt der Nebenniere vermehrt. Andere Autoren wie Bittorf hingegen fanden keine Hyperplasie. Mehr Widerspruch haben die Angaben über den vermehrten Adrenalingehalt des Serums erfahren. Sicher ist, daß in zahlreichen Fällen mit bedeutender Hypertonie die Froschaugenmethode versagt. Aber auch andere feinere biologische Methoden gaben negative Resultate; so fand Schlayer mit der Meierschen Gefäßstreifenmethode, A. Fränkl mittels der myographischen Methode das Serum von Nephritikern sogar weniger wirksam als normales Serum. Die Verhältnisse werden, wie Schlayer feststellte, durch das artfremde Serum in unübersehbarer Weise kompliziert. Die myographische Methode ist aber schon aus dem Grunde schwer zu beurteilen, da Fleming und ich auch bei Verwendung reiner Adrenalin-Ringerlösung Hemmung der Bewegungen und des Tonus des Kaninchenuterus sahen. Nach neueren Untersuchungen (E. P. Pick) scheint das Kationenmilieu hier von großer Bedeutung zu sein. O. Connor fand mittels der Laewen-Trendelenburgschen Froschmuskelmethode, daß die Aktivität des Serums nicht nur durch seinen Adrenalingehalt, sondern auch durch andere Substanzen bedingt werde, die erst bei der Gerinnung ins Serums gelangen. Es sind also nur Untersuchungen mit Plasma beweisend. Aber auch in dieser Hinsicht stimmen die Resultate nicht überein. F. Högler fand mittels der Katzendarmmethode in mehreren Fällen von Hypertonie Erhöhung des Adrenalingehaltes des Plasmas. Die Zahl der untersuchten Fälle ist viel zu gering, um irgend einen sicheren Schluß zuzulassen. W. Hülse vertritt in neuester Zeit den Standpunkt, daß es sich bei hypertonischer Nephritis nicht um einen gesteigerten Adrenalingehalt des Plasmas, sondern um eine erhöhte Gefäßerregbarkeit handle. Diese beruht nach Hülse auf dem Vorhandensein von peptonartigen Stoffen. Die Übererregbarkeit wird an der Stärke des Adrenalinausschlages gemessen. Bei essentieller Hypertonie fand Hülse diese Stoffe nicht; sobald aber die essentielle Hypertonie in eine genuine Schrumpfniere übergeht, besitzt das Blut die gefäßerregbarkeitssteigernde Eigenschaft.

Noch weniger geklärt ist die Bedeutung des chromaffinen Gewebes für das Zustandekommen der Atheromatose. Bekanntlich gelingt es durch chronische Adrenalisierung beim Kaninchen Sklerose der großen Gefäße zu erzeugen (Josué, Erb u. a.). Diese ist eine Mediaerkrankung. Bei den bei Sympathikustumoren beobachteten Gefäßveränderungen handelte es sich tatsächlich um Mediaerkrankungen. Braun konnte aber durch intravenöse Injektion minimaler Dosen von Adrenalin auch Atheromatose der kleinen Gefäße hervorrufen. Gleichzeitig finden sich dabei oft Aneurysmen und besonders Herzhypertrophie. Die gewöhnliche Arteriosklerose der großen Gefäße, die ohne Blutdrucksteigerung einhergeht, hat jedenfalls mit dem chromaffinen Gewebe nichts zu tun; sie beruht auf einer primären Degeneration der elastischen Elemente.

Bezüglich der Frage, ob Funktionssteigerung des chromaffinen Gewebes bei gewissen Formen des Diabetes mellitus eine Rolle spiele, sei auf das Kapitel Diabetes verwiesen.

2. **Tumoren, die von der Rinde ausgehen.** Diese besitzen ein größeres klinisches Interesse als die Tumoren des chromaffinen Gewebes. Die Erkenntnis, daß sie mit Überfunktion des Rindensystems einhergehen können, ist erst eine Errungenschaft der neueren Zeit. Wir können in klinischer Beziehung zwei Gruppen von Rindentumoren unterscheiden. In die eine Gruppe gehören hauptsächlich die Sarkome, Lymphosarkome, Karzinome, Alveolärsarkome Endotheliome, die melanotischen Karzinome und die Zysten (Literatur bei Bulloch und Sequeira, Frew, Glynn, Tilestone, Winkler, Hanschen und Arnaud). Diese scheinen nur die gewöhnlichen Symptome eines benignen oder malignen Tumors zu erzeugen. Auf diese Tumoren soll hier nicht weiter eingegangen werden. Die andere Gruppe umfaßt die zahlreichen Fälle von Adenomen bzw. Adenokarzinomen der Rindensubstanz.

Diese zeigen große Verschiedenheiten in ihrem Ausgangspunkt. Die Rindenknotenadenome kommen in der Kapsel, dann meist durch einen Stiel mit der Rinde verbunden, oder in der Rinde selbst oder im Mark vor. Nach Landau finden sich solche Adenome in einem Drittel aller Nebennieren. Sie finden sich schon im Kindesalter und nehmen mit dem zunehmenden Alter an Häufigkeit zu. Sie finden sich besonders bei lipoidreicher Rindensubstanz. Sie können von der Nebennierenrinde selbst ausgehen, sie können aber auch von versprengten Keimen des Rindensystems in der Niere, in den Genitalien usw. ihren Ausgang nehmen. Bei solchen Adenomen kann es sich um einfache Hyperplasien handeln, die entweder symptomlos verlaufen oder nur die lokalen Tumorerscheinungen hervorrufen oder sie nehmen malignen Charakter an und zeigen dann große Neigung zur Metastasenbildung. Endlich können diese Tumoren außer zu den erwähnten Tumorsymptomen noch zu tiefgreifenden Änderungen des Organismus führen, die mit einer gewissen Wahrscheinlichkeit als Ausdruck der Überfunktion der Rinde betrachtet werden können. Bevor ich auf die klinischen Erscheinungen eingehe, möchte ich noch auf die Feststellung Bournevilles hinweisen, daß sich bei Idioten mit „Sclerose tubereuse du cerveau" regelmäßig auch Knoten in der Nebennierenrindenoberfläche finden, die Pellizzi als Nebennierenadenome erkannte.

Die Hypernephrome bestehen aus runden, ovalen oder vieleckigen Zellen von epithelialem Charakter. Die Zellen sind oft sehr vielgestaltig. Da die Nebennierenrinde mesodermalen Ursprunges ist, so ist es begreiflich, daß die Zellen oft wieder mesodermalen Charakter annehmen und sich in ihrem histologischen Aufbau den primitiven Sarkomen nähern (Glynn). Sie unterscheiden sich aber immer von den richtigen Nebennierensarkomen; wirkliche Drüsenlumina werden bei den Hypernephromen nie beobachtet (Woolley).

Die klinisch einfachste Form ist durch die sogenannten **Grawitzschen Tumoren** repräsentiert. Sie können von der Niere (Grawitz), aber auch von den Ovarien (Vonwiller) oder vom Schwanz des Pankreas (R. Mohr) ausgehen. Ihre Entstehung aus versprengten Nebennierenkeimen wurde von Stoerk und Zehbe bestritten, während R. Mohr wieder für diese Genese eintrat. In klinischer Hinsicht bedeutungsvoll ist, daß sie nie mit Veränderungen der Sexualsphäre einhergehen. Dies spricht zweifellos im Sinne von Stoerk und Zehbe. Auch H. Schmidt schließt sich dieser Ansicht an.

Die Grawitzschen Tumoren können bei größerem Wachstum zu lokalen Beschwerden (Schmerzen in der Lendengegend, Interkostal- oder Oberschenkelneuralgien, Stauungserscheinungen, eventuell durch Druck auf die Niere zu Hämaturie, Albuminurie, Zylindrurie usw.) führen; oder sie entarten malign und führen zu Metastasen und Kachexie. Westphal hat 94 Fälle aus der Literatur zusammengestellt und seiner Statistik sieben neue hinzugefügt.

Bei den Grawitzschen Tumoren kommt es häufig zur Bildung von Erweichungszysten mit charakteristischem, eventuell durch die Punktion nachweisbarem, schokoladefarbenem Inhalt.

Zwar gibt Westphal Symptome an, welche auf eine Überfunktion des chromaffinen Gewebes hindeuten. Er fand in zwei von seinen sieben Fällen vorübergehende Glykosurie, in drei Fällen relative Vermehrung der neutrophilen Zellen und eine deutliche Blutdrucksteigerung in den Anfangsstadien. Ich glaube, daß diese Symptome nur sekundärer Natur sind, hervorgerufen durch eine anfängliche Reizung der Marksubstanz durch den wachsenden Tumor. Erwähnenswert ist, daß Bittorf in zwei Fällen von einseitigem Hypernephrom auch Erscheinungen des Morbus Addisonii (Abmagerung, Mattigkeit und Pigmentierungen und tiefen Blutdruck) fand. In diesen Fällen bestand auch Lymphozytose. Es scheint mir dies eine Bestätigung meiner Ansicht zu sein, daß die Erscheinungen von seiten des chromaffinen Gewebes (Reizung oder Ausfall) nur sekundärer Natur sind. Bittorf beobachtete in seinen Fällen auch leichte psychische Störungen und vermutet, daß ihnen diagnostische Bedeutung zukomme, da sie bei Tumoren der Niere fehlen (v. Strümpell). Beide Fälle Bittorfs wurden durch Operation geheilt, nur die Pigmentierungen blieben unverändert.

Vielleicht gehören auch die folgenden beiden Fälle hierher. v. Neußer erwähnt einen 25jährigen Mann mit sehr gespanntem Puls und multiplen Hämorrhagien im Gehirn. Die Sektion ergab Karzinom der einen Nebenniere; Gefäßsystem und Nieren waren normal.

v. Neußer zitiert noch einen Fall von Fränkel: 18jähriges Mädchen, mit Kopfschmerzen, Erbrechen, hochgespanntem Puls. Bei der Sektion fand sich ein gefäßreiches Neoplasma der linken Nebenniere; die Nieren waren normal. Auch hier könnte die Überfunktion des chromaffinen Gewebes als ein Reizsymptom aufgefaßt werden. Umgekehrt kann es bei stark wachsenden Rindentumoren auch zu Ausfallserscheinungen von seiten des chromaffinen Gewebes kommen.

Von viel größerem Interesse für die Lehre von der inneren Sekretion sind diejenigen **Adenome der Nebennierenrinde**, welche mit Überfunktion der Rinde einhergehen. Apert hat zuerst 1910 das Syndrom: prämature Entwicklung, Störung in der Sexualsphäre, Fettansatz, stärkere Behaarung (Hirsutismus) zusammen mit hyperplastischen Zuständen der Nebennierenrinde beschrieben. Von Gallais stammt die Bezeichnung: Syndrome genitosurrenale. Im klinischen Bild dieser Fälle findet sich ein bedeutsamer Unterschied, je nachdem dieser Vorgang sich im kindlichen oder im juvenilen respektive erwachsenen Organismus abspielt.

a) Bei Entwicklung solcher überfunktionierender Rindentumoren im **kindlichen Organismus** kommt es zu enorm beschleunigter Entwicklung des Körpers und zu prämaturer Entwicklung der Genitalien. Solche Fälle sind beschrieben von Cooke, 7jähriges Mädchen, Tilesius, 4jähriges Mädchen, Ogle, 3jähriges Mädchen, Calcott-Fox, 2jähriges Mädchen, Orth, $4^1/_2$jähriges Mädchen, Dobbertin, 14monatiges Mädchen, Ritsche, 4jähriges Mädchen, Bulloch und Sequeira, 11jähriges Mädchen, Linser $5^1/_2$jähriger Knabe, Adams, $14^3/_4$jähriger Knabe. In dem Falle Adams setzte die Pubertät mit zehn Jahren ein. Der Knabe war groß und muskelstark. Bei der Autopsie fand sich ein Tumor der linken Nebenniere, von der Rinde ausgehend. Eine sorgfältige Zusammenstellung der Literatur findet sich bei Neurath und bei Glynn. Ferner sind Fälle mitgeteilt von Guthrie und Emery W. d'Este ($4^1/_2$jähriger Knabe, fett, groß, Tumor der Nebennierenrinde), von Richards (7jähriges Mädchen), von Glynn und von French (mitgeteilt von Glynn), vielleicht gehört auch der Fall von Guinon und Bijou hierher (keine Autopsie).

Ich führe einige Fälle genauer an.

In dem Falle Linsers handelte es sich um einen $5^1/_2$jährigen Knaben, der wie ein Jüngling aussah und darum auf die Männerabteilung des Spitals aufgenommen wurde. Er war 138 cm hoch, der Penis war 8—9 cm lang, die Hoden von Taubeneigröße, die Prostata wie bei einem 15jährigen, die Muskulatur war gut entwickelt. Die Körpergröße, die Ossifikation, das fast vollständige Dauergebiß entsprachen völlig den Verhältnissen eines 15jährigen Knaben. Die Oberlänge war größer als die Unterlänge; es waren also kindliche Dimensionen in potenzierter Form vorhanden. Die Hypophyse war normal, es bestand Adipositas.

Im Falle von Bulloch und Sequeira handelte es sich um ein 11jähriges Mädchen, das wie eine 40jährige Frau aussah. Mit $9^3/_4$ Jahren hatte sich die Menstruation eingestellt und von diesem Zeitpunkt eine zunehmende Adipositas entwickelt; das Mädchen war vier Fuß sechs Zoll hoch und wog sechs Stones drei Pfund. Die Brüste waren voll entwickelt. Es waren lange Haare an den Genitalien vorhanden. Die Autopsie ergab einen großen Tumor der linken Nebenniere, bestehend aus Zellen der Zona fasciculata mit zahlreichen Metastasen, Hyperplasie der Thyreoidea und der Epithelkörperchen, einen voll entwickelten Uterus und große Ovarien mit Corpora lutea jüngeren Datums.

Im Falle von Richards handelte es sich um ein 7jähriges Mädchen. Vom fünften Lebensjahr entwickelten sich die Schamhaare und die Haare im Gesicht. Mit sieben Jahren sah sie wie ein 20jähriges Mädchen aus, die Haare an den Genitalien waren vollständig entwickelt, Backen- und Schnurrbarthaare waren vorhanden. Es fand sich ein großer Tumor der Nebennierenrinde. Der Fall von Glynn betraf ein 5jähriges Mädchen. Im dritten Lebensjahr traten Schmerzen im Leib und Kopf auf, Schwellung des Leibes, in letzter Zeit Apathie. Sie war so groß wie ein Mädchen von 14 Jahren und dabei fett. Es fanden sich Haare an der Oberlippe, Schamhaare und Haare am Rücken. Die Geschlechtsorgane waren nicht besonders entwickelt. Es fand sich ein großer Tumor der Nebennierenrinde; Ovarien und Hypophyse waren normal. Im Falle von French (7jähriges Mädchen) begann die abnorme Behaarung sich schon im 18. Monat zu entwickeln. Die Genitalorgane waren sehr groß; auch hier fand sich ein Nebennierentumor. Fall von H. Schmidt. 9jähriges Mädchen, seit einem Jahr Frühreife. Hypertrophie der Klitoris. Heterosexuelle sekundäre Geschlechtsmerkmale, Hyperkeratosis, Komedonen, Akne, Nebennierentumor. Trotz doppelseitiger Markzerstörung und pathologisch veränderten Rindenelementen fehlten Addisonsymptome. Schmidt nimmt an, daß die Funktion durch die Tumorzellen übernommen wurde. Sehr bemerkenswert ist der Fall von A. Collet. $1^1/_2$jähriges Mädchen, penisartige Klitoris, inneres Genitale normal, männlich gebauter Kehlkopf, fett. Mit zwei Jahren operative Entfernung des Tumors (Hypernephrom), einige Monate später Besserung des Zustandes. Die Behaarung an den Genitalien verschwand bis auf Reste, Rückgang der Fettablagerung im Gesicht, mit $3^1/_2$ Jahren Anhalten der Besserung, nur die Stimme noch tief. Fall von J. F. Baldwin 5jähriger Knabe. Beginn mit 18 Monaten, äußeres Genitale eines Erwachsenen, Testes klein, mangelhaft deszendiert, rauhe Haut, Akne, links Hypernephrom mit Metastasen, rechts beginnendes Hypernephrom.

Es handelte sich fast immer um Mädchen. Von 17 Fällen, die Glynn zusammenstellt, gehören 14 dem weiblichen Geschlechte an. Von 22 von Hoag zusammengestellten Fällen sind 19 weibliche, 3 männliche. Der jüngste Fall war 14 Monate, der älteste 15 Jahre alt. H. Schmidt fand unter 42 Fällen 35 weibliche. Das Gemeinsame im klinischen Bild dieser Fälle ist, wie Neurath hervorhebt, die vorzeitige exzessive Entwicklung der sekundären Geschlechtscharaktere und des äußeren Genitales. Neurath betont, daß bei dieser Kategorie der prämaturen Geschlechtsentwicklung die Funktion der generativen Anteile hingegen nicht vorzeitig entwickelt sei. Auch F. Beekman, welcher 151 Fälle von Frühreife bei Mädchen aus der Literatur zusammenstellte, ist der Ansicht, daß die weiblichen Fälle mit Nebennierenrindentumoren nicht unter die Fälle von echter Frühreife gezählt werden können, denn Klitoris und Labien seien zwar hypertrophisch, ähnlich wie bei Pseudohermaphroditismus, die Vagina bleibe aber kindlich. Das trifft allerdings, wie der geschilderte Fall von Bulloch und Sequeira zeigt, nicht immer zu. Ferner ist fast allen Fällen die Adipositas, ferner das beschleunigte Körperwachstum wahrscheinlich mit Erhaltenbleiben der infantilen Dimensionen, die beschleunigte Ossifikation und Dentition gemeinsam. Die Entwicklung der Psyche solcher Kinder hält mit der Körperentwicklung gewöhnlich nicht gleichen Schritt. Auch die Entwicklung des Geschlechtstriebes geht meist langsamer vor sich. Bemerkenswert ist aber, daß bei den weiblichen Fällen die Behaarung des Körpers auffallend stark ist und virilen Typus annimmt, wie dies auch bei schwangeren Frauen häufig der Fall ist.

b) Die Erscheinungen, die bei Entwicklung von Nebennierenrindentumoren **im juvenilen** oder **reifen Organismus** auftreten, sind ebenfalls durch eine mächtige Beeinflussung der Geschlechtscharaktere ausgezeichnet. Auch hier .möchte ich auf die vorliegende Kasuistik genauer eingehen.

Der Fall von Bortz und Thumim betraf ein 16 $^3/_4$jähriges Mädchen. Dieses hatte sich zuerst ganz normal entwickelt, dann hörten die Menses auf und es sproßte bei ihm ein üppiger tiefschwarzer Vollbart und ein spärlicher Schnurrbart. An Brust und Linea alba trat Behaarung auf, die Stimme wurde tief, es entwickelte sich universelle Fettsucht. Der Tod erfolgte durch eine interkurrente Krankheit. Bei der Sektion fand sich Atrophie der Ovarien, mäßige Vergrößerung der Schilddrüse, normale Hypophyse; beiderseits bestanden sehr gefäßreiche, wahrscheinlich nur aus Rinde bestehende suprarenale Strumen.

Fall v. Winkler: 16jähriges Mädchen. Reichlich schwarze Haare auf der Oberlippe, Uterus klein, Tumor der rechten Nebennieren mit Metastasen.

Fall v. Bovin: 28jährige Frau. Zwei Geburten, dann Zessieren der Menses mit dem 21. Jahr. Entwicklung eines Bartes, auch das Abdomen wurde stark behaart. Gleichzeitig entwickelte sich ein Tumor im Abdomen. Bei der Operation fand sich ein großer Ovarialtumor, von versprengten Nebennierenkeimen ausgehend. Nach der Operation genaß die Patientin, der Uterus wurde wieder größer, die Menses kamen wieder, die abnorme Behaarung blieb aber. Allerdings währte die Beobachtung nach der Operation nur kurz.

Vielleicht gehört auch der Fall von Hegar (abnorme Behaarung, Uterus duplex, zystischer Tumor des Ovariums) hierher. Ferner vielleicht ein Fall von Alberti. In diesem waren die Menses bis zum 19. Jahr normal. Auch sonst bestand normale Entwicklung. Dann trat Hypertrichose, Entwicklung eines Backen- und Schnurrbartes und Behaarung am Stamm auf. Gleichzeitig entwickelte sich ein Tumor im Leib. Der Exitus erfolgte durch Peritonitis. Bei der Autopsie fand sich ein Cystoma pseudomucinosum vom rechten Ovarium ausgehend. Die Klitoris war erheblich vergrößert (nur teilweise Obduktion, keine Angaben über die Nebennieren).

Fall von Goldschwend: 39jährige Frau hatte fünf Kinder. Seit drei Jahren Cessatio mensium. Seit vier Monaten Schmerzen im Leib, Entwicklung eines Abdominaltumors, Auftreten von Schnurr- und Backenbart, und Behaarung am Abdomen; malignes Adenom der linken Nebenniere, Uterus und Ovarien klein, Epiphyse und Hypophyse normal.

Fall von Launois, Pinard und Gallais: 19jähriges Mädchen. Mit 13 Jahren erste Menses. Mit 17 Jahren heftiges Erbrechen, allmählich kolossale Fettsucht, psychische Veränderungen, Cessatio mensium, Abmagerung, dann diffuse Depilation, der dann erst eine Hypertrichosis folgte, Myasthenie. Das Mädchen sah viel älter aus, schwarzer Vollbart und Schnurrbart. Tumor der rechten Nebennierenrinde.

Möglicherweise gehört auch der folgende Fall von Dalché hierher. 28jährige Frau, Körper ganz weiblich, seit fünf Jahren Entwicklung eines Schnurr- und Backenbartes und (nach einer fausse couche) Zessieren der Menses. Brüste gut entwickelt, Stimme weiblich, Uterus klein, Atrophie der inneren Genitalien, Hypertrichosis am Abdomen, leichte Erscheinungen von Hyperthyreose. Für einen Nebennierentumor kein weiteres Symptom vorhanden.

Auch ein Fall wurde berichtet, bei dem der Beginn erst in die Menopause fiel.

Fall von Santi: 53jährige Frau, zwei normale Schwangerschaften, Menses immer regelmäßig bis vor sechs Jahren. Damals wurden sie immer häufiger, bis die Frau fast kontinuierlich Blut verlor. Vergrößerung des Abdomens, kolossale Fettsucht. Bei der Autopsie fand sich ein Tumor der Niere von einem versprengten Nebennierenkeim ausgehend und ein gleicher kleiner Tumor im Ovarium. Keine Angabe über Behaarung.

In diese Kategorie dürfte wohl auch der von v. Neußer und Wiesel erwähnte Fall von Vollbracht gehören. Der Fall wurde von v. Neußer und Wiesel als Morbus Addisonii mit Entwicklung kontrasexueller Geschlechtscharaktere rubriziert. Fall von E. Mattias: 17jähriges Mädchen, seit dem dritten Lebensjahr starke allgemeine Behaarung, jetzt Vollbart, kräftige Muskulatur, kurze Extremitäten, Körpergröße 121 cm, Epiphysenfugen teilweise verknöchert, penisartige Klitoris, tiefe männliche Stimme. Tod nach Entfernung eines Tumors der rechten Nebenniere. Im Ovarien Zeichen einer vorzeitigen Organalterung, Uterus infantil, der Tumor erwies sich als ein Adenom von Rindenzellentypus. Fall von Keyser und Walters: 37jährige Frau, die zehn Kinder geboren hatte. Struma, Tremor, Tachykardie, Schweiße, Nervosität. Gesteigerter Appetit, Zunahme des Körpergewichts, Grundumsatz erhöht, Akne, Komedonen, Hypertrichosis, Sistieren der Menses: Tumor der Nebennierenrinde (Karzinom?). Wohl ein Fall von Kombination von Basedow mit Nebennierenrindentumor.

Fall von A. Scabell: 15jähriges Mädchen, mit zwölf Jahren Akne, rauhe Haut, kolossale Behaarung, Mammae ziemlich stark entwickelt, Rindentumor, Hypoplasie der anderen Rinde, Hypoplasie des chromaffinen Systems.

Fall von G. Holmes: Bis zum 17. Jahre normale Entwicklung, dann Cessatio mensium, verliert das Interesse am männlichen Geschlecht, im 19. Jahre Auftreten viriler Behaarung, Vergrößerung der Klitoris, Atrophie des Uterus. Im 26. Jahre Operation. Es fand sich ein Tumor der Nebennierenrinde. 36 Tage nach der Operation traten die Menses wieder auf, die Haare begannen auszufallen. 6 Jahre nach der Operation war die Frau psychisch und physisch völlig normal.

Überblicken wir die angeführten Fälle: Bei Frauen kommt es gleichzeitig mit der Entwicklung eines Hypernephroms zum Zessieren der Menses, zur Hypertrichose von bestimmter Lokalisation (Linea alba, Bartwuchs) und zur Fettsucht.

c) **Fall von Bittorf**: 26jähriger Mann, fortschreitende Vergrößerung der Brüste. **Starke Behaarung, nicht weiblich.** Zunahme der Pigmentierung. Hoden wurden ganz klein, kaum erbsengroß, weich. Schwinden der Libido. Hypernephrom vom Rindenzellentypus mit Metastasen in der Leber. Der Fall wird in der neueren Literatur als Verweiblichung geführt, doch stimmt damit der Behaarungstypus gar nicht überein.

d) **Fälle von Pseudohermaphroditismus.** Zuerst hat Marchand den autoptischen Befund bei einem 50jährigen Individuum mitgeteilt, welches im Leben als Mann angesehen wurde.

Das Individuum zeigte männliche Körperformen, männliche Behaarung des Gesichtes; bei der Autopsie fand sich ein Hermaphroditismus spurius femininus, eine sehr große, penisartige Klitoris, ein deutliches Skrotum und eine ziemlich große Prostata; es fand sich ferner eine Vagina mit Spuren eines Hymens, ein Uterus und atrophische Ovarien. Endlich kolossale Hypertrophie der Nebennierenrinde und eine akzessorische Nebenniere. Ein ähnlicher Fall ist überdies schon von Crecchio mitgeteilt worden.

Drei Fälle von Hermaphroditismus femininus von Fiebiger: Habitus und Behaarung ganz männlich, Kehlkopf männlich, Penis und Prostata vorhanden, keine Vasa deferentia. Vagina, Uterus und Ovarien vorhanden. Letztere zeigen Follikelbildung. Keine Menstrualblutung. Kohabitationsfähig; männlicher Geschlechtssinn. Sehr große Nebennieren, wahrscheinlich Rindenhyperplasie. Fiebiger bezeichnet diese Fälle als einen besonderen teratologischen Typus.

Fall von Engelhardt: 59jährig. Heiratet mit 27 Jahren eine Frau. Erektionen waren vorhanden, aber sehr schwach und nur selten. Ob Ejakulation vorhanden, fraglich. Backen- und Schnurrbart vorhanden. Gesichtszüge männlich. Mammae weiblich, Hände und Füße grazil. Penis in einen Fettwulst eingebettet. Hypospadie, Schwellkörper vorhanden, Skrotum nur durch fettreiches Gewebe angedeutet, Hoden, Gesäß, Hüften und Schenkel sind weiblich. Prostata schwach entwickelt. Bei der Autopsie fand sich eine Struma aberrans suprarenalis am unteren Pol der rechten Niere. Die Ovarien waren klein und derb mit spärlichen, schlecht ausgebildeten Follikeln.

Hierher gehören noch die Fälle von Hepner und Ogston und ferner der sehr interessante Fall von Meixner (Fall III). Hier handelt es sich um ein neugeborenes Kind mit Pseudohermaphroditismus masculinus, doppelseitigem Kryptorchismus und mit versprengten und vergrößerten Nebennierenkeimen in der Nähe der Hoden. Diesem sehr ähnlich ist ein Fall von K. H. Krabbe. Neugeborenes Kind; hat gut entwickelte Labia und Klitoris, Inseln von Nebennierenrindengewebe in einem Hoden, der Platz des anderen Hodens wird eingenommen von einem Tumor von Nebennierenrindengewebe. Beide Nebennieren waren aplastisch, außerdem bestand eine Spina bifida mit Lähmung der Beine.

Fall von Brutschy: hochgradige, Lipoidhyperplasie beider Nebennieren bei einem 14 Tage alten Säugling mit Pseudohermaphroditismus masculinus.

v. Neugebauer erwähnt in seinem großen Werk schon 13 Fälle von Pseudohermaphroditismus mit Tumoren der Nebennierenrinde.

Überblicken wir die angeführten Fälle: Nur in drei Fällen findet sich ein Hermaphroditismus masculinus. In allen anderen Fällen handelt es sich um Pseudohermaphroditismus femininus. Bei allen Fällen findet sich doppelseitige Hypertrophie der Nebennierenrinde.

e) Ferner sei daran erinnert, daß auch bei der **Akromegalie** und beim akromegalen Riesenwuchs in einzelnen Fällen Hyperplasie der Nebennieren beobachtet wurde (Delille, Fischer, Fischer und Schultze). Fischer und Schultze finden die ganzen Nebennieren gleichmäßig, also sowohl Rinde wie Mark hyperplastisch, während Delille nur eine Hyperplasie der Rinde beobachtete. Es ist wohl sehr wahrscheinlich, daß man in Zukunft, wenn man auf diese Verhältnisse genauer achtet, in vielen Fällen von Akromegalie Hyperplasie der Nebennieren und speziell der Rinde finden wird. Ich erinnere ferner daran, daß bei der Akromegalie sehr häufig im Verlaufe der Erkrankung abnorm starke Behaarung sowohl bei Männern wie bei Frauen auftritt. Bei letzteren kann die Behaarung sogar einen ganz virilen Typus annehmen. Dabei ist das Verhalten der Funktion der Keimdrüsen wechselnd. Was das Verhalten der sekundären Geschlechtscharaktere anbelangt, so finden wir bei männlichen Fällen von typischer Akromegalie, wie eben erwähnt, keine Rückbildung derselben, sondern meist eine stärkere männliche Entwicklung derselben. Was das Verhalten der generativen Funktion anbelangt, so finden wir in der Mehrzahl der Fälle vom Beginn an Erlöschen der Libido und Impotenz, bzw. Cessatio mensium, in manchen Fällen aber dauert die generative Funktion bis weit in die Krankheit hinein an, ja sie ist sogar im Anfang bei manchen Fällen gesteigert. Ich habe schon in meinem Buche die Ansicht geäußert, daß diese Erscheinungen mit der beobachteten Hypertrophie der Nebennierenrinde in Zusammenhang stehen dürften. In dieser Ansicht werde ich bestärkt durch die gegenteiligen Befunde bei der hypophysären Kachexie.

f) Ferner wäre noch darauf hinzuweisen, daß es in der Schwangerschaft anscheinend sehr häufig zu einer Hyperplasie der Nebennierenrinde kommt. Auch da finden wir eine Art Hypergenitalismus mit Zunahme der Behaarung, die, worauf auch Halban hinweist, bisweilen eine Annäherung an den virilen Typus zeigt. Alle diese Erscheinungen bilden sich mit der Beendigung der Schwangerschaft wieder zurück.

g) Endlich gibt es Frauen mit vollkommen viriler Behaarung, Bartwuchs und Hypertrichosis, bei denen das Genitale vollkommen normal entwickelt ist und auch normal funktioniert. Normale Funktion der weiblichen Genitalien und Virilismus schließen sich also nicht aus. Für die Erklärung dieser Fälle ist wichtig, daß Berblinger bei Frauen, die eine besonders starke Bartbildung aufwiesen, das Nebennierengewicht auffallend hoch gefunden hat.

Überblickt man nun das gesamte Tatsachenmaterial, so ist man durch die Fülle klinischer Beobachtungen überrascht, die, in geeigneter Weise gruppiert, darauf hindeuten, daß von der Nebennierenrinde ein mächtiger Einfluß auf das Wachstum des Körpers, auf die Genitalsphäre und besonders auf gewisse sekundäre Geschlechtsmerkmale ausgeht. Früher hat man diese hier bestehenden Zusammenhänge kaum geahnt. In dem Buche von v. Neußer und Wiesel über die Krankheiten der Nebennieren sind sie kaum gestreift. Die geschilderten Veränderungen des Organismus, die bei Hyperplasie der Nebennierenrinde also wohl bei einem Überfunktionszustand derselben auftreten, sind je nach dem Lebensalter, in dem solche Hyper-plasien sich entwickeln, verschiedenartig.

Beim Pseudohermaphroditismus fällt die Entwicklung solcher Rindenhyper-plasien schon in das fötale Leben. Daß sie mit der Entwicklung des Pseudo-hermaphroditismus in ursächlichem Zusammenhang steht, ist nicht wahr-scheinlich, da sich Rindentumoren bisher nur bei etwa 3% der Fälle von Pseudohermaphroditismus fanden. Viel wahrscheinlicher ist, daß sie nur eine Teilerscheinung der Mißbildung sind, die ihr allerdings ein bestimmtes Gepräge verleihen. Daß sie sich viel häufiger beim Pseudohermaphroditismus femininus finden, habe ich schon erwähnt. Dieser Auffassung hat sich neuerdings H. Schmidt angeschlossen.

Im Kindesalter sehen wir mit der Entwicklung von Nebennierenrinden-tumoren Fettsucht, prämature Entwicklung des gesamten Organismus, eine Art passageren Riesenwuchses, potenzierte kindliche Dimensionen und meist prämature Entwicklung der Genitalorgane einhergehen, ein klinisches Bild, das fast in allen Zügen demjenigen gleicht, das bei der Entwicklung von Tumoren der Zirbeldrüse im Kindesalter beobachtet wird. Allerdings findet sich beim pinealen Typus der Pubertas praecox geistige Frühreife, wie auch J. Leiner hervorhebt. Wichtig ist ferner, daß die Pubertas praecox bei Rindentumoren beim weiblichen Geschlecht häufig mit Virilismus einhergeht. Ob bei den Zirbeldrüsentumoren im Kindesalter häufig Hyperplasie der Nebennierenrinde vorkommt, ist noch nicht sicher. Bisher wurde sie nur in einem Falle beobachtet. Wie wir später sehen werden, kommt es bei Entwicklung von Tumoren der Keimdrüsen im Kindesalter zu demselben, nur wenn möglich noch stärker ausgeprägten klinischen Bild. Auch hier wird in Zukunft auf das Verhalten der Nebennierenrinde zu achten sein. Wahrscheinlich besteht zwischen diesen drei Formen der prämaturen Entwicklung ein inniger Zusammenhang; es wäre nicht unmöglich, daß das verbindende Glied die Nebennierenrinde ist. Jedenfalls ist ein gewisser Einfluß der Nebennierenrinde auf das Wachstum evident. Ebenso evident ist ein gewisser fördernder Einfluß auf die Entwicklung der Keimdrüsen. Wahrscheinlich besteht hier eine gegenseitige Korrelation, denn bei der Brunst der Tiere und in der Schwangerschaft treten hyperplastische Erscheinungen an den Nebennierenrinden auf (Guieysse, Stoerk und v. Ha-berer). Auch hierin kann eine gewisse Beziehung der Nebennierenrinde zum Wachstum erblickt werden. Denn bekanntlich zeigen schwangere Frauen, deren Epiphysenfugen noch offen sind, während der Schwangerschaft oft erneutes Wachstum. Und endlich könnte auch eine Beziehung zum Wachstum des Fötus darin gesehen werden, wenn natürlich auch nicht vergessen werden darf, daß die hyperplastischen Veränderungen im Hypophysenvorderlappen für die Er-zeugung und Unterhaltung der gesteigerten Wachstumstendenz in erster Linie in Betracht kommen.

Bei der Entwicklung von Rindentumoren im bereits voll ausgebildeten Organismus präsentieren sich die Erscheinungen etwas anders. Abgesehen von dem Fall von Bittorf sind bisher nur weibliche Fälle beobachtet worden. Bei diesen kommt es zu einer ausgesprochenen Störung der Keimdrüsenfunktion mit Involution des Uterus und daneben zur Fettsucht und zur Ausbildung einer Behaarung, die sowohl durch ihre Reichlichkeit wie durch ihre Lokalisation vollkommen viril ist, beim Manne zu einer Rückbildung der Keimdrüsen, wie man sie beim Späteunuchoidismus sieht. Der Einfluß der Nebennierenrinde auf die Behaarung ist bei all den erwähnten Zuständen unverkennbar. So finden wir abnorme Behaarung beim Pseudohermaphroditismus femininus, bei der prämaturen Entwicklung im Kindesalter, bei den Rindentumoren, die sich im erwachsenen Organismus entwickeln, vielleicht gerade bei den Fällen von Akromegalie mit Rindenhyperplasie und endlich in der Schwangerschaft, wo Behaarung an Stellen z. B. an der Linea alba häufig auftritt, die sonst dem virilen Typus zukommt. Es scheint daher notwendig, daß man in Zukunft bei der Frage, welchen Einflüssen die sekundäre Geschlechtscharaktere ihre Entstehung verdanken, auch auf die Nebennierenrinde achte. Die nahe Verwandtschaft, die Nebennierenrinde und Keimdrüsensubstanz in entwicklungsgeschichtlicher und morphologischer Beziehung zeigen, scheint auch in der Funktion zu bestehen.

Im wesentlichen sind diese Anschauungen bereits 1913 in meinem Buche über die Blutdrüsenerkrankungen enthalten. Die neueste Darstellung dieses Gegenstandes durch E. Schwarz stimmt im allgemeinen damit überein. E. Schwarz schlägt den Namen interrenal-genitales Syndrom vor. Da aber die Erscheinungen von seiten der Keimdrüsen nur sekundärer Natur sind, so scheint mir der Name interrenales Syndrom oder Nebennierenrindensyndrom zweckmäßiger. Ich möchte nur noch kurz auf die Arbeiten einiger Autoren eingehen, welche in dieser Hinsicht zu abweichenden Anschauungen gelangt sind. J. Olivet vertritt die Ansicht, daß der weibliche Behaarungstypus ein Hypophysenmerkmal sei, d. h. normale Hypophysenfunktion voraussetze; nur der männliche Typ sei als Geschlechtsmerkmal zu werten. Der weibliche Typ sei daher besser als asexueller Typ zu bezeichnen. Olivet stützt diese Anschauung auf die Beobachtung eines Falles von angeborenem Eierstockmangel, der spärliche Scham- und Achselhaare hatte; im Hypophysenvorderlappen fanden sich zugleich mit Eosinophilie Hauptzellenknoten; ferner auf einen Fall von hypophysärem Zwergwuchs, bei dem Achsel- und Schamhaare fehlten. Die Hypophyse war winzig klein, auch alle anderen Blutdrüsen waren klein, die Eierstöcke aber zeigten eine teilweise entwickelte „interstitielle" Drüse. In einer späteren Arbeit führt Olivet zur Stütze seiner Anschauung besonders die Veränderungen der Behaarung bei der hypophysären Kachexie bzw. bei der Akromegalie an. Der Funktionsausfall der Hypophyse führe zur Rückbildung des asexuellen Behaarungstypus, die Funktionssteigerung zur Hypertrichosis. Hier ist schon ein unklarer Punkt vorhanden, denn die Hypertrichosis bei der Akromegalie bedeutet Hypervirilismus und bei der Frau Virilismus. Nun hängt aber der männliche Behaarungstyp nach Olivet von den Keimdrüsen ab. Daß dieser Einfluß der Hypophyse sich über den Umweg über die Keimdrüsen geltend mache, ist kaum möglich anzunehmen, da er, wie ich oben erwähnt habe, bei männlichen Fällen von Akromegalie auch dann noch vorhanden sein kann, wenn die Funktion der Keimdrüsen schon lange erloschen ist und da bei weiblichen Fällen der Umschlag ins Heterosexuelle dann erst recht nicht zu erklären wäre. Es läßt sich überdies leicht zeigen, daß die Anschauung von Olivet ganz unhaltbar ist. Das zeigen die eunuchoiden Riesen, die sich später akromegalisieren. Denn bei diesen pflegt trotz der sicheren Überfunktion der Hypophyse die Hypertrichosis zu fehlen. Es geht nicht an, daß Olivet meinen

Hinweis auf die bei Akromegalie vorkommende Hyperplasie der Nebennierenrinde einfach als Zufallsbefunde abtut, da vielfach Akromegalie ohne die geringsten Nebennierenrindenveränderungen einhergehe. Die Frage ist doch so zu formulieren, ob, wie dies der Fall zu sein scheint, bei jenen Fällen von Akromegalie, welche mit Hypertrichosis usw. einhergehen, sich regelmäßig Hyperplasie der Nebennierenrinde finde und ob sie bei jenen Fällen von eunuchoiden, später akromegalisierten Riesen, welche nicht mit Hypertrichosis einhergehen, vermißt wird. Daß in den von mir selbst und anderen beschriebenen Fällen von Akromegalie nach der Operation eine teilweise Rückbildung der abnormen Behaarung einsetzte, kann ja auch so gedeutet werden, daß auch die hyperplastischen Nebennierenrinden, so wie andere Organe eine regressive Veränderung erfuhren. Endlich ist die Olivetsche Anschauung zumindestens in der Formulierung, die ihr Olivet gab, deshalb unhaltbar, weil sie gar keine Erklärung für die Beeinflussung der Genitalsphäre und des Behaarungstypus bei Nebennierenrindentumoren gibt. Daß dieser Einfluß nicht etwa über die Hypophyse geht, zeigt unter anderen der bekannte Fall von Bortz und Thumin.

Es handelte sich um ein 16 ³/₄jähriges Mädchen. Dieses hatte sich zuerst ganz normal entwickelt, dann hörten die Menses auf und es sproßte ein üppiger tiefschwarzer Vollbart und ein spärlicher Backenbart. An Brust und Linea alba trat Behaarung auf, die Stimme wurde tiefer usw. Bei der Sektion fanden sich Atrophie der Ovarien, mäßige Vergrößerung der Schilddrüse, eine normale Hypophyse und beiderseits suprarenale Strumen.

Olivet zitiert auch nicht richtig, wenn er behauptet, daß ich die „weibliche Behaarung" ausschließlich auf die formative Wirkung der weiblichen Geschlechtsdrüse zurückgeführt habe, ich habe vielmehr ausführlich auf den gewaltigen Unterschied in den regressiven Veränderungen hingewiesen, die einerseits nach Spätkastration des Weibes und andererseits bei der multiplen Blutdrüsensklerose zu beobachten sind.

J. Halban hat vor kurzem in einer sehr bemerkenswerten Abhandlung die Ansicht geäußert, daß eine „hyperprotektive Wirkung" der Nebennierenrinde sich in verschiedener Weise äußere, je nachdem eine isosexuelle, heterosexuelle oder hermaphroditische Anlage vorhanden sei. Wenn ich nun auch mit J. Bauer vollkommen darin übereinstimme, daß man heute im Zeitalter der Lehre von der chromosomalen Geschlechtsbestimmung die Bedeutung der von Halban schon lange vorher vorgebrachten Anschauungen nicht unterschätzen darf, so bin ich doch andererseits der Ansicht, daß sich die bei Nebennierenrindentumoren zu beobachtenden Erscheinungen nach diesem Schlüssel nicht restlos erklären lassen. Da bei allen Frauen mit Nebennierenrindentumoren der Umschlag in den heterosexuellen Typ erfolgt, so müßte man annehmen, daß bei allen diesen Frauen zufällig eine latente heterosexuelle Anlage vorhanden ist. Andererseits ist, wie ich vorhin ausführte, bei dem einzigen bisher beobachteten männlichen Fall (Bittorf) kein Umschlag in den heterosexuellen Typ, sondern nur ein Späteunuchoidismus vorhanden. Ebenso wäre es merkwürdig, wenn bei den weiblichen Fällen von Akromegalie, wo die Hypertrichosis so häufig ist, jedesmal eine heterosexuelle Anlage vorhanden wäre.

Eine andere Erklärung hat K. H. Krabbe versucht. Die Nebennierenrinde entsteht aus dem ventralen Teil des Mesoderms und zwar ganz in der Nähe jener Stelle des Zölumepithels, aus der die Keimdrüsen hervorgehen. Krabbe nimmt nun an, daß der Ursprung der Hoden rein testikulär ist, während der Ursprung der Ovarien hermaphroditisch sei. Das Ovarium bestünde aus einem äußeren ovariellen und einem inneren testikulären Teil. Letzterer berühre die Anlage der Nebennierenrinde. Der Virilismus bei den Frauen und kleinen Mädchen käme dadurch zustande, daß versprengte Teile des testikulären Teiles des fötalen Ovariums in der Nebennierenrinde sich zu Tumoren entwickeln. Bei männlichen Individuen handle es sich um versprengte Keime der Hoden, welche

bei Entwicklung zu Tumoren zu einer Art Hypervirilismus führen, oder wie
in dem Fall von Krabbe um testikuläre Elemente, die in die Nebennieren
versprengt seien.

Auch die Theorie von Krabbe scheint mir nicht alle vorhandenen Erscheinungen erklären zu können. So insbesondere nicht den Fall von Bittorf,
bei dem neben der virilen Behaarung sich eine schwere Dystrophie der Hoden
entwickelte. Ferner möchte ich dagegen einwenden, daß der spezifisch innersekretorische Einfluß der Nebennierenrinde sich auch unter physiologischen
Verhältnissen äußert, ferner daß die Erscheinungen gesteigerter Nebennierenrindenfunktion nicht nur bei Tumoren, sondern anscheinend auch bei beträchtlicher Hyperplasie beider Nebennierenrinden auftreten. Der Umstand, daß
wir den Hypervirilismus auch bei Dystrophie der Keimdrüsen auftreten sehen, weist meiner Ansicht nach der Nebennierenrinde
eine spezifische Funktion in dieser Hinsicht zu. Völlig ungeklärt
bleibt vorderhand, warum bei Überfunktionszuständen der Nebennierenrinde
die Keimdrüsen einmal nämlich hauptsächlich im frühkindlichen Alter mit
beschleunigter Entwicklung, ein andermal nämlich im erwachsenen Alter mit
Dystrophie antworten. Auch Tage Kemp lehnt die Ansicht Krabbes, daß
das Ovarium ursprünglich bisexuell, der Hoden unisexuell angelegt sei, ab, da
die Ähnlichkeit der Markstränge des Ovars mit den Tubuli seminiferi des
Hodens nur formal sei und in den Marksträngen niemals männliche Geschlechtszellen vorkämen.

Endlich noch einige Worte über die bei Rindentumoren auftretende Fettsucht. Diese zeigt oft eine ganz eigenartige Lokalisation. In manchen Fällen
sind es die Wangen, in anderen Fällen der Hals oder die Brust oder die Hüften,
an denen das Fett in großen Klumpen angesammelt ist; die Extremitäten
bleiben dabei oft mager. Es besteht also keine Ähnlichkeit mit der Dystrophia
adiposogenitalis. Wahrscheinlich ist die Fettsucht eine direkte Folge der gesteigerten Inkretproduktion. Dafür scheinen Versuche von C. E. Hewer zu
sprechen, der bei Ratten durch Fütterung von getrockneter Nebennierenrinde
mächtigen Fettansatz erzielte.

Differentialdiagnostisch kommen alle Zustände der Frühreife in Betracht,
also hauptsächlich die Zirbeldrüsentumoren und die Keimdrüsentumoren,
bei ersteren finden wir meist auch psychische Frühreife, ferner Druckerscheinungen von seiten des Tumors auf die benachbarten Hirnpartien, die eventuell
röntgenologisch feststellbar sind. Bei letzteren fehlen die Erscheinungen des
Hirsutismus. Löser-Israel haben in einem Falle von Geschlechtsumstimmung
die Hyperplasie der Nebennieren durch die Röntgenographie des Pneumoperi-
toneums festgestellt.

Therapie. Bis heute ist nur die operative Behandlung der Hypernephrome
versucht worden. Eine frühzeitige Diagnose ist jedenfalls sehr wichtig, da die
Tumoren oft sehr bösartig sind. Daß Erfolge durch die Operation zu erzielen
sind, zeigen die vorhin erwähnten Fälle von Bovin, Collet und Holmes.
Vielleicht ist in gewissen Fällen ein Erfolg von der Röntgenbestrahlung zu erwarten.

**3. Tumoren der Nebennieren, welche anscheinend aus Rinde und Mark be-
stehen.** Davidsohn hat einen Fall von Melanom der Nebennieren mit zahlreichen melanotischen Metastasen mitgeteilt. Histologisch fanden sich Zellen
der Zona fasciculata und glomerulosa, aber auch Markzellen. Der Adrenalingehalt der Metastasen ergab sich aus der chemischen Untersuchung und aus dem
Blutdruckversuch. Vielleicht gehört auch der Fall von Neuberg hierher, in
welchem zwar kein Adrenalin nachgewiesen werden konnte, sich aber ein

Enzym fand, welches Adrenalin in ein schwarzes Pigment verwandelte. Neuberg vermutete, daß das in den Metastasen weiter produzierte Adrenalin die Muttersubstanz des daselbst befindlichen Melanins sei. Bei diesen Fällen fand sich keine Beeinflussung der sexuellen Sphäre.

IX. Der Status lymphaticus und der Status hypoplasticus.

A. Der Status lymphaticus.

Im Anschluß an die Besprechung des Nebennierenapparates mögen hier einige Bemerkungen über den sogenannten Status lymphaticus Platz finden, weil man einen Zusammenhang zwischen diesem und einer Funktionsschwäche bzw. Hypoplasie des chromaffinen Gewebes konstruiert hat. Das große Interesse, welches Kliniker und pathologische Anatomen seit langem dem Status lymphaticus zuwenden, beruht darauf, daß sich derselbe häufig bei plötzlichen, ganz unerklärlichen Todesfällen findet. A. Paltauf hat zuerst den Gedanken ausgesprochen, daß hier eine eigenartige, tiefgreifende konstitutionelle Veränderung zugrunde liegen möge. Wie im Kapitel über die Thymusdrüse bereits erwähnt wurde, findet sich der Status lymphaticus sehr häufig auch mit Thymushyperplasie vergesellschaftet. Er kann aber auch allein vorkommen.

Der Lymphatismus kann sich von frühester Jugend an entwickeln, er kann aber auch erst viel später auftreten. Es ist daher zweckmäßig, zwischen einem primären und sekundären Lymphatismus zu unterscheiden, wie ich dies bereits in meinem Buche getan habe, eine Unterscheidung, die auch Bartel und Wiesel durchgeführt haben. Unter normalen Verhältnissen finden wir im Kindesalter den lymphatischen Apparat wesentlich stärker entwickelt als beim Erwachsenen. Es kommt dies auch in der bekannten Tatsache zum Ausdruck, daß die Leukozytenformel des Kindes einen größeren Gehalt an Lymphozyten aufweist. Das Kindesalter neigt überhaupt sehr zum Lymphatismus. Die Involution des lymphatischen Apparates erfolgt hauptsächlich in der Pubertät. Beim echten Status lymphaticus bleibt nun nach A. Paltauf und Kolisko die Involution des schon abnorm entwickelten lymphatischen Apparates aus. Man findet vergrößerte Follikel am Zungengrund, Hyperplasie des ganzen lymphatischen Rachenringes, lymphoide Wucherungen in der Nase, Vergrößerung der Lymphdrüsen am Hals, in der Axilla und in inguine, Hyperplasie der Peyerschen Plaques, rotes Knochenmark, große Milz und eine mehr oder weniger große Thymusdrüse. Sehr häufig findet sich Hypoplasie und Enge der Aorta und des gesamten arteriellen Gefäßbaumes. Das Herz ist ebenfalls oft abnorm klein, doch kann es auch hypertrophisch sein. Häufig findet sich Dilatation des linken Ventrikels mit diffuser Trübung des Endokards, ferner nicht selten Zurückbleiben in der Entwicklung des Genitales, geringe Ausbildung der sekundären Geschlechtscharaktere, verspätetes Einsetzen der Menstruation und verspäteter geringer Geschlechtstrieb. Ceelen und Riesenfeld, Fahr und Kuhle u. a. haben ferner lymphozytäre Infiltrationen am Herzmuskel beschrieben. Nach M. Vischer sind diese allerdings nicht konstant. Auch im Gehirn sollen lymphozytäre Infiltrationen vorkommen (Löwenthal). Nach den Untersuchungen von Wiesel und Hedinger geht mit diesen geschilderten Merkmalen regelmäßig eine abnorm geringe Entwicklung des chromaffinen Gewebes einher. Die Marksubstanz der Nebennieren ist wesentlich verschmälert, auch die Paraganglien sind schlecht entwickelt.

Der Status lymphaticus kommt auch im Blutbild in einer relativen und absoluten Verminderung der neutrophilen Leukozyten und in einer entsprechenden Vermehrung der mononukleären Zellen, eventuell auch in einer Hypereosinophilie (v. Neußer) zum Ausdruck. Diese Tatsache wird aus den Untersuchungen von Bertelli, Schweeger und mir leicht verständlich. Es ist einerseits möglich, daß die Abgabe mononukleärer Zellen an das Blut bei Hyperplasie des lymphatischen Apparates vermehrt ist, andererseits, daß bei einer Schwäche des Nebennierenmarksystems die Produktion neutrophiler Zellen Schaden leidet, da, wie ich schon im vorhergehenden Kapitel erwähnt habe, neuere experimentelle Untersuchungen von Schoen und Berchtold die seinerzeit von Bertelli, Schweeger und mir ausgesprochene Vermutung, daß das Adrenalin die Abgabe neutrophiler Zellen aus dem Knochenmark anregt, gestützt haben.

Es ist nun denkbar, daß eine solche Konstitutionsanomalie die Ursache plötzlich eintretender Todesfälle ist. Wenn das chromaffine Gewebe unterentwickelt ist und nicht über eine größere Funktionsbreite verfügt, so kann es, wenn besondere Anforderungen z. B. im kalten Bad oder durch die Narkose an das sympathische Nervensystem gestellt werden, plötzlich versagen. Diese Form des Status lymphaticus könnte man wohl als eine „entité morbide" auffassen. Es ist auch die Vermutung ausgesprochen worden, daß vom Lymphdrüsensystem Stoffe an die Blutbahn abgegeben werden, die in ihrer Wirkung gewissermaßen Antagonisten des Adrenalins sind (v. Neußer). Auch in diesem Sinne könnte man diese Form des Status lymphaticus unter die Erkrankungen der inneren Sekretion rechnen. Solche Individuen zeigen nicht selten, wie Eppinger und Heß vermuten, Symptome eines relativ gesteigerten Vagustonus. Für das Schicksal solcher Individuen ist aber die geringe Funktionsbreite des chromaffinen Gewebes besonders wichtig. Der Blutdruck liegt oft an der unteren Grenze der Norm, der Puls zeigt, wie Münzer hervorhebt, eine geringe Wurfkraft[1]. Solche Individuen sind nach Wiesel besonders für Morbus Addisonii disponiert, indem tuberkulöse oder anderweitige Prozesse sich im hypoplastischen Nebennierenmark etablieren und das typische Bild des Morbus Addisonii hervorrufen.

Diese Lehre trennt also den Status lymphaticus vom Status thymicus und sieht in dem Status thymicolymphaticus eine allerdings häufige Kombination beider Zustände. Die Hypoplasie des Nebennierenmarksystems soll nur dem Status lymphaticus angehören (Hedinger, Wiesel). Hedinger fand in fünf Fällen von Thymushyperplasie das ganze chromaffine Gewebe auch bei mikroskopischer Untersuchung vollkommen normal entwickelt. Auch v. Sury wies schon darauf hin, daß bei der sogenannten mors thymica der Neugeborenen das chromaffine Gewebe immer gut entwickelt ist, erst mit der Ausbildung des Status lymphaticus soll die Entwicklung des Marksystems zurückbleiben. Auch Schmorl kam zu dem gleichen Ergebnis. Crowe und Wislocki versuchten diese Auffassung auch durch das Tierexperiment zu stützen. Sie fanden nach länger dauernder experimentell erzeugter Nebenniereninsuffizienz eine Vergrößerung der mesenterialen und retroperitonealen Lymphdrüsen, der Lymphfollikel des Darmes und oft auch der Thymusdrüse.

Die sekundäre Form des Status lymphaticus wäre dadurch charakterisiert, daß bei anfänglich normaler Entwicklung erst später die Zeichen des Lymphatismus hervortreten. Doch meint J. Bauer, daß auch in solchen Fällen eine anormale konstitutionelle Beschaffenheit des lymphatischen Apparates vorauszusetzen sei. Je nach dem Alter des Individuums, je nachdem der Lymphatismus

---

[1] Systematische Untersuchungen über das Verhalten des Blutzuckers, insbesondere nach Insulininjektion (Radoslavsche Gegenregulation!) wären sehr wünschenswert.

nur vorübergehend ist oder bestehen bleibt, wird die Entwicklung dadurch mehr oder weniger gehemmt werden. Im Kindesalter führt nicht selten die Rachitis, wie schon H. Kundrat betonte, zum Lymphatismus; ferner kommen die Tetanie, die exsudative Diathese (Czerny), besonders aber die Skrofulose und eine Reihe anderer Infektionsprozesse in Betracht. Bei adoleszenten und erwachsenen Individuen sind es die Vagusneurose, das Asthma bronchiale, chronische Infektionskrankheiten, besonders Lues und Tuberkulose, die Osteomalazie und besonders die Erkrankungen der Blutdrüsen, welche zu vorübergehendem oder dauerndem Lymphatismus Veranlassung geben können. In einer größeren Anzahl von Fällen kommt es vielleicht zuerst durch chemotaktische Einflüsse nur zu geringer Mononukleose des Blutes und erst später zu geringfügiger Hyperplasie des lymphatischen Apparates, also zu einer Art Forme fruste; in anderen Fällen, besonders bei manchen Formen der Blutdrüsenerkrankungen kann sich aber die Hyperplasie des lymphatischen Apparates voll entwickeln. Von den Blutdrüsenerkrankungen sind besonders zu erwähnen der Morbus Addisonii, das Myxödem und der Morbus Basedowii, die Akromegalie, die Tetanie und die Dystrophia adiposo-genitalis. Auch bei einigen Fällen, die wir als echte Eunuchoide auffassen mußten, haben wir beträchtliche Mononukleose des Blutes gefunden. Daß die Mononukleose ein vieldeutiges Symptom ist und die Diagnose eines Status lymphaticus aus ihr allein nicht gestellt werden darf, ist selbstverständlich. So fanden wir sie auffallenderweise auch bei vielen schweren Formen des Diabetes mellitus, bei welchen die Autopsie keinen Status lymphaticus ergab. Ob Ernährungsverhältnisse (Hammar) und inbesondere Vitaminmangel (Cramer, Drew und Mottram) bei der Entwicklung eines sekundären Lymphatismus mitwirken, ist noch ungewiß. Es ist sehr wahrscheinlich, daß unter dem sekundären Lymphatismus sich zahlreiche, sehr verschiedenartige, zum Teil chronisch entzündliche Zustände verstecken, deren Differenzierung vorderhand noch schwer durchführbar ist.

Die große Schwierigkeit der Diagnose des Status lymphaticus in vivo geht aus der Darstellung des Gegenstandes durch v. Neußer hervor. v. Neußer führt aus, wie wichtig es sei, aus minutiösen Momenten die Möglichkeiten eines bestehenden Status lymphaticus ins Auge zu fassen, weil die Infektionskrankheiten und überhaupt die verschiedenartigsten Noxen auf dem Boden dieser konstitutionellen Anomalie häufig ein eigenartiges Gepräge annehmen und oft ungünstiger verlaufen.

Diese Lehre konnte sich bisher eine allgemeine Anerkennung nicht verschaffen. Ich habe bereits im Kapitel Thymusdrüse erwähnt, daß Groll und Löwenthal bei im Kriege gefallenen jungen kräftigen Leuten regelmäßig einen wohl ausgebildeten lymphatischen Apparat gefunden haben, der sich von dem „hyperplastischen" Apparat bei plötzlichen Todesfällen durch nichts unterschieden habe. Nach den Untersuchungen dieser Autoren wäre also ein Zustand der Thymusdrüse bzw. des lymphatischen Apparates, wie wir ihn bisher als Status thymicolymphaticus bezeichnet haben, als der normale Zustand anzusehen, während der Zustand, den wir bisher als normal zugrunde gelegt haben, ein Zustand hochgradiger Reduktion sei, eine Folgeerscheinung, bedingt durch die zehrenden Einflüsse der Krankheit, die den Tod herbeigeführt hat. Auf Grund der Untersuchungen von Groll und Löwenthal wird man in der Annahme des Status lymphaticus bei plötzlichen Todesfällen vorsichtiger werden müssen; es hieße aber weit über das Ziel hinausschießen, wenn man auf Grund derselben einen Status lymphaticus ganz leugnen wollte. Wenn ich auch selbst der Ansicht bin, daß dieses Gebiet durch die Verworrenheit der Angaben, durch die große Zahl der Hypothesen und durch die geringe Zahl der sicheren Beobachtungen eines der unerfreulichsten ist, die in der Pathologie existieren, so liegt doch andererseits kein genügender Grund vor, der Beobachtung jede Bedeutung abzuerkennen, daß bei manchen an zehrenden Krankheiten leidenden oder an zehrenden Krankheiten verblichenen Fällen der lymphatische Apparat sowohl in vivo, soweit er da der Untersuchung zugänglich ist, als auch post mortem sich viel mächtiger entwickelt findet, als man es sonst bei Sektionen zu sehen gewohnt ist. Nicht nur in der Frage, ob ein Status lymphaticus überhaupt existiert oder nicht, auch in allen anderen Fragen, die die Beziehung desselben zum Nebennierenmarksystem (Matti und Hornowski) oder zur Thymusdrüse betreffen, sind die Ansichten geteilt. Hart z. B. hält den konstitutionellen Lymphatismus, d. h. die primäre, genuine, nicht durch die verschiedensten äußeren und inneren Reize entstandene Hyperplasie des lymphatischen Gewebes, nicht für bewiesen. Hingegen gäbe es, allerdings selten, einen Status thymicolymphaticus, der auf einer primären Störung im endokrinen System beruhe, wobei die Thymusdrüse das maßgebende Moment darstelle. Demgegenüber sei hier nochmals darauf hingewiesen, daß von anderen Autoren die Thymusdrüse überhaupt nicht mehr zu den Blutdrüsen gerechnet wird.

B. Der Status hypoplasticus.

In mehreren Arbeiten hat Bartel auf eine Form der Entwicklungsstörung hingewiesen, die er als hypoplastische Konstitution bezeichnet. Sie geht häufig, aber durchaus nicht immer, mit Status lymphaticus einher. Die Körpergröße dieser Individuen ist durchschnittlich normal. Oft ist das Fettpolster gut entwickelt. Es findet sich Hypoplasie und Enge des Gefäßsystems und Armut der glatten Muskulatur der Aorta (Wiesner), ferner mangelhafte Entwicklung der Keimdrüsen und der sekundären Geschlechtscharaktere. Die Keimdrüsen sind allerdings normal groß, die Ovarien oft sogar vergrößert, mikroskopisch findet sich aber Vermehrung des Bindegewebes (Herrmann und Kyrle). Bei vorhandenem Status lymphaticus kann dem Stadium der Hyperplasie ein atrophisches Stadium folgen. Bartel nimmt als Ursache einerseits kongenitale Anlage, andererseits Schädigung des empfindlichen kindlichen Organismus, besonders durch Infektionskrankheiten an. Die Lebensdauer solcher Individuen ist meist verkürzt. $56\,^0/_0$ der von Bartel untersuchten 88 Fälle starben zwischen dem 14. und 25. Lebensjahr. Der Status hypoplasticus deckt sich also nicht völlig mit dem Status lymphaticus, aber auch nicht mit dem später zu besprechenden echten Infantilismus. Auf die Bindegewebsdiathese (Wiesel) werde ich später bei Besprechung der multiplen Blutdrüsensklerose eingehen.

X. Die Erkrankungen der Keimdrüsen.

Anatomische und physiologische Vorbemerkungen. Das Keimdrüsengewebe entsteht aus dem Mesoderm (Loisel), und zwar von einer benachbarten Stelle des Zölumepithels. Aus diesem mesodermalen Anteil der Keimdrüsen entwickeln sich sowohl die Sertolischen Zellen bzw. Follikelzellen als auch die Leydigschen Zwischenzellen. Das Epithel wird oft Keimepithel genannt, mit Unrecht, weil die Geschlechtszellen sich dort nicht entwickeln (A. Kohn).

Die Urgeschlechtszellen differenzieren sich außerordentlich frühzeitig schon im Furchungsstadium, gelangen dann in die dorsale Wand des Darmes und wandern endlich in den vom Mesoderm entstehenden Anteil der Keimdrüsen ein. Die Anlage des genitellen Hilfsapparates (Urniere mit Wolffschem und Müllerschem Gang) ist beiden Geschlechtern gemeinsam. Je nachdem sich die Keimdrüsen zu Hoden oder Ovarien entwickeln, wird die indifferente Anlage zu Nebenhoden, Paradidymis, Samenleiter und Prostata, bzw. zu Epoophoron, Paroophoron, Gärtnerschen Gängen, Tube, Uterus und Vagina.

Die ausgebildeten Keimdrüsen bestehen beim Manne aus den Samenkanälchen mit den Keimzellen, bzw. Samenzellen, aus den Sertolischen Zellen und aus den Leydigschen

Zwischenzellen. Die fertigen Samenzellen entwickeln sich aus den Spermatogonien. Diese sind gruppenweise in die Sertolischen Zellen oder Astzellen eingeschlossen. Die Leydigschen Zellen liegen gruppenweise im Zwischengewebe zwischen den Samenkanälchen. Ihr Protoplasmaleib ist reich an Lipoiden.

Die weibliche Keimdrüse besteht aus den Follikeln und aus dem interstitiellen Gewebe. Zur Zeit der Geburt ist der Eierstock von Primordialfollikeln, die sich aus den Ureizellen entwickelten, erfüllt. Ein Teil dieser Primordialfollikel reift allmählich zu Graafschen Follikeln heran. Das Ovulum ist dann umgeben von einer zweischichtigen Hüllmembran, der Theca interna und Theca externa. Die Theca interna besteht aus großen, mit feinen Granulationen erfüllten, stark lipoidhaltigen Zellen, der sogenannten Membrana granulosa. Nach dem Platzen des Follikels und der Ausstoßung des Ovulum schließen sich die Thekazellen zusammen und bilden sich in das Corpus luteum um. Nur der kleinste Teil der Primordialfollikel wird zu Graafschen Follikeln, die übrigen werden atretisch. Die Eizelle degeneriert und die Zellen der Membrana granulosa wuchern in das Interstitium. Eine ähnliche Umwandlung erfährt das Corpus luteum nach Verlust der Theca externa. Die interstitiellen Eierstockzellen sollen bei manchen Tierklassen fehlen.

Eine viel umstrittene Frage betrifft den Zeitpunkt der geschlechtlichen Determinierung bzw. den Einfluß, den die Keimdrüsen auf die Entwicklung der primären und sekundären Geschlechtscharaktere ausüben. Unter ersteren versteht man jene, die mit der Fortpflanzung der Art direkt zu tun haben, unter letzteren jene, die zwar mit der Fortpflanzung nichts zu tun haben, aber für das betreffende Geschlecht charakteristisch sind. Nach der Ansicht der einen Gruppe von Autoren ist die Anlage des Körpers asexuell, die Entwicklung nach der männlichen oder weiblichen Seite ist nur davon abhängig, ob die Keimdrüse des betreffenden Individuums männlich oder weiblich determiniert sei. Nach einer anderen Ansicht (Halban) sind die Geschlechtsmerkmale vom Augenblick der Befruchtung an determiniert, die Keimdrüsen wirken nur protektiv. Von einer dritten Gruppe endlich wird eine bisexuelle Anlage der Keimdrüsen (Biedl) oder der Geschlechtsmerkmale (Herbst) angenommen. Die neueren Forschungen über die chromosomale Geschlechtsbestimmung, die zeigen, daß die geschlechtliche Determinierung schon im Moment der Befruchtung bis zu einem gewissen Grade erfolgen muß, stimmen mit dieser Ansicht gut überein. Die fertigen Samen-, bzw. Eizellen enthalten nämlich nur die Hälfte der Chromosomen aller übrigen Zellen des Körpers. Da die Chromosomen die Träger der Erbmaße sind, so ist dafür gesorgt, daß bei Vereinigung von Samen- und Eizelle, wodurch die Zahl der Chromosomen wieder gleich groß wird wie die der übrigen Zellen, die gesamte Erbmasse in die neugebildeten Chromosomen gelangt. Die männlichen Geschlechtszellen enthalten ein Chromosom weniger als die weiblichen. Bei der Teilung der ersteren entstehen also zwei verschiedene Zellen mit einer entweder geraden oder ungeraden Zahl von Chromosomen, während die weiblichen Geschlechtszellen immer eine gerade Zahl von Chromosomen haben. Bei der Befruchtung entstehen daher entweder Zellen mit gerader Chromosomzahl (weiblicher Geschlechtscharakter) oder mit ungerader Chromosomzahl (männlicher Geschlechtscharakter). Bei den niederen Tierklassen muß diese geschlechtliche Determinierung bereits sehr weitgehend erfolgen. Darauf weist die bekannte Beobachtung, daß Kastration bei Raupen die Entwicklung des Individuums zu einem weiblichen oder männlichen Schmetterling nicht beeinflußt, oder die Beobachtung von Halbseitenzwittern bei Vögeln hin.

Hingegen spricht vieles dafür, daß bei den Säugetieren von den Keimdrüsen, insbesondere zur Zeit der Pubertät, ein mächtiger formativer Einfluß auf die primären wie sekundären Geschlechtscharaktere ausgeht. Der weibliche und der männliche Körper der höheren Tierklassen zeigen schon in der ersten Zeit des embryonalen Lebens weitgehende Unterschiede, immerhin sind sie einander bis zur Pubertätszeit viel ähnlicher wie später. Bis dorthin zeigen sie beide den infantilen Typus. Zur Zeit der Pubertät ist bei beiden Geschlechtern das Wachstum wesentlich gesteigert. Beim Mann vergrößert sich jetzt der Kehlkopf, die Stimme mutiert, der Bart beginnt zu wachsen, beim Weibe entwickeln sich die Brüste, die charakteristische Beckenform tritt deutlicher hervor, die Formen runden sich und besonders an den Hüften findet ein reichlicherer Fettansatz statt. Bei beiden Geschlechtern wachsen jetzt Scham- und Achselhaare, wobei erstere beim Weibe in einer horizontalen Linie nach oben begrenzt bleiben, während sie beim Manne nach oben in Dreiecksform abschließen. Dazu kommen noch beträchtliche Unterschiede in der Skelettentwicklung. Beim Manne ist die Körpergröße durchschnittlich bedeutender, ebenso sind die Extremitäten länger im Verhältnis zur Rumpflänge, der Schultergürtel breiter, die Hüften enger. Beim Weibe ist das Becken breiter, der Beckeneingang und -ausgang größer und weiter usw.

Der formative Einfluß der Keimdrüsen auf den Körper ist von alters her bekannt. Besonders waren es die Erfahrungen der Tierzüchter bei der Kastration, welche diese Erkenntnis vermittelten. Wenn die Kastration im jugendlichen Alter vorgenommen wird, so führt sie sowohl beim männlichen wie beim weiblichen Individuum zu abnorm langer Persistenz der Epiphysenfugen mit Hochwuchs, ferner zu einer mangelhaften Entwicklung der primären und sekundären Geschlechtscharaktere, also zu einem Typus, bei welchem die Unterschiede, die sonst im reifen Organismus zwischen dem männlichen und weiblichen Körper bestehen, sehr stark vermindert sind. In noch viel größerem Maße wird der formative Einfluß der Keimdrüsen auf den Körper durch die Transplantationversuche erwiesen. Berthold führte bereits 1849 eine gelungene Autotransplantation bei Hähnen durch, wodurch die Tiere Männchen blieben. Rippert, später Knauer, Halban u. a. gelang die Autotransplantation von Ovarien bei erwachsenen und jugendlichen Tieren. Besonderes Interesse erweckten in neuester Zeit die gelungenen Feminierungs- und Maskulinisierungsversuche und die Erzeugung künstlichen Zwittertums durch Steinach, Knud Sand, Lipschütz, Pezzard, Harms u. a. Die wesentlichen Fortschritte wurden erst erzielt, als Steinach zeigte, daß man um Einheilung und Funktion der gegengeschlechtlichen Keimdrüsen zu erzielen, das Tier vorher kastrieren müsse, da die im Körper vorhandene Keimdrüse die transplantierte gegengeschlechtliche nicht aufkommen läßt. (Entriegelungsversuch, Bestätigung durch Lipschütz, M. Athias u. a.) Die Versuche Steinachs sind größtenteils an Ratten und Meerschweinchen durchgeführt. Es wurden gleichalterige Geschwister desselben Wurfes verwendet. Wurde jugendlichen männlichen Tieren nach der Kastration ein Ovar implantiert, so blieb der Knochenbau grazil, die Tiere zeigten ein glattes weiches Fell. Sie wurden fettreicher, die Brüste entwickelten sich, der Penis blieb noch mehr in der Entwicklung zurück als beim Kastraten, bei Mittransplantation des Uterus entwickelte sich dieser deutlich, die Psyche wurde weiblich. Bei Kastration von Weibchen und Implantation von Hodensubstanz hatten die Tiere ausgesprochen männliches Aussehen, die Klitoris wurde zu einem penisartigen Organ, der Scheideneingang verwuchs, sie zeigten männlichen Geschlechtstrieb. Bei nachträglicher Entfernung des Transplantates wurden aus beiden wieder Kastraten. Wurde bei vorher kastrierten jugendlichen Tieren Hoden und Ovar eingepflanzt, so wurde Verzwitterung erzielt. Endlich hat Steinach über Versuche berichtet, in denen alte Tiere nach Unterbindung eines Samenstranges wieder erotisiert wurden, wobei auch die übrigen Alterserscheinungen wieder zurückgingen.

Von besonderem Interesse ist, wie bereits erwähnt, daß die Verweiblichung bzw. Vermännlichung nur dann gelingt, wenn die konträre Keimdrüse vorher aus dem Körper entfernt wurde. Wird z. B. ein Ovar in die Niere eines Männchens eingepflanzt und ein Hode in situ belassen, so kommt die hormonale Wirkung des Ovars nicht zur Geltung. Sie tritt aber ein, wenn der Hode nachträglich entfernt wird (Entriegelungsversuch Lipschütz und v. Voß).

Die letzten Jahre haben uns also einen großen, allseits anerkannten Fortschritt gebracht, der auch, wie sich später zeigen wird, therapeutische Konsequenzen von großer Tragweite hatte. Hingegen ist die Frage, von welchem Gewebsteil der Keimdrüsen die formative Beeinflussung des Körpers ausgeht, noch strittig. Ancel und Bouin waren die ersten, die den Leydigschen Zwischenzellen die Bildung des spezifischen Hormons zuschrieben, da sie nach Unterbindung der Vasa deferentia, welche bekanntlich nicht zu Kastrationserscheinungen führt, die Zwischenzellen im Hoden erhalten fanden, während der generative Anteil sich zurückbildete. Ihnen haben sich Tandler und Grosz auf Grund ihrer Versuche mit Röntgenbestrahlung der Hoden junger Zerviden und ihrer Untersuchungen über den Saisondimorphismus angeschlossen. Erwähnt seien ferner die Untersuchungen von Pezzard, dem es gelang, bei Kapaunen durch Injektion von Extrakten aus kryptorchen Schweinehoden, die fast nur aus Zwischenzellen bestehen sollen, die Kastrationsfolgen zu beheben. Insbesondere aber ist es Steinach, der auf Grund seiner Transplantationsversuche diese Lehre vertritt. Steinach fand in den transplantierten Hoden bzw. Ovarien eine Verkümmerung des generativen Anteiles, während die Zwischenzellen mächtig entwickelt waren. Steinach bezeichnete daher die Gesamtheit der Zwischenzellen als Pubertätsdrüse, da von ihr die mächtige Umgestaltung des Körpers zur Zeit der Pubertät ausginge. Auch bei den Verjüngungsversuchen durch Unterbindung des Samenstranges kann es nach Steinach zu einer mächtigen Wucherung der Zwischenzellen kommen.

Gegen diese Lehre sind zahlreiche Einwände erhoben worden.

1. Bei manchen Tierklassen hat man die Zwischenzellen überhaupt nicht gefunden (Fränkel u. a.). Auch beim Weibe sollen sie gerade in der Zeit der Geschlechtsreife nur eine geringe Rolle spielen.

2. Auch der Saisondimorphismus wird, besonders von Stieve, abgelehnt, unter Hinweis darauf, daß der sexuelle Zyklus mit entsprechenden Schwankungen in der Menge des generativen Gewebes und nicht der Zwischenzellen einherginge.

3. Fast allgemein wird darauf hingewiesen, daß sowohl in den Leistenhoden wie auch in den transplantierten Hoden oder Ovarien niemals der generative Apparat vollkommen fehlt, immer seien die Sertolischen Zellen erhalten und fänden sich Spermatogonien bzw. Primordialfollikel. Dasselbe gelte auch von den Hoden nach Unterbindung des Samenstranges und nach Röntgenbestrahlung (H. Zondek). Ebenso wird bestritten, daß in allen

diesen Fällen die Wucherung der Zwischenzellen ein regelmäßiger Befund sei (A. Kohn, Benda, Tiedie, Sternberg, Simmonds). Die eventuell zu beobachtenden Verjüngungserscheinungen nach Unterbindung des Samenstranges seien .daher Folgen einer vermehrten Resorption der gestauten Samenflüssigkeit. S. Nukariya konnte zeigen, daß durch Spermatisierung junger kastrierter weißer Ratten eine Gegenwirkung gegen die Folgen der Kastration ausgeübt werden kann.

4. Endlich sind Fälle von mangelhafter Ausbildung der sekundären Geschlechtscharaktere beim Menschen beschrieben worden, bei denen die Zwischenzellen gewuchert, aber der generative Anteil krankhaft verändert war. Von diesen Autoren wird den Zwischenzellen nur eine Art trophischen Einflusses auf die Keimzellen zuerkannt.

5. Besonders heftige Angriffe wurden endlich gegen die allerdings sehr weitgehende Annahme Steinachs, daß sich in den Hoden Homosexueller „weibliche" Zwischenzellen, sogenannte F-Zellen finden, von histologischer Seite gerichtet.

Es ist hier nicht der Ort, auf das Für und Wider dieser Einwände ausführlich einzugehen. Eines sei aber hier gleich betont, daß der Streit über die histologische Natur der innersekretorischen Zellen die Bedeutung der zahlreichen biologischen und klinischen Beobachtungen nicht zu schmälern vermag, die eine weitgehende Unabhängigkeit der innersekretorischen (formativen) von der germinativen Funktion der Keimdrüsen erweisen. Was überdies den ersten Punkt anbelangt, so sei hier gleich erwähnt, daß gerade bei den Urodelen, wo die Zwischenzellen fehlen sollen, Champy, Humphry, Kolmer, Scheminsky und Kopanyi in jüngster Zeit am Hilus des Hodens eine eigene innersekretorische Drüse fanden, die ausschließlich aus Zwischenzellen besteht, nach deren Ausbrennung Aaron die typischen Kastrationsfolgen auftreten sah. Auch bei höheren Tierklassen kommt ektopisches Zwischenzellengewebe, manchmal geradezu von tumorartigem Charakter im Nebenhoden und in der Albuginea des Hodens vor (Kyrle).

Beim Weibe kommen zu den formativen und erotisierenden Einflüssen der Keimdrüsenhormone noch eine ganze Reihe wichtiger Impulse hinzu, die sich auf die zyklischen Vorgänge der Ovulation und Menstruation, auf Schwangerschaft und Laktation beziehen. Von Born, L. Fränkel u. a. wird dem Corpus luteum die wichtigste Rolle bei diesen zyklischen Vorgängen zugeschrieben. Doch soll auch die Gesamtheit der Follikel einen gleichartigen Einfluß ausüben (Köhler). L. Fränkel zeigte, daß durch Exstirpation der Corpora lutea derselbe Einfluß auf die Ansiedlung und Entwicklung des Eics im Uterus wie durch die Kastration ausgeübt wird. Die prägraviden und prämenstruellen Veränderungen der Uterusschleimhaut, welch letztere besonders von Adler und Hitschmann studiert wurden, rühren daher hauptsächlich vom Corpus luteum her. Normalerweise verläuft der Zyklus ungefähr folgendermaßen: Der Follikelsprung erfolgt etwa 10—12 Tage vor der Menstruation. Aus der Membrana granulosa des Follikels bildet sich das Corpus luteum, welches innerhalb von 3—4 Tagen zur vollen Blüte heranreift. In diesem Stadium des Prämenstruums, welches der Brunst der Tiere analog ist, findet ein enormes Dickenwachstum der oberflächlichen Schichte der Uterusschleimhaut statt, die jetzt die Dicke der Basalschichte um ein Vielfaches überragt. In diesem Stadium hat die Uterusschleimhaut große Ähnlichkeit mit der Dezidua. Bei Befruchtung findet dann eine Umwandlung zur vollständigen Dezidua statt, das Corpus luteum funktioniert weiter (Corpus luteum graviditatis). Schon im prämenstruellen Stadium zeigen die Brüste höhere Sukkulenz, ebenso die Schilddrüse, die Hypophyse, vielleicht auch die Nebennierenrinde. Der ganze Stoffwechsel zeigt einen Ansatz zu höherer Aktivität. Mit der Umwandlung des Corpus luteum in das Corpus luteum graviditatis nehmen alle diese Erscheinungen zu. In einem etwas späteren Stadium der Schwangerschaft wird nach Halban die Funktion des Ovariums durch die Plazenta übernommen und potenziert durchgeführt, da Kastration während der Schwangerschaft die Entwicklung der Gebärmutter und der Brustdrüsen nicht hindert. Mit der Ausstoßung der Frucht bildet sich das Corpus luteum rasch zurück und damit findet auch eine Rückbildung aller dieser Erscheinungen statt.

Kommt es nicht zur Befruchtung und stirbt das Ei ab, so bildet sich das Corpus luteum sehr rasch zurück. Damit zerfällt die gewucherte Uterusschleimhaut, es treten massenhaft weiße Blutkörperchen auf, welche Fermente frei machen. Innerhalb weniger Stunden kommt es zur Desquamation und zur menstruellen Blutung und ändert sich das histologische Bild der Schleimhaut (Schaffer und Rabel). Die Wundfläche reinigt sich rasch und ist binnen wenigen Tagen wieder epithelialisiert: Stadium menstruationis. Daran schließt sich dann wieder das Stadium des heranreifenden Follikels. Zur menstruellen Blutung kommt es also erst, wenn die Tätigkeit des Corpus luteum erschöpft ist (J. Halban).

Der menstruelle Zyklus geht auch mit Veränderungen im Stoffwechsel einher: Hyperämie der Leber (F. Chvostek), verstärkte alimentäre Glykämie und Wasser- und Salzretention zu Beginn der Menstruation (Heilig) und Permeabilitätssteigerung des Plexus choreoideus und der Meningen (Heilig und Hoff).

In der letzten Zeit ist es gelungen, das aktive Prinzip, auf dem die geschilderten Veränderungen in der Pubertät, bei der Menstruation und Gravidität beruhen, wenn auch noch nicht in chemisch reiner Form, so doch in bedeutender Konzentration herzustellen. Bei der Herstellung dieses Prinzips diente als Leitreaktion entweder das künstlich herbeigeführte Wachstum von Uterus und Mammae oder die Erzeugung der für die Oestrusbrunst charakteristischen Schollenbildung im Vaginalsekret (Methode von Stockard und Papanicolaon), oder endlich die Wirkung auf die rhythmischen Kontraktionen des überlebenden Uterus bei unreifen bzw. virginellen oder kastrierten Tieren. Schon 1911 hatte Iscovesco gezeigt, daß die Lipoidfraktion der Plazenta das aktive Prinzip enthalte. Die neueren Untersuchungen von R. T. Frank, B. Aschner, Fellner, E. Herrmann, R. T. Frank und J. Rosenbloom, Frankel und Fonda, besonders von Edgar Allen und Ed. A. Doisy und Pratt, ferner von E. Frank und Gustavson, B. Zondek und S. Aschenheim, Hartmann, Loewe, Steinach, Heinlein und Wilsner haben zu folgenden Feststellungen geführt: Das aktive Prinzip ist sowohl in der Follikelflüssigkeit wie im Corpus luteum als auch im Plazentarextrakt vorhanden. E. Frank schlägt daher für diese Trias von Organen den Namen Gestationsdrüse vor[1]. Das Prinzip ist bei Menschen und Tieren identisch. Während der ersten Zeit der Schwangerschaft tritt eine Vermehrung des aktiven Prinzips in der Plazenta ein. Es findet sich auch im strömenden Blut. In chemischer Hinsicht wurde es anfangs als Lipoid angesprochen, doch gelang in neuerer Zeit auch die Herstellung wirksamer wäßriger Extrakte, so daß mit der Möglichkeit zu rechnen ist, daß die Lipoide nur Begleitsubstanzen sind. Das Extrakt ist ziemlich thermostabil und ist frei von Stickstoff und Phosphor. Bei der Reinigung verschwindet die Cholesterinreaktion.

In jüngster Zeit ist es B. Zondek und S. Aschheim auch gelungen, die aus klinischen Erfahrungen längst erschlossene trophische Beeinflussung der Keimdrüsen durch die Adenohypophyse beim weiblichen Geschlecht experimentell festzustellen. Injiziert man, wie bereits oben geschildert, einer infantilen oder kastrierten weißen Maus „Follikulin" (Extrakt aus Thekazellen, Corpus luteum oder Plazenta), so kommt es zu Brunsterscheinungen, eventuell sogar zu Dauerbrunst. Bei den infantilen Mäusen findet aber keine oder nur eine sehr geringe Entwicklung von Follikeln in den Keimdrüsen statt. Implantiert man bei jungen infantilen Mäusen Hypophysenvorderlappen weiblicher oder männlicher Tiere (Implantation anderer Blutdrüsen wie Schilddrüse, Thymusdrüse usw. versagte), so kommt es nicht nur zur Brunst sondern auch zu starker Follikelbildung. Beim kastrierten Tier bewirkt die Hypophysenimplantation auch keine Brunst. Das Ovarialsekret wirkt also direkt auf Uterus und Scheide, während das Hypophysenvorderlappensekret elektiv die Reifungserscheinungen im Follikelapparat beeinflußt.

Andererseits ist eine trophische Beeinflussung des Hypophysenvorderlappens durch die Keimdrüsen schon seit langem bekannt. Kastration junger Tiere führt zur Vergrößerung der Hypophyse (Fichera, Kolde u. a.). Dabei findet eine tiefgreifende Veränderung ihres feineren Aufbaues statt. Die basophilen Zellen vergrößern sich und werden schließlich durch kolloide Entartung in die sog. Kastrationszellen umgewandelt (S. Nukariya). Nach Trautmann kommt es auch zu einer Vermehrung der eosinophilen Zellen.

Mit dem Aufhören der Ovulation und der Corpus luteum-Bildung im Klimakterium hört auch die Wellenbewegung im weiblichen Organismus auf. Es kommt zur Altersinvolution des Uterus und der Brüste, häufig mit Neigung zu Fettansatz, bzw. zur Fettverschiebung. Dieses Stadium, in welchem die Keimdrüse aus dem Zusammenwirken mit den anderen Blutdrüsen ausgeschaltet wird, geht meist mit einer Reihe nervöser Erscheinungen (Wallungen, Schweißausbrüche, Ohrensausen Skotome, Zittern usw.) einher, bis die Störung in der Korrelation sich wieder ausgeglichen hat.

Ich gehe nun zur Beschreibung der wichtigsten Abnormalitäten, bzw. Krankheitstypen über.

1. Der Hermaphroditismus.
2. Die Homosexualität.
3. Die Kastrationsfolgen,
    a) Frühkastrate,
    b) Spätkastrate.
4. Der Eunuchoidismus,
    a) Früheunuchoidismus,
    b) Späteunuchoidismus.
5. Die ovariellen Menstruationsstörungen.
6. Die frühzeitige Altersinvolution der Keimdrüsen.
7. Der Hypergenitalismus.

---

[1] Nach Bucura wird es nur in der Follikelwand erzeugt, von Corpus luteum und Plazenta in besonderer Weise gespeichert.

1. Der Hermaphroditismus.

Man unterscheidet einen Hermaphroditismus verus und einen Hermaphroditismus spurius oder Pseudohermaphroditismus. Fälle von
Hermaphroditismus verus, bei denen sowohl Ovarien wie Hoden funktionsfähig sind, gehören beim Menschen zu den größten Seltenheiten (siehe den
Fall von Photakis, äußeres Genitale männlich, inneres Genitale weiblich,
rechter Hoden Zeichen von Spermatogenese, linkes Ovar mit Primordialfollikeln
erfüllt. Nebennieren und Hypophyse ohne abnormen Befund. Vielleicht gehört
auch Fall 6 von Lichtenstern hierher). Etwas häufiger sind Fälle von
sogenannter Ovotestits. Als Beispiel führe ich den Fall von Salén und
den Fall von Simon an. Ersterer betraf eine 43jährige „Frau", letzterer einen
20jährigen „Mann". In dem Falle Saléns bestand seit dem 17. Lebensjahre Menstruation, die Klitoris war 5 cm, die Scheide 8 cm lang, die großen Schamlippen
waren normal entwickelt, der Habitus war weiblich. Die Ovotestes zeigten im
ovariellen Teil Graafsche Follikel und typische Ovula, im Hodenanteil Samenkanälchen, Leidigsche Zwischenzellen, aber keinen Samen. Der Fall von
Simon betraf einen 20jährigen „Mann". Das Individuum fühlte sich als Mann.
Die geschlechtliche Neigung war männlich. Seit drei Jahren bestanden Menstruationen, die sekundären Geschlechtscharaktere waren angeblich gemischt,
doch herrschten die weiblichen vor. Die großen Labien waren gut entwickelt,
der Penis war 6,5 cm lang, die Glans war nicht durchbohrt. Es fanden sich
Tuben, Parovarien, Ligamenta lata. Vasa deferentia und Epididymis waren
ohne Zusammenhang mit dem Hodenteil der Ovotestis. In letzterem fand sich
typisches Keimdrüsengewebe beiderlei Geschlechts, es fehlten aber sichere
Zeichen einer Funktion. In neuerer Zeit wurden Fälle von Polano (in
einem Ovar eine männliche Keimdrüsenanlage eingeschlossen), von Mühsam,
Pfannenstiel u. a. mitgeteilt.

Beim Pseudohermaphroditismus finden sich Keimdrüsen des einen Geschlechts
und Geschlechtsmerkmale des anderen. Man unterscheidet einen Pseudohermaphroditismus internus, wenn nur die inneren Geschlechtswege,
und einen externus, wenn nur die äußeren Geschlechtswege dem anderen
Geschlecht angehören, und einen Pseudohermaphroditismus completus, wenn
sowohl die inneren wie die äußeren Geschlechtswege dem anderen Geschlecht
angehören, ferner je nach der Zugehörigkeit der Keimdrüsen einen Pseudohermaphroditismus femininus oder masculinus. Endlich sei erwähnt, daß
zahlreiche Fälle von familiärem Scheinzwittertum in der Literatur vorliegen
(Neugebauer, Apert, Thaler, Kermauner u. a.).

Ich führe als Beispiel für den Hermaphroditismus completus den Fall von
Heyn an. Der Habitus des 46jährigen Individuums war vollkommen weiblich.
Es war seit dem 21. Jahr verheiratet, der sexuelle Verkehr war vollkommen
normal und erfolgte mit Orgasmus und Erguß. Es fand sich ein Vaginalblind-
sack; Uterus, Ovarien und Prostata fehlten. Beiderseits waren Hoden vorhanden.

Beim Pseudohermaphroditismus finden sich alle nur denkbaren Varietäten.
Es gibt Fälle von somatischem Pseudohermaphroditismus, bei dem nicht nur
die Geschlechtsorgane, sondern auch die psychischen Eigenschaften dem anderen
Geschlecht angehören. v. Neugebauer hat 25 solche Fälle gesammelt. Ferner
gibt es Fälle, bei denen die sekundären Geschlechtscharaktere, wie Behaarung,
Stimmbildung, Dimensionierung des Körpers, zum Teil dem einen, zum Teil
dem anderen Geschlecht angehören. Ferner gibt es Fälle, bei denen die Keimdrüsen und das Genitale dem einen, die sekundären Geschlechtscharaktere
dem anderen Geschlecht angehören (Pseudohermaphroditismus secundarius,
Halban).

Endlich liegen noch Beobachtungen über **halbseitigen Hermaphroditismus** vor. Beim Menschen ist diese Erscheinung, soweit mir bekannt ist, nur in ganz rudimentärer Form beobachtet worden. Halban zitiert Beobachtungen von halbseitiger Entwicklung der Brust bei Frauen; hingegen liegen sehr bemerkenswerte Beobachtungen der Zoologen vor. Delbet sah Schmetterlinge, die auf der einen Seite ein Ovarium, auf der anderen Seite einen Hoden besaßen und bei denen die eine Körperhälfte weiblich, die andere männlich gefärbt war. Ferner zitiere ich die bekannte Beobachtung von Weber. Ein Finke besaß einen Hoden und männliches Gefieder auf der einen, ein Ovarium und weibliches Gefieder auf der anderen Seite.

Die Erklärung der ungemein mannigfaltigen Formen des Hermaphroditismus in der Tierreihe stößt auch heute noch auf große Schwierigkeiten. Wie eingangs erwähnt, geht die Ansicht einer Gruppe von Autoren dahin, daß die Geschlechtscharaktere vorausbestimmt sind, es gibt demnach eine männliche, eine weibliche und eine hermaphroditische Anlage. Die Keimdrüsen üben nach dieser Ansicht nur einen protektiven Reiz auf die Entwicklung der Geschlechtsmerkmale aus. Nach der Ansicht einer anderen Gruppe sind es die Keimdrüsen allein, die die Geschlechtsmerkmale formen. Die Anlage der Geschlechtsmerkmale sei asexuell. Nach der Ansicht einer dritten Gruppe wird eine durchgehende Bisexualität des Körpers und Keimes angenommen (Waldeyer, Plate u. a.). Nach der Ansicht Biedls ist nur die Anlage der Keimdrüsen hermaphroditisch. Das Auftreten heterogener Geschlechtsmerkmale wird von Biedl in der Weise erklärt, daß der innersekretorische Anteil der Keimdrüse, der dem anderen Geschlecht angehört, die Oberhand gewinnt. Endlich sei noch die Ansicht von Krabbe erwähnt, daß der Hoden nur männlich, das Ovar aber bisexuell veranlagt sei.

Die Beobachtungen von Halbzwittertum, wie sie bei Insekten und selbst noch bei den Vögeln erhoben wurden (Gynandromorphie), lassen sich nur durch die Annahme einer Vorausbestimmung der Geschlechtsmerkmale erklären, tatsächlich zeigt sich, wie bereits früher erwähnt wurde, bei den Insekten, daß mit dem Moment der Befruchtung das Geschlecht determiniert ist und daß in späteren Entwicklungsstadien, z. B. bei der Raupe, Kastration und Einpflanzung gegengeschlechtlicher Keimdrüsen keine Wirkung mehr ausübt. Hier haben wir es also mit einer rein zygotischen Form des Zwittertums zu tun, für deren Erklärung sich vielleicht die Forschungen von Poll, Goldschmidt, Wolf u. a. über Intersexualität und Versabilität heranziehen lassen.

Manche Autoren (Halban, J. Bauer) übertragen diese Anschauung auch auf die Säugetierreihe. Nach Halban ist nur die Anlage, die schon im Moment der Befruchtung determiniert wurde, maßgebend; die Keimdrüsen, gleichgültig ob weiblich oder männlich, üben nur einen protektiven Einfluß aus. Beim Hermaphroditismus kann diese Anlage weiblich oder männlich oder gewissermaßen mosaikartig weiblich und männlich sein, und es sei für die Entwicklung dieser Anlage gleichgültig, ob der protektive Einfluß von einer weiblichen oder männlichen Keimdrüse oder von einem Ovotestis ausgeübt wird. In manchen Fällen ist die hermaphroditische Anlage ganz rudimentär (nach J. Bauer z. B. Entwicklung einer Brustdrüse beim Manne nur auf der einen Seite). Halban bezeichnet dieses Vorkommen als Hermaphroditismus secundarius. Halban betont, daß nur diese Anschauung imstande wäre, die große Mannigfaltigkeit der Erscheinungen beim Hermaphroditismus zu erklären[1]. Eine ähnliche Anschauung vertritt Mikosch. Bei der

---

[1] Bezüglich der Anschauung Halbans, daß die bei weiblichen Fällen von Nebennierenrindentumoren auftretende Vermännlichung immer auf einer hermaphroditischen Anlage beruhe, verweise ich auf das betreffende Kapitel.

Befruchtung bleibe ein Faktor dominant, der andere werde rezessiv latent. Unterstützt werde die Wirkung des dominanten Faktors durch die innere Sekretion der Keimdrüsen. Schon innerhalb normaler Grenzen bestünden Schwankungen in der Wirksamkeit beider Faktoren (Virago-femininer Mann). Beim Hermaphroditismus bleibe der rezessive Faktor erhöht wirksam, ja könne sogar andersgeschlechtliche Keimdrüsen erzeugen. So könne der Übergang vom Hermaphroditismus verus zum Pseudohermaphroditismus erklärt werden.

Es ist höchst wahrscheinlich, daß in diesen Anschauungen ein wahrer Kern liegt. Doch scheint mir, besonders von Halban, zuwenig berücksichtigt zu sein, daß bei den höheren Tierklassen die hormonale Beeinflussung der Geschlechtsmerkmale viel wirksamer ist als bei den niederen. Insbesondere steht die Annahme einer gleichgerichteten Wirkung der männlichen und weiblichen Keimdrüse mit vielen Tatsachen im Widerspruch. In dieser Beziehung sind wir durch die Untersuchungen von Steinach, Sand, Lipschütz u. a. zweifellos ein gutes Stück weiter gekommen.

Es gelang, wie eingangs erwähnt, nicht nur die experimentelle Maskulinisierung bzw. Feminierung vorher kastrierter Tiere, sondern es gelang auch die gleichzeitige Einpflanzung männlicher und weiblicher Keimdrüsen bei vorher kastrierten Männchen und Weibchen, wobei die Tiere sowohl männliche wie weibliche Merkmale zeigten und in der Erotisierung und sexuellen Triebäußerung, je nach dem stärkeren Hervortreten der männlichen und weiblichen Merkmale, periodisch mehr männlich oder mehr weiblich eingestellt waren. Sand gelang sogar die experimentelle Verzwitterung durch intratestikulare Ovarientransplantation. In allen diesen Fällen gelang es daher durch Herstellung gleichmäßiger Wachstumsbedingungen den Antagonismus der Keimdrüsen so weit abzuschwächen, daß beide Teile nebeneinander bestehen und funktionieren konnten.

Steinach zog aus seinen Versuchen den Schluß, daß es nur eine Form des Hermaphroditismus gäbe, nämlich den echten mit zwitteriger Pubertätsdrüse, und daß die histologische Untersuchung der Keimdrüsen auch beim Pseudohermaphroditismus immer auch die gegengeschlechtlichen innersekretorischen Zellen auffinden lassen müsse. Diese Zwitterigkeit der Keimdrüse käme durch eine unvollständige Differenzierung der Keimanlage zustande. Wie im nächsten Abschnitt ausgeführt wird, soll auch die Homosexualität nur eine Form des Zwittertums sein.

So bedeutungsvoll die Experimente Steinachs, Sands u. a. sind, so scheinen auch sie eine Erklärung gewisser Fälle von menschlichem Hermaphroditismus vorderhand noch nicht zuzulassen. Es sind dies die Fälle von sicherem Pseudohermaphroditismus mit Keimzellen enthaltenden Keimdrüsen eines Geschlechtes und andersgeschlechtlichen Akzidentalien. Hierher gehört z. B. der Fall von Merkel, ferner der Fall von Matsuno Joshimitsu-Halban. Bei letzterem fanden sich verschiedene männliche Sexuszeichen gut entwickelt und zwei Ovarien. Die Exstirpation derselben und die nachfolgende Einpflanzung von Ovarien gesunder Frauen ergab keine Veränderung. Die histologische Untersuchung der exstirpierten Ovarien ergab nur kleinzystische Degeneration. In dem Fall von A. Schmincke und B. Romeis ergab die Sektion bei vollkommen ausgebildetem äußeren weiblichen Habitus im Hoden kein Anzeichen weiblichen Keimdrüsengewebes. Andererseits sehen wir, daß sich in dem Fall von Lichtenstern, bei dem es sich wahrscheinlich um einen echten Zwitter handelte, nach Exstirpation der Ovarien und Implantation männlicher Keimdrüsen die weiblichen Sexuszeichen stark zurückbilden, daß sich die männlichen viel stärker entwickeln und daß die vorher weibliche Erotisierung einer ausgesprochen männlichen weicht. Es wird dadurch wahrscheinlich gemacht, daß die genaue

Bestimmung eines Falles von Hermaphroditismus in vivo selbst durch eine Laparotomie (Meixner) überhaupt nicht möglich ist und daß selbst bei der Autopsie nur die sorgfältigste Inspektion und histologische Untersuchung Aufschluß über das Vorhandensein von weiblichem oder männlichem Keimdrüsengewebe geben kann.

Nach diesen Überlegungen wäre es möglich, daß eine Behandlung des Hermaphroditismus durch Kastration und Einpflanzung von Keimdrüsengewebe, welche eine Verstärkung der Geschlechtsentwicklung nach der einen oder anderen Seite zum Ziele hat, unter Umständen auch versagen kann.

2. Die Homosexualität.

Man unterscheidet eine erworbene und eine angeborene Homosexualität. Erstere tritt hauptsächlich bei der Unmöglichkeit eines normalen sexuellen Verkehrs auf, verschwindet meist wieder bei Wegfall der Hemmungen und ist jedenfalls meist einer psychogenen Behandlung zugänglich. Bei der letzteren kann man wieder verschiedene Varietäten unterscheiden. Bei der rein psychischen Form besteht physische Normalität. Ein besonderer Typ ist ferner der, bei welchem die Männer sowohl in Körperbau wie im Wesen weibliche Züge zeigen, während die Frauen eher männlichen Körperbau und männliches Wesen aufweisen (Typus inversus nach Wolff). Das sind auch die Fälle, bei denen manchmal familiäres und hereditäres Vorkommen beobachtet wurde. Hier fehlt die heterosexuelle Empfindung fast ganz. Als einen weiteren Typ möchte ich noch den ambisexuellen (Wolff) erwähnen, bei dem eine gewisse zweigeschlechtliche Veranlagung mit periodischem Wechsel der Einstellung vorhanden ist. Manchmal finden sich in solchen Fällen auch periodisch psychische Störungen (M. Marcuse).

Gerade diese konstitutionellen Formen hat man in jüngster Zeit auf eine zwitterige Anlage der Keimdrüsen zurückführen wollen (Steinach). Von den voll entwickelten Zwittern über jenen konstitutionellen Typ mit gegengeschlechtlichem Einschlag bis zu der rein psychischen Form gäbe es fließende Übergänge. Die Genese aller sei eine einheitliche, auf der Zwittrigkeit der Keimdrüsen beruhende. Auch bei den rein psychischen Formen fänden sich weibliche Zwischenzellen, die sog. F.-Zellen im Hodengewebe. Als Stütze für seine Theorie sieht Steinach besonders einen von R. Lichtenstern operierten Fall an, bei welchem nach Kastration und Einpflanzung einer normalen männlichen Keimdrüse eine Umstellung zur Heterosexualität erfolgte. A. Weil fand bei Messungen der Körperproportionen von Homosexuellen in $95\,^0/_0$ Abweichungen von der normalen Proportion und alle Übergänge bis zum ausgesprochenen Eunuchoidismus und ist daher auch der Ansicht, daß die Homosexualität nicht psychisch, sondern inkretorisch bedingt sei.

Eine andere Erklärung der konstitutionellen Typen versuchen Plate, Goldschmiedt, H. V. Klein und Wolff, welche eine zygotische Intersexualität annehmen. Sie entstehe dadurch, daß bei der Kreuzung gesunder aber sehr weit auseinander stehender Rassen die Valenzen beider Geschlechtsfaktoren sehr ungleich seien, wodurch trotz richtiger Verteilung der Geschlechtschromosomen die einen über die anderen prävalieren.

Ein abschließendes Urteil in diesen Fragen ist noch nicht möglich. Die histologischen Befunde Steinachs sind von Hansemann, Benda, Stieve, Sternberg u. a. angezweifelt worden. Von größter theoretischer und auch praktischer Bedeutung sind die Implantationsversuche. Günstige Erfolge mit und ohne vorherige einseitige Kastration wurden von Mühsam, Pfeiffer, Rohleder u. a. berichtet. Lichtenstern berichtet über acht Fälle. Bei dem einen schon oben erwähnten Fall wurde ein voller Erfolg erzielt, der bereits sieben Jahre anhält und bei dem jede andere vorherige Behandlung ohne Erfolg war. Bei drei anderen war eine sichtliche Beeinflussung da, die sich im Zurücktreten der Homosexualität und im Auftreten heterosexueller Triebe äußerte. Bei den anderen Fällen war die Operation erfolglos. Andere Autoren, z. B. Stabel, vermißten jede Wirkung. Ja es wurde sogar beobachtet, daß die Implantation eines von einem normal empfindenden Manne stammenden Hodens bei einem Eunuchoiden homosexuelle Triebe erzeugte. (Fall von H. Fischer), während die Implantation eines von einem Homosexuellen stammenden Hodens bei einem Spätkastraten die normal gerichtete Libido steigerte (E. Kreuter). Sehr bemerkenswert ist andererseits die Angabe von Lichtenstern, daß bei dreien seiner Fälle eine Hälfte der eingepflanzten Keimdrüsen einige Wochen nach der Operation sequestrierte. Da dies bei allen anderen von Lichtenstern operierten Fällen von Spätkastration oder Eunuchoidismus niemals vorkam, so vermutet Lichtenstern darin die Folge des Vorhandenseins einer antagonistischen Keimdrüse. Die Frage ist, wie schon erwähnt, noch nicht spruchreif. Lichtenstern weist mit Recht darauf hin, daß in Fällen, die, wie Gaupp sagt, kein wie immer geartetes Bedenken, keine religiöse Anschauung, keine ethische Überlegung und auch die gesellschaftliche Ächtung von dieser furchtbaren Fessel lösen und in normale Bahnen bringen kann, der operative Eingriff berechtigt sei, nachdem andere Behandlungsmethoden ohne Erfolg versucht worden waren.

3. Die Kastrationsfolgen.

Die Kastrationsfolgen sind uns schon wegen der großen praktischen Bedeutung, die sie von jeher für die Tierzüchter gehabt haben, seit langer Zeit gut bekannt. Sie sind verschieden, je nachdem die Kastration im jugendlichen oder im bereits erwachsenen Organismus vorgenommen wird, da im ersteren zu den übrigen Symptomen noch der Einfluß auf die Skelettbildung hinzukommt. Beim Menschen tritt uns der Einfluß der Frühkastration in der Form eines rein physiologischen Experimentes bei den Eunuchen und Skopzen entgegen, weshalb diese zuerst beschrieben werden sollen.

a) Die Eunuchen. Die Verschneidung ist bekanntlich schon im Altertum viel geübt worden. In der Neuzeit wurde sie in Italien zu „musikalischen Zwecken", im Orient bei den Haremswächtern, in Rußland bei einer religiösen Sekte, den Skopzen, aus religiösen Gründen ausgeführt. In einzelnen Gouvernements Rußlands betrug die Zahl der Skopzen vor dem Kriege nach den Angaben von Tandler und Grosz $0,5-0,8\%$ der Bevölkerung. Bei allen diesen Formen handelt es sich nur um männliche Individuen. Über Verschneidung bei weiblichen Individuen liegt nur ein sehr ungenauer Bericht von Roberts aus Indien vor.

Erfolgt die Kastration in frühester Jugend, so bleibt die Entwicklung des genitellen Hilfsapparates höchst mangelhaft. Penis, Prostata und Samenblasen bleiben klein. Bei Kastration im späteren Alter verändert sich der Penis weniger, doch schrumpft die Prostata. Man hat daher bekanntlich die Kastration zur Behandlung der Prostatahypertrophie ausgeführt. Bei frühzeitiger Kastration fehlt jeder Geschlechtstrieb und kommt es nie zu Erektion des klein bleibenden Penis. Wird die Kastration nach Entwicklung der Pubertät ausgeführt, so kann der Geschlechtstrieb — Möbius bezeichnet ihn als den zerebralen Geschlechtstrieb — noch längere Zeit erhalten bleiben; es ist dann die Kohabitation noch möglich und es kommt noch zu Ejakulation von Prostasekret.

Sehr verschiedenartig sind die Angaben über den Charakter kastrierter Individuen. Meist wird hervorgehoben, daß den Kastraten der Mut, die Leidenschaftlichkeit, das Streben des normalen Mannes abgehe; sie werden als tückisch, rachsüchtig und grausam geschildert. Die intellektuellen Fähigkeiten sollen hingegen nicht vermindert sein, da viele Eunuchen zu einflußreichen Stellungen emporgerückt sind. Alle diese Angaben sind schwer zu beurteilen, da bei den meisten berühmten Eunuchen der Geschichte genaue Kenntnisse über die Zeit und Vollständigkeit der Kastration fehlen. Möbius weist darauf hin, daß höhere künstlerische Begabung bei Kastrierten nicht beobachtet wurde, da man das Virtuosentum der kastrierten Sänger nicht als solche ansehen könne. Das Tierexperiment zeigt jedenfalls, daß den kastrierten Tieren (Ochsen, Wallachen, Kapaunen) der Mut, der Bewegungsdrang und die Leidenschaftlichkeit der normalen männlichen Tiere fehlen.

Bemerkenswert ist der Einfluß der Kastration auf die Skelettbildung und die Entwicklung der sekundären Geschlechtscharaktere. Kastration im jugendlichen Alter führt bei Menschen und Tieren zum Hochwuchs (Godard, Pelikan, Pittard, Becker, Lordet, Pirsche, Sellheim, Tandler und Groß[1] u. a.). Eunuchen von 200 cm Länge wurden oft beobachtet. Der Hochwuchs setzt erst zur Zeit der Pubertät ein. Der Epiphysenschluß ist verzögert. Manche Epiphysenfugen können bis in das höhere Alter offen bleiben. Auch die Verknöcherung der Nähte am Schädel ist verzögert. Die Zeichnung der Stirn-, Kranz-, Pfeil- und Lambdanaht ist sehr lange erhalten. Das Skelett zeigt dabei besondere Eigentümlichkeiten; der Kopf ist klein, die Hinterhauptschuppe soll nach Gall abgeflacht sein. Die Wirbelsäule ist relativ kurz, die Extremitäten sind besonders in ihren distalen Anteilen verlängert, woraus ein bedeutendes Überwiegen der Unterlänge über die Oberlänge und eine relativ große Spannweite resultiert. Oft besteht Genu-valgum-Stellung. Die Schulterbreite ist vermindert; das Becken zeigt eine Mittelform zwischen männlichem und weiblichem Becken, es bleibt infantil. Die Sella turcica ist auffallend groß, wie man dies auch im Tierexperiment beobachtet (Fichera, Kolde u. a.). Bei solchen Fällen sollen später manchmal akromegale Züge auftreten. Doch gibt es auch Fälle ohne Vergrößerung der Sella (W. Koch), der Kehlkopf bleibt klein, verknöchert nicht, zeigt kindliche Dimensionen, indem die beiden Laminae thyreoideae in einem großen Winkel aneinander schließen und die Prominentia laryngea undeutlich ist; die Stimme mutiert nicht, der kindliche Sopran bleibt erhalten. Die Knochen, besonders die langen Röhrenknochen, bleiben zart, die Muskelinsertionsstellen sind nur ganz wenig ausgebildet. Die Haut ist auffallend zart und blaß und zeigt bei älteren Kastraten fahlgelbes Kolorit und Runzelung. Sie ist sehr pigmentarm. Sehr charakteristisch ist die Fettverteilung, sie entspricht völlig derjenigen, die bei der Dystrophia adiposo-genitalis beschrieben wurde. Es finden sich also Fettwülste in der Unterbauchgegend und besonders am Mons veneris, der durch eine horizontale Falte nach oben begrenzt ist, ferner an den Nates, an den Hüften und Oberschenkeln, an den Mammae und seitlich an den oberen Augenlidern, die sackartig herabhängen können. In manchen Fällen kommt es zu ausgesprochener Adipositas. Tandler und Groß unterscheiden zwischen einem hochaufgeschossenen und einem fetten Eunuchentypus, doch findet sich auch bei ersterem die charakteristische Fettverteilung immer angedeutet. Das Muskelfleisch ist, ähnlich wie bei kastrierten Tieren, mit Fett durchwachsen. Der Tonus der Muskulatur ist gering.

Auch die sekundären Geschlechtscharaktere entwickeln sich nur mangelhaft. Während das Kopfhaar dicht ist, bleiben solche Individuen bartlos und zeigen

---

[1] Ältere Literatur bei Tandler und Groß.

nur Lanugohaare im Gesicht, besonders am Kinn und der Oberlippe. Im späteren Alter wachsen einzelne borstige Haare nach Art des Altweiberbartes an den seitlichen Partien der Oberlippe. Der Stamm bleibt völlig haarlos, die Achselhaare fehlen oder sind spärlich. Die Schamhaare sind sehr spärlich, meist finden sich nur einzelne spärliche Haare an der Peniswurzel. Auch das Perineum bleibt haarlos. Die Thymusdrüse persistiert.

Viel weniger wissen wir über die Folgen der Kastration im jugendlichen weiblichen Organismus. Nach den allerdings wenig genauen Angaben von Roberts sollen auch die weiblichen Kastraten hochgewachsen sein, der Hilfsapparat des Genitales soll völlig unentwickelt bleiben, die sekundären Geschlechtscharaktere und die Brüste sollen sich nicht ausbilden. Hingegen liegen genaue Beobachtungen bei jugendlichen Individuen vor, die wegen Sarkom röntgenkastriert wurden. Es kann zu Hochwuchs, kräftiger Entwicklung der Knochen und Muskeln, Entwicklungshemmung des inneren und äußeren Genitale und der Mammae und Vergrößerung der Sella (Wintz) kommen.

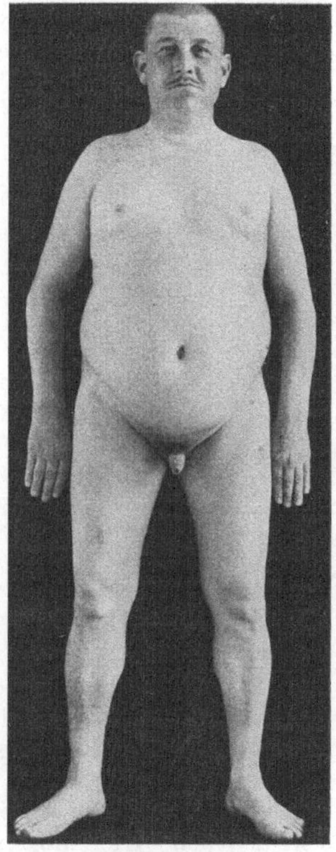

Abb. 74. Spätkastrat.

Damit stimmen die Tierversuche von Hegar, Kehrer u. a. (auch eigene) und die seltenen, später zu erwähnenden Beobachtungen an weiblichen Eunuchoiden ziemlich überein.

b) Die Spätkastrate. Die Kastration während oder nach Eintritt der Pubertät wird beim Manne verhältnismäßig selten ausgeführt. In den meisten Fällen gibt wohl die Tuberkulose der Hoden die Indikation hierfür ab. Im Krieg machten auch Schußverletzungen die Kastration manchmal notwendig. Ferner wurde die Sterilisierung manchmal bei Geisteskranken und Verbrechern oder bei Neigung zu exzessiver Onanie (M. Hirschfeld) vorgenommen. Wir werden später beim Späteunuchoidismus eine Gruppe von Fällen kennen lernen, die auf traumatischer Grundlage beruhen. Da aber in diesen Fällen die Keimdrüsen im Körper zurückblieben und nur schrumpften, so zähle ich diese Fälle dem Späteunuchoidismus zu. Doch betone ich, daß diese Einteilung nur aus Gründen einer leichteren Gliederung des Stoffes so durchgeführt wurde.

Wenn die Kastration beim Mann in ein verhältnismäßig frühes Lebensalter fällt, so tritt eine regressive Veränderung des Genitalapparates (Rückbildung des Penis und der Prostata) auf, ferner kommt es zu einer wenigstens teilweisen Rückbildung gewisser sekundärer Geschlechtscharaktere (Ausfallen der Gesichtshaare, der Haare der Achsel- und Schamgegend, des Rumpfes und der Extremitäten) und endlich zu einer Fettverteilung, die der der Eunuchen ziemlich gleicht. Dazu kommt manchmal eine depressive Stimmung, rasche Ermüdbarkeit und Herabsetzung der geistigen Leistungsfähigkeit. In der ersten Auflage zitierte ich eine ältere Beobachtung von Martin und beschrieb selbst folgenden Fall:

Beobachtung XXXVIII: J. Kr., 49 Jahre alt. Eintritt in die Klinik Juli 1912. Der Patient hat mit 18 Jahren Gonorrhoe und beiderseitige Hodenentzündung durchgemacht. Im 19. Lebensjahr akquirierte er Lues. Im 21. Lebensjahr trat eine Anschwellung der Lymphdrüsen am Hals und gleichzeitig Karies des Unterkiefers auf, letztere dauerte drei Jahre und verschwand erst nach operativer Behandlung. Im 26. Lebensjahr wurden beide Hoden wegen Tuberkulose exstirpiert. Ein Jahr nach der Operation litt der Patient an Herzklopfen, das sich später wieder verlor. Im 37. Lebensjahr entwickelte sich nach einem Aufenthalt in der Steiermark ein Kropf, der sich später wieder zurückbildete. Seit einigen Jahren bestehen Anfälle von typischem Asthma bronchiale.

Seit der Kastration hat der Patient allmählich um 30 kg zugenommen. Die Potentia coeundi besteht noch, doch wird der Koitus nur sehr selten ausgeführt, es findet dabei keine Ejakulation statt, die Libido ist überhaupt seit der Operation sehr gering.

Der Schnurrbart, der auch früher nicht sehr stark entwickelt gewesen sein soll, ist nach der Operation noch viel spärlicher geworden, es besteht nur noch ein schmaler Streif spärlicher Haare auf der Oberlippe, wie aus der beigegebenen Abbildung ersichtlich ist. Das Wachstum des Backenbartes ist so spärlich, daß der Patient sich jetzt viel seltener als früher zu rasieren braucht. Die Behaarung am Mons veneris ist sehr spärlich, etwas dichter an der Peniswurzel. Die Behaarung schließt nach oben in einer horizontalen Linie ab.

Der Penis ist nur 3 cm lang, die Vorhaut ist zu lang geworden und zeigt daher zahlreiche quere Runzelungen. Im erigierten Zustand ist der Penis nur $4^1/_2$ cm lang. Die Behaarung in den Achselhöhlen, am Stamm und am Perineum und an den Extremitäten fehlt vollständig.

Der Patient ist ziemlich fett, die Brüste sind ausgesprochen fettreich, ferner ist die Unterbauchgegend und der Mons veneris ziemlich fett.

Der mitgeteilte Fall ist insofern nicht ganz rein, als angenommen werden könnte, daß die der Kastration vorausgegangene gonorrhoische und luetische Infektion und die Tuberkulose schon vor der Kastration die Keimdrüsen schwer geschädigt haben. Immerhin ist die Angabe des Patienten, daß die geschilderten Veränderungen sich erst nach der Operation eingestellt haben, sehr präzise.

Seither sind mehrere solche Fälle beschrieben und genauer untersucht worden (A. Löwy und S. Kaminer, Nonne, Zondek u. a.). A. Löwy und S. Kaminer und H. Zondek fanden den Grundumsatz deutlich herab-

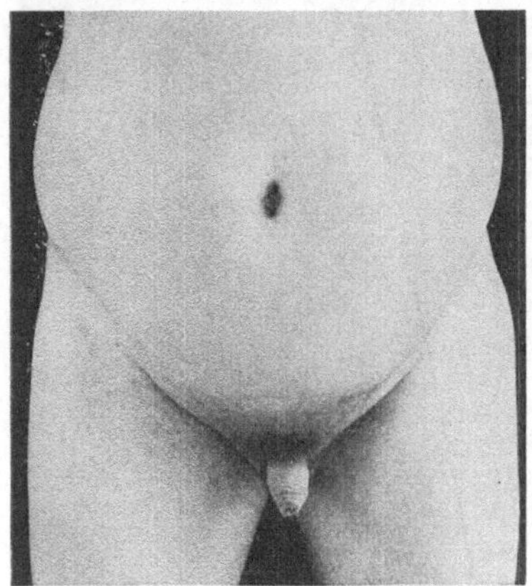

Abb. 75. Genitale eines Spätkastraten.

gesetzt. Die erstgenannten Autoren fanden in ihrem Fall eine Steigerung des Grundumsatzes durch Zufuhr von Oophorin und später auch von Didymintabletten. Rolly beobachtete bei einem wegen Tuberkulose der Hoden kastrierten Mann eine Zunahme des Körpergewichtes um 30 kg in kurzer Zeit. Die spezifisch-dynamische Nahrungswirkung, die vorher sehr stark war, war nach der Operation nur gering. Die Ausfallserscheinungen nach Spätkastration sind nicht immer sehr deutlich. Hier mögen konstitutionelle Verschiedenheiten, vielleicht auch die äußeren Lebensbedingungen eine Rolle spielen. Sehr bemerkenswert ist in dieser Beziehung ein Fall von Cornils. Es handelt sich um einen 35jährigen Mann, welcher einige Jahre vorher wegen beiderseitiger Hodentuberkulose kastriert worden war. Bei ihm traten die Ausfallserscheinungen erst durch die Anstrengungen im Kriege auf.

Die von den Gynäkologen häufig nach Eintritt der Pubertät ausgeführte Kastration beim Weibe führt regelmäßig zum künstlichen Klimakterium. Es kommt zur Atrophie des Uterus und der Vagina. Die Menstruation, respektiv bei Tieren die Brunst bleibt aus. Die Haut wird nach der Kastration durch Pigmentverlust heller (Pfister). Die Brüste werden welk. Auch bei Frauen findet sich nach der Kastration meist eine Neigung zum Fettwerden. Bedeutende Zunahme des Körpergewichtes fand Alterthum in $29,5\%$, Glaevecke in $57,5\%$. Der Grundumsatz wurde von Loewy und Richter, Pächtner, L. Zuntz, Loewy und Kaminer bei weiblichen kastrierten Tieren bis um 20%, bei männlichen bis um 14% vermindert gefunden. Bei Zufuhr von Ovarialsubstanz stieg er wieder zur Norm an. Diese Angaben wurden von vielen Autoren bestritten. Doch ist „die klinische Beobachtung infolge der breiten Basis, auf der sie ruht, unbestreitbar" (v. Noorden). Die Untersuchungen der neuesten Zeit zeigen jedenfalls, daß bei intensiver zur Kastration führender Röntgenbestrahlung der Ovarien der Grundumsatz regelmäßig absinkt (Kraul und Halter, R. Plaut und Timm). Nach Liebesny ist dabei die spezifisch-dynamische Nahrungswirkung auffallend hoch. Selbstverständlich spielen auch hier erbliche konstitutionelle Momente eine Rolle. Über einschlägige konstruktive Erfahrungen berichtete J. Bauer (Fettsucht bzw. Magerkeit bei Mutter und Tochter nach der Kastration). Von sonstigen Veränderungen des Stoffwechsels nach der Kastration erwähne ich, daß nach Christofoletti die glykosurische Wirkung des Adrenalins herabgesetzt ist, und daß nach Adler die Gerinnungszeit des Blutes verzögert ist und der Blutkalk absinkt. Erfolgt die Kastration innerhalb der ersten 14 Tage nach stattgehabter Konzeption, so kommt es nicht zur Austragung der Frucht, sondern zur „trockenen Rückbildung", erfolgt die Kastration später, so können Schwangerschaft und Stillgeschäft normal verlaufen. Die Kastration kann auch durch Röntgenbestrahlung erfolgen; in diesem Fall kommt es meist noch zu 1—2 Menstruationen. Der akute Ausfall der Keimdrüsenfunktion führt bekanntlich beim Weib zu einer Reihe von Erregungszuständen des vegetativen Nervensystems, ziehenden Schmerzen, Wallungen, Angstgefühl, Ohnmachten, Hitze und Frostgefühl und Störungen des Intestinaltraktus, wie sie auch im Beginne des Klimakteriums vorkommen.

4a. Der Eunuchoidismus.

Historisches. Griffith hat zuerst einen solchen Fall mit dem Namen Eunuchoid belegt. Meige erwähnt einen Fall von Reichlin, der ein ausgesprochener Eunuchoid war. Auch der Fall von Redlich soll nach Tandler und Groß ein Eunuchoid gewesen sein. Ähnliche Fälle wurden von Kisch beschrieben. Kisch unterschied zwischen hereditärer und akquirierter Fettsucht und bei der hereditären wieder zwischen einer Form, die sich von frühester Jugend auf entwickelt und einer solchen, bei welcher nur die Anlage zur Fettsucht sich vererbt und erst später hervortritt. Kisch betonte nun, daß der hereditären Fettsucht nicht selten ein „ganz eigentümlicher nutritiver Ausdruck von Degeneration zukommt". Die Schilderung, welche Kisch von diesen Fällen gibt, paßt, wie Tandler und Grosz hervorheben, völlig auf den eunuchoiden Typus. Unter 238 Fällen von Fettsucht sah ihn Kisch 24 mal.

Pirsche zitierte einen Fall von Papillaunet und teilte drei Beobachtungen mit. Weitere Fälle wurden dann mitgeteilt von Etienne, Jeandelize et Richon (59 jähriger Mann, 174 cm lang, Überwiegen der Unterlänge, Epiphysenfugen unvollkommen geschlossen, die Testes (einer kryptorch) sehr klein und fibrös, ebenso Glandula seminalis und Prostata, der Penis 4 cm lang) und von Duckworth [37 jähriger Mann, 171,7 cm lang, 179 cm Spannweite, bedeutendes Überwiegen der Unterlänge, hochgradige Fibrosis der Hoden, der Prostata und der Epididymus (schon von Griffith beschrieben]; schon Duckworth betonte die Ähnlichkeit mit der „Cryptorchid conformation"). Sehr bemerkenswert waren ferner die

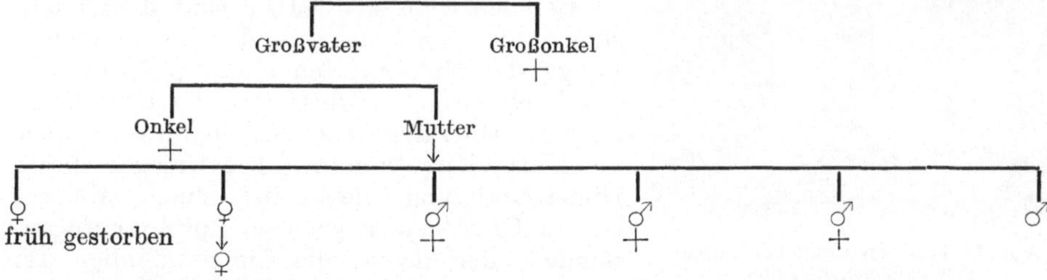

Stammbaum der von Sainton beobachteten Familie (Eunuchoidismus).

Fälle von Sainton: von fünf Geschwistern waren drei Eunuchoide, außerdem ein Onkel und ein Großonkel. Der beschriebene Fall war 172 cm lang. Die Unterlänge überwog bedeutend. Die Thymusdrüse war nicht persistent. Ich glaube, daß auch ein Fall von Babonneix et Paisseau (Fall 1) und der von Lemos Magelhaes hierher gehören; ebenso der Fall von Thibierge et Gastinel (bezeichnet als Gigantisme avec infantilismo).

Endlich haben Tandler und Grosz über diese Erkrankung eine eingehende Studie veröffentlicht. Von besonderem Interesse war die Mitteilung eines weiblichen Falles durch Josefson und Lundquist. Ich habe in der ersten Auflage vier Fälle beschrieben, deren Krankengeschichten später folgen und seither zehn weitere beobachtet. In neuester Zeit ist die Literatur über diesen Gegenstand bedeutend angewachsen. Ich erwähne nur die Arbeiten von Borchardt, Sänger, M. Hirschfeld, Sterling, Peritz, Griesch, Fischer, Goldstein, Zondek.

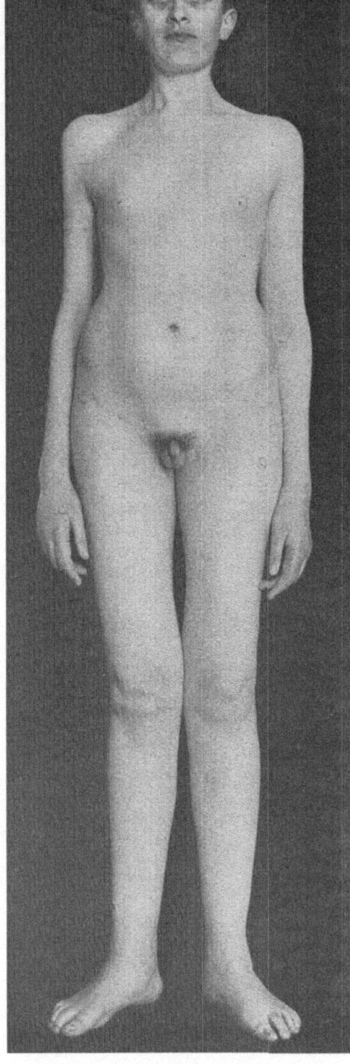

Abb. 76. Fall von Eunuchoidismus. Hochwüchsiger Typus. (Beobachtung XLII.)

Begriffsbestimmung. Als Eunuchoide bezeichnet man Individuen, die ohne kastriert worden zu sein, in ihren klinischen Erscheinungen dem echten Eunuchentypus vollkommen gleichen oder ihm wenigstens außerordentlich ähnlich sind. Sie sind entweder hochwüchsig, oder, wenn Komplikationen fehlen, wenigstens im Wachstum nicht zurückgeblieben. Sie zeigen die typische Fettverteilung der Eunuchen, eventuell dabei ausgesprochene Fettsucht. Die Epiphysenfugen persistieren abnorm lange, die Skelettdimensionen sind durch eine besondere Länge der Extremitäten ausgezeichnet. Endlich findet sich bei ihnen eine mehr oder minder ausgesprochene Mißbildung des Genitales mit mangelhafter Entwicklung der sekundären Geschlechtscharaktere.

Symptomatologie. Die Gestalt der Eunuchoiden ist durch ihre Schlankheit ausgezeichnet. Auch bei den fetten Individuen ist der Knochenbau grazil und besonders die langen Röhrenknochen fallen durch ihre Länge auf. Der Kopf ist klein, die Hände sind schmal und lang. Es sind Fälle bekannt, die über 200 cm lang waren. Bei solchen Fällen kommt es eventuell später zu akromegalen Zügen (vgl. das Kapitel Riesenwuchs). Bei Wachstumshemmung ist, wie wir später sehen werden, an eine hypophysäre Komponente zu denken.

Bei den typischen Fällen sind die Dimensionen des Skelettes durch die besondere Länge der Extremitäten charakterisiert, wodurch es zu einem Überragen der Unterlänge über die Oberlänge und der Spannweite über die Körperlänge kommt. Die Ursache dieser Dimensionierung liegt in einem abnorm langen Offenbleiben gewisser Epiphysenfugen, nämlich derjenigen, die für gewöhnlich am spätesten verknöchern (Tandler und Groß)[1]. Oft findet sich eine tertiäre Nahtzackung an den Koronar- und Parietookzipitalnähten. Die Knochenkerne hingegen sind anscheinend immer normal entwickelt. Im späteren Alter können die Epiphysenfugen vollkommen geschlossen sein. Die Sella turcica ist normal oder

---

[1] Dies wird von J. Bauer, wie ich glaube, mit Unrecht bezweifelt.

eher klein (Tandler und Groß, auch viele eigene Beobachtungen), fast immer finden sich Genua valga, mehrfach auch Überstreckbarkeit der Gelenke, besonders an den Phalangen der Finger. Die Dentition ist bisweilen verlangsamt. Der Kehlkopf bleibt knorpelig, der Winkel der Laminae thyreoideae bleibt groß. Die Prominentia laryngea ist nur gering. Bei den ausgesprochenen Fällen fehlt die Mutation der Stimme.

Alle Fälle zeigen die typische Fettverteilung wie Eunuchen; dies gilt auch für die hochwüchsigen Typen. Auch bei jenen Individuen, die aus irgendeinem Grund stark abmagern, ist die abnorme Fettverteilung immer angedeutet. Manchmal findet sich exzessive Fettsucht.

Auch die Behaarung und die Beschaffenheit der Haut entspricht derjenigen der Eunuchen.

Das Genitale ist ausgesprochen mißbildet. Der Penis ist meist sehr klein, bisweilen in dem Fettwulst des Mons veneris ganz verschwindend. Das Skrotum ist klein, flach und haarlos. Die Prostata ist klein. Die Hoden sind klein, weich, manchmal nicht größer als eine Erbse. Bisweilen sind sie ein- oder beiderseitig nicht oder nur unvollständig deszendiert. Die Leistenkanäle sind fast immer offen.

Die Genitalfunktion ist beim Eunuchoidismus immer hochgradig herabgesetzt oder fehlt ganz. In manchen Fällen sind beim Mann doch Erektionen und Ejakulation trotz der Kleinheit des Penis möglich. (Eigene Beobachtungen und Fälle von Borchardt und Berblinger, M. Hirschfeld.) Die Libido fehlt in vielen Fällen ganz, doch kann sie in geringem Grade vorhanden sein. Bei einem meiner Fälle war die Neigung zuerst kontrasexuell; in einigen Fällen kann doch für einige Zeit Potenz bestehen, die aber meist nach einigen Jahren abnimmt und verschwindet. In anderen Fällen tritt die Entwicklungshemmung und die Funktionsstörung hauptsächlich in der Pubertätszeit hervor und gleicht sich dann später wieder aus (passagerer Eunuchoidismus). Beide Arten können wir als Formes frustes auffassen. Als einen Fall der ersten

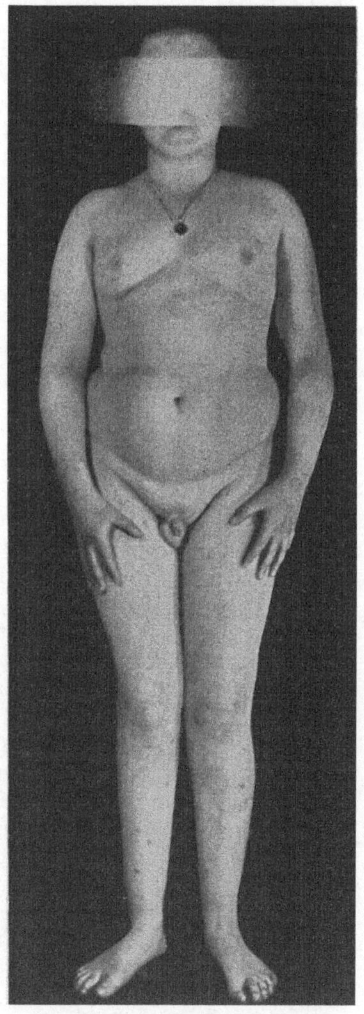

Abb. 77. Fall von Eunuchoidismus. Fetter Typus. (Beobachtung XXXIX.)

Form möchte ich den Fall II von Josefson und Lundquist betrachten. Es handelte sich um einen 45jährigen Mann, der seit dem 36. Jahr verheiratet und seit drei Jahren völlig impotent war. Schon von Jugend auf waren die Brüste sehr fettreich, die Schamhaare waren horizontal nach oben begrenzt, die Stimme war nicht mutiert, die Barthaare und Achselhaare waren sehr spärlich, der Stamm haarlos. Oder der Fall vom H. Fischer, ein Fall von Spätreife aber Zeugungsfähigkeit, dann frühzeitiges Erlöschen der Geschlechtsfunktion mit Erscheinungen des Eunuchoidismus und Veränderungen des Charakters.

Fälle von weiblichem Eunuchoidismus sind sehr selten. Den ersten Fall haben Josefson und Lundquist mitgeteilt.

Es handelte sich um eine 34jährige Frau, welche vom 15. Jahr an (besonders stark bis zum 24. Jahr) wuchs; sie war 183,6 cm lang (Unterlänge 118 cm); sie war nie menstruiert, hatte nur schwache Neigung für Männer gespürt; die Mammae waren klein, flach, ohne palpable Drüsensubstanz, die Warzen sehr klein, sie hatte eher ein männliches Aussehen, doch weibliche Stimme. Die Beckenform war eher weiblich. Die Epiphysenfugen waren geschlossen, die Sella turcica nicht vergrößert. Die Genitaluntersuchung zeigte sehr kleine Labia minora aber eine hypertrophische Klitoris, das Vestibulum vaginae und das Hymen fehlten.

Neurath beschrieb ein 11jähriges hochwüchsiges Mädchen mit typischer „eunuchoider" Fettsucht, für die die Annahme eines Eunuchoidismus sehr wahrscheinlich ist. Über weitere Fälle berichten H. Zondek, Borchardt, J. S. Galant, D. Campbell. Ich habe in jüngster Zeit einen typischen hochwüchsigen Fall gesehen: die Dimensionierung des Skelettes und die Beckenform waren derjenigen der männlichen Eunuchoiden außerordentlich ähnlich. Der Schluß der Epiphysenfugen war verspätet, die Sella turcica war klein, die Mammae waren klein, flach, ohne palpable Drüsensubstanz. Das Genitale war hochgradig hypoplastisch. Auch bei Aplasie der Ovarien kommt es zu eunuchoidem Hochwuchs (Fall von Beutler 192 an). Es ist daher nicht richtig, wenn Aschner sagt, daß die Abgrenzung des weiblichen Eunuchoidismus gegenüber dem Infantilismus nicht möglich ist.

Eunuchoide männlichen und weiblichen Geschlechtes dürften wohl immer steril sein, falls es sich nicht um Fälle von passagerem Eunuchoidismus handelt. Wenigstens ist mir kein Fall von Zeugungs- bzw. Konzeptionsfähigkeit zur Zeit der ausgebildeten Störung bekannt.

Der Grundumsatz scheint bei den Eunuchoiden nicht wesentlich erniedrigt zu sein (eigene Beobachtung, L. Zuntz, P. Harvier und L. v. Bogaert). Auch der Purin- und Zuckerstoffwechsel scheint normal zu sein. Gelegentlich kommt die Kombination mit Diabetes vor (Guggenheimer, eigene Beobachtung). Die Thymusdrüse zeigt abnorm geringe Involution.

Über den psychischen Zustand der Eunuchoiden sind in der neuesten Zeit mehrere Studien erschienen (W. Sterling, H. Fischer, F. R. Fränkel, H. Krisch u. a.). Darin stimmen alle überein, daß bei einer großen Gruppe der Eunuchoiden gröbere Intelligenzstörungen fehlen. Doch haben diese Individuen gewisse psychische, auf ihrem sexuellen Defekt beruhende Merkmale gemeinsam. Sie sind, wie schon Tandler und Groß bemerkten, auffallend ruhig, oft wenig mitteilsam und wenig selbständig. Die Psyche dieser Individuen ist nicht, wie Peritz meint, infantil, es fehlt ihnen nur die Männlichkeit und ein stark ausgebildetes Triebleben. Sehr bemerkenswert ist ein Fall von passagerem Eunuchoidismus von Fischer, bei welchem während der Zeit der (verspäteten) Pubertät Drang nach Selbständigkeit, Aktivität vorhanden war, während mit den frühzeitig eintretenden Erscheinungen des Eunuchoidismus die Aktivität nachließ, Interesselosigkeit, Empfindsamkeit und Reizbarkeit sich einstellten. Neben dieser großen Gruppe von Eunuchoiden finden sich aber solche mit mehr oder weniger ausgesprochenem Schwachsinn und endlich solche, bei denen neben dem Schwachsinn sich epileptiforme Anfälle oder häufige Kopfschmerzen, Migräne und Schwindelanfälle finden. Die Individuen der beiden letzten Gruppen sind wenig lebenstüchtig, neigen oft zur Hypochondrie und weisen auch häufig die verschiedensten Degenerationszeichen auf.

Ich führe einige eigene Beobachtungen als Beispiele an:

Beobachtung XXXIX: Sch. B., 13½ Jahre, erste Beobachtung Nov. 1910, Vater mit 20 Jahren Lues durchgemacht. Wassermann bei ihm heute noch positiv. Der Patient hatte als kleines Kind einen Nabelbruch und eine linksseitige Leistenhernie, auch bestand

leichte Obstipation. Der Nabelbruch bildete sich 3 Monate nach der Geburt, der Leisten-
bruch erst nach einigen Jahren zurück. Vor 3 Jahren Operation wegen Rachenmandeln.
Früher immer Anginen und Schnarchen. Seit
etwa 3 Jahren allmählich Auftreten der Fettsucht. Außerdem bisweilen Erbrechen, hauptsächlich nach dem Frühstück. Wenn das Erbrechen vorüber ist, sofort wieder Appetit. Der
Knabe wiegt jetzt 55$^1/_2$ kg. Der Knochenbau ist
grazil. Die Haut blaß, weich, samtartig. Gesichtsfarbe blaß, starke Fettansammlung an den
Brüsten, in der Lendengegend und am Mons
veneris. Der Penis ist ganz klein, ebenso der
Hodensack, der rechte Hoden hat etwa die Größe
eines Pflaumenkerns, der linke ist um die Hälfte
kleiner und nicht ganz deszendiert. Augenuntersuchung gibt völlig normale Verhältnisse. Ebenso
die Röntgenuntersuchung des Schädels.
Sella turcica eher klein. Temperatur 36,2, Kopfumfang 54 cm.

Erythrozyten 5,29 Millionen, Hämoglobin 95%,
Leukozyten 10 700, davon Neutroph. P. 49,6%,
Monok. 3%, Lymphoz. 42,4% Eosinoph. 5%.

Beiderseits Genua valga.

Der Knabe ist geistig gut entwickelt, nur faul.
Er ist still, besonders im Verkehr mit gleichalterigen Kameraden.

Schilddrüse klein, kaum palpabel. Leber, Milz
nicht vergrößert.

Schilddrüsenkur: Abnahme um etwa 3 kg.

Juni 1911. Der Knabe ist gewachsen, immer
noch sehr fett, typische Fettverteilung. Die
Hoden sind jetzt besser entwickelt. Der rechte
Hoden hat jetzt einen Längsdurchmesser von
etwa 25 mm, der linke von etwa 18 mm; letzterer
ist jetzt völlig deszendiert.

Lymphozyten 10 800, davon Neutroph. P.
50,94%, Lymphozyten 31,26%, Monok. 12,8%,
Eosinoph. 5%.

Augenuntersuchung normal.

Januar 1921 ergab eine neuerliche Röntgenuntersuchung des Schädels, daß die Größe der
Sella turcica sich nicht wesentlich geändert hatte.
Die Perimeteruntersuchung ergab ein vollkommen
normales Gesichtsfeld. Es wurde damals neuerlich eine Schilddrüsenkur versucht, die aber bald
zu leichten Zeichen des Hyperthyreoidismus führte
und deshalb aufgegeben wurde. Dem Patienten
wurden dann Radiumbäder dreimal wöchentlich
mit 100 000 Macheeinheiten pro Bad verordnet,
die vielleicht einen günstigen Einfluß ausgeübt
haben. Wenigstens zeigte sich ein deutlicher Fortschritt in der Entwicklung, als der Patient sich
im Juni 1912 vorstellte. Der Patient war jetzt
174 cm hoch und immer noch ziemlich fett. Besonders in die Unterbauchgegend war reichlich
Fett eingelagert. Die Schamhaare waren jetzt
sehr stark gewachsen, zeigten aber noch horizontale Begrenzung nach oben. Der Stamm war
noch völlig kahl, nur in den Achselhöhlen beiderseits waren spärliche Haare vorhanden. Die Größe
des Penis und der Hoden war dem Alter ent-

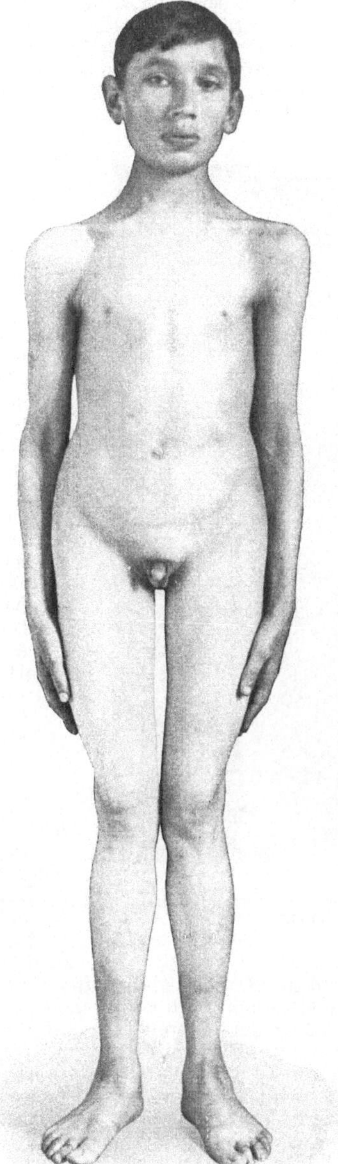

Abb. 78. Eunuchoidismus.
(Beobachtung XXXX.)

sprechend. Pollutionen waren angeblich noch nicht aufgetreten. Die Stimme war mutiert,
über Kopfschmerzen wurde nur noch selten geklagt. Es bestanden adenoide Vegetationen in
der Nase, die entfernt wurden.

Zusammenfassung: Es handelt sich um einen typischen Fall von Eunuchoidismus.
Die Kopfschmerzen und das zeitweise auftretende Erbrechen hatten anfangs den Verdacht

an einen Hypophysentumor erweckt, doch ließ die Röntgenuntersuchung des Schädels und die durch drei Jahre fortgesetzte Beobachtung, besonders aber das Fehlen einer Wachstumshemmung diese Möglichkeit ausschließen. Die Entwicklungshemmung scheint eine passagere zu sein, da in der letzten Zeit sehr viel nachgeholt wurde.

Nachtrag: Im Jahre 1917 sah ich den Patienten wieder. Er war völlig normal entwickelt. Die Vita sexualis normal. Es handelte sich also um einen typischen Fall von passagerem Präpubertätseunuchoidismus[1].

Beobachtung XXXX: Dat., aus Jerusalem, 20 Jahre. Eintritt in die Klinik Dezember 1905. Mit 16 Jahren Typhus, seither chronische Enteritis. Gesamtlänge 159, Kopfumfang 57, Brustumfang 74, Bauchumfang 87, Spina ant. sup. bis Mall. intern. 88, Akromion bis Proc. styl. Rad. 57, Akromion bis Olekran. 35 cm.

Distantia spin.   26,
   „   crist. $27^1/_2$,
   „   trochant. 29.

Graziler Knochenbau, hochgradige Abmagerung, nur Fettansammlung an den Hüften und am Mons veneris. Milchzähne noch teilweise erhalten. Der Penis ganz klein, Hodensack ganz klein. Hoden beiderseits im Leistenkanal, ganz wenige Haare an der Peniswurzel. Axillen ohne Behaarung, kein Bart. Nie Erektionen, keine Libido.

Starke Überstreckbarkeit der Gelenke, besonders der Phalangealgelenke der Finger. Die Finger lassen sich nach rückwärts bis zum rechten Winkel strecken, die Knie lassen sich bequem in die Achselhöhlen legen. Finger sind sehr lang und schmal.

Vita sexualis fehlt völlig.

Die Röntgenuntersuchung ergibt, daß die distale Epiphysenfuge von Ulna und Radius, die proximale des ersten Metakarpus und die proximale der Phalangen noch offen ist; die Knochen erscheinen rarefiziert.

Die Sella turcica ist eher klein.

Auffallend ist eine etwa schrotkorngroße rundliche und scharf begrenzte Verkalkung im vorderen Teil der Sella, unmittelbar unter den Processus clinoidei.

Leichte Genua valga.

Stimme hoch.

Prominentia laryngea undeutlich.

Schilddrüse nicht palpabel.

Prüfung auf alimentäre Glykosurie (100 resp. 150 g D) negativ.

In diesem Falle ist wohl eine hypophysäre Komponente nicht mit Sicherheit auszuschließen.

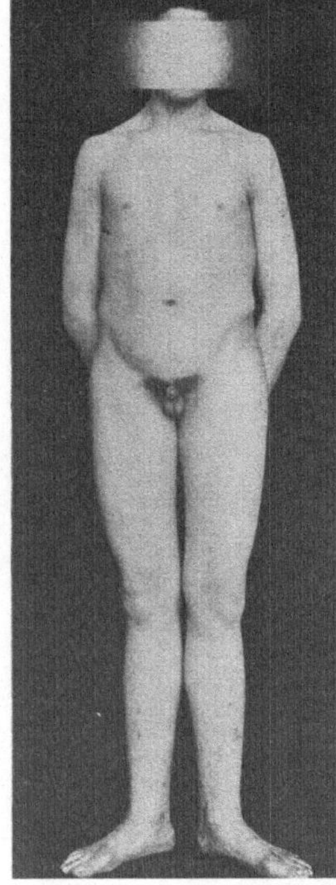

Abb. 79. Eunuchoidismus.
(Beobachtung XLI.)

Beobachtung XLI: W. M., 23 Jahre, März 1903. Genitale hypoplastisch, so lange sich Patient zurückerinnern kann. Fettansammlung am Mons veneris und den Hüften hat sich in den letzen 5—6 Jahren stärker entwickelt. Nie Libido, seit dem 18. Lebensjahr öfter Erektionen, wobei der Penis etwa 3 cm lang wird. Hat nie sexuell verkehrt. In letzter Zeit einige Male Pollutionen. Patient ist 169 cm lang.

Länge der unteren Extremitäten (von der Spina ant. sup. bis Mall. int.) 87 cm, Länge der oberen Extremitäten vom Humeruskopf bis zur Spitze des dritten Fingers 76 cm. Spannweite 184 cm. Genua valga. Reichliche Fettansammlung an den Hüften, an der Außenseite der Oberschenkel und am Mons veneris. Mammae nicht sehr fettreich. Barthaare fehlen vollkommen. Kopfhaar reichlich. Haare in den Achselhöhlen spärlich, Crines pubis vorhanden, nicht sehr reichlich, in horizontaler Linie nach oben abschließend. Linea alba nicht behaart. Unterschenkel nicht behaart. Genitale hypoplastisch, Penis klein, kaum $1^1/_2$ cm lang, Hoden beiderseits etwa bohnengroß, weich.

Röntgenologisch: Sella turcica normal, distale Epiphysenfugen von Radius und Ulna, proximale Epiphysenfugen des Metakarpus I und der Phalangen noch offen.

Leukozyten 7600, davon $46^0/_0$ neutrophile polynukleäre Zellen. Stimme hoch. Prominentia laryngea undeutlich. Schilddrüse nicht deutlich palpabel. Prüfung auf alimentäre Glykosurie (100 resp. 150 g D) negativ. Charakter: still, nicht mitteilsam, etwas scheues Wesen. Intelligenz normal.

---

[1] Nachtrag bei der Korrektur: Dieser Fall wird von J. Bauer (Innere Sekretion, 1927) als bloße Fettsucht im Präpubertätsstadium aufgefaßt. Davon kann bei der hochgradigen Hypoplasie, die das Genitale im 14. Lebensjahr zeigte, gar keine Rede sein.

Beobachtung XLII: Ad. H., 28 Jahre alt. Eintritt in die Klinik April 1912. Der Patient hatte neun Geschwister, davon sind fünf kurz nach der Geburt gestorben. Eine Schwester hatte Chlorose. Ein Bruder anscheinend als Kind Laryngospasmus. Der Patient leidet seit dem 16. Jahr an einem sich allmählich verschlimmernden chronischen exsudativen Gelenkrheumatismus. Er gibt an, einmal während einer Exazerbation des Gelenkleidens stark abgenommen zu haben. Dann, im 21. Lebensjahr war er in einem Badeort und nahm dort in kurzer Zeit von 42 auf 48 kg zu. Im weiteren Verlauf kam es zur Fettsucht. Später bei einer weiteren Attacke des Gelenkrheumatismus nahm er wieder ab. Jetzt beträgt das Körpergewicht $66^{1}/_{2}$ kg.

Der Patient gibt an, daß er schon mit dem 12. Lebensjahr sexuelle Regungen verspürte. Später kam es öfter zu Erektionen, wobei das Glied ganz steif wurde. Er hat damals aber nur Neigung zu Jungen verspürt und manchmal aktive Päderastie getrieben. Vom 16. Jahr an hat sich seine Neigung allmählich den Frauen zugewandt, doch war die Libido nie stark. Er hatte Liebesgeschichten, doch kam es nie zum Koitus, da er weiß, daß er impotent ist. Späterhin nie Pollutionen, der Penis sei immer sehr klein gewesen.

Der Patient ist 176 cm lang, von typischer eunuchoider Gestalt und Dimensionierung. Die Spannweite ist $185^{1}/_{2}$ cm, die Unterlänge nahezu 100 cm. Der Brustkorb ist im Verhältnis zum Becken sehr schmal, der Kopf ist klein, die Prominentia laryngea ist nur angedeutet. Es finden sich beiderseits Genua valga (siehe Abb. 76).

Der Patient ist sehr intelligent, aber sehr still, spricht nur, wenn er aufgefordert wird, die Stimmung ist oft gedrückt.

Die Stimme ist hoch, die Schilddrüse nicht deutlich palpabel. Es findet sich die typische Fettverteilung, ein dicker Fettwulst am Mons veneris und über demselben. Starker Fettansatz in der Unterbauchgegend, die durch eine tiefe Furche vom Mons veneris getrennt ist, ferner an der Außenseite der Oberschenkel und an den Nates. Die Brüste sind sehr fettreich. An den Hüften finden sich Striae (von der früheren Fettsucht herrührend).

Behaarung: Der Bartwuchs fehlt, Achselhaare fehlen, Behaarung am Mons veneris

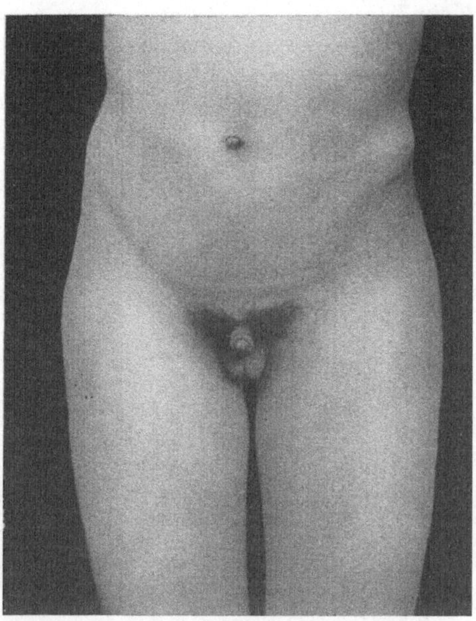

Abb. 80. Genitale bei Beobachtung XLI.

nur spärlich, horizontal nach oben abschneidend. Das Perineum ist haarlos. Auch sonst Behaarung am Stamm vollkommen fehlend.

Der Penis ist 3 cm lang, wie bei einem 5jährigen Knaben. Die Hoden sind im Hodensack tastbar, etwa bohnengroß, sehr weich. Die Prostata ist sehr klein.

Die Herzbreite beträgt bei der Untersuchung vor dem Röntgenschirm nur $10^{1}/_{2}$ cm.

Die Röntgenuntersuchung des Schädels ergibt eine kleine, sonst normal konfigurierte Sella. Bei der Röntgenuntersuchung des Handskelettes finden sich die proximalen Epiphysenfugen der Phalangen offen, die distalen geschlossen. Ferner sind die proximalen des Metakarpus I und die distalen von Radius und Ulna offen (vgl. Abb. 82).

Blutuntersuchung: Erythrozyten 5,8 Millionen. Hämoglobin $75^{0}/_{0}$, Leukozyten 5500, davon Neutroph. $59^{0}/_{0}$, Lymphozyten $16^{1}/_{2}{}^{0}/_{0}$, Gr. Mononukl. $21^{1}/_{2}{}^{0}/_{0}$, Eosinoph. $3^{0}/_{0}$.

Die Untersuchung des resp. Stoffwechsels (Dr. Bernstein) ergibt:

CO_2 in ccm	O_2 in ccm	CO_2	O_2	RQ
176,5	221,0	2,67	3,31	0,8088

Der Sauerstoffverbrauch ist demnach vollkommen normal.

Prüfung auf alimentäre Glykosurie (100 und später 200 g D) negativ.

Zusammenfassung: Typischer Fall von Eunuchoidismus, bei dem in der Pubertätszeit eine geringe Funktion der Generationsdrüse dagewesen ist, die aber bald völlig erlosch.

Die **pathologisch-anatomische** Untersuchung ergab in den wenigen Fällen, bei denen bisher eine Autopsie vorliegt (Etienne, Jeandelize und Richon, Duckworth, C. Sternberg, Tandler und Groß, Berblinger, Tramontano, Lipschütz), schwerste Störungen in den Testes, spärliche, Samenkanälchen, manchmal aber doch deutliche Spermatogenese; die Zwischenzellen waren in manchen Fällen stark unterentwickelt, in manchen Fällen aber reichlich vorhanden.

Pathogenese. Bei den typischen Fällen von Eunuchoidismus ist die Entwicklungshemmung wohl immer kongenital. Es handelt sich meiner Ansicht nach um eine Mißbildung und nicht um einfache Entwicklungshemmung, wie wir sie beim Infantilismus finden. Denn beim Infantilismus finden wir ein Stehenbleiben auf kindlicher Entwicklungsstufe mit einer dem Kindesalter entsprechenden Entwicklung des genitalen Hilfsapparates, dementsprechend auch Mangel jeglicher germinativer Funktion, während beim Eunuchoidismus das Mißverhältnis zwischen der geradezu monströsen Kleinheit sowohl der Keimdrüsen wie des Hilfsapparates einerseits und der doch häufig vorhandenen Spermatogenese und der wenn auch meist geringen Funktionsfähigkeit in die Augen springt. Dabei finden sich meist noch andere Mißbildungen, wie Offenbleiben der Leistenkanäle, mangelhafter Deszensus usw. Es fragt sich nun, ob

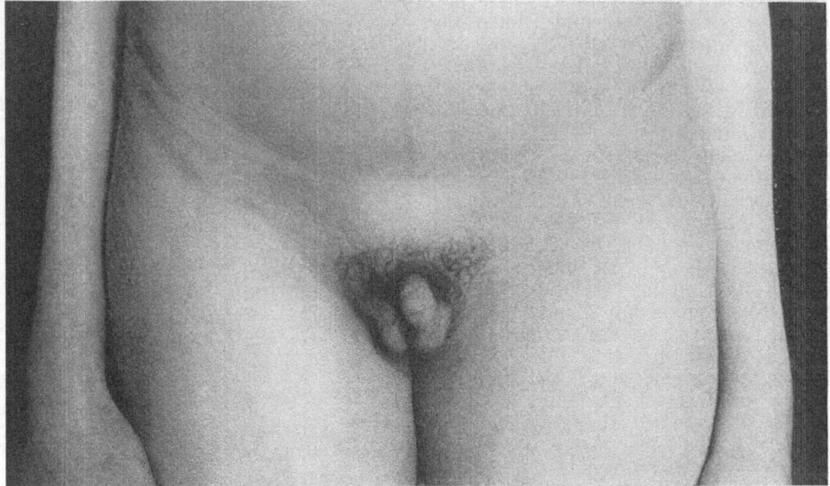

Abb. 81. Genitale von Fall XLII.

die die Keimdrüsen und den Hilfsapparat betreffende Mißbildung auf diese Organe streng lokalisiert ist, oder ob sie ihre eigentliche Ursache in Mißbildungen des Zentralnervensystems hat. An und für sich könnte sich der ganze Symptomenkomplex des Eunuchoidismus aus der Mißbildung der Keimdrüsen allein erklären lassen; dafür spricht die Ähnlichkeit desselben mit den Erscheinungen des Eunuchen. Andererseits spricht das häufige Vorkommen des Eunuchoidismus zusammen mit mehr oder weniger ausgesprochener Idiotie und Epilepsie dafür, daß Entwicklungshemmungen des Gehirns häufig gleichzeitig vorkommen und es könnte daher wenigstens in diesen Fällen die primäre Ursache in diesen gesehen werden, indem eine Mitbeteiligung der in der Regio hypothalamica supponierten trophischen Zentren für die Keimdrüsen anzunehmen wäre. Was die übrigen Blutdrüsen anbelangt, so ist es wahrscheinlich, daß einige sekundär das Symptomenbild des Eunuchoidismus beeinflussen. Vielleicht hängt es von der Funktionstüchtigkeit der Hypophyse ab, ob der hochwüchsige oder der fette Typus entsteht. Ob das immer am Verhalten der Sella turcica ersichtlich ist, wie Koch meint, muß ich vorderhand dahingestellt sein lassen. Beobachtungen über das Verhalten der Nebennierenrinde liegen meines Wissens nicht vor. Bei den nahen entwicklungsgeschichtlichen und funktionellen Beziehungen zwischen

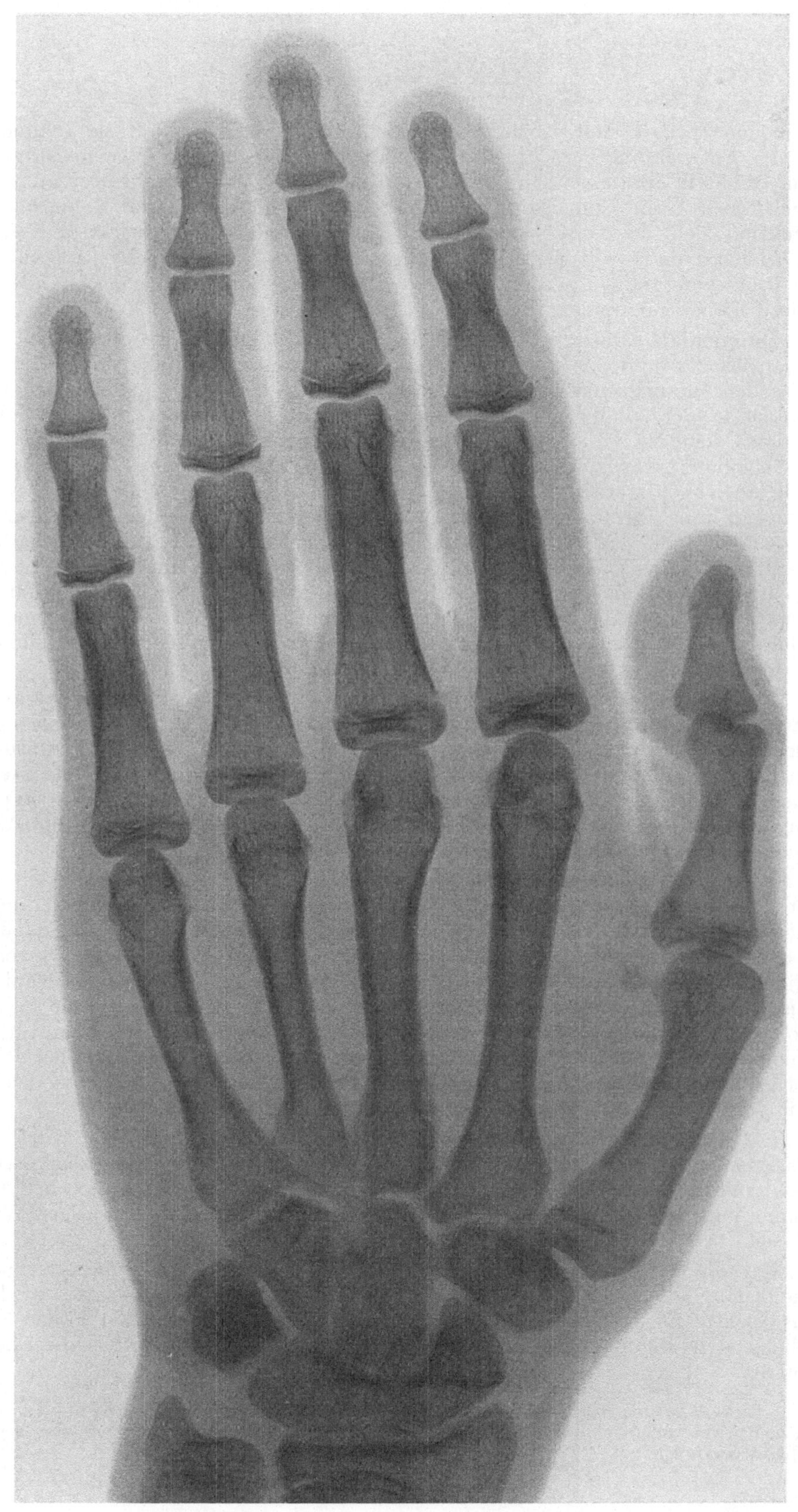

Abb. 82. Röntgenogramm der Hand bei Beobachtung XLII.

Nebennierenrinde und Keimdrüsen möchte ich erwarten, daß sie sekundär in der Entwicklung zurückbleibt und daß die Anomalien der Behaarung zum Teil damit in Zusammenhang stehen[1]. Eine Störung der Schilddrüsenfunktion findet sich beim Eunuchoidismus nicht. Daß der Ausfall der Keimdrüsenfunktion sich bei verschiedenen Individuen verschieden auswirkt und daß dabei durch die Erbanlage gegebene Faktoren eine große Rolle spielen (J. Bauer), ist leicht verständlich und entspricht den analogen Beobachtungen bei anderen Blutdrüsenerkrankungen.

Differentialdiagnose. Differentialdiagnostisch kommen hauptsächlich der Infantilismus und die zerebrale Dystrophia adiposo-genitalis in Betracht. Was den Infantilismus anbelangt, so zeigt dieser bei den reinen Formen Erhaltensein der kindlichen Dimensionen und ein kindliches aber nicht mißbildetes Genitale. Auch die Psyche bleibt infantil, während die Psyche der Eunuchoiden zwar nicht männlich oder weiblich, aber durchaus nicht als kindlich bezeichnet werden kann. Es scheint mir eine vollkommene Begriffsverwirrung, wenn Peritz den Eunuchoidismus als reinste Form des Infantilismus bezeichnet. Nur dadurch, daß diese Begriffe nicht scharf auseinander gehalten werden, ist es zu erklären, daß in der Literatur so häufig Infantile mit Eunuchoiden verwechselt werden. Natürlich gibt es auch Mischformen von Infantilismus und Eunuchoidismus, bei denen dann neben den infantilen Zügen mehr oder weniger deutliche eunuchoide Dimensionen und die typische Fettverteilung, die dem echten Infantilismus nicht zukommt, vorhanden sind.

Die hypophysäre genitelle Dystrophie, wie wir sie beim hypophysären Zwerg finden, unterscheidet sich, was die Mißbildung des Genitales anbelangt, nicht wesentlich vom Eunuchoidismus, hingegen finden wir bei jener die Störung im Längenwachstum, ferner die tiefe Einstellung des Grundumsatzes und eventuell Veränderungen der Sellagegend. Letztere können allerdings bei der hypophysären Dystrophie fehlen, wenn die destruktiven Prozesse oder die Mißbildung zu keiner Vergrößerung der Hypophyse führen.

Gegenüber gewissen Formen der zerebralen Dystrophia adiposo-genitalis ist die Abgrenzung verhältnismäßig leicht, wenn sich diese, was ja allerdings meist der Fall ist, erst im Adoleszentenalter oder später entwickelt, da der echte Eunuchoidismus kongenital ist. Die pathogenetische Stellung der zerebralen Dystrophia adiposo-genitalis ist, wie bereits in dem betreffenden Kapitel ausgeführt wurde, noch nicht völlig geklärt. Je nachdem gleichzeitig die Funktion der Hypophyse mehr oder weniger gestört ist, wird auch die Wachstumshemmung mehr oder weniger deutlich hervortreten. Rein zerebrale Fälle, d. h. solche, bei denen die Funktion der Hypophyse völlig intakt bleibt, sind vielleicht mit dem Eunuchoidismus bzw. Späteunuchoidismus wesensgleich.

Die Abgrenzung gegenüber der Myxidiotie bzw. dem in früher Kindheit einsetzenden Myxödem ist verhältnismäßig leicht, da die Entwicklungshemmung des Genitales hier andersartig ist und die begleitenden myxödematösen Symptome und die schwere Störung in der Skelettentwicklung den richtigen Weg weisen.

Für die **Prognose** ist es wichtig, daß es Fälle von Präpubertätseunuchoidismus gibt, bei denen sich die Entwicklungshemmung später wieder ausgleicht. Es darf aber nicht vergessen werden, daß in solchen Fällen anscheinend häufig nachher ein frühzeitiges Erlöschen der Keimdrüsenfunktion eintritt.

---

[1] Diese Annahme hat unterdessen durch eine Beobachtung von Klapproth (Hypoplasie der Nebennierenrinde bei einem Falle von Früheunuchoidismus) sehr an Wahrscheinlichkeit gewonnen.

4b. Der Späteunuchoidismus.

Begriffsbestimmung. Als Späteunuchoidismus habe ich ein Krankheitsbild bezeichnet, das dadurch zustande kommt, daß sich in einem bereits ausgereiften Organismus, in dem auch die Keimdrüsenfunktion bereits ihre volle Entwicklung erreicht hatte, eine hochgradige Dystrophie der Keimdrüsen entwickelt und eine Rückbildung des genitellen Hilfsapparates (beim Mann Rückbildung des Penis, des Skrotums, der Prostata usw., beim Weibe der großen Schamlippen und des Uterus) und der sekundären Geschlechtsmerkmale (Schnurr- und Backenbart, Behaarung der Achselhöhlen und der Schamgegend, des Rumpfes und der Extremitäten) eintritt. Ferner entwickeln sich beim Mann mehr oder weniger deutliche Fettansammlungen an den Brüsten, dem Mons veneris und an den Hüften und gewisse Veränderungen der Psyche. Die typischen eunuchoiden Skelettveränderungen können sich da, wo die Skelettentwicklung bereits vollkommen abgeschlossen, d. h. wo die Epiphysenfugen bereits vollständig geschlossen waren, natürlich nicht mehr ausbilden.

Historisches. Die ersten Schilderungen dieses Krankheitsbildes finden sich bei Larrey in seiner Campagne d'Egypte. In neuerer Zeit hat Gandy durch Beschreibung dreier Fälle, die er als Infantilisme reversif oder tartif bezeichnete, wieder das Interesse auf diesen Krankheitstyp gelenkt. Von diesen Fällen Gandys möchte ich nur zwei zum reinen Späteunuchoidismus rechnen. Der dritte gehört zur multiplen Blutdrüsensklerose (siehe später), ebenso gehören dorthin die Fälle, die Claude und Gougerot als insuffisance pluriglandulaire endocrinienne beschrieben haben, bei denen der Späteunuchoidismus nur eine Teilerscheinung in dem Krankheitsbilde ist. Später behandelten Cordier und Rebattu diesen Gegenstand in einer größeren Studie und traten wieder dafür ein, die Krankheit als Infantilisme regressif type Gandy zu bezeichnen. In einer Studie, die ich über diesen Gegenstand veröffentlichte, wies ich darauf hin, daß die Erscheinungen bei dieser Krankheit, soweit sie mit dem Genitale zusammenhängen, denen bei Eunuchoiden gleichen, und hob die reinen Fälle von Späteunuchoidismus aus der Gruppe jener heraus, bei denen der Späteunuchoidismus nur eine Teilerscheinung eines viel komplizierteren Krankheitsbildes darstellt.

Kasuistik. Die Kasuistik der Fälle habe ich in der ersten Auflage bis zum Jahre 1913 ziemlich ausführlich behandelt. Seither sind noch eine Reihe von Fällen mitgeteilt worden, die hauptsächlich auf traumatischer Basis beruhen. Ich will mich hier auf einzelne Beispiele beschränken, wobei ich eine Einteilung der Fälle nach der Ätiologie, soweit dies möglich ist, vornehme. Ich möchte nur noch vorausschicken, daß die Stellung einer Reihe von Fällen unsicher ist, worauf später und im Kapitel der multiplen Blutdrüsensklerose noch zurückgekommen werden soll.

A. Fälle, die auf traumatischer Grundlage beruhen. Als Beispiel führe ich den Fall von Gallavardin und Rebattu an. 26jähriger Mann, 174 cm hoch, sieht aus wie ein 15jähriger Jüngling. Überragen der Unterlänge über die Oberlänge; die distalen Epiphysenfugen von Radius und Ulna sind noch offen. Die Stimme, die früher männlich war, ist jetzt schrill. Die Haut ist weiß und zart, Skrotum und Penis sind sehr klein (wie bei einem 10jährigen Knaben). Der Mann hatte mit 18 $\frac{1}{2}$ Jahren einen heftigen Stoß in die Skrotalgegend bekommen, er war drei Stunden bewußtlos; im Anschluß daran entwickelte sich eine bedeutende Anschwellung der Hoden und eine blutige Suffusion der Skrotalhaut. Diese Erscheinungen verschwanden im Laufe von drei Monaten wieder. Später wurden aber die Hoden immer kleiner, der Penis atrophierte, die sekundären Geschlechtscharaktere und die Libido verschwanden, es trat völlige Impotenz ein; an der von den Autoren beigegebenen Photographie läßt sich die eunuchoide Fettverteilung deutlich erkennen. Neuere Fälle von Stanley, Lichtenstern, Mühsam usw.

Hierher gehören ferner die Fälle von Achard und Demanche und von Cordier, ferner eine eigene Beobachtung, auf die ich hier kurz eingehen will. 42jähriger Mann, ziemlich korpulent, die Brüste sehr fettreich, Mons veneris und Hüften auch etwas fettreicher als gewöhnlich. Behaarung der Achselhöhlen spärlich, Genitale gut behaart. Die beiden Hoden erbsengroß. Bis vor vier Jahren vollkommen normale Potenz. Damals Operation wegen beiderseitiger Leistenhernie; es entwickelte sich beiderseits ein mächtiges Hämatom, das nach einiger Zeit wieder verschwand. Schon nach einigen Wochen Nachlassen der Potenz, die später für eine Zeit lang ganz erlosch. Libido verschwand nicht vollständig. Rasch fortschreitende Hodenatrophie und beträchtliche Zunahme des Körpergewichtes.

Diese Fälle haben also große Ähnlichkeit mit den Spätkastraten, sie unterscheiden sich von ihnen dadurch, daß die Hoden im Skrotum verbleiben.

B. Fälle, die auf syphilitischer, respektive gonorrhoischer Hodenentzündung beruhen. In diese Gruppe gehören vielleicht einige der von Larrey beschriebenen Fälle, ferner von neueren z. B. der Fall von Lereboullet, ferner der Fall von Dalché (hier vielleicht auch leichte Ausfallserscheinungen von seiten anderer Blutdrüsen), ferner der von Dupré, ferner der von Gandy (46jähriger Mann), ferner ein Fall von Gandy (42jähriger Mann), bei dem der Beginn der Erkrankung ungefähr mit einer beiderseitigen gonorrhoischen Hodenentzündung zusammenfällt. Neuerdings ein Fall von Wittgenstein und Kroner. Ob es Fälle gibt, die auf Mumpsorchitis beruhen, ist mir nicht bekannt.

C. Fälle von andersartiger Ätiologie. Ein Fall von Galliard. Beginn der Erkrankung fällt mit einem Ekzem zusammen. Ein Fall von Cordier und Francillon. 35jähriger Mann, Beginn der Erkrankung nach einem schweren Typhus im 24. Lebensjahr. Ein Fall von Gougerot und Gy, Beginn der Erkrankung im 48. Lebensjahr nach einer „schwer difinierbaren akuten Infektionskrankheit". Vielleicht gehört auch der Fall von Belfield hierher.

Symptomatologie Der Späteunuchoidismus findet sich fast ausschließlich bei Männern. Es sind auch Beobachtungen bei Frauen bekannt, doch sind dies nicht reine Fälle, sie gehören vielmehr in das Kapitel der hypophysären Kachexie bzw. der multiplen Blutdrüsensklerose. Die Ursache der Erkrankung bei Männern ist entweder ein heftiges Trauma, das die Genitalien trifft, oder eine beiderseitige hochgradige Hodenentzündung auf syphilitischer oder gonorrhoischer Grundlage, oder Mumpsorchitis (?), oder es sind schwere Infektionskrankheiten, die den ganzen Organismus und wahrscheinlich auch die Hoden in Mitleidenschaft ziehen. Im Anschluß an diese Noxen entwickelt sich meist ganz allmählich die Atrophie des Genitales und zugleich eine Rückbildung der sekundären Geschlechtscharaktere. Bei den angeführten Fällen fiel der Beginn der Erkrankung zwischen das 18. und 53. Jahr.

Die Veränderung an den Genitalien muß als Rückbildung und nicht, wie Claude und Gougerot meinen, als bloße Atrophie bezeichnet werden. Ich stimme darin vollkommen mit Gandy überein. Die Rückbildung der Hoden kann geradezu frappant sein, die Hoden werden als haselnuß-, bohnen-, erbsen-, kirschengroß bezeichnet. In den meisten Beschreibungen wird die besondere Weichheit der Hoden hervorgehoben. Auch die Nebenhoden bilden sich zurück. Skrotum und Penis können so sehr an Volumen abnehmen, daß sie den Organen eines 8—10jährigen Knaben gleichen. Auch die Prostata nimmt an der Atrophie teil. Das Bild gleicht vollkommen dem, wie es beim Früheunuchoidismus beschrieben wurde. Auch bei Frauen kommt es mit der Atrophie der Ovarien zu hochgradiger Rückbildung der Gebärmutter und des ganzen Genitalapparates.

Die Funktion des männlichen Genitales leidet hochgradigen Schaden. Es kann vollständige Impotenz mit völligem Unvermögen der Kohabitation auftreten. Dabei kann die Libido vollständig verschwinden. In anderen Fällen besteht nur Impotenz, während die Libido in abgeschwächter Form bestehen bleibt. Bei den Formes frustes besteht noch die Möglichkeit der Kohabitation, nur bedarf es, worauf Cordier und Rebattu hinweisen, viel stärkerer Reize, um eine Erektion herbeizuführen. Die Kremasterreflexe sind meist abgeschwächt oder fehlen vollständig. Auch die Funktionsstörung gleicht also vollkommen der beim Früheunuchoidismus.

Dasselbe gilt auch von der Gesichtsfarbe. In allen Fällen ohne Ausnahme ist Blässe des Gesichts und Zartheit der Haut des Körpers notiert. Oft findet sich auch ein gelbliches Kolorit, ferner Faltung der Stirnhaut wie bei den Eunuchen. Gedunsenheit der Gesichtshaut ist unter den herangezogenen Fällen nur ganz selten.

Das Kopfhaar bleibt stets reichlich, ist aber meist etwas trocken. Die Fälle mit fleckweiser Alopezie gehören nicht zum reinen Späteunuchoidismus.

Die Körperhaare fallen in den schweren Fällen ganz aus, der Schnurrbart, der vorher üppig gewesen sein kann, kann vollständig ausfallen, oder er lichtet sich wenigstens stark. Häufig finden wir die Angabe, daß die Patienten, die sich früher mehrmals in der Woche rasieren mußten, dies nun gar nicht oder viel seltener tun müssen. Lichtung der Wimpern und Augenbrauen dürfte wohl nicht zum reinen Bild dieser Krankheit gehören. Auch der Stamm und die Extremitäten können vollkommen kahl werden. Die Achselhaare, die Haare am Skrotum, am Perineum, selbst an der Peniswurzel können vollständig ausfallen.

Sehr wichtig für die Auffassung des Krankheitsbildes sind die Veränderungen der Gestalt. Es ist ohne weiteres einleuchtend, daß da, wo der Beginn der Krankheit in ein Alter fällt, in dem sämtliche Epiphysenfugen geschlossen sind, eine Ausbildung des eunuchoiden Skelettypus nicht mehr möglich ist. Von besonderer Wichtigkeit sind deshalb die Beobachtungen von Gallavardin und Rebattu und Cordier und Francillon. In dem ersten Fall fällt das Trauma in das 19. Lebensjahr. Im zweiten Fall liegt der Beginn der Erkrankung Anfang der zwanziger Jahre. Im ersten Fall kommt es noch zur Andeutung des Eunuchenskelettes und sind diejenigen Epiphysenfugen, die am spätesten verknöchern, im 26. Lebensjahr noch offen. Bei dem zweiten Fall tritt noch ein Weiterwachsen um 3 cm nach dem 24. Lebensjahr ein.

Häufig ist der Einfluß auf die Weichteile vermerkt. In manchen Fällen findet sich die Angabe, daß mit dem Beginn der Erkrankung eine Adipositas aufgetreten ist, in anderen, daß die Brüste fettreich geworden sind, oder daß die Hüften sich stärker rundeten und der Mons veneris fettreicher wurde.

In der Mehrzahl der Fälle wird ferner angegeben, daß die Stimme, die früher männlich gewesen ist, sich im Verlauf der Erkrankung änderte. Es kommt nicht zur Ausbildung einer Fistelstimme, wie bei den Eunuchen oder Früheunuchoiden, wohl aber wird die Tonlage höher und die Stimme wird schrill.

Bei den reinen Fällen findet sich zwar keine Veränderung der Intelligenz, wohl aber des Trieblebens: Apathie, Schwerfälligkeit, Vergeßlichkeit. Ferner finden sich bei den reinen Fällen sehr häufig Angaben über Veränderungen des moralischen und psychischen Verhaltens, Angaben, daß solche Individuen ähnlich wie Früheunuchoide psychisch leicht erregbar sind und zu Jähzorn und Lügenhaftigkeit hinneigen. In zwei Fällen ist auch vorübergehende Polyurie vermerkt (Gougerot und Gy und Dalché). In dem einen Fall trat der Späteunuchoidismus nach einer akuten Infektionskrankheit, in dem zweiten nach Lues auf. Ich komme darauf noch später zurück.

Pathogenese. Es erübrigt nun noch, die Frage zu diskutieren, ob es berechtigt ist, diese Fälle als eine besondere Krankheitsform herauszugreifen und ihnen den Namen „Späteunuchoidismus" zu verleihen. Wie schon eingangs erwähnt, ist in Frankreich über die Stellung solcher und ähnlicher Fälle unter den Blutdrüsenerkrankungen lebhaft diskutiert worden. Gandy faßte sie als Dysthyreoidie und Dysorchidie auf. Gallavardin und Rebattu sprachen sich mehr zugunsten der Keimdrüsen aus, Cordier und Rebattu unterschieden zwischen einem infantilisme régressif myxoedemateux und non myxoedemateux. Claude und Gougerot endlich reihten diese Fälle alle unter die Insuffisance pluriglandulaire ein. Die Verwirrung scheint meines Erachtens nach leicht zu beseitigen, wenn man bei der Einteilung dieser Fälle den ätiologischen Faktor ganz in den Vordergrund stellt und diejenigen Fälle vor allem herausgreift, die den Wert eines Experimentes haben, nämlich die traumatischen. Da wo akute Infektionskrankheiten oder Noxen mehr allgemeiner Natur zur Degeneration der Keimdrüsen geführt haben, ist nur zu gut verständlich, daß auch andere Blutdrüsen oft mit Schaden leiden, daher sich dem durch Ausfall der

Keimdrüsen entstehenden Krankheitsbild anderartige oft schwer definierbare Züge hinzugesellen. Über die Bedeutung der Schilddrüseninsuffizienz an diesem Krankheitsbilde kann man sich ebenfalls klar werden, wenn man das Experiment heranzieht. Wird bei einem Individuum, das die volle Reife erlangt hat, die Schilddrüse total entfernt, so kommt es zwar auch zu Störungen der Genitalfunktion, aber niemals zu jener Rückbildung der Genitalien, wie sie hier beschrieben wurde. Die thyreopriven Störungen der Genitalfunktion lassen sich durch Thyreoidinmedikation bekanntlich beseitigen. In diesem Sinne ist es wichtig, daß bei den reinen Fällen von Späteunuchoidismus Schilddrüsenmedikation gar keinen Erfolg hat. Beim Myxoedema spontaneum adultorum liegen die Verhältnisse nicht immer so klar wie beim thyreopriven Myxödem. Es ist aber zu bedenken, daß in diesen Fällen die Erkrankung, die zur Sklerose der Schilddrüse führt, sehr leicht und sehr oft auf andere Blutdrüsen übergreift und daß wir es dann nicht mehr mit bloßen Fernwirkungen zu tun haben.

Bei einem die Hoden treffenden Trauma, bzw. bei den Formen, bei denen eine Erkrankung der Testes vorausgegangen ist, ist das Auftreten des Späteunuchoidismus verständlich. Bei den traumatischen Fällen ist es allerdings möglich, daß die Dystrophie der Hoden auch durch eine Schädigung der Samenstränge oder der zu den Testes führenden Nerven hervorgerufen wurde. Takahashi hat gezeigt, daß Exstirpation des Sympathikus einer Seite regelmäßig auf derselben Seite Hypoplasie der Keimdrüsen hervorruft. Eine weitere Frage ist die, ob der Ausfall der beiden Keimdrüsen regelmäßig einen Späteunuchoidismus herbeiführt. Widal und Lutier haben einen Fall von „kongenitaler kompletter Hodenatrophie" mitgeteilt, bei dem die Erscheinungen des Späteunuchoidismus nicht vorhanden gewesen sein sollen. Cordier und Rebattu diskutieren die Möglichkeit, daß in diesem Fall noch funktionsfähige Inseln von Leydigschen Zwischenzellen oder ektopischem Keimzellengewebe vorhanden waren. In neuerer Zeit sind ähnliche Fälle von Hermann und Bermann mitgeteilt worden. Die zahlreichen Fälle, bei denen sich im Krieg nach Schußverletzungen der Hoden die Erscheinungen des Späteunuchoidismus einstellten, machen es sehr wahrscheinlich, daß sich in den seltenen negativen Fällen eine Aufklärung vielleicht im Sinne von Cordier und Rebattu finden lassen wird. Die Fälle mit streng lokalisierter Erkrankung der Hoden sind gewiß pathogenetisch den Spätkastraten ganz nahe verwandt. Immerhin scheint mir der Name Späteunuchoidismus für dieselben richtiger, da die zu beobachtenden Erscheinungen vollkommen denen des Eunuchoidismus gleichen und da, wie schon erwähnt, die Dystrophie der Hoden oft nicht direkt durch den krankmachenden Prozeß erfolgen muß. Viel schwieriger ist die Pathogenese bei der dritten Gruppe zu erfassen. Denn hier ist es fraglich, ob der krankmachende Prozeß direkt in den Testes bzw. in unmittelbar benachbarten Organen angreift, oder ob wir es hier nicht mit einer Fernwirkung von seiten der Hypophyse oder von seiten der trophischen Zentren in der Regio hypothalamica zu tun haben. In allen Fällen, wo gleichzeitig Symptome vorliegen, die auf eine Erkrankung der Hypophysengegend hindeuten, z. B. vorübergehende Polyurie, Veränderungen der Sella, Epilepsie in den Fällen von Gougerot und Gy und Dalché, ja selbst in den Fällen von Syphilis, bei denen nicht eine direkte syphilitische Erkrankung der Hoden nachgewiesen ist, wird man an eine primäre Erkrankung in der Gegend der Hypophyse bzw. in der Regio hypothalamica denken und damit rechnen müssen, daß der Späteunuchoidismus nur eine Folge dieser Erkrankung ist. Sehr bemerkenswert ist in dieser Hinsicht der Fall von P. Harvier und L. v. Bogaert (Lues mit 24 Jahren), bei dem eine Herabsetzung des Grundumsatzes um $23^0/_0$

gefunden wurde, während bei Eunuchoiden der Grundumsatz meist annähernd normal ist. Dasselbe gilt natürlich erst recht von Fällen, bei denen sich wie im Fall Eichler der Späteunuchoidismus im Anschluß an einen Schädelbasisbruch entwickelte, oder von Fällen nach Enzephalitis (Fall von Max. Meyer). Diese Fälle gehören streng genommen in das Kapitel der Dystrophia adiposo-genitalis, wobei es, wie in dem betreffenden Kapitel ausgeführt wurde, oft sehr schwer sein wird, die hypophysäre oder hypothalamische Genese auseinander zu halten, um so mehr als das differential-diagnostisch wichtige Moment der Wachstumsstörung wegfällt.

Beim Weibe sind mir reine Fälle von Späteunuchoidismus nicht bekannt. Die Spätkastration führt bekanntlich nicht zu einer nennenswerten Veränderung der sekundären Geschlechtscharaktere. Die Fälle von Späteunuchoidismus bei der Frau, die bisher mitgeteilt wurden, scheinen mir alle in das Kapitel der hypophysären Kachexie bzw. der multiplen Blutdrüsensklerose zu gehören.

Therapie der Keimdrüseninsuffizienz. A. Beim Manne: Bisher verfügt man noch nicht über ein aus Keimdrüsen gewonnenes Extrakt, das bei regelmäßiger Injektion einen vollen Ersatz für den Keimdrüsenausfall bieten würde. Bekanntlich haben Brown-Séquard, Bayroff, Zoth, Tarchanoff, Poehl u. a. bei Injektion von Hodenextrakten oder dem zuerst von Schreiner dargestellten Spermin eine Erhöhung der körperlichen und geistigen Leistungsfähigkeit beobachtet. Aber die im Organismus nach Kastration auftretenden Ausfallserscheinungen können damit nicht beseitigt werden. Dasselbe gilt auch von anderen im Handel befindlichen Präparaten: Testogan (Yohimbin + Stierhodenextrakt), Thyreotestogan (+ Schilddrüse). Bei den damit erzielten Effekten kann auch die parenterale Eiweißwirkung eine Rolle spielen. Auch von Röntgenbestrahlung (Borak) oder Diathermie (Liebesny) der Hypophysengegend hat man eine günstige Wirkung gesehen.

In der Therapie der Keimdrüseninsuffizienz hat uns die neueste Zeit durch die gelungenen Hodenüberpflanzungen einen bedeutenden Fortschritt gebracht.

Zuerst einige Bemerkungen über die Technik der Hodentransplantation. Nach R. Lichtenstern erfolgt die Implantation am besten in die Muskulatur der Inguinalgegend, da hier das Implantat am besten vor Traumen geschützt ist. Der Hoden wird in zwei Hälften geteilt und auf jeder Seite eine Hälfte implantiert. Die Albuginea wird daran belassen, um einen Schutz gegen eine allzu lebhafte Resorption durch das Nachbargewebe zu gewähren. Von der Faszie des Musculus obliquus wird ein 2 cm großes Stück exzidiert, der Muskel zart skarifiziert, die Hodenhälfte aufgesetzt und die Albuginea rings mit zarten Nähten fixiert. Die Operation erfolgt unter Äthernarkose, nicht unter Lokalanästhesie, um eine Schädigung des Implantates zu vermeiden. Absolute Bettruhe durch 12 Tage. Am besten werden natürlich normale Hoden verwendet, die eventuell in steriler Kochsalzlösung bis zu 24 Stunden aufbewahrt werden können, eventuell auch kryptorche Hoden, die ihrem Träger Schmerzen verursachen und nicht mehr herunter gezogen werden können. Bei beiderseitigem Kryptorchismus ist die Wegnahme eines Hodens nicht erlaubt, da eventuell der andere nicht ausreicht.

Mit frisch aus der Leiche entnommenen Hoden (Stanley) sind nur Erfolge von kurzer Dauer erzielt worden. Über Heterotransplantation liegen nur Berichte von Stanley mit Widderhoden ohne wesentlichen Erfolg und von Voronoff und Torek mit Hoden von anthropoiden Affen angeblich mit gutem Erfolg vor.

Die günstigsten Erfolge sind bisher bei Spätkastraten bzw. bei der traumatischen Form des Späteunuchoidismus erzielt worden. Der erste Fall stammt von Lépinasse, dann folgen Fälle von Nonne, Stocker, Walker und besonders von Lichtenstern. Letzterer berichtet über sieben Fälle, darunter fünf Fälle mit Dauerwirkungen (in einem Fall bisher acht Jahre). Die sekundären Geschlechtscharaktere entwickelten sich wieder, in einem Fall sogar elf Jahre nach der in der Pubertätszeit erfolgten Kastration. Schon am dritten bis vierten Tag nach der Operation zeigte sich eine gewisse Erotisierung, die wieder abklang, aber nach einer Woche wieder zum Vorschein kam und sich dann allmählich steigerte. Die Lanugohaare wandelten sich zu kräftigen Haaren um. Bei dem in der Jugend kastrierten Kranken kam es zu kräftiger Entwicklung des Penis, in allen Fällen zur Wiederentwicklung der Prostata. In zwei Fällen kam es etwa ein Jahr später wieder allmählich zur Rückbildung der Sexuszeichen.

Auch beim Eunuchoidismus lassen sich durch die Hodenimplantation Erfolge erzielen. Nur treten diese nach Lichtenstern viel später ein als bei erwachsenen Kastraten. Oft setzen die Veränderungen erst mehrere Monate nach der Operation allmählich ein. Der Erfolg ist um so bedeutender, je jünger das Individuum ist. In der Nähe der dreißiger Jahre sind die Erfolge schon sehr gering oder bleiben ganz aus (Schereschewsky).

B. Beim Weibe: Man unterscheidet zwei Gruppen von Ovarialpräparaten, die aus dem Gesamtovar und die aus dem Corpus luteum allein gewonnenen. Ferner solche, die durch Extraktion mit Wasser und solche, die durch Extraktion mit Alkoholäther gewonnen werden (z. B. Agomensin, Sistomensin) und endlich solche, die durch tiefer eingreifende chemische Manipulationen gewonnen werden (die Optone und das Herrmannsche Cholesterinderivat). Nach den Untersuchungen von Zondek und Loewy haben die Optone keine Wirkung auf den Gaswechsel. Die verschiedene Wertigkeit der Präparate dürfte zum Teil auch davon abhängen, daß nicht immer geeignete Tiere verwendet werden (C. Bucura). Eine vollständige Verhinderung der Kastrationsfolgen scheint mit allen diesen Präparaten bisher nicht zu gelingen. Über ihre Anwendung bei A- bzw. Dysmenorrhoe soll später berichtet werden. Die klinische Wirksamkeit der neuesten, von Allen, Doisy, Frank, B. Zondek und G. Aschheim (Follikulin), E. Laqueur u. a. gewonnenen Präparate ist noch nicht erprobt. Hingegen sind bereits sehr gute Resultate durch Ovarientransplantation erzielt worden. Die halbierten Ovarien werden am besten auf die Musculi recti mit der Halbierungsfläche aufgenäht. So haben z. B. Sippel, Unterberger u. a. über gute Erfolge mit Autotransplantation bei Fällen berichtet, die wegen doppelseitiger Adnexerkrankungen kastriert werden mußten. Die Dauer der Wirkung betrug fünf Jahre. Hingegen sind bisher die Erfolge bei Homoiotransplantation, insbesondere was die Dauer der Wirkung anbelangt, weniger günstig. In den günstigen Fällen wurde die Kastrationsinvolution des Uterus und die übrigen Ausfallserscheinungen aufgehalten. Wie weit die Ovarientransplantation bei primärer Unterentwicklung der Keimdrüsen von Erfolg ist, läßt sich heute noch nicht sagen. Bei Eunuchoiden dürfte eine frühzeitige Operation aussichtsreich sein, während mir der Erfolg bei Infantilen sehr fraglich erscheint. H. Zondek berichtet von einem Fall von geniteller Fettsucht, bei dem nach Eierstocküberpflanzung die psychischen und vasomotorischen Erscheinungen zurückgingen und eine Steigerung des vorher herabgesetzten Grundumsatzes um 15% erfolgte. Die Fettsucht verschwand aber nicht.

Die klimakterischen Ausfallserscheinungen sollen durch wiederholte Bestrahlung der Hypophysengegend günstig beeinflußt werden (A. Szenes und J. Palugyay).

5. Die ovariogenen Störungen der Menstruation.

Störungen der Menstruation sind früher meist auf entzündliche Veränderungen des Uterus zurückgeführt worden. Mit der Erkenntnis, daß die zyklischen Vorgänge, welche im Uterus vor sich gehen, einen regelmäßigen Ablauf von Follikelreifung und Corpusluteumbildung erfordern, hat sich die Anschauung immer mehr durchgesetzt, daß die Ursache der Menstruationsstörungen sehr häufig in einer Störung der Vorgänge im Ovar gelegen ist. Diese Vorgänge können gestört werden durch verlangsamte und unvollkommene Eireifung, durch Nichteintreten des Follikelsprunges, durch überstürzte Ovulation oder gleichzeitige Heranbildung mehrerer Follikel, durch Störung in der Corpusluteumbildung oder durch Bildung mehrerer Corpora lutea oder durch abnorm lange Persistenz des Corpus luteum, durch Bildung von Corpusluteumzysten u. v. a. Solche Störungen äußern sich entweder in Amenorrhoe oder Hypermenorrhoe oder in Oligo- oder Polymenorrhoe. Sie finden sich sowohl in der Menarche als auch im geschlechtsreifen bzw. präklimakterischen Alter. Als pathologisch-anatomisches Korrelat der Amenorrhoe findet sich bei besonders schweren Störungen oft eine kleinzystische Degeneration des Ovariums mit abnorm starker Ausbildung des Bindegewebes in der Rindenschichte, wodurch die Berstung des Follikels verhindert wird (Bartel und Herrmann). Aber abgesehen von primär im Ovarium sitzenden Ursachen können krankhafte Prozesse in den Adnexen oder im kleinen Becken, langdauernde Stauungszustände usw. zu Störungen der zyklischen Vorgänge im Ovarium führen. Endlich dürften auch Fernwirkungen von anderen Blutdrüsen (besonders von der Schilddrüse, vielleicht auch von der Hypophyse) solche Störungen hervorrufen. Betreffs der Differentialdiagnose der ovariogenen Menstruationsstörungen gegenüber solchen anderer Genese sei auf die Handbücher der Gynäkologie verwiesen.

Die Behandlung dieser Zustände erfolgt entweder durch perorale oder subkutane Verabreichung von Ovarialpräparaten, wobei sich anscheinend die Extrakte aus dem Gesamtovar besser für die Behandlung der Amenorrhoe, die Corpusluteumextrakte besser für die Behandlung der Dysmenorrhoe eignen. In Fällen, die sich gegen die Ovarialpräparate refraktär verhalten, hat sich die Ovarialresektion (Thaler, Pfeilsticker u. a.) manchmal sehr gut bewährt. Bei Persistenz des Corpus luteum oder bei Corpusluteumzysten ist die Exstirpation des Corpus luteum indiziert. Bei gleichzeitigen Erscheinungen von Hypothyreoidismus ist eine Thyreoidinmedikation oder eine kombinierte Ovarialthyreoidinmedikation zu versuchen. Sehr bemerkenswert ist ferner die Angabe, daß Bestrahlung der Hypophysengegend solche ovariogene Menstruationsstörungen manchmal beseitigt (Hofbauer, Werner, Borak u. a.).

6. Die frühzeitige Altersinvolution der Keimdrüsen.

Horsley hat zuerst darauf hingewiesen, daß die im Greisenalter auftretenden Veränderungen der Haut und anderer Gewebe, besonders die Vermehrung des Bindegewebes eine gewisse Ähnlichkeit mit denen nach Schilddrüsenexstirpation aufweisen, und daß andererseits die Lokalisation des Fettansatzes im Alter dem beim Eunuchoidismus ähnlich sei. In einer ausführlichen Studie hat Lorand den Gedanken vertreten, daß die Ursache des Alterns hauptsächlich in einer Degeneration des Blutdrüsensystems zu suchen sei. Für das physiologische Altern möchte ich mich diesem Gedanken nicht anschließen, sondern vielmehr glauben, wie auch Ewald es tut, daß jedes andere Organ sich in gleicher Weise wie das Blutdrüsensystem an der Altersinvolution beteiligt. Hingegen gibt es ein pathologisches, frühzeitig einsetzendes Altern. Wir haben es bei der hypophysären Kachexie kennen gelernt und werden im Kapitel der multiplen Blutdrüsensklerose noch ausführlich darauf zurückkommen. Bei dieser Form des pathologischen Alterns steht die Funktionsstörung der Hypophyse ganz im Vordergrunde, wobei allerdings sekundär der Ausfall der Keimdrüsenfunktion eine nicht minder bedeutende Rolle spielen dürfte. Bei einer anderen Form des vorzeitigen Alterns muß aber die Ursache in einer primären Funktionsstörung der Keimdrüsen gesehen werden. Schon die frühzeitigen Alterserscheinungen, wie sie sich bei den Eunuchen und auch bei den Eunuchoiden finden, weisen darauf hin, besonders die welke Haut, der geringe Tonus der Muskulatur und auch das psychische Verhalten. Es gibt nun anscheinend gar nicht so selten Fälle, bei denen nach einigen Dezennien normaler oder manchmal exzessiver Keimdrüsentätigkeit eine vorzeitige Involution der Keimdrüsen und damit ein frühzeitiges Senium einsetzt, Welkwerden der Haut mit starker Runzelung, Müdigkeit, Herabsetzung der körperlichen und geistigen Leistungsfähigkeit, gleichzeitig mit starker Herabsetzung oder mit dem Erlöschen der Keimdrüsenfunktion. Für solche Fälle hat Steinach eine Operation vorgeschlagen, die in der Unterbindung des Samenstranges auf einer Seite besteht und die auf dem Gedanken beruht, daß bei der infolge der Sekretstauung auftretenden völligen Degeneration des germinativen Anteiles der interstitielle Anteil entlastet und zu neuer Wucherung angeregt wird. Tatsächlich hat Steinach in seinen Versuchen an alten Rattenböcken, wie schon früher erwähnt, Verjüngungserscheinungen beobachtet. Auch beim Menschen sind eine Reihe günstiger Erfolge mitgeteilt worden (Steinach und Lichtenstern, Knud Sand, Peter Schmidt, Ch. H. Cheatwood, W. Edgar, Harry Benjamin, K. M. Walker u. a.). Die mitgeteilten Erfolge bestanden in einem Wiederaufleben der sexuellen Tätigkeit und in einer Zunahme der körperlichen und geistigen Leistungsfähigkeit. A. Loewy und H. Zondek beobachteten ferner bei präsenilen Menschen, bei denen der Grundumsatz vor der Operation um $20-30\%$ tiefer eingestellt war, ein Ansteigen desselben bis zur Norm, ebenfalls mit einer Steigerung der Leistungsfähigkeit. Nach einigen Wochen sank allerdings der Gaswechsel wieder auf die frühere Höhe und auch die Leistungsfähigkeit nahm wieder ab. S. Voronoff empfahl in solchen Fällen von Präsenilität statt der Steinachschen Operation die Implantation von Hoden von anthropoiden Affen; der erste von ihm so operierte Fall betraf einen 52jährigen Mann mit allgemeiner psychischer Depression, mit Schwächung des Gedächtnisses, mit Fettleibigkeit und Impotenz; es trat eine Abnahme des Körpergewichtes um 7 kg und eine vollkommene Wiederherstellung der körperlichen und geistigen Leistungsfähigkeit und auch der Genitalfunktion ein.

Gegen den Steinachschen Vorschlag hat sich lebhafter Widerspruch erhoben. Vor allem wurde darauf hingewiesen, daß bei den operierten Fällen das vorzeitige Altern auf einer Urinintoxikation infolge Urinstauung durch eine bestehende Prostatahypertrophie beruht haben könne. Nach A. W. Fischer entsteht die Prostatavergrößerung durch Wucherung der submukösen Drüsen; durch die Prostatektomie oder die Unterbindung der Samenstränge könne man die submukösen Drüsen zur Rückbildung bringen und dadurch eine Entlastung der Nieren herbeiführen. Aber auch gegen jene Fälle, wo eine Urinintoxikation nicht vorliegt, wurde eingewendet, daß die Steinachsche Annahme von einer Wiederbelebung der „Pubertätsdrüse" nicht richtig sei. Die beobachtete erotisierende Wirkung der Steinachschen Operation beruhe vielmehr auf einer Stauung der Samenflüssigkeit und auf einer Mehrresorption der an die Funktion des germinativen Anteiles gebundenen Hormonproduktion. Es sei daher mit Sicherheit zu erwarten, daß der erotisierende Einfluß des

Eingriffes nur vorübergehend sei, daß es sich überhaupt nur um eine vorübergehende Aufpulverung handle und daß nach Abklingen derselben die Altersinvolution und die ihr zugrunde liegende Arteriosklerose nur um so rascher fortschreite. Auch mit der Möglichkeit anderweitiger Schädigungen muß gerechnet werden, so hat z. B. Mendel über einen Fall berichtet, bei dem wenige Stunden nach Unterbindung des Vas deferens schwere geistige Störungen mit stark erotischer Färbung auftraten. Endlich sind gegen die Steinachsche Operation eine Reihe auf ethischer und sozialer Basis ruhender Einwendungen erhoben worden. Ein abschließendes Urteil über diese Frage ist heute noch unmöglich. Wenn überhaupt, ist ein solcher Eingriff jedenfalls nur bei sorgfältigster Indikationsstellung und Berücksichtigung aller äußeren Umstände erlaubt.

Auch bei dem frühzeitigen Klimakterium der Frauen hat man eine Anregung der ovariellen Tätigkeit durch schwach dosierte Röntgenbestrahlung versucht. Ja man hat sogar versucht, durch Exstirpation des Uterus mit Unterbindung der Tuben das Ovulum zur Resorption zu bringen (Lipmann). Wie Zondek mit Recht betont, ist von diesen Verfahren nichts zu erwarten, da im Klimakterium die Follikelbildung aufhört und schließlich ein bindegewebiger Rest übrig bleibt. Hingegen wurde bei frühzeitigem Klimakterium mit Präsenilität, sowohl Auto- wie Homoiotransplantation von Ovarien manchmal mit Erfolg ausgeführt (Literatur bei P. Sippel).

Statt der Steinachschen Operation wird in neuester Zeit Pinselung der Nerven von Hoden und Ovarien mit 5—8% Phenollösung vorgeschlagen, die eine elektive lähmende Wirkung auf den Gefäßsympathikus haben soll (K. Doppler). Bei günstiger Wirkung kommt es nach Liebesny zu einem Ansteigen des Grundumsatzes und Abfall der spezifisch-dynamischen Nahrungswirkung.

7. Der Hypergenitalismus, bzw. die vorzeitige Geschlechtsentwicklung.

Begriffsbestimmung. Wir haben schon im Kapitel über die Zirbel und bei Besprechung der Nebennierenrindentumoren Fälle von Hypergenitalismus bzw. vorzeitiger Geschlechtsentwicklung kennen gelernt. Es gibt nun auch solche Fälle, bei welchen Zirbeldrüsen- bzw. Nebennierenrindentumoren nicht gefunden wurden. Hingegen fanden sich in solchen Fällen häufig Tumoren der Keimdrüsen, nach deren operativer Entfernung sich die Erscheinungen des Hypergenitalismus wieder zurückbildeten. Es gibt also auch einen primär von den Keimdrüsen ausgehenden Hypergenitalismus.

Symptomatologie. Die vorzeitige Geschlechtsentwicklung findet sich sowohl bei Knaben wie Mädchen. Neurath führte bereits 43 Fälle von vorzeitiger Geschlechtsentwicklung bei Knaben an. Bei solchen Individuen kann es schon in den ersten Lebensjahren zu exzessiver Entwicklung der Genitalien kommen.

Ich führe folgende Beispiele an:

In dem Falle von Bernhardt-Ziehen handelte es sich um einen 3jährigen Knaben, bei welchem mit dem 18. Monat ein enormes Wachstum einsetzte. Mit zwei Jahren waren bereits Scham-, Achsel- und Barthaare vorhanden. Mit 2½ Jahren waren die Beine behaart; der Knabe war 103 cm lang, der Schädelumfang betrug 53 cm, das Körpergewicht 49,5 kg. Er sah wie ein 7—8jähriger Knabe aus. Mit acht Jahren wurde er wieder untersucht. Er war jetzt 138 cm lang (116 cm entsprechen dem Alter). Der Schädelumfang betrug 56,5 cm. Die Geschlechtsteile waren wie bei einem ausgewachsenen Mann entwickelt. Er sah auch aus, als wenn er 25—30 Jahre alt wäre. Seine Intelligenz war ziemlich gut entwickelt, er war lebhaft, zeigte Neigung zum weiblichen Geschlecht, sein Benehmen war aber sonst kindlich. Als ein weiteres Beispiel führe ich den Fall von Hudovernig und Popovicz an. Bei der späteren Untersuchung von Hudovernig war der Knabe $5\,^1/_2$ Jahre alt. Mit $1\,^1/_2$ Jahren hatte er eine fieberhafte Krankheit (Meningitis?) durchgemacht. Seither soll das abnorme Wachstum bestanden haben. Er war 137 cm hoch und 35,5 kg schwer, entsprechend einem Alter von 15—16 Jahren. Der Penis war 9 cm lang, die Testes waren sehr gut entwickelt. Die Psyche war infantil. Die Intelligenz war eher zurückgeblieben. Schädel und Gesicht waren etwas asymmetrisch. Die Ossifikation war, wie die Röntgenuntersuchung ergab, soweit vorgeschritten wie bei einem 15—16jährigen Knaben. Auch die Schädelknochen waren gut entwickelt, die Sella turcica soll vergrößert gewesen sein, doch sind die diesbezüglichen Angaben nicht überzeugend. Der Knabe wurde zuerst mit Thyreoidintabletten resp. mit Thyreoidintabletten plus Jodkalium behandelt. Das exzessive Wachstum wurde dadurch nicht beeinflußt. Später wurden Ovarialtabletten verabreicht. In dieser Zeit war das Wachstum etwas geringer (nur 3,1 cm in neun Monaten gegenüber 5,7 cm in sechs Monaten der ersten Periode und 5 cm in zehn Monaten der zweiten Periode). Der Knabe soll in der dritten Periode auch psychisch ruhiger geworden sein. Hudovernig nimmt an, daß die Ovarialtabletten das exzessive Wachstum verlangsamt hätten. Ich möchte dies bezweifeln. Berechnen wir das Wachstum pro Monat, so erhalten wir in der ersten Periode 0,95 cm, in der zweiten 0,5 cm, in der dritten Periode 0,34 cm. Es findet sich also eine allmähliche Abnahme des exzessiven Wachstums, welche sicher, wie wir später sehen werden, auf dem allmählich eintretenden Epiphysenschluß beruht. Im Fall von Stone hatte der Vater des Knaben ebenfalls eine vorzeitige Entwicklung gezeigt. Endlich erwähne ich noch den Fall von K. Obmann, einen nicht ganz 4jährigen Knaben, bei dem die Ossifikationsverhältnisse dem eines 8—10jährigen Knaben entsprachen, und den Fall von Howard.

Diese Fälle haben alle die vorzeitige und exzessive Entwicklung des Genitales und der sekundären Geschlechtscharaktere, ferner die vorzeitige Mutation der Stimme und die exzessive Körperentwicklung gemeinsam. In einzelnen Fällen entwickelte sich auch eine Hypertrichosis. Schon in den ersten Lebensjahren kommt es zu Erektionen, Ejakulationen — Pellizzi wies in seinen Fällen Spermatozoen nach — und eventuell zu vorzeitigem Geschlechtstrieb. Die Entwicklung des äußeren Genitales eilt dabei oft der Entwicklung des ganzen Körpers voraus. Was letztere anbelangt, so finden sich Knochensystem und Muskulatur meist in gleicher Weise beteiligt. Es kommt also zu einem passageren Riesenwuchs; da aber der Epiphysenschluß, wie sich durch die Röntgenuntersuchung leicht feststellen läßt, eher verfrüht ist, so ist die definitiv erreichte Körpergröße nicht übernormal, sondern meist sogar eher gering. Die psychische und intellektuelle Entwicklung solcher Individuen hält nicht gleichen Schritt mit der Körperentwicklung; sie zeigen meist ein ihrem Alter entsprechendes kindliches Benehmen, das nur durch die frühzeitig erwachende Vita sexualis ein eigentümliches Gepräge erhält. Zondek sagt mit Recht, daß die meist erhaltene kindliche Psyche durch das Vorhandensein einer unter Umständen lebhaften Libido eine groteske Einstellung erfährt. Die Auffassung solcher Fälle als primärer Hypergenitalismus wird ohne autoptischen Befund oft unsicher sein, in einzelnen Fällen ist aber durch die Operation der sichere Beweis erbracht worden, daß ein primärer Hypergenitalismus vorlag.

Ich erwähne besonders den Fall von Sacchi:

Es handelte sich um einen 9jährigen Knaben, der sich bis zu seinem fünften Jahre normal entwickelt hatte; in diesem Jahr setzte ein exzessives Wachstum und insbesondere eine exzessive, prämature Entwicklung der Genitalien und der sekundären Geschlechtscharaktere ein; gleichzeitig entwickelte sich ein Tumor des linken Hodens; mit neun Jahren war der Knabe 44 kg schwer und 143 cm lang. Die Unterlänge soll 77 cm betragen haben. Der Körper zeigte also infantile Dimensionen zum Unterschied vom echten Riesenwuchs, welcher, wie wir später sehen werden, entweder normale oder eunuchoide Dimensionen aufweist. Bei dem Knaben wurde der Hodentumor, der sich als ein alveoläres Karzinom erwies, entfernt. Einen Monat nach der Operation fielen die Barthaare aus und die abnorme Behaarung an den Extremitäten bildete sich zurück. Die Haare am Mons veneris blieben. Der Penis wurde kleiner, die vorher tiefe Stimme wurde kindlich, die Pollutionen und Erektionen hörten auf.

Es gibt aber auch solche Fälle, bei denen sich kein Tumor der Keimdrüsen feststellen läßt. Im weiteren Verlaufe zeigen solche Fälle dann oft ein frühzeitiges Altern. J. G. Kiernan erwähnt als besonders grasse Beispiele hierfür den Kratenuus, einen Bruder des Antigonus, der innerhalb von sieben Jahren Kind, Jüngling, Erwachsener, Vater und alter Mann wurde, oder Ludwig II. von Ungarn, der mit 14 Jahren einen kompletten Bart bekam und sexuell reif wurde, mit 15 Jahren heiratete, mit 18 Jahren graue Haare hatte und mit 20 Jahren starb. Ich erwähne diese Fälle nur der Kuriosität halber; ob sie zum primären Hypergenitalismus gehören, muß ich dahingestellt sein lassen.

Beim weiblichen Geschlecht werden solche Fälle von prämaturer Geschlechtsentwicklung meist unter dem Titel Menstruatio praecox beschrieben. Die ältere Literatur findet sich bei Kußmaul und v. Haller. Neurath zählt 83 Fälle, Kraseman bereits 130 Fälle aus der Literatur auf. Der Beginn fällt meist in das zweite Lebensjahr. Die äußeren Genitalien entwickeln sich in abnormer Weise meist stärker als die inneren. Die sekundären Geschlechtscharaktere (Behaarung usw.) und die Entwicklung der Mammae ist immer abnorm frühzeitig. Wie beim männlichen Geschlecht findet sich ein mehr oder weniger exzessives Wachstum des Körpers. Auch die Dentition, der Zahnwechsel, das Auftreten der Knochenkerne und der Schluß der Epiphysenfugen sind verfrüht. In manchen Fällen kommt es zu frühzeitiger Schwangerschaft. Reuben und Manning führen 83 Fälle von frühzeitiger Schwangerschaft an, alle waren unter 15 Jahren und hatten Zeichen von Pubertas praecox. Unter den 83 Fällen waren 14 Totgeburten. Halban weist darauf hin, daß es in manchen Fällen von Ovarialtumoren zu Erscheinungen von Hypermaturität kommt (Hypertrophie der Mammae, Kollostrumbildung, Pigmentierung der Brustwarzen). Sänger fand in einem Falle sogar in der Hypophyse die typischen Schwangerschaftsveränderungen.

Ich führe folgende Beispiele an. Bei dem Falle von Geinitz fand sich Menstruatio praecox bei einem 18 Monat alten Mädchen. Der Uterus desselben hatte die Größe desjenigen eines 12—14jährigen Mädchens. In dem Falle von Klein mit Menstruatio praecox ($2^1/_2$ Jahre) war die Vulva so groß wie bei einem 14jährigen Mädchen. Stocker beschreibt zwei Zwillingsschwestern, von denen die eine schon bei der Geburt größer war. Die Menstruation begann bei ihr nach Vollendung des ersten Lebensjahres. Sie trat ganz regelmäßig alle vier Wochen auf und dauerte drei Tage. Mit acht Jahren hatte das Kind die Größe und das Aussehen eines 12jährigen Mädchens; sie maß 139 cm und wog 34,75 kg, während ihre Zwillingsschwester nur 121 cm hoch war und 20 kg wog. In dem Falle von Neurath handelte es sich um ein 6jähriges Mädchen, welches an Körpergröße und Gewicht ihre 8jährige Schwester weit übertraf. Die Ossifikationsverhältnisse entsprachen ungefähr dem 10.—11. Lebensjahr. In dem Falle von Wolff handelte es sich um ein vier Jahre und ein Monat altes Mädchen. Schon bei der Geburt fiel die Größe auf. Seit dem zweiten Lebensjahr menstruierte das Kind. Es sah wie ein siebenjähriges Mädchen aus. Das Haupthaar war lang. Die Körperlänge betrug 121 cm, das Körpergewicht 26 kg, die Spannweite 114,5 cm (also auch hier potenzierte kindliche Dimensionen). Die Intelligenz entsprach dem Alter des Kindes. Die Mammae waren sehr gut entwickelt. Der Mons veneris war behaart. Die Ossifikation entsprach der eines 10jährigen Kindes. Besonders instruktiv ist der Fall von v. Haller. Bei diesem setzte die Menstruation mit zwei Jahren ein, mit acht Jahren wurde das Mädchen geschwängert, kurz nachher hörte auch das vorher exzessive Wachstum auf. Sie wurde 75 Jahre alt. Dieser Fall zeigt, daß auch beim weiblichen Geschlecht vorzeitiger Verschluß der Epiphysenfugen auftritt. Auch in dem Fall von Krabbe kam es zuerst zu raschem Wachstum, dann zur Verknöcherung der Epiphysenfugen und Stehenbleiben im Wachstum. In dem Falle von Riedel mit Menstruatio praecox (6jähriges Kind) war der Uterus so groß wie bei einem 17jährigen Mädchen. Es bestand ein Ovarialsarkom, nach dessen Exstirpation die Menstruation sistierte. Ich erwähne ferner den Fall von Verebely: schon im sechsten Monat menstruiert, überragt um 10 cm die Durchschnittsgröße; kindskopfgroßes, linksseitiges Ovarialsarkom mit reichlicher Gefäßbildung. Uterus hatte die Größe wie bei einem 18jährigen Mädchen. Nach der Exstirpation des Tumors gingen alle Erscheinungen bis auf die tiefe Stimme zurück. Im Fall von Lenz ($6^1/_2$jähriges Mädchen) entsprachen die Skelettverhältnisse denen eines 18jährigen Mädchens. Im Falle von Krasemann (6jähriges Mädchen) entsprach die Entwicklung des Genitales und der

Keimdrüsen der eines 14jährigen Mädchens, die des Knochensystems auch der eines 14—16jährigen Mädchens.

Sehr bemerkenswert ist, daß es mit der Entwicklung von Ovarialtumoren bei erwachsenen Frauen zu ähnlichen Erscheinungen der Vermännlichung kommen kann, wie wir sie bei den Nebennierenrindentumoren kennen gelernt haben. So berichtet Biedl von einem 20jährigen Mädchen mit gut ausgeprägtem weiblichem Habitus, gut entwickelten Brüsten und regelmäßiger Menstruation. Unter Aufhören der Menstruation kam es zu Schwund des Körperfettes, die Brüste wurden weich, die Kopfhaare dünner und kürzer, es trat Behaarung am ganzen Körper auf, es entwickelte sich ein dichter dunkler Backen- und Schnurrbart, die Stimme wurde tiefer. Drei Jahre später Operation wegen eines Ovarialtumors. Auch in dem Falle von Bingel traten bei einer vorher ganz normalen Frau mit der Entwicklung eines Luteinzellentumors des Ovariums Zeichen der Vermännlichung auf, die nach der Exstirpation wieder zurückgingen.

Pathologische Anatomie. Bei einem Teil der Fälle von Hypergenitalismus finden sich, wie bereits erwähnt, maligne Tumoren der Keimdrüsen. In anderen Fällen werden die Keimdrüsen nur als ungewöhnlich groß geschildert. Bei zwei Fällen der Literatur wird Hydrozephalus angegeben (Fall von Wetzler); auch in dem Fall von Pellizzi bestand neben ausgesprochenem Hypergenitalismus und exzessivem Wachstum Hydrozephalus mit Konvulsionen. Ob diese Fälle dem primären Hypergenitalismus zugehören, ist zweifelhaft.

Überhaupt ist es fraglich, ob die **Pathogenese** aller vorliegender Beobachtungen einheitlich ist. Bei den Fällen mit Keimdrüsentumoren im Kindesalter liegt die Annahme gewiß nahe, daß es sich hier um eine abnorm früh einsetzende und exzessiv gesteigerte Funktion der Keimdrüsen handelt, wobei eventuell die Tumorzellen die Funktion der spezifischen Keimdrüsenzellen übernehmen oder die Anwesenheit des Tumors an sich den abnormalen Reiz für die Keimdrüsen abgibt. Die Beurteilung der Frage, inwieweit dabei eine sekundäre Beeinflussung der Nebennierenrinde mit eine Rolle spielt, ist dadurch erschwert, daß man bisher zu wenig auf die Nebennierenrinde geachtet hat. Ob der in den angeführten Fällen von Ovarialgeschwülsten bei Erwachsenen beobachtete Umschlag in den heterosexuellen Typ, wie Halban meint, auf das Vorhandensein einer hermaphroditischen Anlage zurückzuführen ist, scheint mir zweifelhaft, so lang nicht nachgewiesen ist, daß in solchen Fällen die Nebennierenrinden nicht hyperplastisch waren.

Therapie. Sofern Tumoren der Keimdrüsen nachweisbar waren, wurde die Operation eingeleitet. In manchen Fällen war, wie in der Kasuistik angeführt wurde, der Erfolg bemerkenswert. Ob Röntgen-, Radium- oder Mesothoriumbestrahlung in solchen Fällen bereits versucht wurde, ist mir nicht bekannt. Auch in Fällen ohne nachweisbare Tumoren wäre durch die Bestrahlung der Keimdrüsen eine günstige Beeinflussung der abnormen Keimdrüsenentwicklung und dadurch der vorzeitigen Entwicklung des Organismus denkbar.

XI. Pluriglanduläre Erkrankungen.
(Die multiple Blutdrüsensklerose, der Riesenwuchs.)

In der Literatur tritt mehrfach die Tendenz zutage, die einzelnen Blutdrüsenerkrankungen als pluriglanduläre Erkrankungen aufzufassen. Die Folge davon muß sein, daß die einzelnen typischen Krankheitsbilder verwischt werden, und daß das mühsam Errungene in der allgemeinen Verwirrung wieder verloren geht. Die Erkrankung einer Blutdrüse hat allerdings regelmäßig Funktionsstörungen in anderen Blutdrüsen zur Folge, die eventuell wieder behoben werden können, wenn die primär erkrankte Drüse gesund wird oder wenn ihr Ausfall durch die Therapie gedeckt wird. In anderen Fällen kann man beobachten, daß die Erkrankung, die eine Blutdrüse ergriffen hat, im weiteren Verlauf auf andere Glieder des Blutdrüsensystems übergreift. Auch hier läßt sich in der Mehrzahl der Fälle feststellen, welche Blutdrüse zuerst ergriffen wurde; meistens steht aber die Erkrankung dieser Blutdrüse so sehr im Vordergrunde, daß ich auch in solchen Fällen die Bezeichnung pluriglanduläre Erkrankung lieber vermeiden möchte. Ich halte es vielmehr für richtiger, diese Bezeichnung für jene Fälle zu reservieren, bei denen aus dem klinischen Bild geschlossen werden muß, daß ein Krankheitsprozeß das ganze oder wenigstens einen großen Teil des Blutdrüsensystems nahezu gleichzeitig erfaßt hat. Als eine solche pluriglanduläre Erkrankung muß die multiple Blutdrüsensklerose bezeichnet werden. In solchen Fällen haben wir es mit generalisierten Ausfallserscheinungen von seiten des Blutdrüsensystems zu tun.

Die Frage, ob es ein Gegenstück hierzu gibt, d. h. ob eine generalisierte Hyperplasie des Blutdrüsensystems mit entsprechenden Erscheinungen gesteigerter Funktion vorkommt, scheint mir bisher noch nicht spruchreif. Es ist ja gar kein Zweifel, daß bei der Akromegalie neben dem Hypophysenvorderlappenadenom nicht selten hyperplastische Veränderungen der Schilddrüse und der Nebennierenrinde gefunden werden. Allein an der Diagnose Akromegalie wird man deshalb nie zu zweifeln brauchen. So sehr beherrschen die Symptome von seiten der Hypophyse das Bild. Die einzige Erkrankung, für die vielleicht die obige Annahme paßt, ist der Riesenwuchs. Ich werde später ausführlich darlegen, daß ich den Riesenwuchs nicht als eine bloße Akromegalie des Kindesalters, wie dies Launois und Roy taten, auffassen kann. Die enorm gesteigerte Wachstumstendenz des ganzen Körpers scheint mir vielmehr auf eine Potenzierung des ganzen Blutdrüsensystems hinzudeuten, die meist von einer raschen Erschöpfung gefolgt wird, wobei einzelne Blutdrüsen rascher Zeichen der Funktionsschwäche zeigen als andere. Eine Seite des Problems scheint mir bisher nicht geklärt, nämlich die, ob wir die Ursache dieser gesteigerten Wachstumstendenz allein in dieser Potenzierung des Blutdrüsensystems sehen dürfen oder ob nicht von vorneherein eine abnorme Anlage des gesamten Organismus einschließlich des Blutdrüsensystems angenommen werden muß. Vorderhand scheint es mir noch am zweckmäßigsten, den Riesenwuchs unter die pluriglandulären Erkrankungen einzureihen.

A. Die multiple Blutdrüsensklerose.

Begriffsbestimmung. Die multiple Blutdrüsensklerose ist eine Krankheit, die dadurch zustande kommt, daß ein in manchen Fällen nicht näher definierbarer, aber vielleicht immer infektiöser Krankheitsprozeß mehrere Blutdrüsen gleichzeitig ergreift, zu hochgradiger sklerotischer Atrophie derselben und dadurch zu Ausfallserscheinungen führt. Meist werden Hypophyse, Schilddrüse, Nebennieren und Keimdrüsen, selten auch die Epithelkörperchen ergriffen. Dementsprechend finden sich die Erscheinungen der hypophysären Kachexie, des Späteunuchoidismus, des Myxödems und des Morbus Addisonii, eventuell auch der Tetanie mehr oder weniger stark ausgesprochen. Die unaufhaltsam sich zu den höchsten Graden entwickelnde Kachexie beherrscht das Krankheitsbild.

Historisches. Ein Teil der Fälle, die ich seinerzeit unter diesem Namen zusammenfaßte, gingen in der Literatur unter sehr verschiedenen Namen. Gandy beschrieb einen Teil der Fälle als Infantilisme réversif ou tardif und sah in der Erkrankung der Schilddrüse das wichtigste ätiologische Moment. Cordier und Rebattu stellten die Keimdrüsen in den Mittelpunkt der Pathogenese und unterschieden zwischen Dysorchidie und Dysorchidie + Dysthyreoidie. Einen wesentlichen Fortschritt bedeuteten die Arbeiten von Claude und Gougerot, die 1907 dieses Krankheitsbild unter dem Namen insuffisance pluriglandulaire endocrinienne beschrieben. Claude und Gougerot gingen aber viel zu weit, indem sie und besonders auch spätere französische Autoren, z. B. Sourdel, Fälle hier einreihten, deren Stellung mir ganz unsicher zu sein scheint. Ich habe dann unter dem Namen der multiplen Blutdrüsensklerose jene Fälle zusammengefaßt, bei denen eine primäre gleichzeitige oder nahezu gleichzeitige Erkrankung mehrerer Blutdrüsen vorliegt, Fälle, deren pathologisch-anatomisches Korrelat wir nach den vorliegenden Autopsien in einer entzündlichen Sklerose und Atrophie der Blutdrüsen erblicken müssen.

Die neueren Untersuchungen von Simmonds über die hypophysäre Kachexie haben insofern einen weiteren Fortschritt gebracht, als sie vermuten lassen, daß die Erkrankung des Hypophysenvorderlappens an der dem Krankheitsbild der multiplen Blutdrüsensklerose zugehörigen schweren Kachexie meist einen wesentlichen Anteil hat.

Kasuistik. Seit meiner ersten Publikation sind zahlreiche weitere Fälle von multipler Blutdrüsensklerose mitgeteilt worden. Ich führe hier die wichtigsten Fälle an; unter ihnen befinden sich allerdings einige, deren Stellung, wie wir später sehen werden, nicht ganz klar ist. Von den älteren Fällen nenne ich die Fälle von Claude und Gougerot, von Gandy, von Brissaud und Bauer, von Sainton und Rathery, von Josserand, von Gougerot und Gy, von Sourdel, eine eigene Beobachtung; in neuerer Zeit kommen hierzu Fälle von R. Maresch, von Donath und Lampl, von Hirsch-Jaffé, von Hirsch-Berberich, eine eigene Beobachtung, von Bussi, von Austrogésilo, von Hochstetter-Veit, von Lindemann, von Petschacher und Hönlinger, von Zondek, von Jungmann-Zondek und von Přibram.

Als Beispiel führe ich folgenden Fall an (Gougerot und Gy). 52jähriger Mann, früher sehr kräftig, sehr potent, mit 41 Jahren eine „schwer zu definierende" Infektionskrankheit mit Schmerzen in den Gliedern und im Leibe, Erbrechen und Benommenheit, $2\frac{1}{2}$ Monate dauernd. Nachher Asthenie, vorübergehende Polyurie. Von nun ab nimmt die Libido und Potenz allmählich ab und verschwindet. Die Barthaare fallen aus, Achsel- und Schamhaare fehlen fast vollständig. Greisenhaftes Aussehen, die Hoden atrophieren, Kältegefühl, Spitzentuberkulose, Lupus auf der Nase, Erysipel, später Pneumonie. Autopsie: Schilddrüse hochgradig sklerosiert, rechter Lappen 6 g, linker 5 g. Hoden ebenso sklerosiert, rechter 18 g, linker 20 g. Nebennieren hauptsächlich in der Rinde, auch Pankreas sklerosiert, ebenso die Hypophyse (0,3 g) und die Epithelkörperchen. Auch Leber, Milz und Nieren sklerotisch.

Eine sehr genaue klinische Beobachtung liegt bei dem folgenden Falle vor:

Beobachtung XLIII: 40jähriger Mann (Anamnese teilweise von der Frau des Patienten erhoben). Vater des Patienten mit 60 Jahren an Magenkarzinom, Mutter mit 45 Jahren an Lungentuberkulose gestorben. Ein Bruder starb ebenfalls an Tuberkulose, sonst keine Tuberkulose in der Familie. Ein Onkel starb an Diabetes. Keine Gicht, keine Fettsucht, kein Basedow in der Familie. Der Patient selbst hat in der Jugend Masern und Scharlach durchgemacht. Mit 20 Jahren Lungenspitzenkatarrh, der wieder ausheilte. Der Patient war sonst bis zu seinem 35. Jahr gesund. Vita sexualis war völlig normal. Er hat mit 28 Jahren geheiratet, hat drei gesunde Kinder. Kopfhaar war reichlich, auch der Stamm und die Extremitäten waren ziemlich stark behaart. Bartwuchs reichlich. Achsel- und Schamhaare reichlich. Potenz und Libido vollkommen normal. Hat nie besonders exzediert, mit 22 Jahren Gonorrhoe und leichte Hodenentzündung. Keine Lues. War nie besonders muskelkräftig, immer eher etwas mager, doch fühlte er sich gesund und konnte seinem Beruf als Kaufmann, der hier und da recht anstrengend war, immer gut nachgehen. Mit 35 Jahren erkrankte er ziemlich akut mit Fieber, reißenden Schmerzen in Gliedern, Kreuz-, Halsschmerzen (ob Schilddrüse geschwollen war, kann er nicht angeben). Der Arzt nahm Influenza an und verordnete Aspirin. Einige Tage hindurch bestanden auch Diarrhöen. Das Fieber soll bis 39,5 betragen haben. Später gesellte sich, als die akuten Erscheinungen schon zurückgegangen waren, Ödem der Beine, des Gesichts und auch der Hand- und Fußrücken hinzu. Im Harn fand sich Eiweiß, und der Arzt nahm jetzt eine Nephritis an. Der Patient fühlte sich sehr schwach; nach etwa acht Wochen trat Besserung ein, doch hielt die Schwäche noch an, die Rekonvaleszenz dauerte ungewöhnlich lange, durch viele Wochen litt der Patient noch an großer Muskelschwäche, er magerte dabei ab, die ödematösen Schwellungen gingen nur langsam zurück. Nach drei Monaten erholte sich der Patient wieder, doch fühlte er sich seit jener Krankheit nie wieder gesund. Die Potenz erlosch allmählich, etwa $^3/_4$ Jahre nach der Krankheit fiel ihm auf, daß die

Hoden kleiner wurden. Auch der Penis wurde kleiner, das Haupthaar war schon unmittelbar nach der Krankheit schütter geworden, so daß sich einige kahle Stellen gebildet hatten.
Jetzt begannen auch Schnurr- und Backenbarthaare auszufallen, die Achsel- und Schamhaare, die Behaarung am Rumpf schwanden allmählich. Seit dieser Zeit siecht der Patient
dahin. Die Ärzte haben später Ausheilung der Nierenentzündung angenommen, doch soll
die Gedunsenheit der Haut sich nie ganz verloren haben. Der Patient ist sehr apathisch,
ermüdet ungemein leicht, fröstelt, wird nie recht warm, hat sein früheres Körpergewicht
nicht wieder erreicht, geistige Arbeit strengt ihn sehr an, er schläft nachts schlecht, leidet
an Druck im Kopf, klagt bisweilen über ziehende Schmerzen im Kreuz und in den Beinen;
in der letzten Zeit sollen die Schwellungen im Gesicht wieder deutlicher geworden sein.
Auch die Blässe des Gesichts hat zugenommen. Er hat verschiedene Badeorte aufgesucht
und vielerlei Medikamente genommen, darunter Jod und Arsen. Der Stuhl ist immer an-
gehalten, oft 4—5 Tage aussetzend. In der letzten Zeit soll sich wieder etwas Eiweiß im
Harn gefunden haben.

Der Patient kam im Mai 1911 in meine Beobachtung. Mittelgroße Statur, kachekti-
sches Aussehen, sieht viel älter aus. Gesichtsfarbe blaß, mit leicht gelblichem Kolorit.
Deutliches Gedunsensein des Gesichts, besonders um die Augen, an Wangen und Lippen.
Leicht livide Verfärbung der Wangen in der Mitte. Auf der Oberlippe nur ganz spärliche
Barthaare, Kinn und Wangen kahl. Haupthaar gelichtet, trocken und spröde, an einzelnen
Stellen viel spärlicher, besonders am Hinterkopf. Augenbrauen auch spärlich und ungleich-
mäßig dicht. Der Stamm ist kahl, Achselhaare fehlen, an der Peniswurzel einzelne spär-
liche Haare, Perineum fast haarfrei. Zunge vielleicht etwas verdickt. Zähne schlecht,
zum Teil kariös, die Kronen stark abgeschliffen, quere Falten an der Stirn; Haut in den
Supraklavikulargruben leicht polsterförmig verdickt, prall, auch an Hand- und Fußrücken
Haut praller, sonst am Stamm Haut eher atrophisch. Mehrere linsenförmige Pigmentflecken an der Wangenschleimhaut. Manche Stellen der Haut stärker pigmentiert, so in
den Falten der Handteller, ferner in der Umgebung der Mamillen, an Handrücken und
Vorderarmen, ferner um die Taille. Brüste nicht vergrößert. Mons veneris eher fettreich;
an den Hüften keine besondere Fettablagerung. Befund an den Hirnnerven ganz normal,
nur Chvostek II deutlich positiv. Trousseau negativ. Pupillen reagieren prompt. Augenhintergrund normal, Patellarreflexe schwach, Herzgröße perkutrisch normal, leises weiches
systolisches Geräusch am Erbschen Punkt. Puls 68, Spannung gering, Blutdruck (Riva-
Rocci) 65, Leber nicht vergrößert, Milz nicht deutlich palpabel, Nierengegend beiderseits
nicht druckschmerzhaft. Penis klein, etwa 7 cm lang. Haut am Penis gefaltet. Hoden
beiderseits etwa bohnengroß, weich, Nebenhoden auch klein, etwas härter. Skrotum klein,
weich, Untersuchung per rectum: Prostata sehr klein. Blutuntersuchung: 12 000 Leukozyten, davon 51% Neutrophile und 5% Eosinophile. Im Harn kein Zucker, Spuren von
Eiweiß. Über der rechten Lungenspitze leichte Dämpfung, ganz spärliche Rhonchi, Atem-
geräusch leicht abgeschwächt. Verordnung: Thyreoidintabletten dreimal 0,1. Nach $2^1/_2$ Monaten brieflicher Bericht, daß die myxödematösen Erscheinungen sich gebessert haben,
der Kräfteverfall ging aber weiter.

Symptomatologie. Die angeführten Fälle zeigen alle untereinander eine höchst
bemerkenswerte Übereinstimmung. Es ist daher nicht schwer, das Krankheitsbild zu zeichnen. Zu den Erscheinungen der hypophysären Kachexie und des
hierzugehörigen Späteunuchoidismus, die ich hier nicht noch einmal ausführlich
zu schildern brauche, gesellen sich myxödematöse Erscheinungen im Gesicht, in
den Supraklavikulargruben, an Hand- und Fußrücken usw., die sich, falls
eine Thyreoidinmedikation eingeleitet wird, zurückbilden. Neben dem Haarausfall im Gesicht, am Stamm und den Extremitäten finden sich meist
noch Schütterwerden der Behaarung des Kopfes, eventuell fleckenweises
Ausfallen der Haare, wie man es beim echten Myxödem sieht, Lichtung der
Augenbrauen und Wimpern, Brüchigwerden der Nägel, Lockerung der Zähne,
starkes Abschleifen der Zahnkronen. In vielen Fällen zeigt die Haut an
manchen Stellen Gedunsenheit, an anderen Stellen ausgesprochene Atrophie
und Runzelung, hochgradige Trockenheit und Abschilferung. Die Kranken
sehen infolgedessen frühzeitig gealtert aus. In einzelnen Fällen zeigte die
Schilddrüse anfangs eine Schwellung, die dann später wieder verschwand
und in eine wesentliche Verkleinerung überging. Ferner entwickeln sich in
der Mehrzahl der Fälle Pigmentierungen der Haut, besonders an den belichteten Stellen oder dort, wo die Kleider drücken, manchmal auch deutliche
Pigmentierung der Schleimhäute wie beim Morbus Addisonii, in anderen Fällen

wird mehr diffuse Braunfärbung der Haut angegeben. Fast in keinem Falle fehlt die Asthenie, die sich eventuell zu hochgradiger Prostration der Kräfte steigert; ferner finden sich fast immer Apathie und Neigung zu depressiver Stimmung, Gefühl von Kopfdruck, Vergeßlichkeit, Schlaflosigkeit und eventuell vorübergehende rheumatoide Schmerzen in den Gliedern. Daneben besteht Hypotonie, die Reaktion auf Adrenalin fehlt. Der Blutbefund ergibt meist neben der Anämie leichte Hyperleukozytose mit Mononukleose, eventuell auch leichte Hypereosinophilie. Ferner findet sich oft vorübergehend Polyurie (Rumpel, Gandy, Gougerot und Gy, Hochstetter-Veit). Gelegentlich wurden auch tetanische Krämpfe (Claude und Gougerot) oder wenigstens Symptome einer latenten Tetanie beobachtet. In ganz vereinzelten Fällen bestand anfangs ein vermehrter Fettansatz, der dann später in die für das Krankheitsbild charakteristische hochgradige Abmagerung überging. Soweit bisher untersucht, wurde der Grundumsatz herabgesetzt gefunden (Plaut, Zondek). In dem Falle von Zondek betrug der O_2-Verbrauch nur 110 ccm. S. Hirsch fand allerdings nur eine Herabsetzung um 10%. Die spezifisch-dynamische Nahrungswirkung ist herabgesetzt (Plaut). In dem Fall Hoch-stetter-Veit fanden sich Xanthelasmen an den oberen Augenlidern, ferner in der harten Hirnhaut und dem Nierenhilusgewebe. Von anderen Befunden erwähne ich noch: Erhöhung des Cholesterins im Blut (Hochstetter), Hyperosmose (Zondek), Blutzucker an der unteren Grenze der Norm oder herabgesetzt (Zondek 60 mg$\%$). Achylia gastrica et pancreatica, Herabsetzung der Reflexe, Osteoporose des Schädeldaches (Hochstetter), schwere Atrophie der Knochen, Jolly-Körperchen in der Erythrozyten als Folge der Milzatrophie (Schilling).

Pathologische Anatomie und Ätiologie. Bei jenen Fällen, bei denen eine Autopsie vor-liegt, fand sich fast regelmäßig eine deutliche Sklerose fast des ganzen Blutdrüsensystems. Es besteht nach dem pathologisch-anatomischen Verhalten der Blutdrüsen zweifellos ein Unterschied gegenüber der hypophysären Kachexie, bei welcher der glanduläre Teil der Hypophyse die verschiedensten destruktiven Prozesse zeigen kann, bei welcher aber die übrigen Blutdrüsen, besonders Thyreoidea, Nebennieren, von letzteren besonders wieder die Rinde, zwar hochgradige aber einfache Atrophie aufweisen. In vielen Fällen beruhte diese Sklerose auf einer vorausgegangenen Lues. Lindemann gibt zwar an, nur eine einfache Atrophie gefunden zu haben, in diesem Falle ist aber eine Lues vorausgegangen. Wenn diese in ätiologischem Zusammenhang mit dem Krankheitsbild steht, dann dürfte es sich wohl nicht um eine einfache Atrophie gehandelt haben. In einem Falle fand A. Murri fibröse Atrophie der Sympathikusganglien. Ferner finden sich die parenchy-matösen Organe meist atrophisch und induriert. Dieser Befund mag Wiesel zu der Auffassung geführt haben, daß die bei der multiplen Blutdrüsensklerose sich findende „abnorm frühzeitige Ergreisung der Drüsen mit innerer Sekretion" nur eine Teilerscheinung einer allgemeinen Bindegewebsdiathese sei.

Die Erkrankung betrifft meist Hypophyse, Schilddrüse und Nebennieren. In einem Fall (Gougerot und Gy) wurden auch die Epithelkörperchen, in dem Falle von Claude und Gougerot auch die Zirbel erkrankt gefunden.

Bemerkenswert ist ferner, daß in vielen Fällen akute Infektionskrankheiten dem Beginn der Erkrankung vorausgegangen sind, so in dem Fall von Josserand Influenza, in dem Fall von Gougerot und Gy eine „schwer zu definierende akute Erkrankung", desgleichen auch in meinem ersten Fall. Daß Lues sehr häufig vorausgegangen ist, habe ich schon erwähnt (Fall von Sainton und Rathery, Hirsch-Jaffé, Lindemann). In dem Fall von Claude und Gougerot und in dem von Brissaud und Bauer bestand gleichzeitig Tuberkulose. In dem ersteren fanden sich in der Schilddrüse neben der Sklerose auch Tuberkel.

Pathogenese. In den typischen Fällen stimmt das klinische Bild und der pathologisch-anatomische Befund überein. Das klinische Bild läßt eine schwere Erkrankung der meisten Blutdrüsen, insbesondere der Hypophyse, der Schild-drüse, der Nebennieren, der Keimdrüsen, evtl. der Epithelkörperchen erwarten, der pathologisch-anatomische Befund zeigt ihre schwere sklerosierende Atrophie. Begreiflicherweise gibt es auch Fälle, bei denen nicht alle die genannten Blutdrüsen in gleicher Weise erkrankt sind, es kommt dann gewissermaßen zu formes frustes. Dadurch wird die Abgrenzung gegenüber anderen Krankheitsbildern manchmal erschwert. Am wichtigsten ist die Abgrenzung von der hypophysären Kachexie. Klinisch ist sie dadurch gegeben, daß neben den Erscheinungen der hypophysären Kachexie zweifellos Symptome des Myxödems, des Morbus Addisonii und eventuell der Epithelkörpercheninsuffizienz auftreten, pathologisch-anatomisch dadurch, daß, wie schon erwähnt, bei der hypophysären Kachexie die verschiedenartigsten destruierenden Prozesse in der Hypophyse und in der Umgebung derselben, in den anderen Blutdrüsen aber nur hochgradigste Atrophie gefunden werden, während bei der multiplen Blutdrüsensklerose sich alle Blutdrüsen ziemlich gleichmäßig von einem schweren sklerosierenden Prozeß ergriffen finden. Eine besondere Besprechung bedarf das Verhalten der Keimdrüsen, bzw. der Nebennierenrinde. Da im typischen Bild der Blutdrüsensklerose die Erkrankung der Hypophyse eine vorherrschende Stellung einnimmt, so ist die schwere Atrophie der Nebennierenrinde und der Keimdrüsen an sich verständlich. Eine gleichzeitige primäre Erkrankung der Keimdrüsen ist daher nur anzunehmen, wenn sich neben den Erscheinungen hochgradiger Atrophie auch deutliche, auf entzündlicher Basis beruhende, sklerotische Veränderungen finden. Daß die Keimdrüsen aber auch dabei wirklich primär erkranken können, zeigen jene Fälle von formes frustes, bei denen sich schwere Sklerose der Keimdrüsen und keine oder nur geringe Veränderungen im Hypophysenvorderlappen finden.

Aus den obigen Ausführungen geht hervor, daß ich der Ansicht von Simmonds, daß es sich bei den Fällen von multipler Blutdrüsensklerose nur um Fälle von hypophysärer Kachexie handle, nicht zustimmen kann. Es ist völlig unberechtigt, wenn Graubner unter die Kasuistik der Fälle mit hypophysärer Kachexie einfach eine Reihe von Fällen von multipler Blutdrüsensklerose ohne jede weitere Diskussion aufnimmt; so z. B. den Fall von Claude und Gougerot, den Fall von Sainton und Rathery, den Fall von Gougerot und Gy, den Fall von Maresch und den Fall von Hochstetter-Veit. In den meisten dieser Fälle waren ausgesprochene myxödematöse Veränderungen der Haut vorhanden, die man doch nicht auf die Hypophyse beziehen kann. Ebenso gehören typische Addisonsymptome nicht zum Bilde der hypophysären Kachexie. Gerade die Fälle von formes frustes zeigen die Sonderstellung der multiplen Blutdrüsensklerose, da Fälle darunter sind, bei denen die Hypophyse nicht oder verhältnismäßig wenig beteiligt ist. Diese Fälle zeigen daher auch, daß die bei der multiplen Blutdrüsensklerose auftretende Kachexie nicht ausschließlich auf die Hypophyse zu beziehen ist.

So haben Donath und Lampl einen Fall beschrieben, bei welchem die Nebennieren eine schwerste chronische Entzündung zeigten, ähnliche, weniger schwere Veränderungen fanden sich in der Thyreoidea. Hingegen zeigte die Hypophyse außer einer Vermehrung der Hauptzellen nichts Besonderes. Chronisch entzündliche Veränderungen fanden sich auch in der Leber. Ansonsten bestand Thymuspersistenz, die Ovarien zeigten auffallend wenig Follikel, aber keine sonstigen Veränderungen. Es handelte sich also um ein thyreo-suprarenales Syndrom. Dem entsprach das klinische Bild mit dem starken Hervortreten der Addisonsymptome, der Glanzlosigkeit und Brüchigkeit und dem Ausfall der Kopfhaare, dem Ausfall der Schamhaare und der Cessatio mensium. Ähnliche Syndrome haben Goldstern, Faure-Beaulieux, Villaret und Sourdel, Montard-Martin et Malloizel, Sourdel u. a. beschrieben.

Daß sich meine Auffassung von der multiplen Blutdrüsensklerose erst in der letzten Zeit durchzusetzen beginnt, hat seinen Grund darin, daß viele Kliniker die multiple Blutdrüsensklerose immer noch mit der insuffisance

pluriglandulaire zusammenwerfen. Schon der Ausdruck insuffisance pluriglandulaire ist nicht genügend präzise, da eine pluriglanduläre Insuffizienz
bei vielen Blutdrüsenerkrankungen, ja selbst bei solchen, deren monoglandu-
lärer Charakter sicher steht, ungemein häufig ist. So findet sich z. B. beim
Myxödem regelmäßig Herabsetzung der Keimdrüsenfunktion, Herabsetzung
der Tätigkeit des chromaffinen Systems usw. Der Beweis, daß es sich beim
Myxödem um eine rein funktionelle Beeinträchtigung der anderen Blutdrüsen
handelt, liegt darin, daß mit der Behebung der Funktionsstörung der primär
erkrankten Drüse die Funktion der sekundär beeinflußten Drüsen sich rasch
wieder bessert, bzw. normal wird. Heilt das Myxödem aus oder wird Schilddrüsensubstanz verabreicht, so regelt sich auch wieder die Tätigkeit der Keimdrüsen, der Nebennieren usw.

Ich brauche nur einige Beispiele dafür anzuführen, um zu zeigen, wie verschiedenartig die Krankheitsbilder sind, die unter die insuffisance pluriglandulaire eingereiht werden. Sourdel berichtet über 64 Fälle, die er in fünf, bzw.
sechs Gruppen einteilt; unter diesen finden sich zum Teil ganz unklare Fälle,
bei denen auch die gefundenen anatomischen Veränderungen in den Drüsen gar
nicht recht mit den klinischen Symptomen übereinstimmen wollen. Wenn
Sourdel dieses Verhalten als typisch für die insuffisance pluriglandulaire bezeichnet, so muß ich ihm entgegenhalten, daß bei den typischen Fällen von
multipler Blutdrüsensklerose die klinischen Erscheinungen dem pathologisch-
anatomischen Befunde tatsächlich entsprechen.

Als pluriglanduläre Insuffizienz werden ferner häufig Fälle von Eunuchoidismus oder Späteunuchoidismus bezeichnet (z. B. Fall I von A. Curschmann).
Ferner Fälle von Idiotie, bei denen sich neben schweren Entwicklungshemmungen des Zentralnervensystems Zwergwuchs, eventuell Eunuchoidismus
und Kachexie finden, bei denen also das Blutdrüsensystem nur an der
schweren Entwicklungsstörung teilnimmt, vergleiche z. B. den Fall von Krabbe
(mit Sklerodaktylie). Borchardt beschreibt einen Fall von thyreo-sexueller
Insuffizienz als besondere Form der multiplen Blutdrüsensklerose. Es handelt
sich dabei um Fettsucht, Myxödem mit Genitalatrophie und Sklerodermie.
Die Keimdrüseninsuffizienz kann hier als Folge des Myxödems aufgefaßt werden.
Auch die verschiedenartigen klinischen Bilder, die durch die Beteiligung der
Blutdrüsen bei der Sklerodermie entstehen (Kombination mit Erscheinungen
von Myxödem, von Späteunuchoidismus, von Diabetes insipidus usw.) — eine
Mitbeteiligung der Hypophyse wurde meines Wissens bisher noch nicht beobachtet —, werden oft mit der multiplen Blutdrüsensklerose zusammengeworfen.
Auch die Bezeichnung Degeneratio genito-sclerodermica von v. Noorden ist
nicht präzis. Es handelt sich um junge, bis dahin völlig gesunde Mädchen, bei
denen nach einer bisher normalen Entwicklung plötzlich im Anschluß an eine
akute Infektionskrankheit die Periode aussetzte, starke Abmagerung und
Appetitlosigkeit eintrat, ein vorzeitiges Senium, trophische Störungen der Haut
und bei einigen Fällen auch Sklerodermie sich entwickelte. Bei einigen dieser
Fälle mag es sich um multiple Blutdrüsensklerose gehandelt haben, bei anderen
um Sklerodermie mit sekundärer Beeinflussung des Blutdrüsensystems. Ich
möchte J. Sterling zustimmen, wenn er sagt, daß sich die bei Sklerodermie
zu beobachtende pluriglanduläre Insuffizienz nicht mit der multiplen Blutdrüsensklerose deckt.

Erwähnenswert sind ferner gewisse Erscheinungen von pluriglandulärer
Insuffizienz, ja noch mehr von Blutdrüsendegeneration bei Leberzirrhose. Falk
hat zwei einschlägige Fälle von allgemeiner Hämochromatose mitgeteilt. Bekanntlich findet sich in solchen Fällen ausgesprochene Sklerose der Leber und
meist auch der Nebennieren und des Pankreas. In beiden Fällen Falks fand

sich frühzeitiges Nachlassen, bzw. Aufhören der Genitalfunktion, ohne daß die Anamnese einen Anhaltspunkt für eine vorausgegangene Erkrankung der Keimdrüsen ergab. In beiden Fällen fand sich auch fast vollständiger Haarausfall am Stamm und an den Extremitäten, ferner in den Achselhöhlen und in der Schamgegend. Die histologische Untersuchung eines exzidierten Hautstückes ergab neben Pigmentablagerungen reichliche Bindegewebswucherungen der Kutis, stellenweise waren auch die Schweißdrüsen und Haarbälge ganz von Bindegewebszügen ersetzt. Falk vermutete, daß diese Sklerosierung auch die Ursache des Haarausfalles gewesen sei. Es ließe sich aber auch die Annahme diskutieren, daß die Rückbildung der sekundären Geschlechtscharaktere z. T. auch durch Beteiligung der Keimdrüsen an der allgemeinen Sklerosierung zustande gekommen sei. Ich verweise auf die Untersuchungen von Weichselbaum und Kyrle. Sie fanden bei Individuen, die noch nicht unter dem Einfluß des Seniums standen, durch Alkoholismus zirrhotische Veränderungen der Hoden. Auch Curschmann berichtet über einen Fall mit familiärem Ikterus, vorübergehender Glykosurie, fast vollständiger Rückbildung der Körperbehaarung und Erlöschen der Keimdrüsenfunktion. Endlich haben K. Landsteiner und A. Edelmann über einen Fall von Idiotie und Leberzirrhose berichtet, bei welchem sich neben Störungen des Intellektes Gedunsenheit des Gesichtes, Fehlen der Gesichts- und Schamhaare und Störungen der Keimdrüsenfunktion fanden. Die Autopsie ergab neben einer Leberzirrhose hochgradige Atrophie der Thyreoidea und abnorme Brüchigkeit und Kalkarmut der Knochen. Endlich wären drei Fälle von Edelmann und Saxl mit Kachexie und „pluriglandulärer Insuffizienz der Drüsen mit innerer und äußerer Sekretion" zu erwähnen. Gemeinsam war allen drei Fällen Anazidität des Magensaftes, hyperchrome Anämie und Diarrhöen mäßigen Grades, bzw. Fettstühle. In Fall II und III bestand auch Sklerodermie. Bei der Sektion fand sich in allen drei Fällen eine kleine Thyreoidea, in Fall I und II hochgradige Pankreasatrophie, in allen Fällen Atrophie aller Organe; die Hypophyse wurde in keinem der Fälle untersucht. Der Schluß der beiden Autoren, daß die Schilddrüse bei dem Zustandekommen dieses Krankheitsbildes eine primäre Rolle gespielt habe, scheint mir ganz unberechtigt. Viel wahrscheinlicher ist doch, daß in diesen Fällen die Involution der Organe und auch die der Schilddrüse eine Folgeerscheinung der Kachexie, bzw. Sklerodermie sei, ebenso wie sich eine solche Involution der Blutdrüsen und überhaupt aller drüsigen Organe auch bei den schwer kachektischen Fällen von Hungerödem findet, wie dies O. Weltmann und neuerdings W. G. Stefko beschrieben haben. Auf Ernährungsstörung könnten daher auch die sklerotischen Veränderungen der Blutdrüsen, die man in Fällen von Pädatrophie gefunden hat (Thompson) beruhen. Doch haben Langstein und Putzig dies nicht bestätigen können. Auch bei dem von Hastings Gilford als Progeria, von Variot und Pironneau als Nanisme type senil bezeichneten Krankheitsbild scheint mir vorderhand die Beteiligung der Blutdrüsen mehr sekundär zu sein. Es handelt sich um zwerghafte Individuen mit völliger Haarlosigkeit, dünner atrophischer Haut, ausgesprochenem Senium praecox, infantilem Genitale, kindlichen Dimensionen des Skelettes, aber prämaturem Epiphysenschluß. Letzterer wäre bei einer im Kindesalter auftretenden multiplen Blutdrüsensklerose ebenso wie bei einer kindlichen hypophysären Kachexie ganz unerklärlich. Ebenso möchte ich annehmen, daß auch die degenerativen Veränderungen des Blutdrüsensystems beim Altern nur eine Teilerscheinung der allgemeinen Altersinvolution sind. Ferner brauche ich wohl nicht näher auszuführen, daß viele Fälle von „pluriglandulärer Insuffizienz", bei denen Tumoren in der Gegend der Hypophyse gefunden wurden (fetter Typ von Zondek, ein Fall von v. Dziembowski usw.) nicht hierher gehören.

Endlich möchte ich darauf hinweisen, daß es Fälle von schwerer Kachexie gibt, die weder auf einer Erkrankung der Hypophyse noch auf einer „pluriglandulären Insuffizienz" beruhen. Ich habe im Abschnitt hypophysäre Kachexie bereits darauf hingewiesen, daß ich einen Fall von luetischer Kachexie beobachtet habe, dessen Blutdrüsen bei der Sektion nicht wesentlich verändert gefunden wurden. Vielleicht gehört auch der von A. Frisch als pluriglanduläre endogene Insuffizienz, vielleicht auch der von W. Graubner als hypophysäre Kachexie und der von J. Bauer ebenfalls als hypophysäre Kachexie beschriebene Fall hierher.

Die bisherigen Ausführungen lassen mir daher den Schluß berechtigt erscheinen, daß zwar eine pluriglanduläre Insuffizienz bei den verschiedensten Erkrankungen vorkommen kann, die meist rein funktionell ist, manchmal sogar organisch bedingt sein kann, daß es sich dabei aber um eine sekundäre Beteiligung der Blutdrüsen handelt, während bei der multiplen Blutdrüsensklerose durch einen wahrscheinlich immer infektiösen Prozeß das Blutdrüsensystem ganz oder größtenteils primär erkrankt. In den meisten Fällen wäre daher der Ausdruck multiple Blutdrüsenentzündung noch zutreffender. Daß dieser gleichzeitigen und isolierten Erkrankung so entfernt von einander liegender Organe eine konstitutionelle Minderwertigkeit der Blutdrüsen zugrunde liegt, ist nicht von der Hand zu weisen. Wiesel scheint mir aber die Dinge auf den Kopf zu stellen, wenn er die als Folgeerscheinung der Blutdrüsensklerose auftretende Involution der Organe als bindegewebige Diathese bezeichnet und die frühzeitige Ergreisung der Blutdrüsen als eine Folge der allgemeinen Bindegewebsdiathese auffaßt. Wiesel greift damit auf die alte Bazinsche Lehre von der fibroplastischen Diathese zurück, die auch von Hart als pathologisch-anatomisch nicht gestützt angesehen wird. Was endlich die Auffassung von Aschner anbelangt, daß die Ursache der pluriglandulären Insuffizienz in einer Störung der gemeinsamen nervösen Zentralstellen im Zwischenhirn zu suchen sei, so mag dies für manche Fälle von in den Entwicklungsjahren auftretender passagerer pluriglandulärer Insuffizienz zutreffen (Blutdrüsenschwächlinge nach J. Bauer), für die multiple Blutdrüsensklerose, deren infektiöse Ätiologie heute schon mehr als wahrscheinlich erscheint, möchte ich diese Annahme nicht als zutreffend betrachten.

Differentialdiagnose. Bei der Differentialdiagnose sind daher hauptsächlich die hypophysäre Kachexie, das Myxödem, der Morbus Addisonii, der Späteunuchoidismus und die Kachexien andersartiger Genese zu berücksichtigen. Was letztere anbelangt, so sei nochmals erwähnt, daß ich in solchen Fällen den Grundumsatz nicht oder kaum herabgesetzt fand. Auch fehlt bei ihnen die Genitaldystrophie.

Die **Therapie** der multiplen Blutdrüsensklerose ist leider bisher fast aussichtslos. In den Fällen, wo sie auf Lues beruht, sollte man immer eine antiluetische Behandlung versuchen. In einzelnen Fällen sah man Besserung. Ferner lassen sich dort, wo die myxödematösen Erscheinungen besonders deutlich sind, diese durch Schilddrüsenzufuhr beseitigen. Vielleicht lassen sich die Erscheinungen des Hypophysenausfalles durch Hypophysensubstanz bessern. S. Hirsch sah vorübergehende Besserung durch Präphyson. Zondek gab Schilddrüsen- und Hypophysenextrakte zugleich mit Injektionen von Hormin (Ovarium, bzw. Testis + Schilddrüse + Nebennierensubstanz + Pankreas) und sah dabei Steigerung des Grundumsatzes, Steigerung der Leistungsfähigkeit und Zurückgehen der in diesem Falle vorhandenen exsudativen Gelenkauftreibungen. Auch französische Autoren haben schon früher eine kombinierte Organtherapie empfohlen und unter dem Einfluß derselben bisweilen vorübergehende Besserung einzelner Symptome gesehen, doch konnte die fortschreitende Kachexie meist nicht wesentlich beeinflußt werden.

B. Der Riesenwuchs.

Historisches. Der Riesenwuchs hat begreiflicherweise von jeher das Interesse der Laien und Ärzte in hohem Grade besessen. Hat doch ein Philanthrop einen Preis gestiftet, um durch die Verheiratung von Riesen untereinander größere und stärkere Menschen zu züchten. v. Langer verdanken wir die ersten wissenschaftlich wertvollen Beobachtungen über diese interessante Erscheinung. v. Langer unterschied die normalen und die pathologischen Riesen. Er beschreibt drei Skelette von normalen Riesen, eines aus dem Berliner pathologischen Institut, eines aus dem Hunterschen Museum und eines aus dem Trinity college Dublin. Diese Riesen erfreuten sich guter Gesundheit bis ins hohe Alter, sie zeigten im allgemeinen normale Dimensionen ihres Skelettes, der Größe entsprechende, also ziemlich große Schädel und einen verhältnismäßig großen Oberkörper, so daß die Oberlänge eventuell sogar die Unterlänge etwas überragte. Anscheinend sind solche Fälle außerordentlich selten. Bei der anderen Gruppe, den pathologischen Riesen, wies v. Langer zum ersten Male darauf hin, daß hier gewisse pathologische Veränderungen des Skelettes vorhanden sind, nämlich verhältnismäßig kleiner Hirnschädel mit vergrößerter Sella turcica und Vergrößerung des Gesichtsschädels mit monströsem Unterkiefer, Erweiterung der pneumatischen Räume, verstärkte Ausbildung der Muskelansätze, gewisse Abnormitäten des Beckengürtels, kurz eine Anzahl von Veränderungen, die wir heute als akromegale bezeichnen. v. Langer wies darauf hin, daß aus den Abbildungen hervorgehe, daß auch Entartungen der Weichteile, wie Vergrößerung der Zunge, der Lippen usw. bestanden hätten.

M. Sternberg hat dann [in einer ausführlichen Arbeit auf die Häufigkeit der Kombination von Akromegalie und Riesenwuchs hingewiesen. Nach Sternberg sind etwa 40% aller Riesen Akromegale und etwa 20% aller Akromegalen Riesen. In ein neues Stadium geriet die Frage, als hauptsächlich die französische Schule das Verhältnis zwischen Akromegalie und Riesenwuchs näher zu definieren versuchte. Nachdem schon Massalongo die Akromegalen als Spätriesen bezeichnet hatte, traten Brissaud und Meige mit der Lehre hervor, daß Akromegalie und Riesenwuchs ein und dieselbe Krankheit seien und auf derselben Ursache, nämlich einer Funktionsänderung der Hypophyse beruhten; dies führe bei jugendlichen Individuen zum Riesenwuchs, bei älteren, bei denen die Epiphysenfugen schon vorher verknöchert seien, zur Akromegalie. Diese Autoren vertraten auch die Ansicht, daß nur die akromegalen Riesen als eigentliche Riesen zu bezeichnen seien und daß man unter Riesenwuchs immer eine Krankheit zu verstehen habe. Diese Ansicht, der von Pierre Marie lebhaft widersprochen wurde, haben Launois et Roy in mehreren Arbeiten und in ihrer bekannten Monographie zu stützen versucht. Die beiden Autoren zeigten jedenfalls in überzeugender Weise, daß der größte Teil der bisher beobachteten Riesen Akromegale gewesen sind oder sich später akromegalisiert haben. Auch Biedl hat den Riesenwuchs ganz zum Kapitel Hypophyse geschlagen.

Symptomatologie und Typen. Nach den bisher in der Literatur vorliegenden Ansichten über die Pathogenese des Riesenwuchses ist eine einheitliche Begriffsbestimmung nicht möglich. Die Schwierigkeit beginnt schon bei der Frage, welche Menschen wir als Riesen bezeichnen sollen. Bollinger schlug vor, als hochwüchsige Menschen jene zu bezeichnen, deren Größe bis an 205 cm heranreicht und erst von Riesen zu sprechen, wenn die Körpergröße 205 cm überschreitet. Diese Einteilung ist natürlich ganz willkürlich. Es würden dann eine ganze Anzahl von in der Literatur beschriebenen Fällen nicht mehr zum Riesenwuchs gehören. Ebenso willkürlich scheint mir die besonders in der französischen Literatur vertretene Ansicht, daß nur diejenigen Riesen, welche akromegale Züge an sich tragen, als echte Riesen anzusehen seien. Wenn auch proportionierte, nicht akromegale Riesen anscheinend zu den größten Seltenheiten gehören, so kann man deren Existenz nach den bestimmten Angaben von v. Langer und Virchow nicht bezweifeln. Es scheint mir daher zweckmäßig, bei der alten Einteilung von Langer zu bleiben und zwischen normalen und pathologischen Riesen zu unterscheiden. In der Literatur finden sich ferner mehrere Fälle beschrieben, deren Körpergröße zwischen 190 und 200 cm lag, Fälle, die keine akromegalen Züge an sich trugen, hingegen alle Zeichen des typischen Eunuchoidismus aufwiesen. Es liegt hier also eine potenzierte Form des eunuchoiden Hochwuchses vor und für diese scheint mir die Bezeichnung eunuchoider Gigantismus nicht unbegründet. Sie decken sich zum Teil mit jenen Fällen, die Launois und Roy als infantilen Gigantismus bezeichneten. Nachdem ich den Eunuchoidismus scharf vom Infantilismus trenne — ich werde im nächsten Abschnitt noch auf diese Unterscheidung zurückkommen —, so muß ich die Bezeichnung eunuchoid an Stelle von infantil für präziser halten. Ich möchte hier gleich darauf hinweisen, daß aber ein Teil der von Launois und Roy als infantil beschriebenen Riesen nicht reine Eunuchoide sind, sondern bereits akromegale Züge an sich tragen. Was nun endlich die akromegalen Riesen anlangt, so werde ich mich bemühen zu zeigen, daß hier die verschiedensten Typen vorkommen, solche, die sich, um den Ausdruck von Launois und Roy zu gebrauchen, erst später akromegalisierten, solche, bei denen eunuchoide Züge oder sogar ausgeprägter Eunuchoidismus von Jugend auf bestehen, solche, bei denen es erst später zu einer Art Späteunuchoidismus kommt und endlich solche, bei denen die eunuchoiden Züge ganz fehlen, bei denen vielmehr die Funktion der Keimdrüsen und der Genitalien normal, ja sogar vielleicht vorübergehend abnorm gesteigert ist.

Bei der großen Mannigfaltigkeit der Erscheinungen des Riesenwuchses ist eine einheitliche Darstellung der Symptomatologie kaum möglich, es scheint mir am zweckmäßigsten, Beispiele aus der Literatur für die einzelnen Typen anzuführen, wobei ich hier schon betonen möchte, daß zwischen diesen Typen alle möglichen Übergänge vorkommen.

Auf die normalen Riesen möchte ich nicht weiter eingehen. Ich habe in der historischen Einleitung schon das wichtigste über dieselben gesagt.

Von eunuchoiden Riesen erwähne ich den von Launois und Roy beschriebenen 27jährigen Mann (Soc. de Biol., 10. Januar 1903). Bei demselben trat das gesteigerte Längenwachstum angeblich im Anschluß an einen Typhus auf.

Ich will nun eine Reihe von Fällen anführen, die akromegale Riesen betreffen, Fälle, bei denen die Funktion der Keimdrüsen normal war. Als erstes Beispiel teile ich eine eigene Beobachtung mit.

Beobachtung XLIV: O. B., der „bulgarische Riese", geb. in Groß-Wenkheim bei Bad Kissingen. 37 Jahre alt. Die männlichen Mitglieder der Familie sind fast alle ziemlich groß. Am größten war ein Bruder des Vaters, der 186 cm maß. Der Vater mißt 180 cm. O. B. gibt an, daß er vom 7. Lebensjahr an seine Schulkameraden an Größe zu übertreffen begann. Mit 12 Jahren war er schon so groß wie sein Vater, mit 20 Jahren etwa 206 cm, mit 24 Jahren hat er seine volle Größe (212,5 cm) erreicht. Er diente beim bayerischen Leibregiment und wurde damals nach seiner Angabe vom Generalarzt Dr. Seggel untersucht. Er war zu damaliger Zeit völlig gesund und war dem Militärdienst vollkommen gewachsen. Als junger Mensch hat er angeblich 145 kg gestemmt. Besonders in seinem 18. bis 19. Jahr soll der Appetit enorm gewesen sein. Es sei ihm ein leichtes gewesen, bei einer Mahlzeit 1 kg Fleisch mit reichlicher Zuspeise zu verzehren. Das Höchstgewicht war 195 kg. An Kopfschmerzen hat er nie gelitten. Die sexuelle Entwicklung war nach seiner Angabe vollkommen normal. Er heiratete im Jahre 1900 eine Frau, die 187 cm hoch ist. Nach einem Jahr gebar sie ein angeblich vollkommen normales, ausgetragenes Kind, das nach vier Wochen starb. Die Frau hatte dann noch später zwei Frühgeburten, etwa im fünften Monat. Die Potenz soll bisher angeblich nicht abgenommen haben. Vor sechs Jahren erkrankte er an Influenza und seither „hat er es mit dem Husten zu tun". Der rechte Lungenflügel sei defekt.

Der Mann mißt jetzt 210 cm; da eine deutliche Kyphose besteht, so ist seine Angabe, daß er früher 212,5 cm gemessen habe, sehr wahrscheinlich. Die Spannweite beträgt 220 cm, die Schulterbreite 52 cm, der Brustumfang 118 cm, die Taille 100 cm. Distanz der Spina ant. sup. bis zum Boden 124.

Es besteht, wie schon erwähnt, deutliche Kyphose, die enormen Schulterblätter stehen deutlich ab. Die Klavikeln sind mächtig entwickelt. Der Umfang des Oberarms beträgt 29 cm, er soll früher, als der Patient noch sehr muskulös war, 68 (?) cm betragen haben.

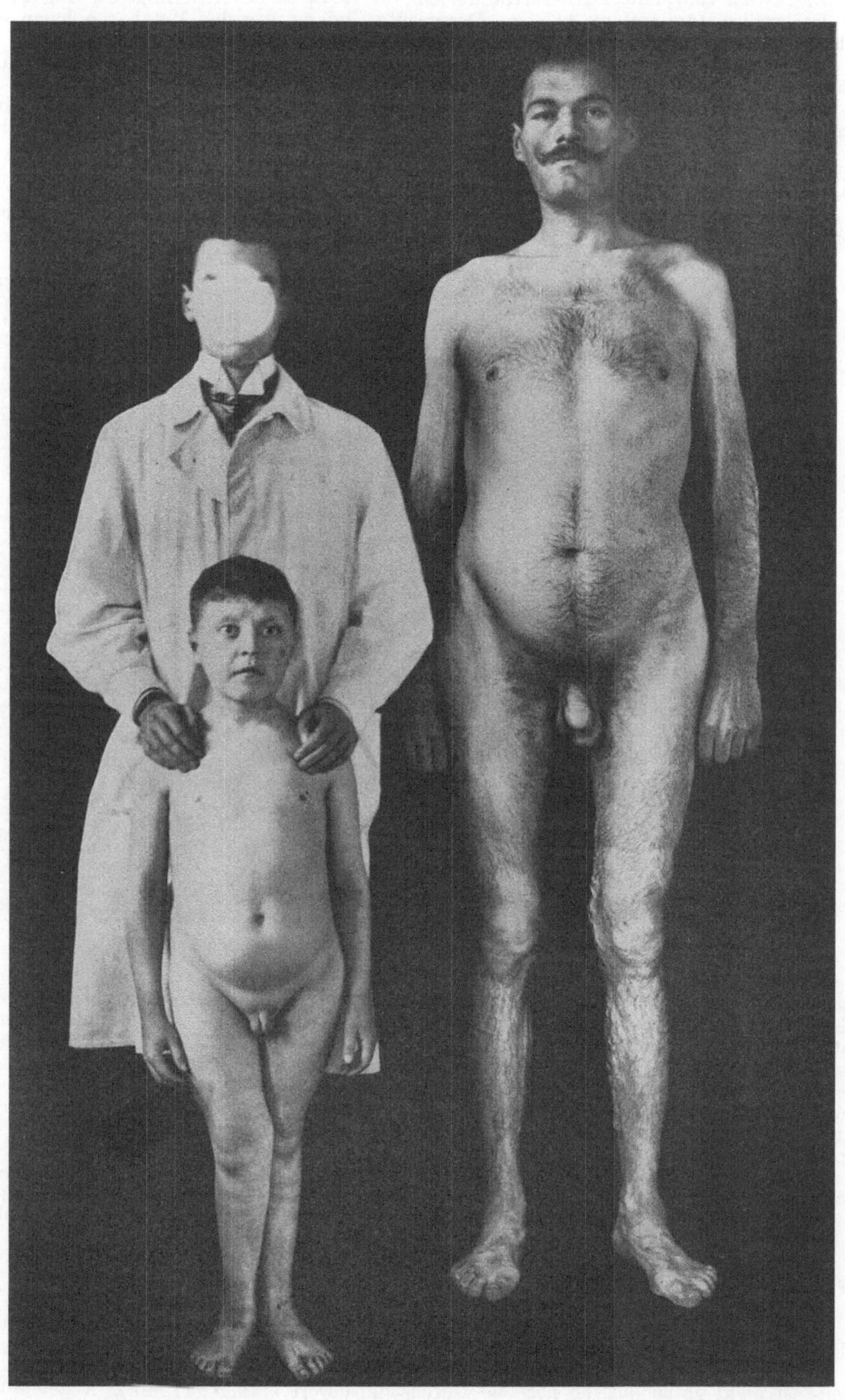

Abb. 83. Akromegaler Riese (Beobachtung XLIV), normales Individuum und hypophysärer Zwerg.

DieDistanz vom Malleol.ext. des Handgelenks bis zur Spitze des Mittelfingers beträgt 27cm.
Der größte Handumfang 30,5 cm. Der größte Umfang über den Metakarpophalangealgelenken 27 cm.

Der Mittelfinger vom Metakarpophalangealgelenk bis zur Fingerspitze 14 cm. Der Umfang des Daumens 9 cm.

Distanz der Spina ant. sup. bis zum oberen Rand der Patella 57 cm, Fußlänge 33,5 cm. Umfang über Sprunggelenkferse 43 cm, Länge der großen Zehe 9,5 cm; Umfang derselben 11 cm. Der Kopf ist enorm. Der frontookzipitale Umfang beträgt 67 cm. Die Arcus superciliares springen sehr stark vor. Ebenso die Jochbeine. Es besteht deutliche Prognathie. Die vorderen oberen Schneidezähne stehen um 1,5 cm auseinander. Das Gebiß ist vollkommen normal; es fehlt nur ein Zahn. Auch der Gaumen ist normal. Die Zunge ist unproportioniert groß. Der Gaumen ist proportioniert. Der kleinste Halsumfang beträgt 42 cm.

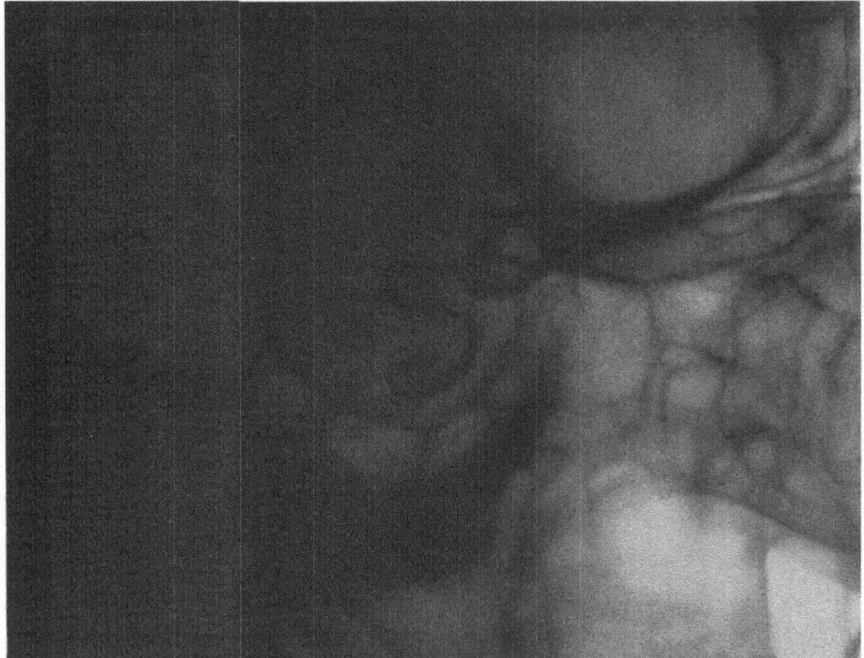

Abb. 84. Sella bei einem Fall von Riesenwuchs. (Beobachtung XLIV.)

Das Pomum Adami springt deutlich vor. Die Schilddrüse ist palpabel und proportioniert. Die Stimme ist sehr tief und laut. Die Behaarung ist sehr reichlich. Der Schnurrbart gut entwickelt, er muß sich alle zwei Tage rasieren. Die Brust und die Linea alba ist in breiter Ausdehnung behaart. Die Extremitäten sind stark behaart. Auch die Behaarung am Genitale, am Perineum und in den Achselhöhlen ist reichlich. Das Genitale ist vollkommen den Verhältnissen entsprechend. Herzdämpfung: oberer Rand der 5. Rippe, linker Sternalrand. $7^1/_2$ cm nach links vom linken Sternalrand. Herztöne rein. Es besteht leichte Tachykardie (105).

Das Orthodiagramm ergibt eine größte Herzbreite von 13 cm, Breite des Aortenschattens 7 cm. Diese Maße sind verhältnismäßig sehr klein. Tuberkulöse Affektion beider Lungenspitzen. Der Magen ist enorm groß, sackartig, reicht bis 20 cm unter den Nabel. Die gewöhnliche Wismutmahlzeit reicht gerade aus, um den Magengrund zu füllen.

Blutuntersuchung: Hämoglobin (nach Sahli) 80%, Erythrozyten 5 720 000, Leukozyten 5600, davon Neutroph. P. 65%, Lymphoz. 20%, gr. Mono. 9%, Eosinoph. 6%.

Die Untersuchung des Harns ergibt: Zucker 0, Albumen 0, Urobilin 0, Indikan +.

Augenbefund (Dozent Ulbrich): Die Pupillendistanz beträgt 72 mm (normal etwa 65). Die Länge der Lidspalten 33 mm (normal 28).

Dagegen sieht man die Bulbi abnorm weit nach allen Seiten frei liegen und die Hornhautbreite ist nicht größer als der normale Durchschnittswert beträgt (11 mm). Augenhintergrund normal, Visus und Gesichtsfeld auch für Farben normal.

Das Röntgenogramm der Hand zeigt vollkommen normale Ossifikation, die Vergrößerung betrifft Knochen und Weichteile ziemlich gleichmäßig.

Das Röntgenogramm des Schädels zeigt die enormen Verhältnisse. Man sieht die Stirn- und Kieferhöhlen bedeutend erweitert, ferner die deutliche Prognathie des Unterkiefers; die Knochen des Schädeldaches sind enorm verdickt, die Nähte stark vorspringend; besonders auffallend ist die enorme Protuberantia occipitalis externa.

Die Sella ist stark vergrößert und vertieft, die Processus clinoidei posteriores sind deutlich, die anteriores weniger deutlich zu sehen. Der Sellaeingang ist verhältnismäßig nicht sehr weit (Abb. 84).

Es handelt sich in diesem Fall um einen typischen akromegalen Riesen (vgl. Abb. 83). Die Akromegalisierung scheint schon ziemlich frühzeitig eingesetzt zu haben und ganz allmählich fortgeschritten zu sein. Wenigstens vermag der Mann keine sicheren Angaben darüber zu machen, wann sich die Vergröberung der Gesichtszüge und die Prognathie zu entwickeln begann. Er gibt an, daß seine Hände und Füße in den letzten zehn Jahren nicht wesentlich größer geworden seien. Einen Anhaltspunkt haben wir an der Kyphose. Während des Militärdienstes, also etwa 14 Jahre vor der Aufnahme des Status soll diese nicht bestanden haben. Einen weiteren Anhaltspunkt bietet die Abnahme der Muskelkraft, welch letztere um das 20. Jahr herum geradezu enorm gewesen sein muß. Die in den letzten Jahren sich entwickelnde Lungentuberkulose kann man für den Verfall sicher nur zum kleinen Teil verantwortlich machen. Anzeichen gesteigerten Hirndruckes liegen bei diesem Patienten nicht vor; damit steht der Röntgenbefund, der hauptsächlich eine Vertiefung des Sellabodens zeigt, in Einklang. Besonders wichtig ist in diesem Falle das Verhalten der Keimdrüsen. Die Funktion der Genitalien ist bis zum jetzigen Zeitpunkt völlig normal. Der Patient ist jedenfalls bis etwa zu seinem 30. Jahr zeugungsfähig gewesen. Man könnte höchstens sagen, daß der frühe Tod des ersten Kindes und die beiden folgenden Frühgeburten der Frau auf eine verminderte Wertigkeit des Samens hindeuten, doch scheint mir diese Annahme recht gewagt. In Übereinstimmung mit der sexuellen Potenz finden wir die Dimensionen des Skelettes und die Behaarung normal, letztere sogar abnorm stark entwickelt.

Auch der Riese von Huchard und Launois hatte zwei Kinder. Das abnorme Größenwachstum begann hier im 12. Lebensjahr. Mit 18 Jahren war er 197 cm hoch. Das Genitale war völlig normal entwickelt. Er erreichte das Alter von 60 Jahren und bot dann typische akromegale Erscheinungen dar. Die Sella turcica war nußgroß. Bei der Autopsie fand sich der Vorderlappen sklerosiert. Man hat diesen Fall als Beweis gegen die Überfunktionstheorie der Akromegalie herangezogen. Wohl mit Unrecht, da man sich vorstellen kann, daß im hohen Alter die akromegalen Erscheinungen mit einer sekundären Sklerosierung der Hypophyse nicht ohne weiteres zurückgehen müssen.

Eine allerdings nur kurzwährende abnorme Steigerung der Potenz zeigt der Fall von Buday und Jancso. Mit 17 Jahren war dieses Individuum sehr potent und führte den Koitus jede Nacht 4—6 mal aus. Vom 20. Jahr an wurde er allmählich impotent. Bemerkenswert ist bei diesem Fall, daß er mit 20 Jahren nur 163 cm hoch war. Nun begann er erst bedeutend zu wachsen und erreichte mit 35 Jahren eine Höhe von 198 cm. Er bot jetzt deutliche akromegale Erscheinungen dar; es fand sich ein großer Hypophysentumor, das Genitale war atrophiert, die Unterlänge war sehr bedeutend; es bestand ein Genu valgum, die Epiphysenfugen waren verknöchert (das abnorme Wachstum hatte seit zwei Jahren aufgehört). In diesem Falle finden wir schon eine Art Späteunuchoidismus mit Akromegalie kombiniert. Sehr bemerkenswert ist, daß trotz der gesteigerten Genitalfunktion zwischen dem 17. und 20. Jahr die Epiphysenfugen sich offen erhalten haben.

Als einen Fall, bei dem die Entwicklung des Späteunuchoidismus später fällt, möchte ich den von Cushing beschriebenen auffassen. Der 35jährige Patient stammte aus einer gesunden Familie. Der Vater war sechs Fuß hoch. Der Patient begann erst mit 13 Jahren abnorm rasch zu wachsen, mit 19 Jahren war er 6 Fuß 4 Zoll hoch, wog 200 Pfund und war von ungewöhnlicher Kraft. Er war intelligent, ein guter Student, und hatte „aside from an uncontrolled libido sexualis" gute Manieren. Mit 35 Jahren bot er deutliche Zeichen der Akromegalie dar. Besonders bemerkenswert scheint mir dabei die erst in der letzten Zeit auftretende Fettsucht, die, soweit ich aus der Abbildung ersehen kann, den eunuchoiden Typus zeigt, ferner das Fehlen des Bartes und die eunuchoide Behaarung. „He has practically no beard and except for a scent pubic growth of feminine distribution the skin of the trunk and extremities ist practically hairless". Das Kopfhaar war reichlich.

Auch in dem von Levy und Franchini beschriebenen Fall kam es zu einer späteunuchoiden Fettsucht. Das abnorme Wachstum hatte bei dem 66jährigen Individuum im Alter von 8—10 Jahren begonnen, die sekundären Geschlechtscharaktere waren zur Zeit der Pubertät anscheinend normal entwickelt, es kam aber nur selten zur Erektion, auch bestand nie besondere Libido. Das äußere Genitale war normal, die geistige Entwicklung ebenfalls. Er war immer muskelschwach, in den letzten Jahren entwickelte sich Fettsucht, die Akren zeigten durchwegs eine bedeutende Vergrößerung, es bestand zervikodorsale Kyphose, kurz Zeichen einer wohl seit langer Zeit allmählich erfolgenden Akromegalisierung. Die Epiphysenfugen waren geschlossen.

Ich führe nun mehrere Beispiele für den eunuchoiden Typus an, bei dem von Jugend an Ausfallserscheinungen von seiten der Keimdrüsen Einfluß auf die Skelettbildung nehmen. Hierher gehört der Riese Charles, der von Launois und Roy beschrieben wurde. Bei demselben betrug die Körperlänge im 30. Lebensjahr 204 cm. Die Unterlänge überragte die Oberlänge bedeutend. Der Penis war klein, die Testikeln waren von sehr geringer Größe; auch die Prostata war klein. Es waren bei ihm einigemal Erektionen, aber nicht Ejakulationen aufgetreten. Die Behaarung am Stamm war typisch eunuchoid. Die Epiphysenfugen waren völlig offen. Im späteren Alter traten akromegale Züge auf.

Ein ausgesprochener Fall findet sich bei Cushing, den ich wegen seiner Monstrosität genauer anführen will.

36jähriger Mann; er war schon als Knabe abnorm groß, besonders vom 15. Lebensjahr an wuchs er enorm; seit 10 Jahren ist er krank und schwach, alimentäre Glykosurie negativ. Bei der Autopsie maß der Körper 251,5 cm; die Haut ist zart, Behaarung am Kopf gut, kein Bartwuchs, keine Achselhaare, spärliche Behaarung der Schamgegend. Die Genitalien sind klein, die Hoden atrophiert. Die distale Epiphysenfuge des Radius ist noch offen. Es bestehen deutliche akromegale Symptome. Sella turcica ist sehr vergrößert (2,2 zu 2,7 cm), die Hypophyse besteht größtenteils aus einer Zyste.

Auch bei solchen eunuchoiden Riesen können also die akromegalen Veränderungen sehr bedeutend sein.

Auch eunuchoide Riesen weiblichen Geschlechts sind bekannt. Als Beispiel führe ich die Lady Aama an, die von Woods Hutchinson beschrieben wurde. Sie war ungefähr 17—19 Jahre alt, 244 cm lang; die Unterlänge überragte stark die Oberlänge, Hände und Unterkiefer waren sehr groß. Das Genitale war infantil, der Mons veneris war wenig entwickelt, die großen Schamlippen waren platt, die Klitoris war gut entwickelt und ähnelte einem schlecht ausgebildeten Penis. Die Ovarien waren beiderseits ganz klein, in granuläre Massen verwandelt. Die Hypophyse war vergrößert, die Sella turcica war zerstört. Die Mammae waren vollkommen hypoplastisch.

Ich glaube, daß die angeführten Beispiele genügen, um die ungeheuere Mannigfaltigkeit der Erscheinungen bei den pathologischen Formen des Riesenwuchses zu zeigen. Die Symptome des Eunuchoidismus respektive Späteunuchoidismus sind mit denen der Akromegalie in der verschiedensten Weise kombiniert. Wenn wir aber von den ganz seltenen Fällen von reinem eunuchoiden Riesenwuchs absehen, so finden wir zwar die Erscheinungen von Eunuchoidismus respektive Späteunuchoidismus sehr häufig, aber durchaus nicht immer, während die Erscheinungen der Akromegalie so gut wie regelmäßig vorhanden sind oder sich doch später entwickeln. In dieser Beziehung ist die Einteilung der pathologischen Riesen von Launois und Roy sehr richtig, wenn sie auch den ungemein verschiedenen Typen nicht völlig gerecht wird.

Pathogenese. Wenn wir uns nun der Pathogenese des Riesenwuchses zuwenden, so ist zuerst zu untersuchen, ob die Brissaud-Meigesche Formel, die auch von Launois und Roy vertreten wird, imstande ist, die mannigfaltigen Typen des Riesenwuchses zu erklären. Brissaud und Meige haben die Ansicht ausgesprochen, daß der Riesenwuchs nichts anderes sei als eine in der Jugend, d. h. vor erfolgtem Epiphysenschluß einsetzende Akromegalie. Gegen diese Formel hat sich schon Pierre Marie gewendet. Ich habe dann in der ersten Auflage meines Buches ausführlich begründet, warum diese Ansicht nicht zutreffen kann. In jüngster Zeit haben auch J. Fromont, Nedelkovitch, zum Teil auch Bauer und Biedl die Ansicht geäußert, daß diese Formel zum mindesten für einen Teil der Fälle nicht zutreffen kann.

Nun können wir heute schon als sicherstehend ansehen, daß die Hypophyse und zwar der glanduläre Anteil derselben einen Einfluß auf das Wachstum ausübt. Exstirpation des Vorderlappens im jugendlichen Alter führt im Tierexperiment zum Zwergwuchs. Auch die klinische Erfahrung zeigt, daß bei Schädigung der Hypophyse Hemmung im Wachstum erfolgt. Durch Einverleibung von Vorderlappenextrakten konnte im Tierexperiment ferner die durch Exstirpation des Hypophysenvorderlappens bedingte Wachstumshemmung wieder behoben werden (B. M. Allen). Und ebenso liegen klinische Beobachtungen über eine Förderung des Wachstums bei hypophysären Zwergen vor. Ferner ist es im Tierexperiment gelungen, durch Implantation von Hypophysen, bzw. durch Einverleibung von Vorderlappenextrakten ein abnorm schnelles Wachstum bzw. Riesenexemplare der betreffenden Tierspezies zu erzeugen (Exner, B. M. Allen, R. Wulzen, E. Uhlenhuth, Evans und Long). Daß auch beim Menschen durch Funktionssteigerung der Hypophyse ein abnormes Wachstum hervorgerufen werden kann, zeigen ja eben die pathologischen Riesen. Unter diesen gibt es Fälle, bei denen zuerst nur ein gesteigertes Wachstum zu beobachten war und die Akromegalisierung erst später einsetzte. Ich verweise z. B. auf den Fall III von Nedelkovitch, der mit 19 und 20 Jahren 166 cm hoch war, dann bis zum 28. Jahr die Höhe von 187 cm erreichte, während die Akromegalisierung erst nach dem 30. Jahr einsetzte. Daß der wachstumsfördernde Einfluß der Hypophyse zur Geltung kommt, setzt natürlich ein Offensein der Epiphysenfugen voraus. Andererseits führt natürlich abnorm langes Offenbleiben der Epiphysenfugen nicht immer zum Hochwuchs. Wir haben ja beim Eunuchoidismus einen fetten, nicht hochwüchsigen und einen hochwüchsigen Typus kennen gelernt, von welch letzterem fließende Übergänge zu den eunuchoiden Riesen hinführen. In den Fällen von Eunuchoidismus, bei denen es zu Hochwuchs kommt, muß man also eine sehr starke oder übernormale Hypophysenfunktion annehmen.

Nun haben wir aber schon im Kapitel Akromegalie Fälle kennen gelernt, bei denen die Akromegalisierung im Kindesalter oder Adoleszentenalter bei noch offenen Epiphysenfugen einsetzte, ja es braucht in solchen Fällen eventuell

überhaupt nicht zu gesteigertem Längenwachstum zu kommen. Ich habe dort
schon ausgeführt, daß die Verschiedenartigkeit der Typen bei der Akromegalie
vielmehr darauf hinweist, daß an ihrem Zustandekommen auch andere Blutdrüsen beteiligt sind. Dasselbe finden wir nun beim Riesenwuchs wieder. Wir
finden Typen mit anfangs abnorm starker generativer Funktion mit besonders
stark entwickelten primären und sekundären Geschlechtscharakteren, ferner
Typen mit abnorm starker Behaarung, die ich auf eine Funktionssteigerung
der Nebennierenrinde zurückführen möchte. Bei solchen Typen kann die Akromegalisierung frühzeitig oder erst später einsetzen. Wir finden ferner Typen
von ausgesprochen eunuchoidem Typus, sowohl was das abnorm lange Offenbleiben der Epiphysenfugen wie die Behaarung, Stimme usw. anbelangt. Auch
hier kann die Akromegalisierung zu verschiedenen Zeiten einsetzen. Die Funktionssteigerung der Hypophyse allein führt also nicht zum Riesenwuchs. Wir
müssen vielmehr bei demselben eine potenzierte Wachstumstendenz
annehmen, die sowohl die Anlage aller Organe als auch die Anlage
des ganzen Blutdrüsensystems betrifft. Diese potenzierte Wachstumstendenz kann in seltenen Fällen proportioniert sein (normale Riesen), in der
großen Mehrzahl der Fälle ist sie unproportioniert, betrifft hauptsächlich das
Blutdrüsensystem und unter den einzelnen Gliedern desselben wieder einzelne
Blutdrüsen mehr, andere weniger, in vereinzelten Fällen finden wir daher Hyperplasie der Hypophyse, Hyperplasie der Nebennierenrinde, der Keimdrüsen
eventuell des Pankreas; ich verweise z. B. auf den Riesen Bassoe Peter, bei dem
das Pankreas 275 g und auf den sogenannten Tambourmajor, bei welchem das
Pankreas 250 g wog. Diese Hyperplasie kann anfangs mit einer gesteigerten
Funktion einhergehen. In anderen Fällen finden wir nur die Hypophyse hyperplastisch, während die anderen Blutdrüsen von vorneherein eine Tendenz zur
Hypoplasie zeigen, wodurch dann ganz andere klinische Typen entstehen. Auch
da, wo diese Tendenz zur Hyperplasie aller Blutdrüsen besteht, findet sich oft
eine Labilität, eine leichte Erschöpfbarkeit des hyperplastischen Blutdrüsen-
systems. Am leichtesten scheint sie bei den Keimdrüsen einzutreten, in denen sich
sehr frühzeitig degenerative Prozesse etablieren können. Aber auch andere
Blutdrüsen zeigen meist rasche Erscheinungen des Verfalles. Die Häufigkeit
des Diabetes auch bei jugendlichen Riesen ist bekannt. Ob an der großen
Hinfälligkeit und Muskelschwäche, die sich oft sehr rasch entwickelt, eine
Degeneration der Nebennieren mit Schuld hat, muß ich dahin gestellt sein lassen.
Selbst in der Hypophyse scheinen solche degenerative Prozesse häufig aufzu-
treten, wofern die Individuen ein höheres Alter erreichen. Ich verweise auf
den Fall von Huchard und Launois, bei dem sich die Hypophyse sklerosiert
fand, oder auf den von Cushing, bei dem die Hypophyse größtenteils in eine
Zyste umgewandelt war. Wie rasch sich gerade bei den monströsen Riesen der
Verfall einstellen kann, zeigen zahlreiche Beispiele aus der Literatur. Die enorme
Muskelkraft, auf die solche Individuen so stolz gewesen waren, macht im Verlaufe von wenigen Jahren einer großen Schwäche Platz. Das Blutdrüsensystem
hat sich erschöpft und der Organismus welkt nun rasch dahin. Meist wird bald
durch eine interkurrente Krankheit dem Siechtum ein Ende gemacht. Woods
Hutchinson zählt acht Riesen auf, die um das 21. Lebensjahr starben.

Ich möchte aus den angeführten Gründen eine abnorme Anlage des ganzen
Blutdrüsensystems beim Riesenwuchs annehmen und nicht, wie dies von mehreren
Autoren getan wird, den Riesenwuchs einfach in das Kapitel Akromegalie einreihen. Wir kennen ja auch noch andere in früher Jugend einsetzende Formen
des Riesenwuchses, bei denen wir nicht die Hypophyse, sondern andere Blutdrüsen (die Epiphyse, die Nebennierenrinde, die Keimdrüsen) in den Mittelpunkt der Pathogenese stellen. Ich muß allerdings zugestehen, daß wir schon

bei der Akromegalie diese Tendenz zur Mitbeteiligung der anderen Blutdrüsen kennen gelernt haben. Ich muß ferner offen lassen, ob die hyperplastische Anlage des ganzen Blutdrüsensystems nicht nur eine Teilerscheinung einer abnormen Anlage des ganzen Organismus ist. Wir kennen ja auch einen Riesenwuchs einzelner Gliedmaßen. Ich verweise auf die Mitteilung von Fischer, Manasse, Wiedemann, Grünfeld, Fr. Curtius u. a. Für solche abnorme Wachstumtendenzen können wir das Blutdrüsensystem nicht anschuldigen, wenn sich auch nicht selten gleichzeitig gewisse Anomalien desselben, z. B. Kryptorchismus derselben Seite, finden. Viel eher wäre an abnorme chromosomale Verhältnisse zu denken.

XII. Nicht-endokrine Vegetationsstörungen.

Das Wort „Vegetationsstörung" stammt meines Wissens nach von Kundrat. Man versteht darunter jede Störung in der Entwicklung des Körpers. Seit erkannt wurde, daß ein normales Wachstum und überhaupt eine normale Entwicklung des Organismus eine normale Funktion des Blutdrüsensystems zur Voraussetzung hat, geht die moderne Forschungsrichtung dahin, die Ursache der verschiedenen Vegetationsstörungen im Blutdrüsensystem zu suchen. In den vorhergehenden Kapiteln konnte auch bereits eine Reihe von Vegetationsstörungen geschildert werden, die mit Recht auf Funktionsstörungen einzelner Blutdrüsen zurückgeführt werden können. Ich möchte dieselben nochmals kurz skizzieren.

1. Ausfall der Schilddrüsenfunktion im Kindesalter führt znm Zwergwuchs; bei dieser Art des Zwergwuchses finden sich charakteristische Störungen der Ossifikation, bestehend in einem hochgradigen Zurückbleiben in der Entwicklung der Knochenkerne und im Epiphysenschluß, ferner Störungen in der Entwicklung des Knochenmarkes; was aber an Knochen einmal gebildet wurde, ist von normaler Härte; ferner finden sich Störungen in der Dentition, ferner Störungen in der Entwicklung des Zentralnervensystems, wodurch die Entwicklung der Intelligenz leidet. Ferner finden sich die charakteristischen myxödematösen Haut- und Stoffwechselveränderungen und endlich Störungen in der Entwicklung des Genitales.

Hingegen ist die Vegetationsstörung beim endemischen Kretinismus nicht nur von der kropfigen Entartung der Schilddrüse abhängig. Es ist vielmehr anzunehmen, daß die kretinogene Noxe auch direkt an den verschiedensten Organen, insbesondere am Zentralnervensystem und auch an anderen Blutdrüsen, z. B. an der Hypophyse, angreift. Die daraus resultierenden Vegetationsstörungen sind dadurch äußerst mannigfaltig, die Individuen bleiben mehr oder weniger im Wachstum zurück, die Dimensionierung des Skeletts ist manchmal mehr, manchmal weniger unproportioniert; einmal tritt die Entwicklungsstörung im Zentralnervensystem stärker hervor, ein anderes Mal ist die Wachstumshemmung deutlicher ausgesprochen, ein anderes Mal findet sich eine stärkere Entartung der Hypophyse; auch die myxödematösen Symptome sind einmal mehr, einmal weniger ausgesprochen.

2. Ausgesprochene Wachstumshemmung findet sich besonders bei Entwicklungsanomalien des Hypophysenvorderlappens bzw. bei in der Jugend einsetzenden Erkrankungen desselben. Auch hier kommt es bei schweren Fällen zu Störungen in der Entwicklung der Knochenkerne und des Hypophysenschlusses; dazu kommt noch regelmäßig eine schwere Entwicklungshemmung der Keimdrüsen bzw. des Genitalapparates, welche wenigstens

andeutungsweise zu eunuchoiden Dimensionen und zur eunuchoiden Fettverteilung führt. Besteht gleichzeitig Fettsucht, so dürfte auch die Regio hypothalamica von der Entwicklungshemmung mitbetroffen sein. Auch die Entwicklung anderer Organe ist gehemmt (Hypoplasie der Nebennierenrinden, Splanchomikrie). Die Entwicklung der Intelligenz ist normal. Zerstörung des Hypophysenvorderlappens bei erwachsenen Individuen führt zu einer schweren Dystrophie der Keimdrüsen und des Genitalapparates und zur Kachexie.

3. Auch die Akromegalie können wir zu den Vegetationsstörungen zählen. Sie ist charakterisiert durch die Plumpheit des Knochensystems und die Volumszunahme der gipfelnden Teile, an der sich auch die Weichteile beteiligen, ferner durch die Splanchnomegalie. Bei ihr findet sich regelmäßig eine adenomatöse Hyperplasie der Hypophyse, sehr häufig auch eine Hyperplasie anderer Blutdrüsen, insbesondere der Nebennierenrinden.

Auch der pathologische Riesenwuchs geht stets früher oder später mit einer adenomatösen Hyperplasie des Hypophysenvorderlappens einher, welche eine Akromegalisierung zur Folge hat. Meist finden sich dabei auch Störungen in der Entwicklung anderer Blutdrüsen (Hyperplasie der Nebennierenrinden, Dystrophie der Keimdrüsen), wodurch sehr verschiedene Typen zustandekommen. Der Riesenwuchs wurde deshalb bei den pluriglandulären Erkrankungen abgehandelt, doch ist es sehr wohl möglich, daß hier noch ganz andersartige pathogenetische Faktoren, insbesondere solche chromosomaler Natur, in Betracht kommen.

4. Auch Störungen in der Entwicklung der Nebennierenrinden führen vielleicht zu Vegetationsstörungen; hierüber herrscht aber noch wenig Klarheit.

5. Isolierte Störung der Entwicklung der Keimdrüsen führt zum Eunuchoidismus mit charakteristischer Fettverteilung, mit charakteristischen Änderungen in der Dimensionierung des Skeletts, mit Offenbleiben der Epiphysenfugen, und zwar besonders derjenigen, die sich unter normalen Verhältnissen am spätesten schließen, und mit einer charakteristischen psychischen Stimmung bei normaler Entwicklung der Intelligenz. Die Störung in der Entwicklung der Keimdrüsen hat vielleicht ihre primäre Ursache in einer Entwicklungshemmung gewisser Zentren in der Regio hypothalamica.

Es gibt nun noch eine Reihe von Vegetationsstörungen, bei denen Störungen von seiten der Blutdrüsen nur eine Komponente des Krankheitsbildes darstellen oder ein Zusammenhang mit dem Blutdrüsensystem überhaupt nicht besteht. Zu dieser Gruppe von Vegetationsstörungen gehören: der echte Infantilismus, der primordiale Zwergwuchs, der rachitische Zwergwuchs, die Chondrodystrophie und der Mongolismus. Bei der Besprechung der einzelnen Krankheiten wird die Stellung zum Blutdrüsensystem besonders berücksichtigt werden. Auf den zerebralen Zwergwuchs (Gigon) bei Mikround Porencephalie usw. soll nicht weiter eingegangen werden. Den Zwergwuchs bei Hydrozephalus habe ich schon bei der Dystrophia adiposogenitalis besprochen.

1. Der Infantilismus.

Begriffsbestimmung und Historisches. Der Begriff Infantilismus stammt von Lorain. Er beschreibt eine Form des Infantilismus, welche er definiert als „characterisée par la débilité, la gracilité et la petitesse du corps, par une sorte d'arrêt de developpement, qui porterait plutôt sur la masse de l'individu que sur un appareil spécial: en un mot des sujets atteints d'une juvenilité persistente qui retarde indéfiniment chez eux l'établissement intégral de la puberté". Lorain und sein Schüler Faneau de la Cour geben schon an, daß die verschiedensten Schädlichkeiten, welche den kindlichen Organismus treffen, zum Infantilismus führen können. Seither wurde der Name Infantilismus auf sehr verschiedenerlei Zustände angewandt und versucht, verschiedene Formen aufzustellen. So wurde z. B. ein genereller, ein geniteller und ein psychischer Infantilismus unterschieden, je nachdem die Entwicklungshemmung des gesamten Organismus, oder bloß die des Genitales, oder die der Psyche besonders deutlich war. Tandler unterschied beim Infantilismus partialis wieder einen formalen und topischen Infantilismus, je nachdem die Form oder die Lage eines Organes kindlich bleibt. Die Diskussion wurde besonders lebhaft in der französischen und italienischen Literatur geführt, seit Brissaud eine Form des Infantilismus aufstellte, welche er auf eine Insuffizienz der Schilddrüse im Kindesalter zurückführte. Brissaud meinte, daß der Typus Lorain einen dystrophischen Zustand darstelle, der durch eine chronische kongenitale oder während der Wachstumperiode erworbene Krankheit hervorgerufen und unterhalten werde; er schilderte diesen Typus als klein, von zarten Formen, von dünner blasser Haut, langen Extremitäten und infantilem Becken, hoher Stimme und langem Hals, der Epiphysenabschluß erfolge zur normalen Zeit; er sagte von diesem Typus: „Le fruit est mûr, mais c'est un petit fruit". Diesem Typus Lorain stellte Brissaud einen anderen Typus gegenüber, für den nach seiner Meinung die Bezeichnung Infantilismus besser paßt. Diesen Typus schilderte er folgendermaßen: Das Gesicht sei rund, die Lippen seien dick, die Nase klein, die Wangen dick, das Genitale infantil, die Schilddrüse klein, die Verknöcherung sei verzögert, die zweite Dentition sei verzögert oder fehle, der Hals sei kurz, oft bestünde Lordose der Lendenwirbelsäule, das Auftreten der Knochenkerne und der Epiphysenschluß seien verzögert; er bezeichnete diesen Typus als myxinfantil. Unter den diesem Typus angehörigen Individuen gebe es auch welche, deren Gesundheit immer ganz normal war. Brissaud vertrat sogar die Ansicht, daß der Myxinfantilismus in der Mehrzahl der Fälle nicht ein État morbide sei. Als Beispiel führte Brissaud zwei Schwestern an, von denen die ältere um drei Jahre jünger aussah als die jüngere und ein völlig kindliches Aussehen darbot, ferner einen Knaben von 19 Jahren, der wie 10- oder 11 jährig aussah und dessen psychisches Verhalten ebenfalls diesem Alter entsprach. Mit 10 Jahren hatte dieser Knabe eine Entzündung des Halses mit Schwellung aller Lymphdrüsen durchgemacht. Brissaud hielt es daher für ausgemacht, daß damals die Schilddrüse affiziert war. Der dritte Fall, den Brissaud anführte, ist wegen der ungenauen Beschreibung überhaupt schwer zu klassifizieren. Brissaud führte sogar die partiellen Infantilismen auf eine Insuffizienz der Schilddrüse zurück. Dieser Standpunkt ist heute nicht mehr aufrecht zu erhalten. Es ist selbstverständlich, daß das infantile Myxödem manche Züge des Infantilismus an sich trägt. Es ist aber völlig ungerechtfertigt anzunehmen, daß eine schwere Entwicklungshemmung auf Schilddrüseninsuffizienz beruhen könne, ohne daß sonst wenigstens einige der bekannten Symptome des Myxödems bestünden. Auch hat E. Levi mit Recht hervorgehoben, daß zwar beim infantilen Myxödem die Hemmung der Ossifikation besonders stark hervortritt, was auch Meige und Allard betonen, daß aber auch beim echten Typus Lorain ein leichterer Grad der Ossifikationshemmung besteht und Ferranini betonte, daß auch beim dystrophischen Lorainschen Infantilismus die Schilddrüsenmedikation durch die Stimulierung des Stoffwechsels etwas nützen könne, ohne daß dadurch für die thyreogene Pathogenese des Lorainschen Infantilismus ein sicherer Beweis erbracht würde. Ich möchte daher mit Levi darin übereinstimmen, daß die Einteilung Bauers, welcher nur die Fälle vom Typus Brissaud als echten Infantilismus bezeichnet wissen will und alle anderen als chetivisme davon abgrenzt, nicht genügend gestützt ist. Auch Sante de Sanctis hatte die beiden Typen scharf getrennt und die Bedeutung verschiedener Faktoren für die Genese des Lorainschen Typus hervorgehoben. De Sanctis trennte ferner die reine Form des psychischen Infantilismus von der Idiotie und suchte zuerst durch Veränderungen im Blutdrüsensystem die Genese des Lorainschen Typus zu erklären. In einer interessanten Studie hat G. Anton zwischen dem generellen und dem partiellen Infantilismus unterschieden, zu welch letzterem der rein psychische Infantilismus gehöre. Auch Schüler unterschied eine dystrophische, durch hereditäre oder in früher Jugend erworbene Krankheiten bedingte Form von einer Form, deren Pathogenese durch Erkrankung einer bestimmten Blutdrüse (Schilddrüse, Hypophyse usw.) schon durchsichtig sei.

Das regelmäßige Zurückbleiben in der Genitalentwicklung bei dem von Lorain geschilderten Typus verleitete viel dazu, die verschiedensten Zustände, bei welchem das Genitale mehr oder weniger hypoplastisch bleibt, als Infantilismus zu bezeichnen. So finden wir in der Literatur zahlreiche Fälle von echtem Riesenwuchs unter dem Titel Infantilismus plus Gigantismus veröffentlicht. Wir finden ferner zahlreiche Fälle als Infantilismus veröffentlicht, deren Beschreibung vollkommen auf jene paßt, die im X. Abschnitt als Eunuchoide bezeichnet wurden, oder auf Fälle, die wenigstens als Übergangsformen zwischen Eunuchoiden und echten Infantilen aufgefaßt werden müssen. Dies ist besonders in den Darstellungen dieses Gegenstandes durch Peritz und Pende der Fall. In den Abhandlungen von Peritz finden wir fast alle mit Entwicklungsstörungen einhergehenden Blutdrüsenerkrankungen dem Infantilismus zugerechnet. Sogar dem Hypergenitalismus werden infantile Züge zugesprochen. Als infantilisme réversif ou tardif wurden von Gandy Fälle bezeichnet, bei denen nach vollendeter Entwicklung eine Rückbildung der Genitalien und der sekundären Geschlechtscharaktere eintrat (vgl. den Späteunuchoidismus). Einen besonders begeisterten Vertreter hat die Blutdrüsentheorie besonders in Pende gefunden, der eine pluriglanduläre Erkrankung als Ursache des Infantilismus annimmt. Er bezeichnet den Infantilismus kurzweg als eine Erkrankung des Blutdrüsensystems und wendet sich gegen die von Anton und anderen vertretene Anschauung, daß es auch einen dystrophischen ektoglandulären, von einer Erkrankung der endokrinen Drüsen unabhängigen Infantilismus gibt.

Man sieht, daß es kaum einen Begriff in der medizinischen Literatur gab, über den mehr Verwirrung herrschte als über den des Infantilismus.

In der früheren Auflage, bzw. meinem Buche über die Blutdrüsen habe ich eine Definition des Infantilismus gegeben, die von der Anschauung getragen war, daß der kindliche Organismus nicht nur durch das noch unentwickelte Genitale und die kindliche Psyche, sondern, wie bereits Breus und Kolisko und Tandler betonten, durch bestimmte Körperdimensionen ausgezeichnet ist. Ich definierte den reinen Infantilismus dementsprechend als ein Stehenbleiben auf der infantilen Entwicklungsstufe. Im besonderen sind folgende Momente zu berücksichtigen. Das Genitale und die Vita sexualis bleibt unentwickelt oder entwickelt sich nur mangelhaft, dasselbe gilt von den sekundären Geschlechtscharakteren, die Involution des lymphatischen Apparates ist mangelhaft, das Wachstum ist mangelhaft, die Ossifikation, d. h. das Auftreten der Knochenkerne und der Epiphysenschluß ist verzögert, die kindlichen Dimensionen des Körpers bleiben ganz oder teilweise erhalten, d. h. die Unterlänge bleibt der Oberlänge gleich, oder, was häufiger ist, überragt dieselbe nur wenig. Die Beckenform ist weder männlich noch weiblich sondern infantil und endlich bleibt die psychische Entwicklung zurück; solche Individuen weisen durchaus nicht grobe Intelligenzdefekte auf, nur ihre Psyche bleibt kindlich.

Für die Begriffsbestimmung des Infantilismus ist meines Erachtens nach folgende Überlegung maßgebend, die die Stellung des Blutdrüsensystems in der Pathogenese des Infantilismus zu präzisieren gestattet. Wenn der Infantilismus durch ein Stehenbleiben des ganzen Organismus auf kindlicher Entwicklungsstufe zustande kommt, dann ist es verständlich, daß sich auch die Keimdrüsen nicht weiter entwickeln. Man hat aber dabei bisher nicht genügend berücksichtigt, daß die Keimdrüsen im Blutdrüsensystem insofern eine Sonderstellung einnehmen, als sie, wenn auch von frühester Jugend auf funktionierend und die Entwicklung des Organismus beeinflussend, ihre volle Reife erst in der Pubertät erlangen, während die anderen Blutdrüsen schon beim Neugeborenen voll entwickelt sind. Somit ist das Zurückbleiben der Keimdrüsenentwicklung beim Infantilismus nur ein dem ganzen Krankheitsbild untergeordnetes Symptom. Wir finden daher beim Infantilismus an den Keimdrüsen nie jene tiefgehenden Entwicklungsstörungen wie beim Eunuchoidismus. Das Genitale ist eben kindlich und die Keimdrüsen funktionieren wie kindliche Keimdrüsen, während beim Eunuchoidismus die Keimdrüsen mißbildet sind, eventuell gar nicht funktionieren oder geringe Inseln des Keimdrüsengewebes sich dem Alter entsprechend weiter entwickelt haben, wodurch es zu einer ganz ungenügenden und infolge der mangelhaften Entwicklung des Hilfsapparates fehlerhaften Funktion kommt; man sieht daraus, daß die infantilen Keimdrüsen respektive das infantile Genitale sich von denen beim Eunuchoidismus wesentlich unterscheiden.

Wenn der echte Infantilismus durch ein Stehenbleiben des ganzen Organismus auf kindlicher Entwicklungsstufe zustande kommt, so bleibt das Blutdrüsensystem ebenso kindlich wie das Skelett oder der hämatopoietische Apparat oder das Zentralnervensystem. Es ist daher die Entwicklungshemmung des Blutdrüsensystems der des ganzen Organismus nur koordiniert und wir können daher, wenn diese Prämissen zutreffen, den Infantilismus nicht zu den primären Blutdrüsenerkrankungen rechnen. Es scheint mir aber dann auch nicht mehr gerechtfertigt, scharf abgegrenzte Krankheitsbilder, die auf primärer Erkrankung oder Entwicklungshemmung einer bestimmten Blutdrüse beruhen, wie das kindliche Myxödem, den hypophysären Zwergwuchs oder den Eunuchoidismus als Infantilismus zu bezeichnen

Symptomatologie. Als typisches Beispiel führe ich folgenden Fall an:

Beobachtung XLV: K.W., acht Jahre, Eintritt in die Klinik November 1910. Mit vier Jahren allmähliche Verschlechterung des Gehvermögens. Der Kleine blieb auch geistig zurück, wiederholt zum dritten Male die erste Volksschulklasse. Typische progressive Muskelatrophie, auf deren Schilderung hier verzichtet werden kann. Gesamtlänge 117 cm, Kopfumfang 51 cm, Brustumfang 57 cm, Bauchumfang 55 cm, Processus coracoideus bis olecranon 25,5 cm, Spina iliac bis Malleus int. 56 cm. Beide Schilddrüsenlappen deutlich fühlbar. Die Zunge ist groß, sieht immer etwas zwischen den Zähnen heraus. Nasenwurzel nicht eingezogen, Haut überall elastisch, fühlt sich feucht an. Es besteht Kryptorchie. Pilokarpin 0,01, minimaler Schweiß, minimale Salivation. 0,001 Adrenalin, starke Wirkung auf Puls und Blutdruck, deutliche diuretische Wirkung, keine Glykosurie. Leukozyten 9400, davon Neutrophile 55,1%, große Monozyten 8,3%, Lymphozyten 33,3%, Eosinoph. 3,3%. Vom 14. Dezember an täglich eine Thyreoidintablette. Am 18. Dezember 0,001 Adrenalin. Starke Wirkung auf Puls und Blutdruck, jetzt 1,43 g Zucker im Harn. Der Puls steigt unter dem Einfluß der Thyreoidinmedikation, welche etwa sechs Wochen fortgesetzt wurde, kaum an, keine Intoxikationserscheinungen. Die Röntgenuntersuchung der Handwurzelknochen ergab beim Eintritt folgendes: Die distale Ulnaepiphyse, welche im siebenten Jahre normalerweise schon angelegt ist, fehlt hier im achten Jahr vollständig. Die Knochenkerne des Handwurzelskelettes sind abnorm klein. Nach sechswöchiger Thyreoidinbehandlung wurde die Röntgenuntersuchung des Handskelettes wiederholt, ohne eine nennenswerte Änderung zu ergeben.

Es handelt sich in diesem Fall um eine typische, sehr früh einsetzende progressive Muskelatrophie, verbunden mit einer Entwicklungshemmung. Die

Hemmung betrifft sowohl die körperliche (abnorme Kleinheit, Kryptorchie usw.) als auch die geistige Entwicklung. Die große Zunge ließ an Myxödem denken, es ergaben sich aber sonst bei sorgfältigem Nachsuchen gar keine Zeichen von Myxödem. Durch die Thyreoidinmedikation ließ sich im Verlauf von sechs Wochen keine Beschleunigung der Ossifikation erzielen.

Die Wachstumsstörung ist beim echten Infantilismus gewöhnlich sehr bedeutend. Das Skelett zeigt dabei das Erhaltensein der kindlichen Dimensionen, d. h. die Unterlänge überragt die Oberlänge nicht oder wenigstens nur um ein geringes. Der Kopf ist unverhältnismäßig groß, die Knochen sind grazil, der Nabel steht tief, das Becken ist weder männlich noch weiblich, sondern infantil. Das Auftreten der Knochenkerne und der Epiphysenschluß sind verzögert.

Das Genitale bleibt auf kindlicher Entwicklungsstufe stehen, es hat die Größe und Dimension eines kindlichen Genitales; es handelt sich daher auch nicht um einen Ausfall der Genitalfunktion, sondern um eine Funktion, wie sie dem kindlichen Alter entspricht. Dementsprechend bleibt auch die Ausbildung der sekundären Geschlechtscharaktere zurück. Auch die Vita sexualis bleibt kindlich.

Der lymphatische Apparat zeigt eine mangelhafte Involution, wir finden daher häufig eine verhältnismäßig große Zahl von Lymphozyten im Blut, es braucht deshalb nicht ein ausgesprochener Status lymphaticus vorhanden zu sein, wenn es auch nicht unmöglich ist, daß die Schädlichkeit, die den Infantilismus erzeugte, oft auch zu einem Status lymphaticus führt. Auch die Anämie, die man nicht selten beim Infantilismus findet, kann als eine direkte Folge dieser Noxe betrachtet werden.

Das Kopfhaar ist gewöhnlich reichlich, die Behaarung am Stamm fehlt meist, aber nicht immer vollständig. Die Behaarung der Schamgegend und des Perineums ist meist sehr spärlich oder fehlt. Dasselbe gilt von der Behaarung in den Achselhöhlen.

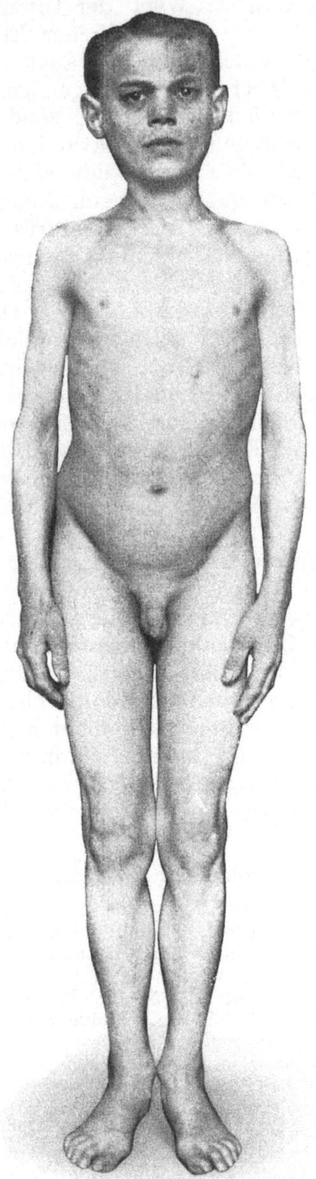

Abb. 85. Fall von Infantilismus. 20jährig. (Beobachtung XLVI.)

Beobachtung XLVI: H. J., 20 Jahre alt; mit 7 Jahren Commotio cerebri durch Sturz von einem Baum. Gegenwärtig Erscheinungen einer gutartigen Pylorusstenose mit Dilatation des Magens und Hypersekretion. Seit $^1/_2$ Jahr Tetanie.

Gesamtlänge . . . . $142^1/_2$ cm
Unterlänge . . . . . 69 cm
Spannweite . . . . . 143 cm

Sieht wie ein 13jähriger Junge aus. Gesichtsausdruck und psychisches Verhalten vollkommen kindlich. Kopfhaar reichlich. Barthaare, Haare in den Axillen und am Mons veneris fehlen; weiche Flaumhaare im Gesicht. Penis klein, beide Hoden klein. Keine Libido, seltene schwache Erektionen erst seit einiger Zeit, keine Ejakulation. Die Epiphysenfugen am Handskelett sind fast noch völlig offen.

Vor zwei Jahren Tetanie, im Anschluß daran leichte Erscheinungen von Hyperthyreose.

Die inneren Organe sind meist normal, wofern nicht im jugendlichen Alter auftretende Erkrankungen derselben zum Infantilismus geführt haben. Das

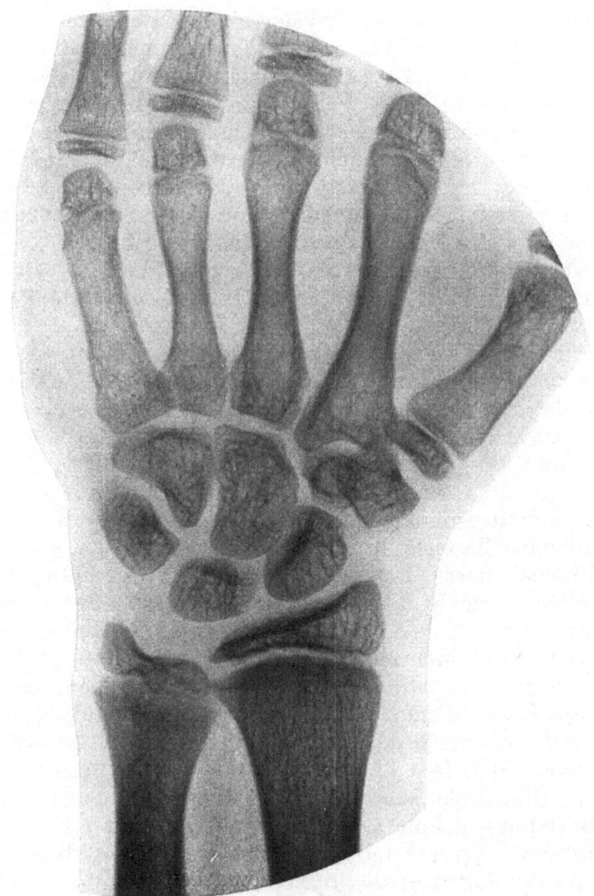

Abb. 86. Röntgenbild der Hand bei Beobachtung XLVI. Verzögerung des Epiphysenschlusses.

Gefäßsystem scheint in den meisten Fällen in geringem Grade hypoplastisch zu sein. Auch der Blutdruck liegt oft an der unteren Grenze der Norm.

Der Grundumsatz solcher Individuen dürfte der Größe und dem Gewicht entsprechen. Die Toleranzgrenze für Kohlenhydrate entsprach bei den Fällen, die ich untersuchte, annähernd der Norm. Die Funktionsprüfungen des vegetativen Nervensystems ergaben bisweilen eine geringe Heransetzung der Erregbarkeit. Darauf ist wohl nicht viel Gewicht zu legen.

Charakteristisch für den echten Infantilismus ist das Erhaltenbleiben der kindlichen Psyche. Wir finden die kindliche Logik, den kindlichen Nachahmungstrieb, eine gewisse Ängstlichkeit und Unselbständigkeit. Der von mir im Bilde angeführte Fall, weinte z. B. wie ein Knabe, als er bei der Visite gescholten wurde, weil er seinen Harn nicht gesammelt hatte. Er wurde von den erwachsenen Patienten des Saales auch vollkommen als Kind behandelt. Ziehen weist darauf hin, daß beim Infantilismus auch die den Kindern eigene individualisierende Assoziation erhalten bleibt. Auch der psychische Hemmungsapparat ist nur mangelhaft ausgebildet. Di Gaspero legt auf das Erhaltensein des kindlichen Wertbegriffes und der kindlichen Suggestibilität besonderen Wert. Eine sorgfältige Schilderung des Psychoinfantilismus finden wir bei G. Anton. „Die Mimik, Gestik, Physiognomie entspricht kindlichen Altersphasen, ebenso Tonhöhe und Modulation der Stimme. Daran fehlt nur meist die kindliche Heiterkeit und Unbefangenheit, es kommen oft Gefühle der Insuffizienz, Verschüchterung und Verdrossenheit zum Ausdruck". Die Einstellung der Aufmerksamkeit ist meist leicht und prompt, aber leicht ablenkbar. Andauernde Konzentration ist nicht zu erreichen. Kompliziertere Sinneseindrücke erzeugen bei ihnen Unlustgefühl. „Sie haben daher oft eine Routine erworben, an komplizierteren Eindrücken und Aufgaben vorbeizuhuschen und diese abzulehnen, ihre Auslese geht aufs Primitive, Einfache". Ich habe Wert darauf gelegt, die Schilderung Antons zu reproduzieren, weil aus derselben ohne weiteres hervorgeht, daß die Psyche des Infantilen von der des Eunuchoiden wesentlich verschieden ist.

Formen. Je nach der Intensität der Noxe, die den Infantilismus verschuldet, kommt es zu den verschiedensten Formen des Infantilismus, zu Formen, bei denen die Individuen körperlich und geistig lebenslänglich kleine Kinder bleiben, bis zu wenig ausgesprochenen formes frustes. Sehr wichtig für die Unterscheidung der Formen ist auch die Berücksichtigung der Entwicklungsphase, in der die Noxe einsetzte. „Jede Altersperiode hat ihren Infantilismus" (di Gaspero). Setzt die Noxe verhältnismäßig spät ein, so resultiert daraus eine Form, die man als Juvenilismus bezeichnet hat. Bei diesen ist das Skelett nicht mehr rein kindlich dimensioniert. Das Genitale ist verhältnismäßig gut entwickelt usw. Die juvenilen Formen des psychischen Infantilismus finden sich im gewöhnlichen Leben sehr häufig (Anton). Je nachdem die Entwicklungshemmung ferner mehr das Skelett oder mehr die Psyche oder mehr das Genitale usw. betrifft, können wir von partiellen Infantilismen sprechen. Ein instruktives Beispiel für einen Juvenilismus bietet ein von Apert und Rouillard mitgeteilter Fall dar. Bei einem 38jährigen Mann, der bis zu seinem 16. Jahr sich vollkommen normal entwickelt hatte, war es im Anschluß an einen Abdominaltyphus zu einem Stehenbleiben auf dieser Entwicklungsstufe in körperlicher und sexueller Beziehung gekommen. Das Individuum zeigte keine Symptome des Eunuchoidismus. Apert und Rouillard beziehen diese Entwicklungshemmung auf die Schilddrüse; da myxödematöse Symptome fehlten, möchte ich dies ablehnen.

Die exzessiven Formen des Infantilismus dürften sich wohl mit dem hypoplastischen Zwerg von Breus und Kolisko decken. Wahrscheinlich setzt bei solchen Individuen die Störung schon während des Fötallebens oder in frühester Jugend ein.

Als echten Zwergwuchs hat C. Sternberg einen Fall beschrieben, den ich als hochgradigen Infantilismus auffassen möchte. Alle Blutdrüsen zeigten auffallende Kleinheit, aber histologisch keine Veränderung. Auch die Hoden waren hochgradig hypoplastisch. Es stimmt mit meiner Auffassung vollkommen überein, wenn Sternberg sagt, daß die Entwicklungshemmung der Blutdrüsen und die Wachstumshemmung koordinierte Erscheinungen einer allgemeinen Entwicklungshemmung in diesem Falle waren. Auch Koch hat sich dieser Anschauung angeschlossen.

In neueren Arbeiten über den Infantilismus ist meine Definition zum großen Teil angenommen worden. Rößle findet alle Blutdrüsen auffallend klein, die körperliche Kleinheit sei nicht Folge einer Störung der endokrinen Funktionen. In J. Bauers Buch über die Konstitution finden sich sehr schöne Beispiele für den echten Infantilismus. Seine Definition vom Infantilismus universalis deckt sich ziemlich mit meinem echten Infantilismus. Auch für die Definition von G. Brandis trifft dies zu. Nur zählt Brandis auch den hypophysären Zwerg zum echten Infantilismus, was meiner Ansicht nach nicht berechtigt ist, denn beim hypophysären Zwerg ist das Genitale nicht infantil, sondern mißbildet. Auch die Psyche ist meist nicht infantil, und endlich kann ich in der Herabsetzung des Grundumsatzes kein Kriterium des Infantilismus sehen. Auch H. Zondek stimmt mit mir darin überein, daß die Entwicklungshemmungen, die die Charakterika bestimmter endokriner Drüsen tragen, nicht zum reinen Infantilismus zu rechnen sind. Nur gegenüber der Schilddrüse macht Zondek eine Ausnahme. Nach Zondek gibt es einen thyreogenen Infantilismus, der alle Züge des Infantilismus trägt, ohne daß irgendwelche manifesten Züge von Hypothyreoidismus vorhanden sind. Zondek beschreibt einen Fall, der schon nach 4—6 wöchiger Thyreoidinbehandlung zu wachsen begann, wobei auch eine rasche Entwicklung des Genitales und der sekundären Geschlechtcharaktere einsetzte. Ich kann diese Beobachtung Zondeks bestätigen, denn der in Abb. 40 abgebildete und in meinem Buch ausführlich mitgeteilte Fall (LVI) hat später unter Thyreoidin die gleiche Entwicklung gezeigt. Ob man solche Fälle als thyreogene Infantilismen bezeichnen soll, möchte ich trotzdem vorderhand noch dahingestellt sein lassen, da das Schilddrüsenhormon auch sonst manchmal den Stoffwechsel außerordentlich anzuregen vermag. Jedenfalls wäre es wünschenswert zu wissen, wie sich in solchen Fällen der Grundumsatz vor der Behandlung verhalten hat. Auch die Definition Borchardts deckt sich im großen ganzen mit der meinigen vom echten Infantilismus, nur verwischt Borchardt diesen Begriff wieder dadurch, daß er die thyreogene, hypophysäre und pluriglanduläre Wachstumsstörung mit einbezieht. Borchardt bemängelte den Ausdruck „Stehenbleiben auf kindlicher Entwicklungsstufe". Ich glaube aber, daß niemand diesen Ausdruck so aufgefaßt hat, daß es sich hierbei um ein plötzliches Stehenbleiben handeln müsse, sondern nur um eine wesentlich verlangsamte Entwicklung, so daß jene Menschen auf einer Entwicklungsstufe stehen, die weit unterhalb ihres wirklichen Alters liegt. Hingegen haben Aschner und auch Stauffenberg an der Anschauung festgehalten, daß der Infantilismus immer genetisch mit einer Erkrankung der Blutdrüsen zusammenhänge. Auch K. H. Krabbe glaubt, daß der Infantilismus mit Funktionsstörungen der Blutdrüsen zusammenhänge, gibt allerdings zu, daß in zahlreichen Fällen eine Störung der Blutdrüsen nicht aufzufinden sei.

Ätiologie und Pathogenese. Die Ätiologie des Infantilismus ist sehr mannigfaltig. Die verschiedensten toxischen und infektiösen Schädlichkeiten werden angeschuldigt. Alkoholismus, Saturnismus, Nikotinvergiftung — Schädlichkeiten, die eventuell auch die Eltern getroffen haben können — ferner Malaria, Pellagra, Syphilis (ein schönes Beispiel siehe bei Peritz), Tuberkulose, Typhus abdominalis in früher Jugend (siehe den oben mitgeteilten Fall von Apert und Rouillard), Polyserositis (v. Neußer), mangelhafte Entwicklung des Herzgefäßapparates (Hödlmoser hat einen typischen einschlägigen Fall mitgeteilt, der bei einer Unterlänge von 55 cm nur 125 cm hoch war); ferner in frühester Jugend erworbene Herzfehler (Gilbert und Rathery; bei diesem Nanisme cardiaque kann die Genitalstörung eventuell weniger deutlich ausgesprochen sein), ferner Traumen, die den Körper besonders in früher Jugend treffen. Joffroy beschrieb zwei Fälle von Paralysie générale juvenile mit ausgesprochenern Infantilismus. Über einen solchen Fall habe auch ich oben berichtet, ferner werden sehr schlechte Lebens- und ungünstige Ernährungsbedingungen in früher Jugend als ursächliche Momente angenommen, ferner seit früher Jugend bestehende Ernährungsstörungen, chronische Diarrhöen usw. (über den pankreatischen Infantilismus siehe später). Die Stellung der Fälle mit Hydrozephalus scheint mir noch nicht sicher, hier müßte besonders auf Zeichen der Hypophyseninsuffizienz, besonders auf die Fettverteilung geachtet werden.

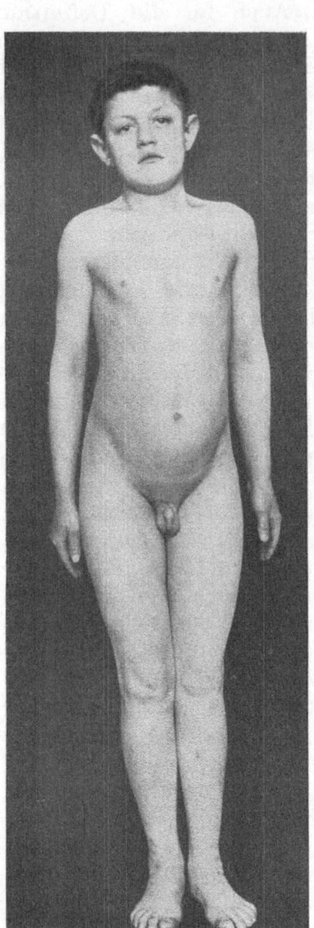

Abb. 87. Mischform von echtem Infantilismus und zerebraler Dystrophia adiposo-genitalis. (Beobachtung XLVII.)

Wie schon erwähnt, sehen viele Autoren die Ursache des Infantilismus in Störungen des Blutdrüsensystems oder in Störungen seiner Korrelation. Nach meiner Ansicht beruht der echte Infantilismus auf einer Entwicklungshemmung des ganzen Organismus. Die Entwicklungshemmung des Blutdrüsensystems ist nur derjenigen des gesamten Organismus koordiniert. Es findet sich daher auch keine Störung der Korrelation unter den Blutdrüsen, sondern gerade eine auf den kindlich bleibenden Organismus abgestufte und den kindlichen Verhältnissen vollkommen angepaßte Funktion. Diese Anschauung trifft nur für die typischen Formen des Infantilismus zu. Für sie dürfte das pathologisch-anatomische Korrelat, wie im Falle Sternbergs, reine Hypoplasie aller Organe sein. Doch gibt es vielleicht ebensoviele Übergangsformen, die zu den Blutdrüsenerkrankungen herüberführen.

Differentialdiagnose. Wenn wir uns an die oben geschilderten Symptome halten, so ist die Abgrenzung des echten Infantilismus von den mit infantilen Zügen einhergehenden Blutdrüsenerkrankungen meist nicht schwer. Bei der Abgrenzung gegenüber dem infantilen oder juvenilen Myxödem wird besonders auf den Grundumsatz zu achten sein, ferner auf myxödematöse Veränderungen der Haut, Verdickung der Zunge, der Lippen, auf einen bestehenden Nabelbruch, Intelligenzstörungen, Apathie. Ob bei fehlenden myxödematösen Symptomen der Erfolg der Schilddrüsentherapie allein für die Diagnose maßgebend ist, möchte ich, wie schon oben erwähnt, vorderhand dahingestellt sein lassen. Natürlich gibt es auch Mischfälle. Es können sich dem echten

Infantilismus vorübergehend oder dauernd Zeichen der Schilddrüseninsuffizienz hinzugesellen. Ein solcher Fall ist vielleicht der von Dupré und Pagniez beschriebene. Bei einem echten Infantilismus trat hier im 15. Lebensjahr anscheinend ziemlich plötzlich ein Myxödem auf.

Auch die Abgrenzung des echten Infantilismus vom Eunuchoidismus ist in den meisten Fällen nicht schwer. Es ist ganz unverständlich, wie Peritz den Eunuchoidismus immer noch als die reinste Form des Infantilismus bezeichnen kann. Die beim Eunuchoidismus sich findende Dimensionierung des Körpers hat mit der kindlichen nichts gemein. (Bedeutendes Überragen der

Extremitätenlänge, kleiner Kopf usw.!) Auch die Psyche des typischen Eunuchoiden ist durchaus nicht kindlich. — Die „zerebrale“ Form der Dystrophia adiposo-genitalis geht nicht mit Wachstumsstörungen einher. Beim hypophysären Zwergwuchs findet sich auch die Wachstumsstörung, dazu kommt aber die typische Fettverteilung, wenigstens angedeutet, ferner ist die Entwicklungsstörung des Genitales viel schwerer; auch ist die Psyche meist nicht infantil. Dazu kommen eventuell noch Symptome, die auf eine Erkrankung in der Gegend der Hypophyse hinweisen. Auch hier gibt es natürlich Mischformen zwischen dem echten Infantilismus und der zerebralen Dystrophia adiposo-genitalis, die dann beide Züge in sich vereinigt tragen.

Als Beispiel führe ich folgenden Fall an:

Beobachtung XLVII: A. B., 16 Jahre, Eintritt in die Klinik Februar 1911. Vater tot, Mutter hat vor der Geburt des Knaben Lues durchgemacht. Wassermann jetzt noch positiv. Auch bei dem Knaben ist Wassermann positiv. Der Knabe lernte erst mit drei Jahren sprechen und gehen. Mit acht Jahren Sturz vom zweiten Stockwerk. Bewußlosigkeit durch zehn Minuten, angeblich keine Folgen.

Der Knabe ist klein. Körperlänge 142,5 cm, Unterlänge $82^{1}/_{2}$ cm. Psyche kindlich, entsprechend der eines etwa 13 Jahre alten Knaben.

Leichte Einsenkung des Nasensattels, Hutchinsonsche Zähne. Behaarung in Axillen und Schamgegend fehlt völlig. An den Brüsten geringe Fettansammlung, am Mons veneris deutlich. Penis sehr klein, Testikel klein, beiderseits im Hodensack.

Sinistro-konvexe Skoliose der Brustwirbelsäule, linke Pupille doppelt so weit als rechte beide vollkommen starr auf Lichteinfall, Patellar- und Achillessehnenreflexe sehr lebhaft, Hyperästhesie der ganzen linken Körperhälfte, scharf mit der Mittellinie abschneidend. Sonst Nervenstatus o. B. Fundus normal, die Sella turcica röntgenologisch normal.

Die Epiphysenfugen am Handskelett sind breit offen, die Sesambeine zeigen noch keine Knochenkerne.

Diagnose: Infantilismus + Dystrophia adiposo-genitalis leichtesten Grades bei Lues hereditaria.

In diesem Fall von kongenitaler Lues spricht gegen reinen Infantilismus das Überragen der Unterlänge über die Oberlänge. Ferner ist die eunuchoide Fettverteilung zweifellos angedeutet. Es tritt also die Entwicklungsstörung der Keimdrüsen etwas stärker hervor, diese ist wohl hypothalamischen Ursprungs (kongenitale Lues, verschiedene Symptome von seiten des Nervensystems), andererseits sind diese Symptome im Verhältnis zur Wachstumshemmung doch sehr gering, auch ist die Psyche entschieden kindlich.

Bei hochgradigen Fällen von Infantilismus (hypoplastischer Zwerg) kommt auch die Differentialdiagnose gegenüber anderen Formen des Zwergwuchses in Betracht. Der primordiale Zwerg ist dadurch charakterisiert, daß der Zwergwuchs schon bei der Geburt besteht und daß dann die Entwicklung, abgesehen von der Kleinheit, normal vor sich geht. Genitale, Verknöcherung der Epiphysenfugen und Intelligenz sind ziemlich normal. Hingegen ist die Abgrenzung gegenüber dem Paltaufschen Zwerg schwierig; unter diesem Namen wurde früher sehr Heterogenes zusammengefaßt. Ein Großteil der als Paltaufscher Typ beschriebener Zwerge gehört wohl dem hypophysären Typ an. Die Stellung eines Teiles dieser Fälle ist aber noch ganz unsicher. Es sind das diejenigen, die bei der Geburt normal sind, später im Wachstum zurückbleiben, bei denen aber die Genitalentwicklung und der Epiphysenfugenschluß in normaler Weise verläuft.

Prognose. Das spätere Schicksal der echten Infantilismen ist bisher noch nicht eingehend studiert worden. Doch ist bekannt, daß sie für die verschiedensten Erkrankungen eine besondere Disposition zeigen und meist frühzeitig sterben (di Gaspero, W. A. Freund, Hegar u. a.). Hauptsächlich dürfte wohl die Tuberkulose eine reiche Ernte unter ihnen halten. Auch ihre Psyche dürfte oft unter den rauhen Einflüssen des Lebens leiden und schweren Konflikten ausgesetzt sein.

Die **Therapie** ist bei den echten Formen bisher wenig aussichtsreich. Schilddrüsen-Hypophysenmedikation usw. kann bei den Mischformen Erfolge bringen.

Wie bereits erwähnt gibt es aber auch Fälle von echten Infantilismen, bei welchen das Wachstum durch Schilddrüsentabletten angeregt wird.

Die Einpflanzungen von Keimdrüsen haben bisher, soweit ich aus der Literatur sehe, weder bei männlichen noch bei weiblichen Individuen Erfolg gebracht, was bei der hier vertretenen Auffassung des Infantilismus zu erwarten war.

2. Die primordiale Nanosomie.

Der primordiale Zwerg ist dadurch charakterisiert, daß der Zwergwuchs schon bei der Geburt besteht und daß dann die Entwicklung abgesehen von der Kleinheit normal vor sich geht. Insbesondere wichtig ist, daß die Keimdrüsen sich normal entwickeln, daß die Epiphysenfugen sich zur normalen Zeit schließen und daß auch die Entwicklung der Intelligenz nicht beeinträchtigt wird.

Ein ausgezeichnetes Beispiel für diese Form des Zwergwuchses ist der von Virchow und später von v. Hansemann beschriebene Fall. Es handelt sich um ein 22jähriges männliches Individuum (von Virchow im 11. Lebensjahr untersucht), das etwa 114 cm hoch war. Es war vollständig proportioniert, die Intelligenz war gut entwickelt, auch das Genitale war gut ausgebildet, nur bestand Kryptorchismus. Die Epiphysenfugen waren verknöchert. Bei der Geburt soll es nur 500 g gewogen haben. Das wird von v. Hansemann bezweifelt, doch ist jedenfalls soviel sicher, daß den Eltern die abnorme Kleinheit bei der Geburt aufgefallen ist. Es war von 12 Geschwistern das fünfte Kind und der erste Zwerg. Später folgten noch 3 Zwergkinder, die aber kein hohes Alter erreichten. Zwischendurch lagen Geburten normal großer Kinder, die sich auch späterhin normal entwickelten.

Zu den primordialen Zwergen gehört auch die von verschiedenen italienischen Autoren studierte, von Taruffi genauer beschriebene Zwergfamilie Magri. Das Ehepaar Magri war vollkommen normal entwickelt; von 13 Kindern überlebten 8; 5 waren vollständig normal groß, 3 außerordentlich klein. Davon war ein Mädchen 102 cm lang, die Menstruation trat bei demselben verspätet ein, war aber sonst normal. Ein Knabe von 110 cm Länge von aufgewecktem Geist aber schlechtem Charakter heiratete im 26. Lebensjahr eine Frau von normaler Größe und hatte von ihr 2 Kinder, einen Knaben, der normal groß war, und ein Mädchen, das anscheinend eine Zwergin war. Das dritte Zwergkind des Ehepaars Magri wurde 109 cm groß. Alle 3 Magris sind ganz langsam weiter gewachsen.

Sehr genau studiert sind ferner die Fälle von Levi, die ich noch etwas ausführlicher besprechen will. Der erste Fall betraf einen 49jährigen Mann von 109 cm Länge. Die Unterlänge war kürzer als die Oberlänge. Das Individuum war schon bei der Geburt sehr klein gewesen, das Genitale, die sekundären Geschlechtscharaktere und die Intelligenz hatten sich völlig normal entwickelt. Mit 20 Jahren heiratete er eine normal große Frau, die nach 8 Jahren ein Kind von außerordentlicher Kleinheit gebar. 2 Jahre später folgte ein noch kleineres Kind, das mit 10 Jahren starb. Bis zum 49. Jahr war der Mann noch sexuell aktiv. Der zweite Fall Levis betraf den $12^1/_2$ jährigen Sohn des Falles I. Er war 77 cm hoch und sehr intelligent. Der dritte Fall betraf einen 33jährigen Mann von 111 cm Länge und 25 kg Gewicht. Die Unterlänge betrug 64 cm; schon der Vater war sehr klein, die Mutter von normaler Größe. Die Wachstumshemmung trat hauptsächlich zwischen dem 8. und 10. Jahr hervor. Er heiratete mit 28 Jahren und hatte ein zweijähriges Kind von außerordentlicher Kleinheit. Die Ossifikation und der Epiphysenschluß war bei allen Fällen dem Alter entsprechend. Levi hebt noch hervor, daß diese Fälle, ebenso wie auch der von v. Hansemann beschriebene Zwerg, eine leichte Einziehung des Nasenrückens und einen leichten Grad von Trommelschlegelfingern zeigten.

Die zahlreichen Übergänge zwischen primordialer Nanosomie und dem hypophysären Zwergwuchs und die Differentialdiagnose, insbesondere gegenüber dem Infantilismus, wurden bereits in den betreffenden Kapiteln besprochen.

3. Der rachitische Zwerg.

Im Kindesalter einsetzende hochgradige Rachitis kann zu Zwergwuchs führen. Nach Breus und Kolisko finden sich neben der Hemmung im Längenwachstum regelmäßig auch Verkrümmungen, die Knochen sind unter Umständen weich und biegsam. „Die Störung der periostalen Ossifikation tritt gegenüber der enchondralen in den Vordergrund." Breus und Kolisko geben auch an, daß die Epiphysenfugen in solchen Fällen lange offen bleiben können, doch berichtet Guleke von drei Fällen von Zwergwuchs, welche in früher Jugend schwerste Rachitis durchgemacht hatten und im Röntgenbild eine prämature Synostose der Epiphysenfugen zeigten. Guleke nimmt an, daß durch die Rachitis die Epiphysenknorpel schwer geschädigt worden waren, dann reparatorische Vorgänge einsetzten, welche zur vorzeitigen Verknöcherung führten. In frischeren Fällen findet man im Röntgenbild die Grenzen zwischen den Knochenkernen und dem Knorpel verwaschen, ferner an Stelle der Epiphysen auffallend breite, helle Zonen, offenbar übermäßig gewuchertem Knorpel entsprechend (Joachimsthal). Das Verhalten der Epiphysenfugen und der Knochenkerne ist daher je nach der Intensität des Prozesses, je nach der Lebhaftigkeit der abnormen Knorpelwucherung und der reparatorischen Vorgänge ein verschiedenes. Charakterisiert ist der rachitische Zwergwuchs durch die nie fehlenden Zeichen der abgelaufenen Rachitis und durch normale Entwicklung der Intelligenz und der Genitalsphäre.

4. Die Chondrodystrophie.
(Achondroplasie.)

Historisches. Chondrodystrophische Zwerge sind schon im Altertum bekannt gewesen. Cestan und Meige, die sich mit dem historischen Studium dieser Krankheit befaßt haben, weisen auf die Abbildungen des ägyptischen Gottes Ptah und der Göttin Bes hin, in denen typische Fälle von Chondrodystrophie dargestellt sind. Auch die Statue des Karakalla und mehrere Bilder von Velasquez stellen typische Chondrodystrophiker dar. Früher wurde die Chondrodystrophie als angeborene oder fötale Rachitis aufgefaßt (Sömmering, H. Müller, Langer u a). Virchow beschrieb einen chondrodystrophischen Zwerg, den er für einen Fall von endemischem Kretinismus hielt. Porak in Frankreich hat die Auffassung der Achondroplasie als fötale Rachitis widerlegt und dargetan, daß es sich um eine schon im fötalen Leben einsetzende Erkrankung des epiphysären Knorpels handelte. Kaufmann ist in seiner bekannten Monographie gegen die Virchowsche Deutung aufgetreten; Kaufmann und später Diederle haben die Annahme einer thyreogenen Störung endgültig abgetan. Von Kaufmann stammt der in Deutschland übliche Name der Chondrodystrophie. Kassowitz führt die Krankheit unter dem Namen Mikromelie. Diese Bezeichnung ist aber nicht präzise, da es verschiedene Arten der Mikromelie (Kurzgliedrigkeit) gibt, die mit der Chondrodystrophie nichts zu tun haben (Osteogenesis imperfecta [Vrolik], Phokomelie usw.). Die Chondrodystrophie stellt nur einen dieser Typen dar. Ich verweise auf die ausgezeichnete Darstellung F. Siegerts und auf die zusammenfassende Beschreibung der Röntgenuntersuchungen durch Goett.

Begriffsbestimmung. Die Chondrodystrophie ist charakterisiert durch eine schon im frühesten Fötalleben einsetzende Wachstumsstörung des Knorpels an der Ossifikationgrenze der Knochen und zwar hauptsächlich der langen Röhrenknochen. Mikroskopisch findet sich nach Kaufmann entweder schleimartige Erweichung des Knorpels daselbst (malazische Form) oder bloß Sistieren des Wachstums (hypoplastische Form) oder selbst bedeutende, aber völlig ungeordnete Proliferation, welche statt hauptsächlich in der Längsrichtung nach allen Richtungen stattfindet und so zu bedeutender Hemmung des Längenwachstums und zu oft mächtiger Auftreibung der Epiphysen führt (hyperplastische Form). — Bei älteren Individuen grenzt sich die knorpelige Wucherungszone gegen die Peripherie durch einen bindegewebigen Streifen ab (Diederle). Die periostale Knochenbildung ist dabei nicht gehemmt, ja sogar exzessiv, ebenso die Bildung der Knochenkerne in den Epiphysen, welche sogar beschleunigt sein kann. Die Störung betrifft auch die knorpelig präformierten Knochen des Schädels und der Wirbelsäule, während das Wachstum der häutig präformierten Knochen nicht gehemmt ist.

Symptomatologie. Aus dieser Wachstumsstörung resultiert eine Skelettbildung, welche durch folgende Punkte charakterisiert ist: Die Schädelbasis ist durch die Wachstumshemmung und die zuerst von Virchow beschriebene vorzeitige Synostose des Os tribasilare und des Os basilare occipitis hochgradig verkürzt. Dadurch kommt es zu einer so hochgradigen Einziehung der Nasenwurzel, wie man sie bei keiner anderen Wachstumsstörung beobachtet. Es gibt allerdings auch seltene Fälle von Chondrodystrophie ohne Einziehung der Nasenwurzel. Eichholz hat drei solche einer Familie angehörige Fälle beschrieben. Überdies kann auch eine Einziehung der Nasenwurzel bestehen, ohne daß es bereits zu einer Verknöcherung der Synchondrose gekommen ist (ein Fall von E. Langenbach). Der Klivus ist — ich folge hier der Darstellung von Breus und Kolisko — verkürzt, das Hinterhauptloch sehr klein; das Schädeldach meist übernormal groß, auch hydrozephalische Schädel kommen vor, hier ist die Ossifikation eher verzögert, so daß die Fontanellen abnorm lang persistieren. Die Sella turcica kann eine ganz abnorme Form zeigen. Die Entwicklung des Gehirns und der Intelligenz ist, falls die Kinder überhaupt am Leben bleiben, normal. Die Oberkiefer sind breit, weit auseinander stehend, der Unterkiefer stark vortretend. Die Dention ist völlig normal; der Wirbelkanal ist durch frühzeitige Verschmelzung der Kerne des Bogens und des Körpers meist im frontalen Durchmesser, bisweilen aber auch allgemein verengt.

Es besteht Lordose der Lendenwirbelsäule (ensellure lombaire Porak) und Kyphose der Brustwirbelsäule. Der Thorax ist im sagittalen Durchmesser verengt. Breus und Kolisko fanden bei fünf Skeletten erwachsener chondrodystrophischer Zwerge jedesmal Frontalsklerose des Wirbelkanales. Diese Verengerung kann nach Diederle auch durch Hyperplasie des Knorpels bedingt sein. In sehr ausgesprochener Weise war dies bei den beiden Fällen von Lampe der Fall. Bei dem einen derselben war die Medulla dadurch stark komprimiert. In neuester Zeit haben J. Donath und A. Vogl in einer sorgfältigen Studie gezeigt, daß die Wirbelsäule erwachsener Chondrodystrophiker niemals normal geformt ist. Sie fanden bei ihren eigenen Fällen, sowie bei allen genauer mitgeteilten Fällen der Literatur mehr oder weniger ausgesprochene Keilform der Wirbelkörper an der Brustlendengrenze (Th XII—L III), die in manchen Fällen zu hochgradigem spitzwinkligem Gibbus führte.

Die Rippen sind bei der Chondrodystrophie breit und plump, an der Knorpelknochengrenze oft aufgetrieben (Pseudorosenkranz), wobei der knöcherne Teil den knorpeligen umfaßt. Siegert beschreibt eine starke Auftreibung des an das Capitulum costae grenzenden Teils der Rippe mit scharfwinkliger Verbiegung und pilzartiger Auftreibung der Epiphyse; das Sternum ist breit und dick, Körper und Schwertfortsatz sind synostosiert; die Klavikeln sind kurz, s-förmig gekrümmt; die Scapulae sehr klein, ihre Ränder plump; das Becken allgemein verengt, der Beckeneingang nierenförmig. Das Promontorium stark vorspringend, die Darmbeine verdickt, schaufelförmig mit plumpen Rändern. Am meisten charakteristisch für die mikromele Wachstumsstörung ist die Hemmung im Längenwachstum der Extremitäten, welche die eigentliche Ursache des Zwergwuchses dieser Individuen ist. Unter normalen Verhältnissen beginnt die Unterlänge schon gegen Ende des 1. Lebensjahres die Oberlänge zu überragen, mit den Jahren wächst die Differenz; bei der in Rede stehenden Affektion bleibt aber das Längenwachstum der Extremitäten so stark zurück, daß das Verhältnis der Oberlänge zur Unterlänge 2 : 1 betragen kann. Da die periostale Verknöcherung nicht gehemmt ist, so ist die Kortikalis der Diaphysen sehr dick, es entwickeln sich sehr starke Muskelansätze, die Muskeln selbst sind völlig normal, mitunter sind die chondrodystrophen Zwerge sogar sehr muskelstark und geschickte Turner. Die Fibula ist nach Breus und Kolisko weniger verkürzt als die Tibia, ragt daher weit über das untere Tibiaende hinaus, daraus resultiert oft Varusstellung des Fußes; die Füße sind verkürzt, auch die oberen Extremitäten sind wesentlich verkürzt, ebenso die Hand, deren Breite aber normal ist. Die verkürzten Finger stehen voneinander ab (main à trident, Radspeichenform). Die Verknöcherung der Epiphysen erfolgt äußerst unregelmäßig. Die Epiphysen selbst können,

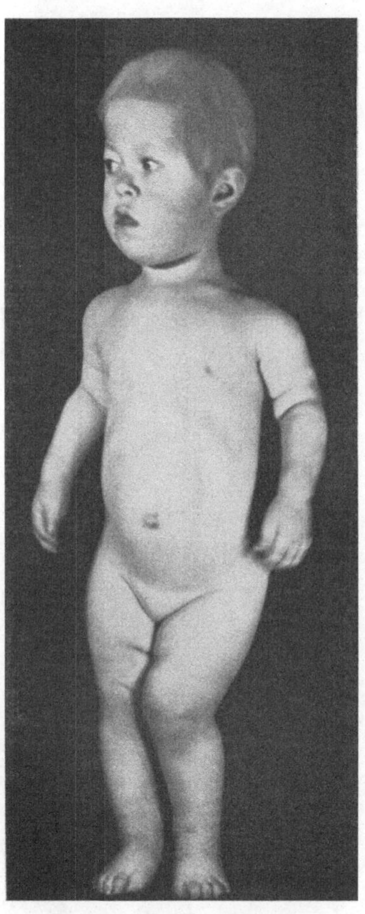

Abb. 88. Chondrodystrophie.
(Beobachtung XLVIII.)

wie Siegert betont, bald mehr hypoplastisch, bald mehr hyperplastisch sein und in letzterem Falle die Diaphysen umgreifen. Der Epiphysenschluß kann frühzeitig erfolgen, besonders an den Metakarpen der Hände und Füße, an anderen Stellen können sich die Epiphysen aber abnorm spät schließen. In dem später angeführten 17jährigen Falle sind z. B. die distalen Epiphysenfugen von Radius und Ulna und die proximalen von Metakarpus I und Phalangen noch weit offen, dabei sieht man an den beigegebenen Röntgenogrammen die Köpfchen der Metakarpen aufgetrieben, äußerst plump, die Epiphysen mächtig entwickelt, zum Teil, wie z. B. am Radius, disloziert. Hyperplastische und hypoplastische Prozesse lassen sich oft am gleichen Skelett wahrnehmen.

Es sind auch Fälle von partieller Chondrodystrophie beobachtet worden, so beschreibt Dufour einen Fall, bei dem die oberen Extremitäten kaum verkürzt waren, auch die Radspeichenform an den Händen war nicht ausgesprochen, während die unteren Extremitäten starke chondrodystrophische Veränderungen zeigten. Besonders bemerkenswert ist ein Fall von halbseitiger Chondrodystrophie, der von Siegert in seinem Essay erwähnt wird.

Die malazische Form der Chondrodystrophie ist nicht lebensfähig, die beiden anderen Formen können ein hohes Alter erreichen, die aplastische Form ist durch das Fehlen der beschriebenen Wirbel- und Schädelsynostosen erkennbar, ferner durch eine eigentümliche Stellung der Gelenke, wodurch die Extremitäten ein gekrümmtes Aussehen erhalten (Breus und Kolisko). Diese Zwerge sind meist besonders klein.

Zur Charakterisierung der chondrodystrophischen Zwerge sei noch erwähnt, daß sie alle große Familienähnlichkeit zeigen (Porak), daß der Gang bei allen watschelnd ist, daß die Intelligenz sich normal entwickelt und endlich, daß bei allen die Keimdrüsen und das äußere Genitale sich normal entwickeln und normal funktionieren. Das Genitale ist sogar in manchen Fällen auffallend stark entwickelt.

Hier seien zwei an der ersten medizinischen Klinik beobachtete Fälle eingeschaltet. Von dem einen 4jährigen Fall (Beobachtung XLVIII) sind mir leider die Notizen abhanden gekommen. Ich kann nur die sehr charakteristische Abbildung bringen, die die Charakteristika des chondrodystrophischen Zwergwuchses in ausgeprägter Weise zeigt. Der Nasenrücken ist tief gesattelt, die Extremitäten sind enorm verkürzt, die Haut ist für die Extremitäten zu weit geworden und hat sich in dicke Falten gelegt.

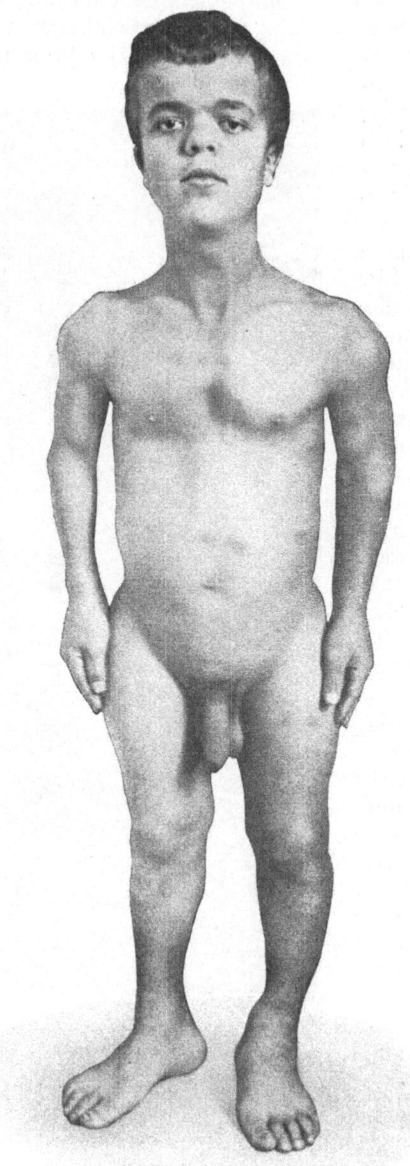

Abb. 89. Chondrodystrophie.
(Beobachtung IL.)

Beobachtung IL: W. U., 17 Jahre alt. Vater des Patienten normal entwickelt. Ebenso die Eltern des Vaters und drei Geschwister desselben (nur eine Schwester hat eine Syndaktylie dreier Finger). Die Mutter des Patienten soll in frühester Jugend Rachitis gehabt haben, ist aber normal entwickelt. Von sieben Geschwistern des Patienten ist nur das jüngste, ein einjähriges Mädchen, am Leben, völlig normal. Das älteste Kind starb mit 14 Jahren an Tuberkulose, war normal entwickelt. Das zweite mit $^3/_4$ Jahren, das dritte mit $^1/_4$ Jahr, das vierte ist der Patient. Das fünfte und sechste mit $^1/_4$—$^1/_2$ Jahren, das siebente gleich nach der Geburt.

Patient war, wie alle übrigen Kinder, angeblich bei der Geburt normal. Mit einem halben Jahr schien er beim Urinieren Schmerzen zu haben, bald darauf bemerkte der Vater, daß das Kind im Wachstum zurückblieb und nur der Kopf viel größer wurde. Die Zunahme des Kopfes dauerte bis etwa zum siebenten Jahre. Er lernte mit zwei Jahren sprechen, die Intelligenz entwickelte sich völlig normal. Vor etwa einem halben Jahr traten Parästhesien und Müdigkeit in den Beinen auf. Er fing an, mit zusammengepreßten Knien zu gehen, seit einigen Wochen fällt auch das Aufsetzen schwer.

Körperlänge 125 cm, Spannweite 126 cm, Akromion bis zu den Fingerspitzen 47 cm, oberer Rand des Trochanter major bis zu den Fersen 53 cm, Länge der Hände 15 cm, Breite 10 cm, Länge der Füße 21 cm.

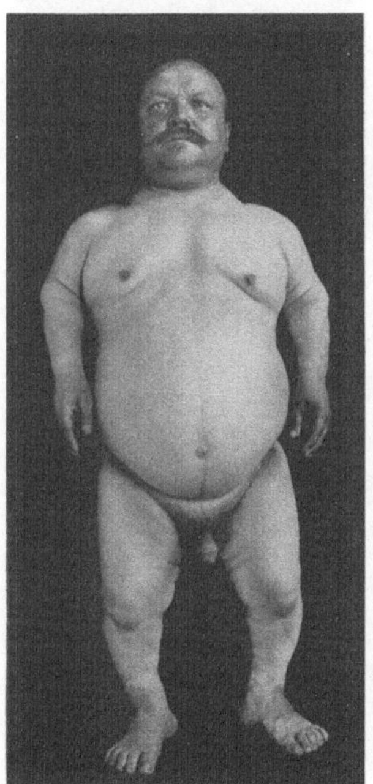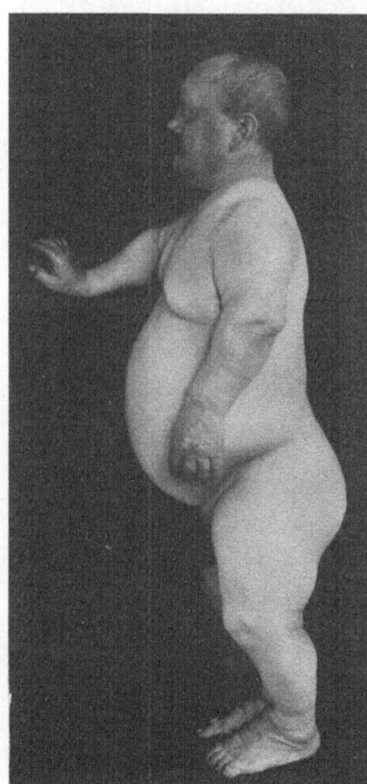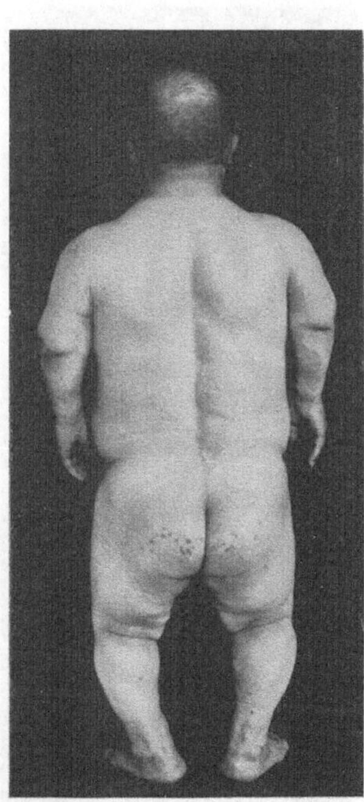

Abb. 90. Chondrodystrophische Familie. (Vater, Beobachtung L.)

Der Hirnschädel ist viel größer als der Gesichtsschädel, ist etwas viereckig, Nasenwurzel tief eingezogen. Beim Blick nach links und nach oben horizontaler, resp. vertikaler Einstellungsnystagmus. Das Chvosteksche Phänomen beiderseits vorhanden. Leichte Dextoskoliose der Brustwirbelsäule. Die Hände sind kurz und breit, die Finger gleich lang, typische mains à trident. Röntgenologisch zeigt sich, daß die Epiphysenfugen an den Fingern noch nicht verschmolzen sind. Am Schädel zeigt sich die Sella turcica im vertikalen Durchmesser platt gedrückt, im horizontalen verbreitert.

Die Muskulatur ist normal entwickelt, das Genitale hyperplastisch. Die Achselhaare fehlen. Ebenso Behaarung an der Linea alba. Es besteht eine mäßig große Struma von ziemlich weicher Konsistenz.

Es bestehen Spasmen in den unteren Extremitäten. Beine in der Ruhelage adduziert, mit leichter Spitzfußstellung. Patellar- und Fußklonus vorhanden. Babinski positiv. Hypalgesie und Hypästhesie etwa von der Höhe des Rippenbogens nach abwärts, von den Darmbeinschaufeln aus nach unten geringer werdend, an den Füßen nur sehr gering.

Zusammenfassung: Typische Chondrodystrophie. Wir dachten anfangs an einen Hydrozephalus mit absteigender Degeneration der Pyramidenbahnen und spatischer Parese der Extremitäten. Doch hat sich für die Diagnose

Hydrozephalus sonst kein Anhaltspunkt gewinnen lassen. Es wäre möglich, daß die spastische Parese durch Verengerung des Wirbelkanales infolge des chondrodystrophischen Prozesses erzeugt wurde. Ich verweise auf die vorhin schon erwähnten Fälle von Lampe, sowie auf die Untersuchungen von Donath und Vogl.

Vorkommen. Die Chondrodystrophie gehört nicht zu den ganz seltenen Erkrankungen. Nach Katolicky seien etwa 70 Fälle von Erwachsenen bekannt. Siegert zählt 53 weibliche und 50 männliche Fälle auf. In der Literatur finden sich mehrere Fälle von familiärem, resp. hereditärem Auftreten der Chondrodystrophie. Porak erwähnt eine chondrodystrophische Zwergin, die von

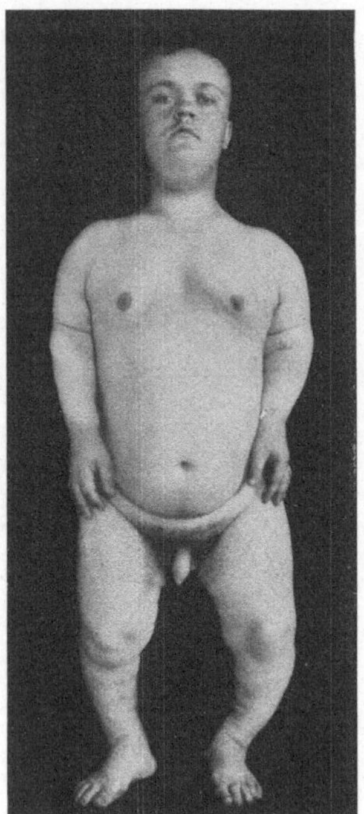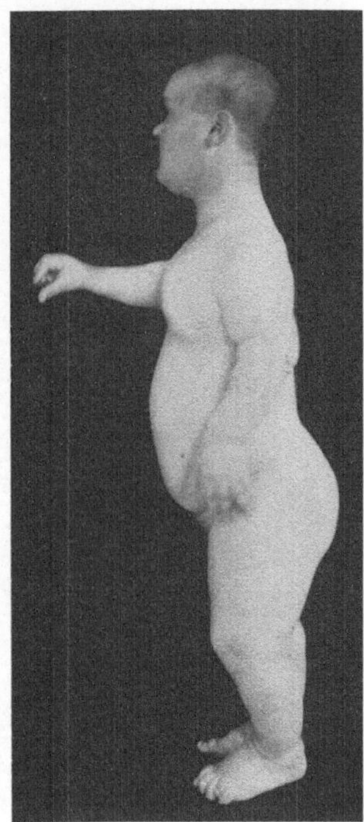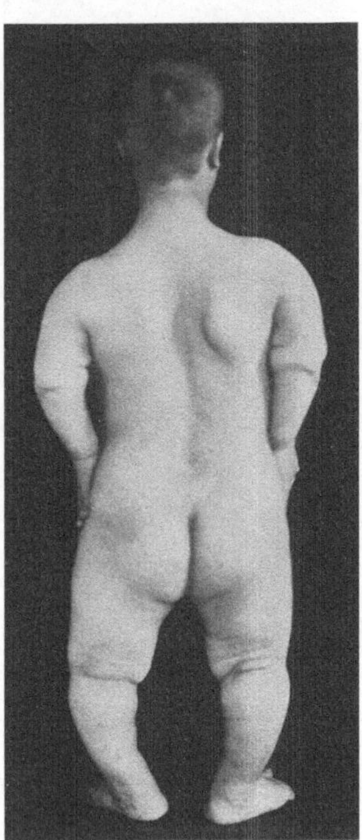

Abb. 91. Chondrodystrophische Familie. (Sohn, Beobachtung LI.)

einem chondrodystrophischen Kinde durch Kaiserschnitt entbunden wurde. Porak führt auch einen Fall von Charpentier an, eine 23jährige chondrodystrophische Zwergin, deren Schwester, Vater und Urgroßvater chondrodystrophische Zwerge gewesen seien. Poncet und Leriche beobachteten zwei chondrodystrophische Schwestern, Decroly sah Chondrodystrophie bei Großvater, Vater und Kind. Auch Eichholtz sah familiäres Auftreten der Chondrodystrophie. Er sah zwei chondrodystrophische Schwestern, von denen die eine (42jährig) eine kinderlose Witwe war. Die andere (etwa 40jährig) hatte ein 18jähriges chondrodystrophisches Kind. Sie war durch Sectio caesarea entbunden worden. Auch der Vater der beiden Frauen soll Chondrodystrophie gehabt haben. Siegert erwähnt, daß er in der Anamnese von über 100 Fällen in der Literatur außer den eben angeführten keine Vererbung der Krankheit feststellen konnte. Doch liegen noch neuere Beobachtungen vor. Franchini und Zanasi beobachteten ein chondrodystrophisches Ehepaar. Die Frau wurde

gravid und durch Kaiserschnitt entbunden. Das Kind, das die Autoren aller
dings nichts selbst gesehen haben, soll mit 12 Jahren etwa 80 cm lang gewesen
sein und einen großen Kopf und verkürzte Extremitäten gehabt haben. Es
dürfte also, wie die Autoren mit Recht annehmen, ebenfalls chondrodystrophisch
gewesen sein. Glaeßner stellte zwei Fälle von Chondrodystrophie in der
Wiener Gesellschaft der Ärzte vor. Es waren Vater und Sohn, 56 resp. 20 Jahre
alt, 101 resp. 108 cm hoch. Es ließ sich feststellen, daß seit vier Generationen
immer Zwergwuchs in der männlichen Deszendenz bestand, während die Frauen
vollkommen normal waren. Ein sehr schönes Beispiel für die Vererbung dieser
Krankheit wurde seinerzeit in der ersten medizinischen Klinik beobachtet. Es

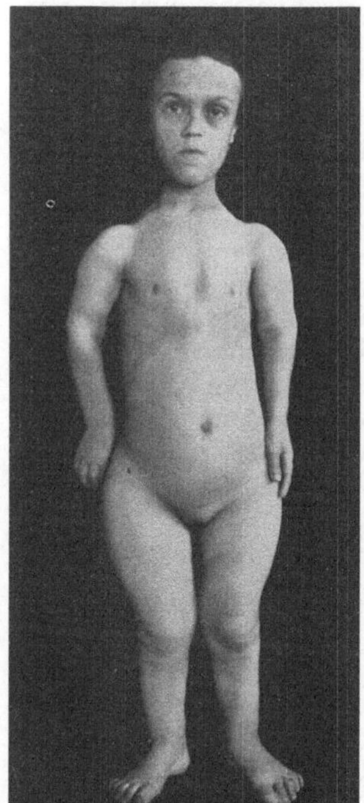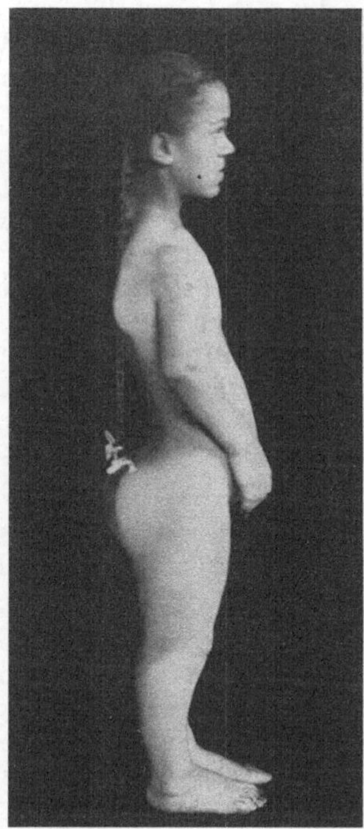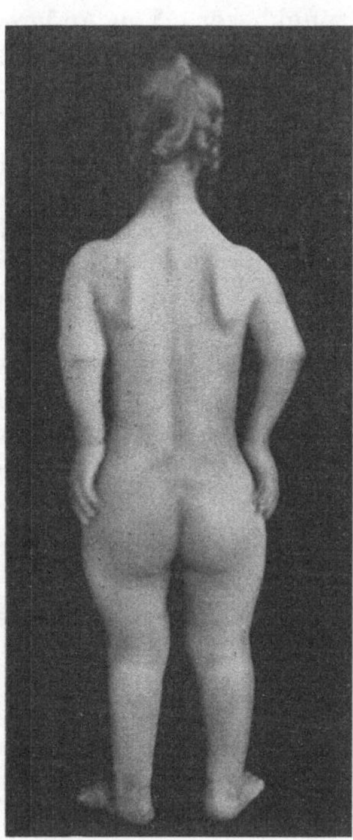

Abb. 92. Chondrodystrophische Familie. (Tochter, Beobachtung LII.)

handelte sich um Vater, Sohn und Tochter, ich reproduziere hier die Photographien. Der Vater war 49 Jahre, der Sohn 19, die Tochter 12 Jahre alt.
Die Frau des Vaters war von normaler Statur. (Beobachtung L, LI
und LII.)

Ätiologie. Wie ich schon eingangs erwähnt habe, wurde die Chondrodystrophie zuerst als fötale Rachitis aufgefaßt, eine Auffassung, die schon durch
die Arbeiten von Parrot und Porak als unrichtig erkannt wurde; die bei der
Chondrodystrophie vorkommende prämature Synostose des Os tribasilare hat
Virchow als typisch für den endemischen Kretinismus angesehen und durch
diese Annahme die Aufmerksamkeit auf die Schilddrüse in ätiologischer Beziehung gelenkt. Die Annahme einer Schilddrüseninsuffizienz ist durch die
Arbeiten Kaufmanns und später Diederles als unrichtig erkannt worden,
trotzdem haben später nochmals Hertoghe, Stöltzner und Moro die thyreogene Entstehung der Chondrodystrophie vertreten. In allen genau untersuchten

Fällen (Diederle, Breus und Kolisko, Kassowitz usw.) ist aber die Schilddrüse völlig normal gefunden worden. Die Annahme von Moro, daß in seinem Falle eine Dyplasie der Schilddrüse vorgelegen habe, ist durch nichts gerechtfertigt. Auch in den von mir mitgeteilten Fällen fand sich kein einziges Symptom, das dem Symptomenkomplex der Hypothyreose angehört. Bekanntlich erweist sich auch die Schilddrüsentherapie selbst bei jungen Individuen völlig wirkungslos. Auch Sumita hat die Unhaltbarkeit der Schilddrüsentheorie dargetan. Die früher erwähnten Fälle mit partieller Chondrodystrophie sprechen, worauf auch J. Bauer und Kaufmann hinweisen, gegen eine endokrine Ätiologie dieser Krankheit. Auch für die Annahme einer Beeinflussung des Fötus durch eine Blutdrüsenerkrankung der Mutter (Dietrich) liegt bisher kein Anhaltspunkt vor. Von anderen nicht endokrinen Theorien erwähne ich nur die von Jansen (Mechanische Behinderung des fötalen Wachstums durch Amnionenge) und die von Bickel (Vitaminmangel), die beide wenig Wahrscheinlichkeit für sich haben.

Lauze weist darauf hin, daß die Bouffons der Könige chondrodystrophische Zwerge waren, die als geistreich, vielrednerisch, schlagfertig, „verliebt in alles, was glänzt“, oft auch als maniakalisch geschildert werden; Lauze faßt diesen Geisteszustand als eine Folge der Hypersekretion der Keimdrüse auf. Euzière und Delmas beschreiben einen Fall von Chondrodystrophie mit psychischen Eigenschaften, ähnlich wie sie Lauze beschrieben hat; sie fassen diese aber als den Ausdruck der Degeneration auf und glauben nicht, daß solche psychische Merkmale mit der Chondrodystrophie in ursächlichem Zusammenhang stehen. An den von mir beobachteten Fällen von Chondrodystrophie habe ich nichts von den von Lauze beschriebenen charakteristischen Geisteseigenschaften bemerken können. Die Hypothese Lauzes dürfte kaum Anhänger finden.

Differentialdiagnose. Über die Differentialdiagnose gegenüber dem Kretinismus braucht man heute keine Worte mehr zu verlieren.

Eine andere Form der mikromelen Wachstumsstörung, die Osteoporosis congenita (Kundrat) ist durch eine Störung der epiphysären wie periostalen Knochenbildung charakterisiert. Sie ist klinisch bisher bedeutungslos gewesen, da die Früchte niemals lebensfähig waren; nur Hagenbach beschreibt einen Zwerg mit Tumor der Hypophyse, dessen Knochenveränderungen Hagenbach als Osteoporose auffaßt. Irgendwelche haltbare Beziehungen dieser Krankheit zum Blutdrüsensystem bestehen bisher noch nicht.

5. Der Mongolismus.
(Mongoloide Idiotie.)

Der Mongolismus wurde zuerst von Langdon-Down als Krankheitsbild sui generis erkannt. Ich beschränke mich hier auf eine kurze Schilderung mit besonderer Berücksichtigung der Differentialdiagnose gegenüber dem infantilen Myxödem; im übrigen verweise ich auf die ausgezeichneten Schilderungen von Bourneville, Kassowitz, Scholz, Siegert und Schob.

Symptomatologie. Die mongoloiden Kinder zeigen untereinander große Familienähnlichkeit. Der Ausdruck Mongolismus kommt daher, daß die Physiognomie dieser Kinder große Ähnlichkeit mit der mongolischen Rasse aufweist. Während beim infantilen Myxödem der Schädel meist groß und ausgesprochen brachyzephal ist, ist er beim Mongolismus klein und rund; die Lidspalten sind schmal, es fehlt ihnen die myxödematöse Schwellung, sie sind schief gestellt, schlitzförmig, es besteht Epikanthus; die Nase ist klein und sitzt wie ein

Knöpfchen auf der verbreiterten und etwas eingesunkenen Nasenwurzel (Kassowitz), während beim infantilen Myxödem die Nasenwurzel stark eingezogen
ist, wodurch die Nasenlöcher sichtbar werden. Sehr oft besteht bei Mongoloiden Konjunktivitis. Die Jochbogen springen etwas vor, die Stirne ist niedrig,
flach, der Mund ist klein, geht aber beim Lachen stark in die Breite, die Zunge
ist nicht oder nur unwesentlich vergrößert, fissuriert, steht immer etwas
zwischen den geöffneten Zahnreihen vor, der Unterkiefer ragt meist etwas über
den Oberkiefer vor. Die Gaumenbögen sind hoch, die Kopfhaare sind weich,

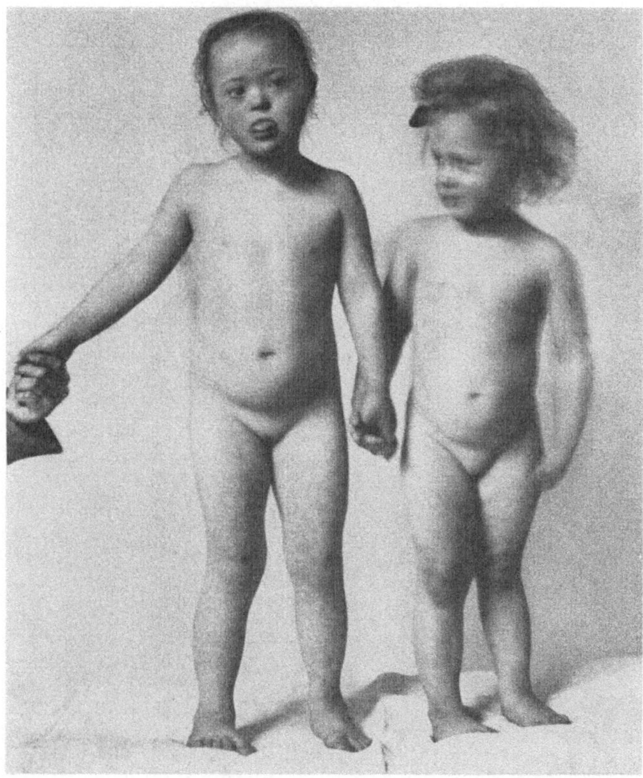

Abb. 93. 6½jähriges Mädchen (Mongolismus) mit 3jährigem gesunden Schwesterchen.

seidenartig, während sie beim Myxödem rauh und trocken sind und stellenweise fehlen. Die Ohren sind klein, zurückstehend, die Ohrläppchen in Drei-
eckform angewachsen (oreille mongolienne); während beim Myxödem der Gesichtsausdruck moros und unintelligent ist, ist er beim Mongolismus nur in den
ersten Lebensjahren blöde und ausdruckslos, später heiter, komisch, imbezill.
Ich verweise auf die beigegebene Abbildung. Den Wangen fehlt die Dicke des
Myxödems, sie zeigen meist eine fleckige Röte. Während beim infantilen Myxödem resp. der Thyreoaplasie die Veränderung erst einige Zeit nach der Geburt
erkennbar wird, ist der Mongolismus meist sofort zu erkennen, „c'est un petit
chinois". Die Fontanellen und Nähte sind abnorm lange offen, die Dentition
ist etwas verzögert und oft regellos. Die Zähne sind defekt, meist zeigt das
Gebiß überhaupt zahlreiche Abnormitäten (Degenerationsgebiß [Vogt]);
das Längenwachstum ist meist ebenfalls etwas gehemmt, doch besteht ein

wesentlicher Unterschied gegenüber dem infantilen Myxödem, indem alle diese Erscheinungen viel weniger ausgesprochen sind und die Knochenkerne meist zur normalen Zeit oder wenig verspätet auftreten. In manchen Fällen sah man nur vereinzelte Knochenkerne verspätet auftreten (Vogt). Siegert beobachtete sogar vorzeitige Verknöcherung der Epiphysenkerne. Später tritt oft eine Verzögerung im Wachstum deutlich hervor, sogar ausgesprochener mongoloider Zwergwuchs wurde von Bourneville in einem Falle beobachtet. Die Haut ist glatt und feucht, es fehlen die Pseudolipome des infantilen Myxödems, oft

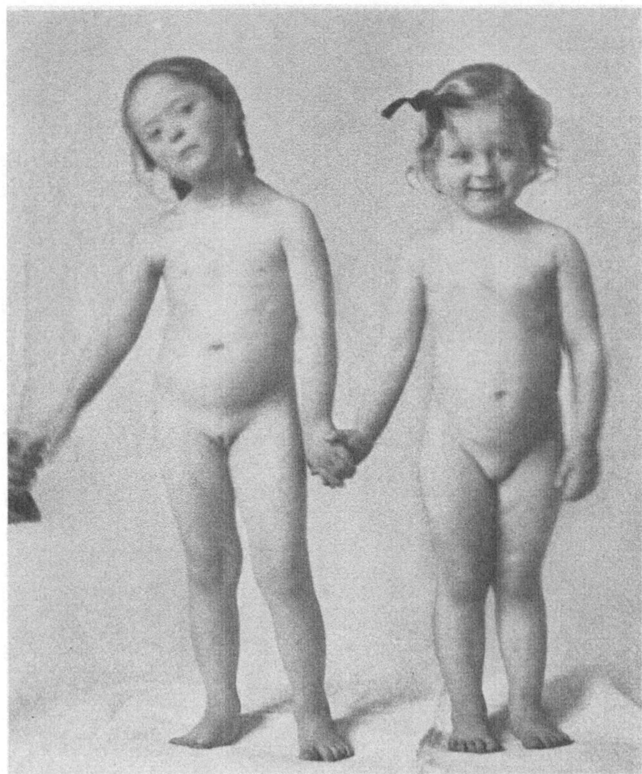

Abb. 94. Derselbe Fall nach Schilddrüsenbehandlung.

besteht beim Mongolismus starke Adipositas. Der Hals ist regelmäßig gebaut, nicht verkürzt wie beim infantilen Myxödem, die Schilddrüse ist vorhanden. Sehr häufig ist der Bauch verdickt, es besteht Obstipation, nicht selten finden sich Nabelhernien. Unter 53 Fällen fand Kassowitz 44mal eine Nabelhernie und dreimal eine Hernie in der Linea alba unterhalb des Nabels. Die Temperatur ist normal. Die beiden vorstehenden Abbildungen (Beobachtung LIII), die ich dem verstorbenen Kollegen L. Mohr (Halle a. S.) verdanke, illustrieren den mongoloiden Gesichtsausdruck.

Das Skelett ist proportioniert, grazil, die Kinder lernen verspätet sitzen und stehen, es besteht eine große Schlaffheit der Gelenke, die Hände sind eher klein, plump, die Mittelphalanx der kleinen Finger ist oft verkürzt, die Endphalange atrophisch; auch der Daumen ist oft sehr kurz (main mongolienne). Sehr häufig sind die Gelenke außerordentlich schlaff, besonders die Hand-

und Fußgelenke, aber auch die Hüftgelenke. Auch die Muskulatur ist oft hypotonisch. Oft finden sich andere Bildungsanomalien, wie angeborene Herzfehler, nicht selten leichter Strabismus oder Nystagmus. Das Genitale unterscheidet sich wesentlich von dem beim infantilen Myxödem, indem es nur wenig in der Entwicklung zurückbleibt. Beim männlichen Geschlecht ist Penis und Skrotum oft auffallend klein, Kassowitz findet dies unter 39 Knaben 19 mal. Siegert in der Hälfte der Fälle. Der Deszensus kann auch verspätet sein. Später sind die Genitalfunktionen meist normal, doch die Libido meist sehr gering. Die Mongoloiden sind meist nur kurzlebig, sie sind für Tuberkulose außerordentlich empfänglich. Langlebige Fälle, wie der von Lind, der 53 Jahre alt wurde, gehören zu den größten Seltenheiten. Die geistige Entwicklung ist meist nur verzögert oder es findet sich eine leichte Imbezillität, nur selten ausgesprochene Idiotie; die Kinder sind ziemlich lebhaft, ihre Aufmerksamkeit ist schwer zu fixieren, sie haben einen ziemlichen Nachahmungstrieb und posieren gerne.

Dem Mongolismus sind also für gewöhnlich nur wenig Züge des infantilen Myxödems beigemischt. Solche sind eventuell: ein geringer Grad von Zwergwuchs, ferner die Verzögerung der Dentition und des Fontanellenschlusses, die Auftreibung des Leibes, die Nabelhernie, die Obstipation, Zurückbleiben in der geistigen Entwicklung, Anämie. Es gibt allerdings auch Fälle von Mongolismus, bei denen myxödematöse Symptome viel stärker hervortreten. Vogt, Neurath, Kellner u. a. haben solche Fälle beschrieben.

Pathogenese und Therapie. Aus dem Gesagten geht hervor, daß für gewöhnlich von der Schilddrüsentherapie nur ein sehr geringer Einfluß zu erwarten ist. Nicht einmal Beschleunigung der Dentition und des Fontanellenschlusses tritt immer ein. Rasch gebessert wird nur die Obstipation und die Nabelhernie. Kassowitz sagt, daß man durch die Thyreoidintherapie bei jüngeren Kindern nur die später spontan auftretende Besserung antizipiert. In dem abgebildeten Fall kann der Erfolg als ein ungewöhnlich guter angesehen werden.

Wenn demnach beim Mongolismus zwar eine geringe und nur in seltenen Fällen eine etwas stärker ausgesprochene Athyreosekomponente vorhanden zu sein pflegt, so kann doch zweifellos von der Schilddrüse aus das klinische Bild dieser Krankheit nicht erklärt werden. Damit stimmt überein, daß bei den bisher vorliegenden Autopsien die Schilddrüse oft normal gefunden wurde (Neumann, Comby, Bourneville). Nur Philippe und Oberthur fanden in 4 Fällen entzündliche Sklerose in der Schilddrüse, Lind sogar bei 14 Autopsien 7mal „Atrophie" der Schilddrüse. Bourneville sah in 5 Fällen, Siegert in einem Falle die Thymusdrüse persistent. Der Befund an Mongoloidengehirnen bietet nichts Charakteristisches dar und ähnelt dem bei der Idiotie (Scholz). Weygandt fand einfache Anlage der Hirnwindungen. Stehenbleiben der Rindenarchitektonik auf embryonaler Stufe. Kassowitz dachte an eine gleichzeitige Erkrankung mehrerer Blutdrüsen, doch fehlt für diese Annahme jeder objektive Befund. Am bemerkenswertesten in ätiologischer Beziehung scheint mir die sich immer wiederholende Beobachtung, daß die Mongoloiden Letztgeborene in einer kinderreichen Familie sind oder daß die Mütter sehr alt oder durch Krankheiten stark heruntergekommen sind. Shuttleworth bezeichnet die Mongoloiden daher als „Erschöpfungsprodukte".

Bei der Differentialdiagnose gegenüber dem infantilen Myxödem ist neben dem mongoloiden Gesichtsausdruck die Röntgenuntersuchung des Handskelettes wichtig.

XIII. Die endogene Fettsucht.

Es ist schon in verschiedenen Kapiteln von der Fettsucht die Rede gewesen. Hier soll kurz das, was wir über die Beziehungen des Blutdrüsensystems zur Pathogenese der Fettsucht wissen, zusammengefaßt werden.

Man unterscheidet zwischen **exogener** und **endogener Fettsucht** (v. Noorden, Lorand) und sieht den Unterschied zwischen beiden gewöhnlich darin, daß bei ersterer die Kranken dadurch fett werden und fett bleiben, daß sie unverhältnismäßig viel Nahrung bzw. eine sehr kalorienreiche Nahrung bei nicht entsprechender Muskelleistung aufnehmen (Überfütterungs- bzw. Faulheitsfettsucht), während die Kranken bei der endogenen Fettsucht trotz verhältnismäßig geringer Kalorienzufuhr fett werden und auch fett bleiben, wenn man die Kalorienzufuhr stark einschränkt. Bei den typischen Fällen der ersten Gruppe würde es sich nach dieser Auffassung eben nicht um eine endogene Störung des Stoffwechsels handeln, sondern die Fettsucht wäre eine Folge rein exogener Momente, eine Folge von Bedingungen, die sich künstlich erzeugen lassen, während bei der endogenen Fettsucht eine krankhafte Veränderung des Stoffwechsels vorläge.

Nun lassen sich allerdings diese beiden Formen nicht so scharf trennen. Sicher spielt das konstitutionelle Moment bei der endogenen Fettsucht eine viel größere Rolle, aber auch die exogene Fettsucht tritt oft familiär oder hereditär auf, und wenn es sich auch, wie v. Noorden betont, dabei in vielen solchen Fällen mehr um eine Vererbung der Lebensgewohnheiten als um eine bestimmte Konstitution handelt, so besteht immerhin auch in solchen Fällen der Unterschied gegenüber anderen Individuen darin, daß erstere eben auf gesteigerte Nahrungszufuhr leichter mit Ansatz von Körpersubstanz reagieren. Man kann solche Fälle als Übergangformen zwischen der exogenen und endogenen Fettsucht auffassen.

Man hat früher die Ursache der krankhaften Veränderung des Stoffwechsels fast ausschließlich in einer Herabsetzung des Grundumsatzes, bzw. in einer fehlerhaften Reaktion des Organismus auf die Nahrungszufuhr gesucht, also eigentlich in einer Störung der Oxydationsenergie des Protoplasmas. Nun ist es kein Zweifel, daß eine ausgesprochene Fettsucht, bzw. eine Magersucht nur durch eine Störung der Bilanz entstehen kann, d. h. es müssen die Einnahmen die Ausgaben übersteigen oder umgekehrt. Bekanntlich hält der normale erwachsene Organismus sein Körpergewicht sehr zäh fest. Dies geschieht durch einen feinen Regulierungsmechanismus, der die Einnahmen den Ausgaben anpaßt. In diesem Regulierungsmechanismus stellt aber, wie wir gleich sehen werden und wie ich bereits in der ersten Auflage ausführlich dargetan habe, die Intensität der Oxydationsenergie nur einen Faktor unter vielen dar. Wir wollen uns zuerst mit diesem Faktor beschäftigen.

1. Die **Oxydationsenergie des Protoplasmas** messen wir am Grundumsatz und an der sog. spezifisch-dynamischen Nahrungswirkung.

Was den **Grundumsatz** anbelangt, so ist einerseits zu bedenken, daß wir gerade bei der Fettsucht in der Beurteilung dessen, was als normaler und was als abnormaler Grundumsatz zu betrachten ist, auf sehr große, ja in manchen Fällen auf unüberwindliche Schwierigkeiten stoßen und andererseits daß eine wirkliche Herabsetzung des Grundumsatzes noch nicht zur Fettsucht führen muß.

Betrachten wir zuerst die Momente, die bei der Fettsucht die Beurteilung des Grundumsatzes schwierig machen. Ursprünglich hat man den Grundumsatz auf das Kilogramm Körpergewicht bezogen. Später hat man den Quotienten

O_2 Verbrauch: Körperlänge als Maßstab angenommen. In neuester Zeit wird allgemein die Körperoberfläche als Vergleichsbasis benützt. Wenn bei einem Individuum der Grundumsatz höher oder tiefer befunden wird als dem Durchschnitt normaler Individuen von gleicher Oberfläche entspricht, so wird er als pathologisch bezeichnet. Trotz der enormen und verdienstvollen Arbeit, die in den Voraussagetabellen von Benedict und Harris, in den Untersuchungen von Aub, du Bois u. a. steckt, muß diese Auffassung in vielen Fällen zu fehlerhaften Schlüssen führen. Denn der Grundumsatz richtet sich streng genommen nicht nach der Oberfläche, sondern nach der Intensität der Verbrennungsprozesse im atmenden Protoplasma. Nun ist diese Intensität bei den einzelnen Organen normalerweise sehr verschieden groß. Muskelsubstanz und Drüsensubstanz atmen z. B. viel intensiver als Bindegewebe- oder gar als Fettgewebe. Es muß also der Grundumsatz bei zwei Individuen von gleicher Oberfläche aber von verschiedener Zusammensetzung des Körpers verschieden sein.

Bei Individuen von annähernd normaler Konstitution wird dieser Unterschied nicht sehr groß sein. Tatsächlich sehen wir ja auch, daß der Grundumsatz normaler Individuen mit den Voraussagetabellen fast regelmäßig bis auf wenige Prozent übereinstimmt; hingegen ergeben sich sofort Schwierigkeiten, wenn wir es mit einer krankhaft veränderten Konstitution zu tun haben. Insbesondere gilt dies von der Fettsucht.

Wir besitzen keine Methode, den Fettgehalt eines Menschen zu bestimmen, sondern sind nur auf grobe, ganz unzureichende Schätzungen angewiesen. Nun gibt es fette Leute mit robuster, kräftig entwickelter Muskulatur und solche mit äußerst zarten, atrophischen, mit Fett durchwachsenen Muskeln. Es gibt Fette mit einer Plethora und solche mit einer angeborenen Enge des Gefäßsystems und verminderter Blutmenge. Es gibt Fettsüchtige mit kräftigem derbem Knochenbau und solche mit äußerst grazilen Knochen.

Man hat ferner angenommen, daß es Fälle von Fettsucht mit abnorm hohem Wassergehalt gibt, und sie als hybride Fettsucht bezeichnet. Man hat bei solchen Fällen im Volhardschen Wasserversuch eine stark verzögerte Wasserausscheidung und bei Zulage von Kochsalz zur Kost starke Kochsalzretention beobachtet. Es hat sich ferner gezeigt, daß Injektion von Novasurol oder Salyrgan bei solchen Fällen oft zu reichlicher Diurese und starkem Abfall des Körpergewichtes führt (H. Eppinger und Fr. Kisch). Aus diesen Beobachtungen hat man auf die Existenz einer besonderen Form von Fettsucht geschlossen, die durch eine besondere Neigung des Körpers zu Wasser- und Salzretention charakterisiert sei — Salz-Wasser-Fettsucht. Wie schon im ersten Kapitel ausgeführt wurde, scheint mir aber bei diesen Schlußfolgerungen Vorsicht geboten. Vor allem ist der „schlechte" Ausfall der Wasser- und Salzproben gar nichts Abnormes, wenn diese, wie dies z. B. in den Fällen von H. Zondek der Fall war, bei einer salzarmen Ernährung durchgeführt werden. Ich habe in mehreren solchen Fällen beobachtet, daß die Wasser- und Salzproben ganz normal ausfielen, wenn die Individuen vorher durch einige Zeit auf eine Kost von mittlerem Salzgehalt gesetzt worden waren. Andererseits muß berücksichtigt werden, daß bei salzreicher Kost unter Novasurol bzw. Salyrgan auch bei nicht fettsüchtigen Individuen starke Entwässerung und ein beträchtlicher Sturz des Körpergewichtes eintritt, daß also ceteris paribus bei Fettsüchtigen eine Abnahme des Körpergewichtes nicht ohne weiteres als Beweis für eine abnorme Wasserretention gelten kann. Endlich handelt es sich bei solchen „aufgeschwemmten" Individuen sehr häufig um Fälle mit Myodegeneratio cordis mit Leberschwellung, sehr häufig auch mit vaskulärer Hypertonie, bei denen die durch eine geringfügige Dekompensation des Herzens bedingten Wasseransammlungen leicht durch die Fettmassen verdeckt werden.

Es ist durchaus verständlich, daß bei solchen Individuen die Wasser- und Salzproben „schlecht" ausfallen und daß solche Fettsüchtige durch Novasurol bzw. Salyrgan, ebenso aber auch durch Milchtage oder salz- und eiweißarme Kost beträchtlich entwässert werden, ohne daß wir berechtigt sind, hieraus auf eine besondere Form der Fettsucht zu schließen.

Die Untersuchungen von Bozenraad und O. Schirmer haben gezeigt, daß der Wassergehalt des Unterhautzellgewebes große Verschiedenheiten aufweist. Dies liegt mehr am Bindegewebe als am Fett. Das Fett fettreicher Individuen hat sich sogar als wasserärmer gezeigt als das magerer Individuen. Wenn mir daher nach dem eben Gesagten die Ursache dieser Wasseransammlung im Bindegewebe Fettsüchtiger noch wenig geklärt erscheint, so muß man doch bei der Beurteilung des Grundumsatzes Fettsüchtiger mit dieser Tatsache rechnen. Denn in bezug auf die Menge des Wasserüberschusses sind wir ebenso sehr auf eine grobe Schätzung angewiesen wie in bezug auf die Menge des Fettes oder auf die Muskelmasse.

Wie sehr eine Veränderung in der Zusammensetzung des Körpers zu falscher Beurteilung der Ruhe-Nüchternwerte führen kann, möge folgendes Beispiel erläutern. Es ist bekannt, daß man manche Basedowkranke bei Bettruhe und reichlicher Kohlenhydrat-Fettzufuhr leicht mästen kann, wobei sich die Basedowschen Erscheinungen manchmal nur sehr wenig ändern. Ich habe nun in drei solchen Fällen während der Zeit der Mästung den Grundumsatz verfolgen lassen. Es hat sich in zweien dieser Fälle gezeigt, daß die absoluten Grundumsatzwerte im Laufe von Monaten nur wenig zunahmen, während das Körpergewicht enorm anstieg. Die Berechnungen nach den Voraussagetabellen ergaben im Anfang eine Erhöhung von 80—100%, gegen Schluß der Mästung von nur 30—40%. Die Zusammensetzung des Körpers hat sich nun während dieser Zeit wesentlich geändert; denn im Anfang waren diese Fälle fast fettfrei, gegen Schluß besaßen sie beträchtliche Mengen von Fett. Sicher ist auch Eiweiß angesetzt worden, wodurch der Grundumsatz absolut erhöht wurde. Da aber die Basedowischen Erscheinungen, wenn auch in geringerem Maße, weiter bestanden, so ist das Absinken des Grundumsatzes zum Teil nur scheinbar und dadurch hervorgerufen, daß die jetzt zum Vergleich herangezogenen „normalen" Individuen viel mehr hochwertiges Muskel-, Drüsen- usw. -gewebe besessen haben. Das Absinken des Grundumsatzes stand tatsächlich auch mit der geringen Besserung der Basedowischen Erscheinungen in Widerspruch.

Alle diese Überlegungen zeigen, daß wir über die Zusammensetzung des Körpers eines Fettsüchtigen nichts Sicheres wissen. Wie bereits erwähnt, können wir, streng genommen, den Grundumsatz eines Individuums nur dann als normal bezeichnen, wenn seine Muskeln, seine Drüsen, sein Bindegewebe usw. in der Ruhe und ohne Nahrungsreiz ebenso intensiv atmen wie die Muskeln, die Drüsen, das Bindegewebe usw. eines normalen Menschen. Nun gibt es aber kein normales Individuum von gleicher Oberfläche, gleicher Körperlänge, gleicher Sitzhöhe und gleichem Alter, das wir zum Vergleich mit einem hochgradig fettsüchtigen Individuum heranziehen könnten. Ein solches Individuum müßte, um die gleiche Oberfläche zu besitzen, zwar nicht fettsüchtig sein, es müßte aber bei gleicher Körpergröße bzw. gleicher Sitzhöhe entweder enorme Muskelmassen oder einen enormen Wasserreichtum usw. besitzen. Aber auch dann, wenn zwei fettsüchtige Individuen von gleicher Oberfläche, gleicher Körperlänge, gleicher Sitzhöhe und gleicher Größe verschiedenen Grundumsatz haben, werden wir kaum in der Lage sein, zu sagen, welcher von diesen beiden Grundumsätzen mehr von der Norm abweicht, weil ja die Zusammensetzung des Körpers dieser beiden Individuen verschieden sein kann. Wenn man aber gleich große und gleichalterige normale Individuen zum Vergleich heranzieht, so muß die Verschiedenheit in der Oberfläche störend wirken.

Außerdem kommt beim Fettsüchtigen noch hinzu, daß sehr häufig seine Atemtätigkeit abnorm ist und daß auch das Herz gegen einen vermehrten Widerstand anzukämpfen hat, daß also wahrscheinlich der Anteil, den Atem- und Herztätigkeit am Grundumsatz haben, größer ist als bei normalen Individuen. Endlich wäre noch der Einfluß zu berücksichtigen, den nach den Untersuchungen von S. Bernstein und mir der Eiweißgehalt der vorhergehenden Ernährungsperiode auf den Grundumsatz nimmt. Bei solchen Fettsüchtigen, welche viel essen und an eine sehr eiweißreich Nahrung gewöhnt sind, wird die übliche Vorschaltung von einem Tag Standardkost diesen Fehler kaum völlig beseitigen.

Aus allen diesen Gründen sehe ich vorderhand gar keine Möglichkeit, bei der Fettsucht, aber auch bei anderen Krankheitszuständen, die mit einer bedeutenden Veränderung in der Zusammensetzung des Körpers einhergehen, zu einer wirklich richtigen Beurteilung des Grundumsatzes zu gelangen, mag seine Bestimmung auch noch so exakt sein.

Ebenso einleuchtend ist es, daß die Feststellung eines außergewöhnlich tiefen oder außergewöhnlich hohen Grundumsatzes noch gar nicht sagt, daß dieser Grundumsatz die Ursache der Fettsucht, bzw. Abmagerung bei diesem Individuum ist. Es gibt typische Fälle von Myxödem mit herabgesetztem Grundumsatz, die nicht fett sind und es gibt typische Fälle von Basedow mit erhöhtem Grundumsatz, die fett sind. Die Herabsetzung des Grundumsatzes führt nicht zum Ansatz von Körpersubstanz und die Erhöhung desselben nicht zur Abmagerung, wenn die Regulation durch den Nahrungstrieb erhalten ist und entsprechend weniger oder mehr Nahrung aufgenommen wird.

Dafür, daß die Erhöhung des Grundumsatzes beim Basedow meist mit starker Abmagerung verbunden ist, gibt es viele Gründe. Wie wir später sehen werden, ist der Bewegungstrieb beim Basedow stark gesteigert, dadurch wird der 24-Stundenumsatz stärker erhöht, als durch die Steigerung des Grundumsatzes allein notwendig wäre. Ferner wird die Aufnahme einer entsprechenden Nahrungsmenge meist durch die dem Hyperthyreoidismus eigenen toxischen Erscheinungen von seiten des Magen-Darmkanales unmöglich gemacht. Gelingt es durch Bettruhe und durch entsprechende Auswahl der Nahrung eine Kalorienmenge zuzuführen, die den erhöhten Bedarf noch übersteigt, so kommt es, wie wir gesehen haben, trotz Erhöhung des Grundumsatzes zu bedeutendem Fettansatz.

Wir können also die bisherigen Ausführungen dahin zusammenfassen, daß die Beurteilung, ob bei einem Fall von Fettsucht der Grundumsatz normal ist oder nicht, sehr häufig ganz unsicher ist. Ferner sehen wir, daß selbst da, wo der Grundumsatz erniedrigt gefunden wird, dies nicht die Veranlassung zur Entstehung der Fettsucht sein muß und meist auch gar nicht ist. Die bisherigen Erfahrungen zeigen überdies, daß in sehr vielen Fällen von endogener Fettsucht Grundumsatzwerte gefunden werden, welche man höchst wahrscheinlich als normal, vielleicht als übernormal bezeichnen kann. (Magnus-Levy, Jaquet und Svenson, Salomon, v. Bergmann, Staehelin, Grafe, Jsaac, Lauter u. a., auch viele eigene Erfahrungen.)

Ein zweites, für die Beurteilung der Oxydationsenergie des Protoplasmas wichtiges Moment liegt in der Reaktion des Organismus auf den Nahrungsreiz. Der Nahrungsreiz kann zu einer dauernden Erhöhung der Verbrennungsprozesse führen (sog. sekundäre Erhöhung des Kraftwechsels bei Luxusernährung) oder er führt nur zu einer vorübergehenden Steigerung der Oxydationen (spezifisch-dynamische Nahrungswirkung). Was die sog. sekundäre Erhöhung des Kraftwechsels bei Luxusernährung anbelangt, so finden wir in dieser Hinsicht schon bei normalen Individuen große Unterschiede. Auf der einen Seite stehen Menschen, bei denen „nichts anschlägt“, d. h. Menschen, die, obwohl sie starke Esser sind, mager bleiben, auf der anderen Seite stehen diejenigen, bei denen ein verhältnismäßig geringes Übermaß an Nahrung sofort zur Gewichtszunahme führt. Bei den ersteren stellen sich schon die Ruhe-Nüchternwerte sehr rasch höher ein, es kommt zur Luxuskonsumption, bei den letzteren bleiben sie auf gleicher Höhe, ein Umstand, der den Ansatz von Körpersubstanz begünstigt (E. Grafe).

Lauter hat die Untersuchungen von Grafe einer strengen Kritik unterzogen und hat gemeint, daß es sich immer nur um eine Verschiedenheit des Temperaments handle, d. h., daß solche Individuen, bei denen reichliche Ernährung zu einer Erhöhung des Körpergewichtes führt, an körperlicher Bewegung einsparen, während die anderen durch ihre Lebhaftigkeit rasch den Überschuß an Nahrung in Umsatz bringen. Wir werden später sehen, daß der Bewegungstrieb eine große Rolle bei der Regulation des Körpergewichtes spielt. Es darf aber nicht vergessen werden, daß sich nicht nur der Fettumsatz, sondern auch der Eiweißumsatz bei den erwähnten Typen verschieden verhält. Bei dem torpiden Typ kommt es leicht zur Stickstoffretention und zu einer unverhältnismäßig raschen Vermehrung des „zirkulierenden“ Eiweißes, beim beweglichen Typ ist das Umgekehrte der Fall. Wir müssen also ganz im allgemeinen von einer erhöhten bzw. verminderten Assimilationsbereitschaft sprechen, die in den Verschiedenheiten des Temperaments allein keine genügende Erklärung findet.

Auch die spezifisch-dynamische Nahrungswirkung zeigt bei Normalen schon bedeutende Unterschiede. Auch bei ein und demselben Individuum kann nach noch nicht veröffentlichten Untersuchungen von Uher die spezifisch-dynamische Nahrungswirkung beträchtlichen Schwankungen unterliegen, wobei die Zubereitung der Nahrung nicht ganz ohne Bedeutung ist. Zweifellos liegt in der Herabsetzung der spezifisch-dynamischen Nahrungswirkung eine Tendenz zur Ersparnis. Jaquet und Svenson haben daher schon 1900 die Vermutung ausgesprochen, daß bei der Fettsucht die spezifisch-dynamische Nahrungswirkung herabgesetzt sei und weniger lang andauere wie bei Normalen. Allein dieser Befund hat sich durchaus nicht als konstant erwiesen. Plaut und Knipping glauben allerdings, durch ihre Versuche erwiesen zu haben, daß bei der „hypophysären“ Fettsucht die spezifisch-dynamische Eiweißwirkung fehle, oder wenigstens stark herabgesetzt sei und durch Zufuhr von Hypophysenvorderlappensubstanz wieder hervorgerufen werden kann und daß sie daher überhaupt von einer normalen Funktion der Hypophyse abhänge. Vor allem läßt sich dagegen einwenden, daß es sich, wie Pollitzer mit Recht betont, in den Versuchen von Plaut und Knipping nicht so sehr um die spezifisch-dynamische Eiweißwirkung, als um die spezifisch-dynamische Kohlenhydratwirkung handelte; denn diese Autoren benützten ein aus Kohlenhydraten und Fleisch bestehendes Probefrühstück und untersuchten den Gaswechsel innerhalb der ersten zwei Stunden. Nun kommt, wie auch eigene Untersuchungen zeigen, die spezifisch-dynamische Kohlenhydratwirkung in verhältnismäßig kurzer Zeit, die spezifisch-dynamische E-Wirkung erst viel später, nämlich in der dritten bis fünften Stunde zum Ausdruck.

Ferner läßt sich gegen die Schlußfolgerungen, die Plaut und Knipping aus ihren Untersuchungen gezogen haben, einwenden, daß die Existenz einer hypophysären Fettsucht überhaupt noch zweifelhaft ist. Ich verweise auf die diesbezüglichen Ausführungen im Kapitel V „Hypophyse“.

Ferner haben auch andere Blutdrüsen einen Einfluß auf die spezifisch-dynamische Nahrungswirkung. Bei thyreodektomierten Hunden fanden z. B. Grafe und seine Mitarbeiter die spezifisch-dynamische Nahrungswirkung herabgesetzt und bei Zufuhr von Thyreoidin wieder auftreten. Beim menschlichen Myxödem stimmen die Angaben über das Verhalten der spezifisch-dynamischen Nahrungswirkung bisher nicht überein. In vielen Fällen wird sie aber als sicher erniedrigt angegeben. Sicher ist ferner, daß auch die Keimdrüsen einen Einfluß darauf haben. Man hat beobachtet, daß nach der Kastration die vorher deutlich ausgesprochene spezifisch-dynamische Nahrungswirkung sehr stark abgenommen hat (Rolly). Endlich ist die Herabsetzung der spezifisch-dynamischen Nahrungswirkung bei der endogenen Fettsucht überhaupt nicht konstant. Bei vielen Fällen wurde sie vielmehr vollkommen normal gefunden und andererseits bei vielen anderen Zuständen, speziell bei gewissen Neurosen des vegetativen Nervensystems (Liebesny) vermißt. Wir können also zusammenfassend höchstens sagen, daß da, wo eine Herabsetzung der spezifisch-dynamischen Nahrungswirkung vorhanden ist, diese den Ansatz von Körpersubstanz fördert, aber wir können darin nicht ein Moment erblicken, welches für die Entstehung der Fettsucht allein maßgebend ist.

2. Als ein zweites Moment, welches die Gesamtbilanz beeinflußt, kommt das **Maß der körperlichen Arbeit** in Betracht.

Schon Jaquet und Svenson haben gezeigt, daß der Fettsüchtige, sofern er körperlich leistungsfähig ist, bei der Arbeit keinen geringeren Kalorienverbrauch hat als der Normale, daß er also, was ja von vorneherein zu erwarten war, nicht mit größerem Nutzeffekt zu arbeiten vermag. In Fällen, denen die körperliche Arbeit schwer fällt, ist vielmehr der O_2-Verbrauch ungewöhnlich groß und auch, wie neuerdings Lauter zeigte, die Nachwirkung der Arbeit auf den O_2-Verbrauch größer als in der Norm. Auch das ist verständlich, weil Fettsüchtige ein größeres Gewicht mit sich herumtragen und meist untrainiert sind, wodurch Lungen und Herz abnorm in Anspruch genommen werden. Und doch ist das Maß der körperlichen Arbeit für die Entstehung der Fettsucht von größter Bedeutung. Einfache Kalorienbilanzversuche zeigen uns, daß manche Fettsüchtige mit einer außerordentlich geringen Kalorienzufuhr ihr Auskommen finden und nicht an Körpergewicht einbüßen, während gleichgroße normale Menschen bei derselben Kalorienzufuhr rasch an Körpergewicht verlieren. Da, wie wir gesehen haben, in solchen Fällen die Oxydationsenergie des Protoplasmas meist gar nicht oder nur wenig erniedrigt ist, so kann der Grund hierfür nur in einer geringeren Muskelleistung dieser Individuen liegen. Nun sehen wir, daß solche Fettsüchtige oft außerordentlich träge sind, daß sie es gewissermaßen gelernt haben, mit einem Mindestmaß an Muskelleistung auszukommen und daß bei ihnen reichliche Nahrungszufuhr nicht einen erhöhten Bewegungstrieb auslöst, wie dies beim Normalen der Fall ist. Damit erscheint uns das Problem der Fettsucht von einer neuen Seite, die wir jetzt näher untersuchen wollen.

3. Als dritter Faktor, der für die Körperbilanz von Wichtigkeit ist, kommen die Gemeingefühle in Betracht. Wie schon erwähnt, hält sich beim normalen erwachsenen Organismus das Körpergewicht oft durch Jahre hindurch außerordentlich konstant. Störungen der Bilanz, wie sie durch Zeiten abnormer körperlicher Leistungen oder durch Zeiten abnormer Nahrungszufuhr gegeben sind, werden verhältnismäßig rasch wieder ausgeglichen. Dies geschieht durch Gemeingefühle, unter denen besonders der Nahrungstrieb und der Bewegungstrieb bzw. das Ermüdungsgefühl in Betracht kommen. Es ist leicht einzusehen, daß es trotz normalen Grundumsatzes und normaler spezifisch-dynamischer Nahrungswirkung leicht zu Bilanzstörungen kommen kann, wenn diese Gemeingefühle nicht der jeweiligen Ernährungslage adäquat sind, wenn

z. B. trotz einer dem Bedarf entsprechenden Nahrungsaufnahme keine Sättigung eintritt oder wenn ein abnorm geringer Bewegungstrieb vorhanden ist oder wenn das Ermüdungsgefühl dem Bewegungstrieb nicht in entsprechender Weise entgegenwirkt. Wir werden später sehen, daß die Funktion mancher Blutdrüsen auf diese Gemeingefühle großen Einfluß hat.

4. Ein viertes Moment, welches für die Entstehung einer Fettsucht in Betracht kommt, könnte in einer Änderung der Fettavidität der Gewebe gesehen werden. Wenn ein normales Individuum eine kalorisch überreiche Nahrung zu sich nimmt und wenn z. B. durch erzwungene Bettruhe der normale Bewegungstrieb gehemmt und dadurch eine entsprechende Steigerung der Verbrennungen verhindert wird, so kommt es hauptsächlich zu einem Ansatz von Fett, wenn auch daneben eine Speicherung von Eiweiß und Glykogen statthat. Andererseits gelingt es bei den meisten Fettsüchtigen bei einer rationell geleiteten diätetischen Entfettungskur den Eiweiß- und Kohlenhydratbestand des Körpers zu schonen, so daß der Hauptverlust das Fett betrifft.

Es wäre nun denkbar, daß die Avidität der das Fett speichernden Zellen aus irgendwelchem Grunde gesteigert oder herabgesetzt ist. In ersterem Falle würde schon bei einem geringen kalorischen Überschuß der Nahrung verhältnismäßig viel Fett angesetzt, bei einer kalorienarmen Nahrung das Fett aber zäher als sonst festgehalten, wodurch eine gewollte Abmagerung erschwert wird. In dieser lipophilen Tendenz der Gewebe (v. Bergmann) könnte die Ursache gesehen werden, daß der Organismus bei Überernährung einer Fettansammlung nicht entsprechend durch Steigerung der Verbrennungen entgegenarbeitet, bzw. daß, wie H. Schur vermutet, die spezifisch-dynamische Nahrungswirkung herabgesetzt ist. Das wären jene Fälle von Fettsucht, bei denen wir trotz sehr starker Kalorienbeschränkung sehr häufig eine entsprechende Gewichtsabnahme vermissen. Man hat gemeint, daß für solche Fälle die energetische Betrachtungsweise nicht standhält. Das ist sicher nicht richtig! Denn wenn ein Organismus weniger Kalorien zugeführt bekommt als er verbraucht, so muß er an Körpersubstanz abgeben. Es ist aber denkbar, daß bei einer abnormen Fettavidität der Zellen relativ wenig Fett abgegeben wird und der Verlust an Körpersubstanz hauptsächlich auf Kosten von Eiweiß und Kohlenhydrat geht. Bei solchen Individuen sehen wir dann auch, daß forcierte Abmagerungskuren den Fettballast wenig vermindern, hingegen die Individuen hinfällig machen. Bei solchen Individuen kann es wohl auch vorkommen, daß der Verlust an Körpersubstanz zum Teil durch Wassereinsparung wettgemacht wird, wie dies Hedinger bei Milchkuren beobachtete.

Es sind hauptsächlich die Zellen des Unterhautbindegewebes, welche bei Überschuß von Fett in der Nahrung leicht Fett ansetzen, bei Mangel an Fett das angesetzte Fett aber leicht wieder abgeben. Dabei gibt es aber bedeutende regionäre Verschiedenheiten. Bei Frauen hat J. Bauer einen Rubenstyp mit der gewöhnlichen Fettverteilung, entsprechend der girdle Typ obesity von Engelbach, ferner einen Reithosentypus, bei dem die Fettmassen hauptsächlich in der Trochantergegend sitzen, unterschieden. Ferner gibt es bekanntlich Frauen, bei denen der Oberkörper verhältnismäßig mager ist, während der Unterkörper, insbesondere die Beine, sehr fett sind. Ferner Frauen, bei denen wieder die Extremitäten mager sind und die Hauptfettmasse am Stamm sitzt. Ferner die Fälle von Steatopygie (Fettsteiß). In anderen Fällen findet sich die Fettanhäufung hauptsächlich in der Unterbauchgegend (Fettbauch). Beim Mann findet sich manchmal das Fett besonders am Nacken angehäuft. Auch hier gibt es Fälle mit besonderer Ansammlung des Fettes am Stamm, während die Extremitäten mager bleiben usw. Insbesondere aber gibt es beim Manne den eunuchoiden Typus mit Ansammlung des Fettes an den Hüften, am Mons veneris und an den Brüsten. Ich komme auf diese regionären Verschiedenheiten der Fettavidität nochmals zurück.

Wenn wir das Gesagte nochmals überblicken, so haben wir in der Oxydationsenergie des Protoplasmas, in der Muskelarbeit, in den Gemeingefühlen und endlich möglicherweise in der Fettavidität der Zellen Momente kennen gelernt, welche den Körperbestand im wesentlichen regulieren. Sie zeigen uns, wie kompliziert das Problem der Fettsucht ist. Wir müssen nun der Frage näher treten, inwieweit diese Momente durch die Funktion der Blutdrüsen beeinflußt werden und ob nicht auch Anhaltspunkte vorhanden sind, welche zentralnervöse Einflüsse in dieser Hinsicht wahrscheinlich machen bzw. inwieweit inkretorische und zentralnervöse Einflüsse für die Genese der Fettsucht in Betracht kommen.

An erster Stelle wollen wir uns mit dem Inselorgan beschäftigen.

Das Inselorgan. Auf Grund folgender Überlegungen habe ich in der ersten Auflage (1913) geschlossen, daß das Inselorgan an der Regulation des Körperbestandes und an der Entstehung mancher Formen von Fettsucht einen Anteil haben müsse:

„Es ist bekannt, daß Kohlenhydrat in viel höherem Umfange Eiweiß zu sparen vermag als Fett, ferner daß man mit Eiweiß und Fett allein kaum mästen kann. Starke Mast, besonders eine gleichzeitige Erhöhung des Eiweißbestandes, gelingt nur bei Zugabe von reichlich Kohlenhydrat zur Kost. Kohlenhydrat setzt also die Eiweißzersetzung herab. Da die spezifisch-dynamische Energie des Eiweißes viel höher ist als die von Fett und Kohlenhydrat, so wird schon dadurch die mit reichlicher Nahrungsaufnahme verbundene Steigerung der Kalorienproduktion eingeschränkt. Nun unterliegt es heute keinem Zweifel mehr, daß die Assimilation der Kohlenhydrate ganz unter der Herrschaft des Inselapparates steht. Es muß dem Pankreas ferner wohl auch ein direkter Einfluß auf die Assimilation von Fett zukommen, nicht nur deshalb, weil bei sehr reichlicher Kohlenhydratzufuhr ein Teil desselben in Fett umgeprägt wird, sondern auch deshalb, weil wir beim schweren Diabetes nach reichlicher Fettzufuhr die Ausscheidung der Ketonkörper enorm ansteigen sehen. Zum Mästen gehört also ein funktionstüchtiges Pankreas. Daß wir bei fetten Leuten so oft Diabetes auftreten sehen, hat vielleicht seinen Grund darin, daß das durch lange Zeit überlastete Pankreas allmählich insuffizient wird, abgesehen davon, daß die chronische Überfütterung oft mit anderweitigen für das Pankreas schädlichen Momenten (Alkoholismus, dauernde Hyperämie der Abdominalorgane usw.) verbunden ist.

Die bisherigen Überlegungen beziehen sich hauptsächlich auf die exogene Fettsucht. Man könnte sich aber vorstellen, daß durch eine primär verstärkte Funktion des Inselapparates der Entstehung einer Fettsucht Vorschub geleistet wird, indem die Assimilation größerer Nahrungsmengen abnorm leicht vor sich geht und es dadurch nicht zur Auslösung jener Reaktionen kommt, die beim normalen Menschen einer durch längere Zeit über den Bedarf hinausgehenden Nahrungsaufnahme entgegenwirken."

Die Entdeckung des Insulins hat die Möglichkeit gegeben, diese Überlegungen einer experimentellen Prüfung zu unterziehen. Es hat sich sehr bald gezeigt, daß man hochgradig abgemagerte diabetische Individuen durch Insulin bei einer etwas reichlicheren Ernährung leicht aufmästen kann. Körpergewichtszunahmen von 15—25 kg sind bei solchen Fällen im Verlauf einer rationell durchgeführten Insulinbehandlung nichts Seltenes. Da diese Individuen dabei nicht nur den früheren Turgor ihrer Gewebe zurückgewinnen, sondern auch Fett ansetzen und da ich ferner zeigen konnte, daß bei solchen schweren Fällen von Diabetes durch systematische Muskelarbeit die früher extrem schlaffen und mageren Muskeln in verhältnismäßig kurzer Zeit wieder enorm kräftig werden können, so wiesen schon diese Beobachtungen darauf hin, daß nicht nur der Glykogenansatz, sondern auch der Eiweiß- und Fettansatz unter dem regulierenden Einfluß des Inselorgans steht. Für die Frage des Fettstoffwechsels ist nun besonders wichtig, daß es mir auch gelang, nichtdiabetische magere Individuen, die infolge mangelnder Appetenz trotz Bettruhe und reichlichem Anbot von leicht assimilierbarer Nahrung nicht aufgemästet werden konnten, durch Insulin aufzumästen, ja daß es auf diese Weise gelang, sogar Fettsucht zu erzeugen, und daß nach dem Aussetzen der Insulinbehandlung der Gewinn an Körpersubstanz erhalten blieb (vgl. Abb. 104, 105, 106, 107). Es ist selbstverständlich, daß bei dieser Mästung der Turgor der Gewebe zunahm, wie er dies ja auch bei jeder rein diätetischen Mastkur tut. Daß es sich aber dabei nicht hauptsächlich um Wasseransatz, sondern zum großen Teil um Ansatz von Fett handelte, ging schon aus der Beobachtung hervor, daß es bei manchen Individuen zur Entwicklung mächtiger Fettschwarten in der Bauchwand, an den Hüften usw. kam. Die Beobachtung von Arnoldi und J. A. Collazo, von A. Lublin und von Schellong, daß bei Zufuhr von Zucker und Insulin der respiratorische Quotient höher ansteigt als bei Zufuhr von Zucker allein, und dabei oft den Wert 1.0 übersteigt, spricht ebenfalls dafür, daß unter dem Einfluß von Insulin Fett aus Zucker gebildet wird. Diese Körpergewichtszunahme ging regelmäßig mit einer Hebung der darniederliegenden Appetenz bzw. bei hohen Insulindosen mit einem jedesmal nach der Injektion auftretenden Gefühl von Heißhunger einher, das sich in manchen Fällen zu hochgradiger Bulimie steigerte. Das Quantum der aufgenommenen Nahrung war in manchen Fällen geradezu enorm. Dadurch, daß dafür gesorgt wurde, daß den Individuen stets Nahrung und besonders stärkemehlhaltige Nahrung bzw. Zucker zur Verfügung stand, konnte ein Herabsinken des Blutzuckers unter die Norm und das Auftreten hypoglykämischer Erscheinungen fast durchwegs vermieden werden. Nach Aussetzen der Insulinbehandlung wurde häufig beobachtet, daß noch einige Tage hindurch während jeder Mahlzeit ein starkes Hungergefühl, ja sogar Heißhunger einsetzte und zu einer abnorm reichlichen Nahrungsaufnahme Veranlassung gab. In solchen Fällen nahm auch das Körpergewicht meist weiterhin noch eine Zeitlang zu, bis sich dann allmählich wieder ein Gleichgewichtszustand einstellte. In anderen Fällen stellte sich dieses Gleichgewicht nach dem Aussetzen der Insulinbehandlung sofort ein.

Über den Mechanismus der Insulinwirkung bei der Insulinmast haben eine Reihe neuerer Untersuchungen Aufklärung gebracht. Depisch und Hasenöhrl konnten in Übereinstimmung mit Staub u. a. zeigen, daß die nach Zufuhr von Traubenzucker auftretende alimentäre Hyperglykämie regelmäßig von einer Senkung der Blutzuckerkurve unter den Ausgangspunkt gefolgt wird. Das deutet darauf hin, daß durch die Zuckerzufuhr eine überschießende Insulinproduktion ausgelöst wird. Wurde nun gleichzeitig mit dem Traubenzucker eine Menge von Insulin gegeben, die für sich allein nur leichte Hypoglykämie, aber keine hypoglykämischen Erscheinungen hervorruft, so traten regelmäßig in der 2. Phase des Versuchs starke Hypoglykämie und hypoglykämische Symptome, insbesondere ein starkes Hungergefühl auf. Offenbar addiert sich unter diesen Umständen die Wirkung der durch die Zuckerzufuhr hervorgerufenen Eigeninsulinproduktion und der exogenen Insulinzufuhr. Hingegen ändert sich nach Zufuhr von mittleren Mengen von Fett (50 g) der Blutzucker im Verlauf der nächsten 4 Stunden nicht, es tritt auch später kein Hungergefühl auf.

Ferner beeinflußt das Insulin offenbar auch die Schnelligkeit der Resorption. Dies konnte schon aus klinischen Beobachtungen erschlossen werden. Denn manche Individuen verzehren während der Insulinmast oft unglaubliche Mengen von Nahrung, sie essen buchstäblich den ganzen Tag bis in die Nacht hinein, während ihnen früher die Speisen auch bei geringer Nahrungsaufnahme „im Magen liegen blieben". Tatsächlich konnten Koref und Mauthner in sehr interessanten Tierversuchen zeigen, daß unter Insulin eine Beschleunigung der Resorption von Wasser, Milch, Alkohol, Salzlösungen und Giften eintritt. Bei der Insulinmast kann man manchmal auch sehr schön beobachten, daß Hunger und Appetit nicht miteinander gehen müssen. Denn bei manchen Individuen, besonders solchen mit Anazidität, trat manchmal starkes Hungergefühl ohne Eßlust auf. In solchen Fällen gelang es oft, durch gleichzeitige Salzsäuremedikation die nötige Eßlust herbeizuführen.

Während also die von uns eingehaltene Versuchsanordnung zeigte, daß durch das Insulin der Nahrungstrieb gesteigert und durch die dadurch bedingte Mehraufnahme von Nahrung der Körperansatz begünstigt wird, zeigen neuere Untersuchungen von Schellong und Hufschmied, daß bei gleichbleibender reichlicher Nahrungszufuhr der Ansatz von Körpersubstanz durch Insulin begünstigt wird. Schellong und Hufschmied setzten die zu mästenden Individuen auf eine Kost von reichlichem aber konstantem Kaloriengehalt. Wurde nun eine bestimmte Menge von Insulin verabreicht, so stieg das Körpergewicht eine Zeitlang an, dann trat ein Gleichgewichtszustand ein. Wurde nun bei gleichbleibender Kalorienzufuhr die Insulinmenge vermehrt, so erfolgte ein weiterer Anstieg des Körpergewichtes und nach einiger Zeit trat wieder ein Gleichgewicht ein. Dieses Verhalten konnte bei ein und demselben Fall mehrfach beobachtet werden. Es wird also durch die exogene Zufuhr von Insulin nicht nur die Mehraufnahme von Nahrung begünstigt, sondern die Assimilationsbereitschaft erhöht, womit die bereits erwähnten Beobachtungen über die Fettbildung aus Zucker unter dem Einfluß des Insulins übereinstimmen.

Wenn wir das, was über den Mechanismus der Insulinwirkung bisher gesagt wurde, überblicken, so ist wohl mit großer Wahrscheinlichkeit anzunehmen, daß das nach Insulinzufuhr auftretende Hungergefühl durch den erhöhten Bedarf bzw. durch die Zuckerverarmung gewisser Partien des Zentralnervensystems ausgelöst wird. Es sind parasympathische Zentren, deren Erregung zu Hungerbewegungen des Magens (V. E. Bulutao und A. J. Carlson), zu beschleunigter Peristaltik, zur Steigerung der Sekretion der Verdauungssäfte und zu beschleunigter Resorption Veranlassung gibt. Andererseits zeigen Beobachtungen von Depisch und Hasenöhrl, daß der Hunger und alle anderen hypoglykämischen Erscheinungen sofort verschwinden, wenn man durch Adrenalininjektion Zucker in der Leber mobilisiert und so dem Zentralnervensystem auf Kosten der Leber wieder Zucker zuführt — also eine endogene Stillung des Hungers. Auf die insulinogenen parasympathischen Erregungen, die Nahrungstrieb, Resorption und Assimilation fördern, wirken demnach sympathische Erregungen dämpfend ein.

In weiterer Verfolgung der oben erwähnten Anschauung war zu erwarten, daß nicht durch exogene Insulinzufuhr, sondern auch durch eine Anregung der endogenen Insulinproduktion der Körperansatz begünstigt wird bzw. daß bei Individuen im Zustande der Körpergewichtszunahme eine gesteigerte Tätigkeit des Inselorganes bzw. eine erhöhte Ansprechbarkeit desselben auf den Nahrungsreiz vorhanden ist. Depisch und Hasenöhrl haben gezeigt, daß man in dem Ablauf der Blutzuckerkurve nach Zufuhr von Zucker einen Maßstab für die Ansprechbarkeit des Inselorganes auf den Reiz des Zuckers hat. Dies gilt sowohl von der hyperglykämischen Phase, indem die Blutzuckerkurve bei hoher Ansprechbarkeit des Inselorganes nicht so hoch ansteigt, als auch von der hypoglykämischen Phase, indem bei hoher Ansprechbarkeit die Blutzuckerkurve viel tiefer unter den Ausgangswert absinkt, so daß es unter Umständen zum Auftreten deutlicher hypoglykämischer Symptome kommt.

Die durch die vermehrte Insulinproduktion bedingte Steigerung der Zuckeravidität der Gewebe kommt insbesondere durch ein Zurückbleiben der Blutzuckerkurve des venösen Blutes gegenüber derjenigen des Kapillarblutes zum
Ausdruck. Tatsächlich ließ sich durch diese „Funktionsprüfung des Inselorganes"
zeigen, daß die Ansprechbarkeit des Inselorganes bei Individuen im Zustande
der Körpergewichtszunahme abnorm groß ist. Besonders schön war dies bei
Rekonvaleszenten zu sehen, die im Stadium starker Gewichtszunahme regelmäßig eine abnorm starke hypoglykämische Phase mit starkem Hungergefühl,
manchmal auch mit starkem Schweißausbruch und Schwächegefühl aufwiesen,
so daß in manchen Fällen das Abklingen der hypoglykämischen Phase gar
nicht abgewartet werden konnte und schon vorher Nahrung zugeführt werden
mußte. Auch die diesbezüglichen Beobachtungen bei Basedowikern waren sehr
instruktiv. Wie die beigegebene Abbildung 95 zeigt, fand sich im Stadium der
Körpergewichtsabnahme eine abnorm hohe hyperglykämische Phase bei schon

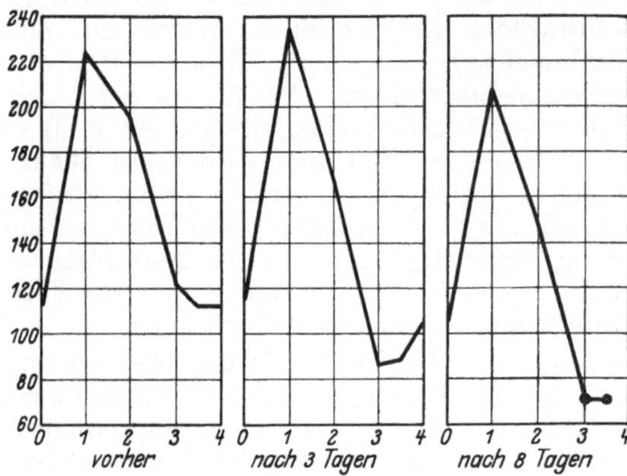

Abb. 95. Funktionsprüfung des Inselorgans nach Depisch
und Hasenöhrl bei einem Fall von Morbus Basedowii.
(Die Punkte bedeuten bei Abb. 95 bis 97 das Auftreten
hypoglykämischer Symptome.)

abnorm hohem Nüchternblut-
zuckerausgangswert. Die hypoglykämische Phase war kaum
angedeutet. Trat dann unter
Bettruhe und bei reichlicher
Ernährung bzw. nach Einleitung der Strahlenbehandlung
ein Umschwung ein, so wurde
im Stadium des Körpergleich-
gewichtes ein annähernd normaler Ablauf der Blutzuckerkurve bei der Funktionsprüfung des Inselorganes beobachtet. Kam es dann später
zu einer Zunahme des Körpergewichtes, so wurde die Hyperglykämie geringer und in der
hypoglykämischen Phase traten
deutliche hypoglykämische Erscheinungen auf.

Im Interesse des Ganges der Darstellung möchte ich gleich die Erfahrungen
vorweg nehmen, die mit der Funktionsprüfung des Inselorganes bei den Fällen
von Asthenie gemacht wurden. Im nächsten Kapitel (endogene Magersucht)
werde ich nochmals darauf zurückkommen. Bei diesen Fällen ergab die Funktionsprüfung des Inselorganes meist eine abnorm geringe Ansprechbarkeit desselben. F. Depisch hat nun versucht, durch Darreichung eines stark gezuckerten
Tees das Inselorgan zu erhöhter Tätigkeit anzuregen und so die Fälle aufzumästen. Während sich bei Zufuhr von Tee allein in den Vormittagsstunden
kein Hungergefühl einstellte, trat, nachdem ein stark gezuckerter Tee einige
Tage gereicht worden war, allmählich in den Vormittagsstunden ein immer
stärker werdendes Nahrungsbedürfnis auf, welches in den weiteren Stunden
des Tages eine so reichliche Nahrungszufuhr zur Folge hatte, daß bedeutende
Gewichtszunahmen erzielt werden konnten. Bemerkenswert ist, daß es in
einigen Fällen genügte, dieses Zuckerfrühstück nur 5—6 Tage zu verabreichen,
und daß dann die reichliche Nahrungsaufnahme weiter bestand und das Körpergewicht weiter anstieg. Es mußte also angenommen werden, daß das Inselorgan durch das Zuckerfrühstück allmählich seine Torpidität verloren und
sozusagen gelernt hatte, auf den Nahrungsreiz mit überschießender Insulinproduktion zu reagieren. Damit stimmt auch der Ausfall der in verschiedenen

Zeitabständen vorgenommenen Funktionsprüfungen des Inselorganes vollkommen überein. Wie die Abb. 96 zeigt, finden wir am Anfang dieser Kur
eine relativ geringe Ansprech-
barkeit des Inselorganes; mit
zunehmender Mast wird diese
Ansprechbarkeit immer größer,
um schließlich ganz außergewöhnlich groß zu werden.

Die erwähnten Beobach-
tungen zeigen übereinstimmend, daß eines der Ge-
meingefühle, dem wir für
die Regulation des Kör-
perbestandes große Wich-
tigkeit beizumessen haben,
nämlich der Nahrungs-
trieb, mit der Tätigkeit
des Inselorganes eng ver-
bunden ist. Sie zeigen
ferner, daß eine vermehrte

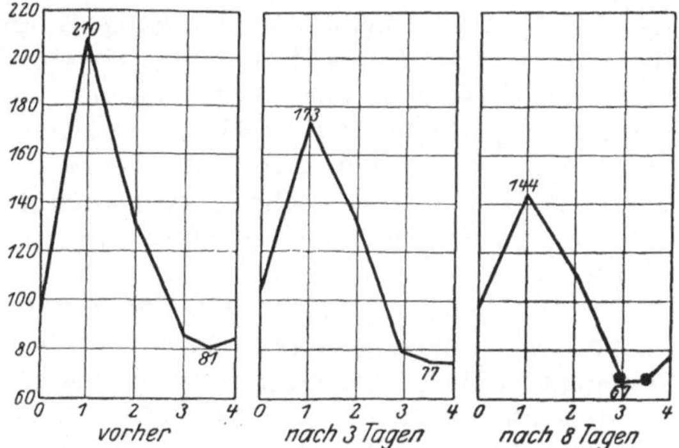

Abb. 96. Funktionsprüfung des Inselorgans nach Depisch
und Hasenöhrl bei einem Fall von Asthenie
während der Mast mit dem Zuckerfrühstück.
(Aus Zeitschrift für die ges. exp. Medizin 1927.)

Tätigkeit des Inselorganes die Assimilationsbereitschaft erhöht,
eine verminderte sie herabsetzt.

Wir müssen uns nun endlich der Frage zuwenden, inwieweit diese Erfahrungen
für die Genese der Fettsucht in Betracht kommen. Ein abschließendes Urteil
läßt sich in dieser Hinsicht noch nicht geben. Bei den Fällen von stationärer
Fettsucht, die bisher von Depisch und Hasenöhrl unter-
sucht wurden, ergab die Funktionsprüfung des Inselorganes
ziemlich normale Verhältnisse. Hingegen fanden sie bei den
Fällen von progredienter Fettsucht eine abnorme Ansprechbarkeit desselben. Es handelte sich hier um Fälle mit
einem abnorm starken Nahrungstrieb. Sehr interessant
ist, daß in einem dieser Fälle, wie Abb. 97 zeigt, mit
der Einleitung einer diätetischen Entfettungskur die Glykämiekurve wieder normal wurde. In solchen Fällen können
wir wohl von einer insulären Form der Fettsucht
sprechen. Abgesehen von diesen Fällen möchte ich aber
glauben, daß das Inselorgan bei jeder Form der Fettsucht
im Stadium der Entstehung wenigstens sekundär eine große
Rolle spielt. In dieser Hinsicht wäre es von größtem Interesse, bei den nach Hypothalamusverletzung verfetten-
den Ratten (Smith) die Inselfunktion zu untersuchen.

Die Schilddrüse. Während das Insulin die Oxydationsenergie nicht wesentlich beeinflußt, dafür aber die Assimilationsbereitschaft und eines der wichtigsten Gemeingefühle, den Nahrungstrieb, kontrolliert, hat das
Schilddrüsenhormon den wichtigsten Einfluß
auf die Intensität der Verbrennungsprozesse und
dürfte ein anderes, für die Regulation des Körperbestandes ebenso wichtiges Gemeingefühl, nämlich den Bewegungstrieb, regulieren.

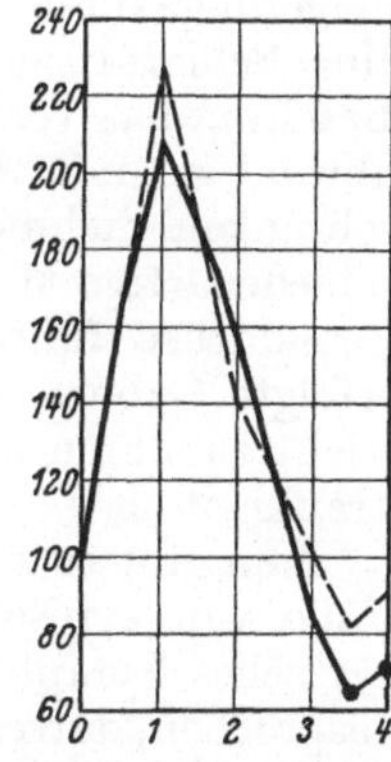

Abb. 97. Funktions-
prüfung des Insel-
organs nach Depisch
und Hasenöhrl bei
einem Fall von progre-
dienter Fettsucht.
— Blutzuckerkurve
im Stadium der zu-
nehmenden Fettsucht,
— — — während der
diätetischen Ent-
fettung.

Der Bewegungstrieb ist uns angeboren, die Betätigung unserer Bewegungs-
organe ist mit einem Lustgefühl verbunden. Jede Tätigkeit führt aber auch nach
einiger Dauer zu Unlustgefühlen, Ermüdung, geistiger Abspannung, Langeweile

(v. Wagner-Jauregg). Ich möchte nun glauben, daß bei der Entstehung des Bewegungstriebes die Schilddrüse beteiligt ist. Denn beim Myxödem finden sich neben der Herabsetzung der Oxydationsenergie des Protoplasmas und neben der tiefen Einstellung der Körpertemperatur Trägheit und Stumpfheit, also Herabsetzung des Bewegungstriebes, beim Morbus Basedow hingegen neben der Steigerung der Oxydationsenergie und neben der Neigung zu Hyperthermie körperliche und geistige Lebhaftigkeit; die körperliche Lebhaftigkeit artet sogar oft in einen bedeutend gesteigerten Bewegungstrieb aus. Daher ist mit der Möglichkeit zu rechnen, daß auch bei normalen Individuen die Tätigkeit der Schilddrüse einen Einfluß auf die Intensität des Bewegungstriebes ausübt.

Da nun beim Myxödem mit der Herabsetzung des Bewegungstriebes eine Neigung zu Körpergewichtszunahme, beim Basedow mit der Steigerung des Bewegungstriebes eine Neigung zu Körpergewichtsabnahme einhergeht, so ist die Annahme naheliegend, daß die Herabsetzung der Schilddrüsenfunktion zu Fettsucht disponiere, bzw. daß bei der Entstehung gewisser Formen von endogener Fettsucht die thyreogene Komponente ausschlaggebend sei.

Gibt es nun eine thyreogene Fettsucht? Der Begriff der thyreogenen Fettsucht ist von Hertoghe, v. Noorden, Lorand, Ewald u. a. aufgestellt worden. Veranlassung hierzu gaben Beobachtungen von Fällen mit besonderer Neigung zur Körpergewichtszunahme zusammen mit leichten Symptomen von Hypothyreose (leichtes Gedunsensein des Gesichtes, Apathie, Abnahme des Gedächtnisses, Schlafsucht usw.). Dazu kommt oft noch ein leichter Grad von Anämie. Solche Individuen vertragen diätetische Entfettungskuren oft sehr schlecht. v. Noorden wies besonders darauf hin, daß in solchen Fällen Abmagerungskuren oft zu Schwächezuständen des Herzens führen, während eine Schilddrüsenkur von raschem Erfolg begleitet ist; die mannigfaltigen Beschwerden verschwinden, die Individuen werden lebhafter, frischer und, obwohl sie mit Appetit essen und die Nahrungsaufnahme nicht wesentlich einschränken, nehmen sie jetzt rasch an Körpergewicht ab. Es sollen sehr verschiedenartige Momente sein, die zu derartigen leichten Funktionsstörungen der Schilddrüse führen. In manchen Fällen sind häufige, in kurzen Intervallen erfolgte Geburten vorausgegangen. In anderen entwickelt sich die Körpergewichtszunahme unmittelbar im Anschluß an eine überstandene Infektionskrankheit usw.

Nun gibt es zweifellos, wie bereits im Kapitel Schilddrüse ausgeführt wurde, Fälle von typischem Myxödem ohne Fettsucht. Die Fettsucht ist also kein typisches Symptom des Myxödems. v. Noorden hatte daher die Ansicht ausgesprochen, daß es zur Fettsucht kommen könne, wenn die Insuffizienz der Schilddrüse nicht groß genug sei, um Myxödem zu erzeugen, aber doch hinreiche, um die Oxydationsprozesse zu dämpfen. Dem läßt sich aber entgegenhalten, daß bei der großen Bedeutung, welche nach den Untersuchungen Eppingers das Schilddrüsenhormon für den Wasser- und Salzhaushalt des Körpers hat, die Neigung zu Körpergewichtszunahme bei leichten Graden der Schilddrüseninsuffizienz mehr auf einer Wasseransammlung als auf einer Ansammlung von Fett beruhen könne, und daß andererseits die Körpergewichtsabnahme, die man in solchen Fällen unter Thyreoidin findet, mehr auf Entwässerung als auf Entfettung zurückzuführen sei. Nun gibt es zweifellos auch fette Myxödemkranke. Es ist aber die Frage, ob diese nicht schon vor der Entwicklung des Myxödems fett waren, bzw. ob nicht die Entwicklung der Fettsucht in solchen Fällen auf anderen Momenten beruht. Daß man solche Fälle durch Thyreoidin entfetten kann, ist kein sicherer Beweis für die thyreogene Natur dieser Fettsucht, da man ja auch Fälle von Fettsucht ohne Hypothyreoidismus meist durch etwas größere Dosen von Thyreoidin zu entfetten vermag. Systematische Untersuchung über die Menge von Thyreoidin, die zur Entfettung solcher Fälle notwendig ist, wären daher sehr wünschenswert. Jedenfalls hat mir die Beobachtung von Fällen mit Fettsucht und einem mittleren Grad von Hypothyreoidismus sehr zu denken gegeben, bei denen durch kleine Dosen von Thyreoidin die Erscheinungen des Hypothyreoidismus und die abnorme Wasseransammlung verschwanden, die Fettsucht aber verblieb, während größere Dosen von Thyreoidin zwar eine Verringerung des Fettansatzes aber daneben Erscheinungen von Hyperthyreoidismus erzeugten. Auch die früher schon geschilderten Beobachtungen betreffend die Entwicklung von Fettsucht bei Basedowfällen läßt sich mit der Annahme einer rein thyreogenen Fettsucht schwer in Einklang bringen.

Andererseits ist man nicht berechtigt, alle Fälle von Fettsucht plus Ödembereitschaft als thyreogen aufzufassen. Högler und ich haben einen Fall mit absolut intakter Nierenfunktion beschrieben, bei welchem jede geringe Salzzulage zur Kost sofort zu einem Ansteigen des Körpergewichtes führte, bei welchem aber Thyreoidin absolut keinen Einfluß auf diese Störung des Salz- und Wasserstoffwechsels ausübte. Ob es sich in solchen Fällen um eine zentral bedingte Ödembereitschaft handelt, wie W. H. Veil, Jungmann u. a. vermuten, muß ich dahingestellt sein lassen.

Die klinische Beobachtung lehrt uns jedenfalls, daß die Herabsetzung der Schilddrüsenfunktion nicht zur Fettsucht führen muß. Da aber Herabsetzung der Schilddrüsenfunktion den Bewegungstrieb mindert und dadurch zur Entstehung der Fettsucht prädisponiert, so muß noch etwas anderes hinzukommen, wenn Fettsucht entstehen soll. Dies scheint mir die Reaktion des Inselorgans auf den Hypothyreoidismus zu sein. Nimmt der Nahrungstrieb gleichzeitig mit dem Bewegungstrieb ab, so ist für den Ansatz von Fett kein Grund vorhanden. Nimmt der Nahrungstrieb weniger ab oder bleibt er erhalten, so wird Fett angesetzt. Dieselben Überlegungen gelten vice versa für den Basedow. Schließlich kommt es daher auf die gegenseitige Abstufung von Nahrungstrieb und Bewegungstrieb an. Durch exogene Insulin- bzw. Thyreoidinzufuhr können wir diese Regulation gewaltsam durchbrechen. Wir können dadurch die Assimilationsbereitschaft künstlich steigern oder herabsetzen, aber auch da spielen individuelle Verhältnisse, d. h. die Stärke der möglichen Gegenregulation mit hinein.

Wenn wir uns nun der Frage zuwenden, ob auch andere Blutdrüsen an der Regulation des Fettstoffwechsels Anteil haben bzw. zur Entstehung einer endogenen Fettsucht Veranlassung geben können, so sei von vorneherein betont, daß in dieser Hinsicht die Verhältnisse noch wenig durchsichtig sind. Ich möchte mich daher auf einige kurze Bemerkungen beschränken.

Die Nebennieren. Adrenalin und Insulin beeinflussen den Blutzucker in entgegengesetzter Weise. Auch den durch Insulin verstärkten Nahrungstrieb kann man durch Adrenalin dämpfen. Mangel an Adrenalin (Addison) führt aber nicht zu Fettsucht, sondern zu Abmagerung, auch kann man durch Adrenalin die Fettsucht nicht wirksam bekämpfen. Es fehlt also bisher eine klare Einsicht, die gestatten würde, das Adrenalsystem mit der Regulation des Fettstoffwechsels bzw. mit der Fettsucht in Beziehung zu bringen. Dasselbe gilt von der Nebennierenrinde. Zwar kommt es manchmal bei Tumoren der Nebennierenrinde zu Fettsucht; über deren Genese ist aber bisher nichts Sicheres bekannt.

Die Keimdrüsen. Daß der Ausfall der Keimdrüsenfunktion zur Fettsucht disponiert, ist zweifellos. Dafür sprechen schon die Erfahrungen der Tierzüchter, dafür sprechen aber auch die zahlreichen Beobachtungen, die zeigen, daß auch beim Menschen nach Kastration oder bei sonstigen Zuständen von Funktionsverminderung der Keimdrüsen Fettsucht auftreten kann. Charakteristischer als das Auftreten der Fettsucht ist beim Manne das Auftreten einer abnormen Fettverteilung. Diese tritt auch dann auf, wenn es nicht zur Entwicklung einer Fettsucht kommt. Wahrscheinlich ist für diese Form auch eine abnorme Durchwachsung der Muskeln mit Fett, wie wir sie bei kastrierten Tieren finden, charakteristisch, typisch ist ferner die weiche, samtartige Beschaffenheit der Haut und das Verhalten der Behaarung. Es muß also durch die Funktion der männlichen Keimdrüsen die in der Anlage vorhandene Fettavidität gewisser Körperpartien gedämpft werden. Da ferner den kastrierten Tieren das Temperament, die Leidenschaftlichkeit und der Bewegungsdrang normaler männlicher Tiere fehlt, so ist damit zu rechnen, daß dieses Moment für die Neigung zum Fettwerden mit in Betracht kommt. Da die Fettsucht sich nicht in allen Fällen einstellt, so müssen noch gewisse konstitutionelle Momente hinzukommen, von denen eines vielleicht eine abnorm leichte Ansprechbarkeit des Inselorganes ist.

Die Thymusdrüse. Die bisher völlig widersprechenden Ergebnisse des Tierexperimentes (einerseits vermehrter Fettansatz bei thymektomierten Tieren, andererseits Fettansatz bei Implantation der jungen Tieren entstammenden Thymusdrüsen) läßt bisher die Annahme einer thymogenen Fettsucht als völlig unsicher erscheinen, weshalb auf diese Frage nicht näher eingegangen werden soll.

Die Hypophyse und die Regio hypothalamica. Wir haben im fünften Kapitel gesehen, daß es bei Erkrankungen der Hypophyse häufig zu Fettsucht kommt. Von einer Gruppe von Autoren wird der Ausfall des Vorderlappeninkretes, von einer anderen Gruppe derjenige des Inkretes der Pars intermedia angeschuldigt. Wir haben aber im fünften Kapitel ausgeführt, daß es viel wahrscheinlicher ist, daß bei allen diesen Fällen schließlich doch eine gleichzeitige Läsion der Regio hypothalamica die Fettsucht verursacht. Auch die Wirkungslosigkeit der Therapie durch Pituitrinum glandulare bzw. infundibulare spricht gegen die hypophysäre Genese der Fettsucht bei diesen Fällen. Wie bereits erwähnt, wäre es von großem Interesse, bei der hypothalamischen Fettsucht die Funktion des Inselorganes im Stadium der Verfettung zu untersuchen.

Die Epiphyse. Bei manchen Epiphysentumoren kommt es zur Entwicklung hochgradiger Fettsucht, es ist aber fraglich, ob die Aufstellung einer epiphysären Fettsucht gerechtfertigt ist, da mit der Möglichkeit gerechnet werden muß, daß es sich hier um einen Druck auf das in der Regio hypothalamica befindliche Zentrum für die Regulation des Fettstoffwechsels handelt.

Überblicken wir das gesamte Tatsachenmaterial, so scheint die Bereitwilligkeit, mit der man jeder Blutdrüse eine besondere Form von Fettsucht zugeteilt hat, wenig berechtigt zu sein. Als gesichert kann angenommen werden, daß Inselorgan und Schilddrüse durch die Beeinflussung der Oxydationsenergie und gewisser Gemeingefühle (Nahrungs- und Bewegungstrieb) eine große Bedeutung für die Regulation des Körperbestandes haben. Auch den Keimdrüsen kommt zweifellos ein solcher Einfluß zu. Während wir bei der Schilddrüse und den Keimdrüsen in einer geringeren Ansprechbarkeit auf den Nahrungsreiz, bzw. in einer Herabsetzung der Funktion das zu Fettsucht disponierende Moment erblicken müssen, ist dieses Moment beim Inselorgan in der Steigerung seiner Funktion bzw. in der erhöhten Ansprechbarkeit auf den Nahrungsreiz gelegen. Welche Rolle dabei die Zentren in der Regio hypothalamica spielen, ist noch ganz unbekannt. Es muß ferner immer wieder betont werden, daß auch völliger Ausfall der Thyreoidea und der Keimdrüsen nicht zu Fettsucht führen muß. Die Existenz einer hypophysären und epiphysären Fettsucht wird immer unwahrscheinlicher. Die Stellung der Nebennieren oder der Thymusdrüse ist noch ganz ungeklärt. Man muß sich daher fragen, ob nicht alle endokrinen Formen der Fettsucht insulären Ursprunges sind und letzten Endes auf einer Beeinflussung des Inselapparates durch die hypothalamischen Zentren beruhen.

Bei der bestehenden Unsicherheit scheint es jedenfalls verfrüht, die früher erwähnten Formen der Fettverteilung mit der Erkrankung einzelner Blutdrüsen in Zusammenhang zu bringen. Von Engelbach wurde z. B. die „Girdle-type Obesity" auf eine Erkrankung der Hypophyse, die mit Ausbildung von Fettpolstern in den Supraklavikulargruben einhergehende Fettsucht auf eine Erkrankung der Thyreoidea bezogen. Marañon wiederum faßt den Fettansatz im Epigastrium als hypophysär bedingt auf. Sicher ist in dieser Hinsicht nur eines, nämlich daß der eunuchoide Typus der Fettverteilung bei Männern immer auf eine Beteiligung der Keimdrüsen hinweist.

Viel wichtiger scheinen in dieser Hinsicht trophische Einflüsse von seiten des Zentralnervensystems zu sein (Günther, L. R. Müller, D. Göring u. v. a.). Diese Annahme wird durch eine große Anzahl von Beobachtungen gestützt, bei welchen sowohl Fettanhäufung wie Fettschwund auf Störung der trophischen Innervation hindeuten (L. R. Müller). Sowohl bei der großen Gruppe der Lipomatosen wie bei der von Simons und Pic und Gardère beschriebenen Lypodystrophie ist der Zusammenhang der Fettverteilung bzw. des Fettschwundes mit der Innervation unverkennbar. Symmetrische Anordnung oder halbseitiges Auftreten lassen Störungen in Zentren des Rückenmarkes oder der Medulla oder des Hirnstammes vermuten. Bei den Lipomatosen gibt es alle Übergänge von Fällen, wo die Lipome ausgesprochen tumorartig auftreten bis zur allgemeinen Lipomatose, bei der eventuell nur an einzelnen Stellen symmetrisch angeordnete Lipome noch die Genese erkennen lassen.

Endlich muß noch mit einer in der Anlage begründeten autochthonen Fettavidität mancher Körperteile gerechnet werden (J. Bauer). Darauf weist die Beobachtung von Hoffmann hin, daß verpflanzte Bauchhaut ihre Disposition zum Fettansatz beibehält.

Eine Form der Fettsucht möchte ich noch hier erwähnen, weil sie gewöhnlich als endokrin bedingt aufgefaßt wird. Es ist dies

die Adipositas dolorosa. Dieses Krankheitsbild wurde zuerst von Dercum beschrieben. Nach Dercum zeichnet es sich durch eine eigentümliche Form der Verfettung und durch die Schmerzhaftigkeit der Fettmassen aus. Diese Form der Verfettung ist hauptsächlich dadurch charakterisiert, daß mehr umschriebene oder mehr diffuse Fettwucherungen auftreten, die Fettmassen fühlen sich höckerig an (wie ein Bündel von Würmern, Dercum) und sind besonders an jenen Stellen, wo ein Druck ausgeübt wird, durch tiefe Furchen von einander getrennt. Vitaut hat eine knotenförmige, eine umschrieben diffuse aber lokalisierte und eine allgemein diffuse Fettwucherung unterschieden, doch gibt es sicher zwischen allen diesen Formen Übergänge. Nach Vitaut kommen zu der eigentümlichen Form der Verfettung und der Schmerzhaftigkeit noch als zwei weitere Kardinalsymptome die Asthenie und gewisse psychische Veränderungen hinzu. Diese scheinen aber durchaus nicht regelmäßig zu sein. Bei dem sehr häufig vorhandenen Alkoholismus dürfte auf nervöse Symptome überhaupt wenig zu geben sein. Die pathologisch-anatomischen Befunde sind sehr verschieden. In manchen Fällen fanden sich Veränderungen der Hypophyse, in anderen solche der Schilddrüse. Bei der Schilddrüse waren es hauptsächlich Veränderungen chronisch-entzündlicher Natur, bei der Hypophyse Rundzelleninfiltrate, Sklerose, Adenokarzinome, Gliome, in den Keimdrüsen bisweilen Sklerose, manchmal Hypoplasie. Bei dem weiter unten ausführlich mitgeteilten Fall waren die Blutdrüsen intakt, es bestand ein leichter, chronisch-entzündlicher Hydrozephalus. Leber und Milz zeigten oft zirrhotische, die Nieren bisweilen interstitiell entzündliche Veränderungen. Die mikroskopische Untersuchung des Fettes ergab sowohl im diffus verteilten Fett als auch in den eingekapselten Lipomen oft reichlich Bindegewebe, ferner in einigen Fällen neugebildete Hämolymphknötchen oder perivaskulär entzündliche Infiltration. Sehr häufig fanden sich überhaupt keine entzündlichen Veränderungen. In anderen Fällen fand sich eine interstitielle Neuritis, sowohl in den feinen, im Fettgewebe selbst verlaufenden Nervenstämmchen, als auch in den Nerven der Muskeln. In einem Falle fand sich Degeneration der Gollschen Stränge.

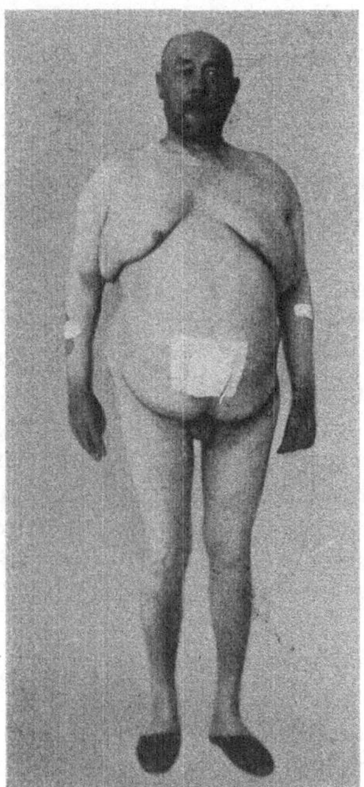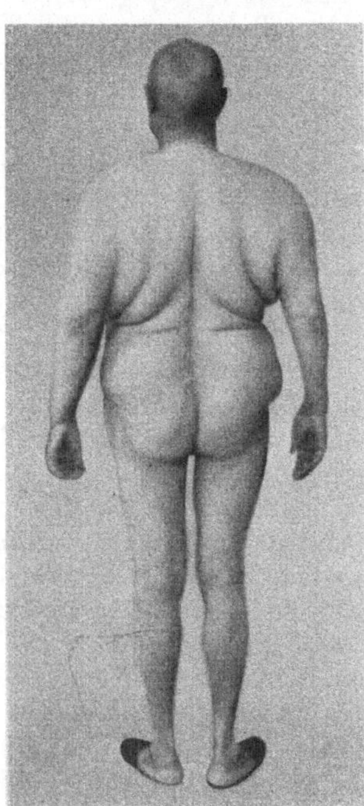

Abb. 98. Fall von Adipositas dolorosa (Beobachtung LIV).

Beobachtung LIV: B. Fr., 56 Jahre alt. Eintritt in die I. med. Klinik am 3. 9. 12. Die Eltern des Patienten waren beide fettleibig. Von 5 Brüdern sind 3, von 4 Schwestern 2 sehr fettleibig. Nach der Angabe des Sohnes ist die Lokalisation des Fettes bei den fettleibigen Verwandten nicht die gleiche wie bei dem Patienten. Die 4 Kinder sind nicht adipos. Von Diabetes oder Gicht in der Familie ist nichts bekannt. Der Patient war als Kind und Jüngling gesund. Die Fettsucht begann sich während des Militärdienstes zu entwickeln, besonders aber nachher, als der Patient eine sitzende Lebensweise hatte; er war Gastwirt und aß und trank sehr viel, bis $4^{1}/_{2}$ l Wein täglich, er war auch starker Raucher. Vom 35. Lebensjahr an wurde die Fettsucht besonders stark. Das Fett entwickelte sich an den Schultern, am Oberarm, am Thorax und am Beckengürtel in dicken Wülsten, während Vorderarme und Hände sowie Unterschenkel und Füße mager blieben. Seit ungefähr 10 Jahren traten oft Atembeschwerden und Schwindel besonders beim Treppensteigen und bei längeren Märschen auf. In der letzten Zeit konnte er deshalb nur noch wenig gehen. Der Appetit wurde sehr gering, er nahm fast nur noch flüssige Nahrung zu sich. Im Frühjahr 1912 wog er noch 140 kg. Seither nahm er um etwa 30 kg ab. Seit längerer Zeit bestehen Schmerzen in den Extremitäten und besonders in den Fettwülsten, ferner Schmerzen in der Lebergegend, in den letzten Wochen täglich mehrmals Erbrechen, unabhängig von der Nahrungsaufnahme, ferner Aufstoßen, seit 5 Jahren völlige Impotenz und Fehlen der Libido, die schon seit sehr langer Zeit nur sehr mäßig entwickelt war.

Der Kranke wiegt jetzt 105 kg und nahm bis zum 25. 9. um weitere 3 kg ab. Die Körperlänge beträgt 170 cm, die Spannweite 169 cm, der größte Bauchumfang 124 cm. Es finden sich monströse Fettansammlungen an den Oberarmen und den Außenseiten der Schultern, ferner auch an der Innenseite der Oberarme, ferner ein dicker Fettwulst über der Vertebra prominens (ein richtiger Fettnacken), ferner an der Außenseite der Nates und der Oberschenkel; die mageren Vorderarme und Unterschenkel stehen ebenso wie die mageren Hände und Füße zu den gewaltigen Fettansammlungen am Schulter- und Beckengürtel in eigentümlichem Kontrast. Der Patient sieht infolge derselben wie ein Athlet aus, bei genauer Betrachtung zeigt sich aber der Körperbau grazil, Brustkorb und Beckengürtel sind nicht abnorm breit. Der Umfang um die Schultern beträgt infolge der mächtigen Fettwülste 128 cm. Der Umfang des Leibes handbreit unter dem Processus xiphoides beträgt 122, der größte Umfang des Thorax 123, der größte Umfang des Oberarmes beiderseits 40 cm.

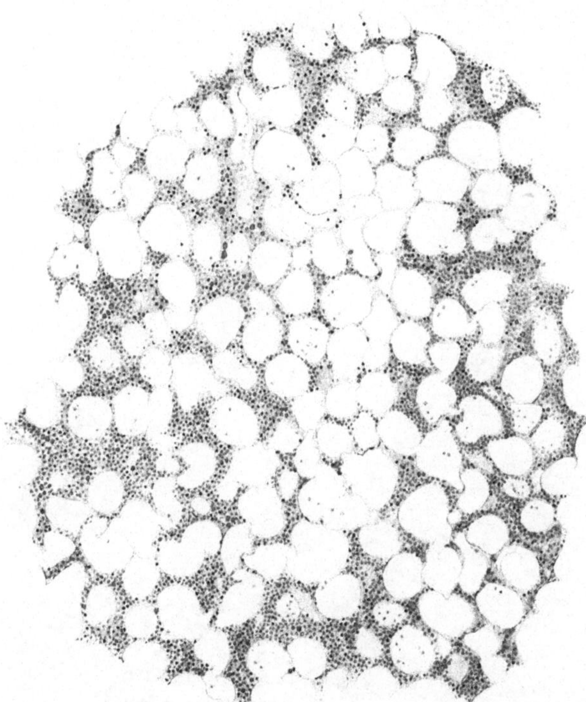

Abb. 99. Entzündliche Veränderung des Fettgewebes bei einem Fall von Adipositas dolorosa. (Beobachtung LIV).

An der Innenseite der Vorderarme lassen sich beiderseits mehrere etwa nußgroße symmetrische Fettknoten tasten, am reichlichsten ist das Fett am oberen Teile des Thorax, in der Gegend der Mamillen und rückwärts über den Schulterblättern angehäuft, so daß es sich vorne in zwei mächtigen, schräg nach außen und unten verlaufenden Falten, rückwärts in mehreren schräg und horizontal verlaufenden Falten drapiert. Von der Taille an beginnt das Fett wieder mächtiger zu werden, so daß es weiter unten wie eine Schürze über die Symphyse herabhängt und das Genitale halb verdeckt.

Auch seitlich über den beiden Darmbeinschaufeln finden sich mächtige, nach unten in Falten sich abgrenzende Fetthöcker. An der Außenseite der Oberschenkel läßt sich bei der Palpation eine mehr diffuse Einlagerung von derbem knotigen Fett erkennen. An der Innenseite findet sich je ein mächtiger Fettknoten. Die Fettverteilung ist überall streng symmetrisch. An manchen Stellen finden sich dicke symmetrisch gelagerte Fettknoten von Hühnerei- bis Apfelgröße. Oft sind die Knoten kleiner, oft sind unter dem palpierenden Finger nur kleine Knötchen zu fühlen. Über den Fettwülsten sind überall in der Haut ektasierte Venen zu sehen, es läßt sich dabei deutlich erkennen, daß das Fett träubchenförmig den Venen in ihrem ganzen Verlauf ansitzt. Hier ist auch das Fett besonders schmerzhaft.

Der linke Lappen der Schilddrüse zeigt eine etwa gänseeigroße Struma.

31*

Der Leberrand ist drei Querfinger unterhalb des Rippenbogens tastbar, hart. Im Harn findet sich reichlich Urobilin und Spuren von Eiweiß.

Prüfung auf alimentäre Glykosurie (100 g D) negativ.

Nach Injektion von 3 resp. später von 5 ccm Pituitrinum glandulare tritt keine Temperatursteigerung auf.

Der Blutzuckergehalt ist normal.

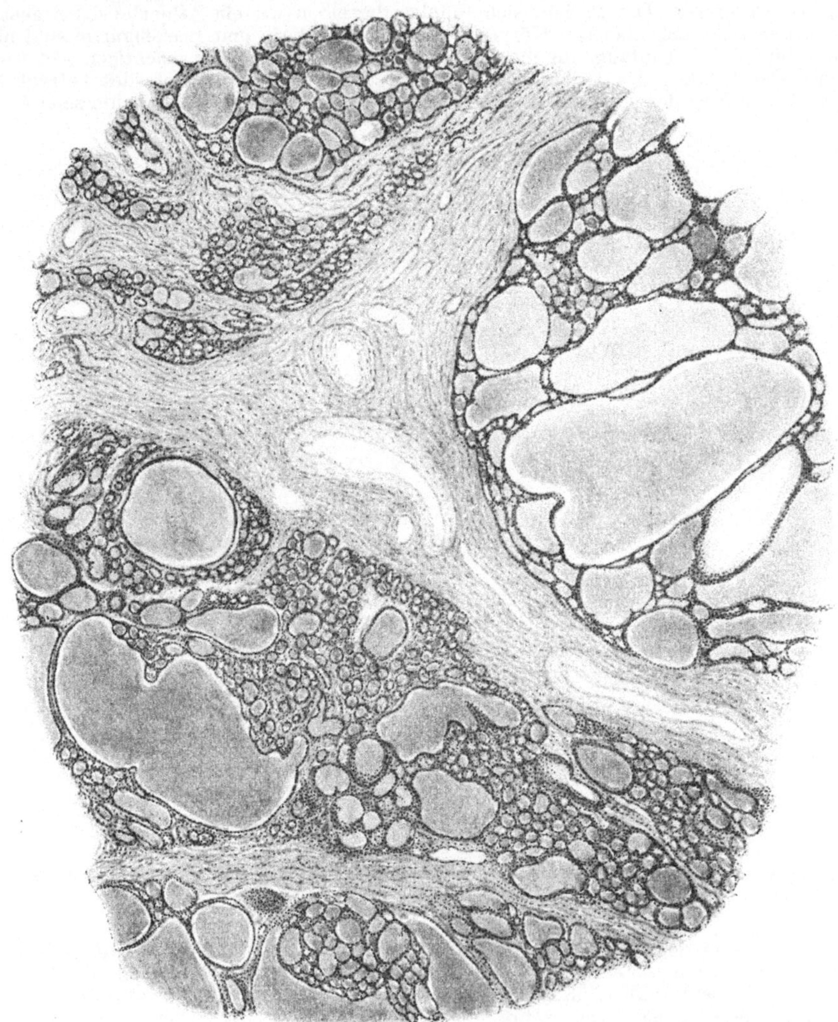

Abb. 100. Schilddrüse bei einem Falle von Adipositas dolorosa (Beobachtung LIV).

Blutbefund: Leukozyten 12 000, davon Neutroph. 50%, Lymphoz. 42%, gr. Mono. 6%, Eosinoph. 2%; röntgenologisch findet sich die Aorta 7 cm, das Herz 13,5 cm breit.

Das Genitale zeigt nichts Besonderes.

Die Sella turcica erweist sich röntgenologisch normal groß.

Nervenstatus. Der Augenhintergrund ist normal. Die Pupillen reagieren prompt. Patellarreflexe beiderseits schwach, Bauchdecken und Kremasterreflexe normal. Kein Babinski, kein Romberg. Leichte Parese des rechten Nervus facialis. Deutlicher Tremor alcoholicus. Rohe Kraft der Muskeln herabgesetzt. Gang etwas unsicher, Sensibilität nicht wesentlich gestört.

Die mikroskopische Untersuchung eines exzidierten Fettstückes ergab: ausgesprochene perivaskuläre Infiltration, hauptsächlich aus mononukleären, teilweise auch aus polynukleären Zellen bestehend. Besonders deutlich ist diese Infiltration im interstitiellen Bindegewebe zwischen den einzelnen Fettläppchen, doch finden sich kleinste perivaskuläre Infiltrate auch um die Kapillaren zwischen den Fettzellen selbst (Abb. 99).

Der Kranke verfiel sehr rasch. Er war bald zeitlich und örtlich nicht mehr orientiert, es traten Gesichtshalluzinationen auf, er sprach wirr, glaubte sich auf Reisen, pfiff und lärmte besonders in der Nacht. Anscheinend traten beim Blick nach links Doppelbilder auf.

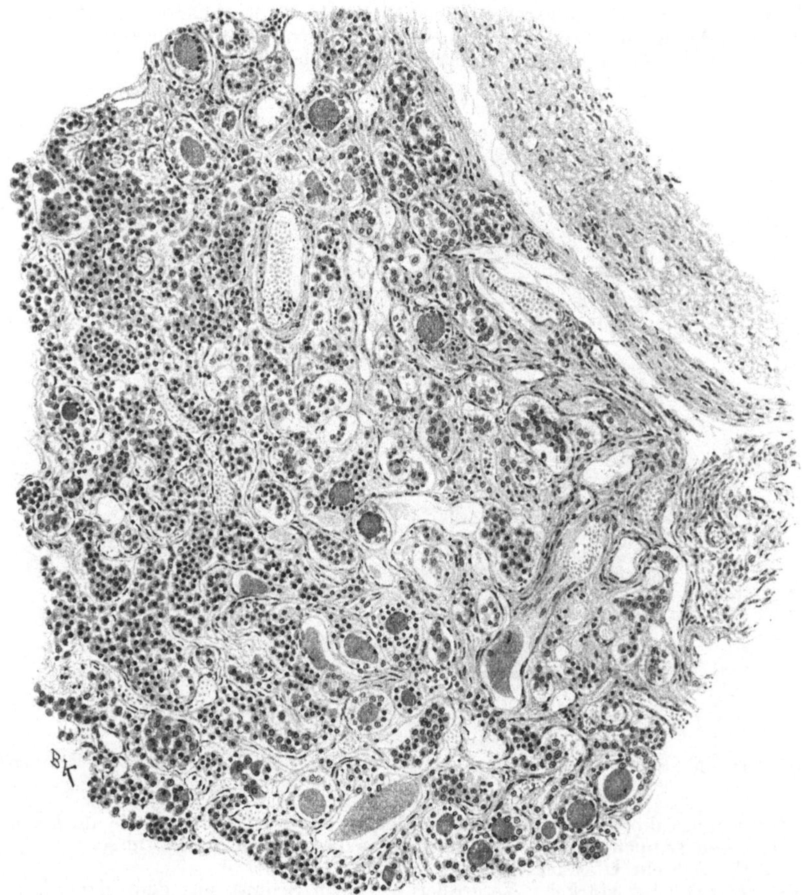

Abb. 101. Hypophyse bei einem Fall von Adipositas dolorosa (Beobachtung LIV).

Leichte Parese des Abduzens links. Die Nahrungsaufnahme wurde immer geringer, Nährklysmen wurden nicht behalten. Bisweilen Erbrechen. Der Puls beschleunigt, klein, weich, Herzmittel versagten. Zum Schluß entwickelte sich eine ulzeröse Pharyngitis, später bronchitische Geräusche, unter zunehmender Herzschwäche trat der Tod ein.

Sektionsbefund (Assistent Dr. Schopper): Hypertrophische Leberzirrhose mit mäßiger Vergrößerung des Organs und gleichmäßig granulierter Ober- und Schnittfläche. Hochgradige Fettinfiltration des Herzens in Form knotenartiger Fettläppchen mit Vordringen des Fettes bis an das Endokard. Concretio cordis cum pericardio, Vermehrung des Fettes auch am Herzbeutel, Hypostase der Lunge usw. Chronischer Hydrozephalus internus mit granulöser Verdickung des Ependyms. Geringe fettige Degeneration der Nieren und des Myokards. Akuter Milztumor. Ulzeröse Pharyngitis. Hochgradige Atheromatose der Aorta. Geringe Sklerose der peripheren Arterien.

Die Fettverteilung entspricht der klinischen Beschreibung. Das Fett ist von gelblich grauer Farbe, derber Konistenz mit einzelnen makroskopisch eben wahrnehmbaren Streifen und Fleckchen von weißgrauer Färbung.

Die Hypophyse ist eher klein, sonst makroskopisch normal.

Die Schilddrüse ist makroskopisch größtenteils ganz normal, im linken Lappen findet sich ein gänseeigroßer strumöser Knoten.

Die Nebennieren sind makroskopisch normal.

Auch an den Keimdrüsen findet sich nichts Besonderes. Das Pankreas ist makroskopisch normal.

Die mikroskopische Untersuchung des Pankreas und der Nebennieren ergab vollständig normale Verhältnisse. Die mikroskopische Untersuchung der Schilddrüse ergab, wie die nebenstehende Abbildung zeigt, eine Kolloidstruma, doch findet sich überall noch reichlich Schilddrüsengewebe von normaler Beschaffenheit (Abb. 100).

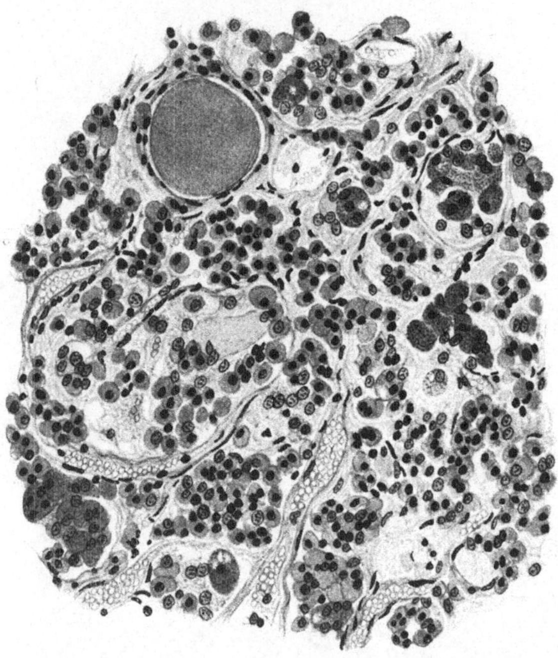

Abb. 102. Hypophysenvorderlappen bei einem Fall von Adipositas dolorosa (Beobachtung LIV).

Auch die mikroskopische Untersuchung der Hypophyse zeigte sowohl im glandulären wie im nervösen Lappen und in der Pars intermedia normale Verhältnisse.

Abb. 101 zeigt ein Übersichtsbild.

Abb. 102 zeigt bei stärkerer Vergrößerung einen Schnitt aus dem glandulären Teil.

Auch ein weiteres Stück Fettgewebe wurde mikroskopisch untersucht; in diesem Schnitt zeigt sich die perivaskuläre Infiltration deutlicher an den großen Gefäßen entwickelt, siehe Abb. 103.

Bei der oben geschilderten Verschiedenheit der Befunde ist es begreiflich, daß die Pathogenese der Dercumschen Krankheit der Tummelplatz der verschiedensten Hypothesen geworden ist. Besonders wurden die Blutdrüsen angeschuldigt; da der Befund an den Blutdrüsen gar keine Übereinstimmung zeigt, so hat man zur Annahme einer pluriglandulären Störung seine Zuflucht genommen. Von anderen Autoren wurde wohl mit mehr Recht die Adipositas dolorosa als Trophoneurose aufgefaßt. In Beobachtung LIV könnte, wie Raab mit Recht hervorhebt, der chronische Hydrozephalus als auslösendes Moment (zerebrale Fettsucht) betrachtet werden. Nach Köttnitz gibt es alle Übergänge zu den schmerzenden symmetrischen Lipomen. In vielen Fällen dürfte die Schmerzhaftigkeit des Fettes durch die Veränderungen in den Nerven und diese durch den oft vorhandenen Alkoholismus ihre Erklärung finden. Die guten Erfolge, die in solchen Fällen manchmal durch Thyreoidin erzielt werden, dürften wohl kaum die Annahme einer thyreogenen Genese ohne weiteres rechtfertigen.

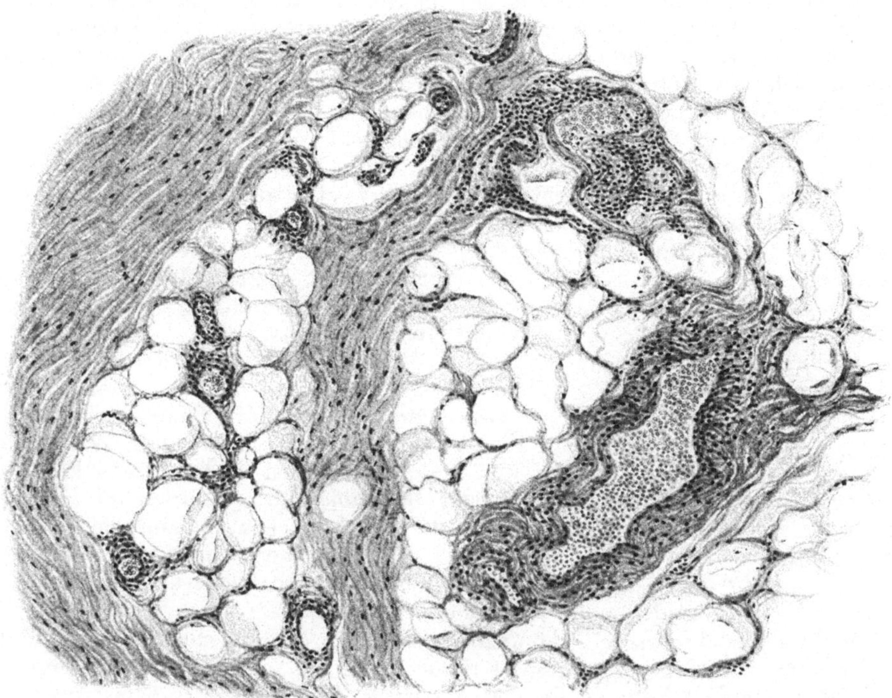

Abb. 103. Perivaskuläre Infiltration im Fettgewebe bei einem Fall von Adipositas dolorosa. (Beobachtung LIV).

Einige Bemerkungen über die **Therapie** der endogenen Fettsucht finden sich am Schluß dieses Bandes (hinter dem Literaturverzeichnis, S. 558).

XIV. Die endogene Magerkeit (Magersucht).

Wir unterscheiden zwischen Abmagerung und Magerkeit. Die Magerkeit ist der durch Abmagerung resultierende Zustand, die Magerkeit kann aber auch schon von Jugend auf bestehen.

Die Abmagerung kann bei den verschiedensten Krankheiten als Symptom auftreten. Sie kann aber auch mehr sein als ein Symptom, sie kann das Krankheitsbild beherrschen und es können offensichtliche Gründe für die Abmagerung auch bei sorgfältigster Untersuchung fehlen, so daß wir in solchen Fällen von einem eigenen Krankheitsbild, einer Abmagerung an sich oder, da die resultierende Magerkeit in solchen Fällen gewöhnlich sehr lange zu bestehen und therapeutischen Maßnahmen im hohen Grade Widerstand zu leisten pflegt, von einer Magerkeit an sich oder einer Magersucht sprechen können.

Auf die Gründe, welche zur Abmagerung führen können, möchte ich nur kurz eingehen, da in dieser Darstellung nur die Beziehungen zu den Blutdrüsen berücksichtigt werden sollen. Abmagerung kann zustande kommen: durch

Nahrungsmangel oder durch eine qualitativ fehlerhafte Nahrung (z. B. Mangel an Vitaminen), ferner bei körperlicher Überanstrengung, bei mechanisch bedingter Behinderung der Nahrungsaufnahme, z. B. bei Stenosen des Ösophagus oder des Pylorus oder bei Magen- und Darmkrankheiten und bei Erkrankungen der großen Anhangsdrüsen (Störung der Nahrungsaufnahme oder Störung der Resorption), ferner bei akuten und chronischen Infektionen und Intoxikationen, ferner bei malignen Tumoren und bei vorgeschrittener Arteriosklerose.

Von besonderem Interesse für uns sind die Formen der Abmagerung, welche sich bei vielen Erkrankungen der Blutdrüsen einstellen. Hier wäre zuerst die Basedowsche Krankheit zu nennen. Diese Form der Abmagerung kann die höchsten Grade erreichen und geht meist mit einem starken Wasserverlust einher. Wir finden sie ferner bei den schweren Fällen von Diabetes, dabei findet sich oft ein besonders starker Muskelschwund und meist auch ein besonderer Wasserverlust, woferne sich nicht in den späteren Stadien eine Ödembereitschaft entwickelt, die bei salzreicher Ernährung zu vermehrtem Wasser- und Salzansatz führt. Wir finden ferner Abmagerung bei Morbus Addisonii; auch hier findet sich eine besondere Ermüdbarkeit. Ferner finden wir die höchstgradige Abmagerung bei der hypophysären Kachexie.

Endlich finden wir Abmagerung bei Störung des Nahrungstriebes, in ausgesprochenstem Maße bei gewissen Geisteskrankheiten, bei denen unter Umständen jede Nahrungsaufnahme verweigert wird. Wir finden sie schon beim normalen Menschen unter dem Einfluß von Sorge und Kummer. Wir finden sie aber auch bei Magen- Darm- und Leberkrankheiten in Form von Phobien, wo aus Angst vor Magen-, Darm- oder Gallenblasenbeschwerden oft in übertriebener Weise auch die Aufnahme einer unschädlichen, bekömmlichen Nahrung eingeschränkt wird. Wir finden sie endlich bei einer Gruppe von Fällen, bei welchen sie sozusagen im Mittelpunkte des Krankheitsbildes steht. Auf diese werde ich später noch zu sprechen kommen.

Es ist einleuchtend, daß Abmagerung nur bei einer negativen Bilanz auftreten kann. Abmagerung entsteht dann, wenn die Ausgaben größer sind als die Einnahmen. Allerdings ist der Ausdruck Abmagerung äußerst unexakt; für gewöhnlich handelt es sich um eine Abnahme von Fett und Eiweiß und Wasser, aber schon das Verhältnis zwischen Fettschwund und Eiweißschwund kann verschieden sein. Ich will hier ganz absehen von jenen seltenen Fällen mit exzessivem und lokalisiertem Fettschwund bei der sog. Lipodystrophia progressiva, bei welcher Störungen der trophischen Innervation vorliegen. In manchen Fällen von Abmagerung kann hauptsächlich das Fett schwinden, während in anderen Fällen daneben ein ungewöhnlich starker Eiweißschwund vorhanden ist. In manchen Fällen kann der Verlust an Wasser und Salzen besonders groß sein, in anderen Fällen kommt es zur Entwicklung einer kachektischen Ödembereitschaft und dadurch bei salzreicher Kost zu Ödemen. In diesem Falle geht Abmagerung und Körpergewichtsverlust nicht parallel, jedenfalls ist die resultierende Zusammensetzung des Körpers bei den verschiedenen Formen der Abmagerung unter Umständen sehr verschieden.

Wenn es nun auch feststeht, daß in allen Fällen von Abmagerung ein Mißverhältnis zwischen Einnahmen und Ausgaben besteht, so ist es in vielen Fällen doch nicht ohne weiteres klar, wieso dieses Mißverhältnis zustande kommt. In Fällen, in denen Nahrungmangel oder Behinderung der Nahrungsaufnahme oder Resorptionsstörungen vorliegen, ist die Ursache der Abmagerung ohne weiteres verständlich. Es gibt aber viele Fälle, bei denen diese Ursachen fehlen. In diesen hat man hauptsächlich eine Steigerung der Oxydationsenergie des Protoplasmas als Ursache der Abmagerung angenommen und hat auf Grund dieser Vorstellung zwischen endogener und exogener Abmagerung bzw. Magerkeit unterschieden (Ad. Schmidt, v. Noorden, Brugsch u. a.). Ich möchte nun glauben, daß die Steigerung der Oxydationsenergie ebensowenig den Begriff der endogenen Magerkeit erschöpft, wie die Herabsetzung der Oxydationsenergie den Begriff der endogenen Fettsucht. Es ist richtig, daß bei jenen Krankheiten, bei welchen die Oxydationsenergie verändert ist, nämlich bei den Erkrankungen der Schilddrüsen, die Steigerung der Oxydationsenergie gewöhnlich mit Abmagerung (Basedow), die Herabsetzung derselben gewöhnlich mit Gewichtszunahme (Myxödem) einhergeht. Es gibt aber auch — wie früher schon ausführlich besprochen wurde — Fälle von Basedow, die trotz zweifelloser Steigerung der Oxydationsenergie fett sind, oder solche, die bei verhältnismäßig geringem Absinken der gesteigerten Oxydationsenergie unter unseren Augen fett werden, und es gibt Fälle von Myxödem, die mager sind, besonders wenn durch salzarme Kost ein abnormer Wasser- und Salzansatz verhindert wird. Bei den Fällen von Magersucht, bei denen ein Hyperthyreoidismus mit seinen groben Ausschlägen in der Oxydationsenergie nicht vorliegt, stoßen wir überdies in der Beurteilung, ob der gefundene Grundumsatz normal oder abnormal ist, auf dieselben Schwierigkeiten wie bei der endogenen Fettsucht, da uns entsprechende Vergleichsobjekte fehlen.

Trotzdem dürfte aus den allerdings spärlich vorliegenden Befunden der Schluß gerechtfertigt sein, daß, ebenso wie bei vielen Fällen von endogener Fettsucht der Grundumsatz nicht herabgesetzt ist, in den meisten Fällen von endogener Magersucht der Grundumsatz nicht wesentlich erhöht ist, ja daß er in vielen Fällen, z. B. bei der hypophysären Kachexie, erniedrigt ist. Auch die noch sehr spärlichen Untersuchungen über die spezifisch-dynamische Nahrungswirkung bei der Magersucht haben bisher keine wesentliche Steigerung derselben ergeben.

Aber selbst wenn sich eine Steigerung der Oxydationsenergie des Protoplasmas ergeben würde, so wäre damit die Ursache der endogenen Magerkeit nicht erklärt, da ja die dadurch bedingte Steigerung des Bedarfes durch eine entsprechende Vermehrung der Nahrungsaufnahme ausgeglichen werden könnte, wenn wir daher auch in manchen Fällen der Änderung der Oxydationsenergie vielleicht eine gewisse Rolle zubilligen müssen, so müssen wir doch andererseits in vielen Fällen von Magersucht nach anderen Ursachen suchen, wie wir dies auch bei der endogenen Fettsucht zu tun gezwungen waren. Auch hier scheint mir vieles dafür zu sprechen, daß in vielen Fällen die Bilanzstörung dadurch zustande kommt, daß das feine Zusammenspiel zwischen Bewegungstrieb, Nahrungstrieb und Ermüdungsgefühl Schaden gelitten hat.

Die Unterscheidung zwischen exogener und endogener Magersucht darf jedenfalls meiner Ansicht nach nicht auf Änderungen der Oxydationsenergie des Protoplasmas allein aufgebaut sein. Als exogene Magersucht möchte ich nur jene Fälle bezeichnen, bei welchen die Ursache wirklich von außen kommt und mit einer Änderung jener Faktoren, die die Körperbilanz regeln, nichts zu tun hat. Dies ist z. B. der Fall bei Nahrungsmangel oder bei mechanischer Behinderung der Nahrungsaufnahme oder bei gewissen Resorptionsstörungen. Diesen möchte ich als endogene Magersucht jene Fälle gegenüberstellen, bei denen aus inneren Ursachen Nahrungsbedarf und Nahrungsaufnahme in ein Mißverhältnis geraten. In praxi wird allerdings die Unterscheidung zwischen exogener und endogener Abmagerung bzw. Magersucht oft auf Schwierigkeiten stoßen; denn schon bei Störung der Nahrungsaufnahme durch Überanstrengung oder durch Üblichkeiten oder durch Zersetzungsprozesse im Magen-Darmkanal ist es mehr willkürlich, ob wir diese Fälle der einen oder der anderen Kategorie zurechnen wollen. Dasselbe gilt auch für die Fälle bei Intoxikationen und Infektionen, bei malignen Tumoren usw. Viel mehr nach der endogenen Seite

hin neigen die Fälle von Abmagerung bzw. Magersucht bei den Blutdrüsenerkrankungen. Beim Hyperthyreoidismus kommt es zur Abmagerung entweder
durch exzessive Steigerung der Verbrennungsprozesse oder durch eine Störung
in der Leistungsfähigkeit des Magen-Darmkanals durch die Vergiftung mit
Schilddrüseninkret oder durch den exzessiv gesteigerten Bewegungstrieb.
Alle diese Ursachen sind endogener Natur. Bei der hypophysären Kachexie
kann die vorhandene Störung des Nahrungstriebes in der weitgehenden
Atrophie aller lebenswichtiger Organe gesehen werden. Trotz Herabsetzung
der Oxydationsenergie des Protoplasmas, trotz Herabsetzung des Bewegungstriebes kommt es hier zu exzessiver Abmagerung, weil der Nahrungstrieb noch
mehr gelitten hat. Auch beim Diabetes mellitus ist die Abmagerung gewiß
endogener Natur, beruht aber nicht auf einer Störung des Nahrungstriebes,
sondern auf der Unmöglichkeit, den ins Blut gelangenden Zucker zu verwerten.

Von besonderem Interesse ist es nun, daß es Fälle von Abmagerung bzw.
Magersucht gibt, bei welchen die Störung des Nahrungstriebes sozusagen
isoliert auftritt, d. h. bei denen irgendwelche Zeichen einer Erkrankung des
Magen-Darmkanals oder einer Steigerung der Oxydationsenergie oder einer
gröberen Störung der Assimilationsfähigkeit der Zellen fehlen und doch
der Nahrungstrieb hochgradig herabgesetzt ist. Ich habe in den letzten Jahren
eine Reihe solcher Fälle in Hinblick auf den Erfolg der Insulinmastkur mit
besonderem Interesse untersucht und möchte versuchen, das klinische Bild
hier in Kürze zu zeichnen. Entweder handelt es sich um Individuen, welche von
Jugend auf mager waren und trotz der immer wieder darauf gerichteten Bestrebungen, sie zu kräftigen und bei ihnen Ansatz herbeizuführen, mager blieben.
Ich möchte vorwegnehmen, daß solche Fälle nach meinen bisherigen Erfahrungen
eine normale Oxydationsenergie des Protoplasmas zeigen. Auch die Untersuchung des Magen-Darmkanals kann vollkommen normale Verhältnisse ergeben, sowohl was die Sekretionsverhältnisse des Magens und Darmes und
die Ausnützung der Nahrungsmittel im Magen-Darmkanal als auch die Motilität
des Magens und Darmes anbelangt. Häufig findet man allerdings einen sog.
atonischen Magen, doch ist dies hauptsächlich auf die Fettarmut des Gekröses
zurückzuführen, was schon daraus hervorgeht, daß bei gelungener Aufmästung
der Magen eine vollkommen normale Lage einnehmen kann (v. Noorden). In
anderen Fällen ist die Entwicklung in der Jugend vollkommen normal. Erst
später setzt die Abmagerung mit oder ohne besondere Veranlassung ein und
schreitet dann allmählich fort. In beiden Fällen ist die Muskulatur sehr
dürftig, besteht abnorme Ermüdbarkeit und daneben dann ein Heer von
nervösen oder neurasthenischen Beschwerden: schlechter Schlaf oder das Gefühl
des nicht Ausgeschlafenseins trotz langen Schlafes, geistige Ermüdbarkeit,
das Gefühl der Insuffizienz gegenüber den Anforderungen des Lebens und damit
psychische Depression usw. Das was nun diese Fälle charakterisiert, ist die
Störung des Nahrungstriebes. Sie klagen meist darüber, daß schon nach
geringer Nahrungsaufnahme ein Gefühl von Völle eintritt, das sie verhindert,
weiter zu essen. Auch körperliche Bewegung im Freien, wozu allerdings meist
wenig Lust besteht, löst keinen Appetit aus. In anderen Fällen findet man
wieder, daß sich ein Gefühl des Heißhungers, verbunden mit Schwächezuständen einstellt, daß aber sehr rasch Sättigungsgefühl eintritt. Es ist von
großem Interesse, daß Harris bei einigen solchen Fällen in dem Moment des
Heißhungers Hypoglykämie feststellen konnte. In vielen Fällen liegen die Verhältnisse allerdings nicht immer so klar. Manchmal findet man bei der Untersuchung des Magens doch eine Hyposekretion, in anderen Fällen besteht
Neigung zu Meteorismus, in anderen eine leichte Obstipation. Immerhin wird
häufig der Gegensatz zwischen der Geringfügigkeit der positiven Befunde und

der Wichtigkeit, welche den Beschwerden beigelegt wird, und vor allem der schweren Störung des Nahrungstriebes eine richtige Auffassung des Falles gestatten. Zu alledem kommen eventuell noch Klagen über Beschwerden von seiten des Herzens, leichte psychische Erregbarkeit usw. Meist bieten nun solche Fälle einer diätischen Aufmästung große, ja manchmal unüberwindliche Schwierigkeiten. Bettruhe, sorgfältige Regulierung des Stuhles, Auswahl einer bekömm-

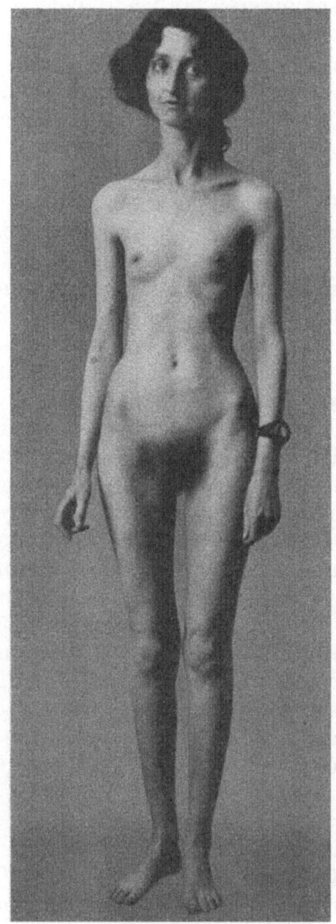 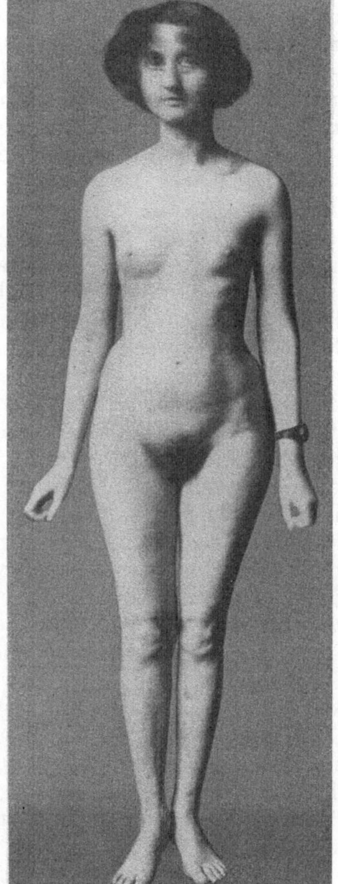

Vor der Insulinkur.Nach der Insulinkur.

Abb. 104 und 105. Fall von Magersucht.

lichen Kost, psychische Beeinflussung führen ja manchmal zu einem gewissen Erfolg, meist aber geht das Erreichte, wenn die Kranken wieder ins Berufsleben zurückkehren, rasch wieder verloren. Bei anderen Fällen ist jede diätetische Behandlung fruchtlos. Ich kenne solche Fälle, die jahrelang von Sanatorium zu Sanatorium wanderten und trotz zahlreicher Mast und Arsenkuren nicht zum Gedeihen zu bringen waren.

Das eben entworfene Bild hat eine gewisse Ähnlichkeit mit der Stillerschen Asthenie: schwache Entwicklung der Muskulatur, Hypoplasie des Herzens und der Gefäße, verbunden mit einem Heer neurasthenischer Beschwerden. Ich möchte v. Noorden vollkommen beistimmen, daß diese Fälle mit einer

Funktionssteigerung der Schilddrüse meist gar nichts zu tun haben, nur möchte ich diese Fälle nicht, wie v. Noorden dies tut, als exogene Magerkeit bezeichnen, sondern muß sie aus den oben erwähnten Gründen gerade der endogenen Form zurechnen. Man kann ferner ähnliche Krankheitsbilder beobachten bei Fällen, die ätiologisch vollkommen durchsichtig sind. In letzter Zeit habe ich z. B. eine Reihe solcher Fälle gesehen, bei denen eine chronische Tonsillitis, die seit Jahren bestand, die Ursache war. Die beiderseitige Tonsillektomie führt in solchen Fällen manchmal rasch zum Erfolg. In anderen Fällen dauert es oft längere Zeit, bis eine Hebung des Körperbestandes von selbst eintritt, bzw. durch eine entsprechende Mastkur herbeigeführt wird. Auch larvierter Hyperthyreoidismus oder ein tuberkulöser Spitzenkatarrh kann ein solches Bild erzeugen. Eine sorgfältige Untersuchung wird sehr bald diesen Verdacht erwecken und durch die Untersuchung des Grundumsatzes bzw. der Lungen wird sich die Diagnose mit Sicherheit stellen lassen.

Wir haben es also hier mit einer großen Gruppe von Fällen zu tun, bei welchen die Störung des Nahrungstriebes das Bild beherrscht. Man kann dieses Krankheitsbild als primäre Anorexie bezeichnen. Anscheinend kann die Ätiologie sehr verschiedenartig sein. Es kann sich um eine angeborene Minderwertigkeit des Organismus handeln, auf die sich sehr häufig chronische Schädlichkeit aufpfropfen. Bei der großen Bedeutung, welche — wie wir gesehen haben — der Funktion des Inselorganes für die Regulierung des Nahrungstriebes zukommt, liegt natürlich die Frage nahe, inwieweit dieses dabei eine Rolle spielt. Eine isolierte Erkrankung desselben kann nicht vorliegen, denn es fehlen ja die diabetischen Symptome; es wäre aber denkbar, daß das Inselorgan sich an der allgemeinen Schwäche beteiligt, indem es zwar genügend Insulin produziert, um Hyperglykämie zu verhindern, aber nicht genügend, um auf die Nahrungsaufnahme hin mit einer überschießenden Insulinproduktion zu reagieren, wodurch unter normalen Verhältnissen das Tempo der Resorption und Assimilation gewährleistet wird und eine gewisse Zeit nach der Nahrungsaufnahme wieder Hungergefühl auftritt. Der Erfolg der Insulinmastkur gibt gerade bei diesen Fällen zu denken. Einen solchen Erfolg zeigen die Abbildungen 104 u. 105. Es handelt sich um eine Patientin, die über ein halbes Jahr lang auf meiner Abteilung gelegen war. Jeder Mästungsversuch scheiterte an dem Widerwillen der Patientin gegen Nahrungsaufnahme, „die Speisen blieben ihr im Magen liegen". Auch eine Arsenbehandlung war erfolglos. Erst die Einleitung einer Insulinbehandlung, die anfangs sehr vorsichtig geführt und mehrmals unterbrochen werden mußte, brachte den Umschwung herbei. Der Nahrungstrieb erwachte wieder und innerhalb von 3 Monaten nahm die Patientin um 10 kg zu und hat sich später auf diesem Gewichte erhalten [1].

Ich möchte hier nur kurz erwähnen, daß man wie bei jeder Mastkur auch hier in den späteren Stadien allmählich mit Muskeltraining beginnen muß, da man sonst nur Fett zum Ansatz bringt. Die Ursache der Magersucht lag in diesem Falle sicher nicht in einer Steigerung der Oxydationsenergie des Protoplasmas und ebensowenig im „Temperament", da die Patientin vor der Kur beständig müde war und ihre Bewegungen aufs äußerste einschränkte.

Die Abbildungen 106 und 107 zeigen den Erfolg in einem weiteren Falle.

Es ist gewiß bemerkenswert, daß wir in solchen Fällen durch exogene Zufuhr von Insulin den Nahrungstrieb wieder erwecken können und daß dann der Nahrungstrieb über die Insulinbehandlung hinaus normal bleibt. Ich habe mir dies so zu erklären versucht, daß infolge des durch die Insulinzufuhr eintretenden Hungergefühls reichlich Nahrung aufgenommen und resorbiert wird

---

[1] Über Insulinmast siehe auch Bauer-Nyiri, P. F. Richter, E. Vogt und E. Frank.

und daß dann, wenn die Insulinwirkung abklingt, der Organismus es selbst lernen muß, mit dieser bereits resorbierten Nahrung fertig zu werden, daß er also gezwungen wird, dann selbst Insulin zu produzieren und daß so das Organ zu einer höheren Leistung herangezogen wird. Im Sinne dieser Deutung sprechen die bereits erwähnten Untersuchungen von F. Depisch. Es gelang F. Depisch in solchen Fällen von „primärer Anorexie" bei längerer Darreichung des Zuckerfrühstückes den Nahrungstrieb wieder zu erwecken, wodurch ein ähnlicher Umschwung in der Assimilationsbereitschaft und damit auch rascher

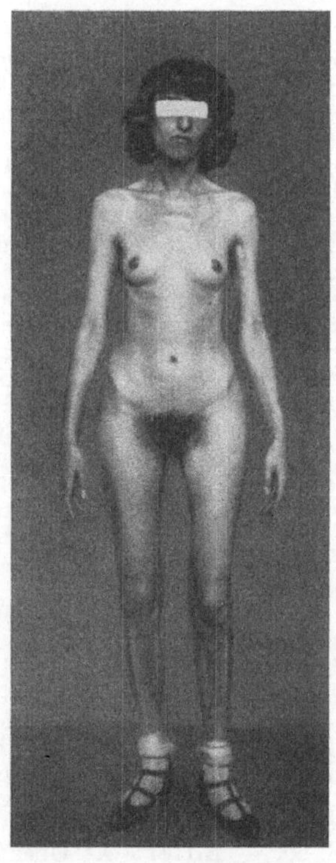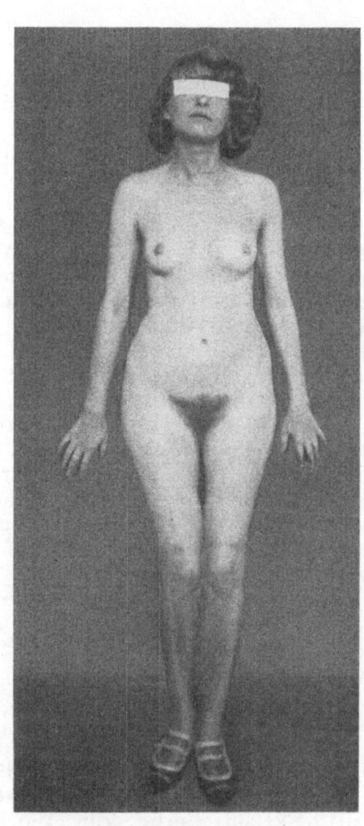

<table>
<tr><td>Vor der Insulinkur.</td><td>Nach der Insulinkur.</td></tr>
</table>

Abb. 106 und 107. Fall von Magersucht.

Anstieg des Körpergewichtes eintrat. Diese Annahme konnte von Depisch und Hasenöhrl durch die Funktionsprüfung des Inselorganes gestützt werden (vgl. Abb. 96).

Diese Beobachtungen scheinen mir daher in dem Sinne verwertbar, daß bei den Fällen von Anorexie das Inselorgan an der allgemeinen Torpidität des Stoffwechsels im hohen Grade beteiligt ist. Gelingt es, das Inselorgan wieder zu lebhafter Funktion heranzuziehen und dadurch die Assimilationsbereitschaft im Körper zu erhöhen, so nützt das dem ganzen Organismus. Im großen ganzen dürfte bei einer nach dem üblichen Schema durchgeführten diätetischen Mastkur der Vorgang ein ähnlicher sein, nur scheitert die Durchführbarkeit sehr häufig an der Überladung des Magen-Darmkanals, wodurch Widerwillen gegen jede weitere Nahrungsaufnahme ausgelöst wird, während der Zucker leicht resorbiert wird und einen besonders starken Reiz auf das Inselorgan ausübt.

Wenn wir nochmals zusammenfassen, so scheint wohl die Annahme berechtigt, daß bei der Entstehung der endogenen Magersucht sich das Blutdrüsensystem in mannigfacher Weise beteiligt. Änderungen in der Oxydationsenergie des Protoplasmas können dabei eine Rolle spielen, besonders wichtig aber scheinen Störungen im Nahrungstrieb und im Bewegungstrieb, welche im normalen Organismus das Verhältnis zwischen Ausgaben und Einnahmen regeln und dadurch den Körperbestand konstant erhalten.

Literatur.

Abadie: Traitement chir. du goitre exophthalmique. Congr. franç. chirurg. Oct. 1906. — Abderhalden: Zeitschr. f. physikal. Chem. Bd. 59, 61 und 62. 1909. — Derselbe: Über das Wesen der Innervation und ihre Beziehungen zur Inkretbildung. Klin. Wochenschr. 1922. Nr. 7. — Abel, J. J.: Bull. of Johns Hopkins hosp. Vol. 35, p. 305. 1924. — Derselbe und Ch. Rouiller: Journ. f. Pharmakol. u. exp. Therapie. Bd. 20, S. 65. 1923. — Derselbe und Rouillier und Geiling: Journ. f. Pharmakol. u. exp. Therapie. Bd. 22, S. 289. 1924. — Abel und Nogayama: Journ. of pharmacol. a. exp. therapeut. Vol. 15, p. 347. 1920. — Abelin: Einfluß von Dijodthyramin auf die Entwicklung von Froschlarven. Biochem. Zeitschr. Bd. 102, S. 58. 1920. — Derselbe: Über die spezifisch-dynamische Wirkung der Nahrungsstoffe. Klin. Wochenschr. 1922. S. 2188. — Derselbe: Über eine schilddrüsenähnliche Wirkung des anorganischen Jods. Klin. Wochenschr. 1927. Nr. 13. u. 14. — Abelmann: Über die Ausnutzung der Nahrungsstoffe nach Pankreasexstirpation. Inaug.-Diss. Dorpat 1890. — Abrami, Kinberg et Cotoni: Syndrome d'insuffisance pluriglandulaire etc. Rev. de méd. Tom. 31, p. 641. 1911. — Abrikosoff: Anatomischer Befund in einem Fall von Myxödem. Virchows Arch. f. pathol. Anat. u. Physiol. Bd. 177, S. 426. 1904. — Achard et Demanche: Un cas d'atrophie testiculaire. Soc. hôp. de Paris 21 Déc. 1906. — Adams: A case of precocious development associated with a tumour of the left suprarenal body. Transact. pathol. soc. Vol. 56. London 1905. — Addison, Thomas: On the constitutional and local effects of the suprarenal bodies. London 1855. — Adler, L.: Zur Physiologie und Pathologie der Ovarialfunktion. Arch. f. Gynäkol. Bd. 95, S. 349. 1912. — Derselbe: Versuche mit Mamminum Poehl. Münch. med. Wochenschr. 1912/13. — Derselbe: Thymus und Adrenalsystem. Virchows Arch. f. pathol. Anat. u. Physiol. Bd. 214. 1913. — Derselbe: Zur Adrenalinbestimmung im Blute. Berlin. klin. Wochenschr, 1913. Nr. 21. — Derselbe: Untersuchungen über den Adrenalingehalt des Blutes. Dtsch. Arch. f. klin. Med. Bd. 114. 1914. — Derselbe: Über den Antagonismus zwischen Follikel und Corpus luteum. Zentralbl. f. Gynäkol. Bd. 30. 1916. — Derselbe: Über den Angriffspunkt der Blutdrüsenhormone bei der Wärmeregulation. Weitere Untersuchungen an Winterschläfern. Arch. f. exp. Pathol. u. Pharmakol. Bd. 87, S. 406. 1920. Siehe auch Kongreß-Zentralbl. Bd. 13, S. 441. 1920; Münch. med Wochenschrift 1919. Nr. 36; Berlin. klin. Wochenschr. 1919. S. 60. — Adler, O.: Über Tetaniekatarakt. Diss. Greifswald 1918. — Adler, S. und H. Thaler: Experimentelle und klinische Studien zur Graviditätstetanie. Zeitschr. f. Geburtsh. u. Gynäkol. Bd. 62, S. 194. 1909. — Adlersberg, D.: Zur Therapie der parathyreopriven Tetanie. Klin. Wochenschr. 1924. S. 1566. — Derselbe und O. Porges: Zur Behandlung der Tetanie mit Ammonphosphat. Wien. klin. Wochenschr. 1923. Nr. 36, S. 517. — Dieselben: Die neurotische Atmungstetanie, eine neue klinische Tetanieform. Wien. Arch. f. inn. Med. Bd. 8, S. 185. 1924. — Dieselben: Zeitschr. f. d. ges. exp. Med. Bd. 42, S. 678. 1924. — Adrion: Veränderungen der Kopfschwarte vom Typus der Cutis verticis gyrata (Unna) in einem Falle von Akromegalie mit Hypophysentumor. Dermatol. Zentralbl. Okt. 1915; 1916. S. 34. — Agostini: Infantilismo distrofico et infantilismo mixedematos. Riv. di patol. nerv. e ment. 1902. — Aichel, O.: Zur Kenntnis der Nebennieren. Münch. med. Wochenschr. 1900 und Anat. Anz. Bd. 17, S. 30. 1900. — Albanesi, A.: Ricerche sulla presenza di fermenti preformati net siero di sangue etc. Arch. ital. di chirurg. Vol. 1, p. 711. 1920. — Alberti: Kasuistik zur Hypertrichosis universalis. Beitr. z. Geburtsh. u. Gynäkol. Bd. 9, S. 339. 1905. — Albrecht, W.: Die Bedeutung der Konstitution bei den Erkrankungen des Ohres und der Luftwege. Fol. otolaryngol. Zeitschr. f. Laryngol., Rhinol. u. ihre Grenzgeb. Bd. 14, S. 1. 1925. — Albu: Die Tetanie Magenkranker. Volkmanns Samml. klin. Vortr. 1899. Nr. 254. — Derselbe: Zur Frage der Tetanie bei Magendilatation. Arch. f. Verdauungskrankh. Bd. 4, S. 466. 1896. — Derselbe: Beitrag zur Diagnostik der inneren und chirurgischen Pankreaserkrankungen. Samml. zwangl. Abhandl. a. d. Geb. d. Verdauungs- u. Stoffwechselkrankh. Bd. 3, S. 1. 1911. — Aldrich: A preliminary report on the active principle of the suprarenal gland.

Americ. journ. of physiol. Vol. 5, p. 457. 1901. — Alessandrini: Die Anenephalie. Monatsschr. f. Psychiatrie u. Neurol. Bd. 28, S. 411. 1910. — Alexander, A.: Pluriglanduläre Fettsucht und ihre Behandlung. Dtsch. med. Wochenschr. 1924. S. 300. — Alexander, G.: Das Gehörorgan der Kretinen. Arch. f. Ohren-, Nasen- u. Kehlkopfheilk. Bd. 78, S. 54. 1908. — Derselbe: Zur Differentialdiagnose zwischen otogenem Schläfelappenabszeß und Hypophysentumor. Wien. klin. Wochenschr. 1916. Nr. 25. — Allard: Die Azidose beim Pankreasdiabetes. Arch. f. exper. Pathol. u. Pharmakol. Bd. 59, S. 388. 1908. — Allen, B. M.: Hypophysis (anterior lobe) and thyroid; results of exstirpation in tadpoles. Science Vol. 44, p. 755. 1916. — Derselbe: Experiments in the transplantation of the hypophysis of aduls rana pipiens to tadpoles. Science Vol. 52, p. 274. 1920. — Allen, Edgar und Ed. A. Doisy: An ovarian hormone. Journ. of the Americ. med. assoc. Vol. 81, p. 819. Sept. 1923. — Allen Graham: Journ. of the Americ. med. assoc. Vol. 87, p. 628. 1926. — Altenburger: Pflügers Arch. f. d. ges. Physiol. Bd. 202, S. 668. 1924. — Alterthum: Die Folgezustände der Kastration und die sekundären Geschlechtscharaktere. Beitr. z. Geburtsh. u. Gynäkol. 1899. — Amsler, C.: Über inverse Adrenalinwirkung. Pflügers Arch. f. d. ges. Physiol. Bd. 185. 1920. — Derselbe und Pick: Schmiedeberg Bd. 85. 1919. — Ancel et Bouin: Sur les cell. interstitielles du testicule des mammiféreas et leur signification. Rév. biol. Nancy. 10 Nov. 1903. Cpt. rend. des séances de la soc. de biol. 1903, p. 1397. Ibid. p. 1683. — Anders, J. M. and H. L. Jameson: The relation of acromegaly to thyroid disease. Transact. of the Americ. physiol. Vol. 36, p. 314. 1921. — Andersson und Bergmann: Über den Einfluß der Schilddrüsenfütterung usw. Skandinav. Arch. f. Physiol. Bd. 8, S. 326. 1908 — Anton, G.: Über den Thymustod. Wien. klin. Wochenschr. 1912. Nr. 27. — Derselbe: Vier Vorträge über Entwicklungsstörung beim Kind. Berlin 1908 und Reiner Psychoinfantilismus. Forens. Psychiarie. Bd. 2. 1910. — Derselbe: Arch. f. Psychiatrie u. Nervenkrankh. Bd. 54, S. 76. 1914. — Derselbe: Kindlicher Riesenwuchs mit vorzeitiger Geschlechtsreife und familiärer Riesenwuchs mit und ohne Vergrößerung des Türkensattels. Monatsschr. f. Psychiatrie u. Neurol. Bd. 39, S. 319. 1916. — Derselbe und Denker: Kalkinfusion in die Gehirngeschwülste. Zeitschr. f. d. ges. Neurol. u. Psychiatrie Bd. 78. 1922. — Apelt: Ein Fall von Basedowscher Krankheit im Anschluß an nichteitrige Thyreoiditis acuta. Münch. med. Wochenschr. 1908, Nr. 41. — Apert: Dystrophies en relation avec des lésions des capsules surrénales et progeria. Bull. de la soc. pédiatr. de Paris. Déc. 1910. p. 501. — Derselbe: La portion corticale de la capsule surrénale, ses relations physiol. et pathol. avec. le cerveau et les glandes génitales. Presse méd. 28 Oct. 1911. p. 865. — Derselbe: Obésité, état eunuchoide etc. Bull. de la soc. de pédiatr. de Paris. Tom. 3. p. 108. 1901. — Derselbe et Poreck: Tumeur de la glande pineste chez une obèse atrophie etc. Rev. neurol. Tom. 21, p. 388. 1911. — Derselbe et Rouillard: Juvenilisme pur. Origine dysthyroidien de l'infantilisme et de juvenilisme. Bull. et mém. de la soc. méd. des hôp. de Paris Tom. 28, p. 84. — Derselbe, Stevenin et R. Broca: Hirsutisme chez un garcon de 12 ans; étude du metabolisme basal. Bull. et mém. de la soc. méd. des hôp. de Paris. Tom. 38, p. 1750. 1922. — Derselbe: Myxoedème fruste, croissance tardif, diabète. Nouv. Iconogr. de la salpétr. 1904. p. 174. Arai, K.: Pflügers Arch. f. d. ges. Physiol. Bd. 193, S. 360. 1922. — Aran und Rabaud: Zit. nach v. Frankl-Hochwart. — Argutinsky, P.: Ein Beitrag zur Kenntnis des kongenitalen Myxödems und der Skelettwachstumsverhältnisse bei demselben. Berlin. klin. Wochenschr. 1906. S. 1209. — Derselbe: Abnormer Tiefstand des Nabels bei angeborenem Myxödem. Berlin. klin. Wochenschr. 1905. Nr. 35. — Arnaud: Les hémorrhagies des capsules surrénales. Arch. gén. de méd. Tom. 77, I, p. 5. 1900. — Arndt, H. J.: Über Epithelkörperchensklerose bei einem Fall von Otitis fibrosa bei einem Schimpansen. Virchows Arch. f. pathol. Anat. u. Physiol. Bd. 247, S. 454. 1923. — Arnold, I.: Beitrag zur Akromegaliefrage. Virchows Arch. f. pathol. Anat. u. Physiol. Bd. 135, S. 1. 1894. — Arnstein und Schlesinger: Ungewöhnliche Wirkungen des Adrenalins im höheren Lebensalter. Wien. klin. Wochenschr. 1919. Nr. 32, S. 1179. — Aron: Sur le conditionnement des caractères sexuelles secondaires chez les bactraciens urodèles. Cpt. rend. des séances de la soc. de biol. Juillet 1921. — Aschenheim, E.: Über den Aschengehalt in den Gehirnen Spasmophiler. Monatsschr. f. Kinderheilk. Bd. 9. Nr. 7. — Derselbe: Beiträge zur Rachitis und Spasmophilie. Jahrb. f. Kinderheilk. Bd. 79, S. 446. 1914. — Aschner, B.: Über einen Fall von hypoplastischem Zwerchwuchs mit Gravidität nebst Bemerkungen über die Ätiologie des Zwergwuchses. Monatsschr. f. Geburtsh. u. Gynäkol. Bd. 32, S. 644. 1910. — Derselbe: Über die Funktion der Hypophyse. Pflügers Arch. f. d. ges. Physiol. Bd. 146. 1912 u. Wien. klin. Wochenschr. 1912. — Derselbe: Demonstration hypophysektomierter Hunde. Wien. klin. Wochenschr. Dez. 1909. — Derselbe: Arch. f. Gynäkol. Bd. 99, S. 534. 1913. — Derselbe: Über das Stoffwechsel- und Eingeweidezentrum im Zwischenhirn usw. Berlin. klin. Wochenschr. 1916. Nr. 28. — Derselbe: Hypophyse und Diabetes insipidus. Münch. med. Wochenschr. 1917. Nr. 3. — Derselbe: Die Blutdrüsenerkrankungen des Weibes usw. München: J. F. Bergmann

1918. — Derselbe: Über die interstitielle Eierstockdrüse der Säuglinge und des Menschen. Zeitschr. f. Gynäkol. u. Geburtsh. Bd. 76. — Derselbe und Porges: Über den respiratorischen Stoffwechsel hypophysipriver Tiere. Biochem. Zeitschr. Bd. 39, S. 200. 1912. — Aschner, Berta: Zur Adrenalinreaktion beim Menschen. Klin. Wochenchr. 1923. S. 1060. — Aschoff: Über einen Fall von angeborenem Schilddrüsenmangel. Dtsch. med. Wochenschrift 1899. S. 203. Beil. — Asher, L.: Beiträge zur Physiologie der Drüsen. 17. Mitt.: Die innere Sekretion der Nebennieren und deren Innervation. Zeitschr. f. Biol. Bd. 58, S. 274. 1912. — Derselbe: Kongr. f. inn. Med. 1906. Diskussion zu Fr. Keaus. — Derselbe: Das Krankheitsbild des traumatischen Diabetes vorwiegend vom forensichen Standpunkte. Vierteljahrsschr. f. gerichtl. Med. Bd. 8, S. 219. 1894. — Derselbe: Die physiologische Wirkung des Schilddrüsensekretes und eine Methode zu ihrem Nachweis. Dtsch. med. Wochenschr. 1916. Nr. 34. — Derselbe: Dtsch. med. Wochenshr. Jg. 46, Nr. 37/38. — Derselbe: Fortgesetzte Untersuchung über die Funktion der Nebennieren usw. Zeitschr. f. Biol. Bd. 78. 1923. — Derselbe: Der gegenwärtige Stand der Lehre von der inneren Sekretion. Dtsch. med. Wochenschr. 1920. S. 1028 u. 1056. — Derselbe und Flack: Die innere Sekretion der Schilddrüse. Zeitschr. f. Biol. Bd. 60. 1910. — Derselbe und Kimio Nakayama: Untersuchung über den Einfluß der Nebenniere auf den respiratorischen Grundumsatz. Zeitschr. f. Biol. Bd. 155, S. 413. 1925. — Derselbe und H. Marti: Fortgesetzte Untersuchung über die Funktionen der Nebennieren. Zeitschr. f. Biol. Bd. 77, S. 181. 1923. — Derselbe und Duran: Biochem. Zeitschr. Bd. 106, S. 254. 1920. — Askanazy, M.: Die Zirbel und ihre Tumoren in ihrem funktionellen Einfluß. Frankfurt. Zeitschr. f. Pathol. Bd. 24, S. 58. 1920. — Derselbe: Pathologisch-anatomische Beiträge zur Kenntnis des Morbus Basedowi usw. Dtsch. Arch. f. klin. Med. Bd. 65, S. 118. 1898. — Derselbe: Zit. nach Pappenheimer. — Aßmann, H.: Das Myxödemherz. Münch. med. Wochenschr. 1919. Nr. 1. — Ast, Fr.: Über zwei Fälle von Tetanie. Dtsch. Arch. f. klin. Med. Bd. 63, S. 193. — Aszodi, Z. und L. Paunz: Chemisches über die Zugehörigkeit der Karotisdrüse zum Adrenalsystem. Biochem. Zeitschr. Bd. 136, S. 159. 1923. — Athias, M.: Sur la secrétion interne de l'ovaire. Arch. intern. de physiol. Tom. 18. 1921. — Derselbe: Sür l'antagonisme dea glandes sexuelles etc. Cpt. rend. des séances de la soc. de biol. Tom. 91, p. 232. 1924. — Atwell, W. J.: Americ. journ. of anat. Vol. 24, Nr. 3. 1919 and Anat. record. Vol. 15, Nr. 2. 1918. — Derselbe: On the nature of the pigmentation changes following hypophysectomy in the frog larvae. Science Vol. 49, p. 48. 1919. — Derselbe: Further observations on the pigment changes following removal of the epithelial hypophysis and the pineal gland in the frog tadpole. Endocrinology Vol. 5, Nr. 2. 1921. — Derselbe: Autoplastic transplants of the epithelial hypophysis in larvae of Rana etc. Anat. record. Vol. 22, p. 8. 1922. — Derselbe and C. J. Marinus: A comparison of the activity of extracts of the „pars tuberalis" with extracts of other regions of the ox pituitary. Americ. journ. of physiol. Vol. 47, p. 76. 1919. — Aubertin et Ambard: Lésions des capsules surrenales dans les néphrites avec hypertension. Soc. méd. des hôp. de Paris séance du 19 févr. 1904; Sem. méd. Tom. 24, p. 63. 1904. — Auerbach, P.: Epithelkörperchenblutung und ihre Beziehungen zur Tetanie der Kinder. Zeitschr. f. Kinderheilk. Bd. 73. Ergänzungs-Bd. — Aunet-Bréton: Zit. nach di Gaspero. — Ausch, O.: Akromegalie mit intensivem Diabetes und Wechsel der Haarfarbe. Med. Klinik 1918. Nr. 6. — Austrogesilo, Pinheiro et Marques: Sur un cas de syndrome pluriglandulaire endocrinique. Encéphale Tom. 8. 1913. — Axenfeldt: Sehnervenatrophie und Menstruationsstörung. Dtsch. med. Wochenschr. 1903 und Neurol. Zentralbl. 1903. S. 608.

Bab, H.: Hypophysäre Pathologie und Therapie in der Gynäkologie. Münch. med. Wochenschr. 1916. Nr. 12, S. 415. — Derselbe: Pituitrin als gynäkologisches Styptikum. Münch. med. Wochenschr. 1911. S. 1554. — Derselbe: Über die Behandlung der Osteomalazie mit Hypophysenextrakten. Wien. klin. Wochenschr. 1911. Nr. 27, S. 997. — Derselbe: Die Hypophyse als Regulator der Diurese und des spezifischen Gewichtes des Harnes. Münch. med. Wochenschr. 1916. Nr. 50. — Babinski et Onanoff: Tumeur du corps pituitaire. Rev. neurol. Tom. 8, p. 531. 1900. — Babonneix: Déformations du type acromégalique chez un jeune homme de 17 ans. Gaz. des hôp. civ. et milit. 1911. Nr. 70, p. 1077. — Derselbe et L'Hermitte, J.: Diabète insipide par encéphalite infundibulaire d'origine syphil. Cpt. rend. des séances de la soc. de biol. Tom. 93, p. 1415. 1925. — Derselbe et G. Paisseau: Sur quelque cas d'obésité infantile. Gaz. des hôp. civ. et milit. 13 sept. 1910. — Bär, C.: Akuter und entzündlicher Morbus Basedowii im Felde. Klin. Monatsbl. f. Augenheilk. Bd. 59. 1917. — Bailey, P.: Die Funktion der Hypophysis cerebri. Ergebn. d. Physiol. Bd. 20, S. 162. 1922. — Derselbe and Fr. Bremer: Experimental diabetes insipidus and genital atrophy. Endocrinology Vol. 5, p. 761. 1921. — Dieselben: Experimental diabetes insipidus. Arch. internal of med. Vol. 28, p. 773. 1921. — Derselbe and S. E. Jelliffe: Tumors of the pineal body. Arch. of internal med. Vol. 8, p. 851. 1911. — Baillarger: Zit. nach di Gaspero. — Baldwin, J. F.: Adrenal precocity etc. Journ. of the Americ.

med. assoc. Vol. 63, p. 2286. 1914. — Balint, R. und B. Molnar: Experimentelle Untersuchungen über gegenseitige Wechselwirkung innerer Sekretionsprodukte. Berl. klin. Wochenschr. 1911. S. 289. — Dieselben: Durchfälle bei Basedowscher Krankheit. Dtsch. med. Wochenschr. 1910. S. 2211. — Ballet, G.: L'adipose douloureuse (maladie de Dercum). Presse méd. Tom. 1, p. 285. 1903. — Derselbe: Gigantisme et Goître exophthalmique. Arch. internat. de neurol. Tom. 19. 1905. — Derselbe et Enriques: Des effets de l'hyperthyreoidisation expérimentale. La méd. moderne 28 déc. 1895. — Balser: Fettnekrose der Bauchspeicheldrüse. Virchows Arch. f. pathol. Anat. u. Physiol. Bd. 40. — Bang, Ivar: Chemische Untersuchungen der lymphatischen Organe. Hofmeisters Beitr. z. chem. Physiol. Bd. 4 und 5. 1904. — Barbour: Physiol. Rev. Vol. 1, p. 295. 1921. — Bardet: Thèse de Paris. 1920. — Barlow, D. L.: Apituitarism and the anencephalic syndrome. Brit. med. journ. 1923. p. 15. — Barlow, R. A.: The study of vestibular nerve function in myxoedema. Americ. journ. of the med. sciences Vol. 164, p. 401. 1922. — Bartel, J.: Über die hypoplastische Konstitution usw. Wien. klin. Wochenschrift 1907. Nr. 38 und 1908. Nr. 22. — Bartels, M.: Über Plattengeschwülste der Hypophysengegend. Zeitschr. f. Augenheilk. Bd. 16. 1906. — Derselbe: Ein Beitrag zur Tetaniekatarakt. Klin. Monatsschr. f. Augenheilk. 1906. S. 374. — Bartolotti, C.: Distrofia endocrino-simpatica etc. Rif. med. Vol. 29. 1913. — Baruch: Zur experimentellen Erzeugung des Morbus Basedowi. Zentralbl. f. Chirurg. Bd. 39, S. 316. 1912. — Basch: Die Beziehungen der Thymus zum Nervensystem. Jahrb. f. Kinderheilk. Bd. 58. 1908. — Derselbe: Beiträge zur Physiologie und Pathologie der Thymus. Jahrb. f. Kinderheilk. Bd. 64. 1906. — v. Basedow: Exophthalmus durch Hypertrophie des Zellgewebes in der Augenhöhle. Caspers Wochenschr. 1840. Nr. 13, 14. — Derselbe: Die Glotzaugen. Ibidem 1848. Nr. 49. — Bau-Prussak, G.: La dégénéresence génitosclerodermique. Rev. neurol. Tom. 1, Jg. 33, p. 316. 1926. — Bauer: Infantilisme et chétivisme. Presse méd. 4 déc. 1909. — Bauer, J.: Neuere Untersuchungen über die Beziehungen einiger Blutdrüsen zu Erkrankungen des Nervensystems usw. Zeitschr. f. d. ges. Neurol. u. Psychiatrie. Bd. 3, S. 195. 1911. — Derselbe: Zur Klinik der Tetanie und Osteomalazie. Wien. klin. Wochenschr. 1912. Nr. 45. — Derselbe: Zur Funktionsprüfung des vegetativen Nervensystems. Dtsch. Arch. f. klin. Med. Bd. 107. 1912. — Derselbe: Untersuchung über Blutgerinnung mit besonderer Berücksichtigung des endemischen Kropfes. Verhandl. d. Kongr. f. inn. Med. Bd. 30, S. 308. 1913. — Derselbe: Med. Klinik. Bd. 9, Beih. 5. 1913. — Derselbe: Die Beziehungen der Hypophyse zur Wärmeregulation. Wien. med. Wochenschr. 1914. Nr. 25. — Derselbe: Die konstitutionelle Disposition zur inneren Krankheit. Berlin: Julius Springer 1917. — Derselbe: Klin. Wochenschr. 1922. S. 1977. — Derselbe: Virchows Arch. f. pathol. Anat. u. Physiol. Bd. 225. 1920. — Derselbe: Kalkstoffwechsel und innere Sekretion. Wien. klin. Wochenschrift 1921. S. 314. — Derselbe: Paroxysmale schwerste Adynamie bei Insuffizienz der Nebennieren durch Amyloidose. Verhandl. 34. Kongr. Wiesbaden 1922. S. 391. — Derselbe: Chromosomale und inkretorische Hormone. Med. Klinik. 1923. S. 427. — Derselbe: Vorlesung über allgemeine Konstitution und Vererbungslehre. Berlin 1923. — Derselbe: Wien. klin. Wochenschr. 1925. S. 496. — Derselbe: Diabetes insipidus. Klin. Wochenschr. 1926. S. 1017. — Derselbe und Aschner: Die Pathogenese des Diabetes insipidus. Wien. Arch. f. inn. Med. Bd. 1, S. 297 und Dtsch. Arch. f. klin. Med. Bd. 138, S. 270. 1922. — Derselbe und A. Fröhlich: Die Wirkung von Gefäßmitteln nach Adrenalinvergiftung. Schmiedeberg Bd. 84, S. 33. 1918. — Derselbe und C. Stein: Blutdrüsenerkrankung und Gehörorgan. Hand. d. Neurol. d. Ohres. Berlin u. Wien: Urban und Schwarzenberg 1926. — Bauer, R.: Zur Pathogenese und Differentialdiagnose des „Diabetes insipidus" usw. Wien. Arch. f. inn. Med. 1925. Ortner-Festschr. — Derselbe und Nyiri: Über Mastkuren mit Insulin usw. Med. Klinik 1925. Nr. 39. — Bauer, Th.: Das Verhalten der Epithelkörperchen bei der Osteomalazie. Frankfurt. Zeitschr. f. Pathol. Bd. 7. 1911. — Derselbe und Wassing: Wien. klin. Wochenschr. 1913. S. 1236. — Baumann, E.: Über den Jodgehalt der Schilddrüse von Mensch und Tier. Zeitschr. f. physikal. Chem. Bd. 22, S. 1. 1896. — Baumann, E. J. and O. M. Holtz: The cholesteral and lipoid contents of the blood of rabbits before and after suprarenalectomy. Journ. of biol. chem. Vol. 55, p. 457. 1923. — Baumwart, A.: Zur Frage der Pathogenese des Morbus Addisonii. Frankfurt. Zeitschr. f. Pathol. Bd. 26, S. 307. 1921. — Bayer, G. und O. Form: Tetanie und Guanidinvergiftung. Zeitschr. f. d. ges. inn. Med. Bd. 40, S. 445. 1924. — Bayliss, W. M. and E. H. Starling: The mechanisme of pancreatic secretion. Journ. of physiol. Vol. 28, p. 325—353. 1902 und Vol. 29. 1903. — Dieselben: Die chemische Koordination der Funktionen des Körpers. Ergebn. d. Physiol. (Asher-Spiro) Bd. 5. 1906. — Bayon: Über die Ätiologie des Schilddrüsenschwundes usw. Zentralbl. f. Neurol. 1906. S. 792. — Beaujard, E.: Les lésions surrénales dans les néphrites. Semain méd. 1907. — Bechterew, v.: Die Tetanie. Zeitschr. f. Nervenheilk. Bd. 6, S. 477. 1895. — Derselbe: Die Funktionen der Nervenzentra. 1908. H. 1, S. 42. — Becker: Über spontanen Arterienpuls in der Netzhaut usw. bei Morbus Basedowi. Wien. med. Wochenschrift 1873. Nr. 23. — Becker: Vorstellung von Nervenkranken. Neurol. Zentralbl. Bd. 1, S. 505. 1894. — Derselbe: Über das Knochensystem eines Kastraten. Arch. f. Anat. u. Physiol., Anat. Abt. 1899. — Beclère: Un nouveau cas de myxoedeme gueri par l'alimentation thyréoide etc. Soc. méd. des hôp. 12 sept. 1894. p. 631. — Derselbe: Le radio-diagnostic de l'acromégalie. Presse méd. Tom. 98, p. 845. Paris 1903. — Derselbe et Siredey: Un cas de pseudohermaphroditisme androgyne avec tumeur intraabdominale etc. Journ. de radiol. et d'électrol. Tom. 5, p. 211. 1921. — Beekman, F.: Precocious maturity in girls etc. Arch. of pediatr. Vol. 32, p. 4. 1915. — Behr, C.: Traumatisch-hypophysäre Dystrophia adiposa. Klin. Monatsbl. f. Augenheilk. Bd. 58, S. 10. 1917. — Behrendt, H. und E. Freudenberg: Über die Angriffspunkte der tetanigenen Reize. Beobachtung bei der Atmungstetanie. Klin. Wochenschr. 1923. Nr. 2, S. 866 und 919. — Behrenroth, E.: Dtsch. Arch. f. klin. Med. Bd. 113, S. 393. 1914. — Belfield: A case of retrograde puberty impotence and diabetes insipidus relieved by suprarenal cordex. Journ. of the Americ. med. assoc. Vol. 55, p. 215. July 10. 1910. — Bell, E. T.: Tumors of thymus in myasthenia gravis. Journ. of nerv. a. ment. dis. Vol. 45, p. 130. 1917. — Bellinzona und Tritondani: Ref. Jahresber. Ophthalm. 1904. S. 406. — Bence, J.: Untersuchungen in einem Fall von Pankreatitis und Hepatitis interstitialis etc. Wien. klin. Wochenschr. 1907. Nr. 24. — Derselbe und K. Engel: Über Veränderung des Blutbildes beim Myxödema. Wien. klin. Wochenschr. 1908. Nr. 25. — Benda, C.: Beiträge zur normalen und pathologischen Histologie der menschlichen Hypophysis cerebri. Berlin. klin. Wochenschr. 1900. S. 1205. — Derselbe: Über vier Fälle von Akromegalie. Dtsch. med. Wochenschr. 1901. — Derselbe: Die Akromegalie. Dtsch. Klinik Bd. 3. 1903. — Derselbe: Pathologische Anatomie der Hypophyse. Handb. d. pathol. Anat. d. Nervensystems. Berlin 1904. — Derselbe: Bemerkung zur normalen und pathologische Histologie der Zwischenzellen des Menschen und der Säugetiere. Arch. f. Frauenk. u. Eugenetik Bd. 7, S. 30. 1921. — Benedetti, P.: Il linfatismo etc. Rom Libr. di scienze e litt. 1924. — Benedict, Fr G. and E. M. J. Joslin: Metabolism in Diabetes mellitus. Publ. Nr. 136. Carnegie Inst. of Washington 1910. — Benedict, G. and John Homans: The metabolism of the hypophysectomized dog. Journ. of the med. research Vol. 25, Nr. 3. 1912. — Benedikt: Elektrotherapie. 1886. 2. Aufl., S. 612. — Benjamin, Harry: Bruns' Beitr. z. klin. Chirurg. Bd. 135, H. 1. 1925. — Derselbe: Neue klinische Ergebnisse der Vasoligatur nach Steinach. Beitr. z. klin. Chirurg. Bd. 135. — Benjamins: Über die Glandula parathyreoidea. Beitr. z. pathol. Anat. u. z. allg. Pathol. 1902. S. 143. — Bérard: Corps thyréoides. Paris: Baillère frères 1908. — Berblinger, W.: Zur Kenntnis der Zirbeldrüsengeschwulst. Zeitschr. f. d. ges. Neurol. u. Psychiatrie. Bd. 95, S. 741. 1925. — Derselbe: Hypophyse und Zwischenhirn. Zentralbl. f. allg. Pathol. u. pathol. Anat. Bd. 33, S. 259. 1923. — Derselbe: Zur Frage der Gesichtsbehaarung der Frauen usw. Zeitschr. f. Konstitutionslehre. Bd. 12, S. 193. 1926. — Bergeat: Über 300 Kropfexstirpationen an der Brunsschen Klinik 1884 bis 1894. Beitr. z. klin. Chirurg. Bd. 15. 1890. — Berger, A.: Ein Fall von Tumor der Hypophysengegend mit Obduktionsbefund. Zeitschr. f. klin. Med. Bd. 54. 1904. — Bergh, H. van den und van Hasselt: Tumor glandulae pinealis sive epiphysis cerebri. Nederlandsch tijdschr. v. geneesk. Vol. 1, p. 1271. 1913. — Bergmann, v.: Der Stoff- und Energieumsatz beim infantilen Myxödem und bei Adiposis universalis. Zeitschr. f. exp. Pathol. u. Therapie Bd. 5, S. 640. 1909. — Beringer: Polydipsie und Enzephalitis. Versamml. südwestdeutsch. Neurol. u. Irrenärzte Baden-Baden Juni 1923. — Beringer, K. und P. György: Klin. Wochenschr. 1923. S. 1493. — Berkeley and Beebe: Extract of parathyroids. Journ. of med. research. Febr. 1909. — Bermann, E. v.: Ein Fall von hochgradiger Hodenatrophie bei normalen sekundären Geschlechtscharakteren. Wien. med. Wochenschr. 1914. Nr. 11. — Bernard, Claude: Vorlesungen über Diabetes. 1878. — Bernhardt: Demonstration in der Berlin. Ges. f. Psychiatrie, Sitzung vom 11. März 1901. Arch. f. Psychiatrie u. Nervenkrankh. Bd. 36, S. 914. — Bernhardt, Herm.: Zur Frage der spezifisch-dynamischen Wirkung der Nahrungszufuhr bei endokrinen Erkrankungen. Zeitschr. f. klin. Med. Bd. 99, S. 149. 1923. — Bernheim-Karrer: Über zwei atypische Myxödemfälle. Zeitschr. f. Kinderheilk. Bd. 64. — Bernstein, S.: Über den Blutzuckergehalt bei Addisonscher Krankheit. Berlin. klin. Wochenschr. 1911. Nr. 40. — Derselbe: Stoffwechseluntersuchungen bei einem Fall von Hypophysengangtumor. Zeitschr. f. d. ges. exp. Med. Bd. 1, S. 105. 1914. — Derselbe: Zeitschr. f. exp. Pathol. u. Therapie Bd. 15. 1917. — Derselbe und Falta: Über die Einwirkung von Adrenalin, Pituitrinum infundibulare und Pituitrinum glandulare auf den resp. Stoffwechsel. Kongr. f. inn. Med. 1912. — Berolinger, W.: Klimakterische Gesichtsbehaarung und endokrine Drüsen. Zeitschr. f. Konstitutionslehre Bd. 10, S. 412. — Derselbe: Zur Frage der genitalen Hypertrophie bei Tumoren der Zirbeldrüse usw. Virchows Arch. f. pathol. Anat. u. Physiol. Bd. 227. 1920. — Derselbe: Zur Frage der sogenannten Pubertätsdrüse des Menschen. Med. Klinik 1921. Nr. 21. — Derselbe: Über die Zwischenzellen des

Hodens. Verhandl. d. pathol. Ges. 18. Tagung 1921. — Bertelli, Falta und Schweeger: Über die Wechselwirkung der Drüsen mit innerer Sekretion. III. Über Chemotaxis. Zeitschr. f. klin. Med. Bd. 71. 1910. — Berthold, A. A.: Transplantation der Hoden. Arch. f. Anat. u. Physiol. 1849. S. 42. — Bertolotti, M.: Contribution à l'étude du gigant. acrom. inf. nouv. iconogr. de la salp. 1910. p. 1. — Derselbe: Rif. med. Vol. 30, p. 128. 1914. — Bertoye: Etude clinique sur la fièvre etc. Thèse de Lyon 1888. — Beth, H.: Ein Fall von peripherer Druckneuritis bei Tetanie. Wien. klin. Wochenschr. 1920. S. 701. — Betke: Experimentelle Untersuchungen über die physiologische Bedeutung der Glandula carotica. Beitr. z. klin. Chirurg. Bd. 95, S. 344. 1915. — Betterer, Ed et S. Voronoff: Structure des testicules d'un chimpange etc. Journ. d'urol. Tom. 15, p. 417. 1923. — Bettmann, J. S.: Über den Einfluß der Schilddrüsenbehandlung auf den Kohlehydratstoffwechsel. Berlin. klin. Wochenschr. 1897. Nr. 24. — Derselbe: Ein Fall von Thomsenscher Krankheit mit Tetanie. Zeitschr. f. Nervenheilk. Bd. 9, S. 331. 1897. — Beumer, H. und F. Lehmann: Über die Cholesterinbildung im Körper. Zeitschr. f. d. ges. exp. Med. Bd. 37, S. 274. 1923. — Beznak, v.: Die Rolle der Nebennieren bei Mangel an Vitaminen. Biochem. Zeitschr. Bd. 141, S. 1. 1923. — Biach: Jahrb. f. Psychiatrie u. Neurol. Bd. 35, S. 222. 1915. — Derselbe und E. Hulles: Über die Beziehungen der Zirbeldrüse (Glandula pinealis) zum Genitale. Wien. klin. Wochenschr. 1912. S. 373. — Bickel: Plötzlicher Tod bei Morbus Basedowii. Ann. de méd. Tom. 13, p. 593. 1923. — Biebl, M. und P. Wichels: Virchows Arch. f. pathol. Anat. u. Physiol. Bd. 257, S. 182. 1925. — Biedl: Zur Ätiologie der parathyreogenen Tetanie. Zentralbl. f. Physiol. u. Pathol. d. Stoffwechsels 1911. Nr. 11. — Derselbe: Innere Sekretion. Vorlesungen 1902. Wien. Klinik 1903. Nr. 29. — Derselbe: Innere Sekretion. Wien: Urban u. Schwarzenberg 1910. — Derselbe: Beiträge zur Physiologie der Nebenniere. Pflügers Arch. f. d. ges. Physiol. Bd. 67. 1897. — Derselbe: Zur Schilddrüsenfrage. Wien. klin. Wochenschr. 1901. S. 1278. — Derselbe: Med. Klinik Bd. 14, S. 577. 1918. — Derselbe und Braun: Zur Pathogenese der experimentellen Arteriosklerose. Wien. klin. Wochenschr. 1909. S. 709. — Derselbe und Königstein: Untersuchungen über das Brustdrüsenhormon in der Gravidität. Zeitschr. f. exp. Pathol. Bd. 8, S. 358. 1910. — Derselbe und Th. Offer: Über Beziehungen der Duktuslymphe zum Zuckerhaushalt usw. Wien. klin. Wochenschr. 1907. S. 1530. — Derselbe und W. Redisch: Die Jodbehandlung der Hypothyreosen. Med. Klinik. 1925. S. 1371 u. 1413. — Derselbe und Wiesel: Über die funktionelle Bedeutung der Nebenorgane des Sympathikus (Zuckerkandl) und der chromaffinen Zellgruppen. Pflügers Arch. f. d. ges. Physiol. Bd. 91. 1903. — Bienfait, A.: Contribution à l'étude de la pathogénie du goître exophthalm. Bull. de l'acad. belge Tom. 8. 1890 et Semaine méd. 1890. p. 267; Schmidts Jahrb. Bd. 22, S. 247. — Bierry et Malloisel: Hypoglycémie après décapsulation. Cpt. rend. des séances de la soc. de biol. Tom. 65, p. 232. 1908. — Bingel, A.: Verschwinden von Polyzythämie und Rückbildung einer „Vermännlichung" nach Entfernung eines Luteinzelltumors des Ovariums. Dtsch. med. Wochenschr. 1924. S. 330. — Binger, C.: Toxicity of phosphates in relation to blood cell and tetany. Journ. of pharmacol. a. exp. therapeut. Vol. 10, p. 105. 1917. — Bircher, E.: Ein Beitrag zur Kenntnis der Schilddrüse und Nebenschilddrüse bei Kretinoiden, Kretinen und endemisch Taubstummen. Frankfurt. Zeitschr. f. Pathol. Bd. 11, S. 202. 1912. — Derselbe: Fortfall und Änderung der Schilddrüsenfunktion usw. Ergebn. d. Pathol. Lubarsch-Ostertag Bd. 15. 1911. — Derselbe: Die Entwicklung und der Bau des kretinen Skelettes im Röntgenogramm. Erg.-Bd. 21. Fortschritt auf dem Gebiete der Röntgenstrahlen. — Derselbe: Zur Pathogenese der kretinoiden Degeneration. Berlin: Urban u. Schwarzenberg 1908. — Derselbe: Zur experimentellen Erzeugung der Struma usw. Dtsch. Zeitschr. f. Chirurg. Bd. 103. 1910. — Derselbe: Zur Pathogenese der kretinischen Degeneration. Med. Klinik 1908. Beih. 6. Experimentelle Beiträge zum Kropfherz. Med. Klinik Bd. 10. 1910. — Derselbe: Zur Implantation von Schilddrüsengewebe bei Kretinen. Dtsch. Zeitschr. f. Chirurg. Bd. 98. 1909. — Derselbe: Neandertalmerkmale bei Kretinen? Zeitschr. f. Kinderheilk. Bd. 4, S. 187. 1912. — Derselbe: Die Ätiologie des endemischen Kropfes. Ergebn. d. Chirurg. u. Orthop. Bd. 5, S. 133. 1913. — Derselbe: Beiträge zur Pathologie der Thymusdrüse I. Wachstumsstörungen nach Thymektomie. Schweiz. Arch. f. Neurol. u. Psychiatrie Bd. 8, S. 208. 1921. — Derselbe: Zur Pathologie der Thymusdrüse III. Experimenteller Morbus Basedowii und Beziehung der Thymus zur Schilddrüse. Dtsch. Zeitschr. f. Chirurg. Bd. 182, H. 3/4, S. 229. 1923. — Derselbe: Zur Jodbehandlung des Kropfes. Klin. Wochenschr. 1925. S. 742. — Bircher, H.: Der endemische Kropf und seine Beziehungen zur Taubstummheit und zum Kretinismus. Basel 1883. — Derselbe: Das Myxödem und die kretinoide Degeneration. Volkmanns klin. Vortr. 1890. Nr. 3, 5, 7. — Birch-Hirschfeld: Kongr. f. inn. Med. 1892. S. 28. — Derselbe und Nombuo Ynvuye: Experimentelle Untersuchungen über die Pathologie der Thyreoidamblyopie. Arch. f. vergl. Ophth. Bd. 61. 1905. — Bischoff, Th.: Entwicklungsgeschichte der Säugetiere und des Menschen. Leipzig 1842. — Bisgaard, A. und J. Norvig: Weitere Untersuchungen über die Neutralitätsregulation bei genuiner Epilepsie. Ref. Physiol. Ber. Bd. 1, S. 532. 1920. — Bittorf, A.: Fettstühle bei Morbus Basedowi. Dtsch. med. Wochenschr. 1912. Nr. 38, S. 1034. — Derselbe: Die Pathologie der Nebennieren und des Morbus Addisoni. Jena 1908. — Derselbe: Zur Kasuistik der Störungen der inneren Sekretion (Akromegalie, Dystrophia adiposo-genitalis und thyreogene Adipositas acuta symmetrica partialis. Berlin. klin. Wochenschr. 1912. Nr. 23. — Derselbe: Nebennierentumor und Geschlechtsdrüsenausfall beim Mann. Berlin. klin. Wochenschr. 1919. S. 776. — Derselbe: Endemisches Auftreten von Spätrachitis. Berlin. klin. Wochenschr. 1919. Nr. 28, S. 652. — Derselbe: Über die Pigmentbildung bei Morbus Addisonii. Dtsch. Arch. f. klin. Med. Bd. 136, S. 314. 1921. — Derselbe: Über die Pigmentbildung bei Morbus Addisonii. Münch. med. Wochenschr. 1923. S. 230. — Blackford, R.: Recent investigations on the influence of the anterior lobe of the pituitary body upon growth etc. Endocrinology Vol. 1. 1917. — Blažiček: Über einige seltene Formen der Tetanie. Wien. klin. Wochenschr. 1894. S. 826. — Derselbe: Pseudotetanie, vorgetäuscht durch Hysterie. Ibid. 1896. S. 373. — Bleibtreu und Wendelstadt: Stoffwechselversuch bei Schilddrüsenfütterung. Dtsch. med. Wochenschr. 1895. S. 374. — Bliss Raymond, W.: Die Untersuchungen der Epithelkörperchen mit besonderer Berücksichtigung ihrer Beziehungen zur Säuglingstetanie. Zeitschr. f. Kinderheilk. Bd. 2, S. 549. — Bloch, Br.: Diathesen in der Dermatologie. Ref. Kongr. f. inn. Med. 1911 und Beziehungen zwischen Hautkrankheiten und Stoffwechsel. Ergebn. d. inn. Med. u. Kinderheilk. Bd. 2, S. 521. 1908. — Derselbe: Haut und Stoffwechsel. Verhandl. d. Ges. f. Verdauungs- u. Stoffwechselkrankh. Wien 1925. — Derselbe und Löffler: Untersuchungen über die Bronzefärbung der Haut bei der Addisonschen Krankheit. Dtsch. Arch. f. klin. Med. Bd. 121, S. 262. 1917. — Bloch, E.: Die dysthyre Schwerhörigkeit. Dtsch. Arch. f. klin. Med. Bd. 87, S. 178. 1906. — Derselbe: Arch. f. Dermatol. u. Syphilis. 1917. — Derselbe: Entwicklungsstörung und Entwicklungshemmung der Nebennieren bei Addisonscher Erkrankung. Beitr. z. pathol. Anat. u. z. allg. Pathol. Bd. 67, S. 71. 1920. — Blühdorn: Berlin. klin. Wochenschr. 1919. Nr. 20. — Blum: Die Schilddrüse als entgiftendes Organ. Berlin. klin. Wochenschr. 1898 und Virchows Arch. f. pathol. Anat. u. Physiol. Bd. 188. 1899. — Blum, F.: Über Nebennierendiabetes. Dtsch. Arch. f. klin. Med. 1901. S. 71. — Derselbe: Weitere Mitteilungen zur Lehre von dem Nebennierendiabetes. Pflügers Arch. f. d. ges. Physiol. Bd. 90, S. 617. 1902. — Blumenstock und Luckhardt: Americ. journ. of physiol. Bd. 67, S. 514. 1924. — Blumenthal: Ergebnis der Blutuntersuchung in der Geburtshilfe und Gynäkologie. Beitr. z. Geburtsh. u. Gynäkol. Bd. 11, Nr. 3, S. 414. 1907. — Boas, E. C.: Cardiac disorders accompanying exophthalmic goiter. Journ. of the Americ. med. assoc. Vol. 80, S. 1683. 1924. — Bochroch: A case of adiposis dolorosa. Americ. journ. of the med. sciences Bd. 124, p. 569. 1902. — Bodansky, A.: Proc. of the soc. of exp. biol. a. med. Vol. 20, p. 8 u. 21. — Boehm, E.: Zirbeldrüsenteratom und geniale Frühreife. Frankfurter Zeitschr. f. Pathol. Bd. 22. 1919. — Boenheim, F.: Die therapeutische Bedeutung der Thymusdrüse in der inneren Medizin. Dtsch. med. Wochenschr. 1923. S. 469. — Derselbe: Über die diagnostische und therapeutische Bedeutung der Blutdrüsen für die Magenpathologie. Dtsch. med. Wochenschr. 1921. S. 1246. — Derselbe: Über den Einfluß von Blutdrüsenextrakten auf die Magensekretion. Arch. f. Verdauungskrankh. Bd. 26, S. 74. 1920. — Boese und Lorenz: Kropf, Kropfoperation und Tetanie. Wien. med. Wochenschr. Bd. 38. 1909. — Boinet, Éd.: Maladie de Basedow avec troubles psychiques etc. Rev. neurol. Tom. 7. 1899. — Derselbe: Troubles nerveux et tremblements observés chez un addisonien à la suite de trop fréquentes injections de capsules surrénales de veau. Cpt. rend. des séances de soc. la de biol. Tom. 51, p. 891. 1899. — Derselbe: De l'addisonisme. Arch. gén. de méd. 13 sept. 1904. — Derselbe: La mort dans la maladie bronzée de l'addison. Arch. gén. de méd. 1903. p. 321. — Du Bois, Eugene F. et Borden S. Veeder: The total energy requirement in Diabetes mellitus. Arch. of internal med. Vol. 5, p. 37. Jan. 1910. — Boldyreff: Der Einfluß der Schilddrüsenextraktion auf die Wärmeregulation bei Hunden. Pflügers Arch. f. d. ges. Physiol. Vol. 154, p. 470. 1913. — Bollinger: Über Zwerg- und Riesenwuchs. Samml. gemeinn. wiss. Vortr. Virchow und v. Holzendorf. Berlin 1895. Nr. 455. — Bolten, G. C.: Ein Fall von Tetanie bei einem Erwachsenen. Monatsschr. f. Psychiatrie u. Neurol. Bd. 42, H. 4. 1917. — Derselbe: Über Hypothyreoidie. Dtsch. Zeitschr. f. Nervenheilk. Bd. 57. 1917. und Neurol. Zentralbl. 1918. S. 953. — Bondi, S.: Osteomalazie mit Struma und latenter Tetanie. Sitzungsber. d. Ges. f. inn. Med. in Wien 1908. — Derselbe: Osteomalazie beim Manne. Ibid. 1910. — Bonilla, E.: Un caso di Addisonii post gripa. Med. Ibera 1921. p. 1156. — Bonnes, L. J.: Consideration sur deux cas d'acromegalie. Thèse de Bordeaux 1907. — Bonnet: Thymus et mort subite. Prov. méd. Tom. 36, 37, 38. 1899. — Boothby, W. M.: The basal metabolic rate in hyperthyreoidism. Journ. of the Americ. med. assoc. Vol. 77, p. 252. 1921. — Derselbe: Endocrinology Vol. 8, p. 662. 1924. — Derselbe: Use of iodin in exophthalmic goiter. Endocrinology Vol. 8, p. 727. 1924. — Derselbe and Sandiford: Americ. journ. of physiol. Vol. 55, p. 293. 1921. — Boothby and Sandiford, The calorigenic action of adrenalin chlorid. Americ. journ. of physiol. Vol. 66, p. 93. 1923. — Dieselben: The total and the intragenous metabolism in exophthalmic goiter. Journ. of the Americ. med. assoc. Vol. 81, p. 795. 1924. — Dieselben und K. Sandiford und J. Slosse: Ergebn. d. Physiol. Bd. 24, S. 728. 1925. — Borak, J.: Therapeutische Erfolge durch Röntgenbestrahlung der Hypophyse. Jahreskurse f. ärztl. Fortbild. Aug. 1924. — Derselbe: Die Röntgen- und Organotherapie bei innersekretorischen Erkrankungen. Strahlentherapie Bd. 20, S. 232. 1925. — Borchardt, L.: Über das Blutbild bei Erkrankungen der Drüsen mit innerer Sekretion usw. Dtsch. Arch. f. klin. Med. Bd. 106, S. 182. 1912. — Derselbe: Funktion und funktionelle Erkrankungen der Hypophyse. Ergebn. d. inn. Med. u. Kinderheilk. Bd. 3. 1909. — Derselbe: Die Hypophysenglykosurie und ihre Beziehung zum Diabetes bei der Akromegalie. Zeitschr. f. klin. Med. 1908. Nr. 66, S. 332. — Derselbe: Über das Auftreten und die Ursache von Glykosurie, Albuminurie und Zylindrurie nach schweren Schädelverletzungen. Monatsschr. f. Unfallheilk. Dez. 1902 und Wien. med. Blätter 1903. S. 23. — Derselbe: Über Hypergenitalismus und seine Abgrenzung gegen Infantilismus. Berlin. klin. Wochenschr. 1918. Nr. 15. — Derselbe: Über Abgrenzung und Entstehungsursache des Infantilismus. Dtsch. Arch. f. klin. Med. Bd. 138. 1922. — Derselbe: Die thyreosexuelle Insuffizienz, eine besondere Form der Blutdrüsensklerose. Dtsch. Arch. f. klin. Med. Bd. 143, S. 35. 1923. — Borchers, E.: Dauerheilung einer lebenbedrohenden postoperativen Tetanie durch homoioplastische Epithelkörperchentransplantation. Zentralbl. f. Chirurg. 1991. Nr. 3. — Bornstein, A. und K. Holm: Über die Ausfallerscheinungen nach Nebennierenexstirpation. Zeitschr. f. d. ges. exp. Med. Bd. 37, S. 1. 1923. — Derselbe und H. Gremels: Über den Anteil von Mark und Rinde an den Ausfallserscheinungen nach Nebennierenexstirpation. Virchows Arch. f. pathol. Anat. u. Physiol. Bd. 254, S. 409. 1925. — Derselbe und Hornemann: Zeitschr. f. d. ges. exp. Med. Bd. 37, H. 1, S. 29. — Bortz: Nebennieren und Geschlechtscharaktere. Arch. f. Gynäkol. Bd. 88, S. 444. — Bossert, O.: Ödembildung bei tetaniekranken Kindern. Dtsch. med. Wochenschr. 1920. S. 174. — Bossi: Die Nebennieren und die Osteomalazie. Arch. f. Gynäkol. Bd. 83, S. 505. — Derselbe: Nebennieren und Osteomalazie. Zentralbl. f. Gynäkol. 1907. Nr. 3 und 6. — Bostroem, A.: Beitrag zur klinischen Diagnose des Hypophysenschwundes. Med. Klinik 1908. Nr. 28. — Bouchardat: Monographie sur le diabète. Paris 1875. — Bourneville: Comparaison entre les enfants normaux et les enfants anormaux an point de vue de la persistance ou de l'absence du thymus. Progr. méd. Tom. 29, p. 389. 1900. — Derselbe: Fin de l'histoire d'un idiot myxoedémateux. Arch. internat. de neurol. Tom. 16. 1913. — Derselbe: Idiotie und Infantilismus. Kongreßber. Brüssel. Ref. Monatsschr. f. Kinderheilk. 1903. S. 326. — Derselbe et Bonnaire: Sclérose tubéreuse. Progr. méd. 1881. p. 667 et 1007. — Derselbe et Bord: Cas d'idiotie mongolinne. Rev. d'hyg. et méd. infant. Tom. 5. 1906. — Derselbe et Bricon: De l'idiotie compliquée de cachexie pachydermique. Arch. internat. de neurol. Tom. 12. 1886. — Bournier, R.: Tumeur des l'hypophyse etc. Presse méd. 25 nov. 1911. p. 973. — Bouveret et Devic: Recherches cliniques et expérim. sur la tétanie d'origine gastrique. Rev. de méd. Tom. 12, p. 48. 1892. — Bovin: Les tumeurs hypernéphroides primitives des organs génitaux féminins. Nord. med. Arch. p. chirurg. Tom. 41, p. 4. 1909. — Boyce und Beadle: Zit. nach v. Eiselsberg. — Boyd: Impairment and loss of sexual power in acromegaly. Med. record. Nov. 13 1915. — Bozenraad: Dtsch. Arch. f. klin. Med. Bd. 103, S. 120. 1911. — Bram, Israel: Diagnostic methods in exophthalmic goiter, with special reference to quinine. Med. record. Vol. 98, p. 887. 1920. — Derselbe: The quinine test in hyperthyreoidism. New York med. journ. a. med. record. Vol. 118, p. 339. 1923. Bramann —: Über Schilddrüsenimplantation bei Myxödem und Kretinismus. Dtsch. med. Wochenschr. 1909. Nr. 40. — Bramwell: Production of symptoms of thyroidism in a child at the breast etc. Lancet March 18. 1899. — Derselbe: A case of intratoracic tumor (lymphosarcoma) with secundary deposit in the suprarenal capsule. Brit. med. journ. Vol. I, p. 8. 1877. — Derselbe: Anaemia and somes of the diseases of blood-forming organs and ductless glands. Edinburgh 1899. — Derselbe: Case of infantilisme. Clinical. study. Edinburgh 1903. p. 157. — Brandis, G.: Zur Kenntnis des Infantilismus und des Zwergwuchses. Dtsch. Arch. f. klin. Med. Bd. 139, S. 323. 1923 und Bd. 136. 1921. — Brauchli, H.: Beitrag zur pathologischen Anatomie der Hypophyse. Frankfurt. Zeitschr. f. Pathol. Bd. 31, S. 459. 1915 (1925). — Braun: Über Adrenalinsklerose. Wien. klin Wochenschr. 1905 und Sitzungsber. d. Akad. Ges. Wien 1907. Nr. 116 und Med. Klinik 1908. S. 9. — Derselbe: Über Trommelschlegelfinger. Med. Klinik 1918. Nr. 1. — Bregmann und Steinhaus: Zur Kenntnis der Geschwülste der Hypophyse und der Hypophysengegend. Virchows Arch. f. pathol. Anat. u. Physiol. Bd. 188, S. 360. 1907. — Breitner: Über Ursache und Wesen des Kropfes. Wien. klin. Wochenschr. 1912. S. 82. — Breitner, Studien zur Schilddrüse. Mitt. a. d. Grenzgeb.

d. Med. u. Chirurg. Bd. 36, S. 265. 1923; Wien. klin. Wochenschr. 1922. Nr. 50; Arch. f. klin. Chirurg. Bd. 128. 1924; Wien. klin. Wochenschr. 1923. Nr. 34. — Breitner: Untersuchungen zur Schilddrüse. Wien. klin. Wochenschr. 1922. S. 969. — Bremer, Fr.: Consideration à le pathogenie du diabete insip. et du syndrom adiposogenital. Rev. neurol. Tom. 19, p. 644. 1922. — Derselbe: Presse méd. Tom. 30, p. 605. 1922. — Breuer: Beitrag zur Ätiologie der Basedowschen Krankheit usw. Wien. klin. Wochenschr. 1900. S. 28, 29. — Breuer, R. und R. v. Seiller: Über den Einfluß der Kastration auf den Blutbefund weiblicher Tiere. Arch. f. exp. Pathol. u. Pharmacol. Bd. 50. 1903. — Breuning: Würzburger Abhandl. a. d. Gesamtgeb. d. prakt. Med. 1909. — Breus und Kolisko: Die pathologischen Beckenformen. Bd. 1. Leipzig und Wien: Deuticke 1904. — Dieselben: Die pathologischen Beckenformen. Wien 1900. — Brissaud: Leçons sur les malad. nerv. (Hôp. St. Antoine) Paris 1899 et De l'infantilisme myx. Nouv. iiconogr. de la salp. 1897 et De l'infantilisme vrai. Ibed. 1907. — Derselbe et Meige: Journ. de méd. et chirurg. prat. 25 janv. 1895. — Brisseau s. Launois et Roy. — Brock, W.: Über Zusammenhänge von Dermatosen und innerer Sekretion. Dtsch. med. Wochenschr. 1921. S. 1420. — Brodie and Dixon: Contribution to che physiology of the lungs. Journ. of physiol. Vol. 30, p. 476. 1904. — Brodnitz: Die Apoplexie der Nebennieren. Münch. med. Wochenschr. 1910. S. 1591. — Bröking, E. und P. Trendelenburg: Adrenalinnachweis und Adrenalingehalt des menschlichen Blutes. Dtsch. Arch. f. klin. Med. Bd. 103, S. 168. 1911. — Brown, Cl. G.: The effects of complete exstirpation of the hypophysis in the dog. Proc. of the soc. f. exp. biol. a. med. Vol. 20, p. 275. 1923. — Brown-Séquard: Des effets produits chez l'homme par des injections sous-cutanées d'un liquide retiré des testicules frais de cobaye et de chien. Cpt. rend. des séances de la soc. de biol. 1889. p. 415, 420, 430 et 451. Expérience démonstrant la puissance dynamogénique chez l'homme d'un liquide extrait des testicules animaux. Arch. de physiol. norm. et pathol. 1889. p. 651. — Derselbe: Influence heureux de la transfusion du sang normal après l'exstirpation des capsules surrenales chez le cobbaye. Cpt. rend. des séances de la soc. de biol. 1893. p. 448. — Derselbe: Exposé des effets produits chez l'homme par les injections sous-cutanées. Paris-Masson 1890. Arch. de physiol. norm. 1889, 1890, 1891. — Browne, J.: An anencephalic syndrom in its relation to apituitarism. Edinburgh med. journ. Vol. 25, p. 267. 1920. — Brüning: Die Nebennierenreduktion als krampfheilendes Mittel. Dtsch. med. Wochenschr. 1920. S. 1351. — Brugsch-Dresel und Levy: Zeitschr. f. exp. Pathol. u. Therapie. Bd. 21, S. 358. 1920. — Brunet: Dégénérescence mentale et goître exophthalmique. Thèse de Paris 1893. — Bruni, A.: Internat. Monatsschr. f. Anat. u. Physiol. Bd. 31, S. 129. 1915. — Brunn, F.: Beiträge zum Diabetes insipidus. Zeitschr. f. ges. exp. Med. Bd. 25, S. 176. 1921. — Derselbe: Beiträge zur Diuresefrage. II. Über diuresehemmende und diuretische Wirkung des Pituitrins. Zentralbl. f. inn. Med. Bd. 41, Nr. 39, S. 674. 1920. — Brutschy, P.: Hochgradige Lipoidhyperplasie beider Nebennieren bei Pseudohermaphroditismus externus. Frankfurt. Zeitschr. f. Pathol. Bd. 24, S. 203. 1920. — Bryson: Preliminary noto on the study of exophtalmic goitre. New York med. journ. a. med. record Vol. 24. 1898. — Bucura, C. J.: Geschlechtsunterschiede beim Menschen. Jahrb. f. Psychiatrie u. Neurol. Bd. 36, S. 291. 1914. Wien: A. Hölder 1913. — Derselbe: Praktische Ergebnisse aus unseren heutigen Anschauungen über die endokrine Tätigkeit des Eierstockes. Jahrb. f. Psychiatrie u. Neurol. Bd. 36, S. 291. 1916. — Derselbe: Über die Bedeutung der Eierstöcke. Volkmanns Vorträge. Neue Folge S. 513 u. 514. — Buday, K.: Über die hypophysäre Kachexie. Orvosi Hetilap. Vol. 67, p. 611. 1923. — Derselbe und Jancso: Ein Fall von pathologischem Riesenwuchs. Dtsch. Arch. f. klin. Med. Bd. 60. 1898. — Budde, M.: Über hypophysäre Kachexie bei Hypophysenkarzinom. Münch. med. Wochenschr. 1920. S. 826. — Derselbe: Zur Kenntnis der bösartigen Hypophysengeschwülste und hypophysärer Kachexie. Frankfurt. Zeitschr. f. Pathol. Bd. 25, S. 16. 1921. — Büchler, P.: Beiträge zu den Hypophysenveränderungen. Zeitschr. f. d. ges. Neurol. u. Psychatrie Bd. 72, S. 207. 1921. — Derselbe: Hypophyse und Zwischenhirn. Zeitschr. f. d. ges. Neurol. u Psychiatrie Bd. 80, S. 331. 1922. — Bühler, M.: Über die Lymphozytose bei Basedowscher Krankheit. Münch. med. Wochenschr. 1910. Nr. 19. — Büscher, J.: Störungen der Funktion der Hypophyse und des Zwischenhirnes bei Lues cerebri. Arch. f. Psychiatrie u. Nervenkrankh. Bd. 64, S. 81. 1921. — Bulloch, W. and G. H. Sequeira: On the relation of the suprarenal capsula to the sexual organs. Transact. path. soc. London. Vol. 56. 1905. — Bultschenko und Drinkmann: Blutuntersuchungen nach Exstirpation der Schilddrüse. Allg. med. Zentral-Zeitg. Bd. 60. 1897. — Bulutao, V. E. and A. J. Carlson: Americ. journ. of physiol. Vol. 59. Juni 1924. — Bunge: Lehrbuch der physiologischen und pathologischen Chemie. Leipzig 1889. S. 85. — Burckhardt: Über die Leistungen verlagerter Pankreasstücke für die Ausnützung der Nahrung im Darm. Arch. f. exp. Pathol. u. Pharmacol. Bd. 58, S. 251. 1908. — Burget: Americ. journ. of physiol. Vol. 44, p. 492. 1917. — Burghart und Blumenthal: Über eine spezifische Behandlung des Morbus Basedowi. Festschr. für Leyden Bd. 2. 1902. — Burns: Journ. of physiol. Vol. 57, p. 318. 1923. — Derselbe and Sharpe: Americ. journ. of physiol. Vol. 10, p. 345. 1917. — Burn, J. H. and H. P. Marks: Journ. of physiol. Vol. 60. p. 131. 1925. — Burr, C. W. and David Riesmann: Report of a case of tumour of the hypophysis without acromegaly. Journ. of nerv. and ment. dis. Vol. 26, p. 20. — Buschau: Die Basedowsche Krankheit, Wien und Leipzig: Fr. Deuticke 1894. — Busse: Zeitschr. f. d. ges. exp. Med. Bd. 28. 1922. — Bussi, A.: Di un caso di sclerom multipla delli glandole endocrine. Gazz. d'osp. e de clin. Vol. 41, p. 715. 1920. — Bychowski: Dtsch. med. Wochenschr. 1909. S. 1561. — Byrom Bramwell: Chlorosis in a male. Clinic study. April 5 1907.

Cagnetto, G.: Zur Frage der anatomischen Beziehung zwischen Akromegalie und Hypophysistumor. Virchows Arch. f. pathol. Anat. u. Physiol. Bd. 176, S. 115. 1904 und Bd. 187, S. 197. 1907. — Mac Callum: Die Beziehung der Parathyreoiddrüsen zur Tetanie. Zentralbl. f. allg. Pathol. u. pathol. Anat. Bd. 76, S. 385. 1905. — Derselbe: Hypertrophy of islands of Langerhans in Diabetes mellitus. Americ. journ. of the med. sciences 1907. p. 432. — Derselbe and Fabyan: On the anatomy of a myxoedem idiot. Johns Hopkins hosp. bull. Vol. 18, p. 198. Sept. 1907. — Derselbe, Shipley and Park: Studies in experimental rickets VIII. Americ. journ. of the biol. chem. Vol. 47, p. 507. 1921. — Derselbe and Voegtlin: On the relation of tetany to the parathyroid glands and to Calcium metabolism. Journ. of exp. med. Vol. 11. 1909. — Calzolari: Recherches expériment. sur un rapport probable entre la fonction du thymus et celle des testicules. Arch. ital. de biol. Tom. 30. 1898. — Campbell, C. M.: Endocrinology. Vol. 9, p. 201. 1925. — Campbell, D.: Weiblicher Eunuchoidismus usw. Zeitschr. f. Neurol. u. Psychiatrie. Bd. 104, S. 323. 1926. — Campo, del: Fortgesetzte Untersuchungen über eine neue Funktion des inneren Sekretes der Thymusdrüse. Zeitschr. f. Biol. Bd. 68, S. 285. 1918. — Camus, L. et J. J. Gournay: La polyurie teterienne après inervation des reins. Cpt. rend. de séances de la soc. de biol. Vol. 88, p. 694. 1923. — Camus, J. et G.: Roussy, Journ. de physiol. et de pathol. gén. Tom. 20, p. 509. — Dieselben: Hypophysectomie et polyuries experimentale. Cpt. rend. des séances de la soc. de biol. Tom. 75, p. 483 et 629. 1913. — Dieselben: Diabete insipide et polyurie dite hypophysaire. Presse méd. 1914. Nr. 54. — Dieselben: Diabète insipide expérimental et atrophie génitale. Cpt. rend. des séances de la soc. de biol. Tom. 83, Nr. 20. 1920. — Dieselben: Experimental researches on the pituitary body. Endocrinology Vol. 4, p. 507. 1920. — Dieselben: Les syndromes hypophys. etc. Presse méd. Tom. 30, p. 604. 1922. — Canal: Augm. influenza della parathyreoidei sul decorso di guariguone delle fratture. Arch. per le scienze med. Vol. 4. 1910. — Mc Cann: Journ. of the biol. chem. Vol. 35, p. 553. — Cannon: Bodily changes in pain, hunger, fear and rage New York and London: Appleton 1915. — Cannon, W. B. und D. de la Paz: Emotional stimulation of adrenalin secretion. Americ. journ. of physiol. Vol. 28, p. 64. 1911. — Derselbe and A. Querido: The role of Adrenal secretion in the chemical control of body temperature. Proc. nat. acad. sciences Tom. 10, p. 245. 1924. — Derselbe and Rappert: Americ. journ. of physiol. Vol. 58, p. 338. 1921. — Cantani: Diabetes mellitus. Deutsch von S. Hahn. Berlin 1880. — Capellani: Ann. di ostetr. e ginecol. Vol. 2, Nr. 8. — Capelle: Ein neuer Beitrag zur Basedowthymus. Beitr. z. klin. Chirurg. Bd. 58. 1908 und Münch. med. Wochenschr. 1908. Nr. 35. — Derselbe: Die Behandlung des Morbus Basedowi. Zeitschr. f. ärztl. Fortbildung 1918. Nr. 24. — Derselbe und Bayer: Thymektomie bei Morbus Basedowi. Beitr. z. klin. Chirurg. Bd. 72, S. 214. 1911. — Carlson, A. J.: The tonus and hunger contraction of the empty stomach during parathyroid tetany. Americ. journ. of pathol. Vol. 32, p. 398. 1913. — Derselbe and C. Jacobson: Further studies on the nature of parathyroid tetanie. Americ. journ. of pathol. Vol. 28, p. 133. 1911. — Derselbe and Martin: Americ. journ. of physiol. Vol. 29, p. 64. 1911. — Carnot et Delion: Parathyreoiditis tuberculeuse. Cpt. rend. des séances de la soc. de biol. Tom. 59, p. 321. 21 oct. — Derselbe and Josserand: Des differences d'action de l'ardrénaline sur la pression sanguine suivant les voies de pénétration. Cpt. rend. des séances de la soc. de biol. Tom. 54, p. 1472. 1902. — Caro, L.: Blutbefunde bei Morbus Basedowi und bei Thyreoidismus. Berlin. klin. Wochenschr. 1908. Nr. 39, S. 1755. — Carrington: On cancer in a cirrhotic liver and adrenals wich pigmentation of skin and viscera. Lancet 1885. p. 251. — Carrison, Mac R.: Lancet Vol. 2, p. 1570. 1906. — Derselbe: Epidemic tetany in the gilgit valley. Lancet June 10. 1911. — Derselbe: Brit. med. journ. Vol. 2, p. 236. 1920. — Derselbe: Endocrine gland studies, including goiter in India. Proc. of the New York pathol. soc. Vol. 21, p. 154. 1921. — Derselbe: Brit. med. journ. 1922. p. 3188. — Derselbe: Brit. med. journ. 1923. Nr. 3238, S. 101. — Cassirer: Die vasomotorisch-trophischen Neurosen. Berlin: S. Karger 1912. — Castellino, P. e N. Pende: Patologia del simpatico. Milan: F. Vallardi 1915. — Càtola: Un glioma dei plessi corroidei de IV ventricolo. Ref. Zentralbl.

f. Neurol. 1902. S. 364. — Cattaneo: Sul contenuto in calcio del sangue nella spasmofilia. La pediatria 1909. — Cattel, R. B.: Surg. clin. of North America. Vol. 6, p. 597. 1926. — Ceni, C.: Das Gehirn und die Nebennierenfunktionen. Arch. f. Entwicklungsmechanik d. Organismen Bd. 49, S. 491. 1921. — Derselbe und Besta: Proprieta terapeutiche specifiche del siero di sangue di animali immunicati etc. Riv. sperim. di freniatr., arch. ital. per le malatt. nerv. e ment. 1903. —. Cestan: A propos d'un cas d'achondroplasie. Nouv. iconogr. de la salp. Tom. 14, p. 277. 1901. — Chamisso: Über einen Fall von Struma accessoria baseos linguae. Beitr. z. klin. Chirurg. Bd. 19, S. 281. 1897. — Chanay, N. C.: Journ. of the Americ. med. assoc. Vol. 82, S. 2013. 1924. — Charcot: Gaz. hept. Tom. 44. 1859 et Tom. 36. 1862 et Gaz. des hôp. civ. et milit. Tom. 13, 15. 1885 et Tom. 34. 1889. — Derselbe: Myxoedème, cachexie pachydermique en état crétinoide. Gaz. des hôp. civ. et milit. 1881. Nr. 10. — Derselbe: Myxoedème, cachexie pachydermique en état crétinoide. Gaz. des hôp. civ. et milit. 1891. Nr. 10. — Derselbe: Semaine méd. Mars 1891. — Charrin: Zit. nach v. Noorden und v. Jagič. — Chatin: Du chloro-brightisme. Paris: Baillière et fils 1894. — Chauffard, A.: Guy-Laroche et Grigaut: Le cycle de la cholésterine dans l'organisme. Ann. de méd. Tom. 8, p. 149. 1920. — Chauveau et Kaufmann: La pancréas et le centre nerveux. Cpt. rend. hebdom. de séances de l'acad. des sciences 1893. p. 463. — Dieselben: Pathogénie du diabète. Ibid. 1893. p. 226. — Cheadle: Exopht. goître. Lancet June 1 1869 and Brit. med. Journ. Jan. 4 1890. p. 19. — Derselbe: Pathology and treatment of laryngismus, tetany and convulsions. Lancet 1877. p. 919. — Cheinisse: L'identité de la lipomatose symmetrique douloureuse avec la maladie de Dercum. Semaine méd. Tom. 23, p. 221. 1903. — Chiari, R. und A. Fröhlich: Erregbarkeitsänderung des vegetativen Nervensystems durch Kalkentziehung. Arch. f. exp. Pathol. u. Pharmakol. Bd. 64, S. 214. 1911. — Cholmogoroff: Über den Einfluß der Schwangerschaft auf den Morbus Basedowi. Monatsschr. f. Geburtsh. u. Gynäkol. Bd. 5, S. 313. 1897. — Chrelitzer: Festschrift. Beitr. z. Dermatol. u. Syphilis 1900. — Christian, A.: Über ein eigenartiges Syndrom des Dyspituitarismus. Med. clin. of North America Vol. 3, Nr. 4. 1920. — Derselbe: Med. clin. of North America Vol. 3, Nr. 4. 1920. — Chrobak: Über Einverleibung von Eierstockgeweben. Zentralbl. f. Gynäkol. Bd. 20. 1896. — Chvostek, F. sen.: Morbus Basedowi. Wien. med. Presse 1869, 1872 und 1875. — Derselbe: Beiträge zur Tetanie. Wien. med. Presse 1876. S. 1201. — Derelbe: Weitere Beiträge zur Tetanie. Ibid. 1878. S. 821ff. und 1879. S. 1201ff. — Chvostek, Fr. jun.: Über alimentäre Glykosurie bei Morbus Basedowi. Wien. klin. Wochenschr. 1892. S. 17, 18, 22. — Derselbe: Wien. klin. Wochenschr. 1909. S. 293. — Derselbe: Diagnose und Therapie des Morbus Basedowi. Wien. klin. Wochenschr. 1910. S. 191. — Derselbe: Bemerkungen zur Ätiologie der Tetanie. Wien. klin. Wochenschr. 1905. S. 969. — Derselbe: Beiträge zur Lehre von der Tetanie. Ibid. 1907. S. 487. — Derselbe: Myasthenia gravis und Epithelkörperchen. Ibid. 1908. S. 37. — Derselbe: Diagnose und Therapie der Tetanie. Dtsch. med. Wochenschr. 1909. — Derselbe: Über das Verhalten der sensiblen Nerven usw. bei Tetanie. Zeitschr. f. klin. Med. Bd. 19, S. 489. 1891. — Derselbe: Konstitution und Blutdrüsen. Wien. klin. Wochenschrift 1912. Nr. 1 u. 6. — Derselbe: Xanthelasma und Ikterus. Wien. klin. Wochenschrift 1910. Nr. 46. S. 1630. — Derselbe: Über das Kropfherz. Wien. klin. Wochenschrift 1917. Nr. 21. — Cigard et Roussy: Deux cas d'adipose douloureuse suite d'ovariotomie. Presse méd. Tom. 11, p. 740. 1903. — Citron: Zit. nach Fr. Kraus S. 129. — Ciuffini: Contributo alla patologia del morbo di Basedow. Policlinico, sez. med. Vol. 18. 1906. — Clandon, J. F. und A. Williams: Simple goiter as a result of iodin deficency. Americ. med. assoc. Vol. 80, p. 600. 1923. — Derselbe und J. C. Hathaway: Journ. of the Americ. med. assoc. Vol. 82, p. 1668. 1924. — Clark: A case of absence of the thymus gland in an infant. Lancet Vol. 74, p. 1077. 1896. — Claude, H.: Syndrômes d'hyperfonctionnement etc. Cpt. rend. des séances de la soc. de biol. Tom. 59, p. 362. 1905. — Derselbe: Acromégalie sans Gigantisme. Encéphale 1907. p. 295. — Derselbe: Formes frustes du virilism dit surrenal. Encéphale Tom. 16. p. 491. — Derselbe et Baudouin: Le mecanisme la glycosurie adrénalique. Cpt. rend. des séances de la soc. de biol. Vol. 73. p. 568. 1912. — Derselbe et Gougerot: Délimitation des syndrômes d'insuffisance et d'hyperfonctionnement pluriglandulaire. Gaz. des hôp. civ. et milit. 1912. Nr. 57. p. 849. — Dieselben: Sur l'insuffisance simultanée de plusieurs glandes à sécrétion interne. Cpt. rend. des séances de la soc. de biol. Tom. 63, p. 785. 1907. — Dieselben: Insffisance pluriuglandulaire endocrinienne. Journ. de physiol. pathol. gén. 1908. p. 469 et 505. — Dieselben: Les syndromes d'insuffisance pluriglandulaire, leur place en nosographic. Rev. de méd. 10 nov. et nov. 1908. p. 861, 950. — Derselbe et L'Hermitte: Le syndrome infundibulaire dans un cas de tumeur du III. ventriculi. Presse méd. Tom. 25, p. 417. 1917. — Derselbe et Schmiergeld: Les glands à secretion interne dans l'epilepsie. Cpt. rend. des séances de la soc. de biol. Tom. 65, p. 138. 1908. — Derselbe et M. Sourdel: Les syndromes d'insuffisance pluriglandulaire de l'adulte. Jurn. méd. franc. Nov. 1921.

p. 462. — Clementi, G.: Contributo allo studio della ghiandola pineale etc. Ref. Neurol. Zentralbl. Bd. 39, S. 251. 1924. — Clerc: Gigantisme eunuchoide. Bull. et mém. de la soc. méd. des hôp. de Paris. 1913. — Clute Howard, A. M.: Surg. clin. of North America. Vol. 6, p. 691. 1926. — Coats, J.: An adenoide sarcoma with cartilage originating in the pinealis gland. Transact. pathol. soc. London Vol. 38, p. 44. 1887. — Coffin et Lereboullet: Atrophie testiculaire consécutive à une orchite surlienne. Gaz. hébdom. de méd. et chirurg. 1877. — Cohn-Peiser: Störungen der inneren Sekretion bei Darmerkrankungen. Dtsch. med. Wochenschr. 1912. Nr. 60. — Cole, L. B.: Lugols Jodine in exophthalmic goiter. Lancet. 1927. p. 812. — Collet, A.: Das genito-suprarenale Syndrom (oder suprarenaler Virilismus bei einem zweijährigen Mädchen usw. Norsk. magaz. f. laegevidenskaben Vol. 84, p. 609. 1923; siehe auch Americ. journ. of dis. fo childr. Vol. 27, p. 204. 1924. — Collip, J. B.: The extraction of paratyroid hormone etc. Journ. of biol. chem. Vol. 63, p. 395. 1925. — Derselbe and Backes: Americ. journ. of physiol. Vol. 51, p. 568. 1920. — Derselbe, E. P. Clark and J. W. Scott: The effect fo parathyroid hormone on normal animals. Journ. of biol. chem. Vol. 63, p. 439. 1925. — Comby: Le mongolisme. Arch. de méd. des enfants 1903, 1906 et 1907. Bull. et mém. de la soc. méd. des hôp. de Paris 1905 et 1906. — Comesatti: Beitrag zum chemischen Nachweis des Adrenalins im Blutserum. Berlin. klin. Wochenschr. 1909. S. 356. — Comte: Contribtuion à l'étude de l'hypophyse humaine et de ses relations avec le corps thyréoide. Thèse de Lausanne 1898. — O'Connor: Über Adrenalinbestimmung im Blut. Münch. med. Wochenschr. 1911. S. 1439. — Derselbe: Über den Adrenalingehalt des Blutes. Arch. f. exp. Pathol. u. Pharmakol. Bd. 67, S. 195. 1912. — Conybeare, J. J.: Guy's hosp. reports Vol. 74, p. 309. 1914. — Derselbe: Beobachtung an 29 Fällen von Addisonscher Krankheit. Guy's hosp. reports. Vol. 74, p. 369. 1924. — Cooke, W.: Philos. transact. 1756. — Coope and Chamberlain: Journ. of physiol. Vol. 60, p. 69. 1925. — Mc. Cord, C. P.: The pineal gland in relation to somatic, 1925. — sexual and mental developement. Journ. of the Americ. med. assoc. 1915. August. — Cordier et Francillon: Un cas d'infantilisme de type reversif avec syndrômes pluriglandulaires. Lyon méd. 1 janv. 1911. — Cordier et Rebattu: L'infantilisme régressif ou tardif. Nouv. iconogr. salpét. 1911. p. 405. — Cordua, R.: Über die Umwandlung des Morbus Basedowii in Myxödem durch Röntgenbestrahlung. Mitt. a. d. Grenzgeb. d. Med. u. Chirurg. Bd. 32, S. 283. 1920. — Cori, Gerty: Experimentelle Untersuchung an einem kongenitalen Myxödem. Zeitschr. f. d. ges. exp. Med. Bd. 25, S. 150. 1921. — Dieselbe: Über den Einfluß der Schilddrüse auf den Wärmehaushalt. Arch. f. exp. Pathol. u. Pharmakol. Bd. 95, S. 378. 1922. — Cornils: Kasuistischer Beitrag zur Lehre vom Eunuchoidismus. Inaug.-Diss. Kiel 1917 und Neurol. Zentralbl. 1918. S. 692. — Coulon, de: Über Thyreoidea und Hypophysis der Kretinen usw. Virchows Arch. f. pathol. Anat. u. Physiol. Bd. 147. 1896/97. — Cow, D.: Diuresis the pituitary factor. Journ. of physiol. Vol. 49, p. 441. 1915. — Derselbe: On pituitary secretion. Journ. of physiol. Vol. 49, p. 367. 1915. — Derselbe: Histamine and pituitary extract. Journ. of pharmacol. a. exp. therapeut. Vol. 14. 1919. — Cowell, S. J. und E. Mellanby: The effect of iodine on hyperthyroidism in man. Anat. journ. of med. Vol. 18, p. 1. 1924. — Cozzolino: Intorno agli effeti dell' estirpazione del timo nei giovani conigli. Pediatria anno 11, p. 144. 1903. — Derselbe: The prest day therapeutics of spasmophilia. Pediatria Vol. 24, p. 292. 1916. — Cramer: Ovarium und Osteomalazie. Münch. med. Wochenschr. 1909. S. 758. — Derselbe: Zur Physiologie der Milchsekretion. Ibid. S. 1521. — Crecchio: Ein Fall von Hermaphroditismus. Wien. med. Presse 1866. S. 761. — Creyx et Ragot: Mort subite et tuberculose caséeuse totale des deux capsules surrenales. Cpt. rend. des séances de la soc. de biol. Tom. 84, p. 127. 1921. — Crile, G. W., Amy F. Rowland, S. W. Walace: The effect of asphyxia etc. Americ. journ. of physiol. Vol. 66, p. 304. 1923. — Cristofoletti: Zur Pathogenese der Osteomalazie. Gynäkol. Rundschau Bd. 5. 1911. — Crohn, W. H.: Ein seltener Fall von Lues der Nebennieren. Klin. Wochenschr. 1922. Nr. 18, S. 1512. — Crowe, S. J. und B. G. Wislocki: Experimentelle Untersuchungen an Nebennieren mit besonderer Berücksichtigung der Funktion des interrenalen Teiles. Beitr. z. klin. Chirurg. Bd. 98, S. 8. 1915. — Cruickshank, E. W. H.: Studies on experimental tetany. Biochem. Journ. Bd. 27. S. 13. 1923. — Derselbe: Variations in the distribution of CO_2, chlorine and Ca in the cells of the blood in tetany. Brit. journ. of exp. pathol. Vol. 4, p. 340. 1923. — Csepai, K.: Über die Adrenalinempfindlichkeit des menschlichen Organismus. Dtsch. med. Wochenschr. 1921. S. 953. — Derselbe: Abhandl. a. d. Grenzgeb. d. inn. Sekretion 1924. H. 3. — Derselbe: Über isolierte Störung des Salzstoffwechsels bei einem Fall von poylglandulärer Sklerose. Klin. Wochenschr. 1923. Nr. 2, S. 1899. — Derselbe, B. Fornet und K. Toth: Über Adrenalinempfindlichkeits-Belastungen bei Erkrankung der Schilddrüse. Dtsch. med. Wochenschr. 1923. S. 379. — Dieselben: Wien. Arch. f. inn. Med. Bd. 6, S. 383. 1923. — Curschmann, H.: In Handb. d. inn. Med. von Mohr-Staehelin Bd. 5. 1913. Berlin: Julius Springer. —

Curschmann, H.: Tetanie, Pseudotetanie usw. Dtsch. Zeitschr. f. Nervenheilk. Bd. 27, S. 239. 1904. — Derselbe: Über einige ungewöhnliche Ursachen und Syndrome der Tetanie usw. Zeitschr. f. Nervenheilk. Bd. 39. 1910. — Derselbe: Über die idiomuskuläre Übererregbarkeit. Ibid. Bd. 28, S. 361. — Derselbe: Arch. f. Verdauungskrankh. Bd. 20, S. 1. 1914. — Derselbe: Zur Frage der Bronchotetanie der Erwachsenen und ihrer Behandlung mit Calcium. Münch. med. Wochenschr. 1914. S. 289. — Derselbe: Epilepsie und Tetanie. Dtsch. Zeitschr. f. Nervenheilk. Bd. 61. 1915. — Derselbe: Klimax und Myxödem. Zeitschr. f. d. ges. Neurol. u. Psychiatrie Bd. 41, S. 1—3. 1918. — Derselbe: Über die otogene Auslösung des Tetanieanfalles. Wien. klin. Wochenschr. 1919. Nr. 19. — Derselbe: Über den mono- und pluriglandulären Symptomenkomplex der nicht puerperalen Osteomalazie. Dtsch. Arch. f. klin. Med. Bd. 129, H. 1 und 2. — Derselbe: Über eine seltene Form der pluriglandulären endokrinen Insuffizienz usw. Zeitschr. f. klin. Med. Bd. 87. 1919. — Derselbe: Über Osteomalacia senilis et tarda. Med. Klinik 1911. Nr. 41 und Dtsch. Arch. f. klin. Med. Bd. 129. 1919. — Derselbe: Über sensible und sensatorische Tetanie. Münch. med. Wochenschr. 1919. Nr. 35. — Derselbe: Über die endokrinen Grundlagen des Bronchialasthmas. Dtsch. Arch. f. klin. Med. Bd. 132, S. 362. 1920. — Derselbe: Hypothyreoidismus und Konstitution. Dtsch. Zeitschr. f. Nervenheilk. Bd. 68 und 69, S. 40. 1921. — Curtius, Fr.: Kongenitaler partieller Riesenwuchs usw. Dtsch. Arch. f. klin. Med. Bd. 147, S. 310. 1925. — Cushing, Harvey: The pituitary body and its disorders. Philadelphia and London: J. B. Lippincott 1910. — Derselbe: Die Hypophysis cerebri usw. Journ. of the Americ. med. assoc. Bd. 53, p. 249. 1909. — Derselbe: Presse med. Vol. 30, p. 615. 1922. — Derselbe and Goetsch: Concerning the secretion of the infundibular lobe etc. Americ. journ. of physiol. — Cutcheon, Mc.: The relation of Addisons disease to amyloidosis. Americ. journ. of the med. sciences Vol. 166, p. 197. 1923. — v. Cyon: Physiologie der Schilddrüse und des Herzens. Pflügers Arch. f. d. ges. Physiol. Bd. 70. 1897. — Derselbe: Gefäßdrüsen. 1910. S. 124. — Derselbe und Oswald: Über die physiologischen Wirkungen einiger aus der Schilddrüse gewonnener Produkte. Pflügers Arch. f. d. ges. Physiol. Bd. 43. 1901. — Cyran: Demonstration. Dtsch. med. Wochenschr. 1918. Nr. 45. — Czerny, A.: Hydrozephalus und Hypoplasie der Nebennieren. Zentralbl. f. allg. Pathol. Bd. 10, S. 281. 1899. — Derselbe: Inwieweit läßt sich die Prognose zerebraler Anomalien bei Kindern beurteilen? Berlin. klin. Wochenschr. 1918. Nr. 24.

Dalché, P.: Aménorrhoe recente, masculinisme regressif. Bull. et mém. de la soc. méd. des hôp. de Paris. Mars 1912. p. 303. — Derselbe: Dystrophie orchidienne. Bull. et mém. de la soc. méd. des hôp. de Paris. 7 juin 1901. 23 mai 1902. — Dale, James: Glycosuria from taking thyroid extract. Brit. journ. of dermatol. June 1894. — Dallemagne: Trois cas d'acromegalie. Arch. de méd. exp. et d'anat. pathol. Tom. 7, p. 589. 1895. — Dalton: Transact. pathol. soc. London 1897. p. 1106. — Daly: A case of tumor of the pinal gland. Brain Vol. 10, p. 234. 1887. — Dana, C. L.: Morbid somnolence and its relation to the endocrine glands. Med. record Vol. 89, Nr. 1. 1916. — Dancel: Zit. nach di Gaspero. — Dandy, W. E.: Exstirpation of the pineal body. Journ. of exp. med. Vol. 22, p. 237. 1916. — Danielsen: Erfolgreiche Epitheltransplantation usw. Bruns' Beitr. z. klin. Chirurg. Bd. 66, S. 85. 1910. — Danziger: Zit. nach Ewaldt. — Dauscher: Ein hochgradiger Fall von Morbus Basedowi. Wien. med. Presse 1889. Nr. 7. — Davies H. Witridge and J. Eason: The relation between the basal metabolic rate and the puls pressure in conditions of the disturbed thyroid function. Anat. journ. of med. Oct. 1924. — Davidsohn: 13. Tagung der pathol. Ges. 1909. S. 287. — Davis: Zit. nach Schlichter. Wien. klin. Wochenschr. 1889. S. 979. — Dayton, R. Th.: Über die sogenannte Pars intermedia der menschlichen Hypophyse. Zeitschr. f. d. ges. Anat., Abt. 1.: Zeitschr. f. Anat. u. Entwicklungsgesch. Bd. 81, S. 359. 1926. — Deaderick, W. H.: Syphilis of the adrenalis. Americ. journ. of syphilis. Vol. 7, p. 72. 1923. — Debove: Lipomatose douloureuse. Gaz. des hôp. civ. et milit. 27 sept. 1904. Nr. 110, p. 1069. — Decroly: Policlinique Bruxelles 1902. Nr. 2 ct 1906. Nr. 15. — Dehmel, R.: Beobachtungen über die Folgen der Hyperthymination. Mitt. a. d. Grenzgeb. d. Med. u. Chirurg. Bd. 34. S. 437. 1922. — Déhu s. Cassirer. — Delbet: Zit. nach Halban. — Delille, A.: L'hypophyse et la médication d'hypophyse. Paris 1909. — Demel, R., St. Istron und A. Wallner: Beziehung der Ovarien, Nebennieren und des Thymus zur Thyreoidea bei Ratten. Mitt. a. d. Grenzgeb. d. Med. u. Chirurg. Bd. 36, S. 306. 1923. — Demmer: Demonstration d. Ges. d. Ärzte Wiens. Wien. klin. Wochenschr. 1911. S. 8. — Dengler, E.: Jahrb. f. Kinderheilk. Bd. 107, 3. F. Bd. 57. S. 35. 1914. — Dennig, A.: Münch. med. Wochenschr. 1895. Nr. 17 und 20. — Depisch: Tetanie und Sklerodaktylie. Ges. f. inn. Med. Wien 1919. — Derselbe: Gastrospasmus totalis bei Tetanie usw. Med. Klinik 1919. S. 857. — Derselbe und Hasenöhrl: Blutzuckerregulation. Klin. Wochenschr. S. 2011. 1926. — Dieselben: Zeitschr. f. exp. Med. Bd. 58. S. 81. 1927. — Derselbe und F. Högler: Über Diabetes insipidus. Wien. Arch. f. inn. Med. 1926. — Dercum: A subcutaneous connective tissue dystrophy of the arms and back etc. Univ. med. mag. Dec. 1888. — Derselbe: Three cases of a Hitherto unclassified affection etc. Americ. journ. of the med. sciences Vol. 114, p. 521. 1892. — Dercum and Mac Carthy: Autopsy in a case of adiposis dolorosa. Americ. journ. of the med. sciences 1902. p. 994. — Deucher: Stoffwechseluntersuchungen bei Verschluß des Ductus thoracicus. Korresp.-Blatt f. Schweiz. Ärzte Bd. 28, S. 327. — Deusch, G.: Arch. f. Verdauungskrankh. 1920. — Derselbe: Schilddrüse und Darmbewegung usw. Dtsch. Arch. f. klin. Med. Bd. 142, S. 1. 1923. — Derselbe: Klimax und Myxödem. Münch. med. Wochenschr. 1919. Nr. 22. — Derselbe: Zur funktionellen Schilddrüsendiagnostik usw. Klin. Wochenschr. 1923. S. 80. — Dévic, A. et J. Déchaume: Deux cas de cancer de la surrénale a symptomatologie cerébrale. Journ. de méd. de Lyon. Tom. 5, p. 397. 1924. — Dexler, H.: Über endemischen Kretinismus bei Tieren. Berlin. tierärztl. Wochenschr. 1909. Nr. 21—24. — Diamare, V.: Zur vergleichenden Physiologie des Pankreas und über die physiologische Bedeutung der Langerhansschen Inseln im Pankreas. 3. Mitt. Zentralbl. f. Physiol. 1905. Nr. 19 und 1918. Nr. 21. — Dieckhoff, Chr.: Beiträge zur pathologischen Anatomie des Pankreas usw. Inaug.-Diss. Rostock 1894. — Diederle: Die Athyreosis und die Skelettveränderungen. Virchows Arch. f. pathol. Anat. u. Physiol. Bd. 184. 1906. — Derselbe: Über endemischen Kretinismus. Jahrb. f. Kinderheilk. Bd. 64. 1906. — Dietrich: Knochen und Gelenkveränderungen bei Akromegalie. Verhandl. d. dtsch. pathol. Ges. 1909. S. 78. — Divick und v. Wagner: Entstehung des Kretinismus. Wien. klin. Wochenschr. 1918. Nr. 6. — Dixon, W. E.: Pituitary secretion. Journ. of physiol. Vol. 57, p. 129. 1923. — Djemil Pascha: Un cas de myxoedéme opératoire etc. Arch. internat. de chirurg. 1903. p. 81. — Dobbertin: Beiträge zur Kasuistik der Geschwülste. Beitr. z. pathol. Anat. u. z. allg. Pathol. Bd. 28, S. 42. 1900. — Doebbelin: Pseudoakromegalie und Akromegalie. Inaug.-Diss. Königsberg 1895. — Döblin und Fleischmann: Über die nervöse Regulierung der Körpertemperatur usw. Zeitschr. f. klin. Med. Bd. 78. 1913. — Döderlein: Über Röntgentherapie. Münch. med. Wochenschr. 1911. Nr. 17, S. 929. — Dösseker, N.: Über einen Fall von atypischem tuberösem Myxödem. Arch. f. Dermatol. u. Syphilis. Bd. 123, H. 1. 1916. — Doisy, E. A., J. O. Ralls, Edgar Allen and C. G. Johnston: Journ. of biol. chem. Vol. 61, p. 711. 1924. — Dolega: Ein Fall von Kretinismus beruhend auf einer primären Hemmung des Knochenwachstums. Beitr. z. pathol. Anat. u. z. allg. Pathol. Bd. 9, S. 488. — Domagk, Gerh.: Hypophysentumor und Diabetes insipidus. Klin. Wochenschr. 1923. S. 124. — Donath, J.: Beiträge zur Pathologie und Therapie der Basedowkrankheit. Zeitschr. f. klin. Med. Bd. 48. 1903. — Derselbe: Über den Einfluß der Nebennierenexstirpation und des d-Suprarenins auf die Blutkonzentration der Katzen. Arch. f. exp. Pathol. u. Pharmakol. Bd. 77, S. 1. 1914. — Derselbe und H. Lampl: Ein Fall von multipler Blutdrüsensklerose unter dem klinischen Bild des Morbus Addisonii. Wien. klin. Wochenschr. 1920. S. 962. — Doppler, Karl: Wien. klin. Wochenschr. Bd. 50, S. 1327. 1925. — Dourdoufi: Dtsch. med. Wochenschr. 1887. S. 21. — Dragstedt, L. R.: Parathyroid tetanie. Endocrinology Vol. 8, p. 657. 1924. — Derselbe, Lester, R. and A. C. Sudan: Americ. journ. of physiol. Vol. 77, p. 321. 1926. — Dresel, K.: Der Einfluß des vegetativen Nervensystems und die Adrenalin-Blutdruck kurve usw. Zeitschr. f. exp. Phathol. u. Therapie. Bd. 22, S. 34. 1921. — Derselbe: Zur Pathogenese und Differentialdiagnose vegetativer Störungen. Die Ionenverschiebungen bei der vagotonen usw. Klin. Wochenschr. 1924. S. 311. — Drummond, David: Clin. et pathol. illustrations of cerebral lesions. Ref. Neurol. Zentralbl. 1877. S. 83. — Drucker, P. and F. Faber: Tetany. Journ. of biol. chem. Vol. 68, p. 57. 1925. — Dub: Ein Beitrag zur Lehre vom Diabetes mellitus. Prag. Vierteljahrsschr. f. prakt. Heilk. Bd. 20, S. 1. 1863. — Dubnikoff: Klinische Untersuchung über Eisenwirkung und larvierte Chlorose. Diss. Bern 1908. — Dubois, M.: Beitrag zur Pathologie der Schilddrüse usw. Mitt. a. d. Grenzgeb. d. Med. u. Chirurg. Bd. 39, S. 543. 1926. — Dubs, J.: Klinische Erfahrungen bei 840 Kropfoperationen usw. Schweiz. med. Wochenschr. 1922. S. 901. — Duckworth, W. L. H.: Notes on the anatomy of an eunuchoid man. Journ. of anat. and physiol. Vol. 41. 1907. — Dufour: Achondroplasie partielle, forme atypique. Nouv. iconogr. de la salp. Tom. 19, p. 133. 1908. — Dunger: Über akute, nichteitrige Thyreoiditis. Münch. med. Wochenschr. Bd. 36. 1908. — Dunlop: Edinburgh med. journ. May 1896. — Dupré: Thèse de Paris 1904/05. — Derselbe et Guillain: Association des syndromes basedow, sclérodermique et tétanique. Mens. soc. méd. hôp. de Paris Tom. 45. 1900. — Derselbe et Kahn: Sclérodermie et maladie de Raynaud syndrôme polyglandulaire. Gaz. des hôp. civ. et milit. 1909. p. 866. — Derselbe et P. Pagniez: Infantilisme dégén. (type Lorain) compliqué de dysthyréoidie pubérale (type Brissaud). Nouv. iconogr. de la salp. Tom. 15, p. 124. 1902. — Dupuy, R.: Arriération infantile et opothérapies endocriniennes. Rev. méd. Tom. 32, p. 307. 1912. — Dustin, A. P.: Rev. franc. d'Endocrinology Tom. 1, p. 281. 1923. — Dutrait: Diabetes; Apoplexie am Boden des vierten Ventrikels. Journ. de Bruxelles Tom. 61, p. 422. — Duval, R.: De la sécretion de la mammaire nonpuérperale. Thèse de Paris 1881. — Dziembowski, S. v.: Dystrophia adiposo-genitalis mit Myopathia. Dtsch. med. Wochenschr. 1917. Nr. 21. — Derselbe: Zentralbl. f. inn. Med. 1918. Nr. 30.

Ebner, V. v.: Köllikers Handb. der Gewebelehre. Bd. 3, 6. Aufl. Leipzig 1899. — Ebstein: Peritonitisartiger Symptomenkomplex im Endstadium des Morbus Addisoni. Dtsch. med. Wochenschr. 1897. Nr. 46. — Derselbe: Traumatische Neurose und Diabetes. Arch. f. klin. Med. Bd. 54. 1895. — Derselbe: Zusammenhang zwischen Eunuchoidismus und Diabetes insipidus. Mitt. a. d. Grenzgeb. d. Med. u. Chirurg. Bd. 25. 1912. — Ecker, A.: Handbuch der Physiologie von R. Wagner. 1852. — Eckstein, A.: Einflüsse qualitativer Unterernährung auf die Funktion der Keimdrüsen. Pflügers Arch. f. d. ges. Physiol. Bd. 201, S. 16. 1923. — Derselbe und Grafe: Weitere Beobachtungen über Luxuskonsumption usw. Zeitschr. f. physikal. Chem. Bd. 107, S. 76. 1919. — Derselbe und O. Feldmann: Zur Kropfprophylaxe der Schulkinder. Arch. f. Kinderheilk. Bd. 75, S. 263. 1925. — Derselbe und E. Mommer: Zeitschr. f. Kinderheilk. Bd. 40, S. 475. 1925. — Economo, C.: Referat über Encephalitis lethargica. 35. dtsch. Internistenkongr. — Edelmann, A. und P. Saxl: Kachexie und pluriglanduläre Insuffizienz der Drüsen mit innerer und äußerer Sekretion. Wien. Arch. f. inn. Med. Bd. 3, S. 227. 1922. — Edinger: Bau der nervösen Zentralorgane. 1908. 7. Aufl. — Derselbe: Die Ausführwege der Hypophyse. Arch. f. mikroskop. Anat. Bd. 78. 1911. — Eggenberger: Jodprophylaxe bei Kropf. Münch. med. Wochenschr. 1924. — Egger, F.: Fieber bei vasomotorischen Neurosen. Schweizer Neurol. Ges. Ref. Zentralbl. f. Neurol. 1911. S. 218. — Eggers: Chicago pathol. soc. 1907. — Ehrmann: Die Biologie der Nebennierensysteme. Berlin. klin. Wochenschr. 1909. Nr. 41. — Derselbe: Über eine physiologische Wertbestimmung des Adrenalins und seinen Nachweis im Blut. Arch. f. exp. Pathol. u. Pharmakol. Bd. 53, S. 97. 1905 und Dtsch. med. Wochenschr. 1909. — Ehrmann, R.: Über schweren Diabetes infolge syphilitischer Infektion. Dtsch. med. Wochenschr. 1908. Nr. 30. — Eichholtz: Achondroplasia. Brit. med. journ. Vol. 1, p. 1229. 1910. — Eichhorst, H.: Über Veränderungen in der Hypophysis cerebri bei Kretinismus und Myxödem. Dtsch. Arch. f. klin. Med. Bd. 124. 1917. — Eichler: Kasuistischer Beitrag zur Dystrophia adiposo-genitalis. Münch. med. Wochenschr. 1918. Nr. 39. — Eiselsberg, v.: Fall von Thyreoaplasie. Ges. d. Ärzte Wiens 7. Juni 1912. — Derselbe: Zur Behandlung des Kropfes mit Röntgenstrahlen. Wien. klin. Wochenschrift 1909. S. 1585. — Derselbe: Die Krankheiten der Schilddrüse. Stuttgart: Enke 1901. — Derselbe: Über vegetative Störungen im Wachstum von Tieren nach frühzeitiger Schilddrüsenexstirpation. Arch. f. klin. Chirurg. Bd. 49. 1895. — Derselbe: Über Tetanie im Anschluß an Kropfexstirpation. Wien 1890. — Derselbe: Weitere Beiträge zur Lehre von den Folgezuständen der Kropfoperationen. Beitr. z. Chirurg. Billroth-Festschr. Stuttgart 1892. — Derselbe: Über operative Behandlung der Hypophysentumoren. Wien. klin. Wochenschr. 1907. — Derselbe: Zur Frage der dauernden Einheilung verpflanzter Schilddrüse und Nebenschilddrüse usw. Arch. f. klin. Chirurg. Bd. 106. 1915. — Derselbe: Das Kropfproblem vom chirurgischen Standpunkt. Wien. klin. Wochenschr. 1925. S. 13. — Derselbe und v. Frankl-Hochwart: Operative Behandlung der Tumoren der Hypophysisgegend. Neurol. Zentralbl. 1907. Nr. 21. — Dieselben: Neuer Fall von Hypophysisoperation bei Degeneratio adiposogenitalis. Wien. klin. Wochenschr. 1908. — Eisner, G.: Über die Beziehung des Diabetes insipidus zur Hypophyse und zu dem übrigen Zentralnervensystem. Therapie d. Gegenw. 1916. S. 289. Aug. — Derselbe: Über die hemmende Beeinflussung der Polyurie beim Diabetes insipidus durch Hypophysenhinterlappenextrakte. Dtsch. Arch. f. klin. Med. Bd. 120, S. 438. 1916. — Elias, H. und F. Kornfeld: Beitrag zur Pathologie und Klinik der Tetanie III. Wien. Arch. f. inn. Med. Bd. 4, S. 191. 1922. — Dieselben: Über die Wirkung saurer Phosphatlösung bei Tetanie. Klin. Wochenschr. 1923. S. 1206. — Dieselben und E. Weinbarth: Beiträge zur Pathologie und Klinik der Tetanie IV. Wien. Arch. f. inn. Med. Bd. 6, S. 283. 1923. — Elias, H. und E. H. Spiegel: Wien. Arch. f. inn. Med. Bd. 2, S. 447. 1921. — Derselbe und St. Weiß: Beitrag zur Klinik und Pathologie der Tetanie II. Wien. Arch. f. inn. Med. Bd. 4, S. 59. 1922. — Eller: Familiärer Kretinismus in Wien. Jahrb. f. Kinderheilk. Bd. 71. 1910. — Elliot: The action of adrenalin. Journ. of physiol. Vol. 32. 1905. — Elliot, F. and G. Armour: Journ. of pathol. a. bacteriol. April 1911. — Elsässer: Arb. a. d. Geb. d. pathol. Anat. u. Bakteriol. a. d. pathol. Inst. Tübingen Bd. 5, S. 45. 1906. — Emden und Lattes: Über die Azetessigsäurebildung in der Leber des diabetischen Hundes. Hofmeisters Beitr. Bd. 11, S. 327. — Enderlen: Untersuchungen über die Transplantation der Schilddrüsen usw. Mitt. a. d. Grenzgeb. d. Med. u. Chirurg. Bd. 3, S. 474. 1898. — Derselbe und Borst: Beiträge zur Gefäßchirurgie und zur Organtransplantation. Münch. med. Wochenschr. 1910. S. 1865. — Engelbach: Classification of disorders of the hypophyse. Endocrin. Vol. 4, p. 347. 1920. — Engelbach, W. and Mac Mahon: Osseous development in endocrine disorders. Endocrin. Vol. 8, p. 1. 1924. — Engelhardt, A.: Über einen Fall von Pseudohermaphroditismus femininus mit Karzinom des Uterus. Monatsschr. f. Geburtsh. u. Gynäkol. Bd. 12, S. 729. 1900. — Engelreimers: Über Schilddrüsenschwellung in der Frühperiode der Syphilis. Zentralbl. f. Chirur. 1895. — Engländer, B.: Adrenalin bei Knochenerweichung.

Zentralblatt f. Gynäkol. 1909. Nr. 13. — Engländer: Zur Therapie des Myxödems, forme fruste (Erwachsener) mit Mikrojoddosen usw. Wien. klin. Wochenschr. 1925. Nr. 12, S. 327. — Enzinger, E.: Dtsch. Arch. f. klin. Med. Bd. 145, S. 1. 1924. — Eppinger, sen.: Zit. nach Scholz. — Eppinger, H: Über Melanurie. Zeitschr. f. Biol. Bd. 28, S. 181. 1910. — Derselbe: Sella turcica bei Hypoplasie der Genitalien. Ges. f. inn. Med. Wien. Sitz. 27. Jan. 1910. — Derselbe: Die Basedowsche Krankheit. Handb. d. Nervenkrankh. Bd. 4. 1913. — Derselbe: Zur Pathologie und Therapie des menschlichen Myxödems usw. Berlin: Julius Springer 1917. — Derselbe und Falta, siehe Falta: Therapie des Diabetes mellitus. Ergebn. d. inn. Med. u. Kinderheilk. Bd. 2. 1908. — Dieselben und Rudinger: Wechselwirkung der Drüsen mit innerer Sekretion. I. Zeitschr. f. klin. Med. Bd. 66. 1908. — Dieselben: Wechselwirkung der Drüsen usw. II. ibidem 1909. Bd. 67. — Eppinger und Heß: Zur Pathologie des vegetativen Nervensystems. III. Zeitschr. f. klin. Med. Bd. 68. 1909. — Dieselben: Zur Pathologie des vegetativen Nervensystems I. Zeitschr. f. klin. Med. Bd. 67. — Dieselben: Die Vagotonie. Samml. klin. Abhandl. von v. Noorden 1910. H. 9 u. 10. — Epstein: A. A.: Med. clin. of North America. 1922. p. 1067. — Derselbe u. H. Lande: Arch. int. Med. Vol. 30, p. 563. 1922. — Erb: Zur Lehre von der Tetanie. Arch. f. d. ges. Psychol. Bd. 4, S. 271. 1874. — Derselbe: Zit. nach Pel. — Erb, W.: Über Myxödem. Berl. klin. Wochenschr. 1887. — Erb, W. jun.: Arch. f. exp. Pathol. u. Pharmakol. Bd. 53. 1905. — Erdheim: Hypophysengangsgeschwülste. Sitzungsber. d. Akad. Wien, Mathem.-naturw. Kl. III Bd. 113. 1904. — Derselbe: Über Epithelkörperchenbefund bei Osteomalazie. Sitzungsber. d. Akad. Wien, Mathem.-naturw. Kl. III Bd. 116. — Derselbe: Rachitis und Epithelkörperchen. Sitzungsbericht d. Akad. Wien, Mathem.-naturw. Kl. III Bd. 90. 1914; Beitr. z. pathol. Anat. u. z. allg. Pathol. Bd. 62, S. 302. 1916. — Derselbe: Über Nanosomia pituitaria. Beitr. z. pathol. Anat. u. z. allg. Pathol. Bd. 62, S. 302. 1916. — Derselbe: Über Schilddrüsen- aplasie bei Kretinismus usw. Beitr. z. pathol. Anat. u. z. allg. Pathol. Bd. 35, S. 366. 1904. — Erdheim, J.: Morphologische Studien über die Beziehung der Epithelkörperchen zum Kalkstoffwechsel. V. Frankfurt. Zeitschr. f. Pathol. Bd. 7, S. 295. 1911. — Derselbe: Tetania parathyreopriva. Mitt. a. d. Grenzgeb. d. Med. u. Chirurg. Bd. 16, S. 632. 1906. — Derselbe: Über Epithelkörperchenbefunde bei Osteomalazie. Sitzungsber. d. Akad. Wien, Mathem.-naturw. Kl. 1907. S. 311. — Derselbe: Morphologische Studien über die Beziehungen der Epithelkörperchen zum Kalkstoffwechsel. I. Frankfurt. Zeitschr. f. Pathol. Bd. 7, S. 176. 1911. — Derselbe: Über einen Hypophysentumor von ungewöhn- lichem Sitz. Beitr. z. pathol. Anat. u. z. allg. Pathol. Bd. 46, S. 233. 1909. — Derselbe: Über Hypophysentumoren. Wien. med. Wochenschr. 1924. Nr. 9. — Derselbe: Patho- logie der Hypophysengeschwülste. Ergebn. d. allg. Pathol. u. pathol. Anat. Lubarsch- Joest. Jg. 21, Abt. 2. — Erdheim und Stumme: Schwangerschaftsveränderung der Hypophyse. Münch. med. Wochenschr. 1908. S. 1202 u. Beitr. z. pathol. Anat. u. z. allg. Pathol. Bd. 46. 1909. — Escherich, Th.: Die Tetanie der Kinder. Wien: Hölder 1909. — Derselbe und v. Wagner: s. Escherich. — d'Espine: Zit. nach Breuer. — Escudera: Dispepsias tiroideas. Rev. espanola de med. y cirurg. Juli 1920. — Derselbe: Lecciones. Clin. med. Buenos Aires. 1923. — Esser: Blut und Knochenmark nach Ausfall der Schild- drüsenfunktion. Dtsch. Arch. f. klin. Med. Bd. 89, S. 576. 1907. — Derselbe: Münch. med. Wochenschr. 1908. — Etienne, Jeandelize et Richon: Malformations organiques multiples chez un castrat naturel. Cpt. rend. des séances de la soc. de biol. Tom. 62. 1907. — Euzière et Delmas: A propos d'une nouvelle observation d'achondrodysplasie. Nouv. iconogr. de la salp. 1911. p. 380. — Ewald: Über einen durch die Schilddrüsentherapie geheilten Fall von Myxödem usw. Berlin. klin. Wochenschr. 1895. Nr. 2. — Derselbe: Die Erkrankungen der Schilddrüse, Myxödem und Kretinismus. II. Aufl. Leipzig und Wien: A. Hölder 1909. — Derselbe: Adenokarzinom der Schilddrüse. Wien. klin. Wochen- schrift 1896. — Derselbe: Organtherapeutisches. Therapie d. Gegenw. 1899. S. 85. — Ewald - Jacobson: Über Tetanie. 12. Kongr. f. inn. Med. S. 298. — Exner: Beiträge zur Pathologie und Pathogenese der Akromegalie. Mitt. a. d. Grenzgeb. d. Med. u. Chirurg. Bd. 20. 1909. — Derselbe: Operation bei Akromegalie. Ges. d. Ärzte in Wien. Wien. klin. Wochenschr. 1909. Nr. 3. — Derselbe und Boese: Über experimentelle Exstirpation der Glandula pinealis. Dtsch. Zeitschr. f. Chirurg. Bd. 107, S. 182. 1910. — Eysselt, v.: Ein Jahr Kretinenbehandlung mit Schilddrüsensubstanz. Wien. med. Wochenschr. 1907. Nr. 1—3.

Fabian, E.: Über die Frage der operativen Behandlung des Morbus Basedowii Bruns' Beitr. z. klin. Chirurg. Bd. 115. 1919. — Fahr: Berlin. klin. Wochenschr. 1915. Nr. 44, S. 1151; Zentralbl. f. allg. Pathol. u. pathol. Anat. Bd. 67, S. 1. 1916. — Derselbe: Zur hypophysären Kachexie. Dtsch. med. Wochenschr. 1918. Nr. 8. — Fahr, Th.: Kurzer Beitrag zur Frage des Myxödems und der pluriglandulären Insuffizienz. Klin. Wochenschr. 1923. S. 1109. — Derselbe: Über akute Hypophysitis. Zentralbl. f. allg. Pathol. u. pathol. Anat. Bd. 33, S. 481. 1923. — Derselbe: Beitrag zur Frage des Myxödems und der pluri- glandulären Insuffizienz. Klin. Wochenschr. 1923. S. 1109. — Fahr und Reiche:

Frankfurter Zeitschr. f. Pathol. Bd. 22, S. 231. 1919. — Falckenberg: Zur Exstirpation der Schilddrüse. X. Kongr. inn. Med. 1891. S. 502. — Falckson, R.: Ein Chondrozystosarkom im dritten Ventrikel. Virchows Arch. f. pathol. Anat. u. Physiol. Bd. 75, S. 550. 1879. — Falk, Fr.: Ges. f. inn. Med. u. Kinderheilk. 1. Juni 1911. Wien. med. Wochenschr. 1911. S. 1819. — Falk und Hesky: Über Ammoniak-Aminosäuren- und Peptidstickstoff im Harn Gravider. Zeitschr. f. klin. Med. Bd. 71, S. 261. 1910. — Falta, W.: Über die Korrelationen der Drüsen mit innerer Sekretion. Ergebn. d. inn. Med. 1910. — Derselbe: Über Glykosurie und Fettstühle bei Morbus Basedowii usw. Zeitschr. f. klin. Med. Bd. 71. 1910. — Derselbe: Weitere Mitteilungen über die Wechselwirkung der Drüsen mit innerer Sekretion. Wien. klin. Wochenschr. 1909. Nr. 30. — Derselbe: Ein Fall von Insufficence pluriglandulaire. Mitt. d. Ges. f. inn. Med. u. Kinderheilk. Wien 1910. S. 24. — Derselbe: Concerning diseases that depend on disturbances of Internat. Secretion. Americ. journ. of the med. sciences. April 1909. — Derselbe: Über die Bedeutung d. Blutdrüsen in d. Pathogenese des Diabetes mellitus. Prag. med. Wochenschr. Bd. 35. 1910. — Derselbe: Späteunuchoidismus und multiple Blutdrüsensklerose. Berlin. klin. Wochenschr. 1912. Nr. 30 u. 31. — Derselbe: Über die Gesetze der Zuckerausscheidung beim Diabetes mellitus. X. Mitteilung (Theorie). Zeitschr. f. klin. Med. Bd. 66. 1908. — Derselbe: Die Krankheiten der Drüsen mit innerer Sekretion. Handb. d. inn. Med. von Mohr-Staehelin. Bd. 4. 1913. — Derselbe: Die Erkrankungen der Blutdrüsen. Berlin: Julius Springer 1913. — Derselbe: Bemerkung zu der Arbeit von Asher und Kimio Nakayama: Über das Zusammenwirken von Schilddrüse und Nebenniere, geprüft am respiratorischen Stoffwechsel. Biochem. Zeitschr. Bd. 155, S. 387. 1925. — Derselbe: Neue Probleme des Wasserstoffwechsels. Wien. klin. Wochenschr. 1926. Nr. 8 u. 9. — Derselbe: Über die Funktion der Nebennierenrinde. Wien. klin. Wochenschr. 1925. Nr. 45. — Derselbe: Wien. biol. Ges. Ref. Klin. Wochenschr. 1925. Nr. 8, S. 381. — Derselbe: Magerkeit u. Insulinmast. Aus d. Fortbildungskursen d. Wien. med. Fakultät H. 84. Wien: Julius Springer 1926. — Derselbe: Über Mastkuren mit Insulin und über insulare Fettsucht. Wien. klin. Wochenschr. 1925. Nr. 27. — Derselbe: Regulation des Kohlenhdratstoffwechsels und Aviditätstheorie. Klin. Wochenschr. 1927. Nr. 18. — Derselbe: Vorstellung von mit Jod behandelten Basedowkranken in d. Ges. d. Ärzte in Wien. Wien. klin. Wochenschr. 1925. Nr. 14. S. 394. — Derselbe, gemeinsam mit Benedict und Joslin: Untersuchungen mit dem Respirationskalorimeter über den Energieumsatz beim Diabetes mellitus. 26. Kongr. f. inn. Med. 1909. S. 498. — Derselbe und G. B. Fleming: Über die Wirkung des Adrenalins und Pituitrins usw. Münch. med. Wochenschr. 1911. Nr. 50. — Derselbe und Freund: Über die Behandlung innerer Krankheiten mit Radiumemanation. Münch. med. Wochenschr. 1912. Nr. 14. — Derselbe, Grote und Staehelin: Versuche über Stoffwechsel und Energieverbrauch pankreasloser Hunde. Hofmeisters Beitr. Bd. 10. 1907. — Derselbe und F. Högler: Radiumbestrahlung usw. Strahlentherapie Bd. 12, S. 217. 1921. — Derselbe und Ivcovič: Protokoll d. k. k. Ges. d. Ärzte Wien. Wien. klin. Wochenschr. 17. Dez. 1909. — Dieselben: Über die Wirkungsweise des Adrenalins bei verschiedener Applikation usw. Wien. klin. Wochenschr. 1909. Nr. 51. — Falta und Kahn: Klinische Studien über Tetanie mit besonderer Berücksichtigung des vegetativen Nervensystems. Zeitschr. f. klin. Med. Bd. 74. H. 1 u. 2. — Derselbe, Newburgh und Nobel: Wechselwirkung der Drüsen mit innerer Sekretion. IV. Überfunktion und Konstitution. Zeitschr. f. klin. Med. Bd. 72. 1911. — Derselbe und Nowaczynski, T.: Über die Harnsäureausscheidung bei Erkrankungen der Hypophyse. Berlin. klin. Wochenschr. 1909. Nr. 38. — Derselbe und Priestley: Beiträge zur Regulation von Blutdruck- und Kohlehydratstoffwechsel durch das chromaffine System. Berlin. klin. Wochenschr. 1911. Nr. 47. — Derselbe und Rudinger: Studien über Tetanie. Kongr. f. inn. Med. 1909. — Farner, E.: Beiträge zur pathologischen Anatomie des Morbus Basedowi usw. Virchows Arch. f. pathol. Anat. u. Physiol. Bd. 118, S. 509. 1896. — Derselbe und Klinger: Experimentelle Untersuchung über Tetanie. Mitt. a. d. Grenzgeb. d. Med. u. Chir. Bd. 32, S. 353 u. 469. 1920. — Farret: Contribution à l'étude du thymus chez l'enfant. Thèse de Paris 1896. — Fazio: Sopra un caso d'acromegalie. La Riforma med. II. 1896. p. 399. — Feer: Kropf und Thymusherz bei Kindern. Monatsschr. f. Kinderheilk. Bd. 25. 1923. — Derselbe: Die idiopathischen Krämpfe (Spasmophilie) des frühen Kindesalters. Korrespondenzbl. f. Schweiz. Ärzte 1908. Nr. 22, S. 714. — Fehling: Verhandl. d. dtsch. Ges. f. Gynäkol. Halle 1888. Freiburg 1889, interner Kongr. 1890. — Derselbe: Die Form des Beckens beim Fötus und Neugeborenen. Arch. f. Gynäkol. Bd. 10. — Derselbe: Über Wesen und Behandlung der Osteomalazie. Arch. f. Gynäkol. Bd. 28. 1890 u. Bd. 29. 1891. — Fehling, H.: Die Bedeutung der Lehre von der inneren Sekretion und ihre Nutzanwendung für die praktische Gynäkologie. Monatsschr. f. Geburtsh. u. Gynäkol. Bd. 50, S. 143. 1919. — Fejér: Beiträge zur Behandlung der Hypophysengeschwülste. Berlin. klin. Wochenschr. 1921. Nr. 41, S. 1221. — Fellenberg, Th. v.: Untersuchung über die Formen von Jod in der Natur. Mitt. a. d. Geb. d. Lebensmitteluntersuch. u. Hyg. Bd. 14, S. 101. 1923. und Bd. 15, S. 233. 1924 und Biochem. Zeitschr. Bd. 152. 1924.

— Fellner: Über die Beziehungen innerer Krankheiten zu Schwangerschaft, Geburt und Wochenbett. Leipzig u. Wien: Deuticke 1903. — v. Fenyvessy: Über die Wirkung des Schilddrüsensaftes auf Zirkulation und Atmung. Wien. klin. Wochenschr. 1900. S. 6. — Ferranini: Histologische Veränderungen des Zentralnervensystems und des Magens bei Tetanie des Magens. Zentralbl. f. inn. Med. 1901. S. 1. — Derselbe: Über den von der Schilddrüse unabhängigen Infantilismus. Arch. f. Psychiatrie u. Nervenkrankh. Bd. 38. 1904. — Ferrari: Sulla clorosi masc. della pubertà. Giorn. intern. di scienze med. 1908. p. 263. — Ferreira de Mira, M.: Cpt. rend. des séances de la soc. de biol. Tom. 95, p. 1284. 1926. — Fibiger, J.: Beiträge zur Kenntnis des weiblichen Scheinzwittertums. Virchows Arch. f. pathol. Anat. u. Physiol. Bd. 181. — Fichera: Sur l'hypertrophie de la glande pituitaire consécutive à la castration. Arch. ital. di biol. Vol. 43, p. 405. 1905. — Figueredo, C. B. de: Adrena Syphilis. Zit. Endocrin. Bd. 7, S. 597. 1923. — Filehne: Zur Patogenese der Basedowschen Krankheit. Sitzungsber. d. physikal.-med. Soc. Erlangen 14. Juli 1878. — Finkbeiner: Kretinismus im Nollengebiet. Korresp.-Blatt f. Schweiz. Ärzte 1918. Nr. 19. — Derselbe: Neuer Gesichtspunkt in der Lehre vom Kretinismus. Klin. Wochenschr. 1924. Nr. 13. — Finkelnburg: Beitrag zur Symptomatologie und Diagnose der Gehirntumoren und des chronischen Hydrozephalus. Dtsch. Zeitschr. f. Nervenheilk. Bd. 21, S. 438. 1902. — Derselbe: Klinische und experimentelle Untersuchungen über Diabetes insipidus. Arch. f. klin. Med. Bd. 91, S. 347. 1907. — Finkelstein, H.: Jahrb. d. Säuglingskrankh. Bd. 1, 2. Teil, S. 239. — Fischer, A. W.: Neues aus der Pathologie und Chirurgie der Prostata usw. Therap.Halbmonatshefte Bd. 34. 1920. — Fischer, B.: Hypophyse, Akromegalie und Fettsucht. Wiesbaden: Bergmann 1910. — Fischer, H.: Psychopathologie des Eunuchoidismus usw. Zeitschr. f. d. ges. Neurol. u. Psychiatrie Bd. 50, S. 11. 1919. — Derselbe: Die Bedeutung der Nebennieren für die Pathogenese und Therapie des Krampfes. Dtsch. med. Wochenschr. 1920. S. 1437. — Derselbe: Zeitschr. f. d. ges. Neurol. u. Psychiatrie. Bd. 87, S. 314. 1923. — Fischer und Leschczinner: Diffuse Pigmentierung der Haut nach Schußverletzung in der Nebennierengegend (traumatischer Morbus Addisonii). Dermatol. Wochenschr. 1915. Nr. 49. — Fischer, S.: Über Tetaniepsychosen. Inaug.-Diss. Breslau 1917. — Fischer, W.: Über die Funktion der Karotisdrüse. Zeitschr. f. exp. Med. Bd. 39, S. 477. 1924. — Fischl: Alopecia. Wien. Dermatol. Ges., 13. 1. 1921. — Fitz, Reginald: The relation of hyperthyroidism to diabetes mellitus. Arch. for intern. Med. Vol. 27, p. 305. 1921. — Flächer: Zeitschr. f. physiol. Chem. Bd. 58. 1908. — Fleckseder, R.: Über die Rolle des Pankreas bei der Resorption der Nahrungsstoffe aus dem Darm. Arch. f. exp. Pathol. u. Pharmakol. Bd. 59. 1908. — Derselbe: Über die Bedingung der hypophysären Polyurie. Wien. med. Wochenschr. 1916. Nr. 26, S. 1007. — Fleiner: Über Neurosis gastrischen Ursprungs. Arch. f. Verdauungskrankh. Bd. 1 u. 5. — Derselbe: Neue Beiträge zu der Tetanie gastrischen Ursprungs. Dtsch. Zeitschr. f. Nervenheilk. Bd. 18, S. 243. 1900. — Derselbe: Über Tetania gastrica. Münch. med. Wochenschr. 1903. Nr. 10 u. 11. — Fleischmann: Sitzungsber. d. physiol. Ges. Berlin. Atropinentgiftung durch Blut. Zentralbl. f. Physiol. 1910. — Derselbe: Zur Frage der regionär verschiedenen Empfindlichkeit gegen Jod. Münch. med. Wochenschr. 1911. S. 4. — Fleischmann, L.: Die Ursache der Schmelzhypoplasien. Österr.-ungar. Vierteljahrsschr. f. Zahnheilk. Bd. 25. 1909. — Fleischner, F.: Ein Fall von Morbus Basedowii verschlechtert durch Röntgenbestrahlung. Wien. med. Wochenschr. 1920. S. 2006. — Fletcher - Beach: Journ. of ment. science 1876. p. 22. — Flick, K. und K. Hansen: Verhandl. d. Ges. dtsch. Nervenärzte Bd. 14. 1924. — Fließ: Ein neuer Symptomekomplex der Hypophysis cerebri. Med. Klinik 1917. Nr. 36. — Flint, J. M.: Das Bindegewebe der Speicheldrüsen und des Pankreas usw. Arch. f. Anat. u. Physiol., Anat. Abt. 1903. S. 61. — Foà, C.: Hypotrophie des Testicules et de la crête après l'exstirpation de la pinéale chez le coq. Arch. ital de biol. Vol. 57, p. 233. 1912. — Derselbe: Verhandl. d. dtsch. pathol. Ges. Aachen 1900. — Derselbe: Su fattori che determinano la funzione della ghiandola mammaria. Arch. di fisiol. Vol. 5. 1909. — Fodor und Jankovich: Orvosi Hetilap. 1919. Nr. 22. — Foerster, O.: Hyperventilation und Epilepsie. Verhandl. d. Ges. dtsch. Nervenärzte. — Foges: Zur Hodentransplantation bei Hähnen. Zentralbl. f. Physiol. 1898. — Foges, A.: Historischer Beitrag zum experimentellen Hermaphroditismus. Zentralbl. f. Gynäkol. Bd. 44. 1920. — Derselbe und L. und R. Hofstätter: Über Pituitrinbehandlung bei post partum-Blutungen. Zentralbl. f. Gynäkol. 1910. Nr. 46. — Follin, O., Cannon, W. B. and W. Denis: A new colorimetric method for the determination of epinephrin. Journ. of biol. chem. Vol. 13, p. 477. 1913. — Fonio, A.: Über den Einfluß von Basedowstruma und Kolloidstrumapräparate und Thyreoidin auf den Stickstoffwechsel usw. Mitt. a. d. Grenzgeb. d. Med. u. Chirurg. Bd. 24, S. 123. 1911. — Formanek, Zur Kasuistik der Hypophysengangsgeschwülste. Wien. klin. Wochenschr. 1909. S. 603. — Derselbe und Haskowez: Beiträge zur Lehre über die Funktion der Schilddrüse. Wien 1896. — Formanolli: Sur la chlorose masc. Gazz. med. ital. 1905. — Forschbach: Kreatininausscheidung bei Krankheiten. Arch. f. exp. Pathol. u. Pharmakol. Bd. 58, S. 113. 1907. — Derselbe:

Parabiose und Pankreasdiabetes. Dtsch. med. Wochenschr. 1908. S. 1; Zur Pathogenese des Pankreasdiabetes. Arch. f. exp. Pathol. u. Pharmakol. Bd. 60. 1909. — Forschbach und Weber: Beobachtungen über die Harn- und Salzausscheidung im Diabetes insipidus. Zeitschr. f. klin. Med. Bd. 73, S. 221. — Foster, G. L. and Ph. E. Smith: Journ. of the Americ. med. assoc. Vol. 87, p. 2151. 1926. — Fox, Calcott: Transact. of the pathol. soc. of London Vol. 36, p. 460. 1885. — Fox, E. L.: A case of Myxoedema treated of extract of thyreoid by the mouth. Brit. med. journ. Vol. 29, Oct. 1892. — Fränkel, Berlin. klin. Wochenschrift 1911. Nr. 2. — Fränkel, A.: Über den Gehalt des Blutes an Adrenalin bei chronischer Nephritis und Morbus Basedowi. Arch. f. exp. Pathol. u. Pharmakol. Bd. 60. 1909. — Fränkel, E.: Zeitschr. f. d. ges. Neurol. u. Psychiatrie. Orig. Bd. 78. — Derselbe: Eunuchoidismus. Dtsch. med. Wochenschr. 1918 u. 1914. — Derselbe: Demonstration. Dtsch. med. Wochenschr. 1916. Nr. 44, S. 1369. — Fränkel, Fr.: Der psychopathologische Formenreichtum des Eunuchoiden. Zeitschr. f. d. ges. Neurol. u. Psychiatrie Bd. 80, S. 560. 1923. — Fraenkel, L.: Der Genitalbefund bei Dementia praecox nebst physiologischen Betrachtungen über den infantilen Genitalismus. Monatsschr. f. Geburtsh. u. Gynäkol. Bd. 50, S. 433. 1919. — Derselbe und F. Ch. Geller: Berlin. klin. Wochenschr. 1921. Nr. 22. — Fränkel, Stadelmann und Benda: Klinische und anatomische Beiträge zur Lehre von der Akromegalie. Dtsch. med. Wochenschr. 1901. S. 513. — Fraenkel, S.: Physiologie der weiblichen Genitalorgane. Schmiedeberg: Halban u. Seitz 1924. — Fräntzel: Über Akromegalie. Dtsch. med. Wochenschr. 1888. S. 32. — Fraisseix: Goitre exopht. et Tetanie. Thèse de Paris 1900. — Franchini, G.: Beitrag zum chemischen und histologischen Studium des Blutes bei Akromegalie. Berlin. klin. Wochenschr. 1908. Nr. 36. — Derselbe und Giglioli: Encore sur l'acromégalie. Nouv. Icon. de la Salp. Vol. 21, p. 325. 1908. — Derselbe et M. Zanasi: L'achondroplasie est-elle héréditaire? etc. Nouv. iconogr. de la salp. Tom. 23, p. 245. 1910. — Frank und Isaac: Über das Wesen des gestörten Stoffwechsels bei der Phosphorvergiftung. Arch. f. exp. Pathol. u. Pharmakol. Bd. 64, S. 274. 1911. — Frank, E.: Über Beziehungen der Hypophyse zum Diabetes insipidus. Berlin. klin. Wochenschr. 1912. S. 393. — Derselbe: Über die Beziehung zwischen Niere, Nebenniere und hohem Blutdruck usw. Berlin. klin. Wochenschr. 1911. S. 609. — Derselbe: Die parasympathische Innervation der quergestreiften Muskulatur und ihre klinische Bedeutung. Berlin. klin. Wochenschr. 1920. S. 162. — Derselbe: Diabetes insipidus und Infundibularregion. Klin. Wochenschr. 1924. S. 847. — Derselbe, Stern, R., N. Nothmann: Die Guanidin und Dimethylguanidintoxikose des Säugetiers usw. Zeitschr. f. exp. Med. Bd. 24, S. 341. 1921. — Frank, Rob. T.: Surg. gynecol a. obstetr. Vol. 21. p. 646. 1915. — Derselbe and R. G. Gustavson: Journ. of the Americ. med. assoc. Vol. 84, p. 1715. 1924. — Derselbe: The function of the ovary. Americ. journ. of obstetr. a. gynecol. Vol. 12, p. 587. 1926. — Derselbe and A. D. Bonham and R. G. Gustavson: Americ. journ. of physiol. Vol. 74, Nr. 2. 1925. — Frankau, A.: Beidseitiger Nystagmus rotatorius bei Morbus Basedowii. Arch. f. Augenheilk. 1917. S. 83. — Frankel und Fonda: Biochem. Zeitsch. Bd. 141, S. 379. 1923. — Frankl - Hochwart, v.: Die Diagnostik der Hypophysentumoren ohne Akromegalie. 16. Internat. med. Kongr. Budapest 1909. Über den Einfluß der inneren Sekretion auf die Psyche. Med. Klinik 1912. Nr. 48. Zur Diagnostik der Zirbeldrüsentumoren. Dtsch. Zeitschr. f. Nervenheilk. Bd. 37. 1909. — Derselbe: Die Tetanie. II. Aufl. 1907. Wien: Hölder. — Derselbe: Die Prognose der Tetanie der Erwachsenen. Neurol. Zentralbl. Bd. 14 u. 15. 1906. — Derselbe und Fröhlich: Zur Kenntnis der Wirkung des Hypophysins auf das sympathische und autonome Nervensystem. Arch. f. exp. Pathol. u. Pharmakol. Bd. 63, S. 347. 1910. — Frerichs: Über den Diabetes. Aug. 1884. Berlin: Hirschwald. — Freud, P. und E. Nobel: Auswertung des Thyreoidins am Meerschweinchen. Klin. Wochenschr. 3. Jahrg. Nr. 41—. Freudenberg und György: Biochem. Zeitschr. Bd. 124. 1921; Jahrb. f. Kinderheilk. Bd. 96, S. 5. 1921; Klin. Wochenschr. 1922. H. 5 u. 9. — Freund, E.: Über die Beziehungen der Tetanie zur Epilepsie und Hysterie usw. Dtsch. Arch. f. klin. Med. Bd. 76. 1903. — Freund, H.: Zwei seltene Fälle von Tetanie. Münch. med. Wochenschr. 1898. Nr. 39. — Derselbe: Über Akromegalie. Volkmanns klin. Vorträge 1889. Nr. 329. — Derselbe: Die Beziehung der weiblichen Geschlechtsorgane usw. Ergebn. d. allg. Pathol. u. pathol. Anat. Bd. 3. 1896. — Derselbe: Welche Bedeutung hat die Durchschneidung der Leberarterie und der sie begleitenden Lebernerven für den Zuckerstich? Arch. f. exp. Pathol. u. Pharmakol. Bd. 76, S. 311. 1914. — Derselbe: Klin. Wochenschr. Bd. 1, S. 1780. 1922. — Derselbe und W. Grafe: Über die Beeinflussung des Gesamtstoffwechsels und des Eiweißumsatzes beim Warmblüter durch operativen Eingriff am Zentralnervensystem. Arch. f. exp. Pathol. u. Pharmakol. Bd. 93. 1922. — Derselbe und Marchand: Dtsch. Arch. f. klin. Med. Bd. 110. 1913. — Frey, Ernst: Familiäre Basedowsche Krankheit. Zentralbl. f. Neurol. 1911. S. 197. — Frey und Kumpieß: Die Beeinflussung der Harnausscheidung durch Pituglandol. Zeitschr. f. d. ges. exp. Med. Bd. 2, S. 380. 1914. — Frey und Orzechowski: Über die Formen von latenter Tetanie bei Otosklerose. Wien. klin. Wochenschr. 1917. Nr. 32—34. — Friedberg, E.: Die pharmakologische Funktionsprüfung des vegetativen

Nervensystems. Ergebn.'d. inn. Med. u. Kinderheilk. Bd. 20, S. 173. 1921. — Friedländer: Status lymphaticus and enlargement of the thymus with report of a case succesfully treated by the X rays. Arch. f. Paed. Vol. 24, p. 490. 1907. — Friedleben: Die Physiologie der Thymusdrüse. Frankfurt a. M. 1858. — Friedmann, E.: Zur Kenntnis des Adrenalins. Hofmeisters Beitr. Bd. 6, S. 92 und die Konstitution des Adrenalins. Ibid. Bd. 8, S. 95. — Friedmann and Gottesmann: Proc. of the soc. f. exp. biol. a. med. Vol. 19, Nr. 8. 1922. — Fries: Wien. klin. Wochenschr. 1907. S. 150. — Frisch, A.: Beitrag zur Klinik der pluriglandulären endokrinen Insuffizienz. Med. Klinik 1921. S. 1021. — Frisch, F.: Die pathophysiologische Grundlage der Epilepsie. Zeitschr. f. d. ges. Neurol. u. Psychiatrie Bd. 65, S. 192. 1921. — Fritsche und Klebs: Beitrag zur Pathologie des Riesenwuchses. Leipzig 1884. — Froboese, C.: Die tuberkulöse Erkrankung der Hypophyse. Zeitschr. f. allg. Pathol. u. pathol. Anat. Bd. 29, Nr. 5. 1918. — Fröhlich, A.: Tumor der Hypophyse ohne Akromegalie. Wien. klin. Rundschau 1901. Nr. 47, 48. — Derselbe und O. Loewi: Scheinbare Speisung der Nervenfaser mit mechanischer Erregbarkeit seitens ihrer Nervenzelle. Zentralbl. f. Physiol. Bd. 21, Nr. 9. — Fröhlich und Chiari: Arch. f. exp. Pathol. u. Pharmakol. Bd. 66. 1911. — Fröschels, E.: Über die Gründe der Hör- und Sprachstörung beim Kretinismus usw. Monatsschr. f. Ohrenheilk. u. Laryngo-Rhinol. Bd. 45. 1912. — Fromont, J.: Les syndromes hypophysaires etc. Presse méd. Vol. 30, p. 606. 1922. — Fuchs: Zur Frühdiagnose der Hypophysentumoren. Wien. klin. Wochenschr. 1903. S. 151. — Fuchs, A.: Wien. med. Wochenschr. 1911. Nr. 29—31. — Derselbe: Die Messung der Pupillengröße. Wien 1904. S. 120. — Derselbe: Ergotismus und Tetanie. Wien. klin. Wochenschr. 1915. Nr. 19. — Derselbe: Das Zeichen von Chvostek. Wien. klin. Wochenschr. 1916. Nr. 36. — Fühner, H.: Über die isolierten wirksamen Substanzen der Hypophyse. Dtsch. med. Wochenschr. 1913. Nr. 11. — Fürtb, v.: Zur Kenntnis der Brenzkatechin ähnlichen Substanz in den Nebennieren. Zeitschr. f. physiol. Chem. 1897, 1898, 1900. — Derselbe und Schwarz: Über die Wirkung des Jodothyrins auf den Zirkulationsapparat. Pflügers Arch. f. d. ges. Physiol. Bd. 124. 1908. — Dieselben: Über die Hemmung der Adrenalinglykosurie durch Pankreaspräparate. Biochem. Zeitschr. Bd. 31, S. 113. 1911. — Fulconis: Maladie de Dercum et lipomatose douloureuse symmetrique. Thèse de Lyon 1904. — Fulton jr., John F.: The controlling factors in amphybian metamorphosis, A review. Endocrinology. Vol. 5, p. 67. 1921. — Funk, C.: Die Vitamine usw. München: J. F. Bergmann 1922. — Furuta, S.: Morbus Addisonii durch arterielle Embolien der Nebennieren. Virchows Arch. f. pathol. Anat. u. Physiol. Bd. 251, S. 553. 1924.

Gäußlen, Fr.: Über Diabetes insipidus. Klin. Wochenschr. 1924. S. 22. — Gaillard: Zit. bei Cordier et Rebattu. — Gajkiewicz: Zit. nach Sternberg. — Gall: Zit. nach Möbius. — Gallais, A.: Gigantisme acromégalique sans élargissement de la selle turcique. Inversion sexuelle. Feminisme mental. Nouv. Icon. de la Salp. 1912. p. 124. — Derselbe: Le syndrome génito-surrénale. Thèse de Paris 1912. — Galant, J. S.: Zeitschr. f. d. ges. Anat., Abt. 2: Zeitschr. f. Konstitutionslehre. Bd. 12, S. 70. 1925. — Gallavardin et Rebattu: Lyon. méd. 30 janv. 1910. — Gandy: Zit. bei Claude und Gougerot. — Derselbe: Soc. méd. des hôp. Paris 7 déc. 1906. p. 1226, 17 mai 1907 et juin 1911. — Gandy, M.: Myxoèdeme acquis de l'adulte avec regression sexuelle etc. Bull. et mém. de la soc. méd. des hôp. de Paris. 7 déc. 1906. Tom. 19, p. 1226. — Derselbe: Infantilisme tardif de l'adulte. Bull. et mém. de la soc. méd. des hôp. de Paris. Juin 1911. p. 387 et Bull. méd. Juin 1911. — Ganghofner: Zeitschr. f. Kinderheilk. Bd. 12. 1891 u. 1901. — Gardiner-Hill, H. and B. C. Brett and J. Forest-Smith: Carbohydrate tolerance in myxoedema. Anat. journ. of med. Vol. 18, p. 327. 1925. — Garnier, M.: Sur les notions d'insuffisance et de suractivité glandulaires en physiologie pathologique. Presse méd. Tom. 34, p. 81. 1926. — Derselbe et Lebret: Explorat. des fonctions rénales intestinales et hépatiques d'un myxoedème. Bull. et mém. de la soc. méd. des hôp. de Paris. 1905. — Garré: Diskussion zum Vortrag Kocher. Chirurgenkongreß, Berlin 1911. — Derselbe: Epithelkörperchentransplantation. Verhandl. d. dtsch. Ges. f. Chirurg. 1908. — Gaspero, di: Der psychische Infantilismus. Arch. f. Psychiatrie u. Nervenheilk. Bd. 43, S. 28. 1907. — Gauthier: Ein Fall von Milchsekretion aus den Brüsten an Stelle der Menstruation bei einem jungen Mädchen. Zentralbl. f. Gynäkol. 1904. S. 127. Ref. — Gautier, L.: Symptômes de myxoedème à début chez une femme antérieurement atteinte de goître exophthalmiques. Rev. méd. de la Suisse romaine. Tom. 11. (Ref. Jahresber. f. Neurol. u. Psychiatrie 1899. S. 899. — Gautier, R.: Zur Kenntnis der Mischgeschwülste der Hypophysengegend. Frankfurt. Zeitschr. f. Pathol. Bd. 19. 1916. — Gautrelet: Cpt. rend. des séances de la soc. de biol. 1910. p. 201 u. 443. — Derselbe: La choline, son rôle hypotenseur dans l'organisme etc. Journ. de physiol. et de pathol. gén. 2 mars 1909. — Gebele: Zur Frage der Thymuspersistenz bei Morbus Basedowi. Arch. f. klin. Chirurg. Bd. 93. 1910. — Derselbe: Über experimentelle Versuche mit Basedowthymus. Beitr. klin. Chirurg. Bd. 76, S. 823. 1911. — Gegenbach: Journ. of the Americ. med. assoc. Vol. 61, p. 563. 1914. — Geinitz: Zit. bei Kußmaul. — Geis: The parathyroid gland. Ann. of surg. Vol. 47, p. 532. 1908. — Gemelli, A.: Ulteriori contrib. alla conosc. della funz. d. ipofisi cerebrale. Folio neurobiol. Vol. 2, p. 167. 1908. — Gennerich, W.: Ein Fall von zirkumskripter Sklerodermie mit Bemerkungen über seine Ätiologie. Dermatol. Wochenschr. 1917. Nr. 15. — Georgjewsky, K.: Über die Wirkung der Schilddrüsenpräparate auf den tierischen Organismus. Zeitschr. f. klin. Med. Bd. 33. 1897. — Gerhardt, Mitt. in der Ges. der Charitéärzte. Berlin. klin. Wochenschr. Bd. 36. 1886. — Derselbe, Über die Wirkungsweise der blutdrucksteigernden Substanz der Nebenniere. Arch. f. exp. Pathol. u. Pharmakol. Bd. 44, S. 161. 1909. — Derselbe: Zur Lehre von der Herzstörung bei Basedowkranken. Neurol. Zentralbl. 1910. S. 170. — Gerhardt, C.: Über das Verhalten der Körperarterien bei Basedowscher Krankheit. Mitt. a. d. Grenzgeb. d. Med. u. Chirurg. Bd. 1. 1896. — Gerl und Hofmann: Muskelarbeit und Insulinbedarf. Klin. Wochenschr. (im Druck). — Gerson, M.: Zur Ätiologie der Addisonischen Krankheit und der Sklerodermie. Berlin. klin. Wochenschr. 1918. Nr. 51. — Gestland: Ein Fall von Paralysis agitans mit bedeutender Vergrößerung der Gland. parathyr. Zeitschr. f. klin. Med. Bd. 76. 1912. — Getzowa: Über die Thyreoidea von Kretinen usw. Virchows Arch. f. pathol. Anat. u. Physiol. Bd. 180. 1905. — Ghika, v.: Etude sur le thymus. Thèse de Paris. 1901. — Gibson: The function of the thyreoid gland etc. Brit. med. journ. Jan. 14. 1893. — Derselbe: Notes on some pathological appearances in three fatal cases of Graves disease. Brit. med. Journ. Sept. 1893. — Derselbe: Pituitary extract and Histamin in diab. insip. Arch. of jatero med. März 1921. — Gierke: Die Persistenz und Hypertrophie der Thymusdrüse bei Basedowscher Krankheit. Münch. med. Wochenschr. 1909. Nr. 116. — Derselbe: Über Knochentumoren mit Schilddrüsenbau. Virchows Arch. f pathol. Anat. u. Physiol. Bd. 170. — Gierke, E.: Hypophyse und Epiphyse bei Diabetes insipidus. Verhandl. d. dtsch. pathol. Ges. Bd. 17, S. 200. 1914. — Gigon: Über die Gesetze der Zuckerausscheidung beim Diabetes mellitus. 3. Mitteil. Zeitschr. f. klin. Med. Bd. 65, S. 313. 1908. — Derselbe: Über den Einfluß der Psyche auf die körperlichen Vorgänge. Hypnose und Blutzucker. Schweiz. med. Wochenschr. 1926. Nr. 30. — Gilbert et Casteigne: Infection thyroidienne et goître exophthalmique. Cpt. rend. soc. biol. 1899. p. 463. — Gilbert et Rathéry: Nanisme mitral. Presse méd. Tom. 37, p. 38. 1900. — Gilford, Hastings: The disorders of postnatal growth and development. London: Adlard and Son 1911. — Gilow, W.: Über die physikalische Therapie der Basedowkrankheit. Berlin 1916. Inaug.-Diss. — Giordano und Cayler: Zit. nach Eiselsberg. — Girou: L'adrenaline hipo sive. Paris méd. 1921. — Giudiceandrea: Traitement de la chlorose etc. Semaine méd. 1901. Nr. 3. — Derselbe: Archangeli et Bastianelli: Über die Veränderungen der Schilddrüsen bei Chlorosis. Ref. Fol. haematol. Bd. 2, S. 581. — Gläßner: Protokoll d. k. k. Ges. d. Ärzte in Wien. Wien. klin. Wochenschr. 1909. Nr. 10. — Gläßner, K.: Über Ergotismus nach Genuß von sekalehaltigem Mehl. Wien. klin. Wochenschr. 1919. Nr. 7. — Glävecke: Körperliche und geistige Veränderungen im weiblichen Körper nach künstlichem Verlust der Ovarien und des Uterus. Arch. f. Gynäkol. Bd. 35. — Gley, E.: Des effets de l'exstirpation des glandules parathyréoides chez le chien et le lapin. Arch. de Physiol. norm. et path. 1897. p. 18. — Derselbe: Sur les effets de l'exstirpation du corps thyréoid. Cpt. rend. des séances de la soc. de biol. 1891 u. Arch. d. Physiol. norm. u. pathol. 1892, 1893 u. 1897. — Derselbe: Sur le diabète alimentaire chez les animaux privés du pancreas. Cpt. rend. des séances de la soc. de biol. 1891. p. 752. — Derselbe: Die Lehre von der inneren Sekretion, ihre physiologische Grundlage und ihre Anwendung in der Pathologie. Übersetzt von Al. Lipschütz. Bern und Leipzig: E. Bircher 1920. — Derselbe et J. Cheymol: Cpt. rend. hebdom. des séances de l'acad. des sciences Tome 179, p. 930. 1924. — Gluzinski: Einige Bemerkungen zum klinischen Bild des Klimakteriums. Wien. klin. Wochenschr. 1909. S. 48. — Glynn: The adrenal cortex its rests and tumours its relation to other ductless glands and especially to sex. Quart. journ. of med. Vol. 5, p. 157. Jan. 1912. — Godard: Egypte et Palestine. Paris 1867. Zit. bei Pelikan. — Goetsch, E.: Studies on disorders of the thyroid gland. Endocrinology Vol. 4, p. 389. 1920. — Goetsch, Cushing and Jacobsohn: Carbohydrate tolerance and the posterior lobe of the hypophysis cerebri. Bull. John Hopk. Hosp. Tom. 22. Baltimore June 1911. — Gött, Th.: Handb. d. Kinderheilk. Pfaundler u. Schloßmann 1924. — Goetzl und Erdheim: Zur Kasuistik der trophischen Störungen bei Hirntumoren. Zeitschr. f. Heilk. 1905. — Gold, E.: Protok. d. Ges. d. Ärzte in Wien. Wien. klin. Wochenschr. 1927. S. 1557. — Derselbe und Orator, N.: Über die Jugendstrumen (Strumae diffusa, parenchymatosa, Adoleszentenstrumen). Virchows Arch. f. pathol. Anat. u. Physiol. Bd. 252, S. 671. 1924. — Dieselben: Mitt. a. d. Grenzgeb. d. Med. u. Chirurg. Bd. 36, S. 17. 1923; Wien. klin. Wochenschr. 1924. Nr. 14. — Goldfarb, B.: Ref. Zentralbl. f. Neurol. 1919. Nr. 20. — Goldflamm, S.: Zur Frage des Jodbasedow. Berlin. klin. Wochenschr. 1911. Nr. 10. — Goldschmidt, R.: Das Problem der Geschlechtsbestimmung. 41. Ber. Senckenberg nat. Ges. Frankfurt 1910. S. 216. — Goldschmidt, W.: Ergotismus und Tetanie. Wien. klin. Wochenschr. 1919. Nr. 17. — Goldschwendt: Symptomatologie und Diagnose der Nebennierentumoren. Prag. med. Wochenschr. 1910. Nr. 37 u. 38. —

Goldstein: Die Meningitis serosa unter dem Bild hypophysärer Erkrankung. Arch. f. Psychiatrie u. Nervenkrankh. Bd. 47, S. 129. 1910. — Goldstein, K.: Ein Fall von Akromegalie nach Kastration bei einer erwachsenen Frau. Münch. med. Wochenschr. 1913. Nr. 14. — Derselbe: Myxidiotie. Dtsch. Zeitschr. f. Nervenheilk. Bd. 49, S. 103. 1913. — Derselbe: Über Eunuchoide, über familiär auftretende Entwicklung, Störungen der Drüsen usw. Arch. f. Psychiatrie u. Nervenheilk. Bd. 53. H. 2. — Goldzieher: Beiträge zur Pathologie der Nebennieren. Wien. klin. Wochenschr. 1910. Nr. 22. — Derselbe: Die Nebennieren. Wiesbaden: J. F. Bergmann 1911. — Goldzieher, M.: Über eine Zirbeldrüsengeschwulst. Virchows Arch. f. pathol. Anat. u. Physiol. Bd. 213. 1913. — Goldzieher und Molnar: Beiträge zur Frage der Adrenalinämie. Wien. klin. Wochenschr. 1908. S. 7. — Gollwitzer - Meier: Tetaniestudien. Die Guanidintetanie. Zeitschr. f. exp. Med. Bd. 40, S. 59. 1924. — Goodman: The cyclical theory of menstruation. Americ. journ. of obstetr. a. gynecol. Vol. 9. 1878. — Gordon und v. Jagiç: Über das Blutbild bei Morbus Basedowi und Basedowoid. Wien. klin. Wochenschr. 1908. S. 1589. — Gorke und Deloch: Über den Einfluß von Hypophysenextrakten auf den Magen-Darmtraktus und auf das Blut des Menschen. Arch. f. Verdauungskrankh. Bd. 29. 1922. — Gottlieb: Zit. nach Fr. Kraus. — Gottlieb, K.: Zur pathologischen Anatomie und Pathogenese der Dystrophia adiposo-genitalis. Zeitschr. f. d. ges. Anat., Abt. 2: Zeitschr. f. Konstitutionslehre Bd. 7. 1920. — Gottschalk und Pohle: Untersuchung über den Mechanismus der Adrenalinhyperglykämie. Schmiedeberg Bd. 95, S. 65. 1922; Schmiedeberg Bd. 95, S. 75. 1922. — Gougerot: Syndrômes pluriglandulaires. Paris méd. 24 juin 1911. — Derselbe, Brissaud et Gy: Insuffisance endocrinienne thyroido-testiculaire. Rev. neurol. Tom. 2. 1908. Nouv. Iconogr. de la salp. Tom. 24, p. 449. 1911. — Derselbe et Gy: Insuffisance pluriglandulaire interne thyréotesticule surrenale. Nouv. Iconogr. salp. Tom. 24, p. 449. 1911. — Dieselben: Insuffisance endocrinienne thyréoido-testicul. Rev. neurol. Tom. 2, p. 1354. 1908. — Gouilloud: Soc. méd. de Lyon. 14 mai 1900. — Grabe, K.: 2 eigenartige Fälle von Tetanie. Med. Klinik 1914. Nr. 29. — Grävinghoff: Monatsschr. f. Kinderheilk. Bd. 25, S. 222. — Grafe, E.: Die Bedeutung der Insulintherapie des Diabetes für die Ophthalmologie. Dtsch. med. Wochenschr. Bd. 50, S. 1325. 1924. — Graff, E. v. und Novak, J.: Arch. f. Gynäkol. Bd. 102, S. 18. 1912. — Grant, S. B. und A. Goldmann: A study of forced respiration etc. Americ. journ. of physiol. Vol. 52, p. 209. 1920. — Grasset: Traité élémentaire de physio-pathologique Tom. 1, p. 629. 1910. — Derselbe: s. Cassirer. — Graubner, W.: Die hypophysäre Kachexie. Zeitschr. f. klin. Med. Bd. 101, S. 249. 1925. — Graves: Lectures. London med. and surg. Journ. Vol. 7, p. 173. 1835. — Grawitz: Morbus Basedowi, kompliziert mit Diabetes mellitus usw. Fortschr. d. Med. 1897. S. 15. — Derselbe: Über plötzliche Todesfälle im Säuglingsalter. Dtsch. med. Wochenschr. Nr. 22, S. 188. — Derselbe: Klinische Pathologie des Blutes. IV. Aufl. 1911. Leipzig: Thieme. — Grawitz, E. R.: Basedowsche Krankheit und Antithyreoidin. Klin. Wochenschr. Bd. 5, S. 140. 1926. — Grawitz, P.: Die Entstehung von Nierentumoren aus Nebennierengeweben. Arch. f. klin. Chirurg. Bd. 30. 1884. — Greenwald: Are guanidines present in the urines of parathyroid dogs? Journ. of biol. chem. Vol. 59, p. 329. 1924. — Greenfieldt: Brit. med. journ. Dez. 9. 1893. — Greving, R.: Zur Physiologie, Anatomie und Pathologie der vegetativen Zentren. Zeitschr. f. d. ges. Anat., Abt. 3: Ergebn. d. Anat. u. Entwicklungsgesch. Bd. 24, S. 348. 1922. — Derselbe: Beiträge zur Anatomie des Zwischenhirns und seiner Funktion. IV. Über den Regulationsmechanismus der vegetativen Zentren in der Zwischenhirnbasis usw. Zeitschr. f. Neurol. u. Psychiatrie. Bd. 99, S. 231. 1925. — Derselbe: Beiträge zur Anatomie der Hypophyse und ihre Funktion. I. Eine Faserverbindung zwischen Hypophyse und Zwischenhirnbasis. Dtsch. Zeitschr. f. Nervenheilk. Bd. 89, S. 179. 1926. — Griffith: The condition of testes and prostata gland in eunuchoid persons. Journ. of anat. Vol. 28. 1894. — Grigoriu, M. Christea: Beitrag zur Milchsekretion. Gynäkol. Rundschau, 4. Jg. Nr. 20, S. 740. — Groag, P.: Untersuchungen über Chlorose. Münch. med. Wochenschrift 1901, Nr. 30. — Grober, J.: Zum erblichen Auftreten der Basedowschen Krankheit. Med. Klinik 1912. Nr. 33. — Groebbels, F.: Unzureichende Ernährung und Homonierung I und II. Untersuchung über den Effekt der gegenseitigen Beeinflussung unzureichender Ernährung und Schilddrüsenfütterung auf das Wachstum und die Entwicklung von Froschlarven. Zeitschr. f. Biol. Bd. 75. 1922. — Derselbe und E. Kuhn: Unzureichende Ernährung und Homonierung IV. Der Einfluß der Zirbeldrüsen und Hoden usw. Zeitschr. f. Biol. Bd. 78. 1923. — Groll: Die „Hyperplasie" des lymphatischen Apparates bei Kriegsteilnehmern. Münch. med. Wochenschr. 1919. S. 833. — Groß, E. G. und F. P. Underhill: The metabolism of anorganic salts etc. Journ. of biol. chem. Vol. 54, S. 105. 1922. — Großer, P. und R. Petke: Epithelkörperchenuntersuchungen mit besonderer Berücksichtigung der Tetania infantum. Zeitschr. f. Kinderheilk. Bd. 1, S. 458. — Großmann, F.: Tetanischer Krampfzustand im Bereich des autonomen Nervensystems. Jahrb. f. Kinderheilk. Bd. 104, S. 382. 1924. — Grote, L. R.: Über die Funktion der Niere beim Diabetes insipidus. Dtsch. Arch. f. klin. Med. Bd. 122, S. 223. 1917. — Derselbe: Über die klinische Wertigkeit der Abderhaldenschen Reaktion. Klin. Wochenschr. Bd. 5, S. 971. 1926. — Growe, Cushing und Homans: Experimental hypophysectomy. Bull. Johns Hopkins Hosp. Baltimore, May 1910. — Grünfeld: Sitzungsbericht. Dtsch. med. Wochenschr. Bd. 5, S. 45. 1901. — Gruiker: Journ. of the Americ. med. assoc. 1913. p. 235. — Gudernatsch, J. F.: Fütterungsversuche an Amphibienlarven. Zentralbl. f. Physiol. Bd. 26, S. 323. 1912. — Günther, Br.: Über Epithelkörperchentumor bei den multiplen Riesenzellensarkomen usw. Frankfurt. Zeitschr. f. Pathol. Bd. 28, S. 295. 1922. — Günther, H.: Die Lipomatosis und ihre klinische Form. Jena: G. Fischer 1920. — Gudzent, F.: Über die Einwirkung kleinerer γ-Strahlendosen auf die Thyreotoxikosen usw. Klin.Wochenschr. 1924. S. 2329. — Guggenheim undLöffler: Das Schicksal proteinogener Amine im Tierkörper. Biochem. Zeitschr. Bd. 72, S. 325. 1915. — Dieselben: DieFormen und das Schicksal des Cholins im Tierkörper usw. Biochem. Zeitschr. Bd. 74, S. 208. 1916. — Guggenheimer: Über Eunuchoide usw. Dtsch. Arch. f. klin. Med. Bd. 107, S. 518. 1912. — Guieysse: La Capsule surrénale du cobaye. Journ. de l'anatom. et de la physiol. Tom. 37, p. 312, 435. 1901. — Guignon et Bijou: Déviation du type sexuelle chez une jeune fille etc. Bull. de la soc. péd. de Paris. Mars 1906, p. 129. — Guillain et Alquier: Etude anatomique et pathologique d'un cas de maladie de Dercum. Arch. de méd. expér. et d'anat. path. Tom. 18, p. 680. 1906. — Gulecke: Zwergwuchs infolge prämaturer Synostose. Arch. f. klin. Chirurg. Bd. 83. 1907. — Gulecke, N.: Über die experimentelle Pankreasnekrose usw. Arch. f. klin. Chirurg. Bd. 85. — Derselbe: Chirurgie der Nebenschilddrüse. Ergebn. d. Chirurg. Bd. 9. 1913. — Gull, A.: A cretinoid state supervening in adult life of women. Transact. clin. soc. London Vol. 7, p. 180. 1874 and Brit. med. journ. 1. Nov. 1873. — Gull, W.: Clin. soc. Transact. Vol. 7. 1873. — Gunsett, A.: Ein mit Röntgenstrahlen behandelter Fall von Akromegalie. Strahlentherapie Bd. 5, H. 1. 1914. — Guthrie, L. et Emery W. d'Este: Clin. soc. trans. Tom. 40, p. 175. — Guttmann: Beiträge zur Histologie des Pankreas. Virchows Arch. f. pathol. Anat. u. Physiol. Bd. 177, Supplbd., S. 128. 1904; Beiträge zur Pathologie des Pankreas bei Diabetes mellitus. Virchows Arch. f. pathol. Anat. u. Physiol. Bd. 172, S. 493. 1903. — Gutzmann: Diskussion z. Referat Kraus-Kocher. Kongr. f. inn. Med. 1906. — Derselbe: Über die Störungen der Stimme und Sprache. Ergebn. d. inn. Med. u. Kinderheilk. Bd. 3, S. 327. 1909. — György, P.: Über den Gehalt des Blutserums an Kalk und anorganischem Phosphor. Jahrb. f. Kinderheilk. Bd. 99, S. 1. 1922. — Derselbe: Die Kalkbehandlung der Tetanie ist eine Säuretherapie. Klin. Wochenschr. 1922. S. 1399. — Derselbe und H. Vollmer: Beeinflussung der Guanidinvergiftung durch Säuren. Schmiedeberg. Zeitschrift f. exp. Therap. u. Pharmakol. Bd. 95, S. 200. 1922. — Gyotoku, K. und M. Momose: Stoffwechseluntersuchung an 4 Fällen von Morbus Addisonii. Mitt. a. d. med. Fak. d. Univ. Tokyo Bd. 30, S. 1. 1922.

Haas, W.: Zur Therapie der postoperativen Tetanie. Zentralbl. f. Chirurg. 1920. S. 171. — Haberer, v.: Kasuistisches zur Frage der therapeutischen Mißerfolge bei Morbus Basedowii. Wien. klin. Wochenschr. 1915. S. 1 u. 2. — Derselbe: Basedow und Thymus. Mitt. a. d. Grenzgeb. d. Med. u. Chirurg. Bd. 32, H. 3, S. 329. 1921. — Derselbe und Stoerk: Beitrag zur Marksekretion der Nebenniere. Wien. klin. Wochenschrift. 1908. S. 305 u. 338. — Haberfeld: Die Epithelkörperchen bei Tetanie usw. Virchows Arch. f. pathol. Anat. u. Physiol. Bd. 203, S. 283. 1911. — Haberfeld, W.: Die Rachendachhypophyse. Beitr. z. pathol. Anat. u. z. allg. Pathol. Bd. 46, S. 133. 1909. — Derselbe und P. Schilder: Die Tetanie des Kaninchens. Mitt. a. d. Grenzgeb. d. Med. u. Chirurg. Bd. 20. 1909. — Habermann, J.: Zur Lehre der Ohrenerkrankungen infolge von Kretinismus. Arch. f. Ohren-, Nasen- u. Kehlkopfheilk. Bd. 79, S. 23. 1909. — Haedke: Metatraumatische alimentäre Glykosurie. Dtsch. med. Wochenschr. 1900. S. 501. — Händel, M.: Über den Grundumsatz bei Hypertonien. Zeitschr. f. klin. Med. Bd. 100, S. 725. 1924. — Häusler, H. und F. Högler: Untersuchung bei einem Fall von insulinrefraktärem Diabetes. Klin. Wochenschr. 1927. Nr. 12. — Hagenbach: Experimentelle Studie über die Funktion der Schilddrüse und der Epithelkörperchen. Mitt. a. d. Grenzgeb. d. Med. u. Chirurg. Bd. 18. 1907. — Derselbe: Osteogenesis imperfecta tarda. Frankfurt. Zeitschr. f. Pathol. Bd. 6, S. 398. — Hahl, C.: Die Verwendbarkeit des Pituitrins in der Geburtshilfe. Arb. a. d. geburtsh.-gynäkol. Univ.-Klinik Helsingfors 1912. München: J. F. Bergmann. — Halasz, v.: Über Veränderungen des Pankreas bei Zuckerkranken unter Berücksichtigung ätiologischer Momente und des klinischen Verlaufs. Wien. klin. Wochenschr. 1909. Nr. 43. — Halban, J.: Die Entstehung der Geschlechtscharaktere. Arch. f. Gynäkol. Bd. 70, S. 205. 1903. — Derselbe: Über den Einfluß des Ovariums auf die Entwicklung des Genitales. Monatsschr. f. Geburtsh. u. Gynäkol. Bd. 12, S. 498. 1900. — Derselbe: Protokoll d. Ges. d. Ärzte. Wien. klin. Wochenschr. Bd. 21. 1910. — Derselbe: Die innere Sekretion von Ovarium und Plazenta und ihre Bedeutung für die Funktion der Milchdrüse. Arch. f. Gynäkol. Bd. 75. 1905. — Derselbe: Zur Lehre von der Menstruation usw. Zentralbl. f. Gynäkol. Bd. 35, S. 46. 1911. — Derselbe: Zur Symptomatologie der Corpus luteum-Zysten.

Zentralbl. f. Gynäkol. Bd. 24 (2), S. 645. 1915. — Halban: Keimdrüse und Geschlechtsentwicklung. Arch. f. Gynäkol. Bd. 114. 1921. — Derselbe: Die Beeinflussung der Geschlechtscharaktere durch Tumoren. Wien. klin. Wochenschr. 1925. S. 475. — Derselbe und R. Köhler: Die Beziehungen zwischen Corpus luteum und Menstruation. Arch. f. Gynäkol. Bd. 103, S. 575. 1914. — Hall, G. W.: Diabetes insipidus. A case report following epidemic encephalitis etc. Americ. journ. of the med. sciences Vol. 165, Nr. 4. 1923. — Halle, W. L.: Über die Bildung des Adrenalin im Organismus. Hofmeisters Beitr. Bd. 8, S. 276. Haller, A. v.: Elementa physiologica Vol. 8, p. 116. 1766. — Halliburton: Report on chemic. investigation of the tissus and organs from cases of myxoedema in man and animals. Reports on Myxoedema. London 1888. — Halliburton, W. D. and I. P. Candler: Sikes. The human pituitary body. Journ. of physiol. Vol. 38. 1909. — Halliday, Crom: Über einen Fall von Überpflanzung des Ovariums mit nachfolgender Schwangerschaft und Geburt eines lebenden Kindes. Frage: Wer ist die Mutter? Edinbourgh obstetr. soc. 1905/06. (Ref. Zentralbl. f. Gynäkol. 1906.) — Halstead, W. S.: A experm. study on the thyreoid glands of dogs etc. Baltimore 1896. — Derselbe: The transplantation of parathyroid glands in dogs. Proc. of the pathol. soc. of Philadelphia und Journ. of exp. med. Vol. 5, p. 74. 1908 and Auto- and isotransplantation in dogs of the parathyroid glandules. Journ. of exp. med. Vol. 11, p. 175. 1909. — Derselbe: Journ. of exp. Med. Vol. 15. 1912. — Hamburger, W. W.: Action of extracts of the ant. lobe of the pit. gland. upon the bloodpressure. Americ. journ. of physiol. Vol. 26, p. 178. 1910. — Hammar: Zur gröberen Morphologie und Morphogenie der Menschenthymus. Anat. Hefte Bd. 43, S. 203. 1911. — Derselbe: Über Gewichtsinvolution und Persistenz der Thymus im postfötalen Leben. Virchows Arch. f. physiol. Anat. u. Physiol. Suppl. 1906. S. 91. — Derselbe: 50 Jahre Thymusforschung. Kritische Übersicht der normalen Morphologie. Ergebn. d. Anat. u. Entwicklungsgesch. Bd. 19, S. 1. 1910. — Derselbe: The new views as to the morphology of the Thymus etc. Endocrinology 1921. p. 731. — Hammer: Über Thymuserkrankungen und Thymustod. Inaug.-Diss. Freiburg 1903. — Hammerschlag: Hörstörung beim endemischen Kretinismus. Wien. klin. Wochenschr. 1902. S. 712. — Hammett, Fr. S.: Rickets and Parathyroids. Endocrin. Vol. 8, p. 537. 1924. — Hammond: Americ. journ. of neurol. and Psych. 1882. — Derselbe, Zit. nach Mingazzini: Pathologie und Symptomatologie der Kleinhirnerkrankungen. Ergebn. d. Neurol. Bd. 1. 1912. — Hanau: X. internat. Kongreß zu Berlin. Bd. 2, S. 128. — Derselbe: Über Knochenveränderungen in der Schwangerschaft. Fortschr. d. Med. Bd. 7. 1892. — Hand, A.: Defects of membranous bones, exophthalmos and polyuria. in childhood. Americ. journ. of med. sciences Vol. 162, p. 509. 1921. — Handelsmann und Horsley: Preliminary note on experimental investigations of the pituitary body. Brit. med. journ. Vol. 2, p. 1150. 1911. — Handmann: Schilddrüsenveränderungen und Hämoglobingehalt des Blutes bei Chlorose. Münch. med. Wochenschr. 1911. Nr. 22. — Hanes: The relation of the interstitial cells etc. Journ. exp. med. Vol. 13, p. 338. 1911. — Hanke, V.: Cataract, Neuritis optica, Degeneration des Pigmentepithels der Irishinterfläche bei Tetanie. 24. Vers. d. Ophthalmol. Ges. Heidelberg 1908. S. 329. — Hann, F. v.: Über die Bedeutung der Hypophysenveränderungen bei Diabetes insipidus. Frankfurt. Zeitschr. f. Pathol. Bd. 21, S. 337. 1918. — Hannemann, O.: Über Glykosurie und Diabetes mellitus bei Basedowscher Krankheit. Inaug.-Diss. Berlin 1895. — Hannes: Zur Organotherapie der Gebärmutterblutungen. Monatsschr. f. Geburtsh. u. Gynäkol. Bd. 50, S. 199. 1919. — Hansemann, v.: Über Akromegalie. Berlin. klin. Wochenschr. 1897. S. 417. — Derselbe: Über die Struktur, das Wesen der Gefäßinseln. Verhandl. d. pathol. Ges. 1901, S. 187. — Derselbe: Schilddrüse und Thymus bei der Basedowschen Krankheit. Berlin. klin. Wochenschr. 1905. — Derselbe: Echte Nanosomie usw. Berlin. klin. Wochenschr. 1902. Nr. 52. — Hansen: Dtsch. Zeitschr. f. Kinderheilk. 1924. — Harms, W.: Experimentelle Untersuchungen über die innere Sekretion der Keimdrüsen. Jena: Fischer 1914. — Derselbe: Das Problem der Geschlechtsumstimmung und die sog. Verjüngung. Naturwissenschaften Bd. 9, S. 184. 1921. — Harington: Chemistry of Thyroxin. Biochem. Journ. Bd. 20, S. 293, 300. 1926. — Harris, J.: The pulse pressure in exophthalmic goiter. Brit. med. journ. 1923. p. 630. — Hart: Über Thymuspersistenz und apoplektiformen Thymustod usw. Münch. med. Wochenschr. 1908. S. 669 u. 744. — Derselbe: Thymuspersistenz und Thymushyperplasie. Zentralbl. Mitt. a. d. Grenzgeb. d. Med. u. Chirurg. Bd. 12, S. 321 u. f. 1909. — Derselbe: Ein Fall von Angiosarkoma der Glandula pinealis. Berlin. klin. Wochenschr. 1909. S. 2298. — Derselbe: Thymusstudien. III. Die Pathologie der Thymus. Virchows Arch. f. pathol. Anat. u. Physiol. Bd. 214, S. 1. 1913. — Derselbe: Med. Klinik 1913. S. 1466 u. 1507 u. 1914. S. 600; Arch. f. klin. Chirurg. Bd. 104, S. 347. 1914; Virchows Arch. f. pathol. Anat. u. Physiol. Bd. 220, S. 185. 1915. — Derselbe: Über die Basedowische Krankheit. Med. Klinik Bd. 1, S. 388. 1915. — Derselbe: Neotenie und Infantilismus. Berlin. klin. Wochenschr. 1918. Nr. 36. — Derselbe: Der Status thymico-lymphaticus. Zeitschr. f. ärztl. Fortbild. Bd. 17, S. 673 u. 697. 1920. — Derselbe: Zum Wesen und Wirken der endokrinen Drüsen. Berlin. klin. Wochenschrift 1921. Nr. 21. — Derselbe und Nordmann: Experimentelle Studien über die

Bedeutung der Thymus usw. Berlin. klin. Wochenschr. 1910. S. 814. — Hartley, J. N. J.: Some errors in the developement of the tyroid gland. Surg. gynecol. a. obstetr. Vol. 35, p. 543. 1922. — Hartmann, M.: Zur Kenntnis des Ovarialhormons. Klin. Wochenschr. 1926. S. 2152. — Hartwich, A.: Beiträge zur Rolle der Epithelkörperchen in der Pathologie. Virchows Arch. f. pathol. Anat. u. Physiol. Bd. 236, S. 61. 1922. — Harvier, P. et L. v. Bogaert: Cpt. rend. des séances de la soc. de biol. Tom. 90, p. 672. 1924. — Hasenöhrl u. F. Högler: Klin. Wochenschr. (im Druck). — Haskovec, L.: Einwirkung des Schilddrüsensaftes auf den Kreislauf. Wien. med. Blätter 1896. — Derselbe: Adipose douloureuse ou maladie de Dercum. Rev. neurol. Nr. 23. 15 déc. 1906. — Hastings Gilford: The disorders of postnatal growth and development. London: Adlard and Son 1911. — Derselbe: Siehe auch Med. Chir. Transact. Vol. 80. 1897 and The practitioner Vol. 73, p. 188. 1904. — Hastings, A. B. und H. A. Murray, jr.: Observations on parathyroidectomized dogs. Journ. of biol. chem. Vol. 46, p. 233. 1921. — Haubenreiner, W.: Über Sexualoperationen. Dtsch. Zeitschr. f. Chirurg. Bd. 176, S. 31. 1922. — Haugardy und Langstein: Jahrb. f. Kinderheilk. Bd. 61. 1905. — Hausmann, M.: Ein Paraganglion des Zuckerkandlschen Organs mit gleichzeitiger Herz- und Nierenhypertrophie. Schweiz. med. Wochenschr. 1922. Nr. 36. — Hayem: A propos du traitement de la chlorose. Sem. méd. 1895. S. 179. — Derselbe: De la mort subite au cours de la chlorose. Sem. méd. 1896. p. 116. — Hecker: Ges. f. Naturheilk. in Dresden. Münch. med. Wochenschr. 1906. S. 2225. Hectoen: Ein Fall von Sklerodermie diff. in Verbindung mit chronisch-fibrösen Veränderungen der Schilddrüse usw. Zentralbl. f. allg. Pathol. u. pathol. Anat. 1897. Nr. 17. — Hectoen, L., A. J. Carlson und K. Schulhof: The Precipitinreaction of Thyreoglobulin. Journ. of the Americ. med. assoc. Vol. 81, p. 86. 1923. — Hedinger: Über Beziehungen zwischen Status lymphaticus und Morbus Addisonii. Dtsch. pathol. Ges. Dresden 1907. — Derselbe: Über familiäres Vorkommen plötzlicher Todesfälle bedingt durch Status lymphaticus. Dtsch. Arch. f. klin. Med. Bd. 86, S. 248. 1905. — Hedinger, E.: Mors thymica bei Neugeborenen. Jahrb. f. Kinderheilk. Bd. 63. 1906 u. Dtsch. Arch. f. klin. Med. Bd. 85. 1905 u. Bd. 86. 1906. — Derselbe: Entfettungskur durch reine Milchdiät. Dtsch. Arch. f. klin. Med. Bd. 96, S. 328. 1909. — Hédon, E.: Greffe sous-cutanée du pancréas. Arch. de physiol. normale et pathol. 1892. p. 617. — Hegar: Abnorme Behaarung und Uterusduplex. Beitr. z. Geburtsh. u. Gynäkol. Bd. 1, S. 111. 1898. — Derselbe: Die Kastration der Frauen. Volkmanns Samml. Nr. 136—138. 1878. Der Geschlechtstrieb. Stuttgart 1894. — Derselbe: Zur abnormen Behaarung. Beitr. z. Geburtsh. u. Gynäkol. Bd. 4. 1901. — Derselbe: Korrelation der Keimdrüsen und Geschlechtsbestimmung. Ibid. Bd. 7, S. 201. 1903. — Derselbe: Münch. med. Wochenschr. 1905. Nr. 11. Entwicklungsstörungen. Dtsch. med. Wochenschr. 1910. Nr. 40. — Hegler: Untertemperatur bei Hypophysenerkrankung. Festschr. d. Eppendorfer Krankenhauses, Hamburg 1914. — Heiberg, K. A.: Studien über die pathologisch-anatomische Grundlage des Diabetes mellitus. Virchows Arch. f. pathol. Anat. u. Physiol. Bd. 204, S. 175. 1911. Über Diabetes bei Kindern. Arch. f. Kinderheilk. Bd. 56. 1911. — Heidenhain: Hermanns Handb. d. Physiol. Bd. 5. 1883. — Heidkamp: Beitrag zur Tuberkulose der Hypophyse. Dtsch. Arch. f. klin. Med. Bd. 210, S. 445. 1912. — Heilborn: Geschlechtswandlung bei einem Hund mit Basedow. Dtsch. med. Wochenschr. 1918. Nr. 8. — Heilig, R.: Klin. Wochenschr. 1924. S. 576 und ebenda 1924. S. 1117. — Derselbe und H. Hoff: Klin. Wochenschr. 1924. S. 2049. — Dieselben: Schlafstudien. Klin. Wochenschr. Bd. 4, S. 2194. 1926. — Dieselben: Über hypnotische Beeinflussung der Nierenfunktion. Dtsch. med. Wochenschrift 1925. S. 1615. — Heine, L.: Über Tetanie- und Myxotoniekatarakte. Zeitschr. f. Augenheilk. Bd. 55, S. 1. 1925. — Heintzheimer: Entwicklung und gegenwärtiger Stand der Schilddrüsenbehandlung. München 1895. — Held: Pluriglanduläre Insuffizienz. Virchows Arch. f. pathol. Anat. u. Physiol. Bd. 261, S. 600. 1926 — Heller: Über Hautveränderungen beim Diabète bronzé. Dtsch. med. Wochenschr. 1907. S. 1216. — Heller, J.: Dtsch. med. Wochenschr. 1926. S. 785. — Hellwig, A.: Kombination von psychopathischer Anlage mit Hyperthyreoidismus. Dtsch. med. Wochenschr. 1922. S. 13. — Hempel: Aplasie der Hoden. Neurol. Zentralbl. 1911. S. 111. — Hemptenmacher: Über einen Fall von Diabetes mellitus syphiliticus. Mitt. d. Hamburger Staatskrankenanstalten 1901. S. 616. — Henderson, P. S.: The guanidin content of muscle in tetania parathyreopriva. Journ. of physiol. Vol. 52, p. 1. 1918/19. — Hendersson: On the relationship of the thymus to the sexuell organs. Journ. of physiol. Vol. 31. 1904. — Hendorfer, K.: Über das Hautpigment und seine Beziehungen zur Addisonschen Krankheit. Münch. med. Wochenschr. 1921. S. 266. — Henschen: Über Struma suprarenalis cystica haemorrhagica. Beitr. z. klin. Chirurg. Bd. 49, S. 217. 1906. — Henschen-Nager: Die paranasale Operation des Hypophysentumors. Korresp.-Blatt d. Schweiz. Ärzte 1919. Nr. 35—36. — Hepner: Zit. nach Glynn. — Herbst, C.: Formative Reize in der tierischen Ontogenese. Leipzig 1901. — Hereus, Ch. E., W. N. Benson and Ch. L. Carter: Epidemic goiter in New Zealand. Journ. of hyg. Vol. 24, p. 321. 1925. — Hernando, T.: Wechselbeziehung zwischen den Störungen der inneren Sekretion und dem Verdauungsapparat. Samml. zwangl. Abh. a. d. Geb. d. Verdauungs- u. Stoffwechsel-krankh. H. Strauß. Bd. 9, H. 8. 1926. — Herrmann: Mitt. a. d. Grenzgeb. f. inn. Med. Wien 1914. — Herrmann, E.: Über eine wirksame Substanz im Eierstock und in der Plazenta. Monatsschr. f. Geburtsh. u. Gynäkol. Bd. 41. 1915. — Derselbe: Organische Veränderungen des Ovars als Grundlage für Funktionsstörungen. Wien. med. Wochenschr. 1924. Nr. 33 u. 34. — Derselbe: Bau und Wesen des hypoplastischen Ovars. Wien. med. Woche 1925. Nr. 24. — Herrmann und Kyrle: Verhandl. d. physiol. u. morphol. Ges. Wien Bd. 5, S. 4. 1909. — Herter, C. A.: Intestinaler Infantilismus. Übersetzt von L. Schweiger. Deuticke 1909. — Hertoghe: Influence des produits thyreoidiens etc. Bull. Acad. royale de med. de Belgique Tom. 10, p. 381. 1896. — Derselbe: De l'hypothy-réoidie bénigne chronique ou myxoedème fruste. Nouv. iconogr. de la salp. Juli/Aug. 1899. — Derselbe: Hypothyreoidie benigne chronique. Iconogr. Salp. 1899. Nr. 4. — Hertoghe-Spiegelberg: Die Rolle der Schilddrüse bei Stillstand und Hemmung des Wachstums usw. München: Lehmann 1900. — Hertz, P. und Secher: Ein Fall von Neuroblastoma sympathicum congenitum kombiniert mit Morbus Addisonii bei einem Kinde. Jahrb. f. Kinderheilk. Bd. 87, S. 367. 1918. — Herxheimer: Pankreas und Diabetes mellitus. Dtsch. med. Wochenschr. 1906. S. 829. Zur Frage über das Verhalten der Langerhansschen Inseln bei Diabetes mellitus. Festschr. f. Orth, Berlin 1903. Über Pankreaszirrhose. Virchows Arch. f. pathol. Anat. u. Physiol. Bd. 183, S. 228. 1906. — Derselbe: Über Tumoren des Nebennierenmarks, insbesondere das Neuroblastoma sympathicum. Beitr. z. pathol. Anat. u. z. allg. Pathol. 1913. S. 57. — Herz, A.: Verhandl. d. Ges. f. inn. Med. 4. Juni 1908. — Herzog, W.: Ein Fall von allgemeiner Behaarung mit heterologer Pubertas praecox bei 3jährigem Mädchen. Münch. med. Wochenschr. 1915. Nr. 6, S. 184. — Heß: Experimentelle Beiträge zur Anatomie und Pathologie des Pankreas. Med. wissensch. Arch. Bd. 1. 1907. — Derselbe: Newer aspects of some nutritional disorders. Journ. of the Americ. med. assoc. Vol. 75. March 1921. — Derselbe: Arch. f. klin. Med. Bd. 141, S. 151. 1922. — Derselbe und Königstein: Über Neurosen der Hautgefäße. Wien. klin. Wochenschrift 1911. Nr. 42. — Heß, O.: Über die Beeinflussung des Flüssigkeitstausches zwischen Blut und Geweben durch Schwankungen des Blutdruckes. Dtsch. Arch. f. klin. Med. Bd. 79, S. 128. 1904. — Hesse, E.: Die Beziehungen zwischen Kropfendemie und Radioaktivität. Arch. f. klin. Med. Bd. 110, S. 338. 1913. — Hetzel, K. S.: Glycosuria in acromegaly. Lancet. Vol 210, p. 440. 1926. — Heubner: Tumor der Glandula pinealis. Dtsch. med. Wochenschr. 1898. Vereinsbeil. Bd. 29. — Heuer, G.: The cerebral nerve disturbances in exophthalmic goiter. Americ. Journ. of med. science. 1916. Nr. 3. — Le Heux, J. W.: Arch. f. d. ges. Physiol. Bd. 173. 1918; Bd. 190, S. 301. 1921. — Hewer, E. E.: Journ. of physiol. Vol. 20 und Brit. med. journ. 1922. p. 138. — Heyn: Pseudohermaphroditismus masculinis completus. Zeitschr. f. Geburtsh. u. Gynäkol. Bd. 65, S. 642. 1910. — Higgins und Ogden: Monatsschr. f. Unfallheilk. Bd. 3, Nr. 1. — Hildebrand, O.: Erfahrungen und Studien über die Basedowsche Krankheit und ihre operative Behandlung. Arch. f. klin. Chirurg. Bd. 111. 1918. — Derselbe: Die operative Behandlung der Basedowkrankheit. Dtsch. med. Wochenschr. 1923. S. 338 u. 1923. S. 374. — Hildebrandt: Zur Lehre von der Milchbildung. Hofmeisters Beitr. Bd. 5, S. 463. 1904. — Hildebrandt, F.: Über die Beziehungen zwischen Hyperglykämie und Glykosurie beim experimentellen Adrenalindiabetes. Arch. f. exp. Pathol. u. Pharmakol. Bd. 88, S. 80. 1920. — Derselbe: Über die Wirkung des Thyroxins und kleinster Jodgaben auf den Stoffwechsel bei Ratten. Therapie d. Gegenw. Bd. 63, S. 363. 1922. — Himmelheber: Akute Thyreoiditis als Komplikation nach einer Operation. Zentralbl. f. Gynäkol. Bd. 35. 1909. — Hinrichs: Behinderung der Atmung und der Nahrungsaufnahme durch eine zu große Thymus bei einem 10jährigen Kinde, Operation, Heilung. Inaug.-Diss. Leipzig 1907. — Hinz: Kriegsernährung und Hypothyreoidismus. Med. Klinik. 1920. Nr. 12, S. 313. — Hirsch-Berberich: Klin. Wochenschr. 1924. S. 483. — Hirsch: Dtsch. Arch. f. klin. Med. Bd. 140, S. 323. 1920. — Hirsch, O.: Über Methoden der operativen Behandlung von Hypophysistumoren auf endonasalem Wege. Arch. f. Laryngol. Bd. 24. 1910. Ferner: Die operative Behandlung von Hypophysentumoren. Arch. f. Laryngol. u. Rhinol. Bd. 26. 1912. — Derselbe: Traitement opératoire des tumeurs de l'hypophyse. Arch. internat. de laryngol, otol.-rhinol. et de broncho-oesophagoscopie Tom. 37, Nr. 1. 1914 — Derselbe: Über Augensymptome bei Hypophysentumor und ähnlichen Krankheitsbildern. Zeitschr. f. Augenheilk. Bd. 45, S. 294. 1921. — Derselbe: Rev. franc. d'Endocrinologie Tom. 3, Nr. 6. 1925. — Derselbe: Zur Klinik der Hypophysentumoren. Wien. klin. Wochenschrift 1926. Nr. 4. — Hirsch, R.: Glykosurie nach Schilddrüsenexstirpation bei Hunden. Zeitschr. f. exp. Pathol. u. Therap. Bd. 3. 1906. — Derselbe und E. Blumenfeld: Zeitschr. f. exp. Pathol. u. Therap. Bd. 19, S. 494. 1918. — Hirsch, S.: Über eigentümliche Verlaufsform polyglandulärer Syndrome usw. Dtsch. Arch. f. klin. Med. Bd. 140, S. 323. 1922. — Derselbe: Zur Begründung und Abgrenzung der pluri-glandulären Insuffizienz. Münch. med. Wochenschr. 1923. Nr. 49, S. 1449. — Hirschfeld: Über infektiöse Entstehung der chronischen Pankreatitis und des Diabetes. Berlin. klin.

Wochenschr. 1908. Nr. 11. — Hirschfeld: Weitere Beiträge zur Ätiologie des Diabetes mellitus. Berlin. klin. Wochenschr. 1912. S. 198. — Hirschfeld, Magn.: Über Geschlechtsdrüsenausfall. Neurol. Zentralbl. 1916. S. 328. — Hirschl, J. A.: Osteomalacie bei Morbus Basedowi und Myxödem. Jahrb. f. Psychiatrie u. Neurol. Bd. 20, S. 406. 1901 und Wien. klin. Wochenschr. 1901. S. 333. — Derselbe: Über Geistesstörungen bei Morbus Basedowi. Jahrb. f. Psychiatrie u. Neurol. 1894. S. 52. — Hirschl: Wien. klin. Wochenschr. 1904. S. 608. — Hirschlaff, W.: Zur Pathologie und Klinik des Morbus Basedowi. Zeitschr. f. klin. Med. Bd. 36, S. 200. 1899. — His: Über den Sinus praecervicalis und über die Thymusanlage. Virchows Arch. f. pathol. Anat. u. Physiol. 1886. Anat. Abt. S. 421. — His, W.: Geschichtliches und Diathesen in der inneren Medizin. Ref. Kongr. f. inn. Med. 1911. — Derselbe: Zur Kasuistik des Kretinismus. Virchows Arch. f. pathol. Anat. u. Physiol. Bd. 22, S. 104. 1861. — Hitschmann: Augenuntersuchungen bei Kretinismus und Zwergwuchs usw. Wien. klin. Wochenschr. 1898. Nr. 27. — Hoag: Americ. journ. of dis. of childr. Vol. 25. 1923. — Hochenegg: Zur Therapie von Hypophysistumoren. 37. Kongr. d. Ges. f. Chirurg. 1908. S. 80. Wien. klin. Wochenschr. 1908. S. 891. Zeitschr. f. Chirurg. Nr. 100, S. 317. — Hochstetter: Über gehäuftes Auftreten von Rachitis tarda. Münch. med. Wochenschr. 1919. S. 776. — Hochstetter, F.: Beitrag zur Klinik der multiplen Blutdrüsensklerose. Med. Klinik 1922. Nr. 21. — Hochstetter, Ferd.: Über die Entwicklung der Zirbeldrüse des Menschen. Verhandl. d. anat. Ges. Marburg. 1921. — Derselbe: Beiträge zur Entwicklungsgeschichte des menschlichen Hirns. Wien und Leipzig: Deuticke 1924. — Hödlmoser: Über einen Fall von Zwergwuchs, verbunden mit angeborener Enge der Aorta. Wien. klin. Wochenschr. Bd. 15, S. 408. 1899. — Hoeflmayr, L.: Kasuistischer Beitrag zum Kapitel „innere Sekretion“. Münch. med. Wochenschr. 1919. Nr. 19. — Högler, Fr.: Über Akropachie. Wien. Arch. f. inn. Med. Bd. 1, S. 35. 1920. — Derselbe: Über den Adrenalingehalt des Blutes usw. Wien. Arch. f. inn. Med. Bd. 6, S. 343. 1925. — Derselbe und Überrack: Studien über das refraktometrische Verfahren. Klin. Wochenschr. Okt. 1926. — Dieselben: Zeitschr. f. exp. Med. (im Druck). — Dieselben und Thomann: Wien. biol. Ges. 21. Febr. 1927. — Höniger: Über die ephemäre traumatische Glykosurie bei Neugeborenen. Dtsch. med. Wochenschrift. 1911. S. 500. — Hönnicke: Diskussion zum Vortrag Kocher. Kongr. f. inn. Med. 1906. S. 108. — Hofbauer: Typische Atemstörungen bei Morbus Basedowi. Mitt. a. d. Grenzgeb. d. Med. u. Chirurg. Nr. 11, S. 531. — Derselbe: Hypophysenextrakt als Wehenmittel. Zeitschr. f. Gynäkol. 1910. S. 137. — Hofbauer, J.: Der hypophysäre Faktor beim Zustandekommen menstrueller Vorgänge und seine Beziehungen zum Corpus luteum. Zentralbl. f. Gynäkol. Bd. 48, S. 65. 1924. — Hoff, H.: Arbeiten aus dem neurologischen Institut der Wiener Universität. Bd. 24, S. 397. 1923. — Hoff und Wermer: Wien. Biol. Ges. 10. Mai 1926. — Hoffmann: Dtsch. Arch. f. klin. Med. Bd. 43, S. 109. 1888. (Fall 13.) — Derselbe: Zur Lehre von der Tetanie. Virchows Arch. f. pathol. Anat. u. Physiol. Bd. 43, S. 53. 1888. — Hoffmann, H.: Zeitschr. f. d. ges. exp. Med. Bd. 12. 1921. — Derselbe: Über zirkumskriptes planes Myxödem. Arch. f. Dermatol. u. Syphilis Bd. 146. S. 89. 1923. — Derselbe: Untersuchung über endokrine Störungen, insbesondere Sklerodermie und Akrodermatitis atrophicans. Klin. Wochenschr. 1925. S. 978. — Hoffmann, R.: Beitrag zur Frage der zerebralen Vasomotoren. Zeitschr. f. Laryngol., Rhinol. u. ihre Grenzgeb. Bd. 9, S. 341 u. Bd. 10, S. 155. 1920. — Hofmeier: Zeitschr. f. d. ges. exp. Med. Bd. 35, S. 191. 1923. — Hofmeister: Experimentelle Untersuchungen über die Folgen des Schilddrüsenverlustes. Beitr. z. klin. Chirurg. Bd. 11. 1894 und Dtsch. med. Wochenschr. 1896. Nr. 22. — Hofmeister, F.: Nothnagelvorlesung. Wien. Dez. 1912. — Hofstätter: Pituitrin als Blasentonicum. Wien. klin. Wochenschr. 1911. S. 1702. — Derselbe: Über die Rolle der Hypophyse bei Morbus Basedowii. Mitt. a. d. Grenzgeb. d. Med. u. Chirurg. Bd. 31, S. 1 u. 2. 1918. — Derselbe: Unser Wissen über die sekundären Geschlechtscharaktere. Zentralbl. f. d. Grenzgeb. d. Med. u. Chir. Bd. 16, S. 37. 1912. — Derselbe: Ergebnisse und Aussichten der experimentellen Zirbelforschung. Jahrb. f. Psychiatrie u. Neurol. Bd. 32. 1917. — Hofstätter, E.: Über Befunde bei hyperhypophysierten Tieren. Monatsschr. f. Geburtsh. u. Gynäkol. Bd. 49. 1919. — Hogben, L. P. und Fr. R. Winton: The pituitary effectiv. system. I. Reaction of frogs metamophores to pituitary extracts. Proc. of the roy. soz. Vol. 93, S. 13. 1922. — Holfelder und Peiper: Die Empfindlichkeit der Nebennieren gegenüber Radiumstrahlen. Strahlentherapie. Bd. 15, S. 1. 1923. — Holmes, Gordon: Quat. journ. of med. Vol. 18, p. 143. 1925. — Holmgren, J.: Über das Längenwachstum bei Hyperthyreose. Med. Klinik. 1910. Über den Einfluß der Basedowschen Krankheit usw. auf das Längenwachstum. Leipzig 1909. — Holst, J.: Der latente Basedow. Schweiz. med. Wochenschr. Bd. 53, S. 147. 1923. — Derselbe: Kohlenhydrat-Stoffwechselanomalien und Pankreasveränderungen bei Morbus Basedowii. Schweiz. med. Wochenschr. Bd. 53, S. 725. 1923. — Derselbe: Untersuchung über die Pathogenese des Morbus Basedowii. Acta chir. scandin. Suppl. 3, Bd. 4, S. 1. 1923. — Holzer, H. und O. Klein: Über hypochlor. Diabetes insipidus usw. Zeitschr. f. klin. Med. Bd. 104, S. 299. 1926. — Holzknecht: Gesellschaft der Ärzte. Wien. klin.

Wochenschr. 1909. Nr. 47. — Honeyman, T. J.: The thymus and tetany. Journ. of physiol. Vol. 53, p. 207. 1919. — Hoppe-Seyler: Beziehung des Diabetes insipidus zur Hypophyse usw. Münch. med. Wochenschr. 1915. Nr. 48. — Hornowski, J.: Zwei Todesfälle infolge von Nebenniereninsuffizienz. Virchows Arch. f. pathol. Anat. u. Physiol. Bd. 215, S. 270. 1914. — Horrax, G. and Perc. Bailey: Tumors of the pineal body. Arch. of neurol. a. psychol. Vol. 13, p. 423. 1925. — Horsley: Die Funktion der Schilddrüse, eine historischkritische Studie. Festschr. f. Virchow 1. Berlin 1891. — Hoskins, M.: Exstirpation and Transplantation of the Thyme in Larval. Endocrin. 1921. S. 762. — Hoskins, R. G.: The sthenic e fect of epinephrin upon intestine. Americ. journ. of physiol. Vol. 29, p. 363. 1911/12. — Derselbe: Some principles of endocrinology applicable to organotherapy. Americ. med. assoc. St. Louis. Mai 1922. — Derselbe and H. Wheelon: Parathyroid deficiency and sympathetic irritability. Americ. journ. of physiol. Vol. 34, p. 263. 1914. — Hotz: Die Ursache des Thymustodes. Beitr. z. klin. Chirurg. Bd. 55, S. 509. 1907. — Houssay, B. A.: La acion fisiologica de los extractos hipofisarios. Buenos-Aires 1918. — Derselbe: Décharges d'adrénaline par excitation du nerf splanchnique. Cpt. rend. des séances de la soc. de biol. Tom. 83, p. 1279. 1920. — Derselbe: Presse méd. 1925. p. 233. — Derselbe et L. Cervera: Ponction du bulbe et décharges d'adrénaline. Cpt. rend. des séanecs de la soc. de biol. Tom. 83, p. 1281. 1920. — Derselbe, Galán et Negrette: Action des extraits hypophysaires sur la diurèse chez les chiens et les lapins. Cpt. rend. des séances de la soc. de biol. Paris. Tom. 83. 1920. — Derselbe, B. A. et E. Hug: Influence des lesions infundibulo hypothal. sur la crois sance. Cpt. rend. des séances de la soc. de biol. Tom. 89, p. 51. 1923. — Derselbe, B. A., E. Hug and T. Malamud: Hypophyse et metabolisme hydrocarboné. Cpt. rend. des séances de la soc. de biol. Tom. 86, p. 1115. 1922. — Derselbe et E. A. Molinelli: Cpt. red. des séances de la soc. de biol. Tom. 93, p. 881. 1925. — Dieselben: Rev. de la soc. argent. de biol. 8. Okt. 1925. — Dieselben: Sécrétion réflex. d'adrenaline. Cpt. rend. des séances de la soc. de biol. Tom. 93, p. 881. 1925. — Dieselben und J. T. Lewis: Die Rolle der Adrenalinsekretion bei der Hypoglykämie infolge Insulin. Cpt. rend. des séances de la soc. de biol. Tom. 91, p. 1011. 1924. — Derselbe, B. A. et Rubio: Polyurie par exstirp. de l'hypophyse chez les cheins. Cpt. rend. des séances de la soc. de biol. Tom. 88, p. 358. 1923. — Howell, W. H.: The physiol. effects of extracts of the hypophysis cer. Brit. journ. of exp. med. Vol. 3. 1898. — Howitz: Zit. bei Pick. — Howland, J. and B. Kramer: Calcium and phosphor in the femur in relation to rickets. Americ. journ. of dis. of childr. Vol. 22, p. 105. 1921. — Derselbe und B. Kramer: A study of the calc and inorganic phosphat of the serum etc. Monatsschr. f. Kinderheilk. Bd. 25, S. 279. 1923. — Huber, H.: Zur Kenntnis der Arhythmien bei Morbus Basedowii. Zeitschr. f. klin. Med. Bd. 87, S. 465. 1919. — Huchard: Nature et traitement du goître exophthalmique. Journ. des praticiens 1900. p. 157. — Derselbe et Launois: Gigantisme acrostill. etc. Bull. et mém. de la soc. méd. des hôp. de Paris. Dec. 1903. — Hudovernig: Un cas de Gigantisme précoce. Etude complémentaire 1906. Nouv. Jeonogr. Salp. Tom. 3. 1903. — Derselbe et Popovicz: Gigantisme précoce avec développement précoce des organes génitaux. Nouv. iconogr. Salpetr. Tom. 3. 1903. — Hudson, William A.: The iodine content of the blood following thyreodectomy. Journ. of exp. med. Vol. 36, p. 469. 1922. — Hueck, W.: Zur Differentialdiagnose des Späteunuchoidismus und der Dystrophia adiposo-genitalis. Münch. med. Wochenschr. 1922. S. 1507. — Hülse, W.: Untersuchungen über gefäßverengernde Stoffe im Blut bei Hypertonien. Zentralbl. f. inn. Med. Bd. 43, S. 1. 1922. — Derselbe: Zur Frage der Blutdrucksteigerung. IV. Zeitschr. f. exp. Med. Bd. 39, S. 413. 1924. — Derselbe und H. Strauß: Zur Frage der Blutdrucksteigerung. V. Zeitschr. f. exp. Med. Bd. 39, S. 426. 1924. — Hueter, C.: Hypophysistuberkulose bei einer Zwergin. Virchows Arch. f. pathol. Anat. u. Physiol. Bd. 182. 1905. — Huguenin, B.: Über Thymuszysten. Schweiz. Rundschau f. Med. Bd. 21, S. 14. 1921. — Huldgren und Andersson: Studien zur Physiologie und Anatomie der Nebennieren. Skandinav. Arch. f. Physiol. Bd. 9, S. 73. — Hulst: Ein Tumor der Gland. parathyr. Zentralbl. f. allg. Pathol. u. pathol. Anat. Bd. 16, S. 103. — Humphrey: A case of acromegaly with hypertrophical heart. Brit. med. journ. 8. Oct. 1910. — Hunt, Reid: Influence of thyreoid Feeding and of various Foods and of small amount of food upon poisening by Acetonitril. Journ. of biol. chem. Vol. 1, p. 33. 1905. — Derselbe: The relation of iodin to the thyroide gland. Journ. of the Americ. med. assoc. 1907. — Derselbe: The probable demonstration of thyreoide secretion in the blood in Exophthalmic goitre. Ibidem. 1907. — Derselbe: Americ. journ. of physiol. Vol. 63, p. 257. 1923. — Derselbe and Atherton Siedall: Studies of thyreoide Hyg. laborat. Bull. Vol. 47. 1908, treasury dep. — Hunziker, H.: Vom Kropf in der Schweiz. Korresp.-Blatt f. Schweiz. Ärzte 1918. Nr. 7 u. 8. — Derselbe: Die Prophylaxe der Schilddrüse. Bern und Leipzig 1924. — Derselbe und M. v. Wyß: Über systematische Kropftherapie und Prophylaxe. Schweiz. med. Wochenschr. 1922. S. 49. — Hutchinson, Jonathan: Zit. nach Gilford Hastings. — Hutchinson und Woods: The pituitary gland as a factor in acromegaly and gigantisme. Ref. Zentralbl. f. allg. Pathol.

u. pathol. Anat. Bd. 9. 1898. — Hutinel: L'acromégalie chez l'enfant. La clin. 15 févr. 1910. Nr. 8, p. 113. — Derselbe: Pseudochlorose der Säuglinge. Allg. Wien. med. Zeitung 1908. S. 408 u. 418. Übersetzt aus Le monde méd. 1908. Nr. 25.

Ibrahim, I.: Über Tetanie der Sphinkteren der glatten Muskeln und des Herzens bei Säuglingen. Dtsch. Zeitschr. f. Nervenheilk. Bd. 41. 1911. — Iddo und Sarles: Zit. bei Mac Callum und Vögtlin. — Immermann: Krankheiten des Blutes. v. Ziemssens Handb. d. spez. Pathol. u. Therapie Bd. 13, Abt. II, S. 275—349. 1879. — Isaac, G.: Über Wesen und Behandlung der Fettsucht. Würzburger Abhandl. a. d. Gesamtgeb. d. prakt. Med. Bd. 1, S. 155. 1924. — Iscovesco, H.: Cpt. rend. des séances de la soc. de biol. Tom. 73, p. 104. 1912. — Iselin, H.: Tetanie jugendlicher Ratten usw. Dtsch. Zeitschr. f. Chirurg. Bd. 93, S. 397. 1908. — Isenschmid: Die Ursache des endemischen Kropfes. Med. Klinik. 1917. Nr. 42. — Derselbe: Histologische Veränderung im Zentralnervensystem bei Schilddrüsenmangel. Frankfurt. Zeitschr. f. Pathol. Bd. 21, H. 3. 1918. — Derselbe und L. Krehl: Über den Einfluß des Gehirns auf die Wärmeregulation. Zeitschr. f. exp. Pathol. u. Pharmakol. Bd. 70. 1912. — Izawa, Y.: A contribution to the physiology of the pineal body. Americ. journ. of the med. sciences. Vol. 166, p. 185. 1923.

Jaboulay: Résection bilaterale du sympathique cervical dans le goître exophtalmique. Bull. de l'acad. de méd. Tom. 38. 1897. — Jackson, H.: Craniopharyngeal duct. tumors. Journ. of the Americ. med. assoc. Vol. 66, Nr. 15. — Jacobi, M.: The question of rest for women during menstruation. The Boylsten prise essay of Havard univ. f. 1876. London 1879. — Jacobi: Struma und Tetanie. Wien. klin. Wochenschr. 1904. S. 768 und Zeitschr. f. Nervenheilk. Bd. 32. 1907. — Jacobs: Eierstocktherapie. Policlinique 1896. — Jacoby: Über das Aldehyde oxydierende Ferment der Leber und Nebenniere. Zeitschr. f. physiol. Chem. Bd. 30, S. 135. — Jäger, A.: Die Entstehung des Melaninfarbstoffes. Virchows Arch. f. pathol. Anat. u. Physiol. Bd. 198, S. 62. 1909. — Jaensch, W.: Über psychophysische Konstitutionstypen. Münch. med. Wochenschr. 1921. S. 1101. — Jaffé R.: Frankfurt. Zeitschr. f. Pathol. Bd. 27, S. 327. 1922. — Derselbe: Wann darf die Diagnose Status thymico-lymphaticus gestellt werden? Klin. Wochenschr. 1925. S. 493. — Jaffe, H. R. und Marine: The effects of suprarenal injury on the interstitial cells of the ovary. Journ. of exp. med. Vol. 38, p. 93. 1923. — Jagic, v.: Chlorose. Med. Klinik 1915. S. 69. — Jagic, N. und G. Spengler: Über die therapeutische Anwendung des Jods bei Strumen. Wien. klin. Wochenschr. 1923. S. 246. — Jakob: Hypophysäre Fettsucht und Eunuchoidismus. Neurol. Zentralbl. Bd. 35. 1916. — Jakob, A.: 2 Fälle von Simmonds Krankheit (hypophysäre Kachexie) usw. Virchows Arch. f. pathol. Anat. u. Physiol. Bd. 246, S. 181. 1923. — Jaksch, v.: Klinische Beiträge zur Tetanie. Zeitschr. f. klin. Med. 1890. — Derselbe und H. Rotky: Über eigenartige Knochenveränderungen im Verlauf des Morbus Basedowi. Fortschr. d. Röntgenstrahlen Bd. 13. 1908. — Janney, N. W. and V. S. Isaacson: Arch. of internat. med. Vol. 22, p. 160. 1918. — Janosik, J.: Corrélations fonctionelles entre les capsules surrenales et les glandes génitales. Arch. de biol. Tom. 28, p. 627. 1913. — Janowsky: Zit. bei Bittorf. — Jaquet und Svenson: Stoffwechsel fettsüchtiger Individuen. Zeitschr. f. klin. Med. Bd. 41, S. 375. 1900. — Jarisch: Über den Mechanismus der Piqureglykosurie. Pflügers Arch. f. d. ges. Physiol. Bd. 158, S. 478. 1914. — Derselbe: Über die Wirkung der Schilddrüse auf Kaulquappen. Pflügers Arch. f. d. ges. Physiol. Bd. 179. S. 159. 1920. — Jeandelize: Insuffisance thyréoidienne et parathyréoidienne. Thèse de Nancy 1902. — Jeanselme: Sur la coexistance du goitre exophth. et de la sclérodermie. Mercedi méd. Tom. 1. 1895. — Derselbe: Thyreoidite et Strumite infectieuse. Gaz. des hôp. civ. et milit. Paris 1895. — Jehle, L.: Demonstration in der Wiener Gesellschaft der Ärzte. Wien. klin. Wochenschr. 1925. — Jeppson: Zeitschr. f. Kinderheilk. Bd. 28, S. 71. — Jentzer und Beuttner: Experimentelle Untersuchungen zur Frage der Kastrationsatrophie. Zeitschr. f. Geburtsh. u. Gynäkol. Bd. 42. 1900. — Joachimsthal: Über den Zwergwuchs usw. Dtsch. med. Wochenschr. 1899. Nr. 17. — Jödicke, P.: Ein Beitrag zum eunuchoiden Riesenwuchs. Zeitschr. f. d. ges. Neurol. u. Psychiatrie. Bd. 44. 1919. — Jörgensen, G.: Über die Bedeutung der pathologisch-anatomischen Veränderungen der Glandulae parathyreoidea. Monatsschr. f. Kinderheilk. Bd. 10. — Joffroy: Paralysie générale juvénile etc. L'encéphale. Tom. 7, p. 1. 1908. — Joffroy, A. et Ch. Achard: Contribution à l'anatomie pathologique de la maladie de basedow. Arch. de méd. experim. Tom. 5, p. 807. 1893. — Johann, B.: Parathyreoidtumor und Osteomalazie. Ref. Med. Klinik 1921. S. 62. — Johannesen: Verbreitung und Ätiologie des Kropfes in Norwegen. Zeitschr. f. klin. Med. Bd. 24. 1891. — Johannsen, W.: Beiträge zur Frage der Ätiologie der Spasmophilie. Acta paediatria. Bd. 3, S. 168. 1924. — John: Klinische Erfahrungen über intravenöse Suprarenininjektionen bei schweren Herz- und Gefäßkollapsen. Münch. med. Wochenschr. 1909. Nr. 24. — Jones: Exophthalmique goitre et rheumatic arthritis. Lancet 16. Jan. 1909. — Jonescu: Zit. nach Jahresber. f. Fortschr. a. d. Geb. d. Chirurg. 1901. S. 454. — Derselbe: Notiz über eine besondere Affinität der Nierengefäße zum Adrenalin. Wien. klin. Wochenschr. 1908.

— Jonson: Studien über die Thymusinvolution; die akzidentelle Involution bei Hunger. Arch. f. mikroskop. Anat. Bd. 73, S. 390. 1909. — Josefson: Studier öfver Akromegalie och hypophysistumorer. Neurol. Zentralbl. 1904. S. 727. — Josefson, A.: Sköldkörtel insufficiens (Schilddrüseninsuffizienz). Svenska läkaresällskapets handl. 23. 5. 1923. — Derselbe: Weitere Bemerkungen zur Jodprophylaxe der Struma. Zit. nach Kongreß-Zentralbl. Bd. 41, S. 201. 1925. — Josefson und Lundquist: Abnormes Längenwachstum usw. Dtsch. Zeitschr. f. Nervenheilk. Bd. 39. 1910. — Josephy, Herm.: Die feinere Histologie der Epiphyse. Zeitschr. f. d. ges. Neurol. u. Psychiatrie Bd. 62, S. 91. 1920. — Josserand: A propos de l'infantilisme reversif. Lyon méd. 8 Janv. 1911. — Josué: Athérom. expérim. etc. Cpt. rend. des séances de la soc. de biol. Tom. 55, p. 1374. 1903. — Jürgens: Demonstration in der Berlin. med. Ges. Berlin. klin. Wochenschr. 1885. S. 222. — Jump, H. D., H. Beates and H. Wague Babcock: Precocious development of the external genital due to hypernephroma of the adrenal cortex. Americ. journ. of the med. sciences Vol. 147, p. 568. 1914. — Jungmann: Zur Pathologie des Salzstoffwechsels. Klin. Wochenschr. 1922. S. 1546. — Derselbe und Bernhardt: Zeitschr. f. klin. Med. Bd. 99, S. 84. 1923. — Jungmann, P. und E. Meyer: Experimentelle Untersuchung über die Abhängigkeit der Nierenfunktion vom Nervensystem. Schmiedeberg Bd. 73. 1913.

Kägi, A.: Studien und Kritik der Blutveränderung nach Adrenalin. Fol. haematol. Bd. 25, S. 107. 1920. — Kämnitz: Über einen Fall von Kopfverletzung mit darauffolgendem Diabetes. Arch. d. Heilk. 1873. S. 447. — Kahlden, v.: Addisonsche Krankheit und Funktion der Nebenniere. Zentralbl. f. allg. Pathol. u. pathol. Anat. 1896. 7. S. 464. — Kahler, O.: Über den Leitungswiderstand der Haut bei Morbus Basedowi. Prag. Zeitschr. f. Heilk. Bd. 9. 1888. — Kahler, O.: Zur Operation der Hypophysentumoren. Zeitschr. f. Ohrenheilk. Bd. 75. 1917. — Kahlmeter, G.: 3 Fälle von Tabes bzw. progr. Paralyse vortäuschendem Hypophysentumor. Dtsch. Zeitschr. f. Nervenkrankh. Bd. 54. 1915. — Kahn, F.: Thymushyperplasie bei Morbus Addisoni. Virchows Arch. f. pathol. Anat. u. Physiol. Bd. 200. 1910. — Kahn, H. H.: Zur Frage nach der Adrenalinämie. Pflügers Arch. f. d. ges. Physiol. Bd. 144, S. 251. 1912. — Kahn, R. H.: Zuckerstich und Nebennieren. Pflügers Arch. f. d. ges. Physiol. Bd. 140, S. 209. 1911. — Kalb, Otto: Über einen Fall von halbseitiger Sklerodermie mit hochgradiger Atrophie, zugleich ein Beitrag zur Lehre von der Metamerie. Inaug.-Diss. Erlangen. 1904. — Kalk und Schöndube: Beitrag zur Motilität der Gallenwege. Klin. Wochenschrift. 1924. S. 2151. — Kammerer, P.: Steinachs Forschungen über die Entwicklung, Beherrschung und Wandlung der Pubertät. Ergebn. d. inn. Med. u. Kinderkrankh. Bd. 17, S. 295. 1919. — Kanavel: Surg. gynecol. a. obstetr. Vol. 16, Nr. 5. 1913. — Kankeleit, O.: Zur Symptomatologie, pathologischen Anatomie und Pathogenese von Tumoren der Hypophysengegend. Arch. f. Psychiatrie u. Nervenkrankh. Bd. 58. 1917. — Kappis: Über Lymphozytose des Blutes bei Basedow und Struma. Mitt. a. d. Grenzgeb. d. Med. u. Chirurg. Bd. 21, S. 729. 1910. — Kappis, M.: Über Hirnnervenlähmungen bei der Basedowschen Krankheit. Mitt. a. d. Grenzgeb. d. Med. u. Chirurg. Bd. 22, H. 4. 1912. — Karakascheff, v.: Beitr. z. pathol. Anat. d. Nebennieren usw. Beitr. z. pathol. Anat. u. z. allg. Pathol. Bd. 36, S. 401. 1904 u. Bd. 39, S. 373. 1906. — Karakascheff, K. J. v.: Über das Verhalten der Langerhansschen Inseln bei Diabetes mellitus. Dtsch. Arch. f. klin. Med. Bd. 82. 1904; Bd. 87. 1906. — Karelkin: Der Einfluß temperaturerhöhender und Temperatur herabsetzender Substanzen bei Hunden, die der Schilddrüse beraubt waren. Zentralbl. f. Physiol. Bd. 28, S. 619. 1914. — Kary, Cl.: Virchows Arch. f. pathol. Anat. u. Physiol. Bd. 252, S. 734. 1924. — Kashida, K.: Über Tetanie. Mitt. a. d. med. Fak. d. Kais. japan. Univ. z. Tokio Bd. 5, H. 3. 1904. — Kashiwagi, M.: The musculature of the venous walls in the human suprarenal and its relation to the action of adrenals. Japan. med. world Tokyo. Bd. 2, S. 327. 1922; Endocrin. Bd. 7, S. 597. 1923. — Kashiwamura: Die Schilddrüse bei Infektionskrankheiten. Virchows Arch. f. pathol. Anat. u. Physiol. Bd. 166. S. 373. — Kasparek: Ein Fall von Tetanie mit Intentionskrämpfen. Wien. klin. Wochenschr. 1890. S. 850. — Kassowitz: Infantiles Myxödem. Mongolismus und Mikromelie. Wien. med. Wochenschr. Nr. 22 u. Fortsetzung. 1902. — Derselbe: Über Stimmritzenkrampf und Tetanie im Kindesalter. Wien. med. Wochenschr. Bd. 13. 1893. — Derselbe: Tetanie und Autointoxikation. Wien. med. Presse Bd. 5. 1897. — Katolicky: Protokoll d. Ges. d. Ärzte in Wien. Wien. klin. Wochenschr. 1909. Nr. 10. — Katsch: Pharmakologischer Einfluß auf Magen und Darm. Zeitschr. f. exp. Pathol. u. Therapie. Bd. 12, S. 153. 1913. — Katsura, H.: Über den Einfluß des Thymus bzw. dessen Extraktes auf das Knochenwachstum usw. Mitt. a. d. med. Fak. d. Kais. Univ. Tokio Bd. 30, H. 1, S. 177. 1922. Ref. Kongreßzentralbl. f. d. ges. inn. Med. Bd. 34, S. 40. 1924. — Katz: Quelques recherches sur le thymus chez l'enfant. Progr. méd. Tom. 29, p. 385. 1900. — Derselbe und Winkler: Experimentelle Studien über Fettgewebsnekrose des Pankreas. Arch. f. Verdauungskrankh. Bd. 4, S. 289. 1898. — Kauders, O.: Innere Sekretion des Hodens und Sexualität usw. Allg. Zeitschr.

f. Psychiatrie u. psych.-gerichtl. Med. Bd. 79, S. 255. 1923. — Kaufmann, E.: Untersuchungen über die sog. fötale Rachitis. Berlin 1892. — Kaufmann, M.: Über hysterisches Fieber. Zeitschr. f. d. ges. Neurol. u. Psychiatrie Bd. 5, S. 706. 1911. Nervensystem und Stoffwechsel. Handb. d. Neurol. Bd. 1, S. 1157. — Kausch: Trauma und Diabetes. Zeitschr. f. klin. Med., Festbd. f. Naunyn. 1904. — Kawashima, K.: Über einen Fall von Hautfibromen mit Nebennierengeschwülsten (Morb. Recklinghausen). Virchows Arch. f. pathol. Anat. u. Physiol. Bd. 203, S. 66. 1911. — Keeton, R. W.: The secretion of the gastric juice during parathyroid tetany. Americ. journ. of physiol. Vol. 33, p. 25. 1914. — Kehrer, F. A.: Über gewisse synchrone Nervenerscheinungen und zyklische Vorgänge in den Genitalien und anderen Organen. Beitr. z. Geburtsh. u. Gynäkol. Bd. 4, S. 228. 1901. — Keilmann, K.: Über eine große Hypophysenzyste mit hypophysärer Kachexie. Zentralbl. f. allg. Pathol. u. pathol. Anat. Bd. 33, S. 113. 1922. — Keller und Tandler: Über das Verhalten der Eihäute bei der Zwillingsträchtigkeit des Rindes. Wien. tierärztl. Monatsschr. Bd. 3, Nr. 12. 1916. — Kellner: Münch. med. Wochenschr. 1913. Nr. 14. — Kemp Tage: Acta pathol. et microbiol. scandinav. Vol. 1, p. 132. 1924. — Kendall, E. C.: Recent advances in our knowledge of the active constituents. Chemical nature and functions. Boston med. a. surg. journ. Vol. 125. 1916. — Derselbe: On the crystalline compound containing Iodin which occurs in the thyreoid. Endocrinology. Vol. 1. 1917. — Derselbe: The chemical and physiological nature of the active constituent of the thyroid. Med. clin. of North America. Vol. 3, p. 583. 1919. — Derselbe: A method for the decomposition of the proteins of the thyroid etc. Journ. of biol. chem. Vol. 20, p. 501. 1915. — Derselbe: Determination of iodine in connection with studies in thyroid activity. Journ. of biol. chem. Vol. 43, p. 149. 1920. — Derselbe: The chemistry and the pharmacologic action of thyroxin. Ann. of clin. med. Vol. 1, p. 256. 1923. — Derselbe: Chemistry of the thyreoid glande. Journ. of the Americ. med. assoc. Vol. 4, p. 1666. 1924. — Derselbe: Isolation of Thyroxin. Journ. of biol. chem. Vol. 72, p. 213. 1927. — Kepinow: Über Synergismus von Hypophysenextrakt und Adrenalin. Arch. f. exp. Pathol. u. Pharmakol. Bd. 67, S. 247. 1912. — Kermauner, F.: In Halban-Seitz: Biologie und Pathologie des Weibes. Bd. 3. 1924. — Kessel, L., C. C. Lieb, H. T. Hyman: A study of the exophthalmic. goiter. and the involuntary nervous system. IX. Journ. of the Americ. med. assoc. Vol. 79, p. 1213. 1922. — Kestranek, W., H. Molitor und P. Pick: Über die Wirkungsstätte von Hypophysenpräparaten. Zeitschr. f. exp. Pathol. u. Pharmakol. Bd. 164, S. 34. 1925. — Keußler, v.: Über einige Fälle von Hermaphroditismus usw. Beitr. z. pathol. Anat. u. z. allg. Pathol. Bd. 67, S. 416. 1920. — Keuthe, W.: Ein Fall von Pankreasatrophie. Berlin. klin. Wochenschr. 1909. S. 47. — Keyser, L. D. und W. Walters: Carcinoma of the suprarenal associated with unusual endocrine manifestations. Journ. of the Americ. med. assoc. Vol. 82, p. 87. 1924. — Kiernan, J. G.: Journ. of the Americ. med. assoc. Vol. 36, p. 1270. 1901. — Kimball, O. P.: Induced hyperthyreoidism. Journ. of the Americ. med. assoc. Vol. 85, p. 1709. 1925. — McKinlay, C. A.: Arch. of internal med. Vol. 34, p. 168. 1924. — Kinnicutt, E. P.: A clinic study of the therap. value of the calc. salts in gastr. tet. Americ. journ. of the med. sciences. July 1910. — Kirk: Notes on cases of myxoedema. Lancet Vol. 2, p. 743. 1893. — Kisch: Über Feminismus männlicher lipomatöser Individuen. Wien. med. Wochenschr. 1905. S. 366. — Kisch, Fr.: Arbeitsstoffwechsel bei Basedow. Klin. Wochenschr. 1926. S. 697. — Kishi: Beiträge zur Physiologie der Schilddrüse. Virchows Arch. f. pathol. Anat. u. Physiol. Bd. 176, S. 260. — Kiyono, H.: Virchows Arch. f. pathol. Anat. u. Physiol. Bd. 257, S. 477. 1925. — Klapproth, W.: Teratome der Zirbel kombiniert mit Adenomen. Zentralbl. f. allg. Pathol. u. pathol. Anat. Bd. 32, S. 617. 1922. — Derselbe: Nebennieren und Scheinzwitter. Zentral. f. allg. Pathol. u. pathol. Anat. Bd. 33, S. 270. 1923. — Klebs: Allg. Pathol. Bd. 2, S. 559. Jena 1897. — Klein: Ein Fall von Pubertas praecox. Dtsch. med. Wochenschr. 1899. S. 47. — Klein, H. V.: Hypothese zur Vererbung und Entstehung der Homosexualität. Zeitschr. f. d. ges. Neurol. u. Psychiatrie Bd. 83. 1923. — Kleinhans und Schenk: Experimentelles zur Frage nach der Funktion des Corpus luteum. Zeitschr. f. Geburtsh. u. Gynäkol. Bd. 66, S. 283. — Kleinschmidt: Berlin. klin. Wochenschr. 1918. Nr. 43. — Kleinwächter: Wie ist der Genitalbefund bei Morbus Basedowii? Zeitschr. f. Geburtsh. u. Gynäkol. Bd. 16, S. 144. 1889. — Derselbe: Das Verhalten des Genitales bei Morbus Basedowii. Zentralbl. f. Gynäkol. 1889. Nr. 10, S. 181. — Klemm: Die operative Therapie des Morbus Basedowii. Arch. f. klin. Chirurg. Bd. 86. — Klienenberger: Dtsch. med. Wochenschr. 1925. S. 1055. — Klinger: Zit. bei Heß u. Königstein. — Klinger, R.: Experimentelle Untersuchung über den endemischen Kropf. Arch. f. soz. Hyg. Bd. 86. 1917. — Derselbe: Die Prophylaxe des endemischen Kropfes. Schweiz. med. Wochenschr. Bd. 51, S. 12. 1921. — Klose, H.: Über Thymusoperationen und deren Folgen für den Organismus. Therap. Monatsschr. Jänner Bd. 29, S. 6. 1915. — Derselbe: Alte und neue Probleme der Tetanie des Säuglingsalters. Dtsch. med. Wochenschr. 1915. Nr. 43. — Derselbe: Der Kriegsbasedow, Pathogenese, Typen, Verlauf usw. Med. Klinik 1918. Nr. 49. — Derselbe und

A. Hellwig: Ist die Resektion des Zervikalsympathikus eine zielbewußte Basedowoperation? Klin. Wochenschr. 1923. S. 627. — Dieselben: Der thymogene Basedow. Arch. f. klin. Chirurg. Bd. 128, S. 175. 1924. — Klose und Vogt: Klinik und Biologie der Thymusdrüse. Tübingen 1910. — Knauer: Die Ovarientransplantation. Arch. f. Gynäkol. Bd. 60, S. 322. 1900. — Kniebe, J. L.: Der Einfluß verschiedener Fettsäuren und fettsaurer Salze sowie des Cholesterins und des Cholins auf Wachstum und Entwicklung von Froschlarven. Zeitschr. f. Biol. Bd. 71, S. 165. 1920. — Knipping, H. W.: Beitrag zur Physiologie der Thymus. Dtsch. Arch. f. klin. Med. Bd. 141, S. 224. 1922. — Derselbe: Stoffwechselfrage und innere Sekretion in und nach der Schwangerschaft. Arch. f. Gynäkol. Bd. 116, S. 520. 1923. — Derselbe und W. Rieder: Beitrag zur Physiologie des Thymus usw. Zeitschr. f. exp. Med. Bd. 39, S. 378. 1924. — Knöpfelmacher: Alimentäre Glykosurie und Myxödem. Wien. klin. Wochenschr. 1904. S. 224. — Derselbe: Wien. klin. Wochenschr. 1902. Nr. 27, S. 712. — Derselbe: Zwei Fälle von Myxödem usw. Wien. klin. Wochenschr. 1905. S. 296. — Knouthon und Starling: Über den Zuckerverbrauch im normalen und im diabetischen Herzen. Zentralbl. f. Physiol. Bd. 26. Nr. 4, S. 169. 1912. — Siehe auch: On the nature of pancreatic diabetes. Preliminary Communicat. Lancet, Sept. 21. 1912. p. 812. — Kny: Ein Fall von isoliertem Tumor der Zirbeldrüse. Neurol. Zentralbl. Bd 8, S. 281. 1889. — Kobes: Therapie d. Gegenwart Nov. 1922. — Koch, R.: Die gegenwärtigen Anschauungen über den Infantilismus. Frankfurt. Zeitschr. f. Pathol. Bd. 16, S. 316. 1915. — Koch, W.: Über die russisch-armenische Kastratensekte der Skopzen. Jena: Fischer 1921. — Kocher, A.: Über Jodbasedow. Arch. f. klin. Chirurg. Bd. 92, H. 5. — Derselbe: Über Morbus Basedowi. Mitt. a. d. Grenzgeb. d. Med. u. Chirurg. Bd. 9. 1902. — Derselbe: Über die Ausscheidung des Jods im menschlichen Organismus usw. Ibidem. Bd. 14. 1905. — Derselbe Blutuntersuchungen bei Morbus Basedowi usw. Arch. f. klin. Chirurg. Bd. 87. 1908. — Derselbe: Die Behandlung der Basedowschen Krankheit. Münch. med. Wochenschrift. 1910. S. 677. — Derselbe: The treatment of hypothyroidism by thyroid transplantation. Brit. med. journ. 1923. p. 560. — Kocher, Th.: Chirurgenkongreß, Berlin 1912. — Derselbe: Die Pathologie der Schilddrüse. Kongr. f. inn. Med. 1906. — Derselbe: Blutuntersuchungen bei Morbus Basedowi. Arch. f. klin. Chirurg. Bd. 87. 1908. — Derselbe: Über Kropfexstirpation und ihre Folgen. Arch. f. klin. Chirurg. Bd. 29. 1883. — Derselbe: Über Kropf und seine Behandlung. Dtsch. med. Wochenschr. Bd. 38, S. 1265. 1912. — Derselbe: Zur Verhütung des Kretinismus und kretinoider Zustände. Dtsch. Zeitschr. f. Chirurg. Bd. 34. 1892. (Ref. a. d. Kongr. f. inn. Med. 1906.) — Derselbe: Ein Fall von Hypophysistumor mit operativer Heilung. Zeitschr. f. orthop. Chirurg. Bd. 100, S. 13. 1909. — Kocher: Korresp.-Blatt f. Schweiz. Ärzte. Bd. 19. 1909. — Kocher-Langhans: Dtsch. Zeitschr. f. Chirurg. Bd. 34. 1892, resp. Virchows Arch. f. pathol. Anat. u. Physiol. Bd. 128, S. 318. — Kodama Sakuji: A further report on the effect of stimulation etc. Tohoku journ. of exp. med. Vol. 4, p. 465. 1924. — Derselbe: Die Wirkung der Asphyxie auf die Größe der Adrenalinausscheidung der Nebennieren. Tohoku journ. of exp. med. Vol. 5, p. 47. 1924. — Köhler, R.: Myxödem auf Syphilis beruhend. Berlin. klin. Wochenschr. 1892. S. 743 resp. 1894. S. 41. — König: Teilweise Exstirpation der Thymusdrüse usw. Zentralbl. f. Chirurg. 1897. Nr. 24. — Derselbe: Über ein Pseudosarkom der Zirbeldrüse. Inaug.-Diss. München 1894. — König, Fr.: Beschreibung eines kindlichen Beckens und kindlicher Geschlechtsteile. Inaug.-Diss. Marburg 1855. — Königstein: Wien. klin. Wochenschr. 1906. S. 779. — Königstein, H.: Über die Beziehung gesteigerter Pigmentbildung zu den Nebennieren. Wien. klin. Wochenschrift. 1910. S. 17. — Koeppe: Monatsschr. f. Kinderheilk. Bd. 6, S. 510. — Koeppen: Zit. bei v. Recklinghausen. — Körte: Chirurgie des Pankreas. Handb. d. prakt. Chirurg. 1907. 3. Aufl. — Koether, Bertha: Über Atrophie der Hypophyse bei Infantilismus. Schmeidls Jahrb. 1919. S. 147. — Koettnitz: Über symmetrisches Auftreten von Lipomen. Dtsch. Zeitschr. f. Chirurg. Bd. 38, S. 75. 1893. — Kohn: Die Epithelkörperchen. Ergebn. d. Anat. u. Entwicklungsgesch. 1899 u. 1900. — Derselbe: Das chromaffine Gewebe. Ergebn. d. Anat. u. Entwicklungsgesch. Bd. 12, S. 254. 1903. — Derselbe: Über das Pigment in der Neurohypophyse des Menschen. Arch. f. mikroskop. Anat. 1910. S. 75. — Derselbe: Verjüngung und Pubertätsdrüse. Med. Klinik 1921. Nr. 27. — Kohn, A.: Der Bauplan der Keimdrüsen. Arch. f. Entwicklungsmech. d. Organismen Bd. 47. 1920. — Derselbe: Einige kritische Bemerkungen zur Verjüngungsfrage. Med. Klinik 1921. S. 7. — Derselbe: Anencephalie und Nebenniere. Dtsch. med. Wochenschr. 1922. S. 48. — Kolde: Veränderungen der Nebennieren bei Schwangerschaft und Kastration. Arch. f. Gynäkol. Bd. 99. 1913. — Kolisko: Über plötzlichen Tod aus natürlichen Ursachen. Handb. d. ärztlichen Sachverständigentätigkeit. Bd. 2. 1906. — Derselbe: Zit. bei Tandler u. Grosz. — Kollarits: Hypophysentumor ohne Akromegalie. Dtsch. Zeitschr. f. Nervenheilk. Bd. 28, S. 88. 1905. — Kolmer: Arch. f. mikroskop. Anat. Bd. 91. 1918. — Kolmer, W.: Zur Histologie der Nebenniere. Zentralbl. f. Physiol. Bd. 29, S. 189. 1914. — Derselbe und R. Loewy: Beiträge zur Physiologie der Zirbeldrüse. Pflügers Arch. f. d. ges. Physiol. Bd. 196, S. 1. 1922. — Kon, Jutaka: Hypophysenstudien. Beitr. z. pathol. Anat. u. z.

allg. Pathol. Bd. 44, S. 233. 1908. — Kopezynski, G.: Zur Tetaniefrage. Medycyna 1917. Nr. 17. — Kopp: Denkwürdigkeiten der ärztlichen Praxis. Frankfurt a. M. 1838. — Korczynski, v.: Einige Bemerkungen über das Myxödem. Wien. med. Presse 1898. Nr. 36—37. — Korentschewsky, W. G.: Die Beziehung zwischen Schilddrüse und den Keimdrüsen usw. Zeitschr. f. exp. Pathol. u. Therapie. Bd. 16, S. 90.1914. — Koslowsky, S.: Dtsch. med. Wochenschr. Bd. 32, S. 928. 1922. (Bericht über Erfolg bei weiblichem Basedow durch Ovarpräparate.) — Kostlivy: Über chronische Thyreotoxikosen. Mitt. a. d. Grenzgeb. d. Med. u. Chirurg. Bd. 21. 1910. — Kottmann: Über innere Sekretion und Autolyse mit spezieller Berücksichtigung der Eiweiß-Autolyse und klinische Fragen über Basedow, Myxödem, Chlorose usw. Korresp.-Blatt d. Schweiz. Ärzte. 1910. Nr. 34. — Kottmann, A. und Lidsky: Beiträge zur Physiologie und Pathologie der Schilddrüse. Zeitschr. f. klin. Med. Bd. 71, S. 344. 1910. — Kottmann, K.: Kolloidchemische Untersuchungen über Schilddrüse usw. Schweiz. med. Wochenschr. 1920. S. 644. — Kowalewsky, P.: Myx-oedème ou Cachexie pachydermique. Arch. de neurol. Tom. 18, p. 422. 1889. — Kowitz, H. L.: Experimentelle Untersuchung zu dem Problem der Schilddrüsenfunktion. Zeitschr. f. d. ges. exp. Med. Bd. 34, S. 457. 1923. — Derselbe: Die Funktion der Schilddrüse und die Methoden ihrer Prüfung. Ergebn. d. inn. Med. u. Kinderheilk. Bd. 27, S. 307. 1925. — Krabbe, K. H.: Histologische und embryologische Untersuchungen über die Zirbeldrüse des Menschen. München: J. F. Bergmann 1916. — Derselbe: Early synostosis of the epiphysis with dwarfism in pubertas praecox. Endocrinology. Vol. 3, p. 459. 1919. — Derselbe: L'Infantilisme. Arkiv for inre med. Bd. 51. 1919. — Derselbe: The relation between the adrenal cortex and sexual development. New York med journ. a. med. record July 1921. — Derselbe: Fortsatte under sogelser over corpus pineale etc. Biol. med. delelur Bd. 3, S. 7. 1921. — Derselbe: Valeur reciproque des syndromes hypophysaires et epiphysaires. Rev. neurol. Tom. 19, p. 698. 1922. — Derselbe: Les tumeurs de l'ecorce surrenale dans leur rapport avec le Pseudo-hermaphriditisme. Rev. franc. de Endocrinology. Tom. 2, Nr. 2. 1924. — Derselbe: Supra-renal tumors and Pseudohermaphroditisme. Hospitalstidende Vol. 67, p. 561. 1924. — Krabbel: Zur Behandlung der Tet. parathyreopr. usw. Bruns' Beitr. z. klin. Chirurg. Bd. 72, S. 505. 1911. — Kraemer: Zur Behandlung des Diabetes insipidus mit Hypo-physenpräparaten. Münch. med. Wochenschr. 1917. Nr. 24. — Kraepelin: Lehrb. d. Psychiatrie 1896. 5. Aufl. — Derselbe: Zur Myxödemfrage. Neurol. Zentralbl. Bd. 3, S. 71. 1890. — Krafft - Ebing: Psychosis menstrualis. Stuttgart: Enke 1902. — Kra-jewska: La tétanie des femmes ostéomalac. 16. Internat. méd. Congr. 11. Budapest 1910. p. 418. — Kramer: Weiterer Verlauf der früher vorgestellten Fälle von verlangsamter Muskelkontraktion (Myxödem). Neurol. Zentralbl. 1917. S. 763 u. 1918. S. 95. — Kranz, P.: Schilddrüse und Zähne. Dtsch. Monatsschr. f. Zahnheilk. Bd. 30, S. 1. 1912. — Krase-mann: Zur Kenntnis der Menstruatio praecox. Monatsschr. f. Kinderheilk. Bd. 19. 1921. — Kraul, L. und G. Halter: Zentralbl. f. Geburtsh. u. Gynäkol. Bd. 87, S. 606. 1924. — Kraus, E. J.: Die Beziehungen der Zellen des Vorderlappens der menschlichen Hypo-physe zueinander unter normalen Verhältnissen und in Tumoren. Beitr. z. pathol. Anat. u. z. allg. Pathol. Bd. 58, S. 159. 1914. — Derselbe: Beitr. z. pathol. Anat. u. z. allg. Pathol. Bd. 65, S. 535. 1918. — Derselbe: Beitr. z. pathol. Anat. u. z. allg. Pathol. Bd. 65, H. 3. 1919. — Derselbe: Zur Kenntnis der Nanosomie. Beitr. z. pathol. Anat. u. z. allg. Pathol. Bd. 62, S. 285. 1916. — Derselbe: Demonstration im Verein der Ärzte Prags. Dtsch. med. Wochenschr. 1920. Nr. 33, S. 932. — Derselbe: Hypophyse und Diabetes. Virchows Arch. f. pathol. Anat. u. Physiol. Bd. 228, S. 56. 1920. — Derselbe: Virchows Arch. f. pathol. Anat. u. Physiol. Bd. 247, S. 1. 1923. — Derselbe: Verhandl. d. pathol. Ges. Göttingen. April 1923. — Derselbe: Zentralbl. f. allg. Pathol. u. pathol. Anat. Bd. 34, S. 113. 1923. — Derselbe: Die Rolle des Zwischenhirns in der Patho-genese der Dystrophia adiposo-genitalis. Med. Klinik. Bd. 22, S. 485. 1926. — Der-selbe und A. Reisinger: Zur Frage des hypophysären Diabetes. Frankfurt. Zeitschr. f. Pathol. Bd. 30, S. 68. 1924. — Kraus, Fr.: Handb. d. inn. Med. Ebstein-Schwalbe 1899. — Derselbe: Die Pathologie der Schilddrüse. Ref. Kongr. f. inn. Med. 1906. — Derselbe: Über das Kropfherz. Wien. klin. Wochenschr. 1899. S. 416 und Dtsch. med. Wochenschr. 1906. S. 1889. — Derselbe: Funktionswert der Schild-drüse und Kropfproblem. Ref. Naturforscherversamml. Innsbruck 1924. Wien. klin. Wochenschr. 1925. S. 1. — Derselbe: Experimentelle und klinische Betrachtung über die Gleichförmigkeit der Vorgängevon Nerv, Hormon, Gift- und Ionenwirkung auf die Wasserbewegung im Organismus. (Samml. von der Nothnagelstiftung ver-anstalteter Vorträge.) Urban u. Schwarzenberg 1927. — Derselbe und Frieden-thal: Über die Wirkung der Schilddrüsenstoffe. Berlin. klin. Wochenschr. 1908. S. 1709. — Derselbe und Ludwig: Klinische Beiträge zur alimentären Glykosurie. Wien. klin. Wochenschr. 1891. S. 898. — Kraus, R.: Die Chagaskrankheit usw. Wien. klin. Wochenschr. 1926. Nr. 14. — Krauß, Erich: Untersuchung über den minimalen Eiweißverbrauch des Menschen unter gesunden und krankhaften Bedingungen. Dtsch. Arch. f. klin. Med. Bd. 150, S. 13. 1926. — Krauß: Inaug.-Diss. Freiburg 1875. — Krehl: Münch. med. Wochenschr. 1910. Nr. 47. — Krehl, L.: Über die Störungen chemischer Korrelationen im Organismus. Dtsch. Arch. f. klin. Med. Bd. 88, S. 351—384. 1907 und Verhandl. d. Ges. dtsch. Naturf. u. Ärzte Stuttgart. — Kreidl, B.: Klin. Wochenschr. Bd. 10, S. 473. 1923. — Kren: Über Sklerodermie der Mundschleimhaut. Arch. f. Dermatol. u. Syphilis. Bd. 95, S. 163. — Kreuter, E.: Zeitschr. f. Chirurg. Bd. 46, S. 954. 1919. — Krisch, H.: Die psychischen Erscheinungen der Eunuchoiden. Zeitschr. f. d. ges. Neurol. u. Psychiatrie. Bd. 45. 1919. — Krogh, A. und P. B. Rehberg: Sur l'influence de l'hypophyse sur la tonisité des capillaires. Cpt. rend. des séances de la soc. de biol. Tom. 87, S. 461. 1922. — Kroug, E.: Zit. nach Sattler, Lit. Nr. 2700. — Kühl, G:. Untersuchungen zur Hormonwirkung der Nebennierenrinde. Pflügers Arch. f. d. ges. Physiol. Bd. 215, S. 277. 1927. — Kühlewein, M. v.: Pflügers Arch. f. d. ges. Physiol. Bd. 191, S. 99. 1921. — Kühn: Beeinflussung der Tätigkeit der Ovarien durch immunspezifische Hormone. Monatsschr. f. Geburtsh. u. Gynäkol. Bd. 59, S. 128. 1922. — Kühne und Lea: Über die Absonderung des Pankreas. Untersuch. a. d. physiol. Inst. Heidelberg Bd. 2, H. 4. 1882. — Külbs: Partieller Riesenwuchs und Naevus. Char. Ann. Bd. 35. — Kümmel, R.: Zur Kenntnis der Geschwülste der Hypophysengegend. Münch. med. Wochenschr. 1911. S. 1293. — Küpfula und v. Szily: Über Strahlenbehandlung der Hypophysentumoren. Neurol. Zentralbl. 1918. S. 533. — Küster, H.: Über Gliome der Nebennieren. Virchows Arch. f. pathol. Anat. u. Physiol. Bd. 180, S. 117. 1904. — Küstner, H.: Die Bedeutung der Funktionen der weiblichen Genitalorgane für den renalen Diabetes. Arch. f. Gynäkol. Bd. 117, S. 158. 1922. — Derselbe: Der renale Diabetes während der Schwangerschaft in seiner Abhängigkeit von den Funktionen der Drüsen mit innerer Sekretion. Monatsschr. f. Geburtsh. u. Gynäkol. Bd. 62, S. 119. 1923. — Kufs: Beitrag zur Symptomatologie des Gehirns und der Hypophyse. Arch. f. Psychiatrie u. Nervenkrankh. Bd. 39, S. 134. 1905. — Derselbe: Über einen Fall basaler Zystizerkus-Meningitis der Hypophyse und schwerer depressiver Psychose. Zeitschr. f. d. ges. Neurol. u. Psychiatrie Bd. 30, S. 286. 1915. — Kuckein: Ein Fall von latenter Tetanie bei hochgradiger Erweiterung des Magens infolge karzinomatöser Pylorusstenose. Berlin. klin. Wochenschr. 1898. S. 989. — Kundrat, H.: Über Vegetationsstörungen. Wien. klin. Wochenschr. 1893. Nr. 28. — Kundrat, v.: Zur Kenntnis des Chloroformtodes. Wien. klin. Wochenschr. 1895. Nr. 1—4. — Kunn: Über Augenmuskelkrämpfe bei Tetanie. Dtsch. med. Wochenschr. 1897. Nr. 26. — Kupelwieser, E. und Mitarbeiter: Biochem. Zeitschr. Bd. 131, S. 414. 1922; Bd. 136, S. 38. 1923; Bd. 145, S. 492 u. 505. 1924; Bd. 160, S. 75 u. 88. 1925; Bd. 178, S. 298, 319, 324 u. 332. 1926. — Kußmaul: Über die Behandlung der Magenerweiterung durch eine neue Methode mittels der Magenpumpe. Dtsch. Arch. f. klin. Med. Bd. 6, S. 481. 1869. — Derselbe: Über geschlechtliche Frühreife. Würzburger med. Zeitschr. Bd. 3. 1862. — Kutschera-Aichbergen: Das Größenwachstum bei Schilddrüsenbehandlung. Wien. klin. Wochenschr. 1901. S. 771. — Derselbe: Zur Epidemiologie des Kropfes. Oesterr. San.-Wochenschr. Bd. 21, Nr. 14. 1909. — Derselbe: Die Übertragung des Kretinismus vom Menschen auf das Tier. Wien. klin. Wochenschr. 1910. S. 1593. — Derselbe: Der endemische Kretinismus usw. Oesterr. San.-Wochenschr. Bd. 22, Nr. 7. 1911. — Derselbe: Gegen die Wasserätiologie des Kropfes und des Kretinismus. Wien. med. Wochenschr. 1913. Nr. 8. — Derselbe: Kropf und Kretinismus, endemische Dystrophie. Wien. klin. Wochenschr. 1926. S. 741. — Kutschera-Aichbergen, H.: Nebennierenstudien. Frankfurt. Zeitschr. f. Pathol. Bd. 28, S. 262. 1922. — Kyrklund. R.: Beitrag zu einem seltenen Symptomenkomplex (Schädelerweichungen, Exophthalmus, Dystrophia adiposo genitalis, Diabetes insipidus. Zeitschr. f. Kinderheilk. Bd. 41, S. 56. 1926. — Kyrle, J.: Über zwischenzellenähnliche Elemente imNebenhoden. Beitr. z. pathol. Anat. u. z. allg. Pathol. Bd. 70. 1922. Kyrle: Verhandl. d. physiol. u. morphol. Ges. Wien. Bd. 5, S. 4. 1909. — Derselbe: Über die Degenerationsvorgänge im tierischen Pankreas. Arch. f. mikro- skop. Anat. Bd. 72, S. 141. 1908.

Laache: Die Anämie. Christiania 1883. S. 785. — Labbé, Marcel: Etudes sur la nutrition chez les obèses. Presse méd. 1923. p. 227. — Derselbe, J. Pinel et Doumer: Crises solaires et hypertension paroxystique en rapport avec un tumeur surrénale. Bull. et mém. de la soc. méd. des hôp. de Paris Tom. 38, Nr. 22. 1922. — Labbé, Marcel et H. Stévenin: Le metabolisme basal chez les obèses. Cpt. rend. des séances de la soc. de biol. Tom. 88, p. 9. 1923. — Ladd, W. G. und Richardson: Journ. of biol. chem. Vol. 63, p. 681. 1925. — Läwen, A.: Quantitative Untersuchungen über die Gefäßwirkung von Suprarenin. Arch. f. exp. Pathol. u. Pharmakol. Bd. 51, S. 415. 1904. — Laignel-Lavastine: La correlation des glandes à secrétion interne et leurs syndrômes pluriglandulaires. Gaz. des hôp. civ. et milit. 1908. p. 1563. — Dieselben: La melanodermie chez les tuberculeux. Arch. gén. de méd. Tom. 2, p. 2497. 1903. — Lager, St.: Zit. nach Bircher. — Laguesse, G.: Sur la formation des ilôts de Langerhans du pancréas. Cpt. rend. des séances de la soc. de biol. Tom. 44. 1893 u. Tom. 65. 1908; Journ. de l'Anat. et Physiol. Tom. 30, 31, 32, p. 95, 96. 1894. — Laignal - Lavastine, M.: Obesité par sarcomé juxta hypophysaire. Sem. méd, 1914. Nr. 82. — Dieselben: Anat. pathol. de la glande pinéale. Encéphale Tom. 16, p. 225. 289, 361, 437. 1921. — Laignel-Lavastine: Paris méd. Jg. 11, Nr. 44, S. 325—333. 1921. — Lampe: Inaug.-Diss. Marburg 1895. — Derselbe, Liesegang und Klose: Die Basedowische Krankheit usw. Bruns' Beitr. z. klin. Chirurg. Bd. 77. 1912. — Lampé, A. E. und Lampé, L. A.: Vergleichende Untersuchung über die im Serum von Basedowkranken auftretenden komplementbindenden Antikörper und Abwehrfermente. Dtsch. Arch. f. klin. Med. Bd. 120. 1916. — Lanceraux: Notes et réflexions à propos de 2 cas du Diabète sucré avec altérations du pancréas. Bull. de l'acad. de méd. 3. Serie, Tom. 7, p. 12—15. 1877. — Derselbe: Nouveaux faits de Diabète sucré avec altérations du pancreas. Ibid. 1888. — Landau, M.: Zur Behandlung der Beschwerden der natürlichen und antizipierten Klimax mit Eierstocksubstanz. Berlin. klin. Wochenschr. 1896. S. 557. — Derselbe: Zit. bei Pick. — Derselbe: Die Nebennierenrinde. Jena: G. Fischer 1915. — Landis, Carney: Studies on emotional reactions IV. Americ. journ. of physiol. Vol. 74, p. 188. 1925. — Landois, F.: Die Behandlung der postoperativen Tetanie durch Epithelkörperchentransplantation. Zentralbl. f. Chirurg. Bd. 47, S. 74. 1920. — Landsteiner, K. und A. Edelmann: Beitrag zur Kenntnis der anatomischen Befunde bei polyglandulärer Erkrankung (Insuffizienz plurigland.). Frankfurt. Zeitschr. f. Pathol. Bd. 24, S. 339. 1920. — Landström, J.: Über Morbus Basedowi usw. Stockholm 1907. — Langdon - Down: Clin. lect. A report of the London Hosp. Vol. 3. 1866. — Lange: Die Beziehungen der Schilddrüse zur Schwangerschaft. Zeitschr. f. Geburtsh. u. Gynäkol. Bd. 14. 1899. — Derselbe: Beiträge zur pathologischen Anatomie des Mongolismus. Monatsschr. f. Kinderheilk. 1906. S. 233. — Langenbach: Ein Fall von Chondrodystrophia foetalis mit Asymmetrie des Schädels. Virchows Arch. f. pathol. Anat. u. Physiol. Bd. 189. 1907. — Langendorff: Über die Innervation der Koronargefäße. Zentralbl. f. Physiol. 1907. S. 551. — Langer, C. v.: Wachstum des menschlichen Skelettes in bezug auf den Riesen. Denkschr. d. kais. Akad. d. Wiss. Wien Mathem.-naturw. Kl. Bd. 31, S. 1, 91. 1872. — Langer: Zeitschr. d. Ges. d. Ärzte in Wien. Bd. 17. 1861. — Langerhans, P.: Beiträge zur mikroskopischen Anatomie der Bauchspeicheldrüse. Inaug.-Diss. Berlin 1869. — Langerhans und Saveliew: Beiträge zur Physiologie der Thymusdrüse. Virchows Arch. f. pathol. Anat. u. Physiol. Bd. 134. S. 344. 1893. — Langhans: Über Veränderungen in den peripheren Nerven bei Kachexia thyreopriva des Menschen und Affen usw. Virchows Arch. f. pathol. Anat. u. Physiol. Bd. 128, S. 318. 1892. — Derselbe: Anatomische Beiträge zur Kenntnis der Kretinen. Virchows Arch. f. pathol. Anat. u. physiol. Bd. 149, S. 155. 1897. — Langley, J. N.: Observations on the physiological action of extracts of the suprarenal bodies. Journ. of physiol. Vol. 27, p. 237. 1901. — Lanz: Über Schilddrüsenfieber und Schilddrüsenintoxikation. Mitt. a. d. Grenzgeb. d. Med. u. Chirurg. Bd. 8. 1901. — Derselbe: Ein Vorschlag zur diätetischen Behandlung Basedowkranker. Korresp.-Blatt f. Schweiz. Ärzte 1899 und Weitere Mitteilungen über serotherapeutische Behandlung des Morbus Basedowii. Münch. med. Wochenschrift. 1903. — Derselbe: Kachexia und Tetania thyreopriva. Zentralbl. f. Chirurg. 1905. S. 339 und Volkmanns klin. Vorträge Bd. 87. — Laqueur, E.: Klin. Wochenschr. 1927. S. 390. — Larrey: Mém. de chir. mil. et camp. Tom. 2. 1912. — Larson, Wier und Rowntree: Journ. of pharmacol. a. exp. therapeut. Proc. Vol. 17, p. 333. — Larsson, K. O.: Tetani-spasmofili jämte nugra experiementella bidrag till spasmofiliens patogenes. Svenska läkaresällskapets handl. Bd. 43. 1917. Ref. Zentralbl. f. Neurol. 1918. S. 207. — Larsson - Wernstedt: Zeitschr. f. Kinderheilk. Bd. 18, H. 1. — Latzko: Ges. d. Ärzte Wien. Ref. Wien. klin. Wochenschr. 1893. Nr. 17. — Derselbe: Wien. klin. Wochenschr. 1894. Nr. 28 u. 29. 1907. Nr. 8. — Launois: Essai biologique sur les nains. Bull. méd. 1909. p. 957. — Derselbe et Bensaude: De l'adéno-lipomatose symmétrique à prédominance cerv. Nouv. Iconogr. Salp. Tom. 13, p. 41, 184, 243. 1900. — Launois et Cleret: Le syndrome hypophysaire adiposo-génital. Gaz. des hôp. civ. et milit. 1910. Nr. 5 u. 7. — Launois et Moulon: Les cellules cyanophiles de l'hypophyse chez la femme encente. Cpt. rend des séances de la soc. de biol. Paris 1903. p. 448. — Launois, Pinard et Gallais: Syndrômes adiposo-génitale avec hypertrichose troubles nerveux et mentaux d'origine surrénale. Gaz. des hôp. civ. et milit. 1911. Nr. 43. — Launois et Roy: Etudes biologiques sur les géants. Paris 1909, Masson. — Dieselben: Glycosurie et hypophyse. Arch. gén. de méd. 5 mai 1903. — Dieselben: Des relations qui existent entre l'état des glandes génitales males et le développement du squelette. Arch. gén. de méd. 1903. p. 186. — Laurence and Moore: Brit. ophth. rev. Vol. 2, p. 32. 1866. — Lauter: Zur Genese der Fettsucht. Dtsch. Arch. f. klin. Med. Bd. 146, S. 323. 1915. — Lauze: De l'achondroplasie spécialement étudiée au point de vue mentale. Thèse de Paris 1910. p. 335. — Lawson Tait: Ref. Schmidts Jahrb. Bd. 168, S. 34. 1875. — Lazar, E. und E. Nobel: Beitrag zur Prognose des kindlichen Myxödems. Zeitschr. f. Kinderheilk. Bd. 38. 1924. — Lazarus: Beiträge zur Pathologie und Therapie der Pankreaserkrankungen. Zeitschr. f. klin. Med. Bd. 51 u. 52. 1904. — Lean, Mac, Aubrey, B. und R. C. Sullivan: Blutzucker und Status thymicolymphaticus. Americ. journ. of the med. sciences. Vol. 171, p. 659. 1926. — Lebert: Zit. nach Breuer. — Lec ène, M. P.: Intervention chirurgicale sur l'Hypophyse. Presse méd. 1909. Nr. 85. — Lederer: Über Bronchotetanie. Ein noch nicht beschriebenes Krankheitsbild der Spasmophilie. Zeitschr. f. Kinderheilk. Bd. 7. 1913. — Leegard: Retropharyngial tumor of hypophysical structurs. Norsk magaz. f. laegevidenskaben. Christiania. Vol. 78, p. 829. 1917. — Leersum, van: Über die Ausscheidung von Aminosäuren während der Schwangerschaft und nach der Entbindung. Biochem. Zeitschr. Bd. 11, S. 121. 1908. — Leicher, H.: Der Ca-Gehalt des menschlichen Blutserums und seine Beeinflussung durch Störung der inneren Sekretion. Dtsch. Arch. f. klin. Med. Bd. 141, S. 85. 1922. — Derselbe: Zeitschr. f. Hals-, Nasen- u. Ohrenkrankh. Bd. 3 u. 4. 1922 und Dtsch. Arch. f. klin. Med. Bd. 141, S. 85 u. 196. 1923. — Leichtenstern: Über Myxödem und Entfettungskuren mit Schilddrüsenfütterung. Dtsch. med. Wochenschr. 1894. Nr. 50. — Leimdörfer, A.: Über den respiratorischen Stoffwechsel des Diabetikers bei verschiedener Kostform. Biochem. Zeitschr. Bd. 40, S. 326. 1912. — Derselbe: Über Beziehungen des Hypophysenhinterlappens zur Blutdrucksteigerung. Wien. klin. Wochenschr. Nr. 2. 1926. — Leiner, J. H.: Pubertas praecox with especial attention to mentality. Endocrinology Vol. 4, p. 369. 1920. — Leischner und Köhler: Über homoioplastische Epithelkörperchen- und Schilddrüsenverpflanzung. Arch. f. klin. Chirurg. Bd. 94, S. 169. 1910. — Leischner und Marburg: Zur Frage der chirurgischen Behandlung des Morbus Basedowi. Mitt. a. d. Grenzgeb. d. Med. u. Chirurg. Bd. 21, S. 761. 1910. — Lelewer, H.: Ein Fall von Transvestitismus mit starkem Abbau von Ovarium im Blutserum. Dtsch. med. Wochenschr. 1918. Nr. 18. — Leman and van Wart: A case of infantilisme with absence of thyreoidea and tumor of pit. gland. Arch. of internal med. May. Vol. 5, p. 519. 1911. — Lemcke: Ein Fall von sehr tiefer Erniedrigung der Körpertemperatur nach primärer Hämorrhagie in der Medulla oblongata usw. Dtsch. Arch. f. klin. Med. Bd. 34, S. 84. — Lemoine et Launois: Lésions du pancréas dans le diabète. Arch. de méd., exp. et d'anat. pathol. Tom. 3. 1891. — Lemonier: Diabète syphilitique. Ann. de dermatol. et de syphiligr. Tom. 9, p. 398. 1888. — Lemos Magelhaes: Infantilisme et dégénér. psych. Nouv. iconogr. de la Salp. Tom. 19, p. 50. 1906. — Lenk und Liebesny: Über den Jodgehalt der Schilddrüsenpräparate usw. Wien. klin. Wochenschr. 1926. S. 782. — Lenz: Beitrag zur Kenntnis der Basedowdiathese. Münch. med. Wochenschr. 1917. Nr. 9. — Lenz, J.: Vorzeitige Menstruation, Geschlechtsreife und Entwicklung usw. Arch. f. Gynäkol. Bd. 99. 1913. — Leo: Über den respiratorischen Stoffwechsel bei Diabetes mellitus. Zeitschr. f. klin. Med. Bd. 19, Suppl.-Bd. 101. 1891. — Leopold et Mironow: Beitrag zur Lehre von der Menstruation und Ovulation. Arch. f. Gynäkol. Bd. 45, S. 506. 1894. — Leopold und v. Reuß: Über die Beziehungen der Epithelkörperchen zum Kalkbestand des Organismus. Wien. klin. Wochenschr. 1908. 1343. — Leotta, N.: Struma ipofisaria iperplastica con acromegalia. Policlinico, sez. chirurg. Vol 19, p. 205. 1912. — Lepine: Lyon Med. 1903. p. 101. — Lépine, R.: Die Beziehungen des Diabetes zu Pankreaserkrankungen. Wien. med. Presse 1892. S. 108. — Derselbe: Le diabète sucré. Paris: Felix Algan 1909. — Léreboullet: Sur un cas de cirrhose biliaire anictérique. Bull. de la soc. de pédiatr. de Paris. Tom. 3, p. 89. 1901. — Derselbe: Les cirrhoses biliaires. Thèse de Paris. 1902. p. 76. — Derselbe: L'epiphyse et les syndromes epiph. chez l'enfant. Arch. de méd. des enfants. Tom. 26, p. 649. 1913. — Derselbe: Infantilisme hypophysaire et sifilis. Rev. neurol. Tom. 24, p. 493. 1917. — Derselbe: L'infantilisme d'origine hypophysaire. Paris méd. Tom. 16. 1920. — Derselbe: Lymphatiques et glandes endocrines. Paris: Maloine 1921. — Derselbe: Progr. méd. Tom. 49. 1922. — Derselbe: Hypophyse et Dystrophies infantiles. Journ. méd. franc. Tom. 11, p. 321. 1922. — Derselbe: Les dystrophies hypophysaires en clinique infantile. Arch. de méd. des enfants Tom. 26, p. 129 et 223. 1923. — Derselbe, Mouzon et Cathala: Infantilisme dit hypophysaire par tumeur de trois. ventricule etc. Rev. neurol. Tom. 27, p. 1198. 1920. — Leredde et Thomas: Sclérodermie généralisée. Arch. de méd. exp. 1898. p. 665. — Leschcziner: Virchows Arch. f. pathol. Anat. u. Physiol. Bd. 221. — Leschke, E.: Hypophyse und Genitale. Arch. f. Frauenkunde u. Eugenetik Bd. 7, S. 75. 1921. — Derselbe: Über den Einfluß des Zwischenhirns auf die Wärmeregulation. Zeitschr. f. exp. Pathol. u. Therap. Bd. 14. 1913. — Derselbe: Zur klinischen Pathologie des Zwischenhirns. Dtsch. med. Wochenschr. 1920. S. 959 u. 996. — Derselbe: Klinische und experimentelle Untersuchungen über Diabetes insipidus, seine Beziehungen zur Hypophyse und zum Zwischenhirn. Zeitschrift f. klin. Med. Bd. 87. 1919. — Derselbe: Beiträge zur klinischen Pathologie der Hypophyse und des Zwischenhirns. Verhandl. d. Ges. f. inn. Med. 1922. S. 348. — Derselbe und E. Schneider: Über den Einfluß des Zwischenhirns auf den Stoffwechsel. Zeitschr. f. exp. Pathol. u. Therapie. Bd. 19, S. 58. 1917. — Lesser, E. J.: Die Zuckerabgabe der Froschleber bei kontinuierlicher Durchströmung mit Ringerlösung. Biochem. Zeitschr. Bd. 102, S. 294. 1920. — Derselbe: Der Mechanismus der Zuckermobilisierung durch Adrenalin. Biochem. Zeitschr.

Bd. 102, S. 304. 1920. — Lessing, O.: Innere Sekretion und Dementia praecox. Eine Studie. Berlin: S. Karger 1921. — Leube, v.: Klin. Bericht von der Abteilung des Landeskrankenhauses Erlangen. 1875. S. 28. — Leudet: Moniteur de science 1860. — Leupold, E.: Die Bedeutung des Thymus für die Entwicklung der männlichen Keimdrüsen. Beitr. z. pathol. Anat. u. z. allg. Pathol. Bd. 67, S. 472. 1920. — Derselbe: Die Bedeutung des Interrenalorgans für die Spermiogenese. Verhandl. d. 18. Tag. d. dtsch. Pathol. Jena 1921. S. 206. — Levene, T. A. and G. Meyer: On the combined action of muscle plasma and pancreas extract etc. Journ. of biol. chem. Vol. 9, p. 97. 1911. — Levi: Riv. crit. de med. 1906. Nr. 39. — Derselbe et Rothschild: Contribution à l'opothérapie hypophysaire. Soc. de neurol. 7 févr. 1907. — Levi, E.: Contribution à l'étude de l'infantilisme du type Lorain. Nouv. Iconogr. de la Salp. Tom. 21, p. 297 et 421. 1908. — Derselbe: Rivist. crit. di chimic. med. Vol. 10. 1909. — Derselbe: Contribut à la connaissance de la microsomie etc. Nouv. iconogr. de la salp. 1910. p. 522. — Derselbe: Encore sur la question des infantilismes. Nouv. iconogr. de la salp. 1910. p. 20 — Derselbe et Frachini: Contribution à la connaissance du Gigantisme etc. Nouv. iconogr. de la salp. Tom. 22, p. 449. 1909. — Levi, L.: Des angiocriniens. etc. Endocrinology. Vol. 2, p. 23. 1923. — Levy, A.: Ein Fall von leichter Form von hypophysärer Dystrophie. Inaug.-Diss. Göttingen 1917; Neurol. Zentralbl. 1918. S. 689. — Lévy, Frankel et Juster: Presse méd. Tom. 31, p. 660. 1923. — Lewin: Zur Kasuistik des Morbus Basedowi. Inaug.-Diss. Berlin 1888. — Derselbe: Über Morbus Addisoni. Charité-Annalen 1892. — Lewis, J. T.: Sensibilité des rats privés de surrénales envers les toxiques. Cpt. rend. des séances de la soc. de biol. Tom. 84, p. 163. 1921. — L'Hermitte: La polyurie infundibulaire, le diabete insipide syphilitique. Ann. de méd. Tom. 11, p. 89. 1922. — Derselbe: Le diabète insipide et son diagnostic differential avec les polyuries brightique, hysterique, epileptique etc. Bull. méd. Tom. 37, p. 623. 1923. — Lichtenstern, R.: Untersuchungen über die Funktion der Prostata. Zeitschr. f. Urol. Bd. 10. 1916. — Derselbe: Hodenimplantation. Wien. klin. Wochenschr. 1918. Nr. 45. — Derselbe: Die Frage der Altersbekämpfung nach Steinach. Berlin. klin. Wochenschr. 1920. S. 989. — Derselbe: Die freie Hodentransplantation beim Menschen. Zeitschr. f. urol. Chirurg. Bd. 6, S. 305. 1921. — Derselbe: Die Überpflanzung der männlichen Keimdrüse. Wien: Springer 1924. — Lichtwitz, L.: Über einen Fall von Sklerodermie und Morbus Addisonii. Dtsch. Arch. f. klin. Med. Bd. 94. 1908. — Derselbe: Über die Zusammenhänge der Fettsucht zu Psyche und Nervensystem. Klin. Wochenschr. 1923. Nr. 27, S. 1255. — Derselbe: 3 Fälle von Simmondsscher Krankheit (hypophysärer Kachexie). Klin. Wochenschr. Bd. 1, S. 1877. 1922. — Derselbe: Arch. f. exp. Pathol. u. Pharmakol. Bd. 65. — Lieb, Ch. C., Hyman, H. Th., L. Kessel: A study of exophthalmic goiter and the involuntary nervous system. VIII. — Journ. of the Americ. med. assoc. Vol. 79, p. 1099. 1922. — Liebesny: Über die kombinierte Wirkung von Jod und Thymus. Wien. klin. Wochenschr. 1924. Nr. 31 u. 32. — Derselbe: Wien. klin. Wochenschr. 1924. S. 754 u. 783. Siehe auch Klin. Wochenschr. 1925. S. 156. — Liebesny, P.: Beiträge zur Pathologie des respiratorischen Gaswechsels. Wien. klin. Wochenschr. 1924. Nr. 31 u. 32. — Derselbe: Beiträge zur Pathologie des respiratorischen Stoffwechsels. VI. Wien. klin. Wochenschr. 1925. Nr. 28. — Derselbe: Die spezifisch dynamische Eiweißwirkung. Biochem. Zeitschr. Bd. 144, S. 308. 1924. — Derselbe: Der Einfluß der Hypophyse auf den normalen Stoffwechsel. Physiologic Papers dedicated to Prof. A. Krogh. Copenhagen 1926. — Derselbe: Untersuchungen über die Beziehungen zwischen Keimdrüsen und Hypophyse und therapeutisch-experimenteller Nachweis der zentralen Regulierung der Keimdrüsen beim Menschen. Klin. Wochenschr. 1927. Nr. 52. — Liefmann und Stern: Über Glykämie und Glykosurie. Biochem. Zeitschr. 1906. S. 299. — Lier, van: Blutuntersuchung bei Morbus Basedowi. Bruns' Beitr. z. klin. Chirurg. Bd. 69. — Lillie, F. R.: Science. Vol: 43, p. 611. 1916; N. A. acad. science. Vol. 3, p. 464. 1917. Journ. of exp. Zool. Vol. 23. p. 371. 1917. — Lind: Med. journ. of Australia. 1923. — Lindemann: Zur Physiologie des Corpus luteum. Zentralbl. f. Gynäkol. Bd. 30. 1916. — Lindemann, E.: Über die multiple Blutdrüsensklerose. Virchows Arch. f. pathol. Anat. u. Physiol. Bd. 240, S. 11. 1922. — Linser, P.: Über die Beziehungen zwischen Nebennieren und Körperwachstum, besonders Riesenwuchs. Bruns' Beitr. z. klin. Chirurg. Bd. 37, S. 282. 1903. — Derselbe: Über einen Fall von kongenitalem Lungenadenom. Virchows Arch. f. pathol. Anat. u. Physiol. Bd. 157, S. 281. — Lipschütz: Über die Abhängigkeit der Körpertemperatur von der Pubertätsdrüse. Pflügers Arch. f. d. ges. Physiol. Bd. 168. 1917. — Derselbe: Umwandlung der Klitoris in ein penisartiges Organ bei der experimentellen Maskulinisierung. Arch. f. Entwicklungsmech. d. Organismen Bd. 44, S. 196. 1918. — Derselbe: Die Pubertätsdrüse und ihre Wirkungen. 1919. — Derselbe: Quantitative Untersuchungen über die innersekretorische Funktion der Testikel. Dtsch. med. Wochenschr. 1921. Nr. 13. — Derselbe: Antagonisme entre les glands. Cpt. rend. des scéances de la soc. de biol. Tom. 91, p. 868. 1924. — Derselbe: Pflügers Arch. f. d. ges. Physiol. Bd. 207 u. 208.

1925. — Lisser: Hypopituitarism and its treatment. Endocrinology. Vol. 6, Nr. 1. 1922. — Lissner, H.: Hypothyroidism a new clinical sign. Endocrinology. Vol. 7, p. 431. 1923. — Livierato: Über die Schwankungen der vom Diabetiker ausgeschiedenen Kohlensäure bei wechselnder Diät und medikamentöser Behandlung. Arch. f. exp. Pathol. u. Pharmakol. Bd. 25, S. 161. 1889. — Lobenhoffer: Die Verbreitung des Kropfes in Unterfranken. Mitt. a. d. Grenzgeb. d. Med. u. Chirurg. Bd. 24, S. 505. 1912. — Lockwood, B. C.: Cholesteatomatosis cystic tumor of the pituitrin gland etc. Journ. of the Americ. med. assoc. Vol. 76, p. 1218. 1921. — Loeb: Pflügers Arch. f. d. ges. Physiol. Bd. 91, S. 248. 1902. — Derselbe: Beiträge zur Lehre vom Diabetes mellitus. Zentralbl. f. inn. Med. 1898. S. 893. — Derselbe: Über Glykosurie und Albuminurie nach Gehirnapoplexien. Dtsch. med. Zeitung 1899. S. 1057. — Loeb, J.: In Oppenheimers Handb. d. Biochem. Bd. 2, S. 1. 1910. — Löffler: Innere Sekretion und Nervensystem. Schweiz. Arch. f. Neurol. u. Psychiatrie Bd. 8, S. 179. 1921. — Löffler, N.: Über den Grundumsatz bei Störungen innersekretorischer Organe. Zeitschr. f. klin. Med. Bd. 87, S. 280. 1919. — Löffler, W.: Beitrag zur Kenntnis der Addisonschen Krankheit. Zeitschr. f. klin. Med. Bd. 90. 1920. — Derselbe: Über den Grundumsatz bei Störungen innersekretorischer Organe. Zeitschr. f. klin. Med. Bd. 87, S. 280. 1919. — Löhlein: Erfahrungen über den Wert der Kastration bei Osteomalazie. Zeitschr. f. Geburtsh. u. Gynäkol. Bd. 29. 1894. — Löhlein, W.: Die Beziehung des Auges zu den inneren Erkrankungen. Handb. von Kraus-Brugsch. Bd. 9, S. 1. — Löhr, H. und W. Freydank: Zeitschr. f. d. ges. exp. Med. Bd. 46, S. 429. 1925. — Löning und Fuß: Schilddrüsenveränderungen bei Adiposis dolorosa. Kongr. f. inn. Med. 1906. S. 222. — Loew, J.: Über das Auftreten von Ödemen beim Morbus Basedowi. Wien. med. Presse. Bd. 38, S. 721. 1897. — Loewe: Klin. Wochenschr. 1925. Nr. 29. — Loewe, S.: Über Phosphorstoffwechsel bei Psychosen und Neurosen. Zeitschr. f. d. ges. Neurol. u. Psychiatrie Bd. 5, S. 445. 1911. — Loewenstein: Die Entwicklung der Hypophysisadenome. Virchows Arch. f. pathol. Anat. u. Physiol. Bd. 188, S. 44. 1907. — Loewenthal, K.: Die makroskopische Diagnose des Status thymico-lymphaticus an der Leiche usw. Vierteljahrsschr. f. gerichtl. Med. Bd. 55, S. 1. 1920. — Derselbe: Zur Pathologie der Zirbeldrüse, epiphysäre Fettsucht usw. Beitr. z. pathol. Anat. u. z. allg. Pathol. Bd. 67, S. 207. 1920. — Löwental und Wiebrecht: Über die Behandlung der Tetanie mittels Nebenschilddrüsenpräparaten. Dtsch. Zeitschr. f. Nervenheilk. Bd. 31, S. 414. 1906. — Löwi, O.: Eine neue Funktion des Pankreas usw. Arch. f. exp. Pathol. u. Pharmakol. Bd. 59. 1908. — Derselbe: Pflügers Arch. f. d. ges. Physiol. Bd. 189, S. 239. 1921. — Derselbe: Die humorale Übererregbarkeit der Herznervenwirkung. Pflügers Arch. f. d. ges. Physiol. Bd. 193, S. 200. 1922. — Derselbe und Mitarbeiter: Arbeiten über Kohlenhydratstoffwechsel. Pflügers Arch. f. d. ges. Physiol. Bd. 198, 210, 213, 214, 215, 217. Arch. f. exp. Pathol. u. Pharmakol. Bd. 123, 125. Klin. Wochenschr. 1927. Nr. 12 und 32. — Loewy, A. und S. Kaminer: Über das Verhalten und die Beeinflussung des Gaswechsels bei einem Fall von traumatischem Eunuchoidismus. Berlin. klin. Wochenschr. 1916. S. 1123. — Derselbe und H. Zondek: Der Einfluß der Samenstrangunterbindung auf den Stoffwechsel. Dtsch. med. Wochenschr. 1921. Nr. 13. — Dieselben: Morbus Basedowii und Jodtherapie. Dtsch. med. Wochenschr. 1921. S. 1387. — Löwy, J.: Über Basedowsymptome bei Schilddrüsenneoplasmen. Wien. klin. Wochenschrift. 1909. 1671. — Derselbe und Richter: Zur Frage nach dem Einfluß der Kastration auf den Stoffwechsel. Zentralbl. f. Physiol. 1902. — Loewy, P.: Die Sekretwege der Zirbeldrüse. Arb. a. d. neurol. Inst. d. Wiener Univ. Bd. 20, S. 130. 1912. — Lohmann, A.: Cholin, die den Blutdruck erniedrigende Substanz der Nebenniere. Pflügers Arch. f. d. ges. Physiol. Bd. 118, S. 215. 1907. — Derselbe: Über die antagonistischen Wirkungen der in den Nebennieren enthaltenen Substanzen usw. Pflügers Arch. f. d. ges. Physiol. Bd. 122. 1908. — Lombroso: Zit. nach Bircher. — Derselbe et Sacerdotte: Sulle modificazioni istologiche del pancreas dei Conigli dopo la ligatura del dutto del Wirsung. Rend. R. Acad. di Lincei. Roma 1908. — Lombroso, U.: Kann das nicht in den Darm sezernierende Pankreas auf die Nährstoffe einwirken? Arch. f. exp. Pathol. u. Pharmakol. Bd. 60, S. 99. 1908. — Derselbe: Die Gewebselemente, welche die innere Funktion des Pankreas besorgen. Ergebn. d. allg. Pathol. u. pathol. Anat. Bd. 9. 1909. — Long, H. W. und J. W. Gray: Acromegaly associated with adrenal tumor. journ. of the Americ. rec. Vol. 119, p. 38. 1924. — Lorain: Lettre préface à la thèse de Faneau de la Cour 1871. — Lorand: Das Altern. Verl. v. Klinkhardt 1910. III. Aufl. — Derselbe: Pathogénie du diabète dans l'acromégalie. Cpt. rend. des séances de la soc. de biol. Nr. 56, p. 554. — Derselbe: Über die Entstehung der Fettsucht, mit Rücksicht auf Veränderungen gewisser Blutgefäßdrüsen. Med. Klinik. 1905. S. 387. — Lordet: Allongement des membres inf. chez un eunuque. Arch. d'anthrop. criminelle. Lyon 1896. Soc. de méd. de Lyon. 16 mars 1896. — Louks, R.: Pathological classification of thyroi gland diseases with radium treatment in toxic goiter. Americ. journ. of roentgenol. Vol. 8, p. 755. 1921. — Lubarsch: Schilddrüsenveränderung bei Basedowscher Krankheit. Zentralbl. f. allg. Pathol. u. pathol. Anat. Bd. 6, S. 716. 1895. — Lublin, A.: Über den Einfluß des Insulins auf die Kohlehydratverwertung usw.

Klin. Wochenschr. 1926. Nr. 27. — Luce, E. M.: Endocrinology Vol. 8, p. 484. 1924. — Luce H.: Weiterer Beitrag zur Pathologie der Zirbeldrüse. Dtsch. Zeitschr. f. Nervenheilk. Bd. 75, S. 356. 1922. — Derselbe: Zur Diagnostik der Zirbelgeschwülste usw. Dtsch. Zeitschr. f. Nervenheilk. Bd. 68/69, S. 187. 1921. — Lucien, M. et J. Parisot: Glandes surrenales et organes chromaffines. Paris 1913. — Luckhardt: Discussion. Endocrinology. Vol. 8, p. 601. 1924. — Derselbe und Blumenstock: Science (utica) Vol. 56, p. 257. 1922. — Derselbe und Goldberg: Preservation of the life of completely parathyroidectomized dogs by means of the oral administration of calcium lactate. Journ. of the Americ. med. assoc. Vol. 80, p. 79. 1923. — Derselbe und Rosenbloom: Proc. of the soc. f. exp. biol. a. med. Vol. 19, p. 129. 1921; Americ. journ. of physiol. Vol. 63, p. 409. 1923. — Luckhardt, A. B., M. Sherman, W. B. Serkin: On the origin of the muscular tremors and tonic spasms in parathyroid tetany. Proc. Americ. physiol. Soc. Americ. journ. of physiol. Vol. 51, p. 187. 1920. — Lüthje: Über Kastration und ihre Folgen. Arch. f. exp. Pathol. u. Pharmakol. Bd. 48, S. 184. 1902. — Lüthje, H.: Ist die Zerstörung des Zuckers nach Pankreasexstirpation vollständig aufgehoben? Münch. med. Wochenschr. 1903. S. 1537. — Luksch: Virchows Arch. f. pathol. Anat. u. Physiol. Bd. 223. 1917. — Lundborg: Spielen die Glandulae parathyreoideae in der menschlichen Pathologie eine Rolle? Dtsch. Zeitschr. f. Nervenheilk. Bd. 27, S. 217. 1904 und Zentralbl. f. Nervenheilk. 1905. — Lundsgaard, Chr. und Svend Aage Holboll: Untersuchungen über die Form des Blutzuckers beim Diabetes und bei Kranken mit renaler Glykosurie usw. Ugeskrift f. laeger. Vol. 87, Nr. 18, p. 431. 1925. Zit. nach K. Zentralbl. Bd. 41, S. 139. 1926. — Lusk: The influence of cold and mechanical exercise on the sugar excretion in phloridzin glykosuria. Americ. journ. of physiol. June 1908. — Derselbe: Science, N. S. Vol. 33, Nr. 846, S. 433. 1911. — Lust: Über den Einfluß der Alkalien auf die Auslösung spasmophiler Zustände. Münch. med. Wochenschr. 1913. Nr. 27. — Lydston, G. F.: Impotence and sterility with aberration of the sexual function. Chicago 1917. — Lyon, J. P.: Adiposis and lipomatosis considered in reference to their constitutional relations and symptomatology. Arch. of internal med. Vol. 6, p. 28. 1910. — Lyon, D. M. and F. Q. Redhead: Synthetic thyroxine, clinical tests. Edinburgh med. journ. Vol. 34, p. 194. 1927.

Maas: Ein Fall von Eunuchoidismus. Neurol. Zentralbl. 1913. S. 72. — Mabille: De l'efficacite de l'arsène contre l'accident de a médication thyréoide. Paris 1899. — Maccone, L.: Beitrag zum Studium der histologischen Veränderungen beim kindlichen Myxödem. La pediatria. Vol. 6. — Macfie Campbell: Zit. nach Bouchan. — Mac Illwine: Myxoedema in mother and child. Brit. med. journ. May 24. 1902. p. 1261. — Mackenzie, H.: A lecture on Graves disease. Brit. med. journ. 1905. p. 1077. — Macpherson: Thyreoid grafting in myxoedema. Edinburgh med. journ. May 1892. — Madelung: Über Verletzungen der Hypophysis. Zentralbl. f. klin. Chirurg. 1904. S. 1067. — Mader: Über die Beziehung der Beschäftigungskrämpfe zur Tetanie. Wien. med. Blätter Bd. 16. 1883. — Maffer und Rösch: Neuere Untersuchung über den Kretinismus. Erlangen 1844. — Mager: Über das Fazialisphänomen bei der Enteroptose. Wien. klin. Wochenschr. 1906. S. 1434. — Magnus: Pflügers Arch. f. d. ges. Physiol. Bd. 108, S. 48. 1905. — Magnus-Levy, A.: Untersuchungen zur Schilddrüsenfrage. Zeitschr. f. klin. Med. Bd. 33 u. 60. 1897. — Derselbe: Über Myxödem. Zeitschr. f. klin. Med. Bd. 52. 1904. — Derselbe: Der Einfluß von Krankheiten auf den Energiehaushalt im Ruhezustand. Zeitschr. f. klin. Med. Bd. 60. 1906. — Derselbe: Der Stoffwechsel bei Erkrankungen einiger Drüsen ohne Ausführungsgang in v. Noordens Handb. d. Pathol. d. Stoffwechsels. 2. Aufl. 1907. S. 352. — Derselbe: Respirationsversuche an diabetischen Menschen. Zeitschr. f. klin. Med. Bd. 56. 1905. — Magnus and Schäfer: The actions of pituitary extract upon the kidney. Journ. of physiol. Vol. 27. 1901, 1902. — Mainzer: Die doppelseitige Ovariotomie bei Schwangeren. Münch. med. Wochenschr. 1895. S. 1117. — Manasse: Über die Beziehungen der Nebennieren zu den Venen und dem venösen Kreislauf. Virchows Arch. f. pathol. Anat. u. Physiol. Bd. 135, S. 263. 1894. — Derselbe: Sitzungsber. Berlin. klin. Wochenschr. 1890. Nr. 18, S. 411. — Manchot: Über die Beziehungen der Glykosurie und des Diabetes mellitus zur Syphilis. Monatsh. f. prakt. Dermatol. Bd. 27, S. 221, 295. 1898. — Mandl, Felix: Wien. klin. Wochenschr. 1926. S. 1046. (Ostitis fibrosa). — Mandl und Bürger: Die biologische Bedeutung der Eierstöcke nach Entfernung der Gebärmutter. Leipzig u. Wien 1907. — Mann, M.: Ein Fall von Neurofibromatose mit Akromegalie. Beitr. z. Anat., Physiol. u. Therapie d. Ohres, d. Nase u. d. Halses. Bd. 10. 1918. — Mann and Magath: Americ. journ. of physiol. Vol. 65, p. 403. 1923. — Mansfeld: Pflügers Arch. f. d. ges. Physiol. Bd. 161, S. 430. 1915. — Marañon, G.: Influencia de la secrecion hipofisarie sobre la glucosuria adrenalitica. Asoc. Esp. Progreso de las Ciencias. 1915. — Derselbe: Le facteur emotional dans la pathogenie des etas hyperthyreoidiens. Ann. de méd. Tom. 9, p. 81. 1921. — Derselbe: Nuevas orientaciones sobre la patogenia y el tretamento de la diabetes insipida. Madrid 1920. Endocrinology. Vol. 5. 1921. — Derselbe: La Hiperchlorhidria en el Hiperthiroidismo. Revista Iberoamericana de Ciencas med. Junio 1912.

— Marañon, Lesiones della Hypofisis en un caso de obesidad a hipoplasia genital. Bol. Soc. espan. de Biol. 1911. Nr. 6. — Derselbe: Problemas actuales de la doctrina de las secreciones internas Madrid Ruiz Hermanos. 1922. — Derselbe: Action de l'insuline dans l'insuffisance surrénale. Presse méd. Tom. 33, p. 1665. 1925. — Derselbe: Über die hypophysäre Fettsucht. Dtsch. Arch. f. klin. Med. Bd. 151, S. 129. 1926. — Derselbe et G. Pintos: Lesions traumatique pure de l'hypophyse etc. Nouv. Icon. Salp. Tom. 4. 1916. — Derselbe und A. Soler: Nota sobre la colesterinemia etc. Bol. de la Soc. Espan. de Biol. Tom. 8. 1923. — Marburg: Die Epiphyse. Ergebn. d. Neurol. Berlin: Julius Springer 1913. — Derselbe: Die Adipositas cerebralis usw. Dtsch. Zeitschr. f. Nervenheilk. Bd. 36, S. 114. 1904. — Marburg, O.: Zur Pathologie der Myasthenia gravis. Zeitschr. f. Heilk. Bd. 28, S. 110. 1907. — Derselbe: Die Adipositas cerebralis usw. Dtsch. med. Wochenschr. 1908, S. 2009. Dtsch. Zeitschr. f. Nervenheilk. Bd. 36. 1909 u. Wien. med. Wochenschr. 1907. S. 2512. — Derselbe: Die Klinik der Zirbeldrüsenerkrankungen. Ergebn. d. inn. Med. u. Kinderheilk. Bd. 10, S. 146. 1913. — Derselbe: Neue Studien über die Zirbeldrüse. Arb. a. d. neurol. Inst. d. Wiener Univ. Bd. 23. 1920. — Derselbe: Wien. klin. Wochenschr. 1924. Nr. 40, S. 1017. — Marchand: Beiträge zur normalen und pathologischen Anatomie der Gland. carot. und der Nebennieren. Festschr. f. Virchow. 1891. S. 557. — Derselbe: Des Testicules et des Ovaires dans la Paralysie génerale. Soc. de Biol. 9 Mai 1903. Ref. Rev. neurol. 1904. p. 848. — Marchand, L.: Glandes endocrines et epilepsie. Rev. neurol. Tom. 29, p. 1435. 1922. — Marcus, H. und E. Salgren: Über die Einwirkung der hypnotischen Suggestion auf die Funktion des vegetativen Nervensystems. II. Münch. med. Wochenschr. Bd. 72, S. 1457. 1925. — Marcuse: Periodisch alternierende Heterohomosexualität. Monatsschr. f. Psychiatrie u. Neurol. Bd. 41. — Derselbe: Zur Kenntnis des Männer- und Kriegs-Basedow. Dtsch. med. Wochenschr. 1917. Nr. 3. — Marek: Zit. nach J. Novak. — Maresch: Kongenitaler Defekt der Schilddrüse bei einem 11jährigen Mädchen usw. Zeitschr. f. Heilk. Bd. 19. 1898. — Maresch, R.: Zur Kenntnis der polyglandulären Erkrankungen (multiple Blutdrüsensklerose). Dtsch. pathol. Ges. 1914. S. 212. München. — Derselbe: Beiträge zur Kenntnis der Hyperplasien und Tumoren der Epithelkörper. Frankfurt. Zeitschr. f. Pathol. Bd. 19. 1916. — Derselbe: Die Venenmuskulatur der menschlichen Nebennieren und ihre funktionelle Bedeutung. Wien. klin. Wochenschr. 1921. S. 44. — Marfand: Thyréoidite rheumatismale avec myxoedème et vitiligo. Bull. de méd. Paris. Tom. 33. 1900. — Marie, A.: Eunuchisme et érotisme. Nouv. iconogr. Salp. Tom. 19, p. 472. 1906. — Marie, Pierre: Sur deux cas d'acromégalie etc. Rev. de méd. Tom. 6, p. 297. 1886 und L'acromégalie. Nouv. Iconogr. d. l. Salp. Tom. 1, p. 173, 229. 1888 und Tom. 2, p. 45, 96, 139, 188, 224, 327. 1889 et Sur deux types de déformation des mains de l'acrostill still still, Arch. de méd. exp. et Anat. pathol. 1891. p. 539. — Derselbe: Contribution à l'étude et au diagnostic des formes frustes de la maladie de Basedow. Thèse de Paris 1883. — Derselbe: L'achondroplasie dans l'adolescence et l'age adulte. Presse méd. 14 Juill. 1909. — Derselbe: s. Launois et Roy. — Derselbe and E. D. Paulian: Bull. de l'acad. de méd. Tom. 93. p. 166. 1925. — Derselbe, Tetriakoff, C., E. Stumfer: Etude anat. pathol. des centres nerveux dans un cas de myxoedème congenital avec cretinisme. Encéphale Tom. 15, p. 601. 1920. — Marie und Marinesco: Sur l'anat. path. de l'acromégalie. Arch. d. méd. exp. et d'anat. pathol. 1891. — Marine: Journ. of the Americ. med. assoc. Vol. 59, p. 325. 1912. — Derselbe: Observations on tetany in dogs. Journ. of exp. med. Vol. 19, p. 89. 1914. — Derselbe and Lenhart: Arch. of internal med. Vol. 4, p. 440. 1909. — Derselbe und Lenhart: Arch. of internal med. Chicago. Vol. 8, p. 316. 1911. — Marine, D. und J. M. Rogoff: Absorption of potassium iostide by the thyroid gland in vivo. Journ. of pharmacol. a. exp. therapeut. Vol. 8, p. 439. 1916; Vol. 9, p. 1. 1916/17. — Marine and Williams: Arch. of internal med. Vol. 1, p. 349. 1918. — Marinesco: Tétanie d'origine parathyroid. Semaine méd. Tom. 25, p. 289. 1905. — Derselbe et Goldstein: Deux cas d'hydrocéphalie avec adipos. généralisée. Iconogr. de la Salp. etc. Tom. 22. 1909. — Derselbe et Minea: Nouvelles recherches sur l'influence qu'exerce l'ablation du corps thyroide etc. Cpt. rend. des séances de la soc. de biol. 1910. Nr. 4. — Mark, R. E.: Hypothyreoidismus bei Hunden. Pfügers Arch. f. d. ges. Physiol. Bd. 209. S. 693. 1925. — Markeloff, G. J.: Über die Myasthenie. Arch. f. Psychiatrie u. Nervenkrankh. Bd. 49. — Marks, H. P.: Journ. of physiol. Vol. 60. 1925. — Martin: Gaz. hebd. 1877. — Martineau: Zit. nach Bittorf. — Martius: Pathogenese innerer Krankheiten. 1899. — Marx: Untersuchungen über den Wasserhaushalt. Klin. Wochenschr. 1925. S. 2339 u. 1926. S. 92. — Mason, Karl E.: Testicular degeneration in Albino rats fed on purified food ration. Journ. of exp. zool. Vol. 45, Nr. 1. 1926. — Massaglia: Tetanie infolge experimenteller Parathyreoideainsuffizienz während der Schwangerschaft und Eklampsie. Zentralbl. f. allg. Pathol. u. pathol. Anat. Bd. 24, S. 577. 1914. — Derselbe: Internal secretion of testis. Endocrinology Vol. 4. 1920. — Massalongo, R.: Hyperfunktion der Hypophyse, Riesenwuchs und Akromegalie. Zentralblatt f. Nervenheilk. und Psychiatrie 1895. S. 281. — Derselbe: Sull' acromegalia. Rif. med. 1892. p. 74. — Maßlow: Über Veränderungen der Atemkurve bei Kindern mit spasmophilen

Symptomen. Monatsschr. f. Kinderheilk. Bd. 13, S. 99. 1914. — Matarcowitsch: Der Cholingehalt des Harns bei verschiedenen Krankheiten. Inaug.-Diss. Basel 1919. — Materna, A.: Das Gewicht der Nebenniere. Zeitschr. f. Konstitutionslehre. Bd. 9, S. 1. 1923. — Mathes, P.: Der Infantilismus, die Asthenie und deren Beziehungen zum Nervensystem. Berlin: S. Karger 1912. — Mathews: Arch. of internal med. Vol. 15, p. 457. 1915. — Mathias, E.: Über Geschwülste der Nebennierenrinde mit morphogenetischen Wirkungen. Virchows Arch. f. pathol. Anat. u. Physiol. Bd. 236, S. 446. 1922. — Derselbe und E. Petzal: Eine weitere Beobachtung von Interrenalismus. Klin. Wochenschrift. 1926. S. 2313. — Matsuno, J.: Zur Kenntnis des Hermaphroditismus beim Menschen. Arch. f. Gynäkol. Bd. 119, S. 359. 1923. — Mattauschek, E.: Zur Epidemiologie der Tetanie. Wien. klin. Wochenschr. 1907. S. 470. — Matthes: Zum Stoffwechsel bei Morbus Basedowi. Kongr. f. inn. Med. 1897. S. 232. — Derselbe: Über die Einwirkung des Oophorins auf den Stoffwechsel. Monatsschr. f. Geburtsh. u. Gynäkol. 1903. — Matti, H.: Untersuchungen über die Wirkung experimenteller Ausschaltung der Thymusdrüse usw. Mitt. a. d. Grenzgeb. d. Med. u. Chirurg. Bd. 24, S. 665. 1912. — Derselbe: Physiologie und Pathologie der Thymusdrüse. Ergebn. d. inn. Med. u. Kinderheilk. Bd. 10, S. 1. 1913. — Mauerhofer, E.: Untersuchung über die Funktion der Nebennieren usw. Zeitschr. f. Biol. Bd. 74, S. 147. 1922. — Maurer: Die Entwicklung des Darmsystems. Hertwigs Handb. d. vgl. Entwicklungsgesch. Bd. 2, S. 1. 1906. — Mautner, H. und E. P. Pick: Zur Analyse der Gefäßwirkung des Pituitrins. Schmiedeberg. Bd. 97, S. 306. — Maximow: Untersuchungen über Blut und Bindegewebe. II. Über die Histogenese der Thymus bei Säugetieren. Arch. f. mikroskop. Anat. Bd. 7 u. 74. 1909. — Mayer, A.: Sur le mode d'action de la piqûre diabétique. Cpt. rend. des séances de la soc. de biol. 1906. p. 1123. — Mayer, E.: Über Beziehungen zwischen Keimdrüse und Hypophyse. Arch. f. Gynäkol. Bd. 90, S. 600. 1910. — Mayer, W.: Über Psychosen bei Störung der inneren Sekretion. Zeitschr. f. d. ges. Neurol. u. Psychiatrie. Bd. 22. Orig. 1914. — Derselbe: Über hypophysäre und epiphysäre Störungen bei Hydrocephalus internus. Zeitschr. f. d. ges. Neurol. u. Psychiatrie Bd. 44, S. 101. 1919. — Mayerle: Beitrag zur Kenntnis des Stoffwechsels bei künstlicher Hyperthyreoiditis. Zeitschr. f. klin. Med. Bd. 71. — Mayo: A consideration on the mortality in 1000 operations for goitres. Surg. gynecol. a. obstetr. March 1909. Vol. 8. — Mayo, Robson: Die Beziehungen der Anatomie zu den Krankheiten des Pankreas. Berlin. klin. Wochenschr. 1908. Nr. 4 u. 7. — Means, J. H. und G. W. Holmes: Further observations on the Roentgen ray treatment of toxic goiter. Arch. of internal med. Vol. 31, p. 303. 1923. — Meduna, L. v.: Zeitschr. f. d. ges. Anat. u. Entwicklungsgesch. Bd. 76, S. 534. 1925. — Meggendorfer, Fr.: Über Vortäuschung verschiedener Nervenkrankheiten durch Hypophysentumoren. Dtsch. Zeitschr. f. Nervenheilk. Bd. 55, S. 1. 1916. — Meige: Remarques complémentaires sur les nains dans l'ast. Nouv. iconogr. de la Salp. 1896. 1901. p. 371. — Derselbe: L'infantilisme. Gaz. des hôp. ziv. et milit. Tom. 22. p. 207. 1902. — Meige, Henry: L'infantilisme, le féminisme et les hermaphrodites antiques. L'antropologie. 1895. — Derselbe: Sur le gigantisme. Arch. génér. de Méd. Oct. 1902. p. 410. — Meige et Allard: Deux infantiles. Infantile myx. et infant. de Lorain. Nouv. iconogr. Salp. Tom. 2. 1898. — Meinert: Tetanie in des Schwangerschaft. Arch. f. Gynäkol. Bd. 30, S. 444. 1887. — Meirowsky: Zit. bei Königstein. — Derselbe: Das Problem der Pigmentbildung im Lichte der Nierenforschung. Dermatol. Zeitschr. 1917. H. 10—12. — Meixner: Zur Frage des Hermaphroditismus verus. Zeitschr. f. Heilk. Bd. 26, S. 318. 1905. — Melchior, E.: Die Hypophysis cerebri in ihrer Bedeutung für die Chirurgie. Ergebn. d. Chirurg. u. Orthop. Bd. 3. 1911. — Derselbe: Ist der postoperative Basedowtod ein Thymustod? Berlin. klin. Wochenschr. 1917. Nr. 35. — Derselbe: Berlin. klin. Wochenschr. 1921. S. 51. — Derselbe: Neue Fragestellung zur Tetanie. Klin. Wochenschr. Jg. 2. S. 818. 1923. — Meltzer: Über Myxödem. New York. med. Monatsschr. April 1894. — Meltzer, S.: Inhibition. New York med. journ. a. med. record Vol. 13, 20, 27. 1899. — Melver, M. A. and E. M. Bright: Studies on conditions of activity in endocrine glands. Americ. journ. of physiol. Vol. 68, p. 622. 1924. — Mendel: Zur pathologischen Anatomie des Morbus Basedowi. Dtsch. med. Wochenschr. 1892, S. 5 und ein Fall von Myxödem. Ibidem. 1893. S. 25. — Derselbe: Ref. Dtsch. med. Wochenschr. 1906. S. 1975. — Merckel: Krankheiten der Nebennieren. Ziemssens Handb. Bd. 8, 2, S. 281—314. 1875. — Mering und Minkowski: Diabetes nach Pankreasexstirpation. Arch. f. exp. Pathol. u. Pharmakol. Bd. 26, S. 371. 1889. — Merkel: Zur Pathologie der Hypophyse. Verhandl. d. pathol. Ges. Bd. 17, S. 193. 1914. — Merklen: Presse méd. 1921. Nr. 14. — Merletti und Angeli: Die Nebennierentherapie der puerperalen Osteomalazie. Klin.-therapeut. Wochenschr. 1907. Nr. 42. — Messedaglia: Studio sulla akromegalia. Padova 1908. — Messerli: Contribution à l'étude de l'etiologie du goitre endemique. Schweiz. Zeitschr. f. Gesundheitspflege Bd. 3, S. 375. 1923. — Mettner, E.: Die Beeinflussung des Wachstums von Kaulquappe durch Verfütterung von Thymus und Geschlechtsorganen. Jahrb. f. Kinderheilk. Bd. 83, S. 154. 1916. — Metzger, L.: Zur Kenntnis der wirksamen Substanzen in den

Nebennieren. Inaug.-Diss. Würzburg 1897. — Metzger, Zur Frage vom Nebennieren-diabetes. Münch. med. Wochenschr. 1902. — Meunacher: Blutbefund beim Myxödem. Monatsschr. f. Kinderheilk. Bd. 6, S. 666. 1907. —Meyenburg, H. v.: Diabetes insipidus und Hypophyse. Beitr. z. pathol. Anat. u. z. allg. Pathol. Bd. 61. 1916. — Meyer, E.: Über die Bedandlnng der Graviditätstetanie mit Kalksalzen. Therap. Monatsh. Bd. 7. 1911. — Derselbe: Über Diabetes insipidus usw. Dtsch. Arch. f. klin. Med. Bd. 83, S. 1. — Derselbe und R. Meyer - Bisch: Weitere Mitteilungen über Diabetes insipidus. Zeitschrift f. klin. Med. Bd. 96, S. 469. 1923. — Dieselben: Weitere Mitteilung über die Pathogenese des Diabetes insipidus. Klin. Wochenschr. 1924. S. 1796. — Dieselben: Dtsch. Arch. f. klin. Med. Bd. 137. — Meyer, H. H.: Dtsch. Kongr. f. inn. Med. 1913. — Meyer - Hürlimann: Akuter Exophthalmus bei Quinckescher Krankheit. Korresp.-Bl. f. Schweiz. Ärzte 1917. Nr. 6. — Meyer, M.: Klinischer Beitrag zur Kenntnis der Funktion des Zwischenhirns. Zeitschr. f. d. ges. Neurol. u. Psychiatrie Bd. 20, S. 327. 1913. — Meyer, O. B.: Über einige Eigenschaften der Gefäßmuskulatur. Zeitschr. f. Biol. Bd. 48. 1906. — Meyer, R.: Nebennieren bei Anenzephalie. Virchows Arch. f. pathol. Anat. u. Physiol. Bd. 210, S. 138. 1910. — Derselbe: Beiträge zur Lehre von der normalen und krankhaften Ovulation usw. Arch. f. Gynäkol. Bd. 113, S. 259. 1920. — Meyer - Bisch, R.: Über isolierte Störungen des intermediären Salzstoffwechsels und ihre klinische Bedeutung. Klin. Wochenschr. 1925. Nr. 13, S. 588. — Michael: Zur Ätiologie des Diabetes mellitus. Arch. f. klin. Med. Bd. 44. 1889. — Mieremet, C. W. G.: Hypophysäre Kachexie, Coma pituitarium und Lethargia pituitaria. Geneesk. bladen Bd. 23, S. 235. 1922. — Mihalkovics: Arch. f. mikroskop. Anat. Bd. 11. 1875. — Mikulicz, v.: Die Thymusfütterung bei Kropf usw. Berlin. klin. Wochenschr. 1895. S. 16. — Derselbe und Reinbach: Über Thyreoidismus. Mitt. a. d. Grenzgeb. d. Med. u. Chirurg. Bd. 8. 1901. — Miller, J.: Mitteilungen aus der Klinik des Prof. Seitz in München. Schusterkrampf. Dtsch. Klinik. Bd. 28. 1858. — Miller and Dean Lewis: The frequency of experimental glycosuria following injections of extracts of the hypophysis. Arch. of internal. med. May 1912. p. 601. — Miller, R. und L. Parsons: Renal Infantilism. Brit. journ. childr. dis. Vol. 9, p. 289. 1912. — Miloslavich: Zentralbl. f. allg. Pathol. u. pathol. Anat. Bd. 30. 1917. — Miloslavich, E.: Über Bildungsanomalien der Nebenniere. Virchows Arch. f. pathol. Anat. u. Physiol. Bd. 218, S. 131. 1914. — Minkowski: Untersuchungen über den Diabetes mellitus nach Exstirpation des Pankreas. Leipzig 1893. — Minnich, W.: Das Kropfherz usw. Leipzig u. Wien: Fr. Deuticke 1904. — Minnich: Fall von Pankreaskolik. Berlin. klin. Wochenschr. 1894. Nr. 6. — Miquel: De la valeur nosologique de la maladie de Dercum. Thèse de Paris. 1904. — Mira, F. de: De l'influence des glandes surrenales sur la croissance. Cpt. rend. des séances de la soc. de biol. Tom. 73. 1912. — Mironescu: Über die Entwicklung der Langerhansschen Inseln bei Embryonen. Arch. f. Anat. u. Entwicklungsgesch. Bd. 76. 1910/11. — Mittasch: Über Hermaphroditismus. Beitr. z. pathol. Anat. u. z. allg. Pathol. Bd. 67, S. 142. 1920. — Mixter and Quacqenboß: Tumour of the hypophysis with infantilisme. Journ. of surg. Vol. 52, July 15. 1910. — Möbius: Zit. bei Bab. Volkmanns Samml. klin. Vort. N. F. Nr. 538. — Derselbe: Über die Wirkungen der Kastration. Halle 1906. — Möbius, P. J.: Schmidts Jahrb. Bd. 210, S. 237. 1886. — Derselbe: Die Basedowsche Krankheit. Wien: Hölder 1906. — Derselbe: Münch. med. Wochenschr. 1903. Nr. 4. — Möller: Zur Lehre der Epithelkörperchen. Korresp.-Bl. f. Schweiz. Ärzte 1911. Nr. 16 u. 17. — Möllgaard: Über Veränderungen im Zentralnervensystem bei der Tetanie thyreopriva. Skandinav. Arch. f. Physiol. Bd. 28, S. 65. 1913. — Mönckeberg: Die Tumoren der Glandula carotica. Beitr. z. pathol. Anat. u. z. allg. Pathol. Bd. 38. 1905. — Mohr, L.: Zeitschr. f. exp. Pathol. u. Therapie Bd. 4, S. 910. 1908. — Mohr, R.: Über einen Nebennierentumor der rechten Niere mit gleichzeitigen hyperplastischen akzessorischen Nebennieren im Schwanz des Pankreas. Beitr. z. pathol. Anat. u. z. allg. Pathol. Bd. 47, S. 202. 1910. — Molineus: Arch. f. klin. Chirurg. Bd. 101, S. 333. 1913. — Molitor, H. und E. P. Pick: Zur Kenntnis der Pituitrinwirkung auf die Diurese. Schmiedeberg. Bd. 101, S. 169. — Dieselben: Über zentrale Regulation des Wasserwechsels. Schmiedebergs Arch. Bd. 107, S. 180. 1925. — Dieselben: Sitzungsber. d. Ges. d. Ärzte Wiens. Klin. Wochenschr. 1925. S. 1392. — Monakow, P. v.: Zur Pathologie der Hypophyse. Schweiz. Arch. f. Nervenheilk. Bd. 8, S. 200. 1921. — Monari: La clorosi. Modena 1900. — Moncorps, C.: Studien zur Genese des normalen Oberhautpigmentes. Arch. f. Dermatol. u. Syphilis Bd. 148, S. 2. 1924. — Monti und Weichselbaum: Arch. f. Kinderheilk. Bd. 6. 1885. — Moos und Steinbrügge: Zit. nach Ewald. — Mooser, H.: Ein Fall von endogener Fettsucht mit hochgradiger Osteoporose. Virchows Arch. f. pathol. Anat. u. Physiol. Bd. 229, S. 247. 1920. — Moraczewski, v.: Stoffwechsel bei Akromegalie usw. Zeitschr. f. klin. Med. Bd. 43, S. 336. 1901. — Morawitz: Untersuchungen über Chlorose. Münch. med. Wochenschr. 1910. Nr. 27. — Derselbe: Tetanie und Infantilismus mit Speicheldrüsenschwellung. Med. Klinik 1919. S. 858. — Morawski: Die Durchtrennung des Hypophysenstieles beim Affen. Zeitschr. f. d. ges. Neurol. u. Psychiatrie. Bd. 7. 1911.

— Morel: Les parathyroides dans l'ostéogenèse. Cpt. rend. des séances de la soc. de biol. Tom. 68, p. 163. 1910. — Morgenstern: Virchows Arch. f. pathol. Anat. u. Physiol. Bd. 239, S. 537. 1922. — Morgenstern, K.: Elektrokardiographische Untersuchungen über die Beziehungen des Herzmuskels zur Spasmophilie (Tetanie) im frühen Kindesalter. Zeitschr. f. Kinderheilk. Bd. 11, S. 304. 1914. — Moro: Fötale Chondrodystrophie und Thyreodysplasie. Jahrb. f. Kinderheilk. Bd. 66. 1907. — Morse: Arch. of pediatr. Vol. 30, p. 179. 1913. — Mosenthal und Marks: The clinical value of metabolism. Med. clin. of North America Vol. 4, p. 1403. 1921. — Mosenthin, H.: Ein Fall von Sklerodermie. Seine Beziehungen zur inneren Sekretion usw. Arch. f. Dermatol. u. Syphilis. Bd. 118, H. 2. — Moskowicz: Protokoll d. k. k. Ges. d. Ärzte in Wien 1908. Wien. klin. Wochenschr. 1908. S. 304. — Derselbe: Wien. klin. Wochenschr. 1909. S. 474. — Mosse: Lymphatismus mit innersekretorischen Störungen. Berlin. klin. Wochenschr. 1920. S. 971. — Mossé, G.: Deformations acro-mégaloides. Soc. de Neurol. Mai 1911. p. 646. — Motzfeld: Experimental studies on the relation of the pituitary body to renal function. Journ. of exp. med. Vol. 25. 1917. — Moussy: Recherches sur le function thyréoidienne et parathyreoidienne. Paris 1887, s. a. Cpt. rend. des séances de la soc. de biol. 1892 et 1897. p. 271. — Mühsam, R.: Über die Beeinflussung des Geschlechtslebens durch freie Hodenüberpflanzung. Dtsch. med. Wochenschr. 1920. Nr. 30. — Müller, A. v. und P. Saxl: Über Kalziumgelatineinjektionen. Therap. Monatsh. Bd. 26. 1912. — Müller, Charlotte: Über morphologische Blutveränderungen bei Struma. Med. Klinik 1910. Nr. 34. — Müller, E.: Über die Beeinflussung der Menstruation durch zerebrale Herderkrankungen. Neurol. Zentralbl. 1905. S. 790. — Müller, Fr.: Tetanie bei Dilatatio ventriculi. Charité Ann. Bd. 13, S. 273. 1886. — Derselbe: Beiträge zur Kenntnis der Basedowschen Krankheit. Dtsch. Arch. f. klin. Med. Bd. 51, S. 335. 1893. — Derselbe: Diskussion zum Referat von Fr. Kraus. Kongr. f. inn. Med. 1906. — Derselbe: Untersuchungen über Ikterus. Zeitschr. f. klin. Med. Bd. 12. — Derselbe: Therapie d. Gegenw. Bd. 66, S. 49, 97. 1915. — Müller, H.: Würzburger med. Zeitschr. Bd. 1. 1860. — Derselbe: Eine neue Funktion des inneren Sekretes der Thymusdrüse. Zeitschrift f. Biol. Bd. 67, H. 11 und Bd. 12. 1917. — Müller, J.: Lehrbuch d. Physiol. I. Koblenz 1844. — Müller, L. R.: Die Lebensnerven. Berlin: Julius Springer 1924. — Münzer, A.: Pubertas praecox und psychische Entwicklung. Berlin. klin. Wochenschr. 1914. S. 448. — Münzer, Arthur: Über die Bedeutung der inneren Sekretion für die Psychiatrie. Arch. f. Psychiatrie u. Nervenkrankh. Bd. 63, S. 530. 1921. — Münzer, E.: Zur Lehre von den vaskulären Hypotonien. Wien. klin. Wochenschr. 1910. Nr. 38. — Munk, H.: Zur Lehre von der Schilddrüse. Virchows Arch. f. pathol. Anat. u. Physiol. Bd. 115. 1897 u. Bd. 154. 1898. — Derselbe: Untersuchungen über die Schilddrüse. Ber. d. Preuß. Akad. 1887 u. 1888. — Muratov: Zur Pathologie des Myxödems. Neurol. Zentralbl. 1898. S. 20. — Murdoch: Considération sur le rétraction spasmodique. Journ. univ. et hebd. de méd. et chir. Tom. 8, p. 417. 1842. — Murray, G. R.: The diagnosis of early thyreoidal fibrosis. Transact. of the Roy. med. a chir. Soc. 1902. p. 141. (Ref. Brit. med. journ. 1898. p. 942.) — Murri, A.: Rif. med. 1911. Nr. 4. — Myers: Congenital laryngial stridor apparently due to an enlarged thymus gland. etc. Arch. of pediatr. Vol. 25, p. 607. 1908. — Mygind: Thyreoiditis acuta simplex. Journ. of laryngol. a. otol. 1895. p. 181.

Naegeli: Blutkrankheiten. Leipzig 1907. — Derselbe: Blutkrankheiten und Blutdiagnostik. Leipzig 1908. S. 230—251. — Derselbe: Über Myotonia atrophica. Münch. med. Wochenschr. 1917. Nr. 51. — Naegeli, O.: Über den Antagonismus von Chlorose und Osteomalazie als Hypo- und Hypergenitalismus. Münch. med. Wochenschr. 1918. Nr. 23, S. 609. — Nager: Die Taubstummen der Luzerner Anstalt Hohenrain. Zeitschr. f. Ohrenheilk. Bd. 43, S. 234. — Nakano, J.: Hämochromatose unter dem Bilde des Morbus Addisonii. Münch. med. Wochenschr. 1914. S. 919. — Narbut: Ein durch Lumbalpunktion geheilter Fall von Tetanie. Zit. Zentralbl. f. Chirurg. 1907. S. 1147. — Natern: Ref. Wien. med. Wochenschr. 1914. S. 418. — Naunyn: Der Diabetes mellitus. Wien: Hölder 1896. — Naunyn, B.: Der Diabetes mellitus. Wien: A. Hölder 1906. — Nazari: Contributo allo studio anatomic-patologico delle ciste dell' ipofisi cerebrale e dell' infantilismo. Policlinico 1906. p. 445. — Nedelkovitsch, J.: Observation sur l'acromegalie. Inaug.-Diss. Lausanne 1920. — Nehring und Schmoll: Über den Einfluß der Kohlenhydrate auf den Gaswechsel des Diabetikers. Zeitschr. f. klin. Med. Bd. 31, S. 59. 1897. — Neu: Über einen durch Pituitrin günstig beeinflußten Fall von Osteomalazie. Zentralbl. f. Gynäkol. 1911. S. 12. — Derselbe: Med. Klinik 1910. Nr. 46, S. 1813 u. Münch. med. Wochenschr. 1910. Nr. 48, S. 2533. — Neu, M.: Untersuchungen über die Bedeutung des Suprarenins für die Geburtshilfe. Arch. f. Gynäkol. Bd. 85, S. 617. 1908. — Derselbe: Experimentelles zur Anwendung des Suprarenins in der Geburtshilfe. Gynäkol. Rundschau. 1907. S. 507. — Derselbe: Verwendbarkeit des Suprarenins in der geburtshilflichen Therapie. Therapie d. Gegenw. 1907. — Neubauer, E.: Über das Schicksal der Milchsäure bei normalen und phosphorvergifteten Tieren. Arch. f. exp. Pathol. u. Pharmakol. Bd. 61,

S. 387. 1909. — Neubauer: Über die Wirkung antiglykosurischer Mittel und über Leberglykosurie. Biochem. Zeitschr. Bd. 43, S. 335. 1912. — Derselbe: Über Hyperglykämie bei Hochdrucknephritis und die Beziehungen zwischen Glykämie und Glykosurie beim Diabetes mellitus. Biochem. Zeitschr. Bd. 25, S. 284. 1910. — Neubauer und Novak: Zur Frage der Adrenalinämie und des Blutzuckers in der Schwangerschaft. Dtsch. med. Wochenschr. Bd. 49. 1911. — Neubauer, E. und E. Porges: Über Nebennereninsuffizienz bei Phosphorvergiftung. Biochem. Zeitschr. Bd. 32, S. 290. 1911. — Neuberg: Zur chemischen Kenntnis der Melanome. Virchows Arch. f. pathol. Anat. u. Physiol. Bd. 192, S. 514. 1908. — Neubürger: Über postmortale Pigmentbildung der Haut. Münch. med. Wochenschrift. 1920. Nr. 26. — Neugebauer, v.: Hermaphroditismus beim Menschen. Leipzig 1906. S. 688. — Neumann: Zwei Fälle von Tetania gravidarum. Arch. f. Gynäkol. Bd. 48, S. 499. 1895. — Neumann, H.: Über den mongoloiden Typus der Idiotie. Berlin. klin. Wochenschr. 1899. S. 210. — Neumann, J.: Zur Addisonischen Krankheit. Münch. med. Wochenschr. 1916. Nr. 14. — Neumann, M.: Zur Kenntnis der Zirbeldrüsengeschwülste. Monatsschr. f. Psychiatrie u. Neurol. Bd. 9, S. 337. 1901. — Neumann und Herrmann: Biologische Studien über die weibliche Keimdrüse. Wien. klin. Wochenschr. 1911. Nr. 12. — Neumann und Vaß: Über den Einfluß der Ovariumpräparate auf den Stoffwechsel. Monatsschr. f. Geburtsh. u. Gynäkol. Bd. 15. — Neurath: Die vorzeitige Geschlechtsentwicklung. Ergebn. d. inn. Med. u. Kinderheilk. 1909. Nr. 4. — Derselbe: Vorzeitige Geschlechtsentwicklung (Menstruatio praecox). Wien. med. Wochenschr. 1909. — Derselbe: Mongolismus mit myxödemähnlichen Symptomen. Wien. med. Wochenschr. 1907. S. 1132. — Neurath, R.: Über die Bedeutung der Kalziumsalze für den Organismus des Kindes usw. Zeitschr. f. Kinderheilk. Bd. 1. 1910. — Derselbe: Über Fettkinder usw. Wien. klin. Wochenschr. Bd. 2. 1911. — Derselbe: Kalkentziehung und Nervenübererregbarkeit. Münch. med. Wochenschr. 1917. Nr. 46. — Neusser, v.: Zur Diagnose des Status thymicolymphaticus. Klin. Symptomatol. u. Diagn. 1911. H. 4. — Derselbe: Ausgewählte Kapitel der klinischen Symptomatologie und Diagnostik. Braumüller 1911. H. 4. — Derselbe: Die Erkrankungen der Nebennieren. Nothnagels Handb. 1899. — Derselbe: Klinisch-hämatologische Mitteilungen. Wien. klin. Wochenschr. 1892. Nr. 3 u. 4. — Derselbe und Wiesel: Die Erkrankungen der Nebennieren. Wien: A. Hölder 1910. — Nevrat-Perrotton: Thèse de Paris. 1859. — Niedermeyer, A.: Über ein Cholesteatom des Hirnanhanges usw. Inaug.-Diss. Breslau 1917; Neurol. Zentralbl. 1917. S. 600. — Niemann: Angeborener partieller Riesenwuchs der rechten Gesichtshälfte. Jahresblätt. d. dtsch. med. Ges. 1912. S. 1809. — Nilßon, N. O.: Blutzuckerbestimmung bei einem Fall von infantilem Myxödem. Dtsch. med. Wochenschr. 1917. Nr. 2. — Nishi: Über den Mechanismus der Blutzuckerregulation. Arch. f. exp. Pathol. u. Pharmakol. Bd. 61, S. 186. 1909. — Nobel, E. und A. Rosenblüth: Thyreoidinstudien an myxödematösen Kindern. Zeitschr. f. Kinderheilk. Bd. 38, H. 3. 1924. — Nobel, G.: Hautzustände endokriner Voraussetzung und ihre organtherapeutische Beeinflussung. Wien. med. Wochenschr. 1919. Nr. 18. — Nonne: Dtsch. med. Wochenschr. 1916. S. 1369. — Derselbe: Nachtrag weiterer Kasuistik über Hypophysentumoren. Dtsch. Zeitschr. f. Nervenheilk. Bd. 35. 1916. — Derselbe: Über Heilung der hypophysären Form der Lues congenita (Lues congenita pituitaria) durch kombinierte antisyphilitische und Organtherapie. Neurol. Zentralbl. 1918. Nr. 6. — Nonne, H.: Über die hypophysäre Form der Hirnlues, besonders der kongenitalen Hirnlues. Dtsch. Zeitschr. f. Nervenheilk. Bd. 74, S. 168. 1922. — Noorden, v.: Die Zuckerkrankheit. 5. Aufl. Berlin: August Hirschwald 1910. — Derselbe: Diskussion über Morbus Basedow. K. k. Ges. d. Ärzte Wiens 1909. S. 1769. — Derselbe: Samml. klin. Abhandl. Berlin: August Hirschwald 1909. S. 48. — Derselbe: Die Fettsucht. Wien: A. Hölder 1910. 2. Aufl. — Derselbe: Über Chlorose. Med. Klinik 1910. Nr. 1. — Derselbe: New aspects of diabetes. New York: Trat & Co. 1912. — Derselbe: Über Diabetestherapie. Med. Klinik 1909. Nr. 35. — Derselbe: Über Theorie und Therapie des Diabetes mellitus. Ibidem. 1911. Nr. 1. — Derselbe: Über neurogenen Diabetes. Ibid. 1912. Nr. 1. — Derselbe: Pathologie des Stoffwechsels. 1893. S. 448. — Derselbe: Über verschiedene Formen der Fettsucht. Med. Klinik Nr. 1. — Derselbe: Über Fettsucht. Med. Klinik Nr. 1. — Derselbe: Über Fettsucht. Internat. med. Kongr. Budapest 1909. — Noorden, v. jr.: Zur Kenntnis der vagotonischen und sympathikotonischen Fälle von Morbus Basedowii. Inaug.-Diss. Kiel 1911. — Noorden, v. und v. Jagič: Die Bleichsucht. Wien u. Leipzig: A. Hölder 1912. — Nordmann, O.: Experimentelles und Klinisches über die Thymusdrüse. Arch. f. klin. Chirurg. Bd. 106, S. 172. 1914. — Nothmann, M. und E. Guttmann: Über die Wirkung der Anionen, insbesondere des Phosphations. Schmiedeberg Bd. 101, S. 28. 1924. — Nothmann, M. und A. Wagner: Über die Wirkung von Alkalisalzen im Hinblick auf die Auslösung klonischer Symptome usw. Schmiedeberg. Bd. 101, S. 17. 1924. — Nothnagel: Geschwülste der Vierhügel. Wien. med. Blätter 1888. S. 162. — Notthafft, v.: Neuere Arbeiten und Ansichten über Sklerodermie. Zentralbl. f. allg. Pathol. u. pathol. Anat. Bd. 9, S. 870. 1898. — Derselbe: Ein Fall von artifiziellem akut thyreogenem Morbus Basedowi usw. Zentralbl. f. inn. Med.

1898. Nr. 15. — Notki: Beitrag zur Schilddrüsenpathologie. Wien. med. Wochenschr. 1896. Virchows Arch. f. pathol. Anat. u. Physiol. Bd. 144, Suppl.-Bd. — Novak: Diabetes insipidus in der Gravidität. Berlin. klin. Wochenschr. 1917. Nr. 5. — Derselbe und Jetter: Beitrag zur Kenntnis der puerperalen Bradykardie. Monatsschr. f. Geburtsh. u. Gynäkol. 1910. — Derselbe und Porges: Über die Azidität des Blutes bei Osteomalazie. Wien. klin. Wochenschr. 1913. S. 1791. — Novak, J.: Die Erkrankungen des weiblichen Genitales in ihrer Bedeutung für den Gesamtorganismus und die Wechselbeziehungen seiner innersekretorischen Elemente zu den anderen Blutdrüsen. Suppl. zu Nothnagels Pathol. u. Therapie. Wien u. Leipzig: A. Hölder 1912. — Nukariya, S.: Über die Bedeutung der Rückresorption des Spermas usw. Pflügers Arch. f. d. ges. Physiol. Bd. 214. 1926. — Nyary, L.: Trophische Störungen der Hände bei Tetanie. Orvosi Hetilap. 1916. Nr. 39.

Obál, F.: Transplantation der Glandul. parathyreoideae bei postoperativer Tetanie. Orvosi Hetilap. 1915. Nr. 37. — Oberling, Ch. et G. Jung: Bull. et mém. de la soc. méd. des hôp. de Paris. Tome 43. p. 360. 1927. — Oberndorfer: Hypophysen- und Hypophysengegendtumoren. Münch. med. Wochenschr. 1920. S. 946. — Obmann, K.: Über vorzeitige Geschlechtsentwicklung. Dtsch. med. Wochenschr. 1916. Nr. 7. — O'Connor: Über Adrenalinbestimmung im Blute. Münch. med. Wochenschr. 1911. S. 1439. — Odermatt: Zur Diagnose der Zirbeldrüsentumoren. Inaug.-Diss. Zürich 1915. — Oehme, C. und M. Oehme: Zur Lehre vom Diabetes insipidus. Dtsch. Arch. f. klin. Med. Bd. 127, S. 261. 1918. — Oerum: Quantitative Blutuntersuchungen. Dtsch. Arch. f. klin. Med. Bd. 92, S. 356. 1908. — Oesterreich: Operative Heilung eines Falles von Morbus Addisoni. Zeitschr. f. klin. Med. Bd. 31, S. 123. 1897. — Oestreich - Slavyk: Riesenwuchs und Zirbeldrüsengeschwülste. Virchows Arch. f. pathol. Anat. u. Physiol. Bd. 157, S. 475. 1899; s. auch Heubner: Tumor der Glandula pinealis. Dtsch. med. Wochenschrift. 1898, Vereinsbeil. Bd. 29. — Ogle, C.: Sarcoma of pineal body transactions of path. soc. London Vol. 1, p. 4. 1899. — Ogston: Ein Beitrag zur Kasuistik abnormer geschlechtlicher Entwicklung. Österreich. Jahrb. f. Pädiatrie. Wien Bd. 1, S. 180. 1872. — Okanata, K.: Quantitativ test for epinephrin. Journ. of the Americ. med. assoc. Vol. 79, p. 1729. 1922. — Olivet: Über den angeborenen Mangel beider Eierstöcke, zugleich ein Beitrag zur Frage der Kastration und der Behaarung. Frankfurt. Zeitschr. f. Pathol. Bd. 29. 1923. — Olivet, J.: Die sekundäre weibliche Behaarung, ein Hypophysenmerkmal. Zeitschrift f. Konstitutionslehre. Bd. 10, S. 268. 1924. — Oliver und Schäfer: The physiological effects of extracts of the suprarenal capsules. Journ. of gen. physiol. Tom. 18, p. 231. 1895 und On the physiological action of extracts of pituitary body etc. ibidem Vol. 18, p. 277. 1895. — Opie: On the histology of the islands of Langerhans of the pancreas. Bull. of Johns Hopkins hosp. Vol. 11, p. 206. 1900. — Opie, G. L.: Patholog. change affecting on islands of Langerhans in the pancreas. Journ. of exp. med. Vol. 5, p. 397 u. 527. 1900/01. — Oppenheim: Diskussion zum Vortrag von Cassirer in Berlin. Ges. f. Neurol. u. Psychiatrie 13. Nov. 1899. Arch. f. Psychiatrie u. Nervenheilk. Bd. 34, S. 303. 1901. — Oppenheim, H.: Lehrb. d. Nervenkrankh. 1908. S. 1550 u. 1911. S. 183. — Derselbe: Über Vortäuschung von Tabes und Paralyse durch Hypophysentumor. Zeitschr. f. d. ges. Neurol. u. Psychiatrie. Bd. 25. 1915. — Oppenheim et Loeper: Insuffisance surrénale chronique expérimentale etc. Cpt. rend. des séances de la soc. de biol. 1903. p. 330. — Oppenheimer, B. S. und A. M. Fishberg: The association of hypertension with suprarenal tumors. Arch. of internal med. Vol. 34, S. 631. 1924. — Orator: Neue Gesichtspunkte in der Beurteilung der pharmakodynamischen Funktionsprüfung usw. Mitt. a. d. Grenzgeb. d. Med. u. Chirurg. Bd. 36, S. 420. 1923. — Ord, W. W.: On myxoedema a term proposed etc. Med. chir. Transact. 1879, p. 61, Some cases of sporadic cretinisme Lancet. 1893. — Van Ordt: Beiträge zur Symptomatologie der Geschwülste des Mittelhirns und der Brückenhaube. Dtsch. Zeitschr. f. Nervenheilk. Bd. 18, S. 126. 1900. — Orth: Arb. a. d. pathol. Inst. Göttingen. Berlin 1893. S. 75. — Orthmann: Beitrag zur Kenntnis der bösartigen Nebennierentumoren. Arch. f. Gynäkol. Bd. 114, S. 304. 1921. — Ortner: Therap. inn. Krankh. Bd. 1, S. 251. 1898. — Derselbe: Zur Klinik der Angiosklerose usw. Wien. klin. Wochenschr. 1902. — Ortner, N.: Familiäres Auftreten von Morbus Basedowii. Wien. med. Wochenschr. 1915. Nr. 1, S. 5. — Orzechowski: Die Tetanie mit myotonischen Symptomen. Jahrb. f. Psychiatrie u. Neurol. Bd. 29. 1909. — Oser: Erkrankungen des Pankreas. Nothnagels Handb. 1898. — Osler, W.: An acute myxoedematous condition with tachycardia glycosuria melaena mania and death. Journ. of nerv. and ment, disease Vol. 26, p. 68. 1899. — Derselbe: Zit. bei Cassirer. — Ossokin: Zur Frage der Innervation der Glandula thyreoidea. Zeitschr. f. Biol. Bd. 63, S. 443. 1914. — Oswald: Zur Chemie und Physiologie des Kropfes. Virchows Arch. f. pathol. Anat. u. Physiol. Bd. 169. 1902. — Derselbe: Der Morbus Basedowi im Lichte neuerer klinischer und experimenteller Forschung. Wien. klin. Wochenschr. 1900. — Derselbe: Zur Klärung der Jodothyrinfrage. Pflügers Arch. f. d. ges. Physiol. Bd. 129. 1909. — Derselbe: Dtsch. Arch. f. klin. Med. Bd. 117. — Derselbe: Zur Theorie des Basedow. Münch. med. Wochenschr. 1915. Nr. 27. — Ott: Gesetz der Periodizität physiologischer Funktionen im weiblichen Organismus. Zentralbl.

f. Gynäkol. 1890. Beil. S. 31. — Ott and Scott: The action of infundibulin on the mammarysecretion. Proc. of the soc. f. exp. biol. a. med. Vol. 8, p. 48. 1911. — Ott, J. and J. C. Scott: The effect of animal extracts etc. The therap. Gaz. 1913. — Otten, M.: Zur Klinik der Chlorose. Jahrb. d. Hamburgischen Staatskrankenanst. Bd. 10. 1905. — Ottolenghi: Il campo visivo nei cretini. Arch. di Lombroso 1893. S. 256. Giorn. di real. acad. med. Torino. Vol. 12. 1893.

Päßler: Erfahrungen über die Basedowsche Krankheit. Dtsch. Zeitschr. f. Nervenheilk. Bd. 6. 1895. — Paghini: Il ricambio organico nella demenza precoce. Riv. sperim. di freniatr., arch. ital. per le malatt. nerv. e ment. Vol. 32 u. 33. — Pál, J.: Wirkung des Hypophysenextraktes bei Thyreosen usw. Dtsch. med. Wochenschr. 1915. Nr. 52. — Pál: Über das Vorkommen mydriatisch wirkender Substanzen im Harne. Dtsch. med. Wochenschr. 1907. S. 1735. — Derselbe: Diskussion in der k. k. Ges. d. Ärzte in Wien. Sitz. vom 9. Juni. Wien. klin. Wochenschr. 1912. Nr. 24, S. 938. — Derselbe: Über die Gefäßwirkung des Hypophysenextraktes. Wien. med. Wochenschr. 1909. S. 3. — Palladin, A. und L. Griliches: Zur Frage der Biochemie der experimentellen Tetanie usw. Biochem. Zeitschr. Bd. 146, S. 458. — Palliard: Ulcère simple avec dilatation de l'estomac. Tétanie intense. Rev. de méd. 1888. p. 46. — Palmer, W. L.: The importance of vagal and splanchnic afferent impulses on the onset and course of tetanya parathyripriva. Americ. journ. of physiol. Vol. 52, p. 581. 1920. — Paltauf, A.: Über die Beziehungen der Thymus zum plötzlichen Tod. Wien. klin. Wochenschr. 1889. Nr. 46 u. 1890. Nr. 9. — Derselbe: Der Zwergwuchs in gerichtlicher und anatomischer Beziehung. Wien 1891. — Derselbe: Über den Zwergwuchs. Wien: A. Hölder 1891. — Paltauf, R.: Diskussion zu Aschners Demonstration. K. k. Ges. d. Ärzte in Wien. Wien. klin. Wochenschr. Dez. 1909. — Pamperl, H.: Zur Entstehung und Behandlung der postoperativen Tetanie. Zeitschr. f. Chirurg. Bd. 161, S. 258. 1921. — Pankow: Die Ursachen der Uterusblutungen. Münch. med. Wochenschr. Bd. 52. 1909. — Pappenheimer: Über Geschwülste des Corpus pineale. Virchows Arch. f. pathol. Anat. u. Physiol. Bd. 200, S. 122. 1910. — Derselbe: A contribution to the normal and path. histology of the thymusgland. Journ. of med. research. Vol. 22, S. 1. 1910. — Parhon, C. J. et Marbe: Contribution à l'étude des troubles mentaux de la maladie de Basedow. L'encephale. Tom. 5. 1906. — Derselbe et Mihailesco: Sur un cas d'infantilisme dysth. et dysorch. Journ. de neurol. Tom. 14, p. 210. 1908. — Derselbe und Papinian: Ein Fall von chronischem dysthyreoid. Rheumatismus. Bukarester med. Ges. 1904. — Derselbe et A. Stocker: Etude anatomo-clinique sur un cas d'acromegalo-gigantism. Journ. de neurol. Tom. 21. 1921. — Dieselben: Syndrome de Basedow et trophoedème. Rev. neurol. Tom. 27, p. 1020. 1920. — Derselbe und Urechie: Recherches sur l'influence exercée par les selles de calcium et de sodium sur l'évolution de la tétanie expérimentale. Rev. stindelor med. 1907. Nr. 7—8. — Pari, G. A.: Über den Einfluß der Schilddrüse auf den zeitlichen Ablauf der Zersetzungen. Biochem. Zeitschr. Bd. 13. 1908. — Park and Mc Clure: The results of thymusexstirpation in the dog. Americ. journ. of dis. of childr. Vol. 18. 1919. — Park, E. A. und Howland: Some observations in rickets. Acta pediatr. Tom. 37, p. 411. 1923. — Partos, A. und F. Katz-Klein: Über den Einfluß des Pituitrins auf den Blutzucker. Zeitschr. f. exp. Med. Bd. 25, S. 98. 1921. — Passow: Wird die Lebensfähigkeit transplantierter Epithelkörperchen durch Anwendung von Lokalanästhesie beeinträchtigt? Bruns' Beitr. z. klin. Chirurg. Bd. 104. 1917. — Paterson: Notes on the etiology of Graves disease. Lancet, June 1894. p. 1370. — Paton G. Noel: The relationship of the thymus to the sexuell organs. Journ. of physiol. Vol. 32. 1904. — Derselbe: The nervous and chemical regulators of metabolism. London 1913. — Derselbe and Goodall: Contribution to the physiol. of the thymus. Journ. of gen. physiol. Vol. 31, p. 49. 1904. — Derselbe u. Mitarbeiter: Tetani parathyropriva, its nature, cause and relatio sto idiopathic tetany. I.—VIII. Quarterly Journ. of exp. Physiol. Vol. 10. 1916; Brit. med. journ. 1917. — Derselbe, Findlay and Watson: Quarterly Journ. of exp. physiol. Vol. 10, p. 243. 1917. — Paulesco: L'hypophyse du cerveau. Paris 1908. Vigot frères. — Pauli: Ber. d. chem. Ges. 1909. S. 42. — Payr, E.: Transplantation der Schilddrüse in die Milz. Arch. f. klin. Chirurg. Bd. 80, S. 720. 1906. — Paz, D. de la: Arch. f. exp. Pathol. u. Pharmakol. Bd. 109, S. 318. 1925. — Peabody, F. W.: Contribution Epinephric Hypersensitiv veness and its relation to hyperthyroidism. Americ. journ. of the med. sciences Vol. 161, p. 508. 1921. — Pearce: Americ. journ. of anat. Vol. 2. 1903. — Pechkrantz: Zur Kasuistik der Hypophysentumoren. Neurol. Zentralbl. 1899. H. 5 u. 6. — Pel: Acromegalie partielle avec infantilisme. Nouv. Icongr. salpetr. Tom. 19, p. 76. 1906. — Pelikan: Gerichtlich-medizinische Untersuchungen über das Skopzentum in Rußland. Übersetzt von Ivanico. Gießen 1876. — Pelligrini: Kongr. Zentralbl. Bd. 11, S. 261. — Pellizzi: Studi clinichi ed anatomo-patologichi sull'idioza. Ann. di fren. 1900 e 1901. — Pellizzi, G. B.: La sindrome epifisaria „macrogenitosomia precoce". Riv. ital. di neuropat. Vol. 3. 1910. — Pelnar, J.: Das Zittern usw. Berlin 1923 (1913?). — Pemberton, John de J.: Practical considerations on the Dangers associeted with Surgery of the thyroid. Journ. of the Jowa State med. Soc. März 1924. — Pende: Begriff und Pathogenese des Infantilismus. Dtsch. Arch. f. klin. Med. Bd. 105, S. 179. 1910. — Pende, N. und‘ G. B. Varvaro: Rif. med. Vol. 29, Nr. 40 u. 41. 1913. — Pepere: Le ghiandole parathyr. Turin 1906. — Derselbe: Ref. Zentralbl. f. Pathol. Bd. 17, S. 313. 1906. — Peritz: Der Infantilismus. Ergebn. d. inn. Med. u. Kinderheilk. Bd. 7, S. 405. 1911. — Derselbe: Über Eunuchoide. Neurol. Zentralbl. 1910. S. 1286. — Derselbe: Ergebn. d. inn. Med. u. Kinderheilk. Bd. 7, S. 405. 1911; Zeitschr. f. klin. Med. Bd. 77, S. 190. 1913. — Derselbe: Kraus-Brugsch Bd. 1, H. 2. 1917. — Derselbe: Akromegalie und Gigantismus. Der Infantilismus. Kraus-Brugsch Bd. 1. 1919. — Derselbe: Einführung in die Klinik der inneren Sekretion. Berlin: S. Karger 1923. — Perl, J. E.: Über inkomplette Form des Myxödems. Zeitschr. f. d. ges. Neurol. u. Psychiatrie. Bd. 71, S. 268. 1921. — Perrin: Mort brusque de neuf fils d’un alcoolique. Ann. de méd. et chir. infantile. 1903. p. 217. — Perutz, A. und J. Gerstmann: Über eine eigenartige chronische Allgemeinerkrankung mit Beteiligung der Haut und‘ Muskulatur und Aplasie der Thyreoidea. Zeitschr. f. klin. Med. Bd. 84. 1917. — Petényi und Jankovich: Über das Vorkommen der Akromegalie im Kindesalter. Monatsschr. f. Kinderheilk. Bd. 21, S. 14. 1921. — Peters, A.: Tetanie und Starbildung. Bonn 1898. — Derselbe: Weitere Beiträge über Tetanie und Starbildung. Zeitschr. f. Augenheilk. Bd. 5, S. 89. 1901; s. auch Pathologie der Linse, Lubarsch-Ostertag, Morphol. u. Pathol. d. Sinnesorgane 1906. S. 502. — Petersen, H.: Kongenitale, familiäre, hereditäre Alopecie auf der Basis eines Hyperthyreoidismus. Dermatol. Zeitschr. Bd. 22, H. 4. 1914. — Petschacher, L. und H. Hönlinger: Über einen Fall von polyglandulärer Insuffizienz. Med. Klinik 1922. S. 1462. — Pettavel, Ch. A.: Weiterer Beitrag zur pathologischen Anatomie des Morbus Basedowii. Mitt. a. d. Grenzgeb. d. Med. u. Chirurg. Bd. 27, S. 694. 1914. — Pettenkofer und Voit: Über den Stoffwechsel bei Zuckerharnruhr. Zeitschr. f. Biol. Bd. 3, S. 380. 1867. — Peucker: Über einen Fall von kongenitalem Defekt der Schilddrüse usw. Zeitschr. f. Heilk. Bd. 20, S. 341. 1899. — Pezzard: Castration alimentaire chez les corps soumis au régime carné exclusif. Cpt. rend. hebdom. des séances de l’acad. des sciences. Tom. 164. 1919. — Pfaundler: Über Wesen und Behandlung der Diathesen im Kindesalter. Ref. Kongr. f. inn. Med. 1911. — Derselbe: Heredität und‘ Kropf. Jahrb. f. Kinderheilk. Bd. 105. 1924. — Pfeiffer, H.: Zeitschr. f. d. ges. exp. Med. Bd. 10. 1919. — Pfeiffer, H. und O. Meier: Experimentelle Beiträge zur Kenntnis der Epithelkörperchenfunktion. Mitt. a. d. Grenzgeb. d. Med. u. Chirurg. Bd. 18, S. 377. 1907. — Pfister: Die Wirkung der Kastration. Arch. f. Gynäkol. Bd. 56, S. 583. 1898. — Pflüger: Das Glykogen und seine Beziehungen zur Zuckerkrankheit. 2. Aufl. Bonn 1905. — Pflüger, E.: Über die Bedeutung und Ursache der Menstruation. Untersuch. a. d. physiol. Lab. Bonn 1865. — Phillips, J. bei Crile, G. W.: The thyreoid gland. Philadelphia und London 1923. — Phleps: Die Tetanie. Lewandowskys Handb. d. Neurol. Bd. 4. Berlin 1913. — Photakis: Über einen Fall von Hermaphroditismus verus lateralis masculinus. Virchows Arch. f. pathol. Anat. u. Physiol. Bd. 221. 1916. — Pic et Gardère: Un cas d’atrophie généralisée de la face. Lyon méd. Tom. 2, p. 61. 1909. — Pick: Tetanie und Gravidität. Gynäkol. Ges. in Wien. Ref. Zentralbl. f. Gynäkol. 1902. S. 1312. — Derselbe: Beiträge zur Pathogenese der Tetanie. Neurol. Zentralbl. 1903. S. 754. — Derselbe: Über Neubildungen am Genitale bei Zwittern. Arch. f. Gynäkol. Bd. 76, S. 191. 1905. — Derselbe und Pineles: Untersuchungen über die physiologisch wirksame Substanz der Schilddrüse. Zeitschr. f. exp. Pathol. u. Therapie. 1909. Nr. 7. — Pick, S.: Dtsch. med. Wochenschr. 1911. Nr. 42—45. — Pighini, G.: Über die Wirkungen der Thymektomie. Ref. Zentralbl. f. d. ges. inn. Med. u. Grenzgeb. Bd. 25, S. 157. 1923. — Pilcz: Zur Frage des myxödematösen Irreseins. Jahrb. d. Psychiatrie u. Neurol. 1901. S. 77. — Derselbe: Psychosen bei innerer Erkrankung. Wien. med. Wochenschr. 1924. Nr. 9. — Pilliet: Bull. et mém. de la soc. anat. de Paris. 1888. p. 416; 1889. p. 199. — Pineles: Über die Empfindlichkeit des Kropfes gegen Jod. Wien. klin. Wochenschr. 1910. Nr. 10. — Pineles, F.: Über Thyreoaplasie usw. Wien. klin. Wochenschr. 1902. Nr. 43. Zur Pathogenese der Tetanie. Dtsch. Arch. f. klin. Med. Bd. 85. 1906. — Derselbe: Die Beziehungen der Akromegalie zum Myxödem und zu anderen Blutdrüsenerkrankungen. Volkmanns Samml. N. F. 1899. S. 242. — Derselbe: Klinische und experimentelle Beiträge zur Physiologie der Schilddrüse und der Epithelkörperchen. Mitt. a. d. Grenzgeb. f. Med. u. Chirurg. Bd. 14. 1904. — Derselbe: Über die Funktion der Epithelkörperchen. Sitzungsber. d. k. Akad. d. Wiss. Bd. 113. 1904 und Bd. 117. 1908. — Derselbe: Tetaniestar usw. Wien. klin. Wochenschr. 1906. S. 691. — Derselbe: Zur Pathogenese der Kindertetanie. Jahrb. f. Kinderheilk. Bd. 66. 1907. — Derselbe: Behandlung der Tetanie mit Epithelkörperchenpräparaten. Arb. a. d. neurol. Inst. d. Wiener Univ. 1907. — Derselbe: Über parathyreogenen Laryngospasmus. Wien. klin. Wochenschr. 1908. S. 643. — Pirie: A case of acromegaly. Lancet, 5. Oct. 1901. p. 904. — Pirquet, v.: Die anodische Übererregbarkeit der Säuglinge. Wien. med. Wochenschr. 1907. Nr. 1. — Pirsche: De l’influence de la castration sur le développement du squelette. Paris 1902. — Pittard: La castration chez l’homme. Cpt. rend. hebdom. des séances de l’acad. des sciences. 1903. — Plagge: Traumatischer Diabetes. Virchows Arch. f. pathol. Anat. u. Physiol. Bd. 13, S. 93. — Plate: Vererbungslehre. Leipzig 1913. — Plaut, A.: Die Stellung der Pars intermedia im Hypophysenapparat des Menschen. Klin. Wochenschr. 1922. S. 1557. — Plaut, R.: Gaswechseluntersuchungen bei Fettsucht und Hypophysenerkrankungen. Dtsch. Arch. f. klin. Med. Bd. 139, S. 285. 1922. — Dieselbe und H. A. Timm: Klin. Wochenschr. 1924. S. 1664. — Plesch: Hämodynamische Studien. Berlin: August Hirschwald 1909. — Ploß: s. Neurath. — Plummer, H. A.: The blood picture in exophthalmic goiter. Minn. med. Vol. 2, p. 330. 1919. — Plummer, H. S.: Americ. journ. of the med. sciences. 1913. p. 146. — Derselbe: Interrelationsship of function of the thyroid gland and its active agent thyroxin in the tissues of the body. Journ. of the Americ. med. assoc. Vol. 77, p. 243. 1921. — Derselbe und W. M. Boothby: The administration of thyroid preparations. Journ. of the Americ. med. assoc. Vol. 4, p. 1333. 1924. — Dieselben: The value of iodin in exophthalmic goiter. Journ. of the Jowa State med. Soc. February 1924. — Poetzl, Eppinger und Heß: Über Funktionsprüfungen des vegetativen Nervensystems bei einigen Gruppen von Psychosen. Wien. klin. Wochenschr. 1910. Nr. 51. — Poher: Pflügers Arch. f. d. ges. Physiol. Bd. 182. 1920. — Pohl: Biochem. Zeitschr. Bd. 78. 1916. — Pohle: Der Einfluß des Nervensystems auf die Osmoregulation der Amphibien. Pflügers Arch. f. d. ges. Physiol. Bd. 182. 1920. — Polano, O.: Über wahre Zwitterbildung beim Menschen. Zeitschr. f. Gynäkol. Bd. 83, S. 114. 1920. — Pollak, E.: Arb. a. d. neurol. Inst. d. Wiener Univ. Bd. 23. 1921. — Pollack, L.: Untersuchungen bei Morbus Addisoni. Wien. med. Wochenschr. 1910. — Derselbe: Wien. klin. Wochenschr. 1924. S. 3. — Pollitzer, H.: Über neurogene Galaktosurie. Wien. klin. Wochenschr. Bd. 25, S. 1159. 1912. — Derselbe: Über Volumen pulmonalis diminutum. Wien. klin. Wochenschr. 1924. S. 735. — Pollitzer und Stolz: Klin. Wochenschr. 1925. H. 44. — Pommer, G.: Untersuchungen über Osteomalazie und Rachitis usw. Leipzig: F. C. W. Vogel 1885. — Poncet et Leriche: Tuberculose inflammatoire des glandes vasculaires sanguines. Bull. de l'acad. de méd. 27 Juin 1911. — Dieselben: Nains d'aujourdhui et nains d'autrefois. Ann. de méd. et chir. infant. 1903. Nr. 21. — Ponfick: Myxödem und Hypophyse. Zeitschr. f. klin. Med. Bd. 38, S. 1. 1899. — Pool: Tet. parathyreopr. Ann. of surg. Oct. 1907. — Pope, F. M. und A. v. Clarke: Brit. med. journ. Vol. 2, p. 1563. 1900. — Popper: Dyspnoe bei Tetanie. Arch. f. Kinderheilk. Bd. 18, S. 198. 1895. — Derselbe: Über die Wirkungen des Thymusextraktes. Sitzungsber. d. k. Akad. Wien, Mathem.-naturw. Kl. Bd. 114, S. 539. 1905 und Bd. 115, S. 201. 1906. — Popetschnigg: Zit. nach Escherich. — Porak: De l'achondroplasie. Cermont. 1890. Nouv. Arch. d'obst. et de gyn. 1890, p. 19. L'obst. 1905. p. 249. — Porak, R.: Etude sur l'action therapeutique des extraits hypophysaires. Gaz. des hôp. civ. et milit. 1921. p. 1157. — Derselbe: Les glandes surrenales et l'hypophyse. Paris: Doin 1922. — — Pordes: Fortschr. a. d. Geb. d. Röntgenstr. 1923. — Porges, O.: Über Hypoglykämie bei Morbus Addisoni usw. Zeitschr. f. klin. Med. 1909. Nr. 69, S. 341. — Porges und Novak: Über die Ursache der Azetonurie bei Schwangeren. Berlin. klin. Wochenschr. 1911. Nr. 39. — Porges und Pribram: Über den Einfluß verschiedenartiger Diätformen auf den Grundumsatz bei Morbus Basedowii. Wien. klin. Wochenschrift. 1908. S. 1584. — Porges und Salomon: Über den respiratorischen Quotienten pankreas-diabetischer Hunde nach Ausschaltung der Abdominalorgane. Biochem. Zeitschrift. Bd. 27, S. 143. 1910. — Possek, R.: Schilddrüse und Auge. Klin. Monatsbl. f. Augenheilk. Beiheft 1907. — Pott: Über Thymusdrüsenhyperplasie und die dadurch bedingte Lebensgefahr. Jahrb. f. Kinderheilk. Bd. 34, S. 118. 1892. — Pratt and Allen: Journ. of the Americ. med. assoc. Vol. 86, p. 1422. 1926. — Pregl: Zwei weitere ergographische Versuche über die Wirkung orchitischen Extraktes. Pflügers Arch. f. d. ges. Physiol. Bd. 62. 1896. — Prevost, P.: Opotherapie surrénale. Bull. méd. Tom. 34, p. 861. 1920. — Pribram: Basedowsche Krankheit. Prag. med. Wochenschr. 1882. S. 438. — Derselbe: Akromegalie. Dtsch. med. Wochenschr. 1920. Nr. 15. — Derselbe: Verhandl. d. Ges. f. inn. Med. Wiesbaden 1922. S. 361. — Pribram, Br. O.: Zur Thymusreduktion b. d. Basedowschen Krankheit. Arch. f. klin. Chirurg. Bruns' Beitr. Bd. 114, S. 202. 1920. — Derselbe: Hypophyse und Raynaudsche Krankheit. Münch. med. Wochenschr. 1920. S. 1284. — Price, G. E.: Adiposis dolorosa. Americ. journ. of the med. sciences. Vol. 137, p. 705. 1909. — Priesel, A.: Ein Beitrag zur Kenntnis des hypophysären Zwergwuchses. Beitr. z. pathol. Anat. u. z. allg. Pathol. Bd. 67, S. 220. 1920. — Priesel, R. und R. Wagner: Ergebn. d. inn. Med. u. Kinderheilk. Bd. 30. 1926. — Proebsting: Weiterer Versuch mit Adrenalin. Klin. Wochenschr. Bd. 1, S. 2018. 1922. — Proescher, F. und Th. Diller: A fatal case of tetany with autopsy findings showing haemorrhagies in the parathyreoid glands. Americ. journ. of the med. sciences. Vol. 143, p. 696. 1912. — Pulay, E.: Zur Pathologie des Fazialisphänomens. Wien. klin. Wochenschr. 1916. Nr. 42. — Derselbe: Thyreodismus und Morbus Basedowii. Zeitschr. f. klin. Med. Bd. 88. 1919. — Pulvermacher, L.: Klin. Wochenschr. 1925. S. 1793 u. 1841. — Purrucker: Zur Pathologie der Thymusdrüse. Münch. med. Wochenschr. 1899. S. 943.

Quadri: Sull' influenza dell' estratto del lobo infundibulare dell' ipofisi sulla glico-suria alimentare, adrenalinica e diabetica. Ann. di clin. med. Vol. 5, p. 151. 1914. — Quadri, G.: Klinischer Beitrag zur Kenntnis des Infantilismus. Dtsch. Arch. klin. Med. Bd. 117, S. 332. 1915. — Quervain, F. de: Die akute nicht eitrige Thyreoiditis. Mitt. a. d. Grenzgeb. d. Med. u. Chirurg. Suppl.-Bd. 2. 1904. — Derselbe: Zur pathologischen Physiologie der verschiedenen Kropfarten. Schweiz. med. Wochenschr. 1923. S. 10. — Derselbe: Über Veränderungen des Nervensystems bei experimenteller Cachexia thyreopriva. Virchows Arch. f. pathol. Anat. u. Physiol. Bd. 133. 1893. — Derselbe: Schilddrüse und Jod usw. Beilage zum Bulletin des eidgenöss. Gesundheitsamtes. 1923. Nr. 5. — Derselbe und F. Pedotte: Mitt. a. d. Grenzgeb. d. Med. u. Chirurg. Bd. 39, S. 646. 1926. — Quest: Jahrb. f. Kinderheilk. Bd. 61, S. 114. Bd. 1905 und Wien. klin. Wochenschrift 1906. S. 830. — Quick, D.: Radium and X-ray in tumors of the hypophysis. Arch. of ophth. Vol. 36, p. 256. 1920. — Quine: Medical treatment of Exophtalmic Goiter. Journ. of the Americ. med. assoc. 1907. p. 350. — Quincke: Über Athyreosis im Kindesalter. Dtsch. med. Wochenschr. 1900. S. 787.

Raab, W.: Wien. Arch. f. inn. Med. Bd. 7, S. 443. 1924. — Derselbe: Das hormonal-nervöse Regulationssystem des Fettstoffwechsels. Zeitschr. f. d. ges. exp. Med. Bd. 49, S. 179. 1926. — Derselbe: Wärmeregulation und Fettstoffwechsel. Zeitschr. f. d. ges. exp. Med. Bd. 53, S. 317. 1926. — Rabinowitz, M. A.: Americ. journ. of the med. sciences. Vol. 166, p. 513. 1923. — Rabuteau: De l'influence de la menstruation sur la nutrition. Gaz. hebdom. 1870. Malys Jahresber. Tom. 1, S. 291. 1871. — Rachford: The X ray treatment of Status lymphaticus etc. Americ. journ. of the med. sciences Vol. 140, p. 550. 1910. — Ramirez: The origin and evolution of the interstitial cells and of the ovary. Endocrinology Vol. 4. 1920. — Ranke, H. und Voit: Über den amerikanischen Zwerg Frank Flynn, genannt General Mite usw. Arch. f. Anthropol. Bd. 16. 1886. — Ransom: Zit. bei Gilford Hastings. — Rantmann, H.: Pathologisch-anatomische Untersuchung über die Basedowsche Krankheit. Mitt. a. d. Grenzgeb. d. Med. u. Chirurg. Bd. 28, S. 489. 1915. — Ranzi und Tandler: Über Thymusexstirpation. Wien. klin. Wochenschr. Bd. 27. 1909. — Rapin, E.: Des angioneuroses familiales. Rev. méd. de la Suisse romande 1907. — Rasch, C.: Sklerodermie mit Affektion der Mundschleimhaut und Basedow mit Addison-Symptomen. Dermatol. Zeitschr. Bd. 19, S. 244. 1912. — Rasmussen, A. T.: The hypophysis cerebri of the woodchuck etc. Endocrinology Vol. 5, p. 33. 1921. — Rath: Beitrag zur Symptomenlehre der Geschwülste der Hypophysis cerebri. v. Graefes Arch. f. Ophth. Bd. 34, S. 81. — Ravano: Über die Frage nach der Tätigkeit des Eierstocks in der Schwangerschaft. Arch. f. Gynäkol. Bd. 83, S. 587. 1907. — Raymond: Soc. neurol. de Paris. 5 Febr. 1903. Rev. neurol. 1903. p. 245. — Derselbe und Claude: Les tumeurs de la glande pinéale chez l'enfant. Bull. de l'acad. de méd. 15 Mars 1910. — Reach: Stoffwechselversuch an einem fettleibigen Knaben. Festschr. f. Salkowski. Berlin 1904. S. 319. — Read, J. Marion: Journ. of the Americ. med. assoc. Vol. 78, p. 887. 1922. — Rebattu, J. et L. Gravier: Gigantisme eunuchoide. Nouv. Icon. Salp. Tom. 26, p. 257. 1913. — Rebaudi: Atti soc. ital. d'obstetr. e gin. Vol. 15. Zit. nach Hofbauer: Arch. f. Gynäkol. Bd. 93, S. 405. — Reber, W.: Medical treatment of pituitary deserve. New York med. journ. a. med. record. 1915. Nr. 9. — Recklinghausen, v.: Dtsch. med. Wochenschr. 1890. S. 1110. — Derselbe: Untersuchungen über Rachitis und Osteomalazie. Jena 1910. — Derselbe: Festschr. f. Virchow 1891. — Redlich: Ein Fall von Gigantismus inf. Wien. klin. Rundschau 1896. — Redlich, E.: Tetanie und Epilepsie. Monatsschr. f. Psychiatrie u. Neurol. Bd. 30, S. 4, 39. 1911. — Derselbe: Zeitschr. f. d. ges. Neurol. u. Psychiatrie. Bd. 95, S. 256. 1925. — Redlich, Fr.: Über die Gefahren der Jodtherapie des Morbus Basedowii und der Hyperthyreosen. Wien. klin. Wochenschr. Bd. 38, S. 1102. 1925. — Redonnet: Biochem. Zeitschr. Bd. 110. 1920. — Redonnet, Th. R.: Cpt. rend. des séances de la soc. de biol. Tom. 91, p. 816. 1924. — Regis: Zit. nach Novak. — Rehn, L.: Trachealstenose und Thymustod. Arch. f. klin. Med. Bd. 80, S. 468. 1906. — Reich und Beresnegowski: Untersuchungen über den Adrenalingehalt der Nebennieren bei akuten Infektionen usw. Bruns' Beitr. z. klin. Chirurg. Bd. 91, S. 403. 1914. — Reiche: Münch. med. Wochenschr. 1916. Nr. 11, S. 393. — Reiche, F.: Zur klinischen Diagnose des Hypophysisschwundes. Med. Klinik 1918. Nr. 40. — Reichmann, V.: Über ein ungewöhnliches Krankheitsbild bei Hypophysenadenom. Dtsch. Arch. f. klin. Med. Bd. 130, S. 133. 1919. — Reimer: Lehrb. f. Kinderheilk. Bd. 10, S. 306. 1876. — Reinbach: Über das Verhalten der Temperatur nach Kropfoperationen. Mitt. a. d. Grenzgeb. d. Med. u. Chirurg. Bd. 4, S. 606. 1899. — Reinhard, W.: Die Sympathikusganglionexstirpation bei Morbus Basedowii. Dtsch. Zeitschr. f. Chirurg. Bd. 180, S. 177. 1923. — Derselbe: Experimentelle Untersuchung über die Beziehung des Halssympathikus zur Schilddrüse. Dtsch. Zeitschr. f. Chirurg. Bd. 180, S. 170. 1923. — Reinhardt: Adrenalin und Osteomalazie. Zentralbl. f. Gynäkol. 1907. Nr. 52. — Reinhardt, A.: Klin. Wochenschr. 1922. S. 2309. — Reinhardt-Kreuzfeld: Beitr. z. pathol. Anat. u. z. allg. Pathol. Bd. 56. 1913. — Reinhold:

Zur Pathologie der Basedowschen Krankheit. Münch. med. Wochenschr. 1894. Nr. 23. — Reinhold: Beitrag zur Kenntnis der Lage des vasomotorischen Zentrums in der Medulla oblongata des Menschen. Dtsch. Zeitschr. f. Nervenheilk. Bd. 10, S. 67. 1896. — Reinl: Die Wellenbewegung der Lebensprozesse des Weibes. Volkmanns Samml. 1900. S. 243. — Derselbe: Untersuchungen über den Hämoglobingehalt des Blutes in den letzten Monaten der Gravidität. Beitr. f. Gynäkol. u. Geburtsh. Stuttgart. — Reinlinger: Zit. nach de Quervain. — Reist: Frankfurt. Zeitschr. f. Pathol. Bd. 28. 1922. — Remond et Sauvage: Instabilité choréiforme et insuffisance thyroidienne. Ann. méd.-psychol. Tom. 72, p. 385. 1914. — Renaut: Sur les organs lymphoglandulaires et le pancreas des vertebré. Cpt. rend. hebdom. des séances de l'acad. des sciences Paris. Tom. 89, p. 247. 1879. — Rennie, G. E.: Endothelioma of the pituitary gland with infantilisme. Brit. med. journ. Juni 1912. p. 150. — Derselbe: Quart. journ. of microscop. science Vol. 48. 1904. — Rénon: Les syndromes polyglandulares et l'opothérapie associée. Journ. des praticiens 25 Juillet 1908. Nr. 30, p. 465. — Rénon, L. und A. Delille: Insuffisance thyréo-ovarienne et hyperactivité hypophysaire etc. Bull. et mém. de la soc. méd. des hôp. de Paris. 1908. 19 Juin. p. 973. De l'utilité d'associer les médications opothérapeutiques. Soc. de thèrap. 1907. 12 Juin. p. 289. — Rentoul: Pancreat. infantilisme. Brit. med. journ. Tom. 11, p. 1694. 1904. — Resch, A.: Beiträge zur Pathogenese der Spasmophilie. Jahrb. f. Kinderheilk. Bd. 86, H. 4. — Rethers, Th.: Beiträge zur Pathologie der Chlorose. Diss. Berlin 1891. S. 8. — Reuben, M. S. and G. R. Manning: Precocious puberty. Arch. of pediatr. Vol. 39, p. 769. 1922 and Vol. 40, p. 27. 1923. — Reuß, v.: Sehnervenleiden infolge von Gravidität. Wien. klin. Wochenschr. 1908. Nr. 31, S. 1116. — Reverdin, J. u. A.: Notes sur 22 opérations du goître. Rev. méd. de la Suisse romande. 1883. — Revilliod, L.: Le thyreoidisme etc. Rev. méd. de la Suisse romande Tom. 15, p. 413. 1895. — Reye, Ed.: Zur Klinik und Therapie der Kachexia hypophysaria. Dtsch. Zeitschr. f. Nervenheilk. Bd. 68/69, S. 153. 1921. — Reyher: Klin. Wochenschr. 1923. S. 2258. — Ribadeaux et Weil: Sur un cas d'hypertrophie du thymus. Bull. et mém. de la soc. méd. des hôp. de Paris. Tom. 28, p. 431. 1912. — Ribbert: Über Veränderungen transplantierten Gewebes. Arch. f. Entwicklungsmech. d. Organismen. Bd. 6, S. 131. 1897. — Derselbe: Über Transplantation von Ovarien, Hoden und Mamma. Bd. 7, ibid. 1898. — Richards: Guy's hosp. reports Vol. 59, p. 217. — Richon et Jeandelize: Sur l'origine testiculaire possible de certains cas d'infantilisme. Prov. méd. 23 Juin 1906. — Richter, P. F.: Über Insulintherapie bei Nichtdiabetikern. Therapie d. Gegenw. 1927. S. 10 — Riedel: Menstruatio praecox und Ovarialsarkom. Wien. klin. Wochenschr. 1904. S. 942. — Rieder: Zit. nach v. Noorden und v. Jagic. — Riedinger, J.: Über Folgen des Verlustes beider Hoden am Ende der Wachstumsperiode. Zeitschr. f. orthop. Chirurg. Bd. 25. — Rieger, C.: Die Kastration. Jena: Gust. Fischer 1900. — Rienhoff jr., William Francis: Arch. of surg. Vol. 13, p. 391. 1926. — Riesenfeld, A.: Über primäre Herzhypertrophie im frühen Kindesalter und ihre Beziehung zum Status thymico-lymphaticus. Jahrb. f. Kinderheilk. Bd. 86, S. 419. 1917. — Rillier, F.: Memoire sur l'iotisme constitutionelle. Paris 1860. — Rist et Guillemont: De l'oligosidérémie des jeunes enfants et de ses rapports avec la chlorose des jeunes filles. Sem. méd. 1906. p. 547. — Ritsche: Zit. bei Bulloch und Sequeira. — Ritter, C.: Über Epithelkörperchenbefund bei Rachitis und anderen Knochenerkrankungen. Frankfurt. Zeitschr. f. Pathol. Bd. 24, S. 137. 1920. — Rittershaus: Klin. Wochenschr. Bd. 9, S. 423. 1923. — Roasenda, G.: Contributo allo studio ed all interpretazione del Morbo di Flagani-Basedow. Riv. ital. di neuropatol., psichiatr. ed elettroterap. Vol. 3. 1909. — Roberts: Zit. bei Bischoff: Beweis der von der Begattung unabhängigen periodischen Reifung und Loslösung der Eier usw. Gießen 1844. S. 40. — Derselbe: Zit. nach Möbius. — Robin et Binet: Les échanges réspiratoires dans le diabète glycosurique. Arch. gén. Tom. 9, p. 283. 1898. — Rocaz et Cruchet: Myxoedeme congenitale. Arch. de méd. des enfants. Tom. 6, p. 97. 1905. — Römer, C.: Die Beziehungen zwischen der Hypophysis cerebri und dem Diabetes insipidus. Dtsch. med. Wochenschr. 1914. Nr. 3. — Rößle: Über Hypertrophie und Organkorrelationen. Münch. med. Wochenschr. 1908. Nr. 8. — Derselbe: Wachstum und Altern. Ergebn. d. allg. Pathol. u. pathol. Anat. Lubarsch-Ostertag. Bd. 18. 1917. — Derselbe: Ergebn. d. allg. Pathol. u. pathol. Anat. Lubarsch-Ostertag. Bd. 20, S. 369. 1923. — Roger, G. H.: Vitamines et Avitaminosis. Traité de Med. Tom. 7. Paris, Masson 1921. — Roger et Garnier: La glande thyreoidea dans les malad. infect. Presse méd. 1899. p. 181. — Rogowitsch: Die Veränderungen der Hypophyse nach Entfernung der Schilddrüse. Beitr. z. pathol. Anat. u. z. allg. Pathol. Bd. 4, S. 453. 1898. — Rohleder, H.: Heilung der Homosexualität und Impotenz durch Hodeneinpflanzung. Dtsch. med. Wochenschr. 1917. Nr. 48. — Derselbe: Moderne Behandlung der Homosexualität und Impotenz durch Hodeneinpflanzung. Berlin. klin. Wochenschr. 1917. — Rohrschach: Zur Pathologie und Operabilität der Zirbeldrüse. Bruns' Beitr. z. klin. Chirurg. Bd. 23, S. 451. 1913. — Roloff: Ein Fall von Morbus Addisoni mit atrophischen Nebennieren. Beitr. z. pathol. Anat. u. z. allg. Pathol. Bd. 9, S. 329. 1891. — Romberg: Bemerkungen über Chlorose und ihre Behandlung. Berlin. klin. Wochenschr. 1897. Nr. 25. — Romeis, B. und Th. v. Zwehl: Vergleichende Untersuchungen über die Wirkung von Dijodthyrosin und Thyroxin am Säugetier. Klin. Wochenschr. 1925. S. 703. — Ronconi: Comportamento del timo nell' uomo nelle varie etá della vita etc. Path. anno Vol. 1, p. 595. 1909. — Roos: Über die Einwirkung der Schilddrüse auf den Stoffwechsel. Zeitschr. f. physiol. Chem. Bd. 21. 1895. — Rose: Ref. am 39. Kongr. d. dtsch. Ges. f. Chirurg. 1910. — Rose, E.: Der Kropftod und die Radikalkur der Kröpfe. Arch. f. klin. Chirurg. Bd. 22. 1878. — Rosenberger, Fr.: Die Ursachen der Glykosurie. München 1911. — Rosenfeld: Über den Einfluß psychischer Vorgänge auf den Stoffwechsel. Allg. Zeitschr. f. Psychiatrie u. psych.-gerichtl. Med. Bd. 63, H. 3 u. 4, S. 367. — Rosenhaupt: Beitr. zur Klinik der Tumoren usw. Berlin. klin. Wochenschrift. 1903. — Rosenstern: Kalzium und Spasmophilie. Jahrb. f. Kinderheilk. Bd. 72, S. 2. 1910. — Derselbe: Über bemerkenswerte Abweichungen in der zeitlichen Folge der spasmophilen Erscheinungen. Zeitschr. f. Kinderheilk. Bd. 8. 1913. — Rosenstern, Alice: Über Akromegalie mit Lues. Zeitschr. f. d. ges. Neurol. u. Psychiatrie. Bd. 88, S. 420. 1924. — Rosental: Nißls Arb. Bd. 6, S. 89. 1913. — Rossi: Le oftalmoangiocrinosi. Atti del congr. d. soc. ital. d'oftalmol. Vol. 139. 1925. — Rossin und Jellinek: Über Färbekraft und Eisengehalt des menschlichen Blutes. Zeitschr. f. klin. Med. Bd. 39, S. 109. 1900. — Roßteuscher, M.: Zur Kenntnis der Schilddrüsen am Zungengrund. Dtsch. Zeitschr. f. Chirurg. Bd. 182, S. 217. 1923. — Roth: Das Blutbild beim Morbus Basedowi. Dtsch. med. Wochenschr. Februar 1910. — Derselbe: Jodhyperthyreoidismus und Arhythmia perpetua. Wien. Arch. f. inn. Med. s. a. Dtsch. Arch. f. klin. Med. Bd. 144. — Roth, N.: Durch Epithelkörperchentransplantation geheilter Fall von Tetania gravis. Wien. klin. Wochenschr. 1920. S. 886. — Roth, W.: Auftreten von Milchsekretion bei einem an Akromegalie leidenden Patienten. Berlin. klin. Wochenschr. 1918. Nr. 13. — Rothman, St.: Zeitschr. f. d. ges. exp. Med. Bd. 36, S. 398. — Derselbe: Klin. Wochenschr. 1923. S. 881. — Rothschild und Lewi: Etude sur la physiopathologie du corps thyreoide etc. Paris 1908. — Rotky: Klinische und radiologische Beobachtungen bei einem Fall von Akromegalie. Fortschr. a. d. Geb. d. Röntgentherap. Bd. 14, S. 323. 1910. — Roussy: Les glandes à secrétion interne. Paris méd. 1911. 8 Juillet. — Derselbe et Clunet: Les parathyréoides dans 4 cas de M. de Parkinson. Cpt. rend. des séances de la soc. de biol. Tom. 7. 1910. — Roux: Sclérodermie et corps pituitaire. Rev. neurol. 1902. p. 721. — Roux, J. Ch. und Thaillandier: Internationaler Beitrag zur Pathologie und Therapie der Ernährungsstörungen. Bd. 5, S. 287. 1914. — Rowntree, L. G.: Arch. of internal med. Vol. 29, p. 306. 1922. — Derselbe: Clinical studies in Addisons disease. Zit. Endocrinology Vol. 8, p. 682. 1924. — Derselbe: Studies in Addisons disease. Journ. of the Americ. med. assoc. Vol. 84, p. 327. 1925. — Derselbe and G. E. Brown: Endocrinology. Vol. 10, p. 301. 1926. — Rubner, M.: Beitrag zur Ernährung im Knabenalter mit besonderer Berücksichtigung der Fettsucht. Berlin 1902. — Rudinger: Über Eiweißumsatz bei Morbus Basedowi. Wien. klin. Wochenschr. 1908. — Rudinger, C.: Zur Ätiologie und Pathologie der Tetanie. Zeitschrift f. exp. Pathol. u. Pharmakol. Bd. 5. 1908. — Derselbe: Physiologie und Pathologie der Epithelkörperchen. Ergebn. d. inn. Med. u. Kinderheilk. Bd. 2. 1909. — Rudinger und Jonas: Über das Verhältnis der Tetanie zur Dilatatio ventriculi. Wien. klin. therap. Wochenschr. 1904. — Rumpel: Fall von myxödemartiger Erkrankung bei Hodenatrophie. Neurol. Zentralbl. 1896. S. 428. — Rumpf: Untersuchungen über den Diabetes mellitus. Zeitschr. f. klin. Med. Bd. 45. 1902. — Russel, L. Cecil: A study of the pathological anatomy of the pancreas etc. Proc. of the New York pathol. soc. Dec. 1908 und Jan. 1909.

Sabbatani: Riv. sperim. di freniatr., arch. ital. per le malatt. nerv. e ment. Vol. 27, p. 936. 1901. — Sabrazès et Bonnes: Examins du sang dans l'acromegalie. Cpt. rend. des séances de la soc. de biol. Tom. 57. 1905. — Sacchi, E.: Di un caso di gigantismo infantile etc. Riv. sperim. di freniatr., arch. ital. per le malatt. nerv. e ment. Vol. 21. 1895. — Sachs, B.: Lehrb. d. Nervenkrankh. d. Kindesalters. Leipzig u. Wien 1897. S. 132. — Sachs: Arch. f. Kinderheilk. Bd. 74. 1924. — Sänger, A.: Über Eunuchoidismus. Dtsch. Zeitschr. f. Nervenheilk. Bd. 51, S. 178. 1914. — Sahler: Wien. klin. Wochenschr. 1924. Nr. 15. — Sainton: Les nains. Trib. méd. 8 Mars 1909. — Sainton, Paul: Un cas d'eunuchoidisme familial. Nov. iconogr. Salp. Tom. 15. 1902. — Sainton et Dupré: Les charactères cliniques de l'insuffisance testiculaire. Thèse de Paris. 1904/05. — Sainton et Rathery: Myxoedème et tumeur de l'hypophyse. Contribution à l'étude des insuffisances pluriglandulaires. Bull. et mém. de la soc. méd. des hôp. de Paris. 8 Mai 1908. p. 647. — Saiz, Giov: Beitrag zum Vorkommen und zur Behandlung der Tetanie. Wien. klin. Wochenschr. 1908. Nr. 38. — Salbey: Zit. nach Sternberg. — Salen, E.: Ein Fall von Hermaphroditismus verus unilateralis. Verhandl. d. dtsch. pathol. Ges. 1899. S. 241. — Salle, V.: Über einen Fall von angeborener abnormer Größe der Extremitäten mit einem an Akromegalie erinnernden Symptomenkomplex. Jahrb. f. Kinderheilk. Bd. 75, S. 540. 1912. — Salomon, H.: Gaswechseluntersuchungen bei Morbus Basedowi. Berlin. klin. Wochenschr. 1904. Nr. 24. — Salomon, H.: Über Durstkuren, besonders bei der Fettleibigkeit. v. Noordens Samml. med. Abhandl. Berlin 1905. H. 6. — Derselbe und Amalgia: Über Durchfälle bei Morbus Basedowi. Wien. klin. Wochenschr. 1908. S. 870. — Derselbe und Saxl: Beiträge zur Karzinomforschung. 1910. H. 2. — Saltykow: Sarkom und Karzinom in der Schilddrüse. Zentralbl. f. allg. Pathol. u. Anat. Bd. 16, S. 547. 1905. — Derselbe: Über Pankreasdiabetes. Korresp.-Bl. f. Schweiz. Ärzte Bd. 18, S. 625. 1909. — Salvesen, A. H.: The function of the parathyroids. Journ. of biol. chem. Bd. 56, S. 443. 1923. — Derselbe: Studies on the physiology of the parathyroid. Acta med. scandin. Suppl.-Bd. 6, p. 5. 1923. Endocrinology. Vol. 8, p. 601. 1924. — Sanctis, Sante de: Gli infantilismi. Ann. di nevrolog. Vol. 26. 1908 and Riv. sperim. di frenetria et med. legal. Vol. 3. 1905. — Sand, K.: De l'hermaphroditisme experimental. Cpt. rend. des séances de la soc. de biol. Tom. 86, p. 1017. 1922. — Derselbe: Experimenteller Hermaphroditismus. Pflügers Arch. f. d. ges. Physiol. Bd. 173. 1919. — Derselbe: Experiments on the endocrinology of the sexual glands. Endocrinology. Vol. 7, p. 273. 1923. — Derselbe: Vasoligature employed ad mod. Steinach etc. Act. chir. Scandin. Vol. 55. — Sandiford, I.: The basal metabolic rate in exophthalmic goiter. (1917 cases) etc. (Mayo Clinic). Endocrinology Vol. 4, p. 71. 1920. — Sandmeyer: Über die Folgen der partiellen Pankreasexstirpation beim Hunde. Zeitschr. f. Biol. Bd. 31. — Sandström: Über eine neue Drüse beim Menschen usw. Ref. in Hofmann-Schwalbe Jahresber. Bd. 9, Abb. 1. — Sanger, B. J. und E. G. Hun: The glycose mobilization rate in hyperthyroidism. Arch. for intern. Med. Bd. 30, S. 397. 1922. — Santangelo, G.: Cervello Vol. 2, p. 145. 1923. — Santi: Ipernefrome del rene e dell'ovario. Atti della soc. ital. d' ostetrici 1906 e 1907. p. 478. — Santi, de: Parathyr. Geschwulst. Zentralbl. f. Laryngol. u. Rhinol. 1900. S. 546. — de Saravel, L.: La méd. pract. Tom. 22, p. 3. 1914. Ref. Zeitschr. f. d. ges. Neurol. u. Psychiatrie. Bd. 10, S. 195. — Sarbach: Das Verhalten der Schilddrüse bei Infektionen und Intoxikationen. Mitt. a. d. Grenzgeb. d. Med. u. Chirurg. Bd. 15. 1905. — Sarteschi, U.: La sindrome epifisaria „Macrogenitosomia praecoce" etc. Pathologia Vol. 122. 1913. — Sattler: Die Basedowsche Krankheit. Leipzig: Engelmann 1909 u. 1910. — Derselbe: Innere Sekretion und ihre Störungen. Innere Sekretion und Auge. Dtsch. med. Wochenschr. Bd. 51, S. 1387. 1925. — Sauer, W. E.: The endonasal route of attack in hypophyseal tumor cases. Ann. of otol., rhinol. a. laryngol. Vol. 22, Nr. 4. 1914. — Sauerbeck: Langerhanssche Inseln und Pankreasdiabetes. Arch. d. allg. Pathol. u. Anat. 1902. S. 538. — Derselbe: Die Langerhansschen Inseln im normalen und im kranken Pankreas des Menschen. Virchows Arch. f. pathol. Anat. u. Physiol. Suppl.-Bd. 177. 1904. — Scabell, A.: Über den suprarenalen Virilismus und Pseudohermaphroditismus usw. Zeitschr. f. Chirurg. Bd. 185, S. 1. 1924. — Scanzoni: Schmidts Jahrb. Bd. 39. 1853. — Schaafhausen: Ber. d. niederrhein. Ges. f. Naturheilk. Bonn Bd. 25. 1898. — Schäfer, E. A.: Die Funktionen des Gehirnanhanges. Bern: M. Drechsler 1911. — Schäfer, E. Sharpey: The endocrine organs. London: Longmans, Green and Co. 1924. — Derselbe and Mackenzie: The action of animal extracts on milksecretion. Proc. of the roy. soc. of London (A. u. B.) Vol. 24, p. 16. 1911. — Derselbe: A proposed classification of hormones. 17. Internat. med. Kongr. Sekt. Physiol. 1913. — Schaefer, H.: Beitrag zur Lehre von den Entzündungen spezifischer und nichtspezifischer Natur in der Hypophyse. Inaug.-Diss. Jena 1919. — Schäffer, H.: Zur Kenntnis des Trousseauschen Phänomens bei der Tetanie. Dtsch. med. Wochenschr. 1920. — Schätz, H.: The role of the thyroid in Otolaryngology. Pennsylv. med. journ. Vol. 25, p. 529. 1922. — Scharnke und Full: Innere Sekretion und myotonische Dystrophie Zeitschr. f. d. ges. Neurol. u. Psychiatrie. Bd. 61. 1920. — Schauta: Die Pygopagenschwestern Blazek. Gynäkol. Rundschau. 1910. S. 437. — Derselbe: Die Beckenanomalien. Müllers Handb. d. Geburtsh. 1888. S. 308. — Scheer, van der: Ein Fall von Zwergwuchs und Idiotie usw. Zeitschr. f. d. ges. Neurol. u. Psychiatrie Bd. 32. 1916. — Schellong, V.: Klin. Wochenschr. 1924. S. 1960 und Demonstration zur Insulinbehandlung bei Nicht-Diabetikern. Klin. Wochenschrift. 1927. S. 141. — Derselbe und Hufschmid: Klin. Wochenschr. 1927. Nr. 40, S. 1888. — Schenk, F.: Über die Veränderungen der Nebennieren nach Kastration. Bruns' Beitr. z. klin. Chirurg. Bd. 67, S. 316. 1910. — Schenk, P.: Bemerkung zur Arbeit von Kägi. Med. Klinik 1920. Nr. 32. — Schereschewskiy: Rev. franç. d. Endocrinilog. Tom. 3, Nr. 6. 1925. — Derselbe (russisch): Zit. nach Kongreß-Zentralbl. Bd. 41, S. 735. 1926. — Scheuplein, C.: Verletzung der Wirbelsäule, Diabetes mellitus acutus, vollständige Heilung. Arch. f. klin. Chirurg. Bd. 29, S. 365. 1883. — v. Scheurlen: Der Kropf und seine Bekämpfung in Württemberg. Zeitschr. f. Hyg. u. Infektionskrankh. Bd. 105, S. 45. 1925. — Schickele: Zentralbl. f. Gynäkol. 1918. Nr. 5. — Schieferdecker und Schultze: Beitr. zur Kenntnis der Myotonia congenita usw. Dtsch. Zeitschrift f. Nervenheilk. Bd. 25, S. 1. 1904. — Schierlitz, G.: Über einen Fall von Hypophysistumor. Inaug.-Diss. Kiel 1917; Neurol. Zentralbl. 1918. S. 686. — Schiff: Bericht über eine Versuchsreihe betr. die Exstirpation der Schilddrüse. Arch. f. exp. Pathol. u. Pharmakol. Bd. 18. 1884. — Schiff, E.: Frühzeitige Entwicklung der sekundären Geschlechtscharaktere bei einem 2jährigen Mädchen infolge eines Hypernephroms der rechten Nebenniere. Jahrb. f. Kinderheilk. Bd. 87, S. 519. 1918. — Schiffmann: Über die Wirkungsweise von Mammaextrakten. Arch. f. Gynäkol. Bd. 111. 1919. — Schilder, P.: Über Mißbildungen der Schilddrüse. Virchows Arch. f. pathol. Anat. u. Physiol. Bd. 203, S. 246. 1911. — Derselbe: Über das maligne Gliom des sympathischen Nervensystems. Frankfurt. Zeitschr. f. Pathol. Bd. 3. 1909. — Schirmer, A.: Status thymico-lymphaticus bei neuen Beobachtungen. Beitr. z. pathol. Anat. u. z. allg. Pathol. Bd. 65. 1919. — Schirmer, O.: Über die Zusammensetzung des Fettgewebes usw. Arch. f. Pathol. u. Pharmakol. Bd. 89, S. 263. 1921. — Schirokauer: Zum Zuckerstoffwechsel bei Addisonscher Krankheit. Berlin. klin. Wochenschr. 1911. Nr. 33. — Schittenhelm und Weichardt: Der endemische Kropf usw. Berlin 1912, siehe auch Münch. med. Wochenschr. 1912. S. 2622. — Schkarine: Ref. Rev. neurol. Vol. 20. 1908. (Russisch.) — Schlagenhaufer: Parathyreoideatumoren. Wien. klin. Wochenschr. 1915. S. 1362. — Derselbe: Zur Kachexie hypophysären Ursprungs. Virchows Arch. f. pathol. Anat. u. Physiol. Bd. 222, S. 249. 1916. — Schlapp, W.: The active principles of the posterior lobe of the pit. body. Quart. journ. of exp. physiol. Vol. 15, p. 327. 1925. — Schlayer: Zur Frage drucksteigernder Substanzen im Blut bei chronischer Nephritis. Dtsch. med. Wochenschr. 1907, S. 1897 und Zur Frage der drucksteigernden Substanzen im Blut bei Nephritis. Münch. med. Wochenschr. 1908. S. 2604. — Schleidt, J.: Über die Hypophyse bei feminierten Männchen und maskulierten Weibchen. Zentralbl. f. Physiol. Bd. 27, S. 22. 1913. — Schlesinger: Versuch einer Theorie der Tetanie. Neurol. Zentralbl. 1892. S. 66. — Derselbe: Die Erkrankung des Pankreas bei hereditärer Lues. Virchows Arch. f. pathol. Anat. u. Physiol. Bd. 154. 1898. — Schlesinger, E.: Hyperplasie und Hypersekretion der Schilddrüse bei Kindern und Jugendlichen. Zeitschr. f. Kinderheilk., Orig., Bd. 27, S. 207. 1920. — Schlesinger, H.: Meine Erfahrungen über den akuten Morbus Basedowii. Therapie d. Gegenw. 1912. S. 488. — Derselbe: Ein bisher unbekanntes Symptom bei der Tetanie (Beinphänomen). Wien. klin. Wochenschr. 1910. S. 315; s. auch Neurol. Zentralbl. 1910. S. 626. — Derselbe: Über die Zirbeldrüse im Alter. Arb. a. d. neurol. Inst. in Wien. Bd. 22. 1917. — Derselbe: Subakute Insuffizienz der Nebennieren bei Amyloidose usw. Wien. klin. Wochenschr. 1917. Nr. 4. — Derselbe: Sekalevergiftung und Tetanie. Wien. klin. Wochenschr. 1918. Nr. 15. — Derselbe: Zur Klinik der Hungerosteomalazie und ihre Beziehungen zur Tetanie. Wien. med. Wochenschr. 1919. Nr. 13. — Schlesinger, W.: Über die Beziehung der Akromegalie zum Diabetes mellitus. Wien. klin. Rundschau. 1908. Nr. 15. — Schloffer: Erfolgreiche Operation eines Hypophysentumors auf nasalem Wege. Wien. klin. Wochenschr. 1907. S. 621 u. 1075. — Schloß, E.: Berlin. klin. Wochenschr. 1916. Nr. 5, S. 106. — Schmidt, Adolf: Diskussion zu dem Vortrag über Fettstühle v. H. Salomon. 20. Kongr. f. inn. Med. 1902. — Schmidt, B.: Referat über Rachitis und Osteomalazie. Verhandl. d. dtsch. pathol. Ges. 1909. 15. bis 17. April. — Schmidt, H.: Das suprenal-genitale Syndrom usw. Virchows Arch. f. pathol. Anat. u. Physiol. Bd. 251, S. 8. 1924. — Schmidt, M. B.: Über die Beziehungen der Langerhansschen Inseln zum Diabetes mellitus. Münch. med. Wochenschr. 1902. S. 52. — Schmidt, P.: Theorie und Praxis der Steinachschen Operation. Rikolaverlag. 1922. — Schmidt, R.: Vagotonie. Zeitschr. f. klin. Med. Bd. 86, H. 1 u. 2. 1918. — Schmidtmann, M.: Über anatomische Veränderung des Hirnanhanges bei Tuberkulose. Zentralblatt f. allg. Pathol. u. pathol. Anat. Bd. 30. 1919. — Schmiedlechner: Ein Fall von Tetania gravidarum. Zentralbl. f. Gynäkol. 1905. S. 100. — Schmincke: Zur Frage der angeborenen Akromegalie. Verhandl. d. dtsch. pathol. Ges. 1914. S. 224. — Derselbe: Pathologie der Thymusdrüse. Henke-Lubarsch Handb. d. pathol. Anat. u. pathol. Histol. Bd. 8. 1926. — Schmincke, A.: Über Thymushyperplasie. Klin. Wochenschrift. 1922. Nr. 41, S. 2025. — Derselbe und B. Romeis: Anatomische Befunde bei einem männlichen Scheinzwitter und die Steinachsche Hypothese über Hermaphroditismus. Arch. f. Entwicklungsmech. d. Organismen. Bd. 47, S. 221. 1920. — Schmitt, J.: Klinischer Beitrag zur Operation der Hypophysistumoren. Inaug.-Diss. Freiburg i. Br. 1914. — Schmorl: Münch. med. Wochenschr. 1907. S. 497. — Derselbe: Über Rachitis tarda. Dtsch. Arch. f. klin. Med. Bd. 85. 1906. — Derselbe: Zur Kenntnis der akzessorischen Nebennieren. Beitr. z. pathol. Anat. u. z. allg. Pathol. Bd. 9, S. 523. 1891. — Schnitzler: Wien. klin. Wochenschr. 1894. S. 371. — Schob: Im Handb. von Kraus-Brugsch. Bd. 10. 1924. — Schoen, R. und E. Berchtold: Untersuchungen am Knochenmarksvenenblut des Hundes. Schmiedeberg Bd. 105, S. 63. 1924. — Schönborn: Klinisches zur menschlichen Tetanie usw. Dtsch. Zeitschr. f. Nervenheilk. Bd. 40. 1910. — Schöndube, W.: Gallenblase und Hypophyse. Klin. Wochenschr. 1925. S. 640. — Schönemann: Hypophyse und Thyreoidea. Virchows Arch. f. pathol. Anat. u. Physiol. Bd. 129, S. 310. 1892. — Schönig, Albert: Frankfurt. Zeitschr. f. Pathol. Bd. 34, S. 482. 1926. — Scholz, W.: Klinische und experimentelle Untersuchungen über den Kretinismus. Berlin 1906. — Derselbe: Über Behandlung des Kretins mit Schilddrüsensubstanz. Kongr. f. inn. Med. 1902. — Derselbe: Über das Kropfherz. Berlin. klin. Wochenschr. Bd. 9,

S. 381. 1909. — Scholz, W.: Über den Stoffwechsel der Kretinen. Zeitschr. f. exp. Pathol. u. Pharmakol. 1905. Nr. 2. — Derselbe: Über Kretinismus. Ergebn. d. inn. Med. u. Kinderheilk. Bd. 3. 1909. — Derselbe: Kretinismus. Spez. Pathol. u. Therapie inn. Krankh. Berlin 1916. 1. Teil, S. 2. — Derselbe: Kretinismus. Brugsch 1919. — Scholz und Zingerle: Beitrag zur pathologischen Anatomie der Kretinengehirne. Zeitschr. f. Heilk. 1906. S. 57. — Schotten: Über Myxödem und seine Behandlung mit innerlicher Darreichung von Schilddrüsensubstanz. Münch. med. Wochenschr. 1893. Nr. 51, S. 52. — Schranz, I.: Beitrag zur Theorie des Kropfes. Arch. f. klin. Chirurg. Bd. 34, S. 92. — Schreiber, L.: Beiträge zur Kenntnis der Entwicklung und des Baues der Gl. parathyr. Arch. f. mikroskop. Anat. Bd. 52. 1908. — Schridde, H.: Thymus. Handb. d. pathol. Anat., herausgegeb. von Aschoff Bd. 2, S. 139. 1909. — Derselbe: Die thymische Konstitution. Münch. med. Wochenschr. 1924. S. 1533 u. 1674. — Derselbe: Die Zellen der Thymusrinde. Zentralbl. f. Pathol. u. pathol. Anat. Bd. 33, S. 284. — Schröder: Beitrag zur Kenntnis des Myxödems. Psychiatr.-neurol. Wochenschr. Bd. 3—5. 1907. — Schröder, R.: Die Pathogenese und Therapie der die chronische Endometritis charakterisierenden Symptome, Blutung, Fluor, Schmerzen. Monatsschr. f. Geburtsh. u. Gynäkol. Bd. 50, S. 97. 1919. — Schrötter, H.: Die Verbreitung des sog. endemischen Kretinismus. Mitt. d. österr. Volksgesundheitsamtes. 1925. Beilage. Wien: Jul. Springer. — Schrötter, L. v.: Zum Symptomenkomplex des Morbus Basedowi. Zeitschr. f. klin. Med. Bd. 48, S. 1. 1903. — Schucany, F.: Über endogene Fettsucht im späteren Kindesalter. Jahrb. f. Kinderheilk. Bd. 89. 1919. — Schücking: Hautverfärbung nach Injektion von Nebennierenextrakt. Münch. med. Wochenschr. 1903. — Schüller, A.: Rachitis tarda und Tetanie. Wien. med. Wochenschrift 1909. — Derselbe: Die Schädelbasis im Röntgenbild. Fortschr. a. d. Geb. d. Röntgenstr. Ergänz.-Bd. 11. — Derselbe: Über Infantilismus. Wien. med. Wochenschr. 1907. Nr. 13. — Derselbe: Über ein eigenartiges Syndrom von Dyspituitarismus. Wien. med. Wochenschr. 1921. S. 510. — Schultz, A.: Über einen Fall von Athyreosis congenita (Myxödem) mit besonderer Berücksichtigung der dabei beobachteten Muskelveränderungen. Virchows Arch. f. pathol. Anat. u. Physiol. Bd. 232. 1921. — Schultze: Über Tetanie und mechanische Erregbarkeit der peripheren Nervenstämme. Dtsch. med. Wochenschr. 1882. S. 276. — Derselbe: Über die Melanoplaquie der Mundschleimhaut usw. Dtsch. med. Wochenschr. 1898. S. 46. — Schultze, F. und B. Fischer: Zur Lehre von der Akromegalie und Osteoarthropathie hypertrophiante. Mitt. a. d. Grenzgeb. d. Med. u. Chirurg. Bd. 24, S. 607. 1912. — Schultze, K.: Experimentelle Untersuchungen über das Fieber nach Kropfoperationen. Mitt. a. d. Grenzgeb. d. Med. u. Chirurg. Bd. 17, S. 655. 1907. — Derselbe: Zur Chirurgie des Morbus Basedowi. Mitt. a. d. Grenzgeb. d. Med. u. Chirurg. Bd. 16, S. 161. 1906. — Schultze, W.: Die Bedeutung der Langerhansschen Inseln im Pankreas. Arch. f. mikroskop. Anat. Bd. 56, S. 491. 1900. — Derselbe: Fall von Akromegalie. Dtsch. med. Wochenschr. 1904. — Schuhmacher und Roth: Mitt. a. d. Grenzgeb. d. Med. u. Chirurg. Bd 25, S. 746. 1913. — Schur, H.: Zur Ätiologie und Pathogenese des Morbus Addisonii. Zeitschr. f. d. ges. Anat., Abt. 2: Zeitschr. f. Konstitutionslehre Bd. 1, S. 443. 1914. — Schur und Wiesel: Über eine der Adrenalinwirkung analoge Wirkung des Blutserums von Nephritikern auf das Froschauge. Wien. klin. Wochenschr. 1907. Nr. 23 u. 27. — Schuster: Psychische Störungen bei Hirntumoren. 1902. — Schwarz, E.: Wien. klin. Wochenschr. 1925. S. 495. — Schwarz, F.: Entstehung der Nebennierentuberkulose. Zeitschr. f. Tuberkulose. Bd. 37, S. 169. 1922 — Schwarz, G.: Röntgentherapie der Basedowschen Krankheit. Wien. klin. Wochenschr. 1908. S. 1332. — Schwarz, H.: Untersuchung über den Erhaltungsumsatz bei Störungen des endokrinen Systems. Klin. Wochenschr. 1927. S. 799. — Schwarz, O.: Über einige Ausfallserscheinungen nach Exstirpation beider Nebennieren. Wien. klin. Wochenschr. 1909. — Schweizerische Kropfkommission. Beilage zum Bulletin d. eidgenöss. Gesundheitsamtes. 1922. Nr. 18; 1923. Nr. 5; 1924. Nr. 6. — Schwenkenbecher: Über die Adiposis dolorosa. Dtsch. Arch. f. klin. Med. 1904. S. 324. — Derselbe: Über die Ausscheidung des Wassers durch die Haut. Dtsch. Arch. f. klin. Med. Bd. 79, S. 29. 1904. — Schwenkendick: Ein Fall von traumatischem Diabetes mellitus. Allg. med. Zentral-Zeit. Bd. 76, S. 1. 1907. — Schwer, G.: Zur Ätiologie des Späteunuchoidismus. Dtsch. med. Wochenschr. 1914. S. 963. — Schwoner: Über hereditäre Akromegalie. Zeitschr. f. klin. Med. Suppl.-Heft 32. — Schwyzer: Zur Ätiologie des Morbus Addisoni. New York med. Wochenschr. 1898. Nr. 10, S. 1. — Scott, W. J. M.: Influence of glands with internal secretion on the respiratory exchange etc. Journ. of exp. med. Vol. 36, p. 199. 1922. — Secher, Knud: Todesfälle im unmittelbaren Anschluß an die Röntgenbehandlung des Morbus Basedowii. Arkiv för inre Med. Bd. 51. 1918. (Neurol. Zentralbl.) — Seegen: Diabetes mellitus. 1893. — Ségale, M.: Sull' ablazione delle thyreoidi e delle parathyreoidi. Arch. per le scienze med. Vol. 30. 1906. — Seige: Zit. nach Kaufmann. — Seiler, F.: Über larvierte Chlorose. Korresp.-Blatt f. Schweiz. Ärzte 1909. Nr. 17. — Seitz: Die Follikelatresie während der Schwangerschaft, insbesondere die Hypertrophie und Hyperplasie der Theca-interna-Zellen und ihre Beziehung zur Corpusluteumbildung.

Arch. f. Gynäkol. Bd. 77, S. 203. 1905. — Sellheim: Kastration und Knochenwachstum. Beitr. z. Geburtsh. u. Gynäkol. Bd. 2. 1899. — Derselbe: Kastration und sekundäre Geschlechtscharaktere. Beitr. z. Geburtsh. u. Gynäkol. Bd. 5, S. 409. 1901. — Seltowitsch: Ein Fall von Struma accessoria der Zungenbasis. Entstehung eines Myxödems nach Entfernung desselben. Zentralbl. f. Chirurg. Bd. 24. — Seo, v.: Über den Einfluß der Muskelarbeit auf die Zuckerausscheidung beim pankreasdiabetischen Hund. Arch. f. exp. Pathol. u. Pharmakol. Bd. 59, S. 341. 1908. — Sepp, H.: Zwei Jahre Vollsalz. Münch. med. Wochenschr. 1926. S. 1889. — Serejski, M., J. Frumkin und N. Kaplinsky: Zur Klinik der vegetativen Störung. Zeitschr. f. d. ges. Neurol. u. Psychiatrie. Bd. 104, S. 241. 1926. — Sergent: Etude clinique sur l'insuffisance surrenale. Paris 1920. — Derselbe: L'insuffisance surrenale. Presse méd. 1921. Nr. 82. — Derselbe et R. Konrilsky: Journ. méd. franç. Tom. 14, p. 224. 1925. — Sestini, C.: Adrenalinuria in gravidanza e puerperio normali. Ann. de Obstetr. Vol. 47, p. 137. 1920. — Sézary, A.: Pathogenie et des melanodermies du type addisonien. Presse méd. 1921. p. 281. — Derselbe: Recherches anatomo-pathologique clinique et experimental sur les surrenalites et clereuses. Thèse de Paris 1909. Nr. 41. — Derselbe: Le diagnostic des asthenes d'origine endocrinienne. Presse méd. 1922. p. 79. — Derselbe: Les syndromes endocriniens communs. Presse méd. 1922. p. 1075. — Derselbe: Le diagnostic de la maladie d'Addison. Journ. méd. franç. Tom. 14, p. 232. 1925. Derselbe: — Le domaine de l'insuffisance surrénale aigue. Rev. de méd. — Shapiro, Shep und H. L. Jaffe (unter Marine): On the occurrence of access. parathyroid etc. Endocrinology. Vol. 7, p. 720. 1923. — Shart: Jodoform and Thyreoidisme. Bristol med.-chirurg. journ. June 1910. — Shimizu: Das Blutbild nach Adrenalininjektionen. Endocrinology Vol. 7. 1923. — Shuttleworth: Mentaly deficient children. London: H. K. Lewis 1909. 3. Aufl. — Sicard, J. A. et Hagenau: Rev. neurol. Tom. 22, I., p. 858. 1915. — Sicard et Roussy (et Berkowitsch): Zit. nach Gougerot. — Siebeck, R.: Probleme des Wasserhaushaltes in der Physiologie und in der klinischen Medizin. Pflügers Arch. f. d. ges. Physiol. Bd. 201. 1923. — Siebenmann: Über die Funktion und die mikroskopische Anatomie des Gehörorgans bei totaler Aplasie der Schilddrüse. Arch. f. Ohren-, Nasen- u. Kehlkopfheilk. Bd. 70. 1907. — Derselbe: S. Diederle. — Siegert: Die Ätiologie der Rachitis auf Grund neuerer Untersuchungen. Münch. med. Wochenschr. 1905. Nr. 622. — Siegert, F.: Myxödem im Kindesalter. Ergebn. d. inn. Med. u. Kinderheilk. Bd. 6, S. 601. 1910. — Derselbe: Der Monogolismus. Ergebn. d. inn. Med. u. Kinderheilk. Bd. 6, S. 565. 1910. — Derselbe: Der chondrodystrophische Zwergwuchs. Ergebn. d. inn. Med. u. Kinderheilk. Bd. 8, S. 64. 1912. — Sieglbauer, F.: Zur Frage der Zwischenzellen. Arch. f. mikroskop. Anat. u. Entwicklungsmech. Bd. 100, S. 473. 1924. — Siemerling und Creutzfeld: Zeitschr. f. d. ges. Neurol. u. Psychiatrie. 1923. — Signorelli, E.: Arch. di pat. e clin. med. Vol. 2, p. 89. 1923. — Simmonds: Über Nebennierenschrumpfung bei Morbus Addisoni. Virchows Arch. f. pathol. Anat. u. Physiol. Bd. 172, S. 480. 1903. — Derselbe: Myoklonie und Gland. thyr. Med. Klinik 1920. S. 1130. — Derselbe: Über Nebennierenblutungen. Virchows Arch. f. pathol. Anat. u. Physiol. Bd. 170, S. 242. — Derselbe: Hypophysis und Diabetes insipidus. Münch. med. Wochenschr. 1913. S. 127. — Derselbe: Über sekundäre Geschwülste des Hirnanhanges und ihre Beziehungen zum Diabetes insipidus. Münch. med. Wochenschr. 1914. S. 180. — Derselbe: Über sympathische Erkrankung der Hypophyse insbesondere bei Lues congenita. Dermatol. Wochenschr. Bd. 58, S. 104. 1914. — Derselbe: Über embolische Prozesse in der Hypophysis. Virchows Arch. f. pathol. Anat. u. Physiol. Bd. 217, S. 226. 1914. — Derselbe: Über Kachexie hypophysären Ursprungs. Dtsch. med. Wochenschr. 1916. Nr. 7. — Derselbe: Atrophie des Hypophysisvorderlappens und hypophysäre Kachexie. Dtsch. med. Wochenschr. 1918. S. 852. (Berlin. klin. Wochenschr. Nr. 31.) — Derselbe: Zwergwuchs bei Atrophie des Hypophysisvorderlappens. Dtsch. med. Wochenschr. 1919. Nr. 18. — Derselbe: Über das Verhalten des menschlichen Hodens bei narbigem Verschluß der Samenleiter. Verhandl. d. dtsch. pathol. Ges. 1921, XVIII. Tag. — Derselbe: Über chronische Thyreoiditis und fibröse Atrophie der Thyreoidea. Virchows Arch. f. pathol. Anat. u. Physiol. Bd. 246, S. 140. 1923. — Simon: Hermaphroditismus verus. Virchows Arch. f. pathol. Anat. u. Physiol. Bd. 172. 1903. — Simonds: Über die Einwirkung von Röntgenstrahlen auf die Hoden. Fortschr. a. d. Geb. d. Röntgenstr. Bd. 14. 1909/10. — Simons, A.: Eine seltene Trophoneurose „Lipodystrophia progressiva". Zeitschr. f. d. ges. Neurol. u. Psychiatrie Bd. 5. 1911. — Singer: Zur Pathologie der Sklerodermie. Berlin. klin. Wochenschr. 1895. S. 260. — Sinn: Der Einfluß experimenteller Pankreasgangunterbindung auf die Nahrungsresorption. Inaug.-Diss. Marburg 1907. — Sippel, P.: Die Ovarientransplantation bei herabgesetzter oder fehlender Genitalfunktion. Arch. f. Gynäkol. Bd. 118, S. 445. 1923. — Sistrunk, W. E.: The indications for surgical treatment in the different typis of goiter. Surg., gynecol. a. obstetr. 1921. p. 348. — Slauck, A.: Beiträge zur Kenntnis der Muskelveränderungen bei Myxödem und Myotonia atrophica. Zeitschr. f. d. ges. Neurol. u. Psychiatrie Bd. 67, S. 276. 1921. — Slocum:

Zit. nach Halban. Wien. klin. Wochenschr. 1906. Nr. 1. — Smith: A discussion on the blood in disease. Transact. of the pathol. soc. London. Vol. 2, p. 311. 1900. — Smith, Philip E.: Journ. of the Americ. med. assoc. Vol. 88, p. 158. 1927. — Smith, W. Mc. Closky: Journ. of pharmacol. a. exp. therapeut. Vol. 24, p. 371. 1924. — Sömmering: Zit. nach Kaufmann. — Sofer: Die Bekämpfung des Kretinismus in Österreich. Zentralbl. f. d. ges. Neurol. u. Psychiatrie. 1910. S. 320. — Sokoloff: Ein Fall von Gumma der Hypophysis cerebri. Virchows Arch. f. pathol. Anat. u. Physiol. Bd. 143, S. 333. 1896. — Sollier, P.: Maladie die Basedow avec myxoedème. Rev. de méd. Tom. 11, p. 1000. 1891. — Solis, Cohen and E. Weiss: Americ. journ. of the med. science Vol. 169, p. 489. 1925. — Sommer und Flörcken: Über die Funktion der Thymus. Sitzungsber. d. physiol.-med. Ges. Würzburg 1908. S. 45. — Soullier, A.: Sur les premiers states du développement de la capsule surrénale chez quelques mammifères. Cpt. rend. de la soc. des Anat. de Montpellier, Tom. 4. 1902. — Souques, A.: L'infantilisme et l insuffisance de la sécrétion interne du testicule. Presse méd. 1912. Nr. 52, p. 549. — Sourdel, M.: Contribution à l'étude anatomo-chimique des syndromes pluriglandulaires. Thèse de Paris 1912. Ref. in Presse méd. Tom. 10, p. 100. 1913. — Souza, Leithe: De l'acromégalie. Paris 1890. — Spehlmann, Felix: Über Nebennierenrinde und Geschlechtsbildung. Arch. f. Frauenkunde u. Konstitutionsforsch. Bd. 10, H. 2, S. 136. 1924. — Sperber, E.: Tetaniekatarakt. Arch. f. Augenheilk. Bd. 54, S. 386. 1906. — Spiegel: Arch. f. d. ges. Neurol. u. Psychiatrie. Bd. 22. 1920. — Spiegel, E. A.: Zur Physiologie und Pathologie des Sekretionsmuskeltonus. Berlin: Julius Springer 1923. — Derselbe und Y. Nisnikawa, Y.: Der zentrale Mechanismus der Tetaniekrämpfe und ihre Beziehungen zur Enthirnungsstarre. Arb. a. d. neurol. Inst. d. Wiener Univ. Bd. 24, S. 221. 1923. — Spiegler: Protok. d. Ges. d. Ärzte. Wien. klin. Wochenschr. 1909. S. 357. — Spiethoff, B.: Blutdruckmessung bei Morbus Basedowi. Zentralbl. f. inn. Med. Bd. 34. 1892. — Sposverini, L. M.: De l'influence nocive sur le nourissant etc. Rev. d'hyg. et de méd. infant. Tom. 8, p. 1. 1909. — Sprinzels: Protokoll d. k. k. Ges. d. Ärzte in Wien, 7. Juni. Wien. klin. Wochenschr. 1912. Nr. 24. — Ssobolew: Zur normalen und pathologischen Morphologie der inneren Sekretion der Bauchspeicheldrüse. Virchows Arch. f. pathol. Anat. u. Physiol. Bd. 168, S. 91. 1902. — Derselbe: Über die Struma der Langerhansschen Inseln der Bauchspeicheldrüse. Virchows Arch. f. pathol. Anat. u. Physiol. Bd. 177, Suppl.-Bd. 123. 1904. — Derselbe: Beiträge zur Pankreaspathologie. Beitr. z. pathol. Anat. u. z. allg. Pathol. Bd. 47. 1910. — Staehelin, R.: Der respiratorische Stoffwechsel eines Fettsüchtigen im nüchternen Zustand und nach Nahrungsaufnahme. Zeitschr. f. klin. Med. Bd. 65, S. 425. 1908. — Derselbe und E. Hagenbach und F. Nager: Gaswechselversuche an einem strumektomierten Knaben. Zeitschr. f. klin. Med. Bd. 99, S. 63. 1923. — Staemser, M.: Ein Beitrag zur Lehre vom hypophysären Diabetes insipidus. Klin. Wochenschr. 1924. S. 1799. — Stangl: Verhandl. d. dtsch. pathol. Ges. 1902. — Stankovic: Über tödlich verlaufende Tetaniefälle. Wien. klin. Wochenschr. 1917. Nr. 35. — Stanley: Experiences in testicle transplantation. California state journ. of med. Tom. 18, p. 251. 1920. — Starling und Lane Claypon: Hormon der Brustdrüse. Proc. of the roy. soc. of London (A. u. B.) Vol. 77. 1905. — Dieselben: Zit. bei Bayliß und Starling. Ergebn. d. Physiol. Bd. 5, S. 664. 1906. — Starlinger, F.: Physikalisch-chemische Untersuchungen zum Schilddrüsenproblem. Mitt. a. d. Grenzgeb. d. Med. u. Chirurg. Bd. 36, S. 334. 1923. — Starr Allen: A contribution to the subject of myxoedema. New York med. journ. a. med. record June 1893. — Starr, P.: The course of hyperthyreoidism under iodine medication. Arch. of internal med. Vol. 39, p. 520. 1927. — Derselbe und J. H. Means: Journ. of the Americ. med. assoc. 1924. S. 1989. — Staub, H.: Insulin. Berlin: Julius Springer. 2. Aufl. — Stauffenberg: Begriff und Einteilung des Infantilismus. Münch. med. Wochenschr. 1914. Nr. 7; 1918. Nr. 31; 1919. Nr. 18. — Stefko, W. G.: Über die Veränderung der innersekretorischen Drüsen bei mangelhafter Ernährung. Ref.: Kongr.-Zentralbl. Bd. 40, S. 316. 1925. — Steiger: 5 Fälle von Akromegalie in ihrer Beziehung zur Hypophyse. Zeitschrift f. klin. Med. Bd. 84, S. 269. 1917. — Steinach, E.: Willkürliche Umwandlung von Säugetiermännchen in Tiere mit ausgeprägtem weiblichem Geschlechtscharakter und weiblicher Psyche usw. Pflügers Arch. f. d. ges. Physiol. Bd. 144, S. 71. 1912. — Derselbe: Geschlechtstrieb und echt sekundäre Geschlechtsmerkmale als Folge der innersekretorischen Funktion der Keimdrüsen usw. Zentralbl. f. Physiol. Bd. 24, S. 551. 1910. — Derselbe: Untersuchung zur vergleichenden Physiologie der männlichen Geschlechtsorgane. Pflügers Arch. f. d. ges. Physiol. Bd. 56. 1894. — Derselbe: Umstimmung der Geschlechtscharaktere bei Säugetieren durch Austausch der Pubertätsdrüse. Zentralbl. f. Physiol. Bd. 25, Nr. 17. 1911. — Derselbe: Experimentell erzeugte Zwitterbildungen. Anz. d. Wien. Akad. 1916. Nr. 12. — Derselbe: Pubertätsdrüsen und Zwitterbildung. Arch. f. Entwicklungsmech. d. Organismen. Bd. 42. 1916. — Derselbe und H. Heinlein und B. P. Wiesner: Pflügers Arch. f. d. ges. Physiol. Bd. 209, S. 598. 1925. — Derselbe und G. Holzknecht: Erhöhte Wirkungen der inneren Sekretion bei Hypertrophie der Pubertätsdrüse. Arch. f. Entwicklungsmech. d. Organismen. Bd. 42. 1916. —

Steinach, E. und R. Lichtenstern: Umstimmung der Homosexualität durch Austausch der Pubertätsdrüsen. Münch. med. Wochenschr. 1918. Nr. 6. — Steinlechner: Über das gleichzeitige Vorkommen von Morbus Basedowi und Tetanie bei einem Individuum. Wien. klin. Wochenschr. 1896. S. 5. — Stendell, W.: Die Hypophysis cerebri. Oppel, A., Lehrb. d. vergl. mikroskop. Anat. der Wirbeltiere. Jena 1914. — Stepp und Wirth: Erfahrungen mit der Röntgentherapie bei inneren Krankheiten. Therapie d. Gegenw. 1918. Mai. — Sterling, W.: Klinische Studien über Eunuchoidismus. Zeitschr. f. d. ges. Neurol. Bd. 16. 1913. — Derselbe: Degeneratio genito-sclerodermica als besondere Abart der pluriglandulären Insuffizienz. Dtsch. Zeitschr. f. Nervenheilk. Bd. 61. 1918. — Derselbe: L'état mental des eunuchoides. Rev. neurol. Tom. 30, p. 492. 1923. — Stern, F.: Pubertas praecox bei epidemischer Enzephalitis. Med. Klinik Bd. 18, Nr. 15. 1922. — Stern, R.: Zur Prognose der Epilepsie. Jahrb. f. Psychiatrie u. Neurol. Bd. 30, S. 10. 1909. — Derselbe: Differentialdiagnose und Verlauf des Morbus Basedowii usw. Jahrb. f. Psychiatrie u. Neurol. Bd. 29. 1909. — Derselbe: Beiträge zur Klinik und Organotherapie der Osteomalazie. Zentralbl. f. Gynäkol. Bd. 68, S. 47. 1911. — Derselbe: Über körperliche Kennzeichen der Disposition zur Tabes. Leipzig u. Wien: Fr. Deuticke 1912. — Sternberg: Die Akromegalie. Nothnagels Handb. Bd. 7. 1897. — Derselbe: Beiträge zur Kenntnis der Akromegalie. Zeitschr. f. klin. Med. Bd. 27. 1895. — Sternberg, C.: Über echten Zwergwuchs. Beitr. z. pathol. Anat. u. z. allg. Pathol. Bd. 67, S. 275. 1920. — Derselbe: Zur Frage der Zwischenzellen. Verhandl. d. dtsch. pathol. Ges. 18. Tagung 1921. — Sterz, G.: Psychiatrie und innere Sekretion. Zeitschr. f. d. ges. Neurol. u. Psychiatrie. Bd. 53. Orig. 1920. — Stewart: Tetany. Transact. assoc. Americ. physic. 1889. p. 33. — Derselbe: Internat. med. Kongr. London 1913. — Stewart, G. N.: Adrenal-insufficiency. Endocrinology 1921. Nr. 3. — Stewart and Rogoff: Journ. of pharmacol. a. exp. therapeut. Vol. 10, p. 1. 1917; Bd. 13, p. 397. 1919. — Dieselben: Collected papers of Cushing Lab. 1919—1922. — Steyrer, A.: Zeitschr. f. exp. Pathol. u. Therapie Bd. 4. 1907. — Stheemann: Die Spasmophilie der älteren Kinder. Jahrb. f. Kinderheilk. Bd. 86, S. 43. 1917. — Stich und Makkas: Zur Transplantation der Schilddrüse mittels Gefäßnaht. Bruns' Beitr. z. klin. Chirurg. Bd. 60. — Sticker, G.: Erkältungskrankheiten und Kälteschäden. Berlin: Julius Springer 1916. — Stieda: Untersuchungen über die Entwicklung der Glandula thymus. Leipzig 1881. — Stieda, A.: Über einen im jugendlichen Alter Kastrierten. Dtsch. med. Wochenschr. 1908. Nr. 18. — Stier: Über Hemiatrophie-Hemihypertrophie. Dtsch. Zeitschr. f. Nervenheilk. Bd. 44. — Stieve, H.: Das Verhältnis der Zwischenzellen zum generativen Anteil im Hoden der Dohle. Arch. f. Entwicklungsmech. d. Organismen Bd. 45. 1919. — Derselbe: Physiologisch anatomische Beobachtungen über die Zwischenzellen des Hodens. Pflügers Arch. f. d. ges. Physiol. Bd. 200. 1923. — Stiller: Asthenische Konstitutionskrankheit. Stuttgart 1907. — Stoccado: Untersuchung über die Synchonde spherooccip. Beitr. z. pathol. Anat. u. z. allg. Pathol. Bd. 61. 1916. — Stocker: Zit. bei Ploß. — Stocker, S. jun.: Über die Reimplantation von Keimdrüsen beim Menschen. Korresp.-Blatt f. Schweiz. Ärzte Bd. 46, S. 193. 1916. — Stöhr: Über die Natur der Thymuselemente. Anat. Hefte Bd. 31, S. 409. 1906. — Stoeltzner, W.: Schwere Säuglingsanämie durch primären Eisenmangel. Med. Klinik 1909. Nr. 26. — Stoerk: Zur Histogenese der Grawitzschen Nierengeschwülste. Beitr. z. pathol. Anat. u. z. allg. Pathol. Bd. 43, S. 393. 1908. — Derselbe und Horak: Zur Klinik des Lymphatismus usw. Wien u. Berlin: Urban u. Schwarzenberg 1913. — Stolz: Ber. d. dtsch. chem. Ges. 1904. S. 4149. — Stone, R.: Extraordinary precocity etc. Americ. journ. of med. Vol. 24, p. 561. 1852. — Strada: Le Paratyroidi nell' ostomalacia e nell' osteoporosi. Patologica. Vol. 17. 1909. — Derselbe: Tetanie und Epithelkörperchen. Riv. di clin. pediatr. Dec. 1909. — Derselbe: Patologica. Vol. 1, p. 17. 1909. — Straub, H.: Akuter Morbus Addisoni usw. Dtsch. Arch. f. klin. Med. Bd. 97. 1909. — Strauß: Diabetes insipidus und Entwicklungshemmung usw. Folia urol. Vol. 6, p. 389. 1912. — Strauß, H.: Zur Lehre von der neurogenen und thyreogenen Glykosurie. Dtsch. med. Wochenschr. 1897. Nr. 18 u. 20. — Derselbe: Alimentäre spontane und diabetische Glykosurien. Zeitschr. f. klin. Med. Bd. 39. — Derselbe: Glykosurie und Geisteskrankheiten. Ibid. Bd. 39. — Derselbe: Neurogene und thyreogene Glykosurie. Dtsch. med. Wochenschr. Bd. 19, S. 19 u. 20. 1897. — Derselbe: Zur Organotherapie bei Diabetes insipidus. Therapie d. Gegenw. 1916. Nr. 5. — Strehl und Weiß: Beitr. zur Physiologie der Nebenniere. Pflügers Arch. f. d. ges. Physiol. Bd. 86, S. 107. 1901. — Strubell: Über Diabetes insipidus. Dtsch. Arch. f. klin. Med. Bd. 62, S. 89. — Strübing: Über „Adiposis dolorosa" (Dercum) und das „oedème blanc et bleu" (Charcot). Arch. f. Dermatol. u. Syphilis. Bd. 59, S. 171. 1902. — Strümpell: Ein Beitrag zur Pathologie und pathologischen Anatomie der Hypophyse. Dtsch. Zeitschr. f. Nervenheilk. Bd. 11, S. 51. 1897. — Strümpell, v.: Ein Beitrag zur Pathologie und pathologischen Anatomie der Akromegalie. Dtsch. Zeitschr. f. Nervenheilk. Bd. 11, S. 87. — Stubenrauch: Knochenveränderungen beim Myxödem. Berlin. klin. Wochenschrift. Bd. 76, S. 860. 1911. — Stüve: Festschr. d. städt. Krankenhauses Frankfurt a. M. 1896. — Derselbe: Arb. a. d. städt. Krankenhaus. Frankfurt a. M. Bd. 44 (Festschr.).

1896. — Stumme: Ein Fall von Basedow mit Tuberkulose einer Glandula parathyreoidea. Dtsch. Zeitschr. f. Chirurg. Bd. 90. 1907. — Derselbe: Akromegalie und Hypophyse. Arch. f. klin. Chirurg. Bd. 87. 1908. — Sudeck, P.: Über die Behandlung des Morbus Basedowii und der Struma maligna mit Röntgenstrahlen. Dtsch. med. Wochenschr. 1918. Nr. 40. — Derselbe: Die Jodbehandlung der Schilddrüsenerkrankung. Dtsch. med. Wochenschr. 1923. S. 538. — Derselbe: Dtsch. med. Wochenschr. 1921. S. 1224. — Suñer, P. y: Le mechanismos de la correlacion fisiologica. Barcelona Salvat 1921. — Sumita: Jahrb. f. Nervenheilk. Bd. 73. 1911. Dtsch. Zeitschr. f. Chirurg. Bd. 107. 1911. — Sury, v.: Über die fraglichen Beziehungen der sog. Mors thymica zu den plötzlichen Todesfällen im Kindesalter. Vierteljahrsschr. f. d. ges. Med. Bd. 36. 1908; Anat. Hefte Bd. 95. 1906. — Suzuki: Chromaffiner Tumor des Nebennierenmarkes. Berlin. klin. Wochenschr. 1908. — Svehla: Über die Einwirkung des Thymussaftes usw. Wien. med. Blätter. 1896. — Derselbe: Rolle der Thymusdrüse und innere Sekretion der Thymus. Münch. med. Wochenschr. 1900. — Swale, Vincent und Thompson: Internat. Monatsschr. f. Anat. u. Physiol. Bd. 24. 1908. — Swinarski-Pfannenstiel: Zit. bei Pick. — Syllaba, L.: Über die Prognose bei der Basedowschen Krankheit. Wien. med. Blätter 1909. S. 322. — Szenes, A. und J. Palugyay: Wien. klin. Wochenschr. 1925. S. 503.

Takahashi, N.: Untersuchungen über die tonisierende und trophische Funktion des Sympathikus. Pflügers Arch. f. d. ges. Physiol. Bd. 193, S. 322. 1922. — Takahasi Yosizo: Okayama-Igakkai-Zasshi. 1926. p. 471. — Derselbe: Okayama-Igakkai-Zasshi. 1926. p. 1171. — Takamine: The isolation of the active principles of the suprarenal gland. Journ. of physiol. Vol. 29. 1901. — Takeya, H.: Ein Fall von Epiphysentumor. Neurology. Vol. 12, p. 463. 1913. — Tallqvist: Zit. nach E. Meyer. — Tamburini: Beitrag zur Pathogenese der Akromegalie. Zentralbl. f. Nervenheilk. u. Psychiatrie. 1894. S. 625. — Tammann, H.: Beitrag zur Morphologie der Nebennieren. Beitr. z. pathol. Anat. u. z. allg. Pathol. Bd. 73, S. 307. 1915. — Tandler, J.: Zeitschr. f. angew. Anat. u. Konstitutionslehre. Bd. 1, S. 11. 1913. — Derselbe: Untersuchungen an Skopzen. Wien. klin. Wochenschr. 1908. S. 277. — Derselbe: Über den Einfluß der innersekretorischen Anteile der Geschlechtsdrüsen auf die äußere Erscheinung des Menschen. Wien. klin. Wochenschr. 1910. S. 459. — Derselbe: Über Infantilismus. Wien. med. Presse. 1907. Nr. 15. — Derselbe und Grosz: Einfluß der Kastration auf den Organismus. Wien. klin. Wochenschr. 1907. S. 1596. — Dieselben: Beschreibung eines Eunuchen-Skeletts. Arch. f. Entwicklungsmech. d. Organismen. Bd. 27. 1909. — Dieselben: Die Skopzen. Ibidem Bd. 30. 1910. — Dieselben: Die Eunuchoide. Ibidem Bd. 29. 1910. — Dieselben: Über den Saison dimorphismus des Maulwurfshodens. Arch. f. Entwicklungsmech. d. Organismen. Bd. 33. 1911. — Taruffi: Zit. nach Levi. — Tarulli et Lo Monacco: Sulli effeti dell' estirpatione del timo. IX. Congr. internat. med. Roma Fisiol. Vol. 2, p. 19. 1894. — Taussig, L.: Über Kropf und Kretinismus in Bosnien. Wien. klin. Wochenschr. 1911. S. 1717. — Terry, W. J. und H. C. Shepardson: The difference of normal and pathologic human thyroid glands by serologic methods. Journ. of the Americ. med. assoc. Vol. 81, p. 1435. 1924. — Tezner, O.: Tetanie und Alkalose. Monatsschr. f. Kinderheilk. Bd. 28, S. 97. — Derselbe: Zur Pathogenese verschiedener Tetanieformen. Monatsschr. f. Kinderheilk. Bd. 29, S. 207. — Thaler, H.: Menstruation praecox und Pseudohermaphroditismus femininus usw. Gynäkol. Rundschau Bd. 10. 1916. Zentralbl. f. Gynäkol. 1916. p. 30. — Derselbe: Familiäres Scheinzwittertum und Vererbungsfragen usw. Monatsschr. f. Geburtsh. u. Gynäkol. Bd. 50, S. 288. 1919. — Thalmann, V.: Ein Fall von Sklerodermie mit Raynaudschem und Addisonschem Symptomenkomplex usw. Inaug.-Diss. Bonn 1914. — Thannhauser, S. J. und Fr. Curtius: Über den Eiweißumsatz im N-Minimum eines Akromegalen usw. Dtsch. Arch. f. klin. Med. Bd. 143, S. 287. 1924. — Derselbe und Weiß: Verhandl. d. 34. Kongr. f. inn. Med. Wiesbaden. 1922. S. 156. — Thaon: Action des extraits hypophysaires sur le rein. Cpt. rend. des séances de la soc. de biol. Tom. 69. 1910. — Thibierge et Gastinel: Un cas de gigantisme infant. Nouv. iconogr. del salpetr. Tom. 22, p. 442. 1909. — Thiele und Nehring: Untersuchungen des respiratorischen Gaswechsels unter dem Einfluß von Thyroideapräparaten usw. Zeitschrift f. klin. Med. Bd. 30, S. 41. 1895. — Thiele, O. und O. Nehring: Untersuchungen des respiratorischen Gaswechsels unter dem Einfluß von Thyreoideapräparaten usw. Zeitschrift f. klin. Med. Bd. 30, S. 41. 1896. — Thiemich und Birk: Zit. nach Escherich. — Thierny, J.: The basal metabolic rate in endocrine disturbance etc. Med. clin. of North Americ. St. Louis Vol. 4, p. 775. 1920. — Derselbe: Pubertas praecox. Med. clin. of North Americ. Vol. 6, p. 31. 1922. — Thierry, H.: Epithelkörperchenüberpflanzung bei postoperativer Tetanie. Münch. med. Wochenschr. 1919. Nr. 20. — Thimm: Adiposis dolorosa und schmerzende Lipome. Monatsschr. f. prakt. Dermatol. Bd. 36, S. 282. 1903. — Thiroloix: Diabète pancréatique. Bull. et mém. de la soc. anat de Paris. Tom. 62. 1891 et Gaz. des hôp. civ. et milit. 1894. — Thomas, E.: Über die Nebenniere des Kindes und ihre Veränderungen bei Infektionskrankheiten. Beitr. z. pathol. Anat. u. z. allg. Pathol. Bd. 50,

S. 283. 1911. — Thomas, E.: Über riesenwuchsähnliche Zustände im Kindesalter. Zeitschr. f. Kinderheilk. Bd. 5, S. 401. 1912. — Derselbe: Zur Einteilung der Myxödemformen. Dtsch. med. Wochenschr. 1912. S. 461. — Derselbe: Ein chromaffiner Tumor der Nebenniere usw. Frankfurt. Zeitschr. f. Pathol. Bd. 16, S. 376. 1915. — Derselbe: Rapports entre le goitre et l'osteomalacie senile. Schweiz. Rundschau f. Med. Bd. 20, S. 683. 1920. — Derselbe: Nebenniere. Monatsschr. f. Kinderheilk. Bd. 27. 1924. — Thompson: Atrophy of the parathyreoid glands and other glandstructures in primary infantile atrophy. Americ. journ. of the med. sciences Oct. 1907. p. 562. — Derselbe, J. J. Heegan und A. D. Dunn: Defekte der membranösen Knochen, Exophthalmus und Diabetes insipidus. Arch. of internal med. Vol. 36, p. 650. 1925. — Thorbecke: Diss. Heidelberg 1905. — Thorek, M.: A preliminary report of free testicular transplantation from etc. Urol. a. cut. review Vol. 26, p. 542. 1922. — Thumim: Geschlechtscharaktere und Nebennierenrinde in Korrelation. Berlin. klin. Wochenschr. 1909. Nr. 3. — Tiberti, N.: Intorno all modo di comportarsi dell' isola del Langerhans etc. Arch. ital de biol. Vol. 51. 1908; Arch. di fisiol. Vol. 5. 1908; Sperimentale Vol. 62. 1908. — Tiedie: Befunde am Hoden unter besonderer Berücksichtigung der Pubertätsfrage. Verhandl. d. dtsch. pathol. Ges. XVIII. Tagung 1921. — Tilesius: Voigts Magazin 1803. — Tilmant, A.: Des relations du goitre exophthalmique avec l'insuffisance ovarienne. Presse méd. 1919. Nr. 18. — Tisdall, F. F., Kramer and Howland: Proc. of the soc. f exp. biol. a. med. Vol. 18, p. 252. 1921. — Tobias, E.: Über myasthenische Paralyse usw. Neurol. Zentralbl. Bd. 31, S. 551. 1912. — Todyo, R.: Über das Verhalten der Epithelkörperchen bei Osteomalazie und Osteoporose. Frankfurt. Zeitschr. f. Pathol. Bd. 10, S. 219. 1912. — Tölken: Mitt. a. d. Grenzgeb. d. Med. u. Chirurg. Bd. 24. 1912. — Togawa, T.: Studies in the metabolic changes in experimental tetany. Ref. Endocrinology Vol. 4, p. 679. 1920. — Tolney: Internat. Monatsschrift f. Anat. u. Physiol. Bd. 30, S. 258. 1913. — Tomaszewski, Z.: Untersuchungen über das Verhalten der Glandulae parathyreoideae des Menschen beim Vorhandensein von Kalkablagerungen im Organismus. Frankfurt. Zeitschr. f. Pathol. Bd. 21, S. 38. 1918. — Tönniessen: Die Bedeutung des vegetativen Nervensystems. Ergebn. d. inn. Med. u. Kinderheilk. Bd. 23. — Tournade, A.: Journ. méd. franç. Tom. 14, p. 206. 1925. — Derselbe: Journ. méd. franç. Tom. 14, p. 220. 1925. — Derselbe et M. Chabrol: Cpt. rend. des séances de la soc. de biol. Tom. 90, p. 412. 1924. — Dieselben, Hermann et Perrin: Hypoglycémie par cocainisation bulbaire. Cpt. rend. des séances de la soc. de biol. 6 Mars 1926. — Toyofuku, T.: Jahrb. f. Psychiatrie u. Neurol. Bd. 30, S. 113. 1909. — Derselbe: Über die parathyreoprive Veränderung des Rattenzahnes. Frankfurt. Zeitschr. f. Pathol. Bd. 7, S. 249. 1911. — Tramontano, V.: Su di un caso di Geroderma genitodistrofico. Gazz. internaz. med.-chirurg. Vol. 26, p. 37. 1921. — Trautmann: Arch. f. mikr. Anat. Bd. 74. 1904 und Frankfurt. Zeitschr. f. Pathol. Bd. 18, S. 173. 1916. — Trebitsch, H.: Über eine ungewöhnliche Form der Hautpigmentierung usw. Zeitschr. f. klin. Med. Bd. 32, Suppl.-H. 1897. — Trendelenburg, P.: Bestimmungen des Adrenalingehaltes im normalen Blut usw. Arch. f. exp. Pathol. u. Pharmakol. Bd. 63, S. 161. 1910. — Derselbe: Schmiedeberg Arch. Bd. 69. 1917. — Derselbe: Über die Beziehung der Nebennieren zur normalen Blutdruckhöhe. Zeitschr. f. Biol. Bd. 63, S. 155. 1914. — Derselbe: Die Adrenalinsekretion unter normalen und gestörten Bedingungen. Ergebn. d. Physiol. Bd. 21, S. 501. 1923. — Derselbe: Pflügers Arch. f. d. ges. Physiol. Bd. 291. S. 39. 1923. — Derselbe: Die Sekretion des Hypophysenhinterlappens in der Zerebrospinalflüssigkeit. Klin. Wochenschr. 1924. S. 777. — Derselbe: Der Gehalt der Hypophysenauszüge des Handels usw. Klin. Wochenschr. 1925. S. 9. — Derselbe und Bröking: Dtsch. Arch. f. klin. Med. Bd. 103, S. 168. 1911. — Derselbe und K. Fleischhauer: Über den Einfluß des Zuckerstiches auf die Adrenalinsekretion. Zeitschr. f. d. ges. exp. Med. Bd. 1, S. 369. 1913. — Derselbe und W. Goebel: Tetanie nach Entfernung der Epithelkörperchen usw. Schmiedeberg Bd. 89, S. 171. 1921. — Troell, A.: Über die Struktur und Pathologie des Kropfes. Arch. f. klin. Chirurg. Bd. 124. 1923. — Derselbe: Über den Blutdruck bei Morbus Basedowii. Zentralbl. f. inn. Med. Bd. 47, S. 2. 1926. — Trousseau: Du goitre exophthalm. L'union méd. 1860. Gaz. hep. 1860, Gaz. des hôp. civ. et milit. 1860. — Derselbe: Med. Klinik des Hotel de Dieu. Würzburg. Bd. 3, S. 405. 1868. — Tscheboksaroff: Sur les nerfs sécréteurs des surrénales. Russki Wratsch Vol. 8, p. 873. 27. Juin 1909. Ref. Journ. de physiol. et de pathol. gén. Tom. 11, p. 962. Tschomobrow, E.: Inaug.-Diss. Zürich 1919. — Tuckett, J. L.: On the production of glykosuria in relation to the activity of the pancreas. Journ. of physiol. Vol. 41. 1910. — Turin: Blutuntersuchungen unter dem Einfluß der Schilddrüse und Schilddrüsensubstanzen. Dtsch. Zeitschr. f. Chirurg. Bd. 107. 1910. — Turolt, M.: Umkehr der Adrenalinwirkung auf den überlebenden Uterus durch Ionenverschiebung. Arch. f. Gynäkol. Bd. 115. 1922.

Ucko, H.: Über den Einfluß des Nervensystems auf Wasser- und Salzstoffwechsel. Zeitschr. f. d. ges. exp. Med. Bd. 36, S. 211. 1923. — Uemura, Sh.: Frankfurt. Zeitschr. f. Pathol. Bd. 20, S. 7. 1917. — Derselbe: Über tuberkulöse Schilddrüsen mit besonderer Berücksichtigung tuberkulöser Basedowschilddrüsen. Dtsch. Zeitschr. f. Chirurg. Bd. 140.

1917. — Uffenheimer: Ein neues Symptom bei latenter und manifester Tetanie des Kindesalters, das Tetaniegesicht. Jahrb. f. Kinderheilk. III. Folge, Bd. 12. 1895. — Uhlenhuth, E.: The antagonism between thymus and parathyroid glands. Journ. of gen. physiol. Vol. 1, p. 23. 1918 u. Proc. of the soc. f. exp. biol. a. med. Vol. 16, p. 70. 1919. — Derselbe: Experimental production of gigantism by feeding the anterior lobe of the hypophysis. Journ. of gen. physiol. Vol. 3, p. 347. 1921. — Uhthoff: Wachstumsanomalien bei der temporalen Hemianopsie bzw. den Hypophysenaffektionen. Dtsch. med. Wochenschrift 1907. S. 1563. — Derselbe: Ein Beitrag zu den Sehstörungen bei Zwergwuchs und Riesenwuchs resp. Akromegalie. Berlin. klin. Wochenschr. 1897. — Ullmann, E.: Über Beziehungen zwischen dem Uterusmyom und dem Kropf. Wien. klin. Wochenschr. 1910. Nr. 16. — Ulrich: Anatomische Untersuchungen über ganz und partiell verlagerte und akzessorische Nebennieren usw. Inaug.-Diss. Zürich 1895. — Ulrich, Chr.: Über Morbus Basedowi und Myxödem. Therap. Monatsh. 1909. S. 291. — Umber: Über einen Fall von Neurolipomatosis dolorosa. Hamburger ärztl. Verein, 9. Febr. 1909. — Derselbe: Münch. med. Wochenschr. 1924. Nr. 47. — Derselbe: Münch. med. Wochenschr. 1925. Nr. 14 u. 15. — Derselbe: Ernährung und Stoffwechselkrankheit. 3. Aufl. Wien: Urban u. Schwarzenberg 1925. — Derselbe: Insulinbehandlung. Med. Klinik 1926. Nr. 16, S. 599. — Derselbe und Rosenberg: Zeitschr. f. klin. Med. Bd. 100. 1924. — Underhill, Frank P. und Tadasu Saiki: The influence of complete thyreoidectomy etc. Journ. of biol. chem. Vol. 5. 1908. — Ungermann: Über einen Fall von Athyreosis und vikariierender Zungenstruma. Virchows Arch. f. pathol. Anat. u. Physiol. Bd. 187, S. 58. 1907. — Unna: Münch. med. Wochenschr. 1896. S. 602. — Unterberger, F.: Die Transplantation der Ovarien. Arch. f. Gynäkol. Bd. 116, S. 173. 1918. — Derselbe: Experimentelle Zwitterbildung und ihr Einfluß auf die Nachkommenschaft. Monatsschr. f. Geburtsh. u. Gynäkol. Bd. 66, S. 41. 1924. — Unverricht: Experimentelle Untersuchungen über die Ursache des Exophthalmus. Klin. Wochenschr. 1925. S. 878.

Valobra, N.: Su di un nuovo caso de sindrome polyglandulare etc. Rif. med. Vol. 39, p. 723. 1923. — Vaquez: Sem. méd. Tom. 24, p. 45. 1904; ibid. Tom. 25, p. 369. 1905. — Vaquez, H. und C. Dimitracoff: L'eprouve de l'adrenalin ou eprouve de Goetsch dans les affections du corps thyroide. Arch. des maladies du coeur, des vaisseaux et du sang. Tom. 16, p. 414. 1923. — Variot: Observations sur un cryptorchide. Gaz. méd. de Paris. 1892. p. 76. — Derselbe et P. Besançon: Indépendance et de la spermatogenèse et de la sécretion testiculaire. Bull. Soc. anthropol. 1892. — Derselbe et Pironneau: Nanisme avec dystrophie osseuse et cutanée speciales etc. Bull. de la soc. de pédiatr. de Paris. June 1910. p. 307 et La clinique infantile Tom. 8, p. 705. 1910. — Vassale: Tetania da allattamento in una cagna pazialmente parathireoidectomizzata. Riv. sperim. di freniatr., arch. ital. per le malatt. nerv. e ment. Vol. 27. 1901. — Derselbe und Generati: Sur les effets de l'exstirpation des glandes parathyréoides. Arch. ital. de biol. Vol. 25, p. 459; Vol. 26, p. 61. 1896 u. Vol. 33. 1906. — Veil: Dtsch. Arch. f. klin. Med. Bd. 139. 1922. — Derselbe und Sturm: Beiträge zur Kenntnis des Jodstoffwechsels. Dtsch. Arch. f. klin. Med. Bd. 147, S. 166. 1925. — Veil, W. H.: Über das Verhalten der genitalen Funktionen beim Myxödem des Weibes. Arch. f. Gynäkol. Bd. 107, H. 2, S. 199. 1917. — Derselbe: Dtsch. Arch. f. klin. Med. Bd. 139. 1922. — Derselbe: Ergebn. d. Med. u. Kinderheilk. Bd. 23. — Derselbe: Biochem. Zeitschr. Bd. 91, S. 317. — Derselbe: Dtsch. Arch. f. klin. Med. Bd. 149, S. 289. 1925. — Veit, B.: Nebennieren bei Großhirndefekten. Dtsch. med. Wochenschr. 1912. S. 629. — Veit, J. B.: Multiple Blutdrüsensklerose. Frankfurt. Zeitschr. f. Pathol. Bd. 28, S. 1. 1922. — Velden, R. v. d.: Die Nierenwirkung des Hypophysenextraktes beim Menschen. Berlin. klin. Wochenschr. 1913. Nr. 45. — Verdun: Contribution à l'étude des derives branchiaux etc. Thèse de doctorat des sciences. Paris 1898. — Verebély: Beiträge zur Pathologie der branchialen Epithelkörperchen. Virchows Arch. f. pathol. Anat. u. Physiol. Bd. 187. 1907. — Derselbe: Ein Fall von Pubertas praecox und Ovarialgeschwulst. Wien. klin. Wochenschr. 1912. S. 501. — Vermehren: Stoffwechseluntersuchungen nach Behandlung mit Glandula thyreoidea usw. Dtsch. med. Wochenschr. 1893. S. 255. — Vermorel: De l'origine thyréoidienne de certaines tachycardies ou palpations nerveuses de la puberté et de la menopause. Zentralbl. f. Gynäkol. 1909. S. 1720. — Verning, P.: 2 Fälle von Thyroidismus nach Röntgenbestrahlung. Hospitalstidende. Bd. 60, Nr. 31. 1917. Ref. Neurol. Zentralbl. 1918. S. 753. — Verron, O.: Über die Bedeutung der Hypophyse in der Pathogenese des Diabetes mellitus. Zentralbl. f. allg. Pathol. u. pathol. Anat. Bd. 31, S. 521. 1921. — Versé: Münch. med. Wochenschr. 1915. S. 269. — Verstraeten: L'acromégalie. Rev. de méd. 1889. p. 377 et 493. — Vigouroux, R.: Über das Verhalten des galvanischen Leitungswiderstandes bei der Basedowschen Krankheit. Zentralbl. f. Nervenheilk. Bd. 10. 1887. — Vilemin: Sur le role du corps jaune ovarien chez la femme et la lapine. Cpt. rend. des séances de la soc. de biol. Tom. 64, p. 363. 1908. — Derselbe: Sur les rapports du corps jaune avec la menstruation chez le rut. Ibid. p. 444. — Virchow: Über Myxödema.

Berlin. klin. Wochenschr. 1887. S. 121. — Virchow: Über Chlorose und die damit zusammenhängenden Anomalien im Gefäßapparat. Berlin 1872. — Vischer, M.: Beiträge zur Myokarditis im Kindesalter usw. Jahrb. f. Kinderheilk. 1924. Beih. 2. — Visentini, A.: Über das Verhalten des Pankreas nach Unterbindung und Durchschneidung seiner Ausführungsgänge. Virchows Arch. f. pathol. Anat. u. Physiol. Physiol. Abt., Suppl.-Bd. 1908. — Vitaut: Maladie de Dercum (Adiposis dolorosa). Thèse de Lyon. 1901. — Voegtlin, C. and Mac Callum: On the influence oft various salts upon tetany following parathyredectomy. Journ. of pharmacol. a. exp. therapeut. Vol. 2, Nr. 5. 1911. — Vogt: Über den mongoloiden Typus der Idiotie. Neurol. Zentralbl. 1906. S. 476. — Vogt, E.: Über Mastkuren mit Insulin. Münch. med. Wochenschr. 1926. Nr. 1. — Vogt, H.: Zeitschr. f. d. Erforsch. u. Behandl. jugendl. Schwachsinns a. wiss. Grundl. Bd. 5. — Voelckel, E.: Innere Sekretion bei Eunuchoiden. Berlin. klin. Wochenschr. 1918. Nr. 15. — Voit, C.: Physiologie des Stoffwechsels. 1881. S. 228. — Voit, Fritz: Stoffwechseluntersuchungen am Hund mit frischer Schilddrüse und Jodothyrin. Zeitschr. f. Biol. Bd. 35, S. 116. 1897. — Derselbe: Über den Stoffwechsel bei Diabetes mellitus. Zeitschr. f. Biol. 1892. S. 141. — Volhard, F. und W. Hülse: Zur Frage der Blutdrucksteigerung III. Zeitschr. f. d. ges. exp. Med. Bd. 38, S. 524. 1923. — Volkmann, R. v.: Systematische Untersuchungen zur Frage der Sekretionsfunktionen der Zirbeldrüse. Zeitschr. f. d. ges. Neurol. u. Psychiatrie Bd. 84, S. 593. 1923. — Vollbracht: Zit. nach v. Neusser und Wiesel. — Vollmann: Über einen Fall von geheiltem Myxödem nach Schilddrüsenexstirpation. Inaug.-Diss. Würzburg 1893. — Vollmer: Die zweiphasische Wirkung des Adrenalins. Biochem. Zeitschrift. Bd. 140, S. 410. 1923. — Vonwiller: Grawitzsche Nebennierengeschwulst des Ovariums. Beitr. z. pathol. Anat. u. z. allg. Pathol. Bd. 50, S. 161. 1911. — Voronoff, S.: Etude de moyens de relever l'energie vitale et de prolonger la vie. Paris 1920. — Voß, v.: Tetanie und myotonische Störungen. Monatsschr. f. Psychiatrie u. Neurol. Bd. 8, S. 85. 1900.

Wagner, A.: Über manifesten und latenten Diabetes insipidus. Klin. Wochenschr. 1924. S. 444. — v. Wagner-Jauregg, J.: Mitt. d. Ver. d. Ärzte in Steiermark 1893. — Derselbe: Über endemischen und sporadischen Kretinismus. Wien. klin. Wochenschr. 1900. Nr. 19. — Derselbe: Zur Behandlung des endemischen Kretinismus. Wien. klin. Wochenschr. 1902. Nr. 25. — Derselbe: Über Myxödem und sporadischen Kretinismus. Wien. med. Wochenschr. 1903. Nr. 2—4. — Derselbe: Über marinen Kretinismus. Wien. klin. Wochenschr. 1906. S. 1273. — Derselbe: Zit. nach Escherich. — Derselbe: Myxödem und Kretinismus. Handb. d. Psychiatrie v. Aschaffenburg. Leipzig u. Wien 1912. — Derselbe: Zur Therapie und Prophylaxe des Kropfes. Wien. klin. Wochenschr. 1923. S. 139. — Derselbe und G. Bayer: Lehrbuch der Organotherapie. Leipzig: G. Thieme 1914. — Derselbe und v. Schlagenhaufer: Beitrag zum endemischen Kretinismus. Leipzig: Deuticke 1910. — Wahl, H. R.: Med. clin. of North America. Vol. 7, p. 1357. 1924. — Wahlberg, J.: Das Thyreotoxikosensyndrom und seine Reaktion bei kleinen Joddosen. Acta med. scandinav. Suppl.-Bd. 14. Helsingfors 1926. — Walcher: Verhandl. dtsch. Naturforscher u. Ärzte. Stuttgart 1906. — Walker, K. M.: Lancet Vol. 206, p. 319. 1924. — Walko: Hyperthyreoidismus und akute Basedowkrankheit nach typhöser Schilddrüsenentzündung. Med. Klinik. 1917. Nr. 13. — Wallart, J.: Untersuchungen über die interstitielle Eierstockdrüse beim Menschen. Arch. f. Gynäkol. Bd. 81, S. 271. — Derselbe: Über das Verhalten der interstitiellen Eierstockdrüse bei Osteomalazie. Zeitschr. f. Geburtsh. u. Gynäkol. Bd. 61, S. 851. — Walter: Über den Einfluß der Schilddrüse auf die Regeneration der peripheren markhaltigen Nerven. Dtsch. Zeitschr. f. Nervenheilk. Bd. 38, S. 1. 1909. — Walter, H.: Über Beziehungen der weiblichen Keimdrüse zu Nebennieren und Thymus. Frankfurt. Zeitschr. f. Pathol. Bd. 27, S. 276. 1922. — Walton, A. J.: Lancet. London Vol. 2, p. 58. 1923. — Warnecke: Tuberkulose und Basedow. Zeitschr. f. Tuberkul. Bd. 28. 1917. — Watanabe, C. K.: Studies on the metabolic changes induced by administration of guanidine bases. Journ. of biol. chem. Vol. 36, p. 531. 1918. — Waterman und Smit: Nebenniere und Sympathikus. Pflügers Arch. f. d. ges. Physiol. Bd. 124, S. 198. 1908. — Watson: Quart. journ. of exp. physiol. Vol. 5. 1913. — Weber: Münch. med. Wochenschr. 1905. S. 1608; Rhein.-westphäl. Ges. f. inn. Med. u. Nervenheilk. — Derselbe und Schmidt: A case of diabetes insipidus with a peculiar necropsy finding in the post. lobe of the pituitary body. Americ. journ. of the med. sciences. Dezember 1916. — Weber, M.: Über einen Fall von Hermaphroditismus bei Fringilla coelebs. Zool. Anz. Bd. 13, S. 508. 1890. — Weber, P.: Zit. nach Guthrie. — Wegelin, C.: Das Kropfproblem. Wien. klin. Wochenschr. 1925. S. 1. — Derselbe: Henke-Lubarsch Handb. d. pathol. Anat. u. pathol. Histol. Bd. 8. 1926. — Derselbe und J. Abelin: Weitere Untersuchungen über die Wirksamkeit menschlicher Kröpfe im Kaulquappenversuch. Arch. f. exp. Pathol. u. Pharmakol. Bd. 105, S. 137. 1925. — Dieselben: Über die Wirksamkeit der menschlichen Schilddrüse im Froschlarvenversuch. Arch. f. exp. Pathol. u. Pharmakol. Bd. 89, S. 219. 1921. — Weichselbaum, A.: Beiträge zur Geschwulstlehre. Virchows Arch.

f. pathol. Anat. u. Physiol. Bd. 75, S. 554. 1881. — Weichselbaum, A.: Über Veränderungen des Pankreas bei Diabetes mellitus. Sitzungsber. d. Akad. Wien, Mathem.-naturw. Klasse. Bd. 3, S. 119. 1910. — Derselbe: Über Veränderungen des Pankreas bei Diabetes mellitus. Wien. klin. Wochenschr. 1911. Nr. 5. — Derselbe: Über Veränderungen der Hoden bei chronischem Alkoholismus. Sitzungsber. d. Akad. Wien, Mathem.-naturw. Kl. Bd. 121, S. 51. 1912. — Derselbe und Kyrle: Über das Verhalten der Langerhansschen Inseln des menschlichen Pankreas. Arch. f. mikroskop. Anat. Bd. 74. 1909. — Derselbe und Stangl: Zur Kenntnis der feineren Veränderungen des Pankreas bei Diabetes mellitus. Wien. klin. Wochenschr. 1901. S. 968. — Dieselben: Weitere histologische Untersuchungen usw. Ibidem 1902. S. 969. — Weigert: Zur Lehre von den Tumoren der Hirnanhänge, Teratom der Zirbeldrüse. Virchows Arch. f. pathol. Anat. u. Physiol. Bd. 65, S. 212. 1875. — Weil, A. sen.: Arch. f. pathol. Anat. Bd. 95, S. 70. 1884. — Weil, A. jun.: Dtsch. Arch. f. klin. Med. Bd. 93, S. 180. 1908. — Derselbe: Die innere Sekretion. Berlin 1921. — Derselbe: Geschlechtstrieb und Körperform. Zeitschr. f. Sexualwiss. Bd. 8, S. 145. 1921. — Weil: Une famille d'achondroplasiques. Bull. et mém. de la soc. de radiol. méd. de France Paris. Tom. 4, p. 134. 1912. — Weill, E., Mouriquand, C. et A. Dufourt: Les Dystrophies infantiles d'après des traveaux récents. Journ. de méd. de Paris. Tom. 42, p. 155. 1923. — Weintraud: Die Heilkunde. 1898. — Derselbe: Untersuchungen über den Stoffwechsel bei Diabetes mellitus und zur diätetischen Therapie der Krankheit. Bibliotheka medica, Abt. D, Bd. 1, H. 1. 1893. — Weiß, A.: Adiposis dolorosa. Sammelref. Zentralbl. f. Grenzgeb. d. Med. u. Chirurg. Bd. 7, Nr. 1. 1904. — Weiß, Nathan: Über Tetanie Volkmanns Vorträge Bd. 7, S. 189. 1881. — Weiß, R. F.: Psychoneurotische Störung bei Hyperthyreoidismus. Zeitschr. f. klin. Med. 1923. S. 366. — Derselbe: Diabetes insipidus bei Akromegalie. Dtsch. med. Wochenschr. Bd. 49, S. 588. 1923. — Weiß und Haris: Pflügers Arch. f. d. ges. Physiol. Bd. 103, S. 500. 1904. — Weiß, R. und M. Reiß: Über den Einfluß des Adrenalins und Pituitrins auf den respiratorischen Stoffwechsel hungernder und gefütterter Kaninchen. Zeitschr. f. exp. Med. Bd. 38, S. 478. 1923. — Weiß, St. und A. Telbig: Wien. Arch. f. inn. Med. Bd. 10, S. 401. 1925. — Weisz und Adler: Klin. Wochenschr. Bd. 32, S. 1592. 1922. — Welsh, R.: On the parathyr. glands etc. Journ. of pathol. a. bacteriol. Vol. 5. 1898. — Weltmann, O.: Zur Pathologie der Ödemkrankheit. Wien. Arch. f. inn. Med. Bd. 2, S. 121. 1921. — Wenckebach: Wien. klin. Wochenschr. 1919. Nr. 11 und Med. Klinik. 1919. Nr. 16. — Werdt, v.: Lymphfollikelbildung in Strumen. Frankfurt. Zeitschr. f. Pathol. Bd. 8, H. 3. — Wereschinski, A. O.: Zur Frage der Korrelation der Störungen zwischen Nebenniere und Eierstock usw. Arch. f. klin. Chirurg. Bd. 129, S. 810. 1924. — Werner: Zentralbl. f. Gynäkol. 1923. S. 31; Wien. klin. Wochenschr. 1924. Nr. 13. — Wertheimer: Hyperthyreoidismus nach Schußverletzung der Schilddrüse. Wien. med. Wochenschr. 1917. Nr. 16. — Westphal: Zur Lehre von der Tetanie. Berlin. klin. Wochenschr. 1901. S. 849. — Westphal, Fr.: Die klinische Diagnose der Grawitztumoren. Inaug.-Diss. München 1910. — Wetzler: Zit. bei Ploß: Das Weib in der Natur- und Völkerkunde. v. Bartels Arch. Bd. 1, VI. Aufl. 1899. — Weygandt: Über Virchows Kretinentheorie. Neurol. Zentralbl. 1904. S. 290. — Derselbe: Über Hirnveränderungen bei Mongolismus, Kretinismus und Myxödem. Zeitschr. f. d. Erforsch. u. Behandl. jugendl. Schwachsinns a. wiss. Grundl. Bd. 5, S. 428. 1912. — Derselbe: Handb. d. Psychiatrie. 2. Abt. Deuticke 1915. — Derselbe: Neurol. Zentralbl. 1916. S. 763. — White: A case of adiposis dolorosa. Brit. med. journ. Vol. 11, p. 1533. 1899. — White, Clifford: A foetus with congenital hereditary. Grave diseases. Proc. of the roy. soc. of med. Vol. 5, ostr. sec. p. 247. 1912. — Widal et Lutier: Atrophie congénitale complete des testicules. Absence d'infantilisme et de feminisme. Bull. et mém. de la soc. méd. des hôp. de Paris. Mars 1912. — Widal, Abrami et Gennes: Colloidoclasie et glandes endocrines. Presse méd. 1922. Nr. 36. — Widal, Roy et Froin: Un cas d'acromégalie. Rev. de méd. Tom. 4, p. 313. 1906. — Wiedenmann: Über partiellen Riesenwuchs. Bruns' Beitr. z. klin. Chirurg. Bd. 8, S. 625. 1892. — Wieland: Rachitis tarda. Ergebn. d. inn. Med. u. Kinderheilk. Bd. 13. 1914. — Wiener, H.: Über den Thyreoglobulingehalt der Schilddrüse usw. Arch. f. exp. Pathol. u. Pharmakol. Bd. 61. 1909. — Derselbe: Über die Art der Funktion der Epithelkörperchen. Pflügers Arch. f. d. ges. Physiol. Bd. 136, S. 107. 1910. — Wiesel, J.: Zur Pathologie des chromaffinen Systems. Virchows Arch. f. pathol. Anat. u. Physiol. Bd. 176, S. 103. 1904. — Derselbe: Pathologie der Thymus. Lubarsch-Ostertag Bd. 15, S. 16. 1912. — Derselbe: Über die akzessorischen Nebennieren am Nebenhoden des Menschen usw. Sitzungsber. d. Akad. Wien, Math.-naturw. Kl. Bd. 108. 1898. — Derselbe: Mitt. d. Ges. f. inn. Med. u. Kinderheilk. Wien 1904. Nr. 3, S. 144. — Derselbe: Zur pathologischen Anatomie der Addisonschen Krankheit. Zeitschr. f. Heilk. Bd. 24. 1903. — Derselbe: Bemerkungen zu der Arbeit H. Küsters über Gliome der Nebennieren. Virchows Arch. f. pathol. Anat. u. Physiol. Bd. 180, S. 553. 1905. — Derselbe: Hemizephalie. Mitt. d. Ges. f. inn. Med. u. Kinderheilk., Wien 1907. S. 144. — Derselbe: Agenitalismus und Hypogenitalismus usw. Handb. d. Neurol. Bd. 4. 1913. — Derselbe: Die Nebennierentuberkulose. Wien. klin. Wochenschr. Bd. 36, S. 352. 1923.

— Wiesel, J.: Über die Zunahme des Morbus Basedow und von Thyreosen in Wien usw. Med. Klinik 1925. S. 1445. — Wiesner: Verhandl. d. morphol. u. physiol. Ges. Wien. 4. Mai 1909. — Wilder, Russel M.: Hyperthyreoidism, Myxedema and Diabetes. Arch. of internal Med. Vol. 38, p. 736. 1926. — Wilson: Pathological changes in the sympathetic goiter. Americ. journ. of the med. sciences Dez. 1916. — Wilson, D. W., T. Stearns and M. de G. Thurlow: The acid-baseequilibria in the blood after parathyroidectomy. Journ. of biol. chem. Vol. 23, p. 89. 1916. — Winkler: Die Gewächse der Nebenniere. Jena: Fischer 1909. — Winslor: Exposition anatomique de la structure du corps humain. Amsterdam 1732. — Winter, G.: Die künstliche Unterbrechung der Schwangerschaft bei Stoffwechselkrankheit und Störung der inneren Sekretion. (Morbus Basedowi, Struma, Tet., Osteomal.) Med. Klinik 1917. Nr. 35. — Winter, L. B. und W. Smith: On the possible relation between the pankreas and the parathyroids. Journ. of physiol. Vol. 58, p. 108. 1923. — Wintz, H.: Experimentelle Untersuchungen zur inneren Sekretion von Corpus luteum und Plazenta. Dtsch. med. Wochenschr. 1924. Nr. 3. — Wirth, K.: Die Tetanie und ihre Bedeutung für die Chirurgie. Zentralbl. f. d. Grenzgeb. d. Med. u. Chirurg. Nov. 1910. — Wislocky, G. B. und S. J. Crowe: Experimentelle Beobachtungen an den Nebennieren und am chromaffinen System. Bull. of Johns Hopkins hosp. Vol. 35, p. 187. 1924. — Wittgenstein-Kroner: Späteunuchoidismus auf syphilitischer Basis. Berlin. klin. Wochenschr. 1921. Nr. 10. — Woerdemann, M. W.: Vergleichende Ontogenie der Hypophysis. Arch. f. mikroskop. Anat. Bd. 86, S. 198. 1914. — Wolf, Ch. G. H. und H. C. Thacher: Protein metabolism in Addisons disease. Arch. of internal med. June 1909. — Wolff, B.: Zur Begriffsbestimmung des Infantilismus. Arch. f. Kinderheilk. Bd. 57. 1912. — Derselbe: Biologische Beziehung zwischen Mutter und Kind während der Schwangerschaft. Stud. z. Pathol. d. Entwickl. Bd. 1, S. 50. 1913. — Derselbe: Zur Kenntnis der Entwicklungsanomalien bei Infantilismus und bei vorzeitiger Geschlechtsreife. Arch. f. Gynäkol. Bd. 94. — Wölfler: Chirurgische Behandlung des Kropfes. Berlin 1890. — Wollenberg: Zeitschr. f. klin. Med. Bd. 92, S. 249. 1921. — Wollenberg, H. W.: Zur Frage der Sexualität bei sporadischem Kretinismus. Med. Klinik. 1922. S. 144. — Wolpe: Störungen des Magens bei Morbus Basedowii. Dtsch. Arch. f. klin. Med. Bd. 107. 1912. — Wolpert, J.: Ein Fall von Hypophysengangszyste. Monatsschrift f. Psychiatrie u. Neurol. Bd. 50, 313. 1921. — Woods Hutchinson: Acromegaly and gigantisme. New York med. journ. July 21. 1900 and Americ. journ. of the med. sciences 1895. p. 190. — Woodyatt: Journ. of metabolic research Vol. 2. 1922. — Wooley: Adrenal tumours. Americ. journ. of the med. sciences. 1903. S. 33. — Woringer, P.: Hypocalcemie et spasmophilie. Arch. de méd. des enfants. Tom. 26, p. 713. 1923. — Worms et Hamant: De l'exophtalmie unilaterale etc. Gaz. des hôp. civ. et milit. 1912. Nr. 70. S. 1639. — Wulzen, R.: Pituitary gland. Its effect on growth and fission of planaria worms. Journ. of biol. chem. Vol. 25, p. 625. 1916. — Wunderlich: Spez. Pathol. u. Therapie. Bd. 4. 1856. — Würdemann, H. O.: The eye symptoms of hypophysical diseases. Ophthalmology. Vol. 11, Nr. 3. 1915. — Wydler, A.: Beitrag zur Pathologie der Schilddrüse mit besonderer Berücksichtigung des endemischen Kretinismus, Histologie der kretinen Struma usw. Mitt. a. d. Grenzgeb. d. Med. u. Chirurg. Bd. 39, S. 467. 1926. — Wyss, R. v.: Beitrag zur Entwicklung des Skeletts von Kretinen und Kretinoiden. Fortschr. a. d. Geb. d. Röntgenstr. 1899/1900. H. 5. — Derselbe: Dtsch. Arch. f. klin. Med. Bd. 111, S. 493. — Wyss: Jodmangel bei Kropf. Springer Zentralbl. Bd. 23, S. 365.

Yanasse: Über Epithelkörperchenbefunde bei galvanischer Übererregbarkeit der Kinder. Wien. klin. Wochenschr. 1907. Nr. 39 u. Jahrb. f. Kinderheilk. Bd. 67. 1907. — Yllpö: Die wahre Reaktion der Zerebrospinalflüssigkeit bei gesunden Kindern usw. Zeitschrift f. Kinderheilk. Bd. 17, S. 157. 1918. — Younghe, de: Tumor der Medulla oblongata; Diabetes mellitus. Arch. f. Psychiatrie u. Nervenkrankh. Bd. 13, S. 658. 1882. — Yuzo, Hara: Untersuchungen über die pathologische Physiologie des Kropfes mittels der Asherschen Methode der Empfindlichkeit der Ratten gegenüber Sauerstoffmangel. Mitt. a. d. Grenzgeb. d. Med. u. Chirurg. Bd. 36, S. 537. 1923. — Derselbe: Wirkung des Jodes auf den respiratorischen Gaswechsel. Mitt. a. d. Grenzgeb. d. Med. u. Chirurg. Bd. 36, S. 588. 1923.

Zak, E.: Über Hypophysentumoren. Wien. klin. Rundschau 1904. S. 165. — Zander: Über funktionelle und kinetische Beziehungen der Nebennieren zu anderen Organen, speziell zum Großhirn. Beitr. z. pathol. Anat. u. z. allg. Pathol. Bd. 7, S. 439. 1890. — Derselbe: Zur Lehre von der Ätiologie, Pathogenie und Therapie der Chlorose. Virchows Arch. f. pathol. Anat. u. Physiol. Bd. 84, S. 177. — Zandren, S.: A contribution to the study of the function of glandula pinealis. Acta med. scand. Vol. 54, p. 323. 1921. — Zanfrognini: Eclampsia e anomalia parathyreoidea congenita. Istituto ostetrico de la R. univ. di Genova 1905. — Derselbe: Eine neue kolorimetrische Methode zur Adrenalinbestimmung. Dtsch. med. Wochenschr. 1909. — Zangemeister: Die Beschaffenheit des Blutes in der Schwangerschaft und der Geburt. Zeitschr. f. Geburtsh. u. Gynäkol. Bd. 49, S. 92. — Zawadovsky, B. M.: Arch. f. Entwicklungsmech.

d. Organismen. Bd. 107, S. 329. 1926. — Zehbe: Untersuchungen über Nierengeschwülste. Virchows Arch. f. pathol. Anat. u. Physiol. Bd. 201, S. 150. — Zenker, Fr.: Diabetes insipidus und Trauma. Inaug.-Diss. Leipzig 1919; Zentralbl. f. Neurol. 1919. S. 662. — Ziegler, K.: Experimentelle und klinische Untersuchungen über die Histogenese der myel. Leukämie. Jena 1906. — Ziehen: Demonstration in der Ges. d. Charité-Ärzte Berlin. Berlin. klin. Wochenschr. 1906. S. 1095. — Derselbe: Ideenassoziationen des Kindes. Samml. a. Abhandl. a. d. Geb. d. Pädagogik. Psych. u. Physiol. Bd. 1, H. 6. — Zirm, E.: Zur Tetaniekatarakt. Arch. f. Augenheilk. Bd. 52, S. 183. 1905. — Zitschmann: Beitrag zum Studium der Folgen der Schilddrüsenexstirpation. Mitt. a. d. Grenzgeb. d. Med. u. Chirurg. Bd. 19 u. Arch. f. wiss. u. prakt. Tierheilk. Bd. 93. 1907. — Zloczower, A.: Untersuchungen von Hypophysenpräparaten auf Grundumsatz und Blutzucker. Zeitschr. f. d. ges. exp. Med. Bd. 37, S. 68. 1923. — Zöllner: Tumor der Schädelbasis, ausgehend von der Hypophyse. Arch. f. Psychiatrie u. Nervenkrankh. Bd. 44. 1908. — Zondek, B. und S. Aschheim: Klin. Wochenschr. 1925. S. 1388. — Dieselben: Ovarialhormon, Wachstum der Genitalien und sexuelle Frühreife. Klin. Wochenschr. 1926. S. 2199. — Dieselben: Das Hormon des Hypophysenlappens. Klin. Wochenschr. 1927. S. 248. — Zondek, H.: Der Einfluß kleiner Thyreoidinmengen auf das rote Blutbild. Dtsch. med. Wochenschr. Bd. 48, S. 1033. 1922. — Derselbe: Über pluriglanduläre Insuffizienz. Dtsch. med. Wochenschr. 1923. S. 339. — Derselbe: Die Erkrankungen der endokrinen Drüsen. Berlin: Julius Springer 1923. — Derselbe: Probleme der inneren Sekretion. Dtsch. med. Wochenschr. 1924. S. 364. — Derselbe: Stellung der Elektrolyte im Organismus. Klin. Wochenschr. 1925. S. 905. — Derselbe: Über hypophysäre-zerebrale-periphische Fettsucht (Salzwasserfettsucht). Dtsch. med. Wochenschrift. 1925. S. 1267. — Derselbe und Bernhardt: Über die Beeinflußbarkeit der Hypophysenhinterlappenextrakte. Zeitschr. f. klin. Med. Bd. 101, S. 312. 1925. — Derselbe und T. Reiter: Hormonwirkung und Kationen. Klin. Wochenschr. 1923. Nr. 29. — Zondek und A. Loewy: Über endokrine Fettsucht. Verhandl. d. Ges. f. inn. Med. 1922. S. 342. — Zoth: Zwei ergographische Versuchsreihen über die Wirkung orchitischen Extraktes. Pflügers Arch. f. d. ges. Physiol. Bd. 62. 1896. — Derselbe: Neue Versuche (Hantelversuche) über die Wirkung orchitischen Extrakts. Ibid. Bd. 69. 1898. — Zuckerkandl: Die Nebenorgane des Sympathikus im Retroperitonealraum des Menschen. Verhandl. d. anat. Ges. 15. Vers. in Bonn. 1901. S. 96. — Zuelzer, G.: Zur Frage des Nebennierendiabetes. Berlin. klin. Wochenschr. 1901. S. 1209. — Derselbe: Untersuchungen über den experimentellen Diabetes. 24. Kongr. f. inn. Med. 1907. — Derselbe, G. Dohrn u. A. Marxer: Neuere Untersuchungen über den experimentellen Diabetes. Dtsch. med. Wochenschr. 1908. S. 1380. — Zuntz: Stoffwechselversuch bei Osteomalazie. Arch. f. Gynäkol. Bd. 99, S. 145. 1913. — Derselbe und Mayer: Sur les effets de la ligature des canaux pancréatiques chez les chiens. Soc. Roy. de méd. de Bruxelles. Tom. 19, p. 409. 1905. — Zuntz, L.: Weitere Untersuchungen über den Einfluß der Ovarien auf den respiratorischen Stoffwechsel. Arch. f. Gynäkol. Bd. 96, S. 188. 1912. — Zybels: Jahrb. f. Kinderheilk. Bd. 78, S. 29. 1913.

Bemerkungen über die Therapie der endogenen Fettsucht.

Bei der Besprechung der therapeutischen Maßnahmen möchte ich von der „exogenen" oder Überfütterungsfettsucht ausgehen, da, wie wir gesehen haben, die Grenzen zwischen exogener und endogener Fettsucht häufig sehr unscharf sind. Als oberstes Prinzip in der Behandlung der exogenen Fettsucht galt bisher das energetische: Herabsetzung der Kalorienzufuhr unter den Erhaltungsumsatz. Bei der Zusammensetzung der Entfettungskost (Verhältnis von Eiweiß zu Fett und zu Kohlehydraten) ging man von dem Gesichtspunkt aus, daß der Eiweißbestand des Körpers möglichst geschont werden soll. Um dies zu erreichen, gab man eine verhältnismäßig eiweißreiche Kost und schränkte die stickstofffreien Energieträger möglichst stark ein. Von letzteren wurden meist wieder die Fettsubstanzen stärker eingeschränkt als die Kohlehydrate, wobei man sich von dem Gedanken leiten ließ, daß die Schonung des Eiweißbestandes leichter ermöglicht würde, wenn ein Teil der stickstofffreien Energieträger durch die eiweißsparenden Kohlehydrate vertreten sei. Nun ist es aber sehr wahrscheinlich, daß auch bei der Überfütterungsfettsucht der energetische Standpunkt allein nicht maßgebend ist, denn die Überfütterung führt nur dann zur Fettsucht, wenn mit oder vielleicht durch die Überfütterung die Assimilationsbereitschaft erhöht wird. Reagiert auf die Überfütterung in erster Linie die Schilddrüse, so kommt es zur sog. sekundären Erhöhung des Kraftwechsels, zur Luxuskonsumption, und der vermehrte Ansatz von Körpersubstanz bleibt aus. Damit letzterer eintritt, muß das Inselorgan stärker reagieren als die Schilddrüse. Wenn wir in solchen Fällen in der oben geschilderten Weise diätetisch eingreifen, so führen wir nicht nur durch die kalorisch unzureichende Kost einen Verlust an Körpersubstanz herbei, sondern auch dadurch, daß wir durch die Nahrungsbeschränkung das herangezüchtete Training des Inselorgans wieder rückgängig machen und dadurch die Assimilationsbereitschaft auf ein normales Maß zurückführen. Schon aus diesem Grunde ist daher eine starke Verminderung der Kohlehydratzufuhr und, wegen ihrer Wirkung auf die Schilddrüse, ein zureichender Eiweißgehalt der Kost zweckmäßig. Tatsächlich haben Depisch und Hasenöhrl zeigen können, daß bei der Funktionsprüfung des Inselorgans die im Stadium der Überfütterung abnorme Reaktion des Inselorgans im Stadium der Entfettung wieder auf das normale Maß zurückgeschraubt wird.

Der Erfolg solcher diätetischer Maßnahmen ist aber bekanntlich bei vielen Formen der endogenen Fettsucht durchaus zweifelhaft. Sehr häufig sehen wir vielmehr, daß auch bei starker Beschränkung der Kalorienzufuhr die Fettmassen nicht wanken, es paßt sich vielmehr der Organismus der verminderten Kalorienzufuhr oft in weitgehender Weise an, wir sind nicht imstande, die Assimilationsbereitschaft zu vermindern; wenn wir die Abmagerung erzwingen, so kommt es zu einer Hinfälligkeit des Organismus, welche einer weiteren Fortsetzung dieser Kur Halt bietet. Ob dieser Mißerfolg etwa darin seinen Grund hat, daß das Inselorgan durch zentrale Erregungen seine abnorme Tätigkeit fortsetzt?

Nun sollte man glauben, daß in solchen Fällen ein Erfolg zu erzielen sei, wenn man die dissimilatorischen Vorgänge durch exogene Zufuhr von Schilddrüsensubstanz steigert. In fast allen Entfettungsmitteln, ob ihre Zusammensetzung bekanntgegeben oder geheim gehalten wird, ist ja Schilddrüsensubstanz enthalten. Solche Schilddrüsenkuren werden entweder bei Fällen mit Überfütterungsfettsucht, die die Nahrungszufuhr nicht entsprechend einschränken wollen, oder aber bei den endogenen Fällen der Fettsucht angewendet. Manchmal ist der Erfolg überraschend, indem das Körpergewicht beträchtlich abnimmt, wobei es nicht nur zu einer Entfettung, sondern auch zu einer Entquellung des Körpers kommt. Viel wichtiger ist aber, daß die Schilddrüsenkuren ohne gleichzeitige diätetische Maßnahmen in so vielen Fällen versagen. Sehr häufig sehen wir, daß kleine Dosen von Thyreoidin, wochenlang gegeben, gar keinen Einfluß haben; geht man aber zu größeren Dosen über, so kommt es zur Tachykardie, der Grundumsatz steigt an, aber das Körpergewicht ändert sich nicht. Da, wie das Ansteigen des Grundumsatzes zeigt, die dissimilatorischen Vorgänge tatsächlich ansteigen, so muß in solchen Fällen eine Gegenregulation ausgelöst werden, wodurch die Assimilation der zugeführten Nahrung gefördert wird, so daß die Balance zwischen Dissimilation und Assimilation doch wieder erhalten bleibt. Nach den bereits mehrfach geschilderten Erfahrungen, die wir bei im Gewicht zunehmenden Basedowikern gemacht haben, möchte ich es für sehr wahrscheinlich halten, daß auch hier die Gegenregulation in einer verstärkten Ansprechbarkeit des Inselorgans auf den Nahrungsreiz zu suchen ist. Eine sichere Schilddrüsenwirkung ist in solchen Fällen nur durch die Kombination von Schilddrüsenzufuhr und Einschränkung der Nahrungszufuhr (gehäufte Milchtage, Gemüsetage ohne Fett, Obstage usw.) zu erzielen, wenn man also nicht nur den dissimilatorischen Faktor verstärkt, sondern auch dämpfend auf den assimilatorischen Faktor wirkt.

Auch andere Inkrete wurden teils allein, teils in Gemeinschaft mit Schilddrüsensubstanz als Entfettungsmittel empfohlen. So insbesondere Hypophysensubstanz (und zwar entweder Injektionen von Pituitrin inf. oder von Präphyson, einem Präparat aus der Adenohypophyse) oder Ovarialpräparate. Ich habe mich nie von der Wirkung dieser Inkrete überzeugen können.

Noch ein Wort über die in neuester Zeit modern gewordene Behandlung der Fettsucht mit diuretischen Mitteln. Es handelt sich da hauptsächlich um Injektionen von Novasurol bzw. Salyrgan. Wie ich bereits früher ausgeführt habe, scheint mir die Existenz einer „hybriden" Fettsucht noch sehr unsicher. Es ist selbstverständlich, daß bei Kombination von Fettsucht mit leichter Hypothyreose bei salzreicher Kost ein vermehrter Turgor der Gewebe vorliegt, der sich durch salzfreie Kost vermindern und insbesondere durch eine Thyreoidinkur beseitigen läßt. In solchen Fällen dürfte wohl auch Salyrgan einen vorübergehenden Erfolg haben. Ebenso ist es selbstverständlich, daß bei Fällen von Fettsucht mit verkappter Dekompensation des Herzens Salyrgan oft einen wundervollen Erfolg zeitigt. Milchtage, Zuckertage und Einschränkung der Salzzufuhr zusammen mit Bettruhe wirken hier oft ebenso energisch. Bei der überwiegenden Mehrzahl der Fälle von endogener Fettsucht habe ich vom Salyrgan keinen wesentlichen Erfolg gesehen.

Sachverzeichnis.

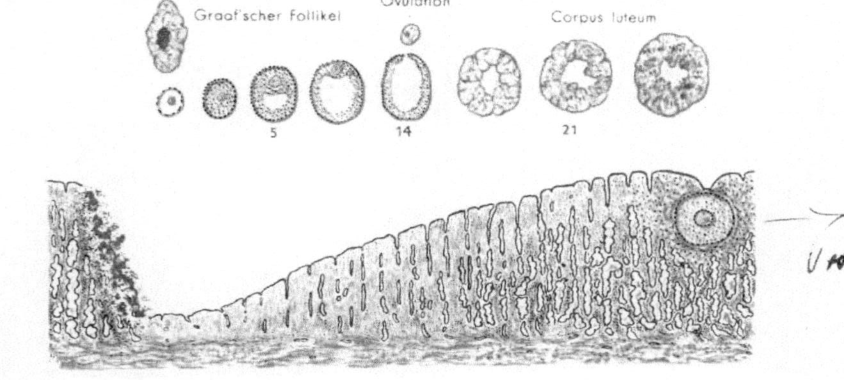

Der menstruelle Cyklus im Ovarium und Endometrium

(Die Zahlen geben die Tage des Cyklus an)

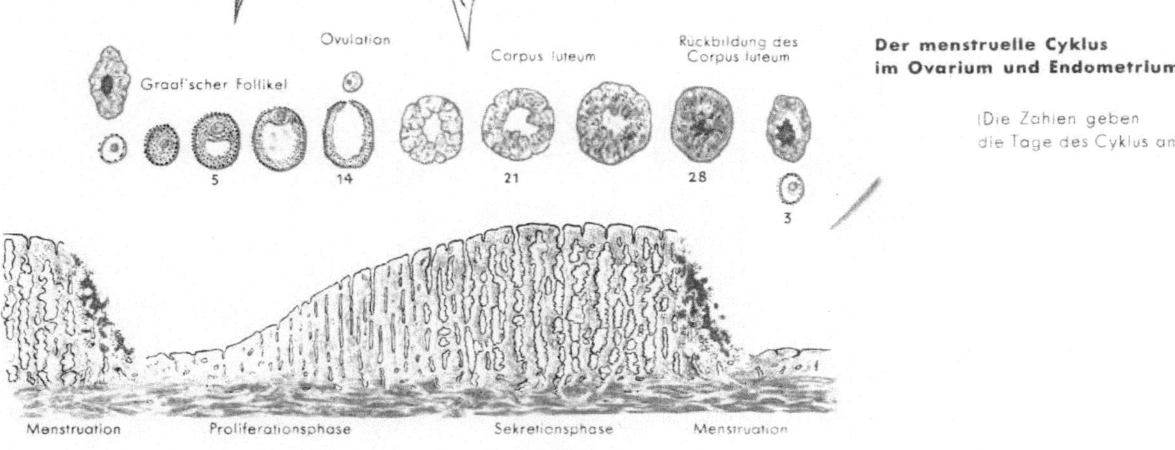

Einnistung eines befruchteten Eies in das Endometrium

Das Corpus luteum bleibt während der ganzen Schwangerschaft bestehen